乳腺影像诊断学

主　编　彭卫军　汪登斌　顾雅佳
　　　　刘佩芳　何之彦

上海科学技术出版社

图书在版编目（CIP）数据

乳腺影像诊断学 / 彭卫军等主编. -- 上海 : 上海科学技术出版社, 2025.1. -- ISBN 978-7-5478-6831-7

Ⅰ. R655.804

中国国家版本馆CIP数据核字第2024CK0640号

乳腺影像诊断学

主　编　彭卫军　汪登斌　顾雅佳　刘佩芳　何之彦

上海世纪出版(集团)有限公司　出版、发行
上海科学技术出版社
(上海市闵行区号景路159弄A座9F-10F)
邮政编码 201101　www.sstp.cn
山东韵杰文化科技有限公司印刷
开本 889×1194　1/16　印张 26　插页 18
字数：660千字
2025年1月第1版　2025年1月第1次印刷
ISBN 978-7-5478-6831-7/R·3110
定价：248.00元

本书如有缺页、错装或坏损等严重质量问题，请向工厂联系调换

内 容 提 要

本书由中华医学会放射学分会乳腺学组组织来自国内 58 家单位的 83 位乳腺影像学专家共同编写。本书内容涵盖乳腺正常解剖及变异，X 线摄影、超声、磁共振成像、核医学等乳腺影像学检查技术及使用规范，乳腺影像学检查报告相关的术语、规范与标准，乳腺良恶性肿瘤、炎症性疾病、罕见和少见疾病的影像学表现，以及影像学引导下乳腺病灶定位、活检、介入治疗等，是一部内容权威、全面的乳腺影像诊断学专著。

本书较为全面地展示了近十年来我国乳腺影像学发展的主要成果和进展，可以为乳腺诊疗相关的医务工作者、研究人员、医学生等提供帮助。

编写人员名单

主　编

彭卫军　汪登斌　顾雅佳　刘佩芳　何之彦

副主编

于　韬　刘万花　李　静　宋少莉　杨　帆　杨晓棠　陈卫国　秦乃姗

编委会名单

（按姓氏笔画排序）

丁莹莹	云南省肿瘤医院	刘万花	东南大学附属中大医院
于　韬	辽宁省肿瘤医院	刘欢欢	上海交通大学医学院附属新华医院
马　捷	深圳市人民医院	刘佩芳	天津医科大学肿瘤医院
马彦云	山西医科大学第一医院	刘春玲	广东省人民医院
王丽君	上海交通大学医学院附属新华医院	汤　伟	复旦大学附属肿瘤医院
王彦姝	四川大学华西医院	许　梅	南方医科大学南方医院
王翠艳	山东第一医科大学附属省立医院	孙淑萌	天津医科大学肿瘤医院
尤　超	复旦大学附属肿瘤医院	杨　帆	华中科技大学同济医学院附属协和医院
毛　宁	烟台毓璜顶医院	杨晓棠	山西省肿瘤医院
史佳培	宁波市第二医院	李　颖	中国人民解放军总医院第一医学中心
曲　宁	辽宁省肿瘤医院	李　静	中国医学科学院肿瘤医院
朱　娟	安庆市立医院	李金凝	上海交通大学医学院附属新华医院
朱　樱	上海交通大学医学院附属瑞金医院	李盼丽	复旦大学附属肿瘤医院
邬昊婷	浙江大学医学院附属第二医院	李艳博	天津医科大学肿瘤医院
刘　岚	江西省肿瘤医院	李爱静	宁波市第二医院
刘　洁	华中科技大学同济医学院附属协和医院	李博鑫	天津市胸科医院
刘　艳	新疆医科大学附属肿瘤医院	李婷婷	宁波市第二医院
刘　莹	四川大学华西医院	吴晨青	浙江大学医学院附属第二医院

何之彦	上海交通大学医学院附属第一人民医院	赵　瑞	中国医学科学院肿瘤医院
邱立艳	宁波市第二医院	胡利平	江西省肿瘤医院
余建群	四川大学华西医院	姜　蕾	北京医院
汪登斌	上海交通大学医学院附属新华医院	姚　娟	新疆医科大学第一附属医院
宋少莉	复旦大学附属肿瘤医院	秦乃姗	北京大学第一医院
张　伟	中国医科大学附属盛京医院	聂　品	西安国际医学中心医院
张　迎	山东中医药大学附属眼科医院	顾雅佳	复旦大学附属肿瘤医院
张　嫣	广东省妇幼保健院	柴　丽	首都医科大学附属北京天坛医院
张玉珍	上海交通大学医学院附属新华医院	柴维敏	上海交通大学医学院附属瑞金医院
张征委	上海交通大学医学院附属新华医院	徐丽莹	武汉大学中南医院
张俊杰	山西省肿瘤医院	徐俊卿	广东医科大学附属医院
陈卫国	南方医科大学南方医院	郭　宁	中国医学科学院肿瘤医院
陈云燕	上海市第十人民医院	曹　崑	北京大学肿瘤医院
陈宝莹	西安国际医学中心医院	盛复庚	中国人民解放军总医院第五医学中心
陈艳虹	上海交通大学医学院附属新华医院	梁　畅	大连医科大学附属第二医院
邵真真	天津医科大学肿瘤医院	彭卫军	复旦大学附属肿瘤医院
林　青	青岛大学附属医院	蒋　颖	四川省医学科学院·四川省人民医院
林小慧	深圳市人民医院	曾　莉	广州中医药大学金沙洲医院
罗　冉	上海交通大学医学院附属新华医院	路　红	天津医科大学肿瘤医院
周　娟	中国人民解放军总医院第五医学中心	蔡思清	福建医科大学附属第二医院
周永刚	空军军医大学唐都医院	谭红娜	河南省人民医院
郑建军	宁波市第二医院	翟春丽	宁波市第二医院
郑锦龙	复旦大学附属肿瘤医院	黎鑫乐	上海交通大学医学院附属瑞金医院卢湾分院
赵　爽	四川大学华西医院		

主 编 简 介

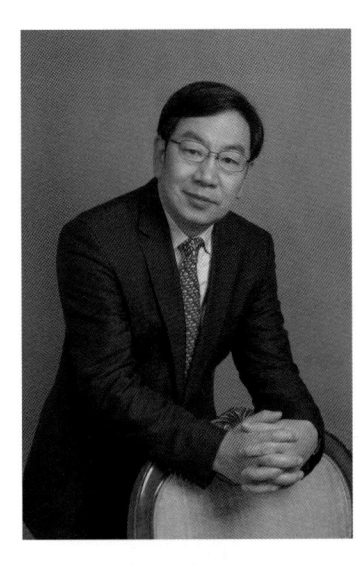

彭卫军

主任医师,教授,博士及博士后研究生导师,复旦大学附属肿瘤医院影像中心主任、学科带头人。兼任上海市医学会放射科专科分会主任委员、中华医学会放射学分会乳腺影像专业委员会主任委员、中国抗癌协会肿瘤影像专业委员会名誉主任委员、上海市抗癌协会肿瘤影像专业委员会前任主任委员、吴阶平医学基金会肿瘤影像专项基金主任委员、中国医学影像AI产学研用联盟副理事长,担任《肿瘤影像学》主编、《中华放射学杂志》《中国癌症》《中国医学计算机成像》等10种肿瘤学和影像医学核心期刊编委。

主要研究方向为乳腺疾病影像诊断及肿瘤影像诊断,乳腺影像新技术的研发及推广应用。主编(译)专著3部,参编专著28部。在国内外有影响的专业期刊上发表论文245篇,其中SCI收录45篇。承担和完成国家自然科学基金项目、上海市优秀学科带头人项目等科研项目32项,获得国家级及上海市级成果奖6项,获得国家发明专利8项。

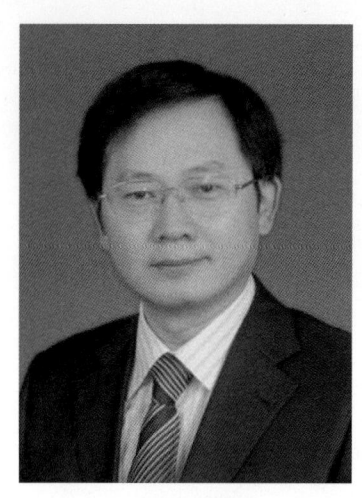

汪登斌

主任医师,二级教授,博士研究生导师,博士后合作导师,上海交通大学医学院附属新华医院放射科主任、医学影像学教研室主任、住院医师规范化培训基地主任,上海市卫生系统优秀学科带头人。兼任中国妇幼保健协会放射医学专业委员会主任委员、中华医学会放射学分会副秘书长及乳腺学组副组长、中国医师协会放射医师分会委员兼乳腺组组长、上海市医学会放射科专科分会副主任委员、"长三角"妇儿影像医学专科联盟会长等职,担任《中国临床医学影像杂志》等核心期刊常务编委或编委、Radiology(中文版)乳腺分册执行主编,以及北美放射学会(RSNA)等国际学会通讯会员。

在乳腺及腹部影像学方面具有较深的造诣,接受RSNA和美国乳腺影像学会(SBI)邀请做关于中国乳腺影像学的大会专题报告并撰文介绍中国乳腺影像学发展状况。主持国家自然科学基金重大研究计划重点支持项目1项、面上项目5项,国家重点研发计划子课题等项目18项。以第一作者或通讯作者发表论文近200篇,其中SCI收录66篇(Q1区35篇);主编、主译、参编专著20余部;担任全国高等医学院校医学影像学专业国家规划教材的编委;获得专利及软件著作权7项;作为第一完成人获上海市科技进步奖三等奖、上海医学科技奖三等奖,作为主要完成人获得国家科技进步奖二等奖。

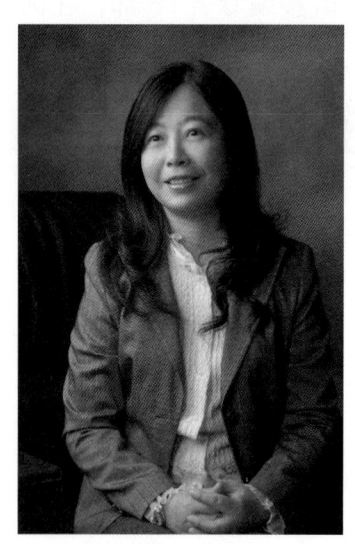

顾雅佳

主任医师,教授,博士研究生导师,复旦大学附属肿瘤医院放射诊断科主任,上海市质子重离子医院放射诊断科主任,国家肿瘤区域医疗中心复旦大学附属肿瘤医院福建医院放射诊断科主任。兼任中国抗癌协会肿瘤影像专业委员会副主任委员、中华医学会放射学分会乳腺学组副组长、上海市抗癌协会肿瘤影像专业委员会主任委员、上海市社会医疗机构协会影像医学分会副会长、上海市医学会放射科专科分会秘书兼乳腺学组组长,担任《肿瘤影像学》副主编、《中华放射学杂志》《磁共振成像杂志》《中国癌症》《中国医学计算机成像》等肿瘤学和影像医学核心期刊编委。

主要研究方向为乳腺影像及人工智能在肿瘤诊断与疗效评估中的价值,在国内外有影响的专业期刊上发表论文近200篇。主编专著(及分册)4部,副主编专著2部,副主编全国统编教材2部,主译专著3部,参加6部专著和教材的编写。主持和参与国家自然科学基金项目4项,主持国家重点研发计划子项目1项,主持省部级科研项目5项。获得国家发明专利4项。获得"上海医务工匠"、上海医树奖临床医学科技创新奖二等奖、上海市抗癌科技奖一等奖等荣誉和奖项。

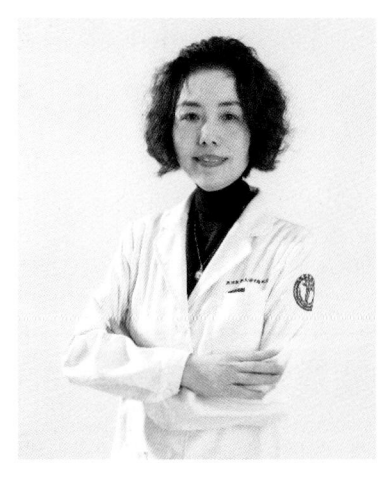

刘佩芳

天津医科大学肿瘤医院乳腺影像诊断科主任医师,乳腺综合影像会诊中心专家。现任中国抗癌协会肿瘤影像专业委员会常委、中华医学会放射学分会乳腺学组委员、国家卫健委乳腺癌筛查影像专家组委员、天津市抗癌协会肿瘤影像专业委员会常委、《临床放射学杂志》和《国际医学放射学杂志》等杂志编委。

从事肿瘤影像诊断工作数十年,先后从事常规放射诊断、介入诊断和治疗、CT和MRI影像学诊断等工作和研究,主要研究方向为乳腺疾病综合影像学诊断。作为项目第一承担人获天津市科技进步奖二等奖1项、天津医科大学科技成果奖二等奖1项。主编专著3部(其中1部获华东地区科技出版社优秀科技图书奖一等奖),代表著作为《乳腺影像诊断必读》;副主编专著5部;主译专著1部。以第一作者或通讯作者发表SCI和核心期刊论文80余篇(其中1篇获《中华放射学杂志》首届刘玉清优秀论文奖);曾连续多年参与全国高等院校临床及影像专业教材《医学影像诊断学》中有关乳腺影像诊断章节的编写。

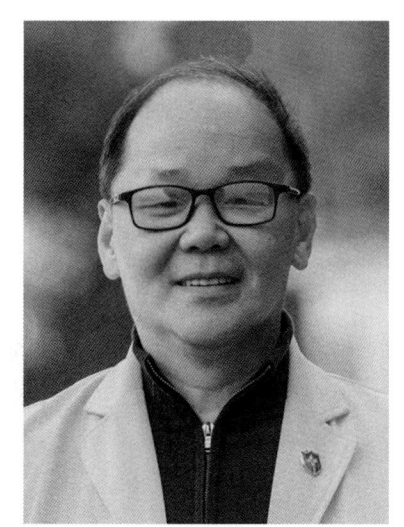

何之彦

上海交通大学医学院附属第一人民医院主任医师、教授、硕士研究生导师,原放射科执行主任。中华医学会放射学分会乳腺专业委员会资深委员,上海市医学会放射科专科分会委员及乳腺学组顾问,上海市医师协会放射医师分会乳腺学组顾问,中国非公立医疗机构协会核医学与分子影像专业委员会委员,《中华放射学杂志》《国际放射医学核医学杂志》等8个核心期刊编委或审稿专家。发表核心期刊及SCI论文115篇,参编专著14部。获得省市级科技进步奖一等奖1项、卫生部科技进步奖二等奖1项。

擅长腹盆部、胸部脏器(包括呼吸、消化、泌尿生殖系统)疾病和乳腺疾病的X线、CT和MRI诊断。

序　一

乳腺虽是一个小器官,但其疾病发生率却很高。其中乳腺癌是女性发病率最高的恶性肿瘤,严重影响女性健康。在乳腺癌三级预防中,早发现、早诊断、早治疗是提高疗效、改善预后的关键,而影像学检查是乳腺癌早期发现、早期诊断的主要手段。

20世纪60年代以来,乳腺X线摄影技术从低千伏高毫安秒钨靶过渡到钼靶/屏片装置,再发展到数字化平板装置、钨靶X线球管恢复使用,而近十余年发展起来的三维影像数据采集技术,使得乳腺X线影像从二维图像演变到断层图像,再加上超声、磁共振成像和核医学等技术的发展运用,目前已经形成多模态成像技术齐头并进、优势互补的乳腺疾病诊断局面。乳腺组织结构的特殊性、检查技术的多样性造成乳腺影像诊断的术语多、专业性强。乳腺疾病所表现出来的征象千变万化,在紧密结合临床信息的同时,更需要有一系列规范的影像技术和诊断流程。因而,培养合格的乳腺影像诊断医师和技师的任务艰巨,要把所有的乳腺影像诊断知识和最新进展都通过专著展示出来,也是非常有难度的。

《乳腺影像诊断学》一书的编者都是我国目前乳腺影像诊断和技术领域最优秀、具有丰富临床经验的专家学者。全书非常翔实地介绍了X线摄影、超声、磁共振成像和核医学在乳腺疾病诊断中的应用,包括技术、征象、诊断与鉴别诊断等内容,同时介绍了国际相关共识、指南及乳腺影像报告和数据系统(BI-RADS),图文并茂,知识性与可读性俱佳。相信本书会成为各个专业医生了解乳腺影像知识的一本非常实用的手边书,也必将助力全国乳腺疾病专科医生提升诊疗水平,让广大患者获益。

中华医学会放射学分会主任委员

序　二

很感谢本书编者在主编领导下，经过3年的努力完成了这本很好地融合了基础与前沿的乳腺影像诊断著作。影像专业学术著作既要使初学者看懂，又要使有一定临床经验的医生受益，需要著者具有丰富的影像诊断工作经验和科研经历，也需要阅读大量的国内外最新文献，同时还需要有较强的文字组织和撰写能力。综观本书，我觉得本书有以下特点。

1. 内容全面，层层递进。从乳腺解剖学基础、乳腺影像技术学、乳腺病理与影像征象等基础知识，到规范化乳腺影像报告、具体疾病的影像诊断和介入治疗，层层递进，逐步深入。认识正常才能分辨出异常，熟悉影像征象才可进一步结合临床表现，进行疾病的诊断与鉴别诊断，了解影像检查技术则可根据每种检查手段的特点加以运用。总览全书，本书既可以作为乳腺影像专业医生的手边书，也可作为其他临床医生的参考书。

2. 内容翔实，图文并茂。全书共18章，配有清晰的图像1500余幅，引用了大量的临床病例及相应图像资料来展示影像技术、影像征象和疾病表现，可读性极强，能启发和拓展读者的形象思维。

3. 本书较为全面地展示了近十年来我国乳腺影像学发展的主要成果和进展。

我相信编者全力打造的这样一本乳腺影像诊断专著，一定会推动我国乳腺影像诊断事业的发展和进步。

中华医学会放射学分会候任主任委员

前　言

在全球范围内,乳腺癌是女性最常见的恶性肿瘤之一,也是女性癌症死亡的主要原因之一。在我国,新诊断的乳腺癌病例占全球乳腺癌新发病例的12.2%,病死率为9.6%,乳腺癌已经成为我国女性癌症死亡的主要原因之一。影像检查是实现乳腺癌早期发现、早期诊断和早期治疗的主要手段。随着乳腺癌防治工作的宣传和推进,人们对影像检查的重要性有了深刻的认识,对乳腺癌早期筛查也越来越重视,对影像检查及诊断提出了更高的要求,加强乳腺影像技术和诊断技能的系统培训非常必要。

当前,临床常用乳腺影像学检查技术包括乳腺X线摄影、超声、磁共振成像以及核医学检查等,这些技术在乳腺疾病的早期发现、早期诊断、疗效评估等方面发挥重要作用。乳腺X线摄影检查在20世纪60年代末、70年代初钼质阳极靶面球管诞生之后获得了蓬勃的发展,检出以微钙化为主要征象的乳腺原位癌是其最大优势,也是唯一被证实为能降低乳腺癌死亡率的检查方法,这种技术经过半个世纪的发展、演化,其空间分辨率、对比度等均显著提升;此外,与其相关的衍生技术包括数字乳腺体层合成、乳腺对比增强摄影等,均已广泛应用于临床实践。乳腺超声具有无电离辐射的优点,较易被学界及患者接受,但早期由于其分辨率不足及对微钙化的显示受限,加上此技术过度依赖操作者的业务水平,因此应用受到一定的限制。近年来,该技术进步显著,已广泛应用于乳腺癌筛查及临床实践。乳腺磁共振成像具有软组织分辨率高、敏感性高、无辐射等优点,但是其特异性相对较低,有时受到诟病;乳腺磁共振成像开展较少的单位,其医生接受的训练少,业务水平相对较低也影响了其应用。核医学作为一种分子影像技术,可以提供组织的功能、代谢、血流以及分子表达水平等有效信息,是一种功能成像技术,可以比结构成像更早、更准确地检测到恶性肿瘤,在肿瘤分期以及指导临床治疗方面具有独到的价值。基于乳腺影像学技术的病灶术前定位、定向引导活检和介入治疗等,在早期乳腺癌的发现、诊断,以及乳腺疾病的诊断和治疗方面发挥越来越大的作用。

由于临床上使用的乳腺影像学检查技术很多,使用者对各种技术及其临床价值、标准与规范、操作要领、技术优选及组合、疾病征象、分析思路等的掌握非常重要，否则，无法真正发挥这些技术的作用。鉴于此，中华医学会放射学分会乳腺学组组织国内58家单位的83位乳腺影像学专家联袂编写了《乳腺影像诊断学》一书。本书内容涵盖乳腺正常解剖及变异，乳腺影像学技术及使用规范，乳腺报告相关的用语、规范与标准，乳腺良恶性肿瘤、乳腺炎症性疾病、乳腺罕见和少见疾病的影像学表现与诊断，影像学引导下乳腺病灶定位、活检、介入治疗等，是目前国内出版的乳腺影像学著作中内容较为系统、全面的一部。本书较为全面地展示了近十年来我国乳腺影像学发展的主要成果和进展。相信本书在一定程度上能帮助乳腺诊疗相关的医务工作者、研究人员、医学生等解决各自遇到的乳腺疾病诊疗相关临床问题，特别是乳腺影像方面的难题。我们也真诚地希望本书能不断完善，定期再版，成为国内乳腺影像领域的经典著作。

由于时间仓促，编者水平有限，且参与编写单位众多，书中谬误在所难免，恳请广大读者和同道批评指正，以期再版时予以更正！

《乳腺影像诊断学》编委会

2024年5月1日

目　录

第一章　乳房解剖、组织与胚胎学及正常变异 ... 001
 第一节　影像解剖学 ... 001
 第二节　正常变异 ... 006

第二章　影像技术 ... 009
 第一节　乳腺 X 线检查 ... 009
 第二节　乳腺超声成像 ... 020
 第三节　乳腺磁共振成像 ... 024
 第四节　乳腺核医学成像 ... 030

第三章　乳腺影像报告与数据系统 ... 046

第四章　乳腺 X 线征象 ... 063
 第一节　肿块 ... 063
 第二节　典型良性钙化 ... 072
 第三节　可疑恶性钙化 ... 077
 第四节　钙化的分布 ... 083
 第五节　其他征象 ... 089

第五章　乳腺超声征象 ... 102

第六章　乳腺 MRI 特征表现 ... 116
 第一节　点状强化 ... 116
 第二节　肿块 ... 117
 第三节　非肿块强化 ... 119
 第四节　其他征象 ... 123

第七章　乳腺核医学表现 ... 129
 第一节　乳腺分子成像表现 ... 129
 第二节　乳腺专用 PET 表现 ... 131
 第三节　乳腺 PET/CT 表现 ... 132
 第四节　雌激素受体显像表现 ... 134

第八章　不同检查方法 BI-RADS 分类及处理建议　136
　　第一节　乳腺 X 线 BI-RADS 分类及处理建议　136
　　第二节　乳腺超声 BI-RADS 分类及评估建议　139
　　第三节　乳腺 MRI BI-RADS 分类及处理建议　143

第九章　乳腺良性病变、良性肿瘤和瘤样病变　150
　　第一节　乳腺腺病　150
　　第二节　乳腺囊肿　154
　　第三节　乳腺纤维腺瘤　160
　　第四节　乳腺脂肪瘤　163
　　第五节　乳腺错构瘤　165
　　第六节　乳腺硬化性腺病　168
　　第七节　乳腺放射状瘢痕　172
　　第八节　乳腺假血管瘤样间质增生　177
　　第九节　乳腺管状腺瘤　179
　　第十节　表皮样囊肿　182
　　第十一节　乳头腺瘤　183
　　第十二节　乳腺炎症　186
　　第十三节　乳腺脓肿　191
　　第十四节　乳腺脂肪坏死　193
　　第十五节　乳腺手术后瘢痕　197
　　第十六节　乳腺导管扩张症　200
　　第十七节　浆细胞性乳腺炎　203
　　第十八节　肉芽肿性乳腺炎　207

第十章　乳腺乳头状病变　211
　　第一节　乳腺导管内乳头状瘤　211
　　第二节　乳腺导管内乳头状癌　219
　　第三节　乳腺囊内乳头状癌　222
　　第四节　乳腺实性乳头状癌　229
　　第五节　乳腺浸润性乳头状癌　232

第十一章　乳腺叶状肿瘤　235

第十二章　乳腺恶性病变　241
　　第一节　乳腺导管原位癌　241
　　第二节　乳腺 Paget 病　245
　　第三节　乳腺浸润性导管癌（非特殊型）　249
　　第四节　乳腺浸润性小叶癌　254
　　第五节　乳腺髓样癌　257
　　第六节　乳腺黏液癌　260
　　第七节　乳腺浸润性筛状癌　263
　　第八节　乳腺小管癌　266
　　第九节　乳腺浸润性微乳头状癌　269

第十节	乳腺大汗腺癌	272
第十一节	乳腺化生性癌	274
第十二节	乳腺神经内分泌癌	278
第十三节	炎性乳腺癌	281
第十四节	多灶性或多中心乳腺癌	284
第十五节	同时性双侧乳腺癌	287
第十六节	异时性双侧乳腺癌	291

第十三章 腋窝区病变   294
- 第一节 副乳腺病变   294
- 第二节 淋巴结反应性增生   300
- 第三节 淋巴结结核   302
- 第四节 Castleman 病   305
- 第五节 腋窝淋巴结转移性癌   308
- 第六节 腋窝淋巴瘤   314

第十四章 男性乳腺病变   317
- 第一节 男性乳房发育   317
- 第二节 男性乳腺炎症性病变   320
- 第三节 男性乳腺癌   322

第十五章 乳腺及腋窝区少见病变   325
- 第一节 乳腺血管瘤   325
- 第二节 乳腺型肌纤维母细胞瘤   326
- 第三节 乳腺纤维瘤病   328
- 第四节 乳腺 Mondor 病   331
- 第五节 乳腺颗粒细胞瘤   332
- 第六节 乳腺腺样囊性癌   334
- 第七节 乳腺血管肉瘤   336
- 第八节 乳腺转移性肿瘤   338
- 第九节 乳腺淋巴瘤（原发性/继发性）   340
- 第十节 乳腺包虫病   343
- 第十一节 腋窝猫抓病性淋巴结炎   345
- 第十二节 腋窝海绵状血管瘤   347
- 第十三节 腋窝纤维肉瘤   348

第十六章 乳房整形术   352
- 第一节 硅胶假体隆胸术   352
- 第二节 硅胶假体隆胸术后假体破裂（囊内/囊外）   354
- 第三节 硅胶假体隆胸术后并发乳腺癌   356
- 第四节 自体脂肪注射式隆乳术后并发脂肪坏死   358
- 第五节 其他假体隆乳术   360
- 第六节 其他假体隆乳术后并发乳腺癌   360
- 第七节 缩乳术   361

第十七章　乳房治疗后改变　362
第一节　保乳术后改变　362
第二节　乳腺癌放疗后改变　365
第三节　乳腺癌新辅助化疗后改变　367
第四节　HIFU 治疗及冷冻治疗后改变　373

第十八章　乳腺介入　374
第一节　乳腺介入简介　374
第二节　超声引导下的乳腺介入　377
第三节　X 线引导下的乳腺介入　382
第四节　MRI 引导下的乳腺介入　389
第五节　病理诊断后的临床处理　393

彩色插页

第一章

乳房解剖、组织与胚胎学及正常变异

第一节　影像解剖学

一、乳腺概述

成年女性乳房系对称性的半球形器官。正常情况下，未经哺乳的女性两侧乳房可能不是等大的，但应两侧基本对称。在哺乳后，由于哺乳习惯不同及个体差异，两侧乳房的大小可出现明显的不同和不对称。乳腺位于胸廓前第2～6肋间水平的浅筋膜浅层与深层之间。乳腺腺体与汗腺组织同源，内达胸骨旁，外至腋前线，外上方呈角状伸向腋窝的腺体组织称为Spence腋尾区，在外科做乳癌根治切除时有重要意义。乳房中央前方凸起为乳头，其周围色素沉着区为乳晕。

每个乳腺有15～20个呈轮辐状排列的乳腺大叶（也称作"段"），乳腺大叶内有各级输乳管（也称作导管）。终末导管不再分支，进入由腺泡及结缔组织构成的乳腺小叶。与腺泡相通的终末导管向乳头方向汇集，与其他终末导管形成更大的导管，再汇聚成更高级别的分支导管，最后汇聚到乳腺大叶主导管，形成乳腺大叶内的导管树状结构，乳腺大叶主导管末段增大，形成壶腹状乳窦（亦称作输乳窦），可以直接开口于乳头，乳窦也可接收其他乳腺大叶主导管后，再开口于乳头。一个乳头至少有5～8个输乳管开口。主导管及膨大的乳窦是导管内乳头状瘤的好发部位。乳腺各级导管内衬有上皮细胞及基底层（生发层）。终末导管位于小叶内和小叶外，终末导管和小叶内腺泡构成终末导管小叶单位（terminal ductal lobular unit，TDLU），是乳腺实质的基本单位。在反复增生复旧的生理过程中，TDLU可形成不同的病变，如各种增生性改变、导管癌及小叶癌等。乳腺腺泡具有分泌乳汁的功能，在哺乳期乳腺小叶明显增大，各级导管形成的导管树将乳汁引流至乳头。乳腺大叶之间、小叶之间、腺泡之间均有结缔组织间隔，为乳腺间质的主要成分。致密结缔组织向前与浅筋膜浅层、皮肤相连，向后与浅筋膜深层相连，形成纤维束，称为Cooper悬韧带，亦称为乳腺悬韧带，使乳腺保持一定的活动度。乳腺间质内有较多纤维、脂肪组织，并有血管、淋巴管及神经纤维组织。乳腺实质和间质构成了乳腺组织，其中腺体、纤维、脂肪的构成比例与种族、年龄、内分泌状态、营养状态等息息相关。如青春期及未育年轻女性的乳房脂肪比例较少，纤维及腺体成分更多，乳腺更致密。成人女性通常在静息状态下，乳房内腺体比例较小，每一个乳腺小叶可能直径仅约2mm，更多的空间由脂肪、纤维组织充填，此时的乳腺组织通常称作纤维腺体组织而不是简单称作腺体。乳腺的大体解剖模式见图1-1-1。

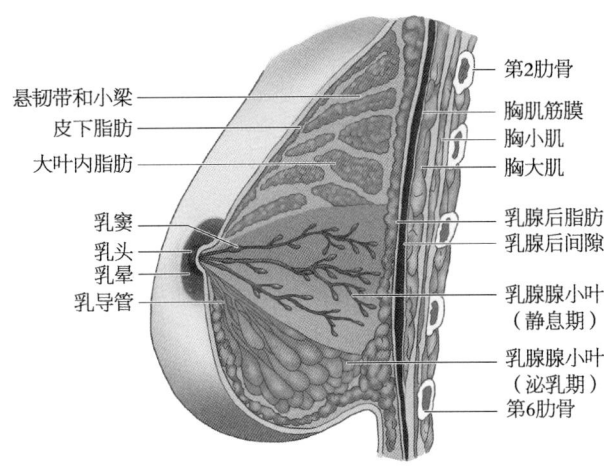

图1-1-1　乳腺矢状位解剖图

乳头及乳晕形成乳头乳晕复合体，内含有较多的环形及放射状的平滑肌纤维，环绕在乳腺导管周围，并且与皮肤的基底相连。这些肌纤维还控制着乳腺导管、汗腺及皮脂腺开口的开放。当这些肌纤维收缩时，可引起乳头乳晕部皮下的静脉淤血，从而造成乳头勃起。乳头乳晕复合体还包含许多感觉神经末梢交织成网状分布。因为乳头的皮肤与输乳管的上皮是连续的，导管癌可能会扩散到乳头。由于这些神经的纤维互相交织成网状，互相之间有互补代偿作用，所以乳房患病时的疼痛定位不一定十分准确，有时会向颈部、腋部、上臂内侧、胸外侧及背部放射。

乳晕的大小因人而异，直径约 15～60 mm。乳晕区的皮肤上有汗腺、皮脂腺及乳晕腺（特殊的皮脂腺又称为 Montgomery 腺）的开口，常有少量柔细的汗毛生长。

乳房的淋巴回流：乳房内的淋巴向内侧汇集到胸廓内淋巴结，位于胸骨后外缘后方；向上汇集到锁骨上下的淋巴结群；向外侧汇集到腋窝淋巴结群及肩胛下群；向深部流向胸肌群。在乳腺癌的病例中，癌细胞淋巴可沿以上途径转移。

二 最新解剖学发现

（一）微环境与乳腺健康

近年来，研究表明乳腺的微环境，包括脂肪组织、免疫细胞与腺体细胞的相互作用，在乳腺健康及癌症发展中起着关键作用。乳腺的脂肪组织不仅为乳腺提供支持和营养，还可能通过分泌各种细胞因子，影响乳腺细胞的增殖和死亡。微环境的改变对乳腺影像学某些征象的解释及相应的研究也提供了理论依据。

（二）乳腺腺泡和干细胞

乳腺腺泡内的干细胞是维持乳腺正常功能和再生的关键。这些干细胞的行为，如其分化和自我更新能力，对乳腺的健康至关重要。研究显示，干细胞的异常活动可能与乳腺癌的发生密切相关。

（三）乳腺导管系统的新见解

最新的解剖学研究揭示了乳腺导管系统比先前认为的更为复杂。导管系统不仅是乳汁传输的通道，其结构和功能的微小变化都可能影响乳汁的生产和排出，这对理解乳腺的生理和病理状态极为重要。

（四）乳腺血管的复杂性

先进的影像技术揭示了乳腺内复杂的血管网络。这些血管不仅提供必要的营养，还参与乳腺的生长和病理过程。新发现表明，乳腺血供的细微差异可能对乳腺癌的治疗和预后具有重要影响。

三 乳腺胚胎学及其正常发育

和其他哺乳动物一样，人类的乳腺是从胚胎腹面的原始表皮发生的，与汗腺同源，受常染色体调控。有研究显示（图 1-1-2），老鼠乳腺在胚胎第 11.5 天，在胚胎的腹面从腋下到腹股沟的原始表皮增厚，形成对称的两条"乳线"，乳线出现后，在此线上形成 6～8 个乳头状凸起（基板），这是乳房的初始状态。人类胚胎乳腺位于第 5 肋间处的一对乳腺凸

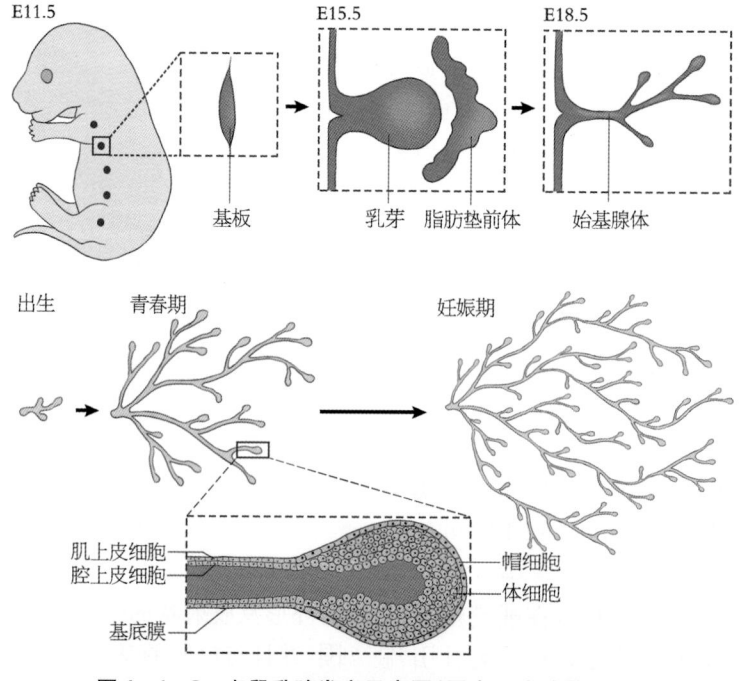

图 1-1-2　老鼠乳腺发育示意图（图中 E 为胎龄天数）

起继续发育形成"乳芽",继续发育为乳腺始基,其余的均逐步萎缩消失。若不消失而继续发育则出生后可形成副乳,若第5肋间处的乳腺始基也萎缩消失则出生后出现乳房缺如。

女性乳腺于青春期开始发育,主要受雌、孕激素水平的影响,其结构随年龄和生理状况的变化而异(图1-1-1)。青春期卵巢雌激素升高,致使乳腺内导管组织和结缔组织增生,乳房隆起。随着卵巢开始排卵,黄体形成,孕激素产生,乳腺腺泡发育。乳腺内的这些变化并且随月经周期雌、孕激素的升降而改变,出现周期性的乳腺生理学增生与复旧交替出现的现象。值得对照的是男性乳腺,在某些病理状态下,男性肾上腺皮质网状带分泌雌激素增加会出现男性乳腺肥大症,而此时男性乳腺仅有导管及纤维结缔组织发育和增生,组织学检查缺少腺泡增生的证据,原因是男性缺乏孕激素,不能刺激乳腺腺泡发育。妊娠期雌、孕激素大量增加,会使女性乳腺进一步地充分发育。哺乳期增加了催乳素的刺激,乳腺分泌乳汁。妊娠期和哺乳期的乳腺称为活动期乳腺,无分泌功能的乳腺称为静息期乳腺。从组织学的角度观察,静息期乳腺是指未孕女性的乳腺,腺体不发达,仅见少量导管和小的腺泡,脂肪组织和纤维结缔组织丰富。在排卵后,腺泡和导管略有增生。妊娠期在雌激素和孕激素的作用下,乳腺的小导管和腺泡迅速显著增生,腺泡增大,上皮为单层柱状或立方细胞,纤维结缔组织和脂肪组织相应减少。至正常妊娠末,在垂体分泌的催乳激素的影响下,腺泡开始分泌乳汁。哺乳期乳腺结构与妊娠期乳腺相似,但腺体发育更好,腺泡腔增大。腺泡处于不同的分泌时期,有的腺泡呈分泌前期,腺细胞呈高柱状;有的腺泡处于分泌后期,主细胞呈立方形或扁平形,腺腔内充满乳汁。断乳后,催乳激素水平下降,乳腺停止分泌,腺组织逐渐萎缩,结缔组织和脂肪组织增多,乳腺又转入静息期。绝经后,体内雌激素及孕激素水平下降,乳腺组织萎缩退化,脂肪也减少。

四 乳头乳晕复合体及皮肤

乳头乳晕复合体的发育始于妊娠12~16周,间充质细胞分化为平滑肌成分。乳头乳晕复合体包含Montgomery腺体,是介于汗腺和乳腺之间的胚胎过渡期大型皮脂腺,往往有一条未通向乳内的输乳管伴行。Montgomery腺体在Morgagni结节处开放,表现为在乳晕上隆起的小丘疹(直径1~2mm)。在腺体发育的第一阶段,有8~12个乳腺导管形成,这些导管与表皮附近的皮脂腺有关。乳腺实质的分化、乳头乳晕复合体的发育和色素沉着开始于32周左右,一直持续到40周。这种发育过程对男性和女性都是一样的。在青春期,乳房丘的大小会增加,随后乳晕的扩大和向外生长导致第二个丘;之后,乳晕消退到周围乳腺组织的水平,留下一个单一的乳房丘。在完全发育时,乳头乳晕复合体覆盖在第2肋骨和第6肋骨之间的区域。成人乳房由大约15~20个乳腺大叶组成,这些腺叶以放射状排列的乳腺导管在乳头处会聚。引流腺叶(可为多个乳腺大叶)的集合管直径通常约为2mm,在乳头后区汇合成直径约为5~8mm的输乳窦(图1-1-1)。女性在自我检查时偶尔会触及正常的输乳窦。

在女性乳房内侧及乳头乳晕的皮下存在着非常丰富的神经末梢,这些神经末梢在乳头乳晕的皮下形成了许多Meissner小体,它们对刺激较为敏感。在由此区域皮肤刺激时,可以通过神经反射,造成乳头乳晕皮下的平滑肌收缩,形成乳头乳晕的收缩和勃起。

五 胸肌和胸壁

解剖学上,成人的乳房位于胸腔前方的胸肌(胸大肌)之前。乳腺组织从胸骨边缘水平延伸到腋窝中线(腋窝中心或腋下)。这一点很重要,因为乳腺癌可以在乳腺的腋尾部区域发展,即使它可能看起来并不位于真正的乳腺。乳房位于胸壁的外侧和靠近胸骨的内侧部位,其底部位于前锯肌浅层及外斜肌筋膜之前。

乳腺位于第2肋骨和第6肋骨之间的胸大肌及腹直肌的最上部前方。乳房由Cooper悬韧带悬吊固定在胸大肌上,从皮肤的真皮一直到胸肌筋膜,Cooper悬韧带贯穿整个乳腺组织,在乳腺实质组织之间时称作乳腺小梁。Cooper悬韧带不紧绷,有助于乳房保持自然的灵活性。随着年龄的增长,韧带失去张力,导致乳房下垂。胸肌经常用于重建整形手术,因为它可以为乳房植入物提供良好的肌肉覆盖。胸大肌的大部分血液来自胸廓内动脉(又称为内乳动脉)和胸肩峰动脉的分支。

乳腺组织前后有一层薄薄的结缔组织,称为浅筋膜。这个浅筋膜的深层位于胸肌之前,浅层位于皮肤之后。它作为Cooper悬韧带的附着点。覆盖乳房的皮肤与身体其他部位的皮肤相似,也有类似的汗腺、毛囊和其他特征。临床医生在进行乳腺检查时,除了检查乳腺组织本身,还要检查皮肤。

胸壁肌肉位于深筋膜内。在乳腺实质后侧的浅筋膜深层和胸肌肌鞘(深筋膜)之间有一层疏松结缔组织——被称为乳腺后间隙。这是一个潜在的空间,通常用于重建整形手术。

六 神经分布

乳腺由第 4～6 肋间神经的前外侧皮支支配。这些神经包含感觉和自主神经纤维(自主神经纤维调节平滑肌和血管张力)。应该注意的是,神经不能控制乳汁的分泌,这是由脑垂体前叶分泌的催乳素调节的。

认识乳腺的支配神经的最大困难在于细小树枝一样的分布无法用任何方法标记识别。当然,除非在伴行的动脉注射有色示踪物质,使解剖学家能够区分动脉和神经的分支。它们来源于脊髓的背侧神经,和其他脊神经一样,包括 3 个部位的起源:脊髓前根、脊髓后根以及交感神经。

七 血管供应

乳腺的血供(图 1-1-3)主要包括 4 条动脉:胸廓内动脉(又称内乳动脉)、胸外侧动脉、肋间动脉前支、胸肩峰动脉的胸支。乳房的静脉与动脉相对应,引流入腋静脉和胸廓内静脉。

(一) 腋动脉的分支

1. **胸肩峰动脉** 胸肌三角肌间隙或锁骨下方穿出胸大肌至皮下→垂直下行→乳房上部→向乳头汇集。
2. **胸外侧动脉** 腋动脉第 2 段发出→胸小肌下缘侧胸壁行向下内→乳房外侧支→乳房外侧部。
3. **直接乳房支** 腋动脉或肱动脉发出→沿腋中线下行→乳房外侧。

(二) 胸廓内动脉穿支

上 4 个肋间的穿支→乳房内侧。

(三) 肋间动脉前穿支

胸廓内动脉穿支的外侧 2～3 cm,系列细小穿支→乳房内侧部。

(四) 肋间后动脉外侧皮支

发出细小的乳房支→乳房深部浅、深两组血管网→乳头乳晕→形成环形血管网。

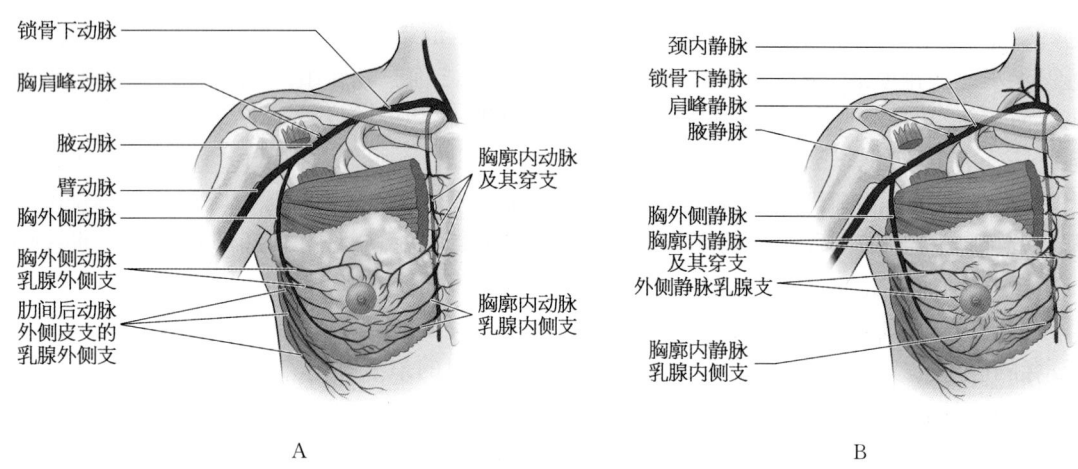

图 1-1-3 乳腺血液供应　A.乳腺供血动脉(正面观);B.乳腺静脉(正面观)。

八 淋巴结和淋巴管

乳房有丰富的淋巴管网,并吻合成丛,并同整个胸部、颈部、腋下、腹部脊椎等处的淋巴网相通,且左右两侧乳房的淋巴管易相通,甚至跨越中线,注入对侧腋下淋巴结群。乳房淋巴系统由乳腺内淋巴管、向外引流的淋巴管及区域淋巴结组成。其实乳腺各部淋巴引流方向并无恒定的界限,乳腺任何部位的淋巴均可引流到腋窝淋巴结,亦可回流到胸骨旁淋巴结。

乳腺淋巴引流因其在乳腺癌细胞转移中的作用而具有重要的临床意义。接受乳腺组织淋巴回流的主要有三组淋巴结:腋窝淋巴结(75%)、胸骨旁(内乳)淋巴结(20%)和肋间后淋巴结(5%)。乳房皮肤下方的淋巴系统也参与了乳腺淋巴液的引流过程,通过其淋巴管网络收集来自皮肤及其下方组织的淋巴液,并将其输送到更深层的腋下、颈下深部及锁骨下淋巴结。腋窝淋巴结与乳房的淋巴回流密切相关,通常 75% 以上的乳房淋巴汇入腋窝淋巴结内,腋淋巴结总数 30～60 枚,沿腋窝神经血管排列。根据需要,有解剖分组与临床分组两种分法,腋窝淋巴结在乳腺疾病的诊治中具有重要的临床意义。

(一)腋窝淋巴结(解剖分法)

1. 胸肌淋巴结(前群)　位于前锯肌浅面、胸小肌下缘和胸外侧动、静脉周围,接受胸壁和乳房外侧的淋巴,乳腺癌转移常首先侵及这群淋巴结。

2. 肩胛下淋巴结(后群)　位于腋窝后侧壁肩胛下血管周围,接受项、背、肩部的淋巴回流。

3. 外侧淋巴结(外侧群)　位于腋窝侧壁腋动、静脉周围,收集上肢的淋巴液。

4. 中央淋巴结(中央群)　在腋窝基底中央,腋筋膜深面的疏松脂肪结缔组织内,收纳上述三群的淋巴液。输出管注入尖淋巴结。

5. 尖淋巴结(尖群)　在腋窝尖部腋血管周围,收集中央淋巴结的输出管以及乳腺上部与上肢伴头静脉回流的淋巴管。尖淋巴结的输出管汇为锁骨下干与颈外侧淋巴结相通,锁骨下干左侧注入胸导管,右侧注入右淋巴导管。

(二)腋窝淋巴结(临床分法)

腋窝淋巴结的分组以胸小肌为界限分为三组(level)。

1. Ⅰ组(level Ⅰ)　在胸小肌外侧,包括乳腺外侧组、中央组、肩胛下组及该段腋静脉淋巴结,胸大、小肌间淋巴结(Rotter淋巴结)也归于本组,又称为胸小肌外侧组或腋下组。

2. Ⅱ组(level Ⅱ)　是指胸小肌深面的腋静脉淋巴结,又称为胸小肌后组或腋中组。

3. Ⅲ组(level Ⅲ)　是指位于胸小肌内侧的腋淋巴结,又称为锁骨下组或腋上组,即锁骨下淋巴结。

胸肌间淋巴结又称为Rotter淋巴结,沿胸肩峰动脉胸肌支排列,约1~4枚,平均1.7枚。接纳胸大、小肌及乳腺后面的淋巴回流,输出管进入尖群淋巴结。Rotter淋巴结作为乳腺与腋窝淋巴结之间的中间站。

胸骨旁淋巴结又称为内乳淋巴结,约3~7枚,平均4枚,沿胸廓内动静脉排列,接受胸前壁、肋胸膜前部、乳腺内侧部和上腹前壁的集合淋巴管。

(三)肋间后淋巴结(解剖分法)

肋间后淋巴结指的是位于肋骨之间、胸壁后部的淋巴结。这些淋巴结负责从胸壁和邻近区域,包括部分乳房组织,收集淋巴液。在乳腺癌的转移路径中,虽然肋间后淋巴结的转移比例较低,但其受累情况对于评估疾病的扩散和制订治疗方案仍具有重要意义。

九　腋窝

腋窝是颈、躯干至上肢主要血管、神经及淋巴结等集中之处,特别是晚期乳腺癌淋巴结转移时往往融合成团,与血管、神经关系密切,给各类乳腺癌根治术清除腋窝淋巴结带来困难,在改良根治术或行乳房重建术时,更需要保护重要的血管、神经。详细了解它们的解剖结构和关系,有利于乳房相关手术的顺利进行,避免发生副损伤。

1. 腋窝的构成　腋窝位于上臂的近端和胸上部外侧壁之间,呈尖向上的锥形软组织间隙,由一顶、一底和四壁构成,腋窝仅有前壁为肌性,其余三壁均为骨和肌肉共同覆盖。

(1)顶:由锁骨中1/3部、第1肋骨外缘和肩胛骨上缘围成,是腋窝的上口,与颈根部相交通。行乳腺癌根治手术时,应注意彻底清除顶部臂丛前方及锁骨后方的淋巴结及脂肪组织。

(2)底:由皮肤、浅筋膜和腋筋膜构成,浅筋膜内有数个腋浅淋巴结,收纳上肢、胸壁及乳腺的淋巴结回流。

(3)前壁:由胸大肌、胸小肌、锁骨下肌和锁胸筋膜构成。

(4)后壁:由背阔肌、大圆肌、肩胛下肌和肩胛骨构成。

(5)内侧壁:由前锯肌、上位4个肋骨及肋间肌构成。

(6)外侧壁:由喙肱肌,肱二头肌长、短头和肱骨结节间沟构成。

胸锁筋膜:为胸部筋膜的深层,位于胸大肌深面、胸小肌、锁骨下肌、喙突之间。乳腺手术时打开胸锁筋膜可进入腋窝。

2. 腋窝淋巴结　腋窝内淋巴结约有8~45个,沿血管、神经排列。

(1)外侧群:沿腋静脉排列。

(2)后群:沿肩胛下血管排列。

(3)中央群:多在腋动脉、腋静脉后方。

(4)前群:沿胸外侧血管排列。

(5)胸肌间淋巴群:沿胸肩峰血管的胸小肌支排列。

(6)尖群:位于腋窝尖的腋静脉的近端。

腋窝淋巴结是接受乳腺淋巴组织的最重要的淋巴结(75%),所以当乳腺组织发生癌变的时候,一旦发生肿瘤转移,腋窝淋巴结是最先受到波及的。腋窝淋巴结转移的情况是评估乳腺癌严重程度的重要指标。

（徐俊卿　何之彦）

◆ 参考文献 ◆

[1] 李志宇,何之彦,李康安,等.乳腺X线摄影癌周透亮带的影像特征及其病理基础与价值[J].现代医学生物学进展,2012,12(11):2120-2123.
[2] 李志宇,何之彦,李康安,等.乳腺癌癌周间质的动态增强MRI及扩散加权成像[J].放射学实践,2014,29(10):1132-1136.
[3] Carmeliet P, Jain RK. Molecular mechanisms and clinical applications of angiogenesis [J]. Nature, 2011, 473(7347): 298-307.
[4] Gjorevski N, Nelson CM. Integrated morphodynamic signalling of the mammary gland [J]. Nat Rev Mol Cell Biol, 2011, 12(9): 581-593.
[5] Iyengar P, Combs TP, Shah SJ, et al. Adipocyte-secreted factors synergistically promote mammary tumorigenesis through induction of anti-apoptotic transcriptional programs and proto-oncogene stabilization [J]. Oncogene, 2003, 22(41): 6408-6423.
[6] Moore KL, Agur AMR, Dalley AF. Essential clinical anatomy [M]. 15th ed. Philadelphia: Wolters Kluwer, 2015.
[7] Nelson CM, Vanduijn MM, Inman JL, et al. Tissue geometry determines sites of mammary branching morphogenesis in organotypic cultures [J]. Science, 2006, 314(5797): 298-300.
[8] van Deventer PV, Graewe PR. The blood supply of the breast revisited [J]. Plast Reconstr Surg, 2016, 137(5): 1388-1397.
[9] Visvader JE, Stingl J. Mammary stem cells and the differentiation hierarchy: current status and perspectives [J]. Genes Dev, 2014, 28(11): 1143-1158.

第二节　正常变异

正常乳房的发育存在多种自然变异。对这些变异的了解对于医生在进行乳腺影像评估时鉴别，良性状态与病理状态极为重要，有助于避免进行不必要的进一步检查。

一、数量异常

（一）多乳房症、多乳头症

这种情况涉及除常规一对乳房之外的额外乳腺或乳头。多乳房症是由于胎儿期原本应该完全退化的乳腺原基部分未能退化造成的。若仅存在额外乳头而无乳腺组织，称为多乳头症，这一现象在男性中出现的频率高于女性。这些额外的乳腺或乳头可能在月经周期和怀孕期间表现出与正常乳房相似的反应（如疼痛、压痛或充血）。因美容考虑，这些额外的乳房或乳头可通过手术移除。副乳常发生在腋下区域，被称为腋下乳腺组织（图1-2-1）。副乳也可发生纤维腺瘤、囊肿、乳腺癌等良恶性疾病，应引起重视。

（二）无乳头症

无乳头症是一种罕见的情况，没有发生乳房或乳头的正常生长，即完全没有乳头的发育。有的只有乳腺而没有乳头，有的仅有乳晕样色素沉着，还有没有乳晕的，但极为少见。

（三）乳腺组织缺失

乳腺组织缺失常见两种情形，即乳房未发育或纤维腺体组织发育不全，后者只有乳头（单侧或双侧），这种先天性畸形在亚洲女性中更为常见，可能与波伦综合征有关。波伦综合征是一种先天性和单侧胸肌再生障碍，与同侧上肢的其他异常有关，

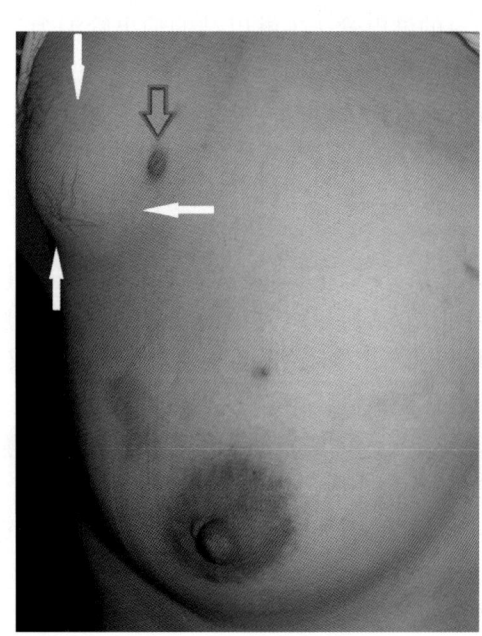

图1-2-1　右侧腋下乳腺组织及副乳头　白箭示腋下乳腺组织，空心箭示副乳头。

可引起乳腺组织发育不良，乳腺组织少，甚至缺失。小乳头、小乳晕，有时乳头缺失，仅表现为红色的点状上皮突起。

二、乳房不对称

乳房不对称主要是指双侧乳房外形和大小的不对称，一侧乳房大，另一侧乳房小，或有外形的不同，如有一侧乳头内陷等。一侧乳腺组织体积或内部组织分布、密度与另一侧乳腺明显不同，也属于乳房不对称。事实上，乳房不对称是经常发生的，甚至部分可以认为是正常情况。从乳房一侧缺失到对称的所

有变化都可以遇到,存在着数量和(或)结构上不对称。后天性原因,如哺乳习惯(双侧乳腺哺乳频率明显不同)、感染、创伤(手术后组织缺失或瘢痕形成)、局部治疗性放射照射后、肿瘤,甚至双乳对性激素治疗反应差异或生理周期变化都可导致乳房不对称,但先天发育原因所致双侧乳房不对称也不少见,常自青春期即开始。当不对称性存在而没有任何明显的临床不适,同时影像检查表现正常,也没有特殊的病史时,可以考虑为先天发育的正常变异。绝大多数先天发育原因所致者属于正常变异,不需要特别处理。但少数乳房外形不对称明显者会引起自尊心受损,需要整形手术干预。部分人的乳房不对称是由于肿瘤所导致则需要进行仔细的鉴别。尽管乳腺内部纤维腺体组织的分布及密度不均匀很常见,而且一般乳腺影像学检查也表现出较好的对称性,但在某些情况下,乳房的不对称性可能导致影像检查的困惑。乳腺不对称可能是由于两侧乳房的自然结构差异或检查过程中的定位和压缩不同造成的。根据 Kopans 的说法,在 3% 的乳腺 X 线摄影中发现不对称的乳腺组织,乳房组织体积不对称,密度不对称,或不形成肿块的不对称导管影,不含微钙化或不产生结构扭曲,视为正常变异。但是,乳腺内部组织的局灶性不对称表现在乳腺 X 线摄影的解释可能会很困难,当进行活检时,冰冻切片可以诊断一些良性改变,如常见的假血管瘤样增生和局灶性纤维化。然而,漏诊微小乳腺癌也有相当多的病例是乳腺局部密度不对称改变(这些后天原因所致的乳房不对称常涉及乳腺密度,故在 X 线摄影时又称作乳腺非对称致密,可参见本书相关章节)。

三 尺寸异常

(一) 肥大

肥大的定义取决于不同的时代和文化标准。它以平均体积 500 cm³ 开始,理想的平均体积在 160~400 cm³。年轻人(处女)的双侧肥大可在没有肥胖或青春期功能障碍的情况下发生,肥大的发生被认为与对雌激素异常敏感有关。在组织学上,有结膜肥大和上皮增生。如果已知压缩乳房的厚度,可以从乳腺 X 线摄影头尾位简单地评估乳房的大小。

(二) 原发性发育不全

通常是双侧对称的,乳房呈扁平锥形,腺体组织稀疏。它被认为与原始乳房的 Pauci 细胞数量或对性激素缺乏敏感性有关。经雌激素治疗无效。

四 乳头乳晕复合体异常

乳头乳晕复合体有很多可能的发育变异,对这些变异的认知有助于避免不必要的进一步成像评估。

(一) 多乳头症

多乳头症最常见的变异是副乳头和乳腺组织,最常见于腋窝或乳腺下皱褶,但它们可能发生在从腋窝到腹股沟的胚胎乳线的任何地方,因为有色素,副乳头可能被误认为痣。腺体发育不全,没有腺体只有乳头(单侧或双侧)的发育变异比较少见,而且其典型表现并不影响乳头乳晕复合体的正常外观表现。

(二) 无乳头症

无乳房症(腺体组织和乳头都缺乏)往往是先天的,单侧发生时往往与胸肌缺失有关;当它发生在两侧时,它与其他各种出生缺陷相关。

(三) 乳头回缩与倒置

乳头回缩和倒置都可能是先天的或后天的,单侧或双侧。双侧长期的乳头内陷很可能是良性的病变或正常变异。当女性乳头倒置可能有潜在的恶性肿瘤或炎症状态,应该接受乳腺 X 线摄影及乳腺磁共振成像检查以鉴别诊断。

五 胸肌和胸壁变异

(一) 胸肌发育不良或缺损

可能与波伦综合征有关。波伦综合征是一组较少见但包括多种畸形的综合征,包括先天性和单侧胸肌再生障碍,与同侧上肢的其他异常有关,也称为胸大肌缺损、并指综合征、先天性胸肌缺失综合征。本病以男性多见,占 98%,大多发生在右侧。其特点是胸大肌、胸小肌缺如,肋骨缺如,可同时合并有手指缺如、短指畸形、腕骨发育不全、漏斗胸及脊柱畸形,有时可伴有乳房组织发育不良。

(二) 胸骨肌

胸肌的可视性是良好定位的主要标准。胸肌和所有肌肉的大小一样,也有各种正常的外观,尤其在吸气时胸肌的轮廓发生变化,这些因素,再加上乳房收缩程度的差异和头尾位时的轻微外旋,有时会造成胸骨前外侧浅面的胸骨肌在乳腺 X 线摄影头尾位形成伪影,误诊为肿瘤性病变。熟悉它的典型外观、双侧性以及与胸肌的连续性和稳定性有助于对胸骨肌的正确认识(图 1-2-2),并防止这种正常结构的活检。

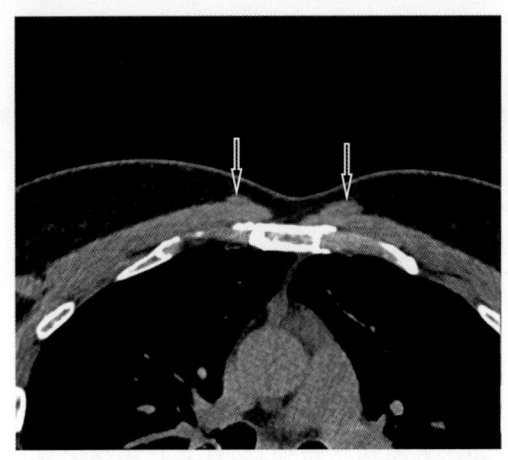

图1-2-2 正常胸骨肌形态 箭示双侧胸骨肌。

六 乳腺供血血管及变异血管

乳腺的血供主要包括胸廓内动脉、胸外侧动脉、肋间动脉前支、胸肩峰动脉胸支四条动脉。研究发现只在6%的乳房上表现为在乳头乳晕复合体周围是放射状血管分布，实际上乳腺动脉常有各种变异，形成乳头乳晕复合体血供的多种基本模式（图1-2-3）。因此，可能会造成乳腺磁共振增强扫描时背景实质强化的各种不典型表现。正确认识乳腺血管模式，可减少对乳腺背景实质强化的正确判断以及因手术操作引起的乳头乳晕坏死。

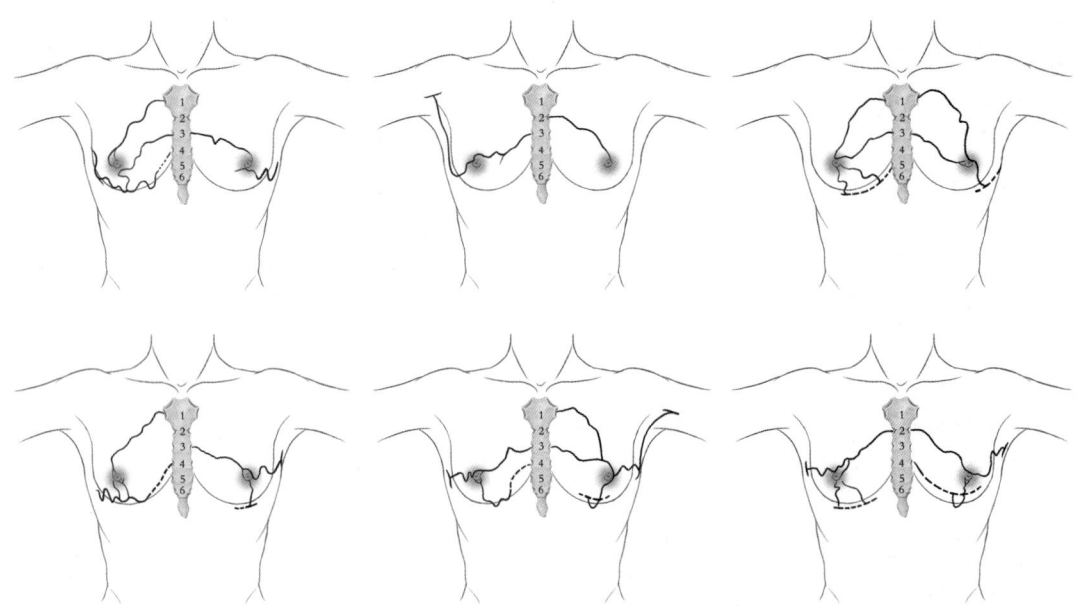

图1-2-3 乳腺供血动脉分布常见的变异模式（Van Deventer PV. Aesthetic Plast Surg，2004）

七 皮肤变异

正常的乳房皮肤在乳腺X线摄影时皮肤毛孔的可见度是良好的。乳房包括乳头乳晕复合体的皮肤变异与覆盖乳房的皮肤有关，大多数是在发育过程中获得的，但有些是先天性血管瘤。

（徐俊卿　何之彦）

◆ 参考文献 ◆

[1] Bhave MA. Axillary breast: Navigating uncharted terrain [J]. Indian J Plast Surg, 2015, 48(3): 283-287.
[2] Brenner RJ. Asymmetric densities of the breast: strategies for imaging evaluation [J]. Semin Roentgenol, 2001, 36(3): 201-216.
[3] Britton CA, Baratz AB, Harris KM. Carcinoma mimicked by the sternal insertion of the pectoral muscle [J]. Am J Roentgenol, 1989, 153(5): 955-956.
[4] Britton CA, Baratz AB, Harris KM. Carcinoma mimicked by the sternal insertion of the pectoral muscle [J]. Am J Roentgenol, 1989, 153(5): 955-956.
[5] Eidlitz-Markus T, Mukamel M, Haimi-Cohen Y, et al. Breast asymmetry during adolescence: physiologic and non-physiologic causes [J]. Isr Med Assoc J, 2010, 12(4): 203-206.
[6] Kopans DB, Swann CA, White G, et al. Asymmetric breast tissue [J]. Radiology, 1989, 171(3): 639-643.
[7] Perlyn C, Edmiston J, Tunnessen Jr WW. Unilateral amastia (Poland syndrome) [J]. Arch Pediatr Adolesc Med, 1999, 153(12): 1305-1306.

第二章

影像技术

第一节 乳腺X线检查

乳腺X线检查是唯一被证明可用于早期检测乳腺癌、降低患者病死率的影像学方法，目前已广泛应用于乳腺癌的筛查和诊断中。在钙化检出方面，乳腺X线检查具有其他影像学检查无法替代的优势。但因易受致密型腺体及复杂的病变影像学特征的影响，传统的乳腺X线检查存在较高的漏诊和误诊率。近年来随着乳腺X线成像技术的发展，出现了数字乳腺体层合成（digital breast tomosynthesis，DBT）及对比增强乳腺X线摄影（contrast enhanced mammography，CEM）等新技术，有效地减少了腺体组织重叠对病灶的遮蔽及腺体致密导致的病变与正常腺体对比差的影响，大大提高了病灶的检出率及定性的准确性，降低召回率，减少了不必要的活检。随着标准化影像数据库的建立和不断完善，人工智能（artificial intelligence，AI）有望在提高乳腺X线诊断的准确率和降低医生工作负荷方面发挥重要作用。

一、乳腺X线摄影

乳腺X线摄影（mammography，MG）最早于1913年由德国的Saloman开始研究，并于20世纪70年代首次应用于乳腺疾病的检查。乳腺X线摄影从最早的普通胶片发展到干板摄影、专用屏-片摄影（film-screen mammography），再到现在的全视野数字化乳腺X线摄影（full-field digital mammography，FFDM），图像质量不断提高的同时射线辐射剂量显著下降。乳腺X线摄影成像的基础是X线光子在不同乳腺组织间的衰减存在差异。但为扩大乳腺组织间的X线吸收差异及增强影像对比，乳腺X线摄影使用的是由原子序数较小的钼或钼/铑双靶，作为X线球管的阳极靶面所产生的低能量软射线。由于金属钼是乳腺X线球管最早使用的阳极靶面材料，故在我国乳腺X线检查常被称为"钼靶乳腺X线检查"（简称钼靶检查），但目前阳极靶面材料已不限于钼靶，还包括钼铑双靶、钼钨双靶、钨靶等，故规范化的命名应该是"乳腺X线摄影"。

目前，乳腺X线摄影仍是乳腺疾病最常用的检查方法之一，且操作简单、价格便宜，在检出早期乳腺癌方面价值较大。但对致密型乳腺及近胸壁肿块显示不佳，且存在射线辐射风险，对年轻女性患者不作为首选的检查方法。

（一）乳腺X线摄影检查的适应证与禁忌证

1. 适应证　适用于筛查性人群和诊断性患者的乳腺检查，包括：①无症状人群的筛查；②适龄女性筛查或其他相关检查发现乳腺异常改变；③有乳腺肿块、局部增厚、异常乳头溢液、皮肤异常、局部疼痛或肿胀症状；④良性病变的短期随诊；⑤乳腺癌保乳术后的随诊；⑥乳房修复重建术后；⑦定向引导及活检。

2. 禁忌证　乳腺X线摄影没有绝对禁忌证，主要为相对禁忌证，包括：①40岁以下、无明确乳腺癌高危因素或临床查体未见异常的妇女；②妊娠期妇女；③乳腺炎急性期、乳腺术后或外伤后伤口未愈的患者；④巨大肿瘤、恶性肿瘤或其他原因致乳房皮肤破溃面积大的患者应根据临床权衡决定。

（二）检查前的准备及一般操作步骤

1. 患者准备

（1）检查前除去上衣（包括佩饰），充分暴露乳腺及腋窝，尤其需要清除乳腺或腋窝区域外敷的药物和黏附于皮肤上的污渍。

（2）了解乳腺X线摄影检查的过程及注意事项。

（3）在病情允许的情况下，检查最佳时间是月经来潮后7~10d，绝经后或双侧卵巢切除后妇女检查时间无特殊要求。

2. 设备准备

（1）了解乳腺X线摄影机的性能、规格、特点和各部件的使用注意事项。

（2）确保机房环境条件（温度、湿度等）符合设备要求。

（3）严格遵守操作规范，正确熟练地操作，以保证人机安全。

（4）机房内（尤其是摄影台和乳腺压迫板）保持清洁。

（5）在曝光过程中，禁止临时调节各种技术按钮，以免损坏设备。

（6）每日检查结束后关闭设备，机架复位，确保安全无误。

（7）定期对机器进行校准和保养，使用体模摄影观测图像质量是否达标。

3. 一般操作步骤

（1）开机，根据机器类型选择不同的预热操作方式。

（2）调节机房的温度及湿度。

（3）选择成像技术参数，启动曝光按钮时要注意先预曝光后再最终曝光。曝光一般选择25～35kVp，自动曝光控制或自动参数选择。

（4）调节压迫装置对受检乳腺加压，压迫力设定需根据具体情况，尽量使乳腺扩展、变薄，以压迫适度为宜，常规压迫力约120 N。对于小乳房、隆胸术后、局部乳腺皮肤溃破或导管碘剂造影，压力应适当降低；大乳房压迫厚度尽量不超过4.5 cm。此外，操作时要注意压迫板边缘应贴着胸壁向下压迫，尽量包全乳腺基底部组织。

（5）标识被检乳腺左、右位置及摄影体位。

（三）拍摄体位

1. 常规体位　乳腺X线摄影时，投照技师站位应在被检测乳腺的对侧；常规体位包括头尾位（crain-iocaudal，CC）和内外斜位（mediolateral oblique，MLO），主要用于确定局限性病变的内外及上下空间位置。标准的CC位图像（图2-1-1）要求内外侧乳腺组织均大部分显示（通常外侧乳腺组织可能有少部分不能包括在图像中）；胸壁肌前缘尽可能有少部分显示在乳后区域；乳头居中且位于乳腺前缘切线前方。标准的MLO位图像（图2-1-2）要求乳腺被推向前上，乳腺实质充分展开，乳后脂肪间隙和绝大部分乳腺实质显示在图像中；胸大肌上宽下窄投影于图像内，胸大肌下端引出与胸大肌前缘

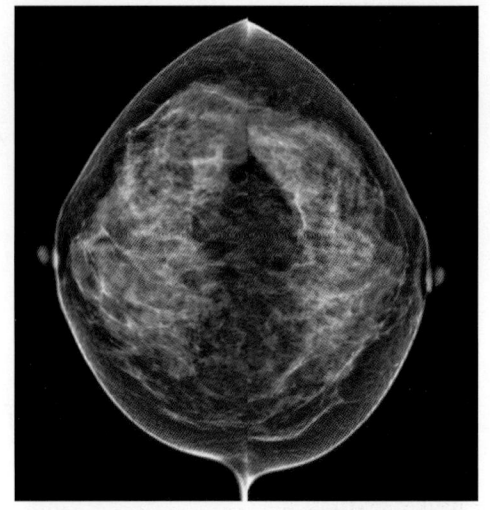

图2-1-1　标准CC位

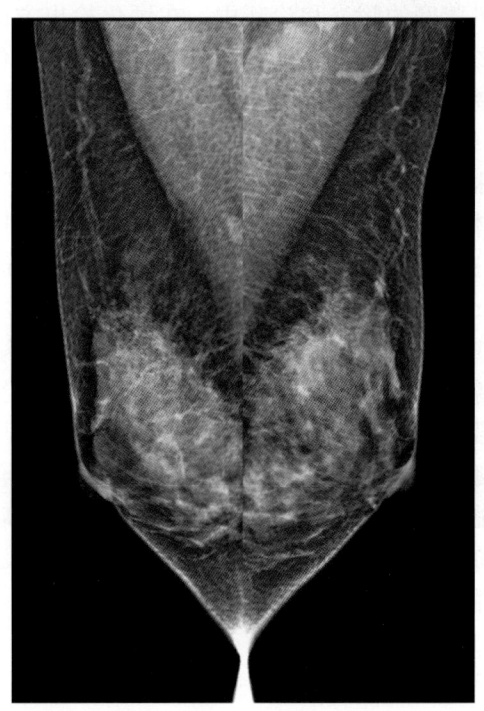

图2-1-2　标准MLO位

垂直的直线，与乳头重叠或在乳头下水平；乳腺下缘应包入图像内，图像后下部应显示1～2 cm的下胸壁。

2. 补充体位　对于头尾位与内外斜位摄影显示不良或未包全的乳腺实质，可以根据病灶的位置选择补充体位。①乳腺侧位摄影（包括外内侧位和内外侧位）：为了结合头尾位精准定位，在乳腺穿刺定位、导管造影需要确定病变准确位置时，可酌情采用侧位代替内外斜位（图2-1-3）；侧位的局限性在于腋前胸大肌区域显示不足；②扩展头尾位：常规头尾位不能完全将乳腺内侧或外侧摄入图像内时，可根

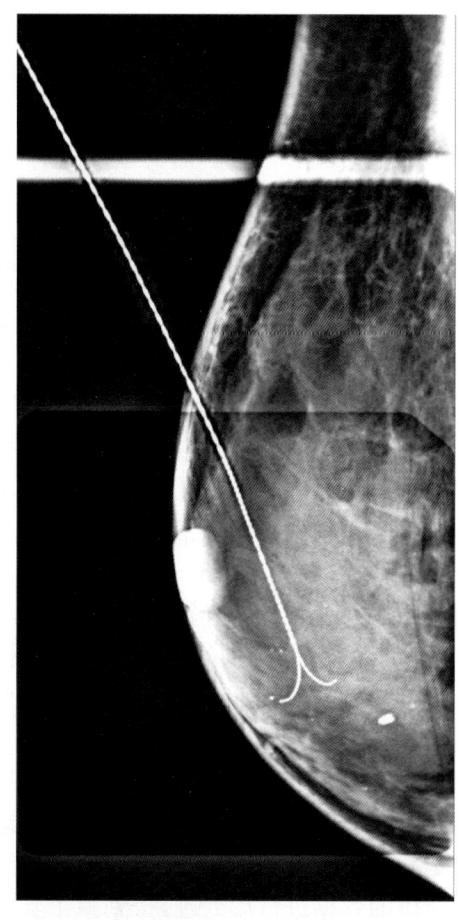

图2-1-3 乳腺钩丝定位操作,为明确病灶与钩丝位置关系拍摄乳腺侧位片

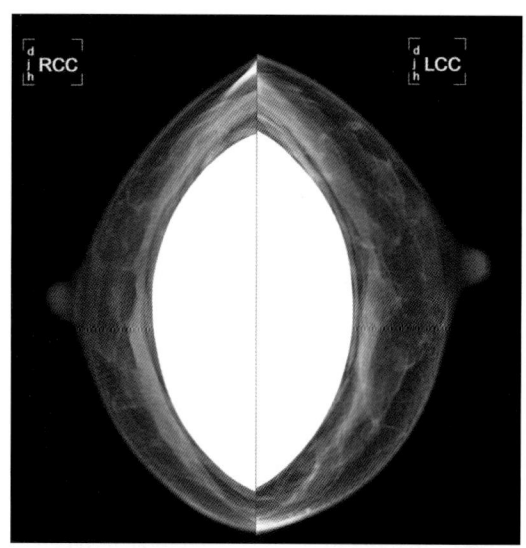

图2-1-4 假体植入术后的乳腺X线摄影

据需要加做内侧扩展头尾位和外侧扩展头尾位,分别显示乳腺内侧或外侧的结构及病变;③腋尾位:用于显示腋前区域的结构及病变,可采用专门的小压迫板拍摄;④乳沟位:主要用于显示大乳房内侧深部乳腺组织及病变;⑤尾头位:怀疑乳腺上部病变时,为避免常规头尾位压迫板移动距离过长或病变滑脱时采用;⑥切线位:避免部分乳腺皮肤或皮下组织的钙化、肿块等病变投影于乳腺内造成误诊时采用。

（四）点压放大摄影

为评价在常规X线摄影中显示出的一些局灶性微小改变,如微钙化、结构扭曲等,可行点压放大摄影。采用专用点压迫板和放大台,0.1mm微焦点摄影,乳腺压迫力稍高于常规摄影。投照方位采用内外斜位和头尾位,也可根据情况采取其他任意角度投照。

（五）假体植入后的乳腺X线摄影

对于假体植入后的乳房检查除常规头尾位和内外斜位外,还需要进行将植入物从照射野隐去的头尾位及内外斜位的植入物退避摄影。将假体尽量向胸壁方向挤推,同时向外牵拉乳腺,使乳腺实质组织尽量充分显示于曝光野内,便于显示其中的病灶(图2-1-4)。如果检查的目的是观察假体本身,则假体植入后的乳腺不必采用上述摄影方法,但乳腺加压应适当降低压力。

（六）导管造影

导管造影主要用于诊断病理性乳头溢液,了解溢液导管管径、腔内占位及管壁破损侵蚀情况,帮助确定导管病变及其位置、范围等。投照方位采用头尾位、侧位或内外斜位,为避免对比剂溢出,乳房压迫力度应适当降低。

（七）乳腺摄影引导定位及活检

乳腺术前定位主要用于在两个投照方位图像上确定乳腺内有临床需要切除且不能用手触及的病灶。在二维手动定位穿刺或三维立体自动定位穿刺下,放置内芯为可弹开金属钩丝的穿刺针(图2-1-5)。乳腺X线摄影引导下真空抽吸穿刺活检主要用

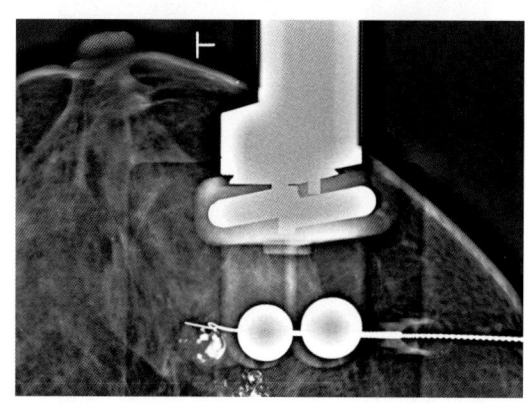

图2-1-5 乳腺X线摄影引导下钙化灶的钩丝定位

于在乳腺两个不同投照方位图像上怀疑为恶性肿瘤的患者,采用乳腺组织钻取活检,包括微钙化、结构扭曲、肿块等。

以上参考中华医学会放射学分会和中华医学会影像技术分会发布的《乳腺X线摄影检查和诊断共识(2014年)》《乳腺影像检查技术专家共识(2016年)》以及《中国抗癌协会乳腺癌诊治指南与规范(2024年版)》。

(八) 乳腺X线摄影的质量控制

乳腺X线摄影已被证明是早期乳腺癌筛查最有效的检查方法,但其效用依赖于高分辨率、高对比度、最低剂量的乳腺X线摄影图像。影响乳腺X线摄影图像质量的因素主要有组织覆盖范围、空间分辨率、对比度、动态范围(宽容度)、噪声和伪影等。为了让受检者的射线辐射风险保持最低限度,必须保证所实施的检查是高质量的。在实际临床操作中,检查者操作不当是导致拍摄图像质量不合格的主要原因(图2-1-6)。为保证操作的规范化,乳腺X线摄影技术人员应具有相应上岗资格认证,并定期参加继续教育培训。高质量乳腺X线图像的获得不仅需要规范化的技术操作,还需要对设备进行严格及系统的质量控制。因此,需要定期对乳腺X线设备实施日常的、定期的、有计划的管理,并对设备的运行状态、图像质量及受检者的辐射风险进行检测和评价。质量测试不过关应及时通知维修工程师或设备厂商专业技术人员保修,且质量控制的检测结果均应记录在案备查。

二、体层融合成像

体层融合成像又称为数字乳腺体层合成(DBT),是基于平板探测器技术的高级应用,基本原理为X线球管在一定角度(15°~50°)内旋转,通过一系列不同角度曝光,对乳腺进行快速采集,在不同角度获得乳腺的容积影像数据,然后利用计算机后处理再重建出与探测器平面平行的乳腺任意层面的高分辨率薄层的断层影像。根据不同设备,所合成的断层图像最薄可以到1mm甚至0.5mm,采用单独显示或以连续播放的形式动态显示。还可以运用二维合成技术(synthetic 2D mammography,SM)对DBT所获得的数据进行后处理,得到整个乳腺的二维合成图像。DBT虽然可以产生类似三维(3D)图像,但并不是真正的三维图像,因此,书面语不能写为3D。

相对于传统的二维乳腺摄影技术,重建后的断层影像减少或消除了组织重叠和结构噪声的影响,可有效地提高诊断和筛查的准确性,降低召回率和减少不必要的活检。自2011年美国食品药品监督管理局(FDA)批准DBT临床应用以来,大量研究显示,在乳腺癌筛查中,增加DBT检查比单独数字化乳腺X线检查(digital mammography,DM)图像可以增加40%~53%的乳腺癌检出率,降低15%~37%的召回率。此外,因DBT对病灶显示更加清楚且可以提高对病变定位的准确性。因而,尽管DBT摄影的体位选择以及方法与FFDM一致,但由于DBT的上述特点,一般情况下,DBT检查可以不需要增加其他诊断性检查,包括点压放大摄影、超声检查等。同一时相FFDM+DBT可以提高诊断的准确性,为乳腺癌的早期发现提供更加准确和有效的方法。

相对于FFDM的二维乳腺图像,DBT合成得到的SM图像,辐射剂量更低,采集时间更短(潜在的运动伪影更少),图像层次和清晰度提高,更加容易识别和判断乳腺组织结构,对钙化、肿块毛刺边缘和

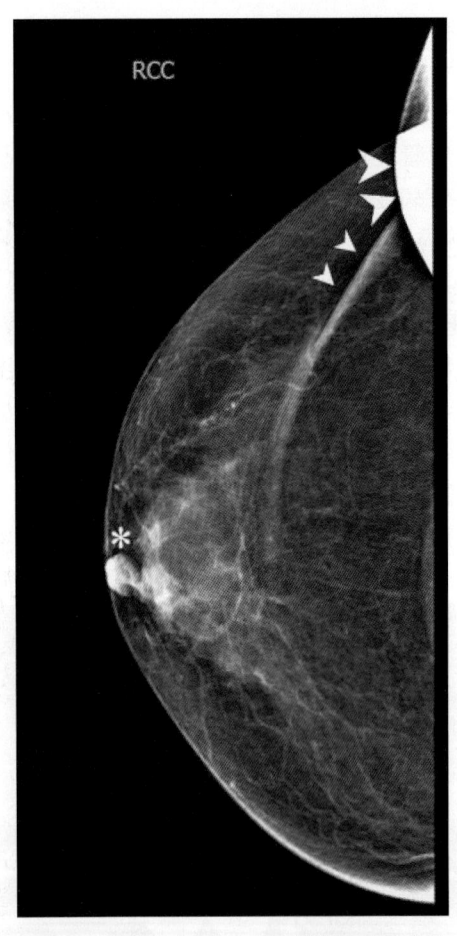

图2-1-6 右乳CC位示外侧象限见左肩部进入拍摄野所致的大片密度增高影(大箭头)、技师摆位不当所致右侧乳头不在切线位(*)及皮肤皱褶影(小箭头)

结构扭曲的显示显著性增加。越来越多的研究在探讨 SM 是否能替代传统 FFDM。大部分研究证实了 SM+DBT 与 FFDM+DBT 诊断效能相当,但是共识指南目前尚未明确 SM 可以替代 FFDM。如果 SM 技术得以确立,则未来无论是在临床诊治还是疾病筛查过程中,DBT 都可以作为主要的图像数据采集方式,获得断层图像的同时并且获得合成的乳腺二维图像(SM),而不需要 FFDM 的二次拍摄显示常规乳腺二维图像,从而大大降低辐射剂量。

随着 DBT 越来越广泛应用于乳腺癌的筛查及诊断,规范其适应证、禁忌证、技术及操作要求等就显得格外重要,以下进行相应的介绍。

(一) DBT 检查的适应证及禁忌证

1. 适应证　适用于筛查性人群和诊断性患者,其适应证和乳腺 X 线摄影的适应证相同,具体如下。①一般人群妇女及乳腺癌高危人群筛查;②查体发现乳腺肿块、乳腺外形改变、乳头溢液或局部皮肤颜色改变等异常表现者;③既往有乳腺疾病患者随访,监测病情。

以上参考 2019 年《肿瘤学 NCCN 临床实践指南》及《乳腺影像检查技术专家共识》,需要注意的是:①对于无症状、年龄≥40 岁的一般风险人群,每年进行 X 线筛查时,可考虑 DBT 筛查;②对于高风险人群(乳腺癌病史、患乳腺癌风险≥20%、10~30 岁行胸部放疗病史),每年进行 X 线筛查时,可考虑 DBT 筛查。

2. 禁忌证　DBT 与数字化乳腺 X 线摄影的禁忌证相同,无绝对禁忌证,妊娠期或哺乳期女性为相对禁忌证。

(二) DBT 的检查技术

1. 检查前准备和操作步骤

(1) 患者准备:①检查前除去上衣(包括佩饰),充分暴露乳腺及腋窝,尤其需要清除乳腺或腋窝区域外敷的药物和黏附于皮肤上的污渍;②了解乳腺 X 线检查的过程及注意事项;③DBT 摆位与 FFDM 一致。

(2) 设备准备:①了解乳腺 X 线摄影机的性能、规格、特点和各部件的使用注意事项;②确保机房环境条件(温度、湿度等)符合设备要求;③严格遵守操作规则,正确熟练地操作,以保证人机安全;④机房内(尤其是摄影台和乳腺压迫板)保持清洁;⑤在曝光过程中,禁止临时调节各种技术按钮,以免损坏设备;不同设备,由于旋转角度及曝光次数不同,曝光时间不同;⑥每日检查结束后关闭设备,机架复位,确保安全无误;⑦定期对机器进行校准和保养,使用体模摄影检查图像质量是否达标,与 FFDM 相比,DBT 检测图像质量增加了部分额外的指标,包括 DBT 图像 Z 轴分辨率、空间分辨率及容积覆盖等。

(3) 一般操作步骤:①开机,根据机器类型选择不同的预热操作方式;②调节机房的温度及湿度;③选择成像技术参数,启动曝光按钮时要注意先预曝光后再最终曝光;④调节压迫装置对受检乳腺加压,根据具体情况设定压迫力,常规约 120 N,当达到一定压力和厚度时,停止加压;⑤标识被检乳腺左、右位置及摄影体位。

2. 摄影体位　参考《乳腺影像检查技术专家共识》及美国放射学院(American College of Radiology, ACR)《数字乳腺摄影质量控制手册》,DBT 摄影体位与乳腺 X 线摄影一致,可以包括以下体位。①常规体位:乳腺头尾位、乳腺内外斜位(MLO);②附加体位:乳腺 90°侧位、乳腺点压、乳腺放大、乳腺扩展头尾位、乳沟位、腋尾位、切线位;③特殊体位:乳腺尾头位、乳腺外内斜位、上外内下斜位、假体植入后的乳腺 X 线摄影。

根据研究发现,利用常规体位(CC 和 MLO)的 DBT,其诊断的准确性等同于附加体位的数字化乳腺 X 线检查。当进行 DBT 检查时,一般情况下,仅仅需要常规体位即可(是指 DBT 与常规投照时增加额外摄影时效能一致),但不除外必要时,如微钙化以及单体位发现的病灶,则可能需要增加 DBT 点压、放大摄影。

此外,根据 2019 年 ACR 乳腺影像报告和数据系统(breast imaging-reporting and data system, BI-RADS)对 DBT 的增补指南,当进行筛查或诊断性 DBT 时,应进行双侧乳腺 CC 位和 MLO 位的 DBT 检查+FFDM 或 SM,以提高其图像质量、评估乳腺构成分类及病变归类的准确性。

(三) DBT 在病灶显示上的优势

(1) DBT 可更加清楚显示肿块数量、大小、形态、边缘和密度(图 2-1-7)。

(2) DBT 能更好地显示肿块及钙化境界(图 2-1-8)。

(3) DBT 可减少组织重叠的影响,确认真正的不对称致密,提示可疑病变(图 2-1-9~图 2-1-11)。

(4) DBT 更清楚显示肿块周围的透明晕圈(图 2-1-12)。

(5) DBT 可清楚显示肿块与周围组织的关系(图 2-1-13)。

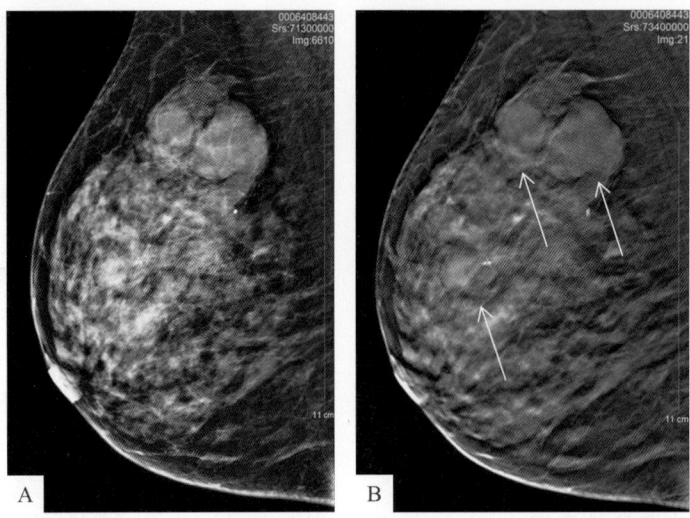

图2-1-7 **DBT 图像** DBT 图像更加清晰显示多发病灶的边缘（箭）。A. FFDM；B. DBT。

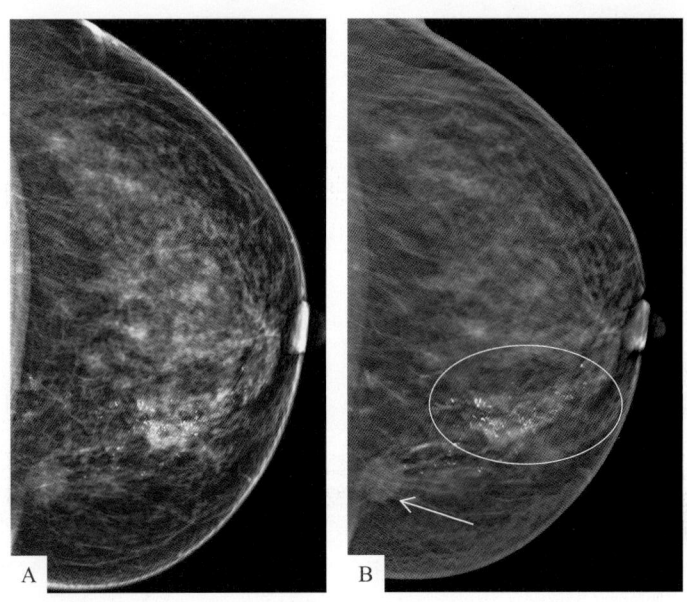

图2-1-8 **DBT 图像** DBT 图像更加清晰显示肿块的边界以及毛刺征象（B，箭）；钙化的境界也更加清楚（B，圆圈）。A. FFDM；B. DBT。

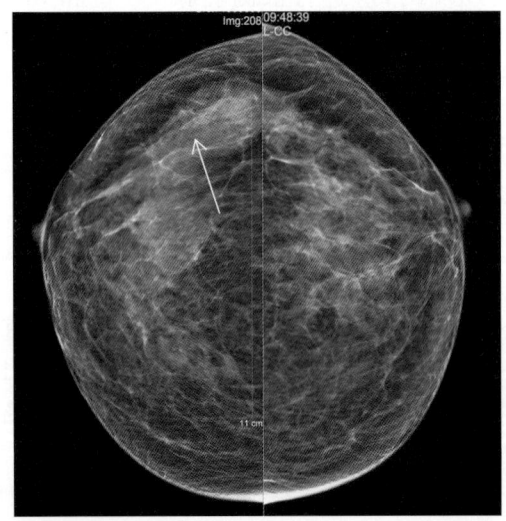

图2-1-9 **FFDM 图像** FFDM 双侧 CC 位显示右乳外侧局灶性不对称（箭）。

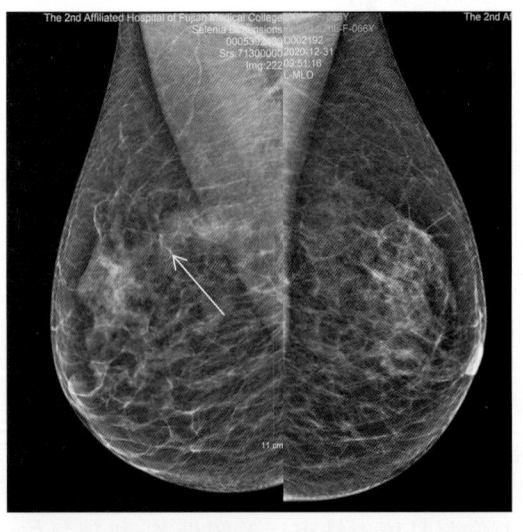

图2-1-10 **FFDM 图像** FFDM 双侧 MLO 位显示右乳上份局灶性不对称（箭）。

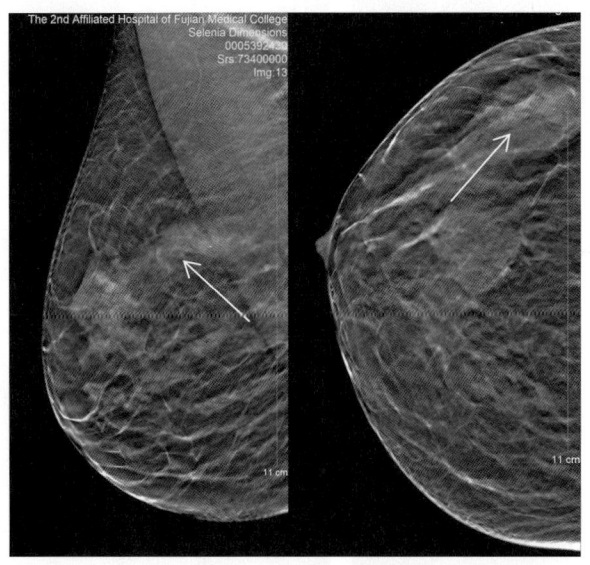

图 2-1-11 DBT 图像 DBT 更加清楚显示右乳外上象限局灶性不对称中的肿块灶,并可见其中微小钙化灶(箭)。

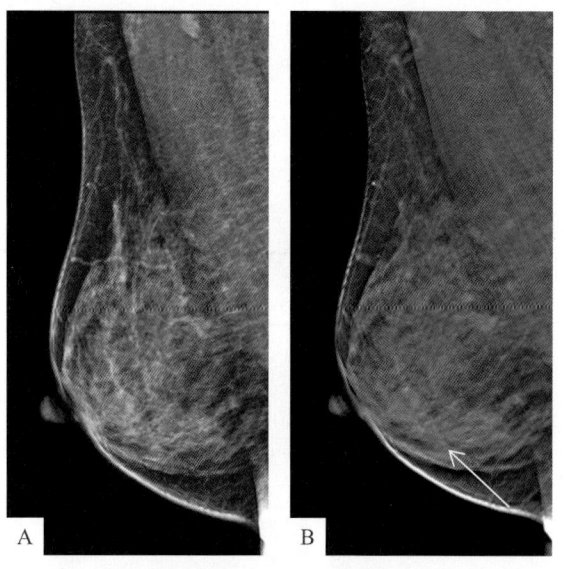

图 2-1-12 DBT 图像 DBT 更加清晰显示病灶周围线样透明晕圈征(箭)。A. FFDM;B. DBT。

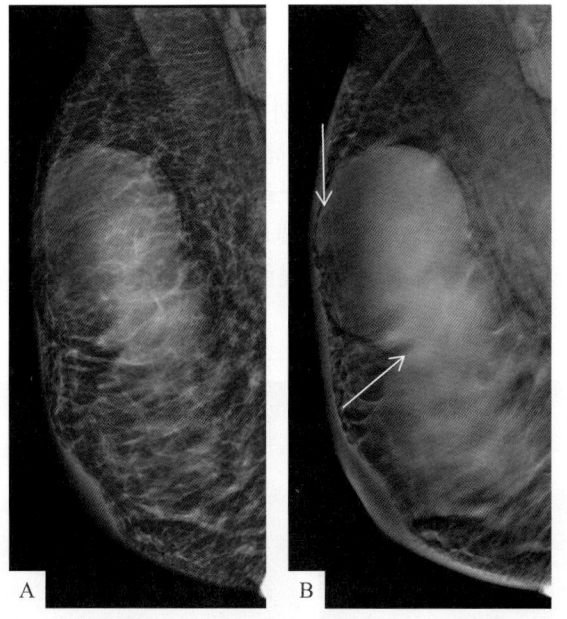

图 2-1-13 FFDM 和 DBT 图像 DBT 比 FFDM 更加清楚显示肿块与皮肤以及邻近的纤维腺体组织的关系(箭)。A. FFDM;B. DBT。

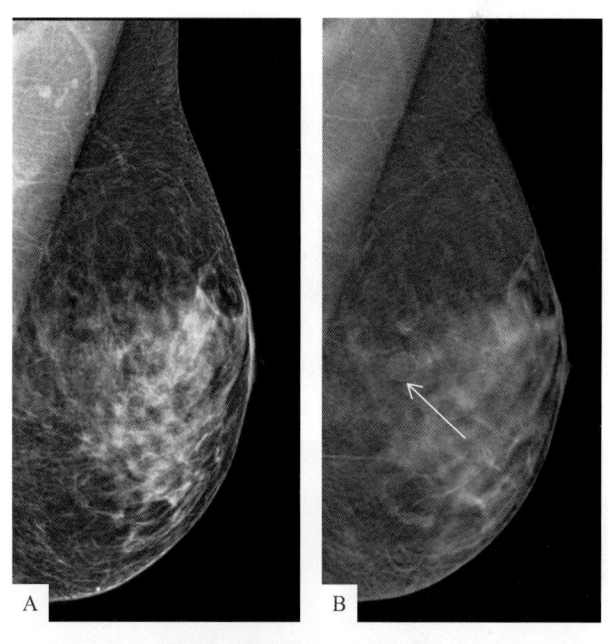

图 2-1-14 FFDM 和 DBT 图像 A. FFDM,左乳圆形小肿块由于纤维腺体组织重叠,在 FFDM 二维图像没有显示病灶;B. DBT 清楚显示左乳病灶(箭)。

(6) DBT 避免 FFDM 假阴性,有助于微小乳腺病灶的发现(图 2-1-14)。

(7) 有助于良恶性病变的鉴别诊断:放射状瘢痕、硬化性腺病和复杂的硬化性病变等在病理上被认为是良性的,但通常表现为结构扭曲,在 DBT 上可以很好地识别(图 2-1-15)。

(8) 对于有乳房植入物的患者,DBT 有助于更好地观察细微的异常(图 2-1-16)。

(四) DBT 伪影

因 DBT 图像在 Z 轴上低于 CT 分辨率及 X 线球管移动,DBT 检查及图像重建过程中可能会产生一系列伪影,识别相关的伪影对于图像理解及判断非常重要。DBT 相关的伪影包括模糊-细线伪影(blurring-ripple artifacts)、截断伪影(truncation artifacts)、皮肤及表浅组织分辨率缺失(loss of skin and superficial tissue resolution)、运动伪影(motion

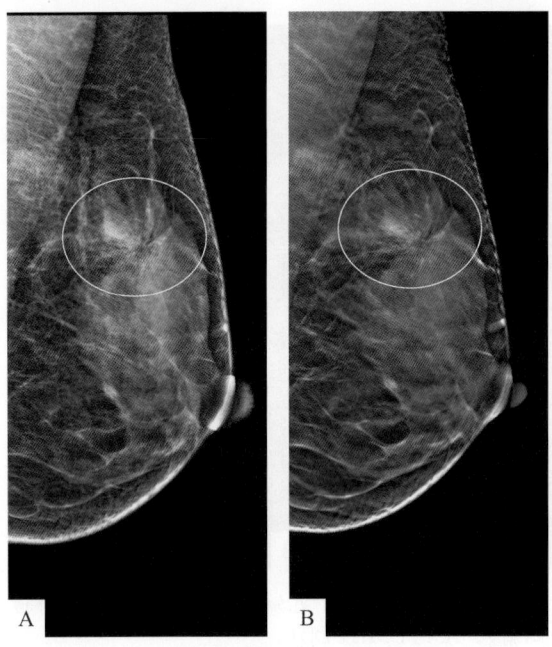

图2-1-15 DBT和FFDM图像 DBT(B)比FFDM(A)更好显示结构扭曲病灶的细节(圈)。

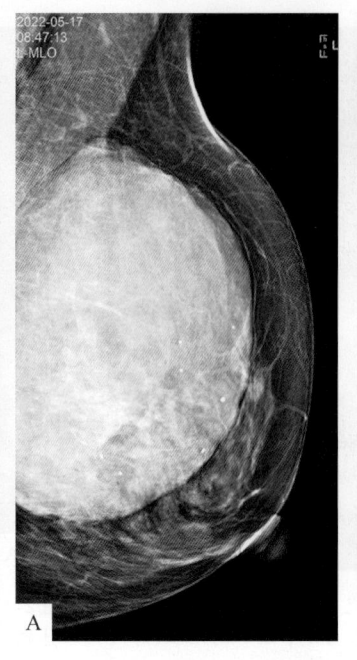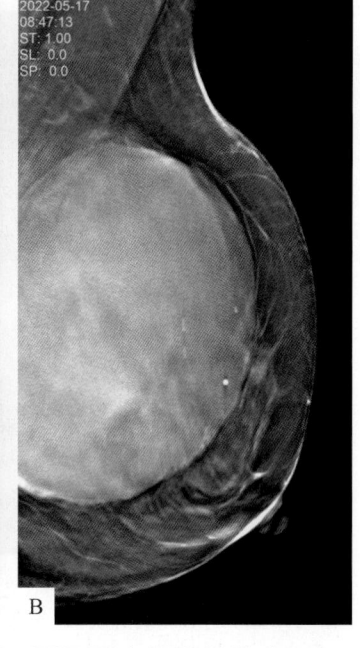

图2-1-16 DBT和FFDM图像 DBT(B)比FFDM(A)更好显示充填物与纤维腺体组织的结构。

artifacts)、其他DBT相关伪影。

1. 模糊-细线伪影 该伪影与DBT获得图像较少相关,降低了来自重建层面外的平面内解剖噪声,从而在垂直X球管扫描方向上产生,随着获得图像数的增加该伪影逐渐减低,当获得图像层数与重建层数相同时,理论上该伪影消失,多发生于高密度物体周围,如金属环、粗大钙化。利用迭代算法重建该伪影比滤波反投影算法重建减少(图2-1-17)。

2. 截断伪影 因X线球管旋转角度<180°及有限的探测器大小,探测器外周的乳腺组织会产生该伪影,如步梯伪影、边缘明亮伪影等。

3. 皮肤及表浅组织分辨率缺失 多发生于乳腺较大及致密患者中,因需要较大剂量射线,仅穿透皮肤及皮下组织的周围X线引起探测器饱和,产生消失效应(图2-1-18)。

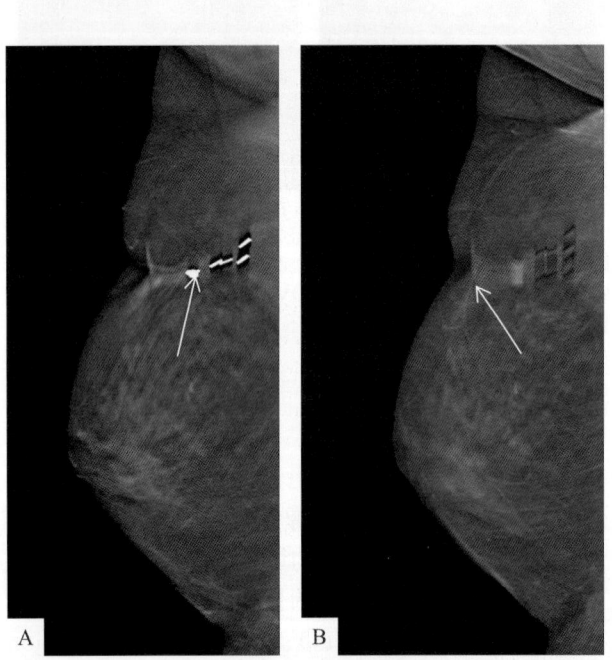

图2-1-17 DBT A.显示金属植入物周围的低密度伪影(箭);B.显示金属植入物周围的模糊高密度伪影(箭)。

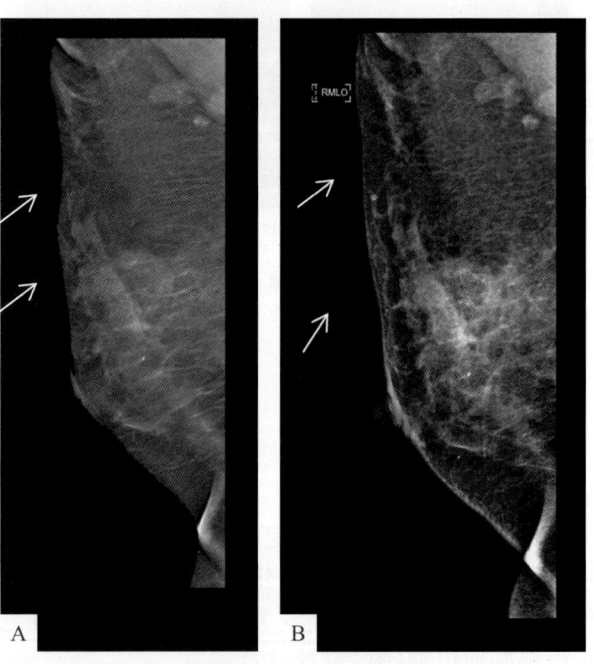

图2-1-18 皮肤及表浅组织分辨率缺失 A.DBT显示右乳上象限皮肤及皮下组织缺失伪影(箭);B.FFDM显示右乳上象限皮肤及皮下组织完整(箭)。

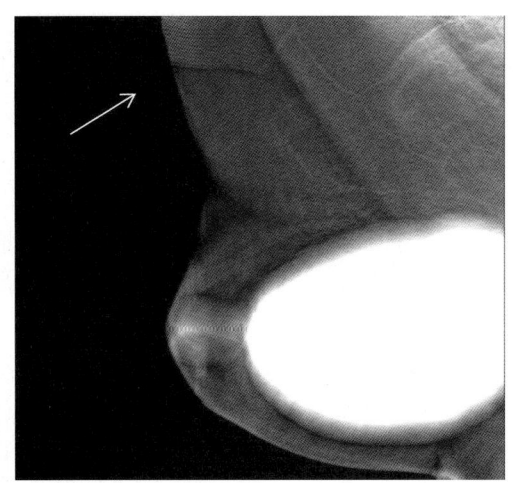

图2-1-19 运动伪影 DBT显示右乳假体植入后,腋窝处皮肤的阶梯状运动伪影(箭)。

4. 运动伪影 主要来自被检查者的运动、压迫不充分、曝光时间长及体位不准确等,主要对微钙化显示不佳(图2-1-19)。

三 对比增强乳腺 X 线摄影

对比增强乳腺 X 线摄影(contrast enhanced mammography, CEM)是目前发展迅速的乳腺 X 线摄影新技术,该技术利用碘剂在肿瘤区域的富集,应用双能量成像技术,获得低能量和高能量图像,通过后处理系统生成重组图像。CEM 将乳腺肿瘤新生血管引起的对比增强效应与其解剖结构变化的信息相结合,通过高、低能重组可清晰显示高血流灌注的区域。CEM 主要涉及两方面的技术,即双能量摄影和实时重组技术,利用碘对比剂在高、低能量对 X 线吸收率的差异,通过图像相互重组使病灶得以清晰显示。

自2011年获得美国食品和药物管理局(FDA)批准以来,CEM 已逐渐被临床接受与认可,越来越多地被用于乳腺病灶的检出与诊断。由于 CEM 可提供与病灶强化相关的额外信息,国内、外研究均表明其诊断效能优于 FFDM,具有更高的敏感度及特异度(图2-1-20)。此外,CEM 具有与 MRI 相似的敏感性及更高的阳性预测值。

(一) CEM 检查的适应证与禁忌证

1. 适应证 ①常规乳腺 X 线摄影无法诊断的乳腺病变;②确定新诊断乳腺癌的病变范围;③乳腺癌新辅助化疗疗效的评估;④中高危患者的乳腺癌筛查;⑤不适合行乳腺 MRI 检查时的替代方法。

2. 禁忌证 ①有碘对比剂过敏史的患者;②甲状腺功能亢进的患者;③使用肾毒性药物或肾功能不全的患者;④严重心、肝、肺功能不全的患者;⑤处于妊娠期的患者。

(二) 检查前准备和操作步骤

1. 检查时间 CEM 图像中的背景实质强化(background parenchymal enhancement, BPE)会在一定程度上影响重组图像的解读,甚至掩盖病灶。有

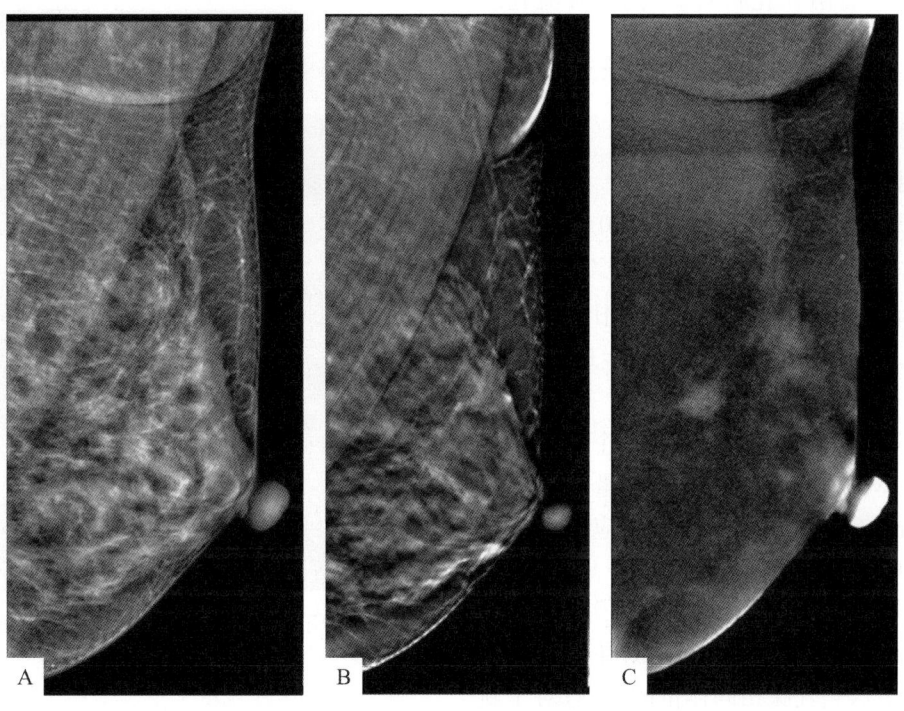

图2-1-20 3种乳腺X线检查技术比较 CEM清晰显示乳腺多发病灶。A. FFDM;B. DBT;C. CEM。

研究表明,CEM图像在月经周期第8～14天受BPE影响最小,因此推荐在该时期进行CEM检查,以提高CEM图像质量。

2. 设备准备

(1) 了解乳腺CEM设备的性能、规格、特点和各部件的使用注意事项,CEM后处理软件及高压注射器设备运行良好。

(2) 确保机房环境条件(温度、湿度等)符合设备要求。

(3) 严格遵守操作规则,正确熟练地操作,以保证人机安全。

(4) 机房内(尤其是摄影台和乳腺压迫板)保持清洁。

(5) 在曝光过程中,禁止临时调节各种技术按钮,以免损坏设备。

(6) 每日检查结束后关闭设备,机架复位,确保安全无误。

(7) 定期对机器进行校准和保养,使用体模摄影检查图像质量是否达标。

3. 检查前准备

(1) 技师应向患者告知碘对比剂可能带来的不良反应,充分评估患者碘对比剂不良反应的风险,患者应签署检查知情同意书。

(2) 除去患者的上衣及佩饰,充分暴露双侧乳房及腋窝,保持乳房及腋窝区域皮肤干净整洁。

(3) 技师向患者解释乳腺CEM的检查流程及注意事项。

4. 检查流程

(1) 计算碘对比剂使用量

$$\text{碘对比剂注射量} = \frac{\text{体重(kg)} \times 1.5\,\text{mL/kg} \times 300\,\text{mg I/mL}}{\text{对比剂浓度}}$$

(2) 静脉内高压注射碘对比剂,碘对比剂注射速率为3.0 mL/s,注射结束后跟注10 mL生理盐水,检查血管通透性。

(3) 注射对比剂2 min后开始对每个乳腺进行CC位及内外斜MLO位摄影,高、低能量图像均在一次压迫中完成拍摄,检查过程中技师应随时观察患者是否出现碘对比剂不良反应。

根据美国放射学院在CEM乳腺影像报告和数据系统(BI-RADS)中的意见,若双侧乳腺均有病变,则应交替拍摄双侧乳腺相同体位的视图;对于新诊断的乳腺癌患者,可以先拍摄患侧乳腺的两个视图。

(4) 标识被检乳腺的左、右位置及摄影体位。

(5) 检查结束后,患者需接受30 min医学观察,以减少碘对比剂不良反应带来的影响。

(三) 摄影体位

CEM检查时,摄影体位与常规乳腺X线摄影体位一致,通常情况下,CC位及MLO位即可满足诊断要求。

1. CC位　中心线从上下方向对准胸壁,垂直射入IP板或探测器。乳腺内侧部分完全包括在胶片内,尽可能多地包括外侧部分,乳头位于中心呈剖面。

2. MLO位　中心线呈水平方向对准胸壁,垂直射入IP板或探测器。MLO位可使乳腺外上象限的深部组织很好地显示出来,乳头呈切线位,胸大肌显影并延伸至或低于乳头后线,但是乳腺内上象限以及乳腺下部组织容易形成盲区,需多加注意。MLO位还应显示乳腺腋尾部及腋前淋巴结等结构。

(四) CEM伪影

常见的CEM伪影包括对比剂静脉潴留伪影、环状伪影、涟漪伪影及空气潴留伪影等。

1. 对比剂静脉潴留伪影　对比剂在血管中的潴留十分常见,通常与压迫乳腺时间不当或循环不佳有关,该伪影可在随后另一体位摄影时消失,几乎不影响CEM图像质量(图2-1-21)。

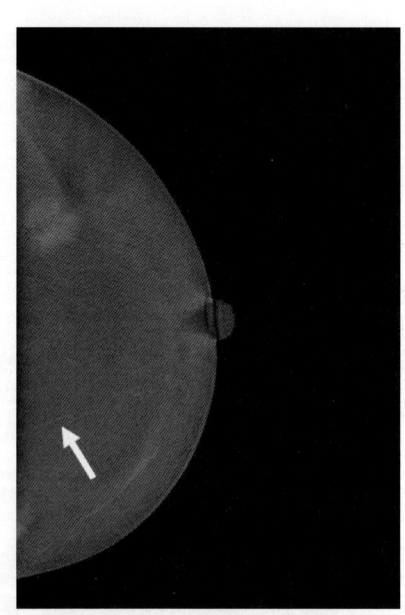

图2-1-21　CEM对比剂静脉潴留伪影　49岁,左侧浸润性乳腺癌患者,CC位重组图像显示血管内对比剂显影(箭)。

2. 环状伪影 该伪影的形成是由于乳腺中央与外围区域之间厚度不均,辐射散射不均匀,导致软件处理算法在重组图像上生成一个虚假的夸大边界,形成一条与皮肤边缘平行的高密度曲线,多为双侧出现,通常不影响CEM图像质量。然而,当存在明显的实质强化时,较小的肿块可能会被该伪影掩盖(图2-1-22)。

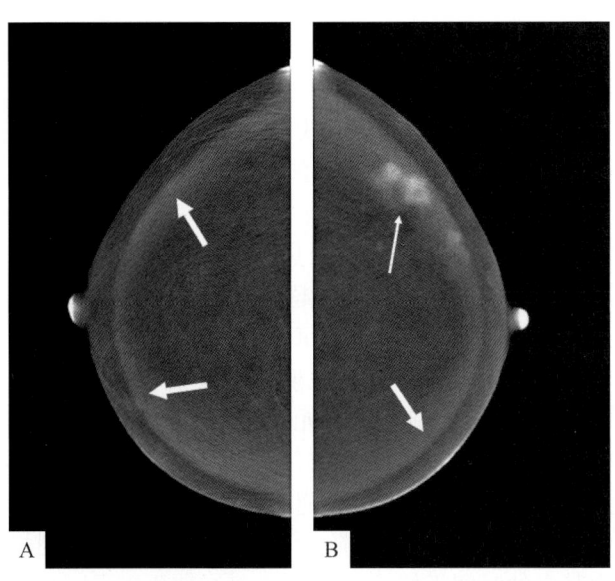

图2-1-22 CEM环状伪影 40岁,左侧浸润性乳腺癌患者。A、B.双侧乳腺CC位可见平行于皮肤的环形高密度影(粗箭);B.左侧乳腺外象限乳腺癌病灶(细箭)。

3. 涟漪伪影 该伪影通常由于患者的运动或通过胸壁传导的心脏搏动引起,表现为重组图像上黑白交替的线样影,常见于MLO位的下方,通常不影响图像质量(图2-1-23)。

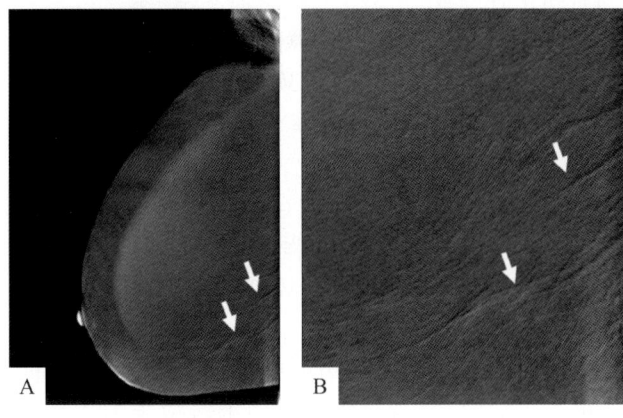

图2-1-23 CEM涟漪伪影 在MLO位重组图像A中表现为明暗交替的线样影(箭),B为局部放大视图。

4. 空气滞留伪影 该伪影通常由皮肤与探测器或压迫板之间的不完全接触引起,这导致存在的空气在不完全接触的区域形成黑暗伪影,可能会因此隐藏潜在的病灶(图2-1-24)。

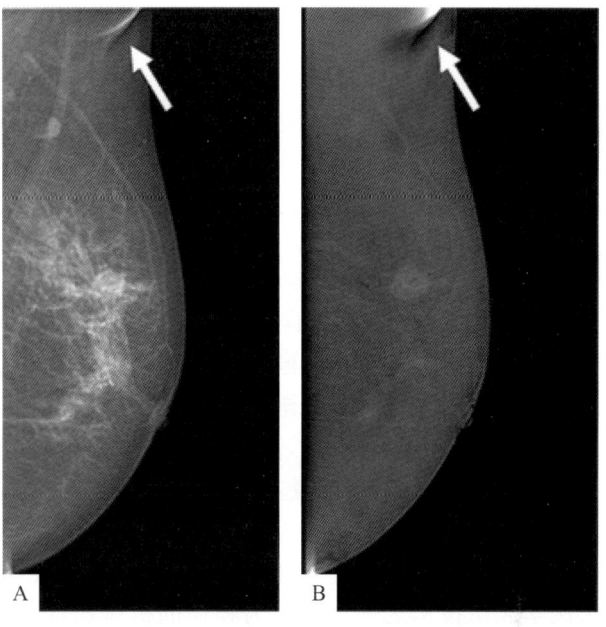

图2-1-24 CEM空气滞留伪影 66岁,左侧浸润性乳腺癌患者。MLO位低能图像(A)及重组图像(B)均显示出黑色条带状的空气滞留伪影(箭)。

(五) CEM的辐射剂量

CEM的平均腺体剂量(average glandular dose,AGD)约为FFDM的1.2倍,其中低能量曝光的AGD与FFDM相当,高能量曝光的AGD约为FFDM的20%。虽然CEM较FFDM增加了辐射剂量,但其辐射剂量仍符合乳腺X线摄影质量标准法案(mammography quality standards act,MQSA)中给出最大剂量的建议。

(谭红娜 刘春玲 毛 宁 蔡思清 彭卫军)

◆ 参考文献 ◆

[1] 中国抗癌协会乳腺癌专业委员会,中华医学会肿瘤学分会乳腺肿瘤学组,邵志敏.中国抗癌协会乳腺癌诊治指南与规范(2024年版)[J].中国癌症杂志,2023,33(12):1092-1186.
[2] 中华医学会放射学分会乳腺学组.乳腺X线摄影检查和诊断共识[J].中华放射学杂志,2014,48(9):711-717.
[3] 中华医学会影像技术分会,中华医学会放射学分会.乳腺影像检查技术专家共识[J].中华放射学杂志,2016,50(8):561-565.
[4] Aujero M, Gavenonis S, Benjamin R, et al. Clinical performance of synthesized twodimensional mammography combined with tomosynthesis in a large screening population [J]. Radiology, 2017, 283(1): 70-76.
[5] Cai SQ, Yan JX, Cai DL, et al. Comparative study on diagnosis efficacy of digital breast tomosynthesis and color Doppler ultrasound for breast lesions [J]. Int J Clin Exp Med, 2018, 11(4): 3455-3461.
[6] Cai SQ, Yan JX, Chen QS, et al. Significance and application

of digital breast tomosynthesis for the BI-RADS classification of breast cancer [J]. Asian Pac J Cancer Prev, 2015, 16(9): 4109 - 4114.
[7] Gilbert FJ, Tucker L, Young KC. Digital breast tomosynthesis (DBT): a review of the evidence for use as a screening tool [J]. Clinical Radiology, 2016, 71(2): 141 - 150.
[8] Joe BN, Sickles EA. The evolution of breast imaging: past to present [J]. Radiology, 2014, 273(2 Suppl): S23 - 44.
[9] Li L, Roth R, Germaine P, et al. Contrast-enhanced spectral mammography (CESM) versus breast magnetic resonance imaging (MRI): a retrospective comparison in 66 breast lesions [J]. Diagn Interv Imaging, 2017, 98(2): 113 - 123.

第二节 乳腺超声成像

一、概述

数字超声诊断仪是集计算机、电子技术学、超声学于一体的高科技医疗诊断设备，其发展历程由一维的超声扫描显示方式逐渐发展成二维、三维和四维的超声扫描和显示方式，高维度的采集方式显著提高了回波信息的数量，使人体内的各种各样病灶能够更加清晰、易辨，在临床上的应用也越来越广泛，成为与核医学、X线-CT及MRI并列的现代四大医学成像技术之一。超声为物体的机械振动波，属于声波的一种，其振动频率超过人耳听觉上限阈值〔20 000赫(Hz)或20千赫(kHz)〕者。医学超声是利用超声波的物理特性，通过研究声波在人体组织器官传播中的声学特性，为临床进行诊断或治疗的一门学科。应用超声作为信息载体，从人体内部获得声学参数的信息后，形成图像（声像图、血流流道图）、曲线（A型振幅曲线，M型心动曲线，流速曲线）或其他数据，用以对疾病的信息进行分析。声特性阻抗(acoustic specific impedance)(Z)是重要的声学参数之一，为密度与声速的乘积。声像图中各种回声显像均主要由声特性阻抗差别形成。人体组织对入射超声可产生多种物理现象，表现为声像图的各种特征，如散射、反射、折射、全反射、绕射、衰减、会聚、发散等。

(一) 硬件组成

数字超声诊断仪的主要组成包括超声探头、发射/接收单元、数字扫描转换器、计算机控制处理中心、电源装置等。

(二) 超声的产生与接收

压电效应是超声产生与接收的主要原理。当设备得到外部信号的时候，阵列就会变成发射模式，从而产生脉冲激励信号，当阵元完全接收放射信号之后，阵列转换成接收模式从而得到超声波信号。超声波信号在人体内传播时，会产生携带表征反射率的回波信号，阵元接收回波信号之后通过高速的模数转换就会得到离散的数字信号，为后面的数字处理提供有用的原始数据。回波信号在人体内传播的时候会发生反射、折射、散射和衰减现象，这样得到的信号不够稳定，为了解决这个问题就需要通过时间增益控制(TGC)来对回波信号补偿放大。

(三) 数字波束合成

数字波束合成包括聚焦技术、幅度变迹技术和动态孔径技术3个环节。超声探头是由多个类似传感器的阵元组成的阵列，每个阵元都可以单独发射和接收能量。每个阵元发射或接收信号的时间、大小不同，通过控制每个阵元就可以叠加形成不同的辐射声场。为了得到声波信号最强的点，需要对超声信号进行聚焦，聚焦是通过阵列对发射信号进行适当延迟控制，使每个阵元发射的超声信号达到场中某点的时间正好一致。

1. **聚焦技术** 超声探头是由多个类似传感器的阵元组成的阵列，每个阵元都可以单独发射和接收能量。每个阵元发射或接收信号的时间、大小不同，通过控制每个阵元就可以叠加形成不同的辐射声场。为了得到声波信号最强的点，需要对超声信号进行聚焦，聚焦是通过阵列对发射信号进行适当延迟控制，使每个阵元发射的超声信号达到场中某点的时间正好一致。

2. **幅度变迹技术** 超声信号发射与接收形成的声场中会产生旁瓣，从而出现伪像。伪像的存在会严重影响图像的清晰度和辨识度，给医师判断带来困难，为了抑制旁瓣的产生，需要采用幅度变迹技术。实现方法是通过对发射（或接收）的阵元进行幅度加权，使中心阵元的发射强度最大，边缘阵元的发射强度最小，具体的幅度函数可以根据实际效果不同进行设置。

3. **动态孔径技术** 在接收模式下，如果接收的深度不大，开始时就可以只开通少数位于中心的阵元来接收超声信号。随着接收深度的增加，就要开通越来越多的阵元，接收孔径也会逐渐增大，直到深度增加到最大，所有接收阵元都开启。这样可以减少最大延时量，增加近场区的焦区深度，减小TGC

的控制范围。

4. 回波信号处理　超声回波信号通过聚焦、变迹、变孔径的相关处理之后，波束在探测空间上分布就比较合理，后面要对这样的回波信号进行动态滤波、包络检测、对数压缩3个环节的处理。

（四）其他

1. 动态滤波　为了获得各种探测深度内最清晰的超声图像，需要选择性地滤除影响图像分辨率的回波信号。在近场，回波频率主要是高频，随着探测深度的增加，回波信号中高频成分的衰减越来越大，回波频率就变成了低频。因此，在近场有价值的是高频成分，应考虑滤除低频部分；而在远场，有价值的是低频成分，应考虑滤除高频部分。

2. 包络检测　经过动态滤波之后，回波信号就变成了在幅度和相位都受调制的信号，之后就要进行包络检测，主要方式有低通滤波法、希尔伯特滤波法和插值滤波法等。

3. 对数压缩　经过包络检测之后，就会得到带有幅度包络线的回波信号，通过对数压缩可以将包络线原始的取值区间映射到显像区间。

（五）数字图像处理

数字图像处理主要包括了数字扫描变换和图像的帧相关。

1. 数字扫描变换　数字扫描变换技术（DSC）利用数字方式，以不同速率来存入和读出图像，从而完成超声信号的显示。DSC一方面不断地实时地将回波信号进行数字化的存储，另一方面又可以将存储器中的图像信息以不同的速度在显示器中显示，从而消除可能带来的图像闪烁感并提高画面的稳定性。

2. 图像的帧相关　通过数字扫描变换得到的图像叠加起来就可以得到人体内部器官的图像，但是此时得到的图像会有斑点噪声，为了抑制和消除斑点噪声，要采用低通滤波的方式对图像进行帧相关处理，常用的方法是递归滤波法。

二、超声弹性成像

（一）发展历程

近年来，随着超声技术的不断发展，各种新技术也应运而生，包括弹性成像、三维成像、超声造影等。超声弹性成像由Ophir等首次提出，从一开始准静态/静态的超声弹性成像发展到瞬时剪切波超声弹性成像，以及如今的声脉冲辐射力成像（acoustic radiation force impulse imaging，ARFI）技术和剪切波弹性成像（shear wave elasticity imaging，SWEI）技术，经历了4个阶段。

（二）超声弹性成像原理

弹性成像是对生物组织的弹性参数或硬度进行成像和量化。弹性成像的原理是对组织施加一个内部或外部的、动态的或静态的或准静态的激励，按照弹性力学等物理规律的作用，组织将产生一个响应，导致描述组织弹性的物理量在正常组织和病变组织中、不同病变程度的组织中产生一定的差异或改变，通过检测这些物理量的变化，可以了解组织内部弹性属性的弹性模量等差异，并以图像显示。弹性成像技术分为应力式弹性成像、点式剪切波弹性成像及实时剪切波弹性成像。弹性成像技术在获得组织弹性图像或硬度信息时都可分为三步：①通过不同的施力方式，使组织变形或运动，并且记录这些信息；②估算及分析受力前后组织的位移情况或速度差别；③将这些差别换算成弹性方面的信息并编辑成像。组织的一些微小变形可通过不同的超声图像表现出来，而这些信息可通过高速超声去采集回波数来计算出变形产生的位移。弹性成像从技术方面可分为应变式与剪切波式两类，其中应变弹性成像包括施压式与声力式、剪切波弹性成像包括PSWE与SWE。应变弹性成像是利用探头，采用微纵向按压法或者呼吸运动的方法，通过估算沿纵轴的变形及内部组织的应变分布获得硬度信息；ARFI是发射低频率的脉冲或者振动，向组织内施加一个压力，显示组织发生变形后在纵向的方向上发生的位移，定性地创建相对硬度的静态图，通过声触诊组织量化（virtual touch tissue quantification，VTQ）技术以及声触诊组织成像（virtual touch tissue imaging，VTI）技术，向操作者直观呈现组织的弹性信息；SWE是通过在组织表面施加不同的压力，产生剪切变形和纵向传播，通过剪切变形的传播波获得组织的弹性信息，利用声辐射力获得实时的二维或三维定量剪切波速图像。

（三）超声弹性成像的优点

二维超声的成像基础是相邻介质间的声阻抗差，它通过超声波的传播，并且对反射信号的接受、计算，最后呈现体内器官形态的图像，但缺乏组织弹性相关信息，因为超声波的传播在所有的组织间基本是均匀的，几乎不受组织弹性的影响。弹性图像来源于组织经过受力前后应变及速度差别，而且组织之间声阻抗的差别远小于弹性模量的差别。当乳腺的一些病变与周围组织的声阻抗差别不大时，弹性模量可能有较大的变化，因此弹性成像可以提供普通超声无法提供的在病变硬度方面的信息，对一些硬度较大但是二维超声显示不清楚的病变具有明显的优势。

（四）超声弹性成像的局限性

应变弹性成像技术需要操作者施加适当的外力，对于操作者的熟练度及经验有较高的要求，当施力不足或者过度均会影响病灶硬度的评估。虽然ARFI与SWE不需要施加外力，但是操作者手持探头施加在皮肤上的压力，难免会对测量结果造成一定影响。对于ARFI中的VTQ技术，在分辨乳腺良恶性病变时，弹性模量的截断值目前没有一致的诊断标准；同时，在对乳腺病灶的剪切波速度的测量时，因组织的各向异性而导致测量结果有一定偏差，甚至造成误诊。对于SWE技术，病灶位置较深、乳腺较厚以及腺体较致密均能导致诊断结果假阴性。对于乳腺肿块而言，当良性病灶中出现钙化、纤维化，可能导致假阳性结果；当恶性病变中出现液化坏死、出血，可能会使结果出现假阴性。

（五）临床应用

弹性成像技术已较广泛应用于临床腹部、浅表组织病灶的弹性评估，目前在血管、静脉血栓、肌肉骨骼、皮肤等领域也得到应用。超声弹性成像（UE）技术已较广泛应用于腹部、浅表组织病灶的弹性评估，其中血管弹性成像技术可用于检测血管粥样斑块的组成成分、评价斑块的稳定性、估计血栓硬度以及观察药物疗效等；组织弹性成像技术则更多应用于肝脏纤维化及乳腺、前列腺等浅表脏器内结节病灶弹性的评估，尤其对乳腺结节的良、恶性鉴别诊断有重要意义。超声弹性成像能反映组织的力学特征，对传统的超声成像是一个重要的补充。应变弹性成像技术可用于定性和定量研究乳腺肿块及周围正常组织的弹性应变率。

1. **实时弹性成像** 实时弹性成像（real-time tissue elastography，RTE）是通过压缩产生"应变成像"，评估特定区域内组织的相对硬度，创建弹性图像，即一个彩色的编码图像，叠加在普通的超声图像上。Samani等对169例体外乳房组织样本的研究结果显示，乳腺恶性病变的硬度大约是正常腺体组织的3~6倍，一些高级别浸润性导管硬度甚至会更高。李俊来等研究也指出，在乳腺内各种病灶及正常组织的弹性排序中浸润性导管癌最硬，乳腺病及纤维瘤次之，腺体与脂肪最软。因此，超声弹性成像会显著提高二维超声在鉴别诊断乳腺疾病上的能力。根据Itoh等2006年提出的应变弹性成像中结节的硬度采用5分法，评分为：1分表示整个病灶变形；2分说明病变大部分变形，只有一些小而僵硬的区域；3分表示病灶边缘部分变形，中心为硬组织；4分表示整个病灶僵硬；5分说明整个病灶及周边组织较硬。病灶得分为1~3分的认为是良性的，4分或5分的被认为是恶性的。罗葆明等通过研究得出，5分法特异性为96.3%，准确性为94.4%，敏感性为88.7%。

2. **声脉冲辐射力成像** 声脉冲辐射力成像技术（ARFI）是利用超声波向组织施加压力，摆脱了以往需要人为施压等缺点，有效减少了人为因素造成的误差。Li的荟萃分析结果显示，ARFI技术在区分良性和恶性乳腺病变中，VTQ剪切波速的截断值范围比较广泛，为2.89~6.71 m/s，而VTI面积比仅为1.37~1.66，ARFI的VTQ敏感性为84.3%、特异性93.2%，ARFI的VTI敏感性为86.4%，特异性为88.2%。王利芳等研究表明，当VTQ以4.09 m/s为临界值时，诊断和鉴别乳腺肿块良恶性的价值较高，其敏感性为82.4%，特异性为95.3%。张杰等研究表明，采用剪切波速度比值的方法鉴别乳腺肿瘤良恶性的准确率为85.47%，其中恶性肿块的比值为4.76±2.41，良性肿块的比值为1.81±0.65；利用SWV鉴别乳腺肿瘤良恶性的准确率为87.15%，其中恶性肿块的SWV为(5.98±2.65)m/s，良性肿块的SWV为(2.26±1.09)m/s。

3. **剪切波弹性成像** 剪切波弹性成像（SWEI）核心技术包括利用高速的声辐射脉冲声形成"马赫锥"技术和超高速的成像技术，通过获得的剪切波传播速度，从而演算出组织的弹性系数值，最后得到量化弹性模量分布图。SWEI可直接显示出感兴趣区域内弹性系数最大值（Emax）、平均值（Emean）、比值（Ratio）及离散度（standard deviation，SD）。黄炎等指出，Emax以60.12 kPa为诊断界点时，鉴别乳腺良恶性病变会有较高的诊断价值，其特异性为88.3%，敏感性为90.5%。近期一项荟萃分析研究表明，SWEI的各个参数在诊断乳腺良恶性病变的界值范围分别是：Emax为50~106 kPa、Emean为41.6~80.17 kPa、SD为12.1~13.9 kPa。史宪全等研究结果表明，在诊断乳腺病变时，Emax的表现明显优于Emean、SD及Ratio。

4. **弹性超声成像与其他方法联合应用** 在与二维超声联合时，对BI-RADS分类进行升级与降级，可提高诊断的特异性、准确性，且可减少不必要的穿刺病理活检。张行等采用 VTI 技术并联合 Imaging J 软件对乳腺 BI-RADS 分级进行再评估,其中 3 类病变经过校正后增加了 13.8%,4A 类病变减少了 15.5%,4C 类病变增加了 13.3%,5 类病变增加了 14.4%,良性病变的诊断错误率从 48.6%下降至 27.1%,有效降低了乳腺良性病变的穿刺活检率。周建桥等采用实时剪切波弹性成像与二维超声相联合,得出当出现"硬环征"时,能够有助于乳腺良恶性病变的鉴别。Sadigh 等在荟萃分析中通过对弹性超声成像和传统超声的比较,发现超声弹性成像作为单一检查方法并不优于传统超声。但在低风险患者中,建议在传统超声结果为阳性后进行弹性成像,以降低不必要的活检率。除了联合常规超声,自动乳腺全容积成像可以提取冠状面信息,重建乳腺病灶任意平面的图像。张一丹等的研究表明,联合乳腺全容积成像去鉴别诊断乳腺 4 类病灶良恶性的诊断性能远高于单独使用,其联合诊断的敏感性高达 98.9%。

综上所述,弹性超声成像能清晰地显示、定位病变及鉴别乳腺实性肿块性质,减少不必要的穿刺。然而各种弹性超声成像技术均有自己独特的优势及局限性。因此,在鉴别乳腺良恶性病变时可以联合运用多种超声检查方法来提升鉴别的准确性。超声弹性成像技术作为一项新型的诊断技术,提供了病灶硬度信息,提高了诊断的客观性、准确性及诊断效率。期待能建立系统的诊断标准,并可考虑将超声弹性成像与人工智能相结合,为临床上的精确诊断提供可靠的理论基础,为疾病诊断提供新的思路,可以提供病灶相关的影像信息。相信随着未来超声检查技术的不断发展,为临床诊断提供更加有力的信息,提供更多的辅助诊断信息,从而发挥更大的价值。

(于 韬)

参考文献

[1] 傅征,梁铭会. 数字医学概论[M]. 北京:人民卫生出版社,2009.
[2] 黄炎,李俊来,王知力,等. 实时剪切波弹性成像定量评价乳腺良恶性病变[J]. 中国医学影像技术,2011,27(3):561-564.
[3] 李俊来,黄炎,王知力,等. 乳腺实时剪切波弹性成像的组织定征研究[J]. 中华医学超声杂志,2011,8(4):812-819.
[4] 李俊来,李昶田,薛小伟. 乳腺弹性成像原理及质量控制[J]. 中国超声医学杂志,2017,33(7):667-670.
[5] 李忠华. 最新国内外医疗器械原理图解与操作标准及维修技术实用全书[M]. 北京:中国知识出版社,2006.
[6] 罗葆明,欧冰,冯霞,等. 乳腺肿块的超声弹性成像、多普勒超声及X线钼靶检查[J]. 中国医学影像技术,2006,22(12):1823-1826.
[7] 史宪全,李俊来,李秋洋. 超声剪切波弹性模量参数在评价乳腺良恶性病灶中的应用价值比较[J]. 中国医学科学院学报,2015,37(3):294-299.
[8] 王利芳,何岩莉. 声辐射力脉冲成像对乳腺肿块诊断价值的研究[J]. 中医临床研究,2016,8(3):134-135.
[9] 张臣舜. 全数字化超声成像系统[J]. 医疗设备信息,1996,11(3):23-25.
[10] 张杰,隋秀芳,张行,等. 剪切波速度比值对乳腺病灶的诊断价值[J]. 安徽医科大学学报,2018,53(3):440-444.
[11] 张行,隋秀芳,张杰,等. VTI 平均光密度值在乳腺 BI-RADS 分类校正中的应用[J]. 中国超声医学杂志,2017,33(6):501-504.
[12] 张一丹,徐超丽,张丽娟,等. 弹性成像技术联合自动乳腺全容积成像鉴别诊断乳腺影像报告与数据系统 4 类病灶良恶性的价值[J/CD]. 中华医学超声杂志,2017,14(12):903-908.
[13] Bambe RJ, Cosgrove D, Dietrich C, et al. EFSUMB guidelines and recommendations on the clinical use of ultrasound elastography:part 1:basic principles and technology [J]. Ultraschall Med,2013,34(2):169-184.
[14] Barr G, Nakashima K, Amy D, et al. WFU MB guide-lines and recommendations for clinical use of ultrasound elastography:Part 2:breast [J]. Ultrasound Med Biol,2015,41(5):1148-1160.
[15] Bercoff J, Tanter M, Fink M. Supersonic shear imaging:a new technique for soft tissue elasticity mapping [J]. IEEE Trans Ultrason Ferroelectr Freq Control,2004,51(4):396-409.
[16] Guo RR, Lu GL, Qin BJ, et al. Ultrasound imaging technologies for breast cancer detection and management:a review [J]. Ultrasound Med Biol,2018,44(1),37-70.
[17] Itoh A, Ueno E, Tohno E, et al. Breast disease:clinical application of US elastography for diagnosis [J]. Radiology,2006,239(2):341-350.
[18] Li DD, Guo LH, Xu HX, et al. Acoustic radiation force impulse elastography for differentiation of malignant and benign breast lesions:a meta analysis [J]. Int J Clin Exp Med,2015,8(4):4753.
[19] Liu B, Zheng Y, Hunag G, et al. Breast lesions:quantitative diagnosis using ultrasound shear wave elastography-asystematic review and meta-analysis [J]. Ultrasound Med Biol,2016,42(4):835-847.
[20] Michailovich OV, Tannenbaum A. Despeckling of medical ultrasound images [J]. IEEE Trans Ultrasonics,Ferr,Freq Control,2006,53(1):64-78.
[21] Ophihi R J, Cespedes I, Ponnekanti H, et al. Elastography:a quantitative method for imaging the elasticity of biological tissues [J]. Ultrason Imaging,1991,13(2):111-134.
[22] Sadigh G, Carlos RC, Neal CH. Ultrasonographic differentiation of malignant from benign breast lesions:A meta analytic comparison of elasticity and BI-RADS scoring [J]. Breast Cancer Res Treat,2012,133(1):23-35.
[23] Samani A, Zubovits J, Plewes D. Elastic moduli of normal and pathological human breast tissues:An inversion-technique-based investigation of 169 samples [J]. Phys Med Biol,2007,52(6):1565-1576.
[24] Sarvazyan AP, Skovoroda AR, Emelianov SY, et al. Biophysical bases of elasticity imaging [J]. Acoust Imaging,1995,21(1):223-240.
[25] Shiina T, Nightingale KR, Palmeri ML, et al. WFU MB guidelines and recommendations for clinical use of ultra-sound elastography:Part 1:basic principles and terminology [J]. Ultrasound Med Biol,2015,41(5):1126-1147.
[26] Yoon JH, Jung HK, Lee JT, et al. Shear-wave elastography in the diagnosis of solid breast masses:what leads to false-negative or false-positive results [J]. Eur Radiol,2013,23(9):2432-2440.
[27] Yoon JH, Kim MJ, Kim EK, et al. Discordant elastography images of breast lesions:how various factors lead to discordant

findings [J]. Ultraschall Med, 2013, 34(3): 266-271.
[28] Zhou JQ, Zhan WW, Chan GC, et al. Breast lesions: evaluation with shear wave elastography, with special emphasis on "the stiff rim" sign [J]. Radiology, 2014, 272(1): 63-72.
[29] Zhou J, Yang Z, Zhan W, et al. Anisotropic properties of breast tissue measured by acoustic radiation force impulse quantification [J]. Ultrasound Med Biol, 2016, 42(10): 2372-2382.

第三节　乳腺磁共振成像

MRI是乳腺成像的重要技术，已广泛应用于乳腺癌术前分期、疗效监测、肿瘤随访、评价义乳、高危人群乳腺癌筛查、已知转移寻找原发灶及超声和X线摄影可疑异常的进一步定位、定性等。MRI以其较高的软组织分辨率及多参数功能成像的辅助，能够发现及诊断乳腺X线摄影及超声不易发现的病变。然而，值得注意的是，MRI无法准确显示钙化，且其空间分辨率远不如乳腺X线摄影，因此对钙化形态和分布的判断、对许多浸润性癌的细刺状边缘特征无法清晰显示。非增强乳腺MRI显示的病变对比度差，这使得乳腺MRI平扫价值非常有限。除非新技术得以发展，否则非增强MRI不太可能广泛用于乳腺癌的筛查或诊断。动态增强（dynamic contrast enhancement，DCE）是乳腺MRI的最重要技术，敏感性高，特异性中等，综合多个文献其敏感性90%～100%，特异性约在80%～90%。DCE能提供高软组织分辨率的形态学信息，也能提供病变的血流动力学功能信息。本节第一部分主要阐述以DCE为主的MRI技术。为了提高乳腺MRI的诊断特异性，人们探索了多种其他MRI技术来补充DCE的不足，已经应用于临床的MR成像技术主要有MR弥散加权成像、MR波谱成像，将在本节第二部分阐述。

一 概述

（一）乳腺磁共振成像序列及技术

1. 成像设备　根据美国放射学院（ACR）的建议，需要设备场强≥1.5 T，乳腺专用线圈（建议多通道相控阵线圈）。MRI兼容乳腺穿刺线圈及导航软件因费用昂贵、操作时间长、检查本身的局限性等问题在国内应用尚不普遍。MR成像设备正朝高场强、超高场强发展，伴随着场强的提高，图像信噪比改善，有助于乳腺微细结构的显示，但同时带来的伪影也会增加。目前，3.0 T MR成像设备已经广泛应用于乳腺成像。7.0 T的超高场强MRI虽然已经面世，但乳腺相关应用仍处于探索中。

2. 成像序列及技术

（1）MRI平扫：快速自旋回波序列T2WI（脂肪抑制）为必扫序列。在一次90°脉冲激发后，利用多个180°聚焦脉冲采集多个自旋回波，以填充K空间的多条相位编码线，从而加快采集速度，如FSE（fast spin echo）和TSE（turbo spin echo）。推荐参数TR 5 000～8 000 ms，TE 60～80 ms，ETL 10～15，层厚3 mm，间隔1 mm，激励次数1～2，矩阵可以为288×224，FOV（30～34）cm×（30～34）cm。T2WI对于良恶性病变的鉴别有一定的价值，恶性病变如浸润性导管癌于T2WI常呈等或稍高信号，而良性病变如囊肿和部分纤维腺瘤常呈高信号。这与乳腺癌的细胞结构致密、核质比例高、癌灶内及周围纤维化有关；而对于纤维腺瘤，T2高信号与细胞外间质有丰富的透明质和黏多糖有关。另外，T2WI对于义乳评价也有价值。

快速自旋回波序列T1WI（非脂肪抑制）可以在必要时扫描以鉴别病变内是否含脂。目前，部分设备有Dixon技术（详见下文脂肪抑制技术）可以得到水像及脂像，则可以省去非压脂（非脂肪抑制）T1WI扫描。

MR弥散加权成像在部分医院已常规使用，详见下文。

（2）动态增强扫描：一般采用三维容积内插快速扰相梯度回波序列T1WI。建议双乳轴位横断面成像，以便观察双乳强化程度及方式的对称性；辅以矢状位或冠状位成像。该序列采用较短TR（5～30 ms）、超短TE（1～3 ms）、水脂同相位成像、射频脉冲（10°～15°）。同时采用并行采集、部分K空间、匙孔技术等多种技术加快采集速度。重建层厚薄，建议≤3 mm，可1～2 mm，各向同性扫描更好。平面内空间分辨率建议≤1 mm。采用容积内插重建技术，有利于三维重建。建议压脂扫描，该序列在不同厂家有不同的名称。单个时相扫描时间30～60 s，通常在注药前采集一个时相的蒙片，注药后连续多时相扫描，持续6～7 min（各医疗机构根据自身情况，采用4～8个时相）；DCE数据经后处理可获得时间-信号强度曲线等半定量参数。高压注射器静脉注射对比剂，0.1～0.2 mmol/kg体重团注，速率2 mL/s，

10 mL生理盐水冲管。

关于DCE的原理，一般认为在肿瘤的发生发展中肿瘤血管生成、血管通透性增高，以满足肿瘤（尤其是侵袭性肿瘤）的高代谢需求。有研究提示恶性肿瘤只要超过2 mm就会分泌一种肽类物质来促进肿瘤血管生成。DCE通过肿瘤的强化显示形态特征，也通过对比剂的药代动力学特点来综合反映肿瘤的血供、血管通透性等。形态与药代动力学特点对于病变诊断同等重要，MRI扫描既需要高空间分辨率也需要高时间分辨率，但是二者常不能兼顾。高空间分辨率图像利于病变形态学信息的显示，高时间分辨率利于病变药代动力学评价。Kurl曾研究了空间分辨率与时间分辨率之间的权衡，认为牺牲一定的时间分辨率来获得更高的空间分辨率，能够增加诊断信心和准确性。近年来，并行采集技术及3T设备的应用使兼顾高空间分辨率与时间分辨率的DCE成为可能。

病变的药代动力学主要通过半定量参数来评价（主要为时间-信号强度曲线），临床采用中等时间分辨率（一般4~8个时相）。半定量方法应用简便，可重复性好。高时间分辨率（建议时间分辨率≤10 s）的DCE可以通过引入药代动力学模型得到定量参数。DCE成像中对比剂由血浆通过毛细血管进入血管外细胞外间隙，这种对比剂的分布是药代动力学模型的基础。目前有多种药代动力学模型，如快速交换模型、两室及三室模型，可以量化血管内和血管外细胞外间隙之间对比剂的交换，反映肿瘤的血流、微血管结构、毛细血管通透性。两室模型由于其相对简便及准确的特点，是目前应用最广泛的模型，其中Tofts两室模型最常用，测量对比剂在血管外细胞外间隙与血浆之间的交换。该模型的定量参数主要有Ktrans、Kep、Ve。Ktrans(/min)是前向容积转移常数，描述对比剂从血浆到组织的转移速率，主要反映血管灌注及通透性，恶性病变的Ktrans值较良性病变更高。Kep(/min)为反向容积转移常数，描述对比剂从血管外细胞外间隙到血浆的反流。Ve(%)为每单位体积组织中血管外细胞外间隙体积的分数。多数研究认为药代动力学定量参数（尤其Ktrans）能改善乳腺良恶性肿瘤之间的鉴别，有助于鉴别乳腺癌的亚型；在新辅助化疗疗效监测中DCE药代动力学参数的变化要早于形态学（比如大小）。但是采用模型的定量评价也存在诸多问题：它需要成像序列有高的时间分辨率，但这样会牺牲空间分辨率，从而影响形态学评价；采集必须知道增强前组织的T1值、动脉输入函数（动脉中对比剂的浓度随时间的变化），但这两个参数的测量会引入测量误差；另外扫描设备的不同、场强的差异、采用药代动力学定量模型的不同也会导致结果的差异。目前DCE的定量评价尚缺乏扫描成像及数据分析的统一标准及阈值，不同研究之间结果难以比较。

（3）义乳的MRI扫描注意事项：MRI是评价义乳完整性的最好方法，文献报道敏感性80%~90%，特异性90%~97%。如果是单纯为了评价义乳，不是为了检出乳腺癌，可以不使用对比剂。为了更好地观察义乳的完整性、避免正常皱褶的混淆，必须进行两个方位的成像，建议轴位及矢状位。扫描计划需包括高分辨率的脂肪抑制T2WI，此序列中硅胶为高信号，水信号更高；水抑制反转恢复T2WI序列，此序列中水和脂肪为低信号，只有硅胶为高信号；水敏感硅胶抑制T2WI序列，此序列中硅胶为低信号，水为高信号。

（4）乳腺脂肪抑制技术：乳腺组织脂肪丰富，脂肪抑制技术对于图像质量的改善及病变的诊断与鉴别诊断至关重要，有以下4种。

1）频率选择饱和法是目前乳腺FSE-T2WI的常用的脂肪抑制技术。该技术利用脂肪和水分子中质子的进动频率差异，在成像序列的激发脉冲施加前，先施加脂肪饱和预脉冲，该预脉冲的频率与脂肪中质子进动频率一致，脂肪组织被激发、饱和，而水分子中的质子因进动频率不同而不被激发。这时再施加成像脉冲，则脂肪组织不产生信号，而水分子中的质子会被激发产生信号。该脂肪抑制技术的优点是选择性抑制脂肪组织信号，而对其他组织信号影响小；3.0 T与1.5 T相比，脂肪和水分子中质子的进动频率差异增大，更有利于该技术的应用。但缺点是它对磁场的均匀度要求高，如果磁场不均匀，脂肪饱和预脉冲的中心频率很难与脂肪中质子的进动频率一致，从而影响脂肪抑制效果；另外它增加了采集时间。

2）短反转时间反转恢复序列（short TI inversion recovery, STIR）主要用于FSE-T2WI，也可与EPI技术结合，用于脂肪抑制。该序列在FSE序列基础上前面加上了180°反转脉冲。由于脂肪组织的纵向弛豫快，T1值短，因此在TR足够长的前提下，180°反转脉冲后，脂肪组织的宏观纵向磁化矢量会从反向最大到零，此时如果施加90°脉冲，脂肪组织由于没有宏观纵向磁化矢量，所以就没有宏观横向磁化矢量的产生，其信号就被抑制。从施加180°反转脉冲中点到90°脉冲中点的时间间隔,即为反转恢复时间(time of inversion,TI),为脂肪组织T1值的69%,在不同场强下脂肪组织的T1值有变化,所以TI值相应不同。在1.5T,一般TI在150~170 ms,在3.0T,在160~180 ms。STIR序列的优点是场强依赖性低,即使1.5T以下低场机也能取得较好的脂肪抑制效果;对磁场均匀度要求较低。对于乳腺这种不规则部位的扫描,当频率选择饱和法压脂效果不均匀时可试用STIR。但STIR的缺点也很明显,由于TR时间长,所以扫描时间长;另外T1值接近脂肪的组织(如注入对比剂后的增强组织)都可能被抑制。

3) 频率选择反转脉冲脂肪抑制技术是上述两种技术的组合。在真正成像脉冲施加前,先施加针对脂肪的预饱和脉冲,同时这一脉冲的偏转角度大于90°,在90°~180°,预脉冲结束后,脂肪组织的纵向磁化矢量经历从反向到零、到正向直至平衡的过程。根据所采用的预脉冲偏转角,选择合适的TI,在脂肪的纵向磁化矢量为零时施加成像脉冲,脂肪组织即被抑制。目前该技术在临床1.5T和3T磁共振机广泛应用,可以用于FSE-T2WI,也用于梯度回波动态增强序列。不同厂家该技术有不同的名称,大同小异。

4) Dixon技术是一种水脂分离技术,在FSE序列中利用脉冲位移技术或在梯度回波序列中利用双回波技术,可获得同相位(水、脂相位一致)和反相位(水、脂相位相反),通过两组图像的相加和减,可以得到水和脂肪信号的图像。该技术用于乳腺T2WI和梯度回波序列可同时得到脂像和水像,有利于含脂病变的评价。

(5) 图像质量控制:为减轻激素对腺体组织的影响,磁共振检查时间应尽量安排在月经周期的第7~14天(第1天为月经第1天)。另外,多数文献认为,虽然激素会影响腺体背景组织强化,但一般不会影响诊断效能,所以在临床需要情况下也可根据实际情况安排检查时间。服用外源性雌激素者应在MRI检查前4周停止使用激素。检查前询问病史:手术、穿刺活检、放射治疗史;症状及检查目的;家族史及危险因素。

(6) 伪影控制:检查前充分告知患者检查时勿动,小幅缓慢呼吸。检查前连接好高压注射器静脉通路,勿在检查中变换位置。适当固定悬垂的乳腺。轴位横断面成像时选择左右方向为相位方向,以避免心脏搏动伪影位于前后方向,影响乳腺的观察,但腋窝会有心脏搏动伪影尤其在梯度回波序列。也可尝试冠状位成像,此时相位方向选择上下方向,心脏伪影既不会影响乳腺也不会干扰腋窝的显示。其他伪影控制基本同其他部位磁共振扫描。

3. 简化版及超快速MRI 乳腺磁共振的高敏感性使其得到临床广泛应用,甚至应用于高危人群的乳腺癌筛查。但是与超声和X线摄影相比,它检查时间相对长、费用相对高、读片时间长,为了解决这些问题,近年来简化版及超快速MRI逐渐受到关注,期待用于更广泛人群的乳腺癌筛查而不是仅限于高危人群。

简化版MRI的概念首先由Kuhl等在2014年提出,其序列设计是仅含增强前蒙片和增强后动脉期一个时相扫描,由增强序列衍生出减影及最大信号强度投影图像,这样大大缩减了成像及读片时间。之所以在增强后动脉期扫描是因为多数乳腺癌倾向在增强早期强化明显,而良性病变和相对正常乳腺组织增强早期强化不明显,倾向延迟强化。随后许多研究者提出了其他扫描方案,如在前述简化版MRI基础上加了T2WI平扫;也有多个研究者通过改变K空间填充方法、调整并行采集参数等方法加快动态增强采集速度,以便在缩短扫描时间的同时仍然可以获得病变药代动力学参数,而不是仅获得形态学信息,并称之为超快速MRI。目前简化版及超快速MRI尚无统一的扫描方案标准,但所有研究都认为用这种扫描方案进行乳腺癌筛查有可行性,其检查时间和所需读片时间较常规乳腺磁共振明显减少,但诊断准确性与之相似,能够较准确地发现乳腺病变并进行分类。另外,也有研究者探索以DWI为基础的非增强快速MRI,理论上其敏感性与乳腺筛查X线摄影相当,但尚没有得到普遍认可的结果。

简化版及超快速乳腺MRI仍有很多需要考虑到的问题。检查仍需使用对比剂,近年来对比剂在神经组织的沉积越来越受到关注;从筛查角度,磁共振设备仍然没有超声和X线设备便捷;简化版及超快速乳腺MRI提供的信息明显少于常规MRI提供的多参数信息,而这些信息会影响病变良恶性鉴别、乳腺癌预后判断及读片者诊断信心;简化版及超快速乳腺MRI有时无法定性或定位BI-RADS 3类的病变,仍需进行常规乳腺MRI,Kuhl等的研究中在简化版MRI定为BI-RADS 3类的病变中有40%在常规MRI中定为BI-RADS 2甚至1类。有关简化版及超快速乳腺MRI与乳腺断层X线摄影的诊断效能比较研究仍在进行中。

4. 人工智能在乳腺磁共振中的应用　近些年来随着计算机技术的发展，人工智能（artificial intelligence，AI）越来越受到关注，它是有学习、解决问题等认知功能的系统。从广义上说，人工智能是计算机科学的一个领域，致力于开发能够执行需要人类智能才能解决的任务的系统，可以分解成不同的技术，而机器学习（machine learning，ML）正是 AI 技术之一。ML 是 1959 年由 Arthur Samuel 提出，是指能让计算机自主从既有数据中学习的方法或技术，不需要单独编程，已广泛应用于医学影像领域。深度学习（deep learning，DL）是 ML 中最有潜力的技术之一，能够将原始数据加工，执行筛查、分类等任务。ML 采用类似脑神经网络的计算模型和算法，也就是人工神经网络（artificial neural network，ANN），网络架构有三层：输入层（接受输入的数据）、输出层（产生数据处理结果）、隐藏层（从输入数据中提取特征信息）。而 DL 所采用的深度 ANN 技术较普通 ANN 有大量的隐藏层，在不同的深度 ANN 技术中，卷积神经网络（convolutional neural network，CNN）在计算机视觉应用中最普遍，可以进行更复杂的数据挖掘。在过去的 10 年中，AI 在放射领域的探索和应用迅速增多，在乳腺影像领域也不例外，包括乳腺癌的筛查、诊断及疗效监测等方面，对于个性化精准诊疗有重要价值。在乳腺癌筛查方面，AI 主要用于 X 线摄影；但随着磁共振尤其是简化版磁共振在筛查中的应用，许多学者也在探索 AI 辅助 MRI 筛查技术，有研究者利用基于 DL 的计算机辅助诊断系统（computer assisted diagnosis，CAD）通过 MRI 增强早期的形态学信息进行乳腺癌筛查。在诊断方面，AI-CAD 系统（尤其通过 CNN 的 DL）通过自动病变分割、特征提取及将特征融合成肿瘤标签的技术，对良恶性病变的鉴别、病变的分类、预测乳腺癌分子亚型、乳腺癌治疗反应监测及风险评估方面有重要辅助价值。但目前 AI 的应用尚有技术、社会经济学、伦理甚至法律等问题。因此，如何应用和改进这些技术是目前亟待解决的问题。

5. 放射组学及放射基因组学　放射组学研究从医学影像数据中提取大宗定量特征用以构建针对某个临床问题的模型，大致过程包括图像采集、图像分割、特征提取、特征筛选和建立预测模型。人工智能技术可以用于这个过程中的任一步骤中，如有研究者将放射组学和人工智能结合起来主要用于预测病变良恶性及探索与肿瘤侵袭性有关的影像标志，但目前都是相关性研究。乳腺影像领域的放射基因组学主要集中在 MRI。另外，纹理分析也是放射组学的一部分，它能量化图像内灰阶强度的空间波动，捕捉肉眼无法分辨的图形特点。

放射基因组学是将病变的影像组学与分子分型、基因突变及其他基因组相关特点结合在一起的新方法。到目前为止，乳腺癌的放射基因组学结合了各种分子分型乳腺癌的基因组学数据、患者个人基因签名和临床使用的复发分数。这是一个非常有潜力的领域，但尚缺乏大样本的多中心前瞻性研究。

二 乳腺 MRI 功能成像

目前的乳腺 MRI 常规扫描方案为 T2WI 及 DCE 序列，主要提供形态学信息，磁共振功能成像的目的是在细胞和分子水平反映和量化病变功能学信息，如新生血管生成、细胞密度、代谢产物、受体状态、组织氧合状态等，以此来补充形态学信息，提高 MR 诊断的特异性和准确性。DCE 除了提供形态信息，也通过药代动力学参数反映了病变的新生血管等功能情况，已在上一部分阐述；本部分主要阐述已经应用于临床的技术主要包括弥散加权成像（diffusion weighted imaging，DWI）、磁共振波谱成像（magnetic resonance spectroscopy，MRS）；新的功能成像技术也将在此简要介绍，如钠谱成像、磷谱成像等。

（一）DWI

DWI 主要反映和测量组织中水分子的扩散特性。扩散为水分子的随机布朗运动，当梯度磁场存在时，水分子的扩散引起横向磁化矢量的失相位，引起 MR 信号减低，而扩散受限的区域（如恶性肿瘤）呈高信号。信号减低的程度与多种因素有关，如细胞密度、细胞膜的完整性、组织的结构和物理状态、生理微环境等。为增加序列对水分子扩散的敏感性，需施加扩散敏感梯度，扩散敏感梯度可与多种脉冲序列融合，常用的是自旋回波序列。扩散梯度包括两个极性相反的扩散敏感梯度场。DWI 的成像参数扩散敏感因子（b 值）正是与扩散敏感梯度场强、持续时间和间隔有关。DWI 的常规序列为单次激发平面回波成像序列（single shot echo planar imaging，SS-EPI）；近年来新的采集技术如读出方向分段采集平面回波成像（readout segmented echo planar imaging，RS-EPI）、同时多层面采集（simultaneous multislice，SMS）及小视野 DWI 也有应用。由于采集技术的进步加之多通道线圈及梯度系统的发展，

DWI 的伪影已较前减少,图像的分辨率明显提高。b 值的选择对 DWI 非常重要,较小的 b 值得到的图像信噪比较高,但因受到血流灌注等因素的影响对水分子扩散运动的检测不敏感;b 值越高对水分子的扩散运动越敏感,但图像信噪比越低。生物体内的水扩散包括以下两部分:慢速扩散的水分子,即那些结合大分子的水和被细胞膜限在细胞内的水;快速扩散的水分子,多数位于细胞外。高 b 值磁共振提供更多的慢速扩散水分子的信息。但是高 b 值也带来些问题,如信噪比低、对周围神经的刺激等。对于常规临床使用的 DWI,在 1.5 T 设备建议两个 b 值,$b_1=0\ s/mm^2$,$b_2=1\ 000\ s/mm^2$;在 3.0 T 设备建议取 b 值 $0\ s/mm^2$ 及 $1\ 500\ s/mm^2$。

DWI 上信号强度的解读需结合表观扩散系数(apparent diffusion coefficient,ADC)图。DWI 上的信号强度受组织的扩散特性和 T2 值的影响,比如一个囊肿在低 b 值的 DWI 上就可以呈高信号,这是其长 T2 值所致,即 T2 穿透效应,在高 b 值 DWI 上 T2 穿透效应会减低;定量 ADC 图能克服 T2 穿透效应的影响,比如部分良性病变虽然在 DWI 上呈高信号,但在 ADC 图上信号不低,提示 DWI 上的高信号不是因为扩散受限所致,而是 T2 穿透效应所致。多数恶性肿瘤在 DWI 上呈高信号,而在 ADC 图上信号减低。

DWI 已成为乳腺 MRI 的重要技术,部分医院已常规应用于乳腺癌筛查、病变定性及乳腺癌疗效监测。恶性肿瘤较良性病变更容易水分子扩散受限,ADC 值减低。文献一致认为 DWI 较 DCE 有更高的特异性(75%～84%：67%～72%),可以辅助 DCE 序列,增加乳腺 MRI 的诊断特异性。也有研究尝试将 DWI 用于对使用对比剂有禁忌者的乳腺癌筛查。另外多项研究显示在乳腺癌新辅助化疗评价中,DWI 参数的变化要早于病变大小,是早期评价新辅助化疗疗效的有潜力的技术。但是 DWI 有诸多局限性:首先,良恶性肿瘤之间的 ADC 阈值及 b 值的选择尚无统一的标准。ADC 值受成像及数据分析方法影响大。一项涉及 26 项研究的荟萃分析显示 ADC 值受 b 值选择的影响。其次,DWI 的空间分辨率及信噪比低,伪影多,影响病变的显示。

上述目前临床常规使用的 DWI 成像方法,一般采用 2 个 b 值,用单指数模型进行数据后处理,通过 ADC 值反映水分子扩散特性。近些年来,随着梯度磁场及乳腺线圈性能的提高、并行采集等技术的应用,人们也探索了 DWI 的诸多新技术:①体素内不相干运动成像(intravoxel incoherent motion,IVIM)由 Le Bihan 等提出,采用多 b 值,双指数模型后处理,获取血流灌注有关的假扩散系数(D^*)、灌注分数(f)及纯扩散系数(D),量化在体组织的水分子扩散和微循环灌注信息。多项研究显示恶性病变 D 值减低、f 值升高;IVIM 的多个参数结合起来较单纯 ADC 值有更好的诊断效能;②扩散峰度成像(diffusion kurtosis imaging,DKI)使用多个 b 值(至少 3 个)及至少 15 个非共线且非共面的扩散梯度方向,以非高斯分布模型模拟生物体内水分子的扩散运动,用于量化组织的扩散偏离高斯分布的程度,来反映组织微观结构的变化。它以峰度(kurtosis,K)来评价水分子扩散位移分布偏离高斯函数的程度,以扩散系数(diffusivity,D)值代表非高斯分布矫正过的 ADC 值,能够更真实地反映病变组织的性质。研究显示 DKI 在发现乳腺癌方面比 ADC 值有更高的敏感性和特异性,增加诊断信心;③扩散张量成像(diffusion tensor imaging,DTI)是 DWI 技术的延伸,是在 DWI 的基础上施加至少 6 个非线性方向的梯度场获取扩散张量图,理论上可以对水分子的扩散运动进行更加精准的描述。DTI 的主要定量参数为平均扩散系数(mean diffusivity,MD)和分数各向异性(fractional anisotropy,FA),前者粗略反映平均各向异性,后者反映各向异性的程度。这两个参数都与组织的细胞密度强烈相关。将 DTI 应用于乳腺的研究并不多,其在乳腺方面的应用价值尚不明确,有研究发现乳腺癌的扩散各向异性明显低于正常乳腺组织,但是仍无法区分良恶性病变;也有研究显示 DWI 能够显示良恶性病变之间微观结构的差异。这些 DWI 的新技术虽然从多个角度提供了更多信息,但也大大地增加了采集时间,尚未在临床常规使用。

(二) MRS

MRS 是检测活体内代谢及生化信息的一种无创性检查技术。它是利用核磁共振现象和化学位移作用,进行特定原子核及其化合物分析的方法,基本原理包括化学位移和自旋耦合两大部分。应用于乳腺的波谱技术主要为 ^1H-MRS,多是在 1.5 T 及以上的磁共振仪进行。在体 MRS 的空间定位技术一般分为单体素和多体素技术。目前乳腺波谱多为单体素技术,国内尚无关于多体素乳腺 MRS 的报道,国外报道的也较少。磁共振波谱的单体素空间定位技术通常是应用三个互相垂直的层面选择脉冲,而采集的仅为与三个层面均相交的体素内的回波信号。目前，临床应用比较广泛的在体 MRS 序列有深部分辨表面线圈法（depth resolved surface coil spectroscopy，DRESS）、在体成像选择波谱分析法（image selected in vivo spectroscopy，ISIS）、激励回波探测法（stimulated echo acquisition mode，STEAM）、点分辨自旋回波波谱（point resolved spectroscopy，PRESS）等。其中，PRESS 序列最为常用。它是运用一个 90°脉冲和两个重聚的 180°脉冲，产生一个自旋回波，而相应的打击梯度伴随在 180°脉冲的两旁。此序列运用了重聚相位的 180°脉冲，减少了信号丢失，信噪比较高，并且扫描时间较短。单体素采集优点在于采集时间短，波谱的分辨率高。目前的 ^{1}H-MRS 可检测组织中复合胆碱含量，tCho 峰位于 3.2 ppm 处，由 3 种胆碱代谢物产生：磷酸胆碱、甘油磷酸胆碱和自由胆碱，而其中磷酸胆碱是胆碱峰主要构成物，这 3 种物质的化学位移谱线离得很近，体外研究可以将三者分开，然而在体无法区分。所以通常我们把 3.2 ppm 处谱线看作单一谱线，命名为复合胆碱，常略称为胆碱。另外，乳腺腺体内含有较多的脂肪组织，在 MRS 谱线上形成高而宽大的波峰。

目前胆碱含量的定量方法有半定量及绝对定量。所谓的半定量分析方法为：测量感兴趣代谢物的信号峰的峰高、半高峰宽、峰型和峰下面积等。目前国内 MRS 分析多采用半定量方法。半定量法定量结果不准确，不同研究之间的可比性差。绝对定量是指测定胆碱浓度的绝对值。进行绝对定量的基本要素之一是选择参照。虽然脑 MRS 中代谢物的定量很常规，但是在乳腺定量是比较困难的，因为缺少比较恒定的参照物。

近年来多项在体 ^{1}H-MRS 研究显示大部分乳腺癌病灶中可出现显著升高的胆碱峰，而仅少部分乳腺良性肿瘤及哺乳期乳腺出现胆碱峰。综合多个研究，复合胆碱峰来诊断恶性病变的敏感性和特异性分别约为 55%~92% 和 80%~100%，敏感性各研究报道不一，特异性较高。MRS 也被探索性用于检测乳腺癌的治疗效果，尤其新辅助化疗的疗效评价。这些研究显示化疗有效者复合胆碱峰在化疗早期就会下降或消失。但是 MRS 会受到多种因素影响和限制，比如：体素过小时波谱信噪比差，所以对于小肿瘤（<1 cm）难以获得满意的波谱图；靠近胸壁及贴近皮肤的表浅病变、早期的乳腺癌、非肿块强化的乳腺癌信噪比也差；复合胆碱峰定量困难；成像重复性和稳定性差；检查时间长；磁场不均匀、患者的呼吸运动等都会影响波谱的信噪比。所以 MRS 尚未在临床常规使用。

（三）其他功能成像方法

^{23}Na MRI 能够无创地提供细胞代谢、离子内环境的信息，因此提示关于组织的生理、生化状态。正常细胞的 Na^+/Ka^+ ATP 酶将 Na^+ 泵出细胞外，以保持细胞内低 Na^+ 浓度；而恶性细胞的 Na^+ 泵异常，导致细胞内 Na^+ 浓度增高，^{23}Na MRI 可以发现这种浓度的异常。初步研究显示乳腺肿瘤中 Na^+ 浓度增高与恶性肿瘤有相关性，新辅助化疗中化疗有效者与无效者之间 Na^+ 浓度有差异。在 1.5T 和 3T 磁场中，^{23}Na MRI 因信噪比低而应用受限，在 7T 磁场中信噪比明显提高但也仅限于研究。

^{31}P-MRS 能够反映细胞的磷脂代谢信息，研究显示多种实性肿瘤（包括乳腺癌）中发现有磷酸胆碱和磷酸乙醇胺升高。1.5T 和 3T 中 ^{31}P-MRS 的应用仅限于相对较大和表浅的肿瘤，在 7T 中 ^{31}P-MRS 能够提供更多功能信息，初步研究提示 ^{31}P-MRS 在乳腺癌诊断、肿瘤分期及疗效监测中都是有潜力的技术。

磁共振弹性成像（magnetic resonance elastography，MRE）测量组织的生物机械参数，量化组织的硬度，已有少数研究将其应用于乳腺，初步显示有助于鉴别肿瘤良恶性。

其他功能成像方法如化学交换饱和转移成像（chemical exchange saturation transfer imaging，CEST）、血氧水平依赖性 MRI（BOLD-MRI）、超极性 MRI（hyperpolarized MR，HP-MRI）亦有少数应用于乳腺的研究，临床价值尚不确定。

（四）总结

功能成像的应用使乳腺磁共振成像的准确性和特异性提高。研究表明 DWI 结合 DCE 较单纯 DCE 的诊断特异性明显提高，二者结合也改善了乳腺 MRI 在监测新辅助化疗疗效中的效能。如果将 MRS、DWI 和 DCE 三者结合，诊断效能会进一步提高，但鉴于扫描时间的限制，目前建议将 DWI 加入常规乳腺 MRI 中。其他功能成像方法的临床价值尚处于探索中，不推荐常规使用。

（姜 蕾）

◆ **参考文献** ◆

[1] Billy CA, Darmiati S, Prihartono J. Diagnostic accuracy of diffusion weighted imaging compared to magnetic resonance spectroscopy in differentiation of benign and malignant breast lesions: A systematic review and meta-analysis [J]. Eur J

[2] Chitalia RD, Kontos D. Role of texture analysis in breast MRI as a cancer biomarker: a review [J]. J Magn Reson Imaging, 2019,49(4):927-938.

[3] Greenwood HI. Abbreviated protocol breast MRI: the past, present, and future [J]. Clin Imaging, 2019,53(1):169-173.

[4] Grimm LJ. Breast MRI provides new opportunities to identify patients at higher risk [J]. Radiology, 2023,308(2):e231633.

[5] Heller SL, Heacock L, Moy L. Developments in breast imaging: update on new and evolving MR imaging and molecular imaging techniques [J]. Magn Reson Imaging Clin N Am, 2018,26(2):247-258.

[6] Honda M, Iima M. It is time to use apparent diffusion coefficient in breast MRI diagnostics [J]. Radiology, 2024,310(2):e240125.

[7] Lawson MB, Partridge SC, Hippe DS, et al. Comparative Performance of contrast-enhanced mammography, abbreviated breast MRI, and standard breast MRI for breast cancer screening. Radiology, 2023,308(2):e230576.

[8] Marino MA, Helbich T, Baltzer P, et al. Multiparametric MRI of the breast: a review [J]. J Magn Reson Imaging, 2018,47(2):301-315.

[9] Sheth D, Giger ML. Artificial intelligence in the interpretation of breast cancer on MRI [J]. J Magn Reson Imaging, 2020,51(5):1310-1324.

[10] Udayakumar D, Madhuranthakam A J, Doğan B E. Magnetic resonance perfusion imaging for breast cancer [J]. Magn Reson Imaging Clin N Am, 2024,32(1):135-150.

[11] van Nijnatten TJA, Morscheid S, Baltzer PAT, et al. Contrast-enhanced breast imaging: Current status and future challenges [J]. Eur J Radiol, 2024,171(2):111312.

第四节　乳腺核医学成像

乳腺癌是全球女性发病率最高的恶性肿瘤，早期诊断、早期治疗可显著降低乳腺癌死亡率。目前针对乳腺肿瘤筛查和诊断的主要手段有乳腺钼靶、乳腺超声、乳腺磁共振等，以上检查均是基于解剖形态变化、组织血流灌注等方面的变化来显示病灶，并做出诊断与鉴别诊断。但在癌变诱发初期，病变组织仅局部功能代谢上发生变化，结构上可能还未发生明显变化，传统的结构成像手段往往存在一定的局限性。核医学分子影像作为一种灵敏的检查手段，能活体内提供组织的代谢、血流以及分子表达等信息，能比结构成像更早、更准确地检测到恶性肿瘤。核医学分子影像是利用不同组织对放射性药物摄取的差异作为诊断依据，放射性核素标记的示踪剂进入机体后，利用探测器对靶组织或靶器官的放射性示踪剂发射的射线进行记录，通过图像重建技术将病灶组织直观地显示出来。目前核医学成像技术在原理上主要分为两类，一类是正电子发射计算机断层扫描(positron emission tomography, PET)，另一类是单光子发射成像(single photon emission imaging)。最简单的单光子成像设备是伽马相机(gamma camera)，通过对被扫描物体进行多角度扫描，并利用三维图像重建技术获取病灶组织的三维断层图像，即为单光子发射计算机断层成像(single photon emission computed tomography, SPECT)。

一、乳腺分子成像

乳腺专用伽马成像(breast specific gamma imaging, BSGI)又称为乳腺分子成像(molecular breast imaging, MBI)，是一种注射γ射线示踪剂后，采用乳腺专用伽马照相机进行显像的方式。BSGI是一款采用传统碘化钠晶体的乳腺专用伽马成像仪，具有小视野、高分辨率的特点，有单探头和双探头之分。BSGI的单头探测器安装于压迫板的对侧，基本结构与常规通用型伽马相机没有差异，但探头更加小巧、灵活，可以像乳腺X线摄影机一样，在任何角度紧贴乳房，从而提高探头的探测效率，也可有效避免或者减少毗邻器官的散射干扰。

(一) 显像原理

BSGI显像原理同普通伽马相机，使用亲脂性阳离子化合物^{99m}Tc-MIBI(^{99m}Tc-甲氧基异丁基异腈，^{99m}Tc-sestamibi)作为显像剂。MIBI是一种带有正电荷的脂溶性化合物，进入体内后90%可经被动弥散进入细胞内的线粒体，在体内衰变时释放出伽马射线，利用仪器进行检测。研究表明肿瘤细胞对于MIBI摄取能力高低与细胞代谢活跃程度有关，当细胞代谢活跃时可在线粒体中累积。此外，病灶摄取量还与血流灌注量和跨膜电位差有关；对于乳腺癌诊断，病灶对于示踪剂的摄取量随月经周期变化(黄体期＞卵泡期)，同时使用外源性激素时摄取量同样也可增加。

(二) 显像方法

静脉注射740 MBq(20 mCi)^{99m}Tc-MIBI，并用生理盐水冲管，对有明确肿瘤病灶的患者应注射对侧手臂。采集参数：探测视野为15 cm×20 cm，空间分辨率3 mm像素。注射10 min后进行采集，采集时患者采取坐位，将乳腺置于压迫板和探测器之间，轻度按压固定乳房，行双侧乳房头尾位(CC位)和内外侧斜位(MLO位)图像采集(与乳腺X线摄影体位相同)，每帧图像采集5~10 min。必要时，可增加采集体位。

(三) 适应证

①评估乳腺癌局部病灶范围(不包括腋窝);②辅助诊断疑难病例:辅助鉴别诊断疑难/复杂的乳腺X线摄影或超声中的可疑病灶;③致密型乳腺人群的辅助筛查;④评估术前新辅助化疗反应性。

(四) 临床应用

1. 乳腺癌诊断 一项针对668例乳腺疾病患者BSGI诊断效能的研究发现,对于乳腺恶性肿瘤患者,24/505(4.75%)为假阴性患者,其中17例为浸润性导管癌,5例为导管原位癌,1例为浸润性小叶癌,1例(0.19%)混合浸润性导管癌和小叶癌。163例良性乳腺肿瘤患者中,63例(38.6%)为假阳性,包括18例为纤维腺瘤,23例为腺病,21例为导管内乳头状瘤,1例为慢性炎症。与钼靶诊断效能比较:一项51例乳腺癌患者钼靶和BSGI诊断敏感性和特异性分析比较,BSGI对于乳腺癌的诊断敏感性为94.1%,而其中致密型乳腺患者的敏感性为93.1%;钼靶对于所有纳入患者的敏感性为88.2%,而其中致密型乳腺敏感性为82.7%。因此^{99m}Tc-MIBI BSGI对于致密乳腺和非致密乳腺的乳腺癌患者均具有较高的探测敏感性,因此可用于致密型乳腺人群的辅助筛查(图2-4-1,图2-4-2)。

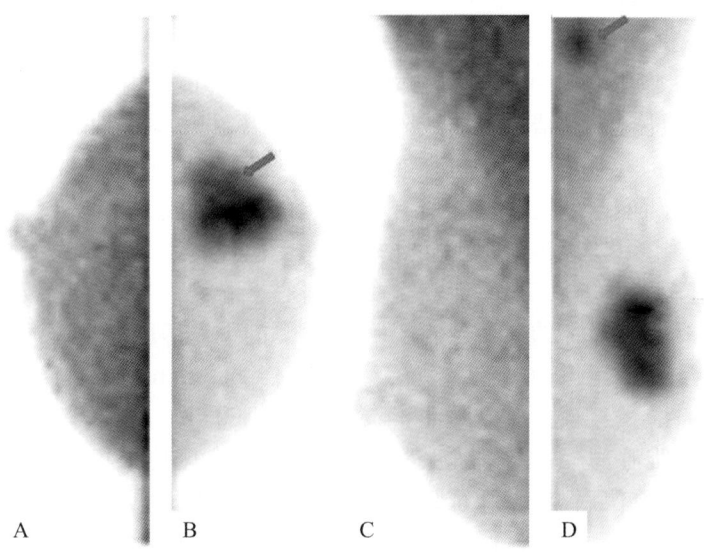

图2-4-1 浸润性乳腺癌 女,53岁。静脉注射20 mCi ^{99m}Tc-MIBI后,应用Dilon乳腺机行双侧乳腺及腋窝平面显像。BSGI图像上,右侧乳腺RCC(A)和RMLO(C)位图像上见均匀性本底放射性分布。左侧乳腺LCC图像(B)上外上象限近胸壁处见放射性浓聚影(箭),LMLO位图像(D)上可见左侧腋窝一枚放射性浓聚影(箭)。术后病理:浸润性乳腺癌。

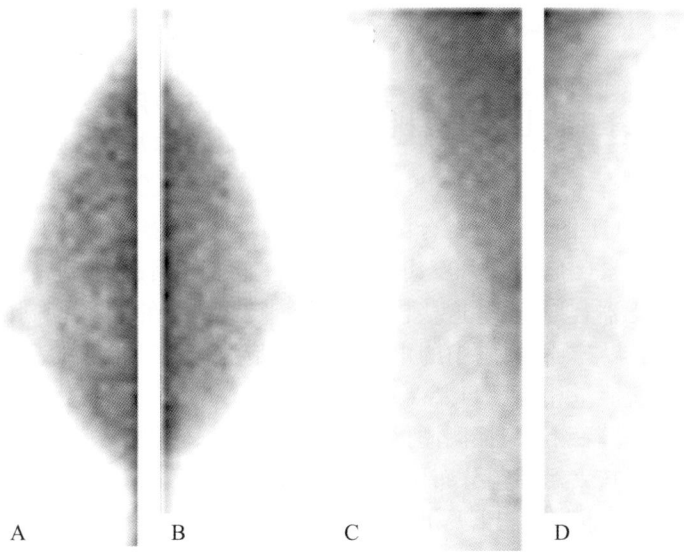

图2-4-2 右乳肿块乳腺瘤 女,52岁。自行扪及右侧乳腺肿块就诊。静脉注射20 mCi ^{99m}Tc-MIBI后,应用Dilon乳腺机行双侧乳腺及腋窝平面显像。BSGI图像上,双侧乳腺CC位(A、B)和MLO位(C、D)显影清晰,放射性分布基本均匀,未见明显放射性异常浓聚灶。术后病理:右乳肿块乳腺瘤。

2. 指导治疗方案选择　BSGI 的阴性预测值较高,可有效评估 BI-RADS 4 类(可疑异常病变表现)病灶的良恶性。如果 BSGI 检查结果为阴性,则提示该病灶为良性,不必再行组织穿刺组织活检及手术。对于钼靶或超声检查已诊断为乳腺癌的患者,应用 BSGI 可以检出对侧或同侧乳腺 X 线摄影及超声漏诊的病灶,有助于指导方案选择。一项病理证实为 138 例新发乳腺癌回顾性分析发现,其中 15/138(11%)经钼靶或超声诊断为乳腺癌的患者,BSGI 又在同侧或对侧发现漏诊恶性病灶。

3. 评估治疗反应性　对于多数核素显像结果,通常病灶对放射性摄取越高的患者治疗反应性越差。BSGI 是功能学检查,在临床应用中具有一定的优势,不受乳腺组织密度、假体植入、结构扭曲或外科手术及放疗瘢痕的影响。但在临床应用中也存在一些不足:①该显像方法为平面显像,无法显示所有乳腺组织,特别是乳腺后位组织,难以准确反映病灶的确切位置和大小。②对于较大的乳房,不能完全显示在探测器视野内,需要增加显像的体位。对于腋窝可疑病灶,同样需要增加腋尾位的显像。③在诊断中存在假阳性和假阴性。假阳性:血流灌注丰富或新陈代谢活动增加;纤维腺瘤、淋巴结、乳头状瘤、非典型性增生、乳腺小叶原位癌、乳腺纤维囊性变、脂肪坏死、炎症;假阴性:微小病变、显像剂低摄取肿瘤(某些一级浸润性导管癌,某些乳腺导管内原位癌)、被本底掩盖的病灶、靠近胸壁的乳腺病灶或腋窝处的病灶。因此在临床中,BSGI 在乳腺癌的诊断中需要与现有的乳腺 X 线图像、其他乳腺影像以及活检结果相结合。

二、正电子发射计算机断层扫描/电子计算机断层扫描(PET/CT)

PET/CT 是将 PET 图像和 CT 图像进行融合配准显示。PET 是利用正电子核素(^{11}C、^{13}N、^{15}O、^{18}F)标记的示踪剂引入体内后,在靶器官内聚积,这些核素在衰变过程中发射出正电子,与周围物质中的电子相互作用,发射出方向相反、能量相等(511 keV)的光子。PET 显像采用互成两个探测器来探测湮灭辐射光子,从而获得体内正电子核素示踪剂分布图,显示病变的位置、形态、大小和代谢功能。PET 可以显示病灶病理生理特征,更容易发现病灶;CT 图像可以精确定位病灶,显示病灶结构变化,一次成像可将功能成像和解剖显像进行融合显示。

(一) 显像原理

^{18}F-FDG(2-Fluorine-18-Fluoro-2-deoxy-D-glucose,2-氟-18-氟-2-脱氧-D-葡萄糖)是葡萄糖类似物,是临床最常用的显像剂。静脉注射^{18}F-FDG 后,在葡萄糖转运蛋白通过细胞膜转运到细胞内,细胞内的^{18}F-FDG 被己糖激酶磷酸化,生成 FDG-6-磷酸,不能进一步代谢,滞留在细胞内(细胞内滞留 FDG 越多,组织细胞对葡萄糖消耗量越大,组织摄取量越大)。绝大多数恶性肿瘤细胞分裂增殖比正常细胞快,能量消耗相应增加,葡萄糖是组织细胞能量的主要来源之一。因此,肿瘤细胞内可积聚大量^{18}F-FDG,经过 PET/CT 显像可以显示肿瘤的部位、形态、大小、数量及肿瘤内的放射性分布。除肿瘤组织外,体内炎性、代谢活跃的组织也可同样表现出^{18}F-FDG 摄取增加,同时大脑、心肌和泌尿生殖道还存在生理性摄取。

(二) 显像方法

受检者禁食 4~6 h,血糖浓度低于 11.1 mmol/L,在身心平静状态下,按照 3.7 MBq/kg 剂量在可疑病灶对侧的手臂静脉注射^{18}F-FDG。注射药物后,安静休息约 60 min 后行常规扫描。CT 扫描参数为 120 kV、150 mA,层厚 3.75 mm;PET 扫描采集 6~7 个床位,每个床位采集 2~3 min。采集完成后应用 CT 数据对 PET 图像进行衰减校正,利用迭代法重建后进行图像融合。

(三) 适应证

PET/CT 全身显像是已知或可疑复发患者分期和再分期的首选检查方法,有助于发现晚期乳腺癌(LABC)和炎性乳腺癌(IBC)局部区域淋巴结转移及远处转移。妊娠期者禁忌此项检查。

(四) 临床应用

1. 诊断肿瘤原发病灶(图 2-4-3,图 2-4-4)　^{18}F-FDG PET/CT 显像能明确病变的位置、形态、大小、数目,与邻近器官和组织的改变,以及显像剂摄取的程度、范围等信息,在乳腺癌的诊断中具有很高的价值。^{18}F-FDG 在诊断乳腺肿瘤良恶性时,主要依赖肿瘤细胞对葡萄糖摄取的高低来进行鉴别。乳腺癌通常表现为^{18}F-FDG 代谢明显增高,SUVmax 通常>3.0,如果肿块中央有液化坏死时,坏死区可呈代谢缺损改变。^{18}F-FDG PET/CT 对原发性乳腺癌的诊断敏感性达到 68%~96%,特异性为 84%~97%。但是一些前瞻性研究证实^{18}F-FDG PET/CT 在乳腺癌诊断上存在一定局限性:①直径<10 mm 的肿瘤;②组织学类型分化良好的肿瘤;③浸润性小叶癌。

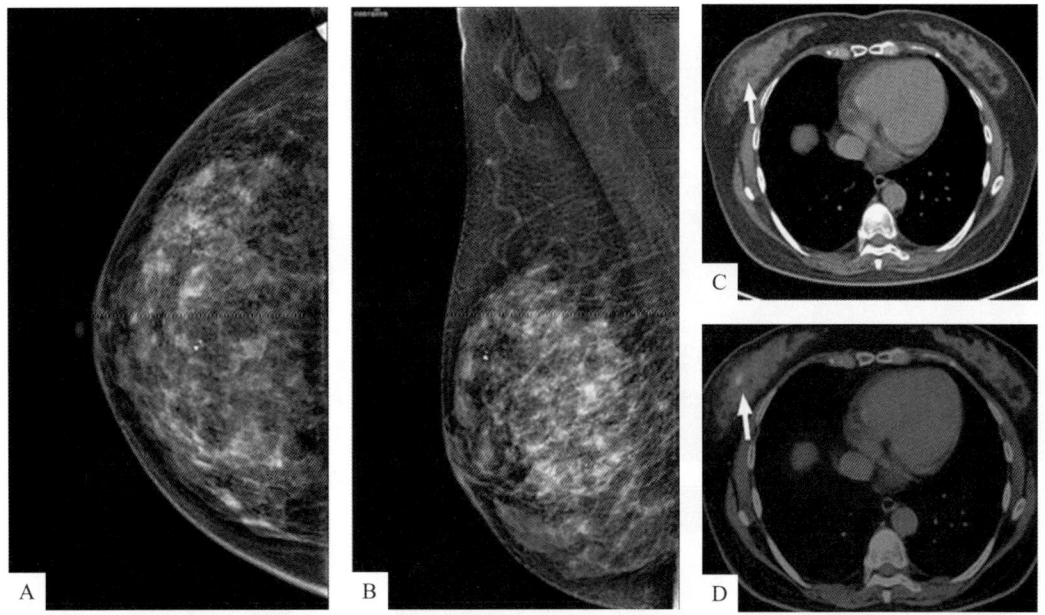

图2-4-3 高级别导管原位癌 女,63岁。乳腺X线摄影,CC位(A)和MLO(B)位右乳外侧结构扭曲伴细小多形性钙化,BI-RADS 4C类。(同一患者)静脉注射252 MBq ^{18}F-FDG后行PET/CT检查横断位(C、D)见乳腺外下象限局灶放射性摄取增高灶(箭)。术后病理:高级别导管原位癌。

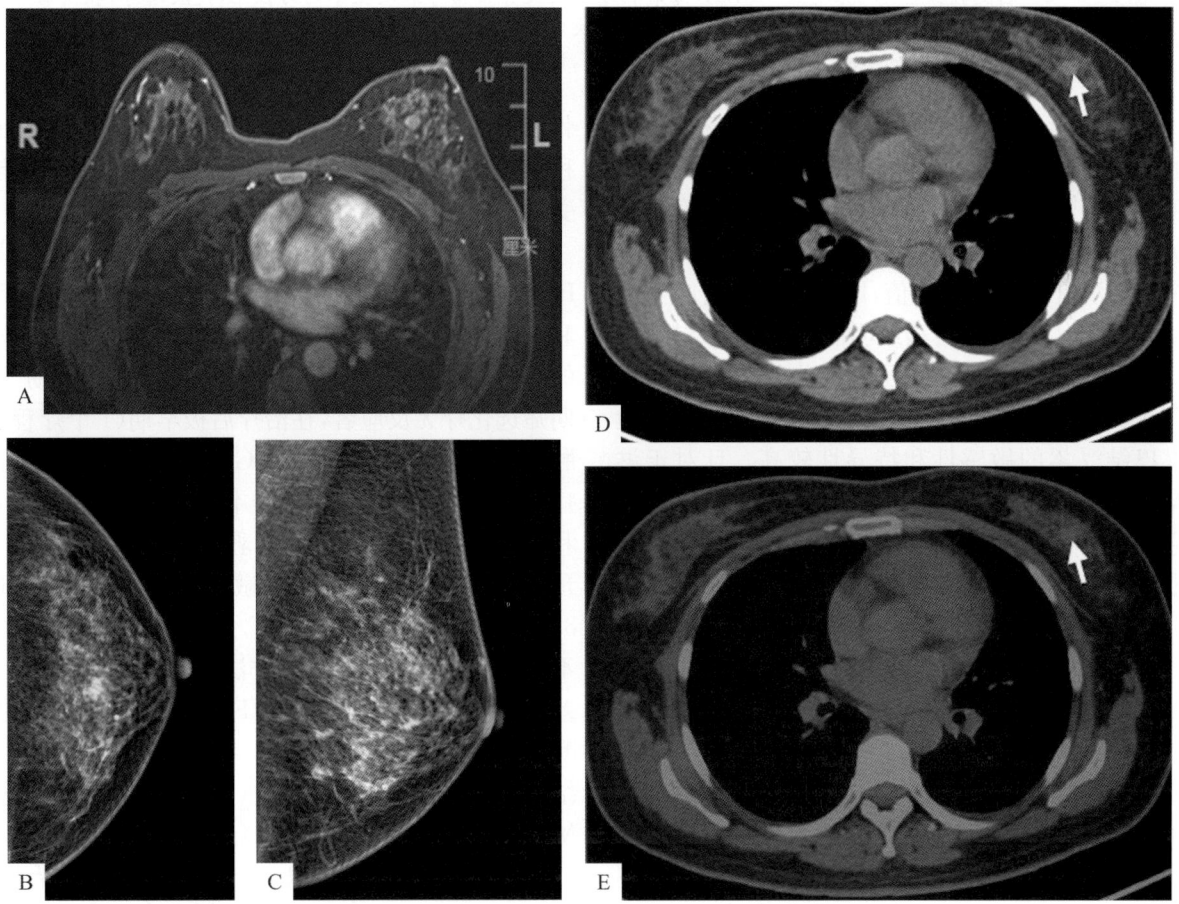

图2-4-4 左侧乳腺癌 乳腺增强横断位MRI(A)见左乳小肿块样强化灶(箭),BI-RADS 3类;X线摄影CC位及MLO位(B、C)图像见左乳中央区局灶性密度改变(箭),考虑良性改变;^{18}F-FDG PET/CT图像(D、E)见左侧乳腺小结节影(箭),未见放射性摄取异常增高。

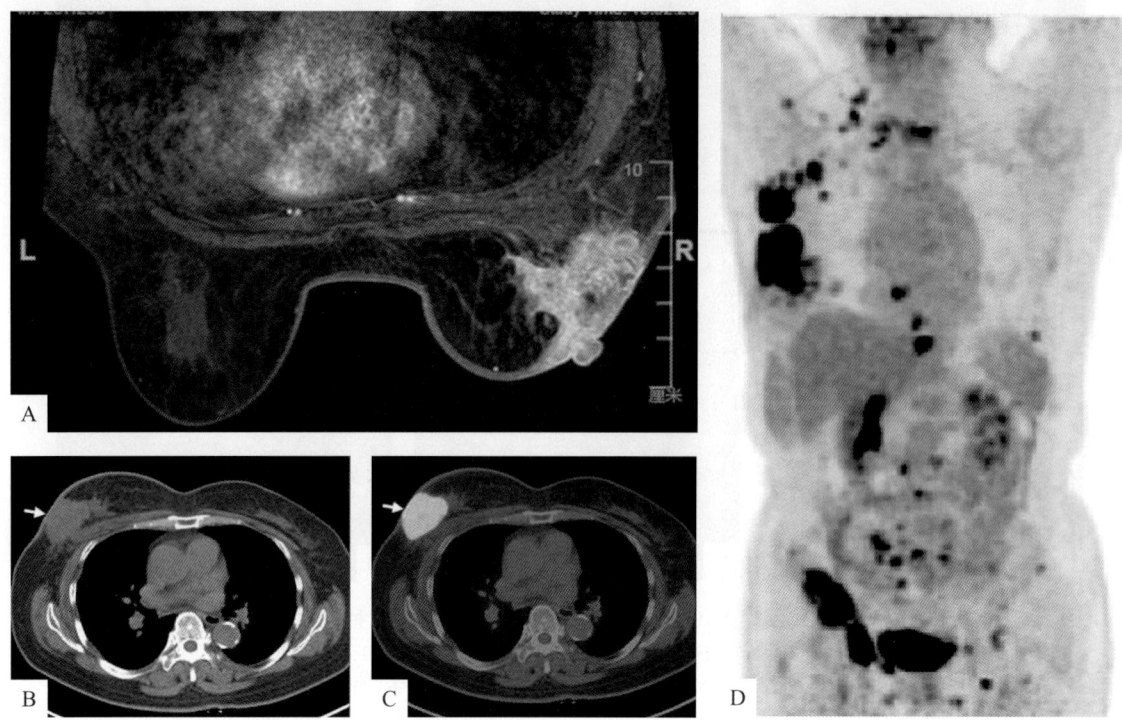

图 2-4-5 右侧乳腺癌　乳腺增强 MRI(A)上右乳外上较大异常信号肿块呈不均匀强化,皮肤增厚,乳头凹陷。^{18}F-FDG PET/CT 图像(B、C)见右侧乳腺不规则肿块(箭),累及皮肤、胸壁,放射性异常浓聚。全身 PET/CT MIP 图(D)见右侧乳腺癌累及皮肤、胸壁,伴右侧颈部、锁骨上、腋窝淋巴结转移,多发骨转移。

2. 诊断淋巴结转移(图 2-4-5)　乳腺癌最常见的转移途径是淋巴结转移,且淋巴结转移与否是乳腺癌预后的重要指标之一,且与患者生存率高度相关。对于早期乳腺癌的女性患者,常规 PET/CT 腋窝分期没有临床应用价值,既无法替代前哨淋巴结活检,亦无法检测微转移或明确转移淋巴结数目,且反应性淋巴结还存在假阳性摄取。^{18}F-FDG PET/CT 可用于评估腋窝以外的淋巴结转移,其检测淋巴结受累的敏感性和特异性较高。且对于淋巴结分期结果可能会改变治疗方案,是重要的预后信息。转移淋巴结与正常组织间有较高的放射性摄取比值,^{18}F-FDG 代谢增高,通常 SUVmax > 2.5。

3. 术后复发与远处转移灶探测　乳腺癌术后出现复发或远处转移,是乳腺癌患者最终死亡的重要原因,如何更早发现复发与转移显得尤为重要。而且乳腺癌术后患者解剖结构已发生改变,在鉴别术后瘢痕组织与复发病灶时,传统的影像学检查受到很大限制,而以代谢为基础的 PET/CT 检查受解剖结构改变影响较小。临床荟萃研究发现,^{18}F-FDG PET/CT 诊断乳腺癌转移及复发的敏感性为 93%,特异性为 99%。乳腺癌常见的远处转移部位有肺、骨骼、胸膜、肝脏、脑等,对于乳腺癌肺转移灶,当转移灶直径 <10 mm 时 ^{18}F-FDG 摄取不明显,可能与受到呼吸运动和部分容积效应影响有关。

4. 治疗反应评估(图 2-4-6)　^{18}F-FDG PET/CT 是临床上乳腺癌患者远处转移灶化疗反应和新辅助疗效评估反应的显像方法之一,具有较高的敏感性。研究发现 ^{18}F-FDG PET/CT 有助于早期筛选化疗无反应者,在治疗后极早期(1个疗程后)肿瘤组织治疗前后 ^{18}F-FDG 代谢的变化即能对化疗反应作出预测。一项大样本荟萃分析比较了 MRI 和 ^{18}F-FDG PET/CT 对于乳腺癌新辅助化疗疗效预测比较,结果显示 MRI 敏感性和特异性分布为 88%、55%,^{18}F-FDG PET/CT 为 71%、77%。且不同治疗时间点两种评价方法预测准确性存在一定差异,在新辅助化疗期间,^{18}F-FDG PET/CT 的诊断特异性高于 MRI(69% vs 42%),而在新辅助化疗结束后,MRI 敏感性较高(88% vs 57%)。说明 MRI 能够更好地评估治疗后的残留肿瘤负荷,而 ^{18}F-FDG PET/CT 可以更好地评价乳腺癌治疗期间的疗效反应。对于浸润性小叶癌与乳腺导管内原位癌 ^{18}F-FDG 摄取较低的肿瘤,^{18}F-FDG PET/CT 不宜用于评估此类患者新辅助疗效。

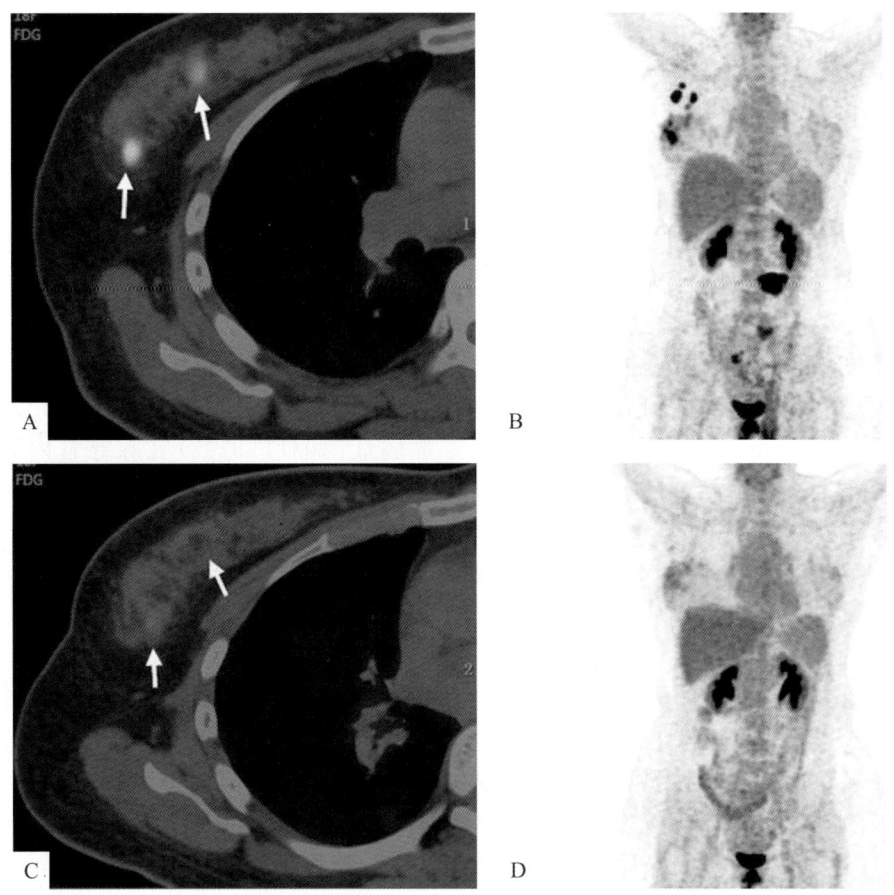

图 2-4-6 右侧乳腺浸润性导管癌 ^{18}F-FDG PET/CT 图像(A、B)上见右侧乳腺致密影(箭),伴^{18}F-FDG 代谢异常增高;新辅助化疗两程后,^{18}F-FDG PET/CT 图像(C、D)发现原右乳多处致密同前(箭),^{18}F-FDG 代谢程度较前明显减低。

5. 辅助判断病理类型 乳腺癌患者不同病理类型是影响肿瘤^{18}F-FDG 摄取的重要因素。由于浸润性小叶癌(ILC)肿瘤细胞密集度低且呈弥漫性浸润,故 ILC 肿瘤病灶 SUVmax 值比浸润性导管癌(IDC)低。PET 关于乳腺癌的诊断研究表明,ILC 假阴性病例占 65%,IDC 假阴性占 24%,1 级 IDC、乳腺小管癌和低中级 DCIS 肿瘤病灶 SUVmax 值均较低。激素受体的状态,ER/PR(-)病灶 SUVmax 值高于 ER/PR(+),在大多数研究中 HER2(+)和 HER2(-)患者 SUVmax 值没有区别,三阴性乳腺癌患者 SUVmax 值较高。增殖指数高(Ki-67 表达)、p53 突变的肿瘤 SUVmax 值较高。

三 乳腺专用 PET

正电子发射乳腺显像(positron emission mammography,PEM)即乳腺专用 PET 扫描仪。目前传统的 PET、SPECT 均针对全身显像进行设计,体模研究重建分辨率为 5~6 mm,临床实践中重建分辨率为 10 mm 左右,对于微小肿瘤灶难以检出。因此对于全身显像设备,图像分辨率较低,无法满足局部微小病灶的诊断需求。此外,PET 对于肿块的检出效能不仅依赖肿块大小,也受肿块对显像剂摄取程度、肿瘤/背景摄取比值、呼吸运动的影响。近些年乳腺专用核医学成像设备的研发,旨在突破 PET 和 PET/CT 对早期乳腺癌微小病灶检测局限性。PEM 成像原理类似于 PET,但在成像分辨率和探测敏感性上高于 PET,其分辨率能达到 2 mm 以下。同时,PEM 扫描仪专用于进行乳房探测,其探测距离近,辐射剂量小,更有利于临床早期乳腺癌的检出。美国 Naviscan 公司生产的 PEM,是主要针对西方女性乳腺组织特点设计,采用的是双平板探测器二维成像模式。中国科学院高能物理研究所独立研发设计了 64 环的环形探测器 PEM 扫描仪,采取自然俯卧位采集图像,对乳房无任何挤压,能够获取完整三维图像,且其探测器环设计独特,专门用于亚洲女性较小的乳房使用。除此之外,

PEM 还具有注射剂量低,约为全身 PET 显像药物使用量 1/4~1/3;显像时间短,单侧乳腺扫描耗时约 5 min;造价低等优点。目前应用 ^{18}F - FDG PEM 显像对乳腺癌早期诊断、疗效评价以及 PEM 对致密型乳腺、高危人群中乳腺癌筛查等研究已不断在临床开展。

(一) 显像方法

受检者当日禁食 4~6 h 以上,确保空腹血糖低于 11.1 mmol/L,经健侧手背静脉注射显像剂 ^{18}F - FDG,注射剂量为 3.7 MBq/kg。注射后患者在安静、温暖环境内休息 60 min 后进行 PEM 检查。扫描参数,每个乳房扫描 4 min,采集完成后 PEM 图像经过迭代法重建后显示。

(二) 适应证

乳腺肿瘤局部病灶范围评估,尤其无法耐受 MRI 检查者;评估对初次化疗反应性;区分瘢痕和复发性癌症。

(三) 正常图像

^{18}F - FDG PEM 图像上,正常乳房呈圆锥形,边界清楚,整个乳腺示踪剂呈细颗粒状均匀分布。腺体从乳房底部逐渐延伸至乳头部聚拢,边界清晰,示踪剂摄取略高于周边脂肪组织,乳腺后部近胸壁处有少许伪影。乳头可有较高的生理性示踪剂摄取。

(四) 临床应用

1. 用于可疑乳腺病变的诊断(图 2-4-7~图 2-4-9) 一项包含 229 例乳腺癌和 49 例乳腺良性病变患者的研究,发现乳腺癌病灶 PEM SUVmax 均值为 10.96±6.93,乳腺良性病变的 PEM SUVmax 均值为 6.61±4.21,两者之间存在明显差异,说明 PEM 检查乳腺癌患者 ^{18}F - FDG 摄取明显高于良性病变。另外一项纳入 77 例受试者研究,发现 92 个可疑病灶,其中 48 个为肿瘤病灶(平均浸润直径:21mm);其中 PEM 发现了 43/48(90%)的肿瘤病灶:10/11(91%)乳腺导管内原位癌和 33/37 (89%)浸润性乳癌;其中假阴性病例:直径 25 mm ILC 1 例,IDC - DCIS 2 级 3 mm 病灶 1 例,IDC(管状的)1 级 10 mm 直径病灶 1 例,2 级 DCIS。对于 PEM 显像假阳性诊断主要包括纤维腺瘤、非典型增生、脓肿和脂肪坏死。一项关于 PET、PEM 和 MRI 诊断乳腺癌的对比研究表明,PEM 诊断乳腺已知病灶的敏感性为 93%,对未知病灶的敏感性为 85%,明显高于全身 PET/CT,且对未知病灶的检出能力高于 MRI,但是同样有研究表明 MRI 和 PEM 在检测同侧乳腺额外病灶能力几乎相同。

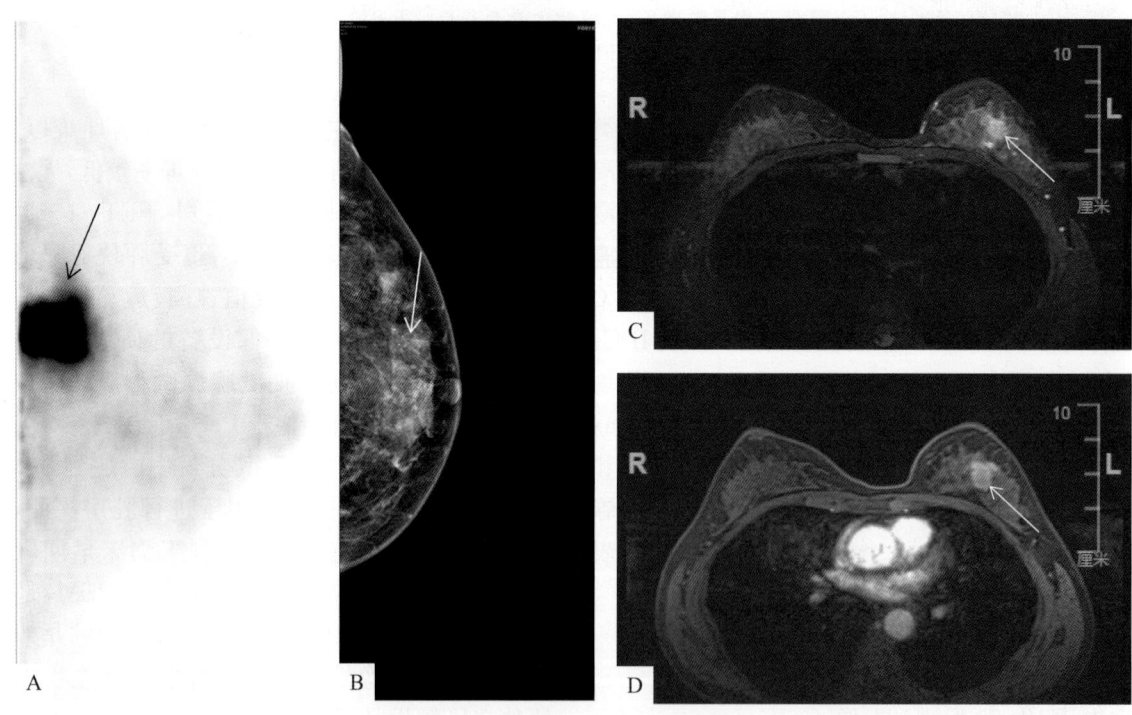

图 2-4-7 浸润性导管癌 乳腺专用 PEM LCC 位(A)左乳外上象限见 ^{18}F - FDG 代谢异常增高灶(箭),考虑为恶性肿瘤;乳腺 X 线摄影 LCC 位(B)左乳外上象限簇状钙化灶伴局限性不对称致密(箭),BI - RADS 4A 类;乳腺增强 MRI(C、D)左乳外上带不规则肿块(箭),T2WI 上稍高信号,增强后不均匀强化,BI - RADS 4B 类;术后病理:浸润性导管癌。

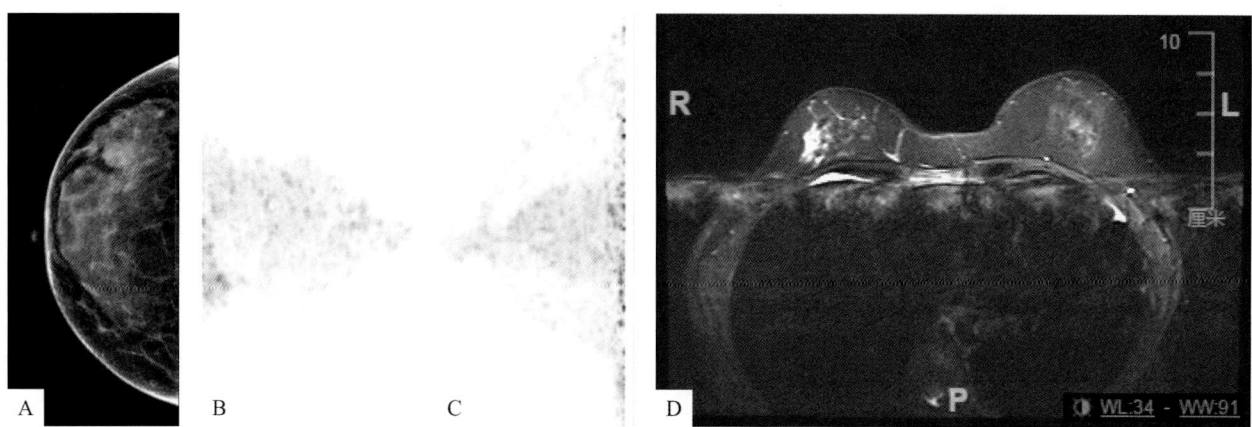

图 2-4-8 导管原位癌　乳腺 X 线摄影 RCC 位(A)乳腺弥漫分布钙化,外上方呈簇状分布,BI-RADS 4B 类;PEM 显像(B)未见 ^{18}F-FDG 代谢异常增高灶;术后病理证实为乳腺黏液腺癌;另一患者乳腺增强磁共振(D)见右乳乳腺外侧非肿块强化(箭),增强后强化不均匀,BI-RADS 4C 类;PEM 显像(C)未见 ^{18}F-FDG 代谢异常增高灶,术后病理导管原位癌。

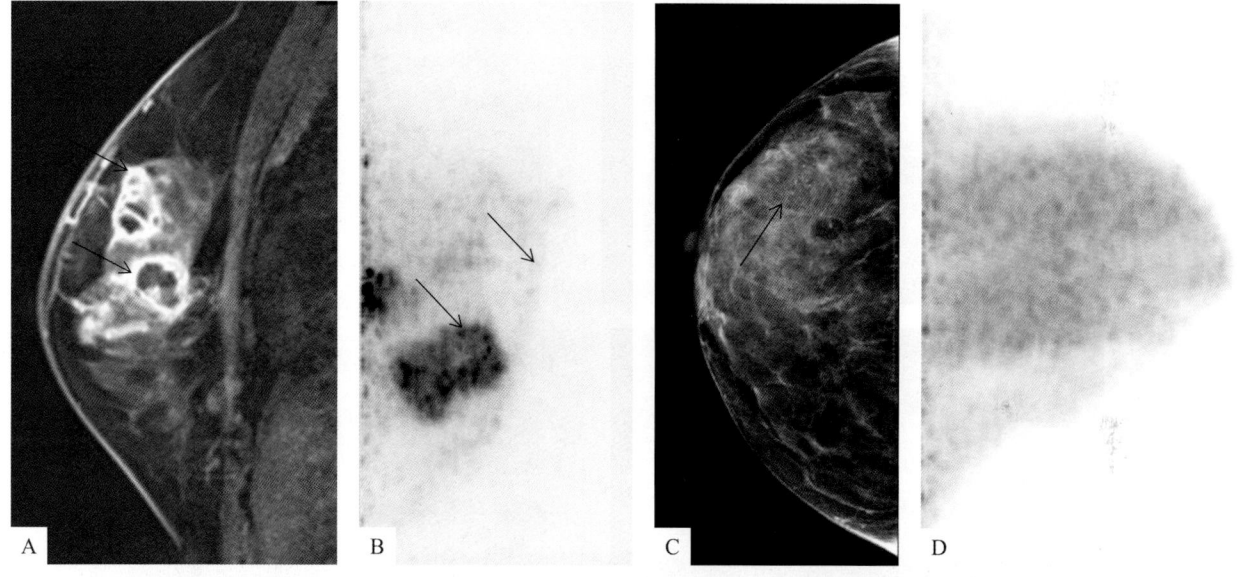

图 2-4-9 乳腺良性病变　乳腺增强 MRI(A)显示右乳内侧(以内上为主)段样分布多发环样非肿块强化(箭),炎性可能大,BI-RADS 4A 类;PEM 显像 RCC 位(B),内上象限两处放射性摄取不均匀性增高团块影(箭);病理:大量炎性坏死组织。另一患者,乳腺 X 线摄影 RCC 位(C)显示右侧乳腺弥漫分布钙化,外上方呈簇状分布(箭),BI-RADS 4B 类;PEM 显像 RCC 位(D)显示右侧乳腺未见 ^{18}F-FDG 代谢异常增高灶;术后病理:右侧乳腺病伴纤维瘤形成。

2. 诊断淋巴结转移(图 2-4-10)　对于乳腺 PEM 淋巴结诊断,需要配备单独的腋窝采集设备,进行腋窝区域显像方可进行诊断,目前该方面尚处于初步应用阶段。

3. 治疗反应评估(图 2-4-11,图 2-4-12) ^{18}F-FDG 摄取程度代表肿瘤活性,在治疗 2 疗程后进行 PEM 显像,可以评估乳腺病灶及淋巴结病灶化疗后早期反应。

目前 PEM 显像在初诊乳腺癌患者的治疗、新辅助化疗疗效评价以及对致密型乳腺或高风险人群的检测发面均处于研究阶段,还需更多临床数据验证应用价值。同时在临床应用中也存在一些不足:①对于乳腺腺体较小的患者,垂直长度不够,容易造成漏诊,此时需要联合全身 PET/CT 显像诊断(图 2-4-13)。②对于位于腺体腋尾侧,单纯乳腺 PEM 显像容易漏诊,需要联合全身 PET/CT 显像进行诊断。

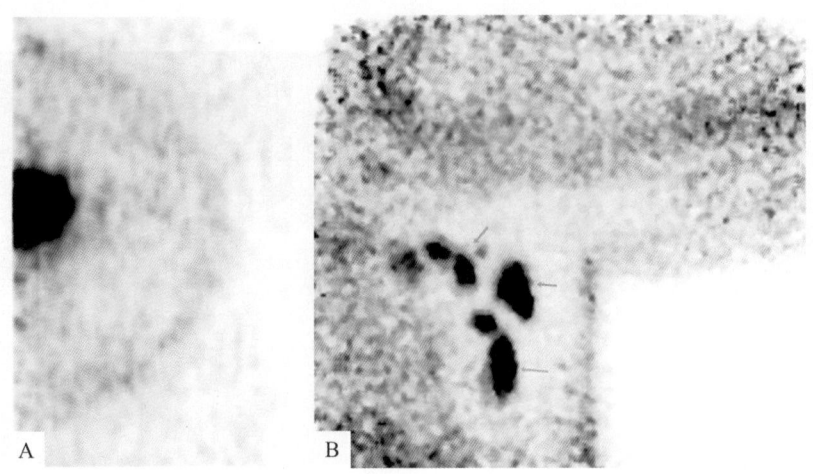

图 2-4-10 淋巴结转移 乳腺 PEM 显像 LCC 位(A)显示左乳深面内侧见肿块形放射性摄取增高灶;同一患者 PEM 显像左侧腋窝影像(B)显示左侧腋窝见转移淋巴结影伴 ^{18}F-FDG 代谢明显增高(箭)。

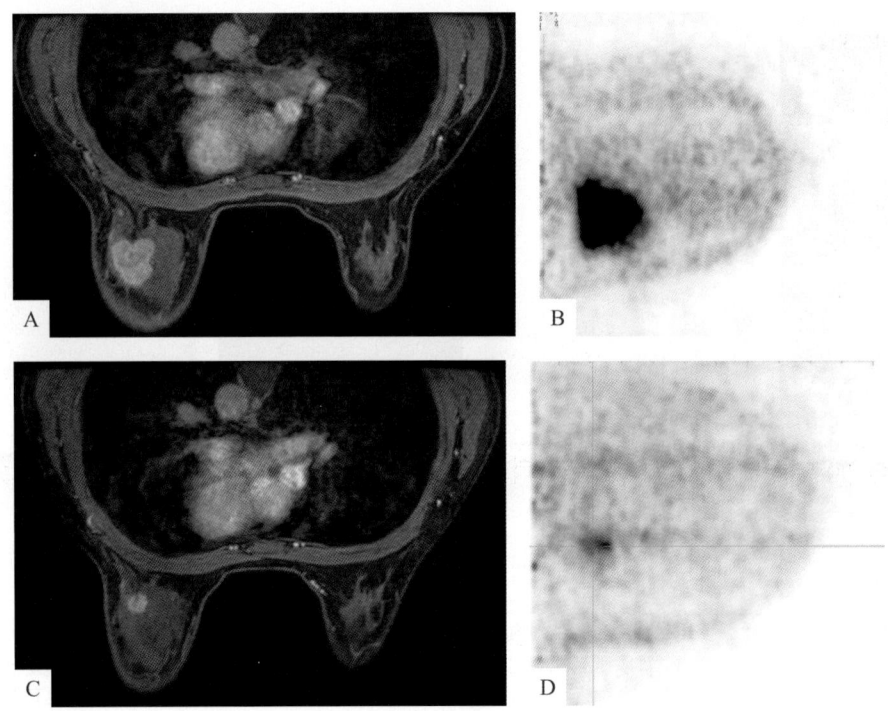

图 2-4-11 治疗反应评估 治疗前乳腺增强(A)及乳腺 PEM(B)左乳癌病灶图像;2 个疗程化疗后乳腺增强(C)及乳腺 PEM(D)左乳癌病灶图像,见乳腺肿块显著缩小,代谢程度显著降低,疗效评估 PMR。

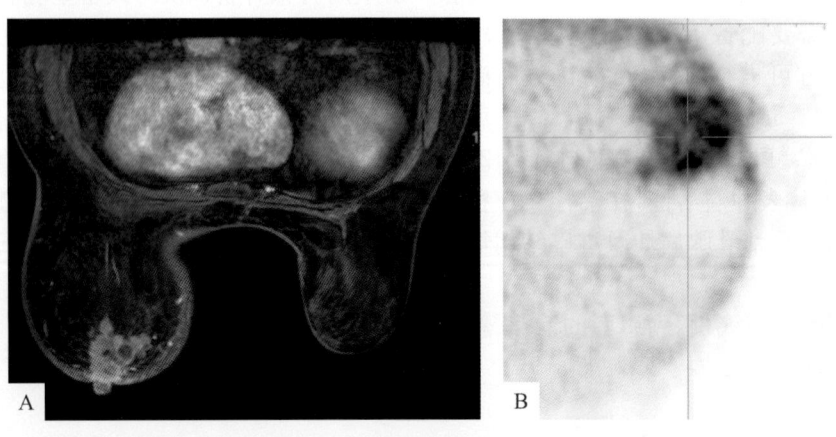

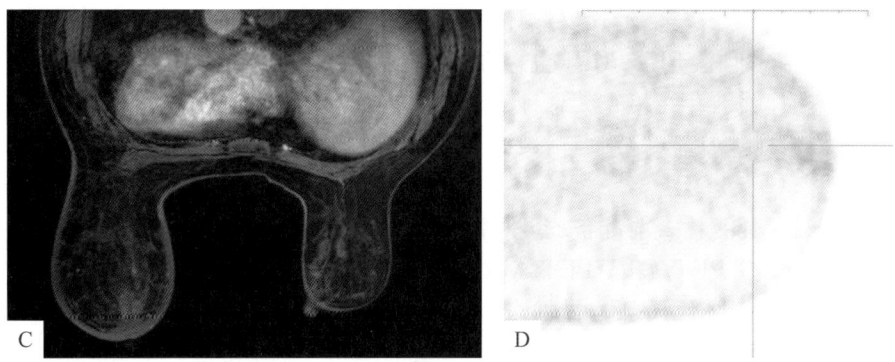

图2-4-12 治疗反应评估 治疗前乳腺增强(A)及乳腺PEM(B)左乳癌病灶图像;2个疗程化疗后乳腺增强(C)及乳腺PEM(D)左乳癌病灶图像,治疗后左乳病灶不明显,原病灶位置PEM图像上未见明显放射性分布,疗效评估CMR。

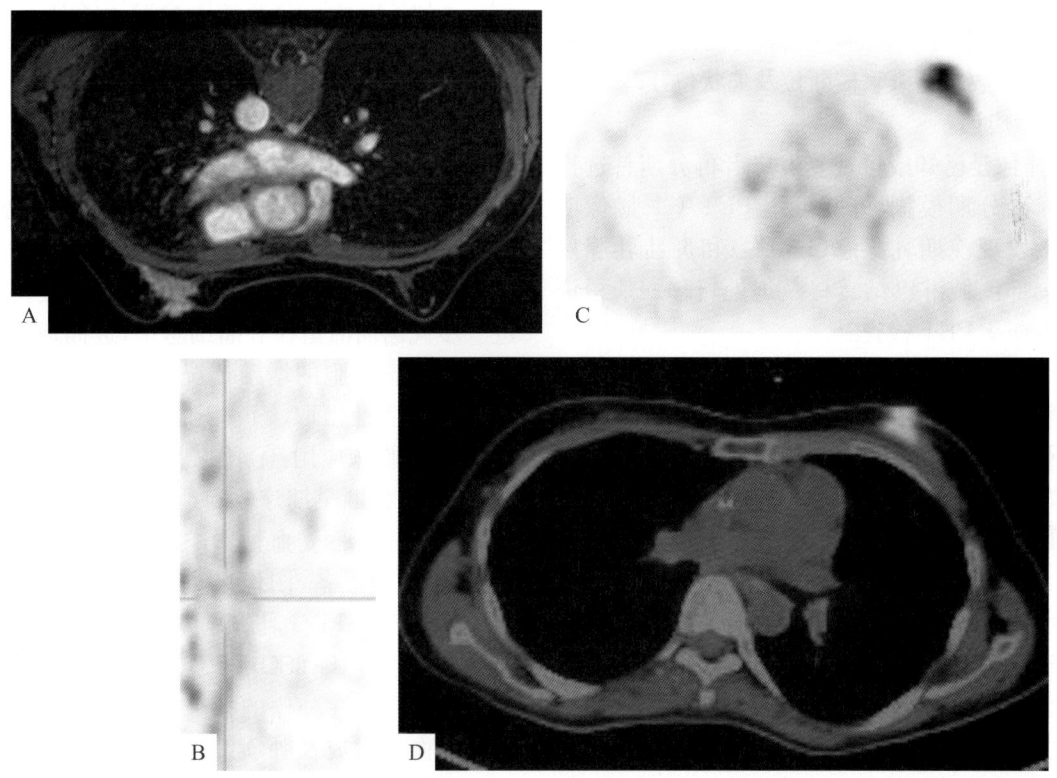

图2-4-13 左侧乳腺浸润性癌 左乳腺增强病灶(A)见非肿块强化,符合恶性肿瘤表现;随后进行乳腺PEM显像(B),左乳整体腺体形态较小,腺体内未见明显异常^{18}F-FDG代谢增高灶;进行全身PET/CT显像(C、D),见左乳乳头后方致密影,伴^{18}F-FDG代谢异常增高。穿刺病理证实为左乳腺浸润性癌。

四 正电子发射型磁共振成像(PET/MRI)

PET/MRI一体机是将PET和MR两种成像有机融合在一起的核医学分子影像设备。只需要一次扫描,能够同时完成PET和MRI检查,MRI能提供精细的解剖结构和形态学改变,PET是分子影像,能看到细胞的代谢、受体的表达情况,通过PET/MRI检查,将人体组织的精细结构、细胞的代谢和功能、疾病的分子表型等信息融为一体,实现1+1>2的效果。PET/MRI目前在临床应用主要集中于肿瘤、神经系统、心血管系统三大领域。PET/MRI包含多种分子探针以及MRI多参数和多序列,与PET/CT相比,其软组织分辨率高,辐射剂量极低。PET/MRI作为一种新兴的影像设备,尚无相关指南推荐其用于乳腺癌的诊断,但全球学者正持续探索其应用价值。全身^{18}F-FDG PET/MRI结合俯卧位乳腺磁共振线圈的局部增强PET/MRI显像是可靠的乳腺癌影像学检查技术,可准确评估乳腺癌原发灶、淋巴结和远处转移，对乳腺癌诊疗决策、治疗反应评估及预后预测具有重要价值。但是 PET/MRI 也存在技术复杂、费用高、检查时间长、存在检查禁忌证、设备普及率低等局限性。

（一）显像方法

对于 ^{18}F-FDG PET/MRI，检查前准备、药物注射、上机时间均同 ^{18}F-FDG PET/CT。PET/MRI 乳腺扫描方案为乳腺 PET 俯卧位局部扫描加全身 PET/MRI 扫描，具体为乳腺俯卧位局部扫描，采用乳腺专用线圈，采集 1 个床位，采集时间为 25 min，应用磁共振衰减校正，容积插入法摒弃扫描检查，MRI 扫描序列及参数包括 T1、fs T2、DWI、DCE、矢状位 fs T2。全身 PET/MRI 扫描，全身共扫描 4 个床位，每个床位 3 分钟，脑部采集 8 分钟，全身 MRI 扫描序列及参数包括 T1、横断位及矢状位 T2。

（二）适应证

全身显像是已知或可疑复发患者再分期首选检查方法；标准分期模糊/可疑可用 PET/CT 显像明确；有助于发现晚期乳腺癌（LABC）和炎性乳腺癌（IBC）的局部区域淋巴结转移及远处转移。禁忌证同 MRI 检查及 PET 检查。

（三）临床应用

1. **诊断肿瘤原发病灶及转移灶** 与 PET/CT 相比，MRI 和 PET/MRI 能更准确地界定肿瘤最大径，其良好的软组织分辨率和功能成像参数附加信息，可对制订手术方案和个体化治疗方案提供更大帮助，然而 3 种影像学方法在鉴别原发性乳腺癌病灶方面没有明显差异。PET/MRI 对原发灶的诊断能力优于 MRI 和 PET/CT，其原因主要是 MRI 评估原发灶及周围组织浸润的能力更强，能弥补 PET 不能有效发现较小病灶。乳腺癌最常见转移部位是骨，其次为肝和肺，与 PET/CT 相比，^{18}F-FDG PET/MRI 对骨病变，尤其是早期骨转移的检测具有更高的诊断可信度。一项针对 ^{18}F-FDG PET/MRI 评估乳腺癌骨转移的研究中，^{18}F-FDG PET/MRI 和 PET/CT 两者敏感性分别为 96% 和 85%，12% 的患者 PET/MRI 提示骨转移阳性，而 PET/CT 未发现骨转移，研究发现 PET/MRI 能比 PET/CT 更早发现乳腺癌患者的远处转移，特别是骨髓转移灶，但对肺转移的敏感性低于 PET/CT（80.5% 与 98%）。

2. **新辅助化疗评估** 很多研究致力于评估 PET 和 MRI 功能成像参数能否早期预测乳腺癌患者 NAC 的病理完全缓解，但是目前只存在一些小样本的探索研究，认为 PET/MR 功能成像参数在评估 NAC 治疗效果方面具有一定的价值，但研究及样本量都偏少，还需进一步验证。

五 其他 PET/CT 显像剂

目前对于临床上常用的 ^{18}F-FDG 显像剂外，还开发了多种其他类型显像剂，如代谢类、类固醇受体类、表皮生长因子受体类、细胞增殖类、乏氧类等可以诊断不同类型乳腺癌。常用的显像剂包括：3-脱氧-3-^{18}F-胸腺嘧啶（^{18}F-fluorine-fluorothymidine，^{18}F-FLT）、1-H-1-(3-^{18}F-2-羟基丙基)-2-硝基咪唑（^{18}F-fluoromisonidazole，^{18}F-FMISO）、16α-^{18}F-17β-雌二醇（^{18}F-fluorine-fluoroestradiol，^{18}F-FES）、^{68}Ga-人表皮生长因子受体显像（^{68}Ga-Human epidermal growth factor receptor-2，^{68}Ga-HER2）。

（一）^{18}F-FLT 乳腺显像

核酸的合成与代谢可以反映细胞的分裂增殖情况，其中 ^{18}F-FLT 是临床上常用研究肿瘤增殖最常用显像剂之一。^{18}F-FLT 与胸腺嘧啶结构相似，参与 DNA 的合成，但经胸苷激酶作用磷酸化后，不能进一步代谢而滞留在肿瘤细胞中，进而通过 PET 显像反映肿瘤细胞的增殖情况。对于 ^{18}F-FDG 无法鉴别的炎症性摄取，^{18}F-FLT 可以准确判断。^{18}F-FLT 主要临床应用：①乳腺癌治疗后监测病情及随访，特别是判断早期疗效和预测预后；②鉴别乳腺炎症。^{18}F-FLT 不受血糖影响，检查前无需空腹。禁忌证、检查前准备、图像采集、影像阅读和诊断及注意事项同 ^{18}F-FDG 乳腺显像（图 2-4-14）。

（二）^{18}F-FMISO

乏氧是恶性肿瘤的一个重要特性，其发生依赖于肿瘤血管生成及肿瘤细胞迅速的生长，从而引起肿瘤组织的氧供应和氧消耗的不平衡。肿瘤乏氧程度与患者生存率呈负相关，原发灶乏氧程度越高的患者局部控制率越低，预后越差；同时乏氧与肿瘤的复发和转移密切相关，乏氧不仅使肿瘤自身更具侵袭性，而且能引起肿瘤细胞的放化疗抵抗。乏氧显像剂 ^{18}F-FMISO 可以在乏氧组织中特异性浓聚，具有"肿瘤乏氧靶向性"，原理是 ^{18}F-FMISO 经静脉进入人体后，通过毛细血管被动转运进入细胞内，在黄嘌呤氧化酶的作用下，硝基基团被还原形成自由基阴离子，当氧分压正常时，该离子很快被再氧合，并被运送至细胞外；当氧分压低于正常时，该离子不能被再氧合，进一步被还原，结合细胞内大分子物质，积聚于乏氧细胞内，可进行乏氧显像。^{18}F-FMISO

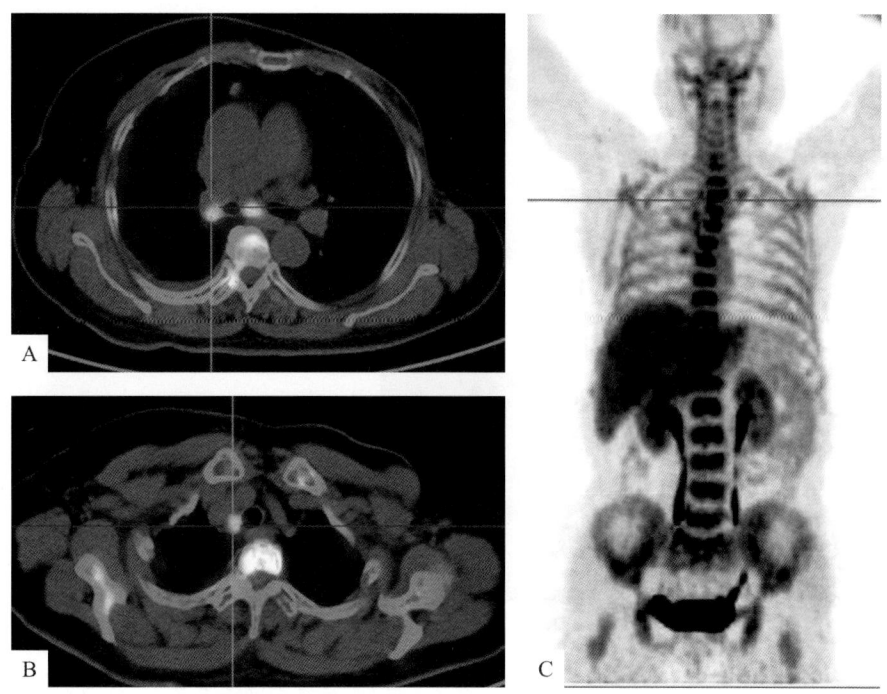

图2-4-14　左侧乳腺浸润性导管癌术后10年余 ^{18}F-FLT PET/CT图像（A、B）见右肺门及纵隔肿大淋巴结，FLT摄取异常增高，为乳腺癌转移淋巴结；全身MIP图（C）见胸部FLT高摄取灶，肝脏、肾脏以及输尿管生理性摄取。

显像可以在活体水平整体、无创地评价肿瘤的乏氧程度，用来鉴别肿瘤的良恶性、分期、疗效监测及预后评估。

（三）^{18}F-FES乳腺显像

^{18}F-FES是特异性的雌激素受体分子影像探针，其合成便捷、与雌激素受体高亲和力，是目前临床上使用最为广泛的ER受体显像剂。在乳腺癌的诊断中，多数乳腺癌细胞表面保留了正常乳腺组织细胞所含的类固醇激素受体，此类患者对给予抗激素治疗敏感。所以，采用类固醇激素受体作为显像剂能与乳腺癌细胞表面受体相结合，^{18}F-FES PET/CT显像能动态、定量、无创伤地检测乳腺癌原发灶和转移灶组织中雌激素受体表达水平和分布情况。^{18}F-FES不受血糖影响，检查前无需空腹。但注射^{18}F-FES前，需确认患者是否使用ER拮抗剂治疗，ER拮抗剂会与^{18}F-FES竞争结合ER。目前指南建议选择性雌激素受体调节剂，如他莫昔芬停药8周，而选择性雌激素降解剂，如氟维司群需停药28周后可进行^{18}F-FES检查。其他禁忌证、检查前准备、图像采集、影像阅读和诊断及注意事项同^{18}F-FDG乳腺显像（图2-4-15，图2-4-16）。

临床研究发现，肿瘤摄取^{18}F-FES程度与免疫组化检测的肿瘤ER密度有关，病灶内^{18}F-FES摄取高，提示癌细胞表面雌激素受体表达高，即乳腺癌的浸润性行为较低，对内分泌治疗较为敏感，适合行激素治疗；而阴性者表明癌细胞表面雌激素受体表达程度不高或不表达，一般不适合行激素治疗。因此，^{18}F-FES PET/CT主要用于乳腺癌内分泌治疗适应证的选择及乳腺癌靶向治疗后病情的监测及随访，特别是早期疗效的判断和预测预后。

（四）^{68}Ga-HER2显像

人表皮生长因子受体2（HER2）属于酪氨酸激酶的表皮生长因子受体家族，它诱导信号通路促进多种细胞过程，包括肿瘤细胞的生存、增殖、成熟、转移和血管生成有关，有抗细胞凋亡作用。25%～30%的乳腺癌患者会出现HER2基因扩增，导致其过度表达。曲妥珠单抗是一种重组IgG1单克隆抗体，它可以靶向性到达HER2的细胞外领域，临床上广泛应用于HER2过度表达的乳腺癌患者的治疗。肿瘤HER2表达可以在治疗期间发生改变，同一个患者转移灶间表达也会有所不同。因此，需要一种可重复的、无创性的检查方法来评价所有病灶HER2情况。使用特定放射性药物靶向HER2的PET显示出巨大优势，可以无创性检测出全身HER2阳性病灶，评估全身HER2状态和监测HER2靶向治疗反应，早期鉴别耐药患者（图2-4-17，图2-4-18）。

目前靶向乳腺癌HER2探针包括放射性核素标记的完整抗体、片段和亲合体。其中完整抗体分子

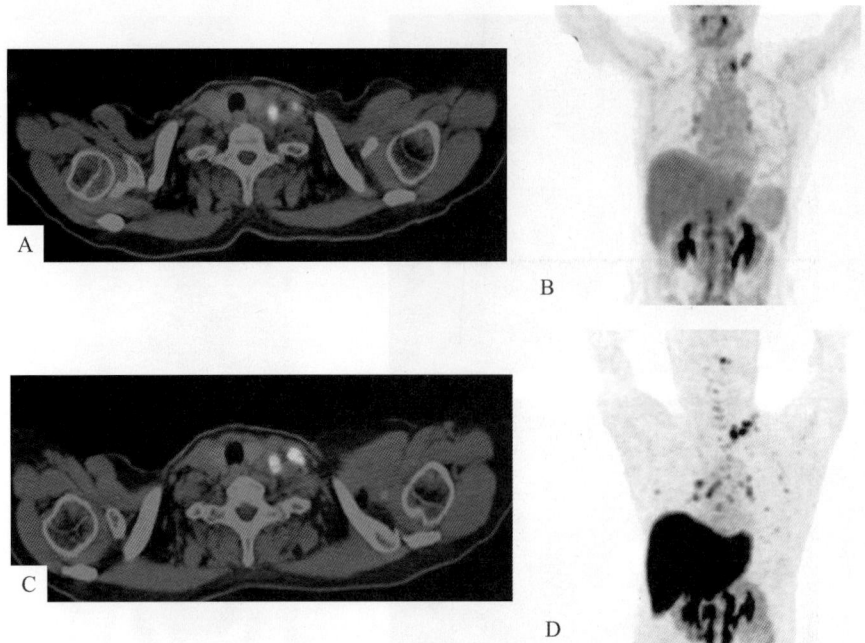

图 2-4-15 右侧乳腺癌术后 10 年余，Lumimal B 型，术后持续内分泌治疗 女，55 岁。^{18}F-FDG PET/CT 见（A、B）左侧锁骨上淋巴结 FDG 代谢异常增高，提示淋巴结转移；^{18}F-FES PET/CT 显像（C、D）在同样位置淋巴结 FES 高摄取，为 ER 高表达，该转移灶可继续内分泌治疗。

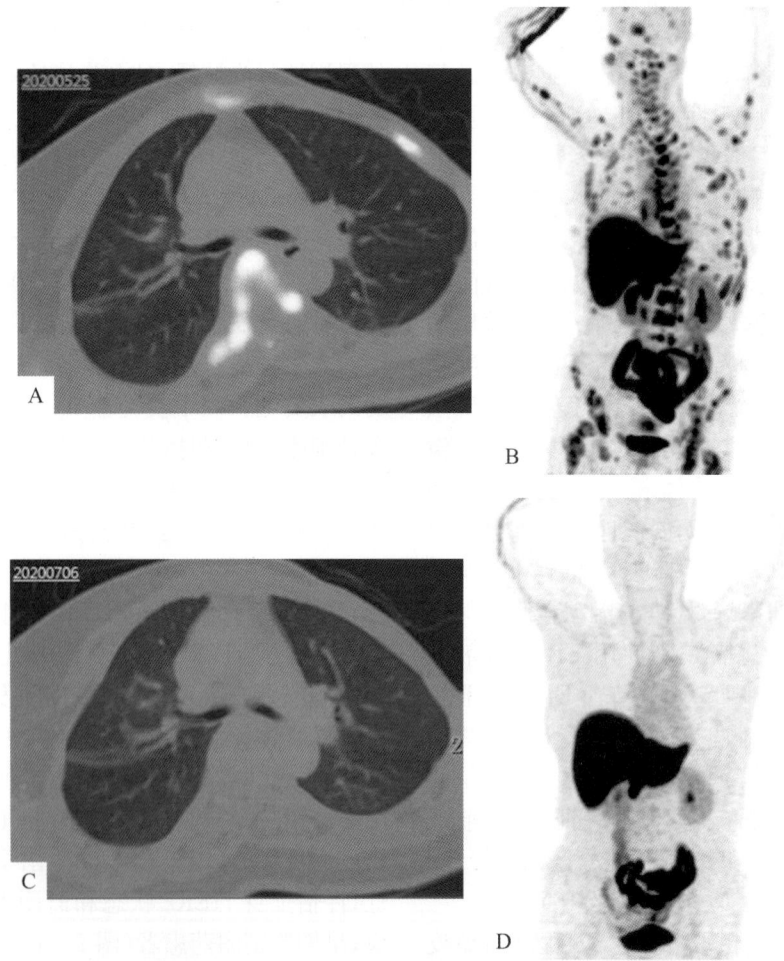

图 2-4-16 浸润性导管癌术后 女，49 岁。ER（90%，强阳性）；FES PET/CT 显像（A、B）提示全身广泛骨转移、肺转移，且 ER 高表达。给予内分泌治疗 2 个月后，复查 FES PET/CT 显像（C、D）提示全身广泛骨转移、肺转移，FES 摄取趋于本底，治疗反应良好。

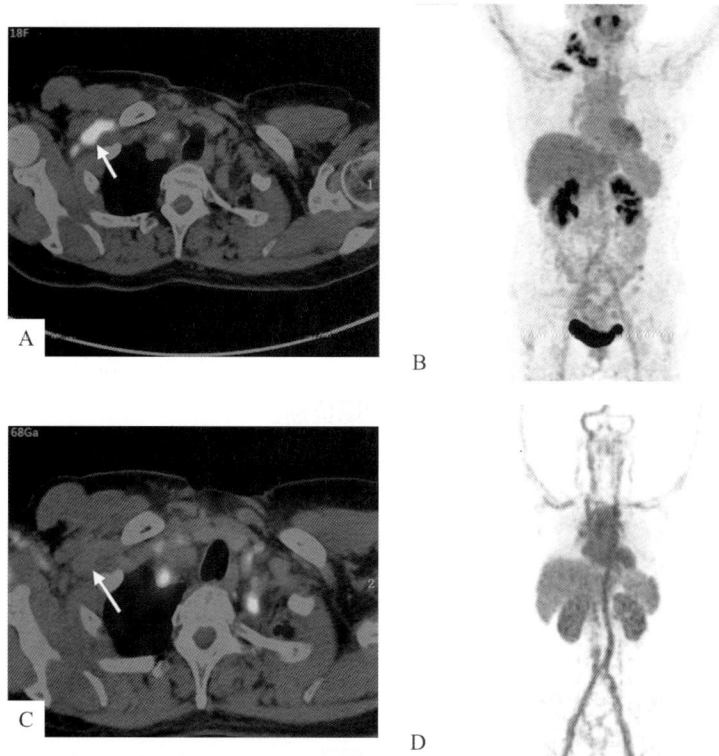

图 2-4-17 浸润性导管癌术后,HER2 阳性亚型;近期发现颈部肿大　^{18}F-FDG PET/CT(A、B)见右侧腋尖(箭)、锁骨上及颈部见淋巴结 FDG 高代谢灶,为转移淋巴结;^{68}Ga-HER2 PET/CT 显像(C、D)对应部位未见 HER2 异常摄取(箭),转移灶 HER2 表达阴性,提示患者不能进一步使用赫赛汀(注射用曲妥珠单抗)靶向治疗。

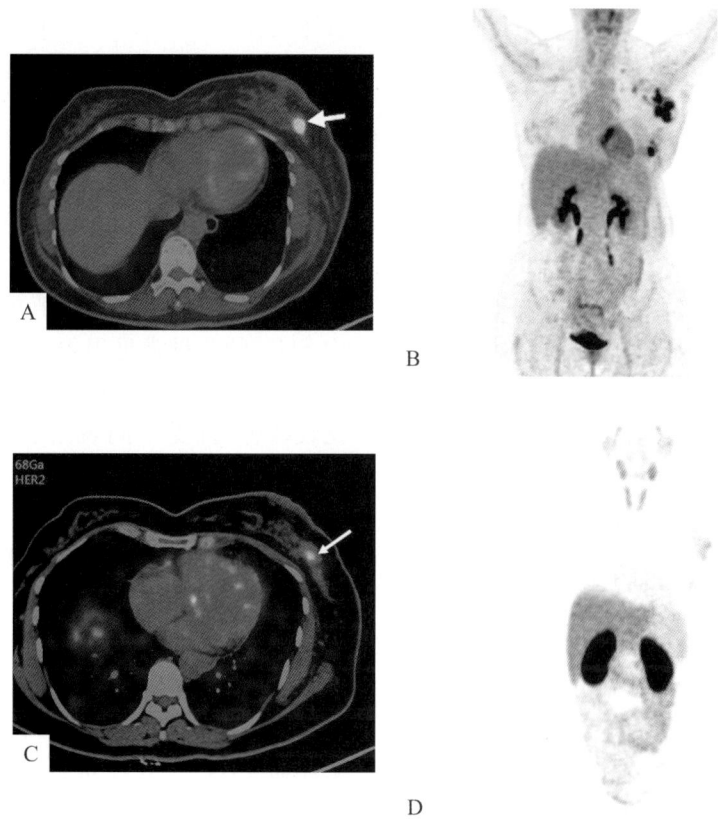

图 2-4-18 左侧浸润性乳腺癌,HER 2 阳性亚型　^{18}F-FDG PET/CT 显像(A、B)左乳外像腺多枚结节(箭),FDG 代谢增高,SUVmax=9.2;同样部位 ^{68}Ga-HER2 PET/CT 显像(C、D)提示 HER2 摄取增高(箭),SUVmax=4.3,提示为 HER2 高表达。

量较大,肿瘤穿透率低,最佳显像时间长,限制了其在分子影像中的应用;抗体片段药物动力学特性提高,但是注射量较大,安全性还有待进一步验证。亲和体(affibody)是为免疫球蛋白结合蛋白的替代物,也称为"人工抗体"。Affibody 分子是 58 个氨基酸组成的三螺旋结构,分子量小,结合区域与抗体-抗原相互作用区域相似,亲和力达到了 22 pmol/L。应用放射性核素 ^{68}Ga 标记亲和体进行靶向乳腺癌 HER2 PET 显像,对辅助患者制订个性化治疗方案、早期监测治疗反应,以避免无效治疗带来的毒副作用具有重要作用。

六 乳腺分子成像词汇与应用

标准伽马相机乳腺显像的描述分级标准与 BI-RADS 相似:1 类,双侧乳腺轻度、均匀放射性分布,未见异常浓聚;2 类,乳腺组织小片状或斑片状放射性摄取灶,且放射性分布与乳腺 X 线显像的解剖结构相对应;3 类,轻度或中度的弥散或斑片状放射性摄取,多出现在双侧,边界清晰;4 类,乳房或腋窝内局灶性放射性摄取灶;5 类,局灶性放射性浓聚灶或局灶性放射性轻度摄取灶伴腋窝放射性浓聚灶。其中 1~3 类定义为阴性,4~5 类定义为阳性。

应用:分析乳腺显像结果时,需要结合现有的乳腺 X 线图像、其他乳腺影像以及活检结果进行判定。对于孤立病灶除非其他乳腺影像或活检结果明确为良性病变,否则均应判定为恶性可疑病灶。针对乳腺 X 线摄影和超声上的未定性病灶,如果乳腺显像仍未能明确性质,考虑 MRI 或 BSGI 引导下穿刺活检。对于常规检查显示阴性,而乳腺显像肿块表现为显像剂轻度摄取和本底相当,可判定为良性病灶。乳腺显像中对于两侧乳头对称性摄取以及胸大肌轻度摄取均为判定为阴性显像;对于腋窝淋巴结摄取,放射性摄取增高并不能帮助判断是炎性/反应性淋巴结或者恶性淋巴结,若能与乳腺 X 线摄影显示的稳定淋巴结相对应,则判定为良性。

七 乳腺专用 PET 词汇与应用

(一) 常用词汇

PUVmax = PEM 最大标准化摄取值(单个 PEM 层面上感兴趣区域的最大体素摄取值)

LTB 比值 = 病灶最大摄取值(PUVmax)与本底平均摄取值之比

给定层面上,可自定义感兴趣区并半定量分析测定,具体步骤:①测量肿瘤部位最大的摄入量(PUVmax);②测量能够代表正常组织的本底平均摄取量;③研究发现 PEM 的 LTB 比值与 PET/CT 上的肿瘤最大摄取值与正常本底组织比值高度相关,对于≤1 cm 的肿瘤,PEM 图像上的 LTB 比值明显高于 PET/CT 图像上的 LTB 值。

(二) PEM 图像上半定量分析临床应用

(1) PEM 图像上 PUVmax 随着病灶直径增加而增加。

(2) 浸润性乳腺癌 PUVmax 值高于乳腺导管内原位癌。

(3) 浸润性乳腺癌分级(IDC)越高,PUVmax 值越高。

(4) LTB 比值越高预示 Ki-67 增殖指数($P = 0.47$)越高。

(5) HER2(+)乳腺癌患者 LTB 比值更高(PUVmax 值同样更高)。

(6) 三阴性乳腺癌患者 LTB 比值通常也较高。

八 PET/CT 词汇与应用

(一) 标准化摄取值

标准化摄取值(standard uptake value, SUV)是 ^{18}F-FDG PET/CT 显像评价病灶良恶性的重要参考指标。

$$SUV = 组织放射性活度(MBq/kg)/[(注射剂量(MBq))/体重(kg)]$$

标准化摄取值用于测量组织中示踪剂累计活度的最常用参数,为了测量 SUV,需将 2D 或 3D 图像上感兴趣区域(ROI)置于靶区(例如:肿瘤)的中央,通常恶性肿瘤中的 SUV 值更高。在 PET/CT 报告中 SUV 的 2 种常见报告方式:①SUVmean:合并多个体素信息,图像噪声对其影响不大,对 ROI 的定义比较敏感,且受不同观察者/观察者自身差异影响大。②SUVmax:ROI 内的摄取最高值,只要组织包含在 ROI 中,则与 ROI 定义无关,但更容易受到噪声的影响。SUVmax 最常用,它比 SUVmean 更少依赖于受检者且有更高的可重复性。

(二) 瘦体重标准化 SUV(SUL)峰值

应用 PET 对代谢性肿瘤疗效进行标准化定量评估时,需要一致且可靠的肿瘤活性测量方法,目前实体瘤 PET 疗效评价标准(PERCIST)推荐使用 SUL,其对患者体重依赖性降低。SUL 峰值是在肿瘤最大摄取范围内去 1 cm³ 的定点感兴趣区域进行测量,通过严格限定感兴趣区域的尺寸和位置,减少测量误差,还可以以肝脏活性作为参考标准研究不同时间检查 SUL 的误差变化。同时建议最后一次化疗与紧接的 FDG PET 检查至少间隔 10 d,外照射放疗需要更长的时间间隔。

根据 PERCIST,完全缓解表示所有有代谢活性的肿瘤消失;部分缓解表示治疗前后摄取最活跃的病灶的 SUL 峰值减低>30%,但此时治疗前后活性最强的病灶不一定是同一病灶;疾病进展表示峰值 SUL 增加>30%或肿瘤代谢进展或出现新病灶。对于测量多少个病灶目前没有明确规定。应用局限性是对于低 SUV 肿瘤,没有有效的 SUV 阈值。对局部晚期乳腺癌患者内分泌治疗疗效评估,没有 MR 灵敏,在他莫昔芬治疗后 7~10 d 会出现闪烁显像,伴有肿瘤 SUV 增加。

(李盼丽　宋少莉)

◆ 参考文献 ◆

[1] 黄钢. 影像核医学与分子影像[M]. 3 版. 北京: 人民卫生出版社,2016.
[2] 黄钱焕,徐宇平,杨敏. 乳腺癌 HER2 的 PET 显像临床研究进展[J]. 同位素,2019,32(6):431-438.
[3] 孙达,陈位君. 乳腺专用伽马显像(BSGI)技术的最新进针[J]. 中国医疗器械杂志,2015,(2):108-112.
[4] 谭辉,张宏伟,顾宇参,等. SPECT/CT 和乳腺专用伽玛显像对乳腺癌诊断价值的对比研究[J]. 复旦学报(医学版),2015,42(6):716-721.
[5] 阳依宏,赵军. PET/MR 多参数成像在乳腺癌中的应用进展[J]. 中华核医学与分子影像杂志,2022,42(8):494-498.
[6] Huppe AI, Mehta AK, Brem RF. Molecular Breast Imaging: A Comprehensive Review [J]. Semin Ultrasound CT MR, 2018,39(1):60-69.
[7] Goldsmith SJ, Parsons W, Guiberteau MJ, et al. Society of Nuclear Medicine. SNM practice guideline for breast scintigraphy with breast-specific gamma-cameras 1.0. J Nucl Med Technol, 2010,38(4):219-224.
[8] Weigert JM, Bertrand ML, Lanzkowsky L, et al. Results of a multicenter patient registry to determine the clinical impact of breast-specific gamma imaging, a molecular breast imaging technique [J]. AJR, 2012,198(1):69-75.
[9] Koo HR, Moon WK, Chun IK, et al. Background ^{18}F-FDG uptake in positron emission mammography (PEM): correlation with mammographic density and background parenchymal enhancement in breast MRI [J]. Eur J Radiol, 2013,82(10):1738-1742.
[10] Martin A Lodge. Repeatability of SUV in Oncologic ^{18}F-FDG PET [J]. J Nucl Med, 2017,58(4):523-532.
[11] Peterson LM, O'Sullivan J, Wu QV, et al. Prospective study of serial ^{18}F-FDG PET and ^{18}F-Fluoride PET to predict time to skeletal-related events, time to progression, and survival in patients with bone-dominant metastatic breast cancer [J]. J Nucl Med, 2018,59(12):1823-1830.
[12] Sarikaya I, Albatineh AN, Sarikaya A. Revisiting weight-normalized SUV and lean-body-mass-normalized SUV in PET studies [J]. J Nucl Med Technol, 2020,48(2):163-167.

第三章

乳腺影像报告与数据系统

一、概述

为规范乳腺影像报告书写及解读,乳腺影像报告与数据系统(breast imaging reporting and data system,BI-RADS)是第一个影像专用的标准化术语系统,它的广泛应用有效地减少了对乳腺影像解读和处理建议的沟通误解,还使得收集同行评审和影像检查的质控数据成为可能。

美国放射学院(ACR)于1992年出版了第1版BI-RADS,这是具有划时代意义的指南性文件,该指南包括报告结构构成、乳腺X线征象描述、最终诊断结果分类和相关处理建议。初版的BI-RADS还定义了筛查性与诊断性乳腺X线摄影之间的区别。1995年和1998年ACR根据初版使用反馈更新了两版BI-RADS。2003年BI-RADS第4版发布,除了原有的乳腺X线部分之外,新增了超声和乳腺MRI相关内容;同时为了更精确的诊疗,方便与临床和病理医生沟通,将BI-RADS 4类病变进一步细分为4A(恶性可能:>2%、≤10%)、4B(恶性可能:>10%、≤50%)和4C(恶性可能:>50%、<90%)。由于缺乏分割点,MRI的4类未进一步划分亚类。

目前国内外广泛使用的版本BI-RADS为2013年发布的(第5版BI-RADS),更注重不同影像检查方法间的术语统一,同时对乳腺纤维腺体分型做了一定的修订。

第5版的ACR BI-RADS主要包含三方面内容:乳腺X线摄影、超声检查和磁共振检查相关术语;规范化报告构成;日常临床应用指南。2024年BI-RADS第6版即将问世,再次对部分内容进行了更新。

随着最新版ACR BI-RADS的广泛应用于临床、相关乳腺影像专业术语出现于报告之中,这使得国内乳腺影像报告变得规范化、标准化,这有利于进一步提高乳腺病变诊疗质量。

二、乳腺X线BI-RADS词汇与应用

(一)乳腺构成

根据乳腺X线摄影图像上纤维腺体组织所占的比例将乳腺构成分为4类,为了不与BI-RADS评估类别相混淆,第5版BI-RADS以a、b、c和d来表示乳腺构成,取代之前的1,2,3和4。新版的BI-RADS乳腺构成分类不再以纤维腺体组织所占百分比为标准,这样突出了致密纤维腺体组织对潜在病变的遮蔽效应,因为BI-RADS编写委员会认为在实际临床诊疗中,乳腺密度对乳腺X线摄影敏感性的影响远远大于其对乳腺癌风险的预测作用。

1. a类 乳腺内几乎全是脂肪组织,乳腺X线摄影在此种情况下敏感性很高。

2. b类 乳腺内散在的纤维腺体致密影。

3. c类 乳腺组织不均匀致密,可能某些区域会遮蔽小肿块。

4. d类 乳腺组织极度致密,可能会使乳腺X线摄影的敏感性减低。

最新的第6版规定,如果双侧乳腺分属于不同的致密度类别,那么,双乳中致密度较大的一个被指定为乳腺X线摄影检查所见的致密度类别(图3-0-1)。

(二)影像学表现

2013版BI-RADS罗列了8类乳腺病变,其中主要的征象包括肿块、钙化、结构扭曲和不对称。

1. 肿块(mass) 肿块是指两个体位(CC位和MLO位)均可见,具有三维立体特征,可看到全部或部分外凸的边缘,中心密度比外周高。如果仅在一个体位发现的密度增高影,应归入"不对称性改变/病变"。肿块的特征需要从以下四个方面观察:大小、形态、边缘和密度。其中以边缘对肿块的性质判断最为重要。

(1)形态(shape):分3种,圆形,卵圆形和不规则形(图3-0-2)。第6版恢复了分叶状肿块的描

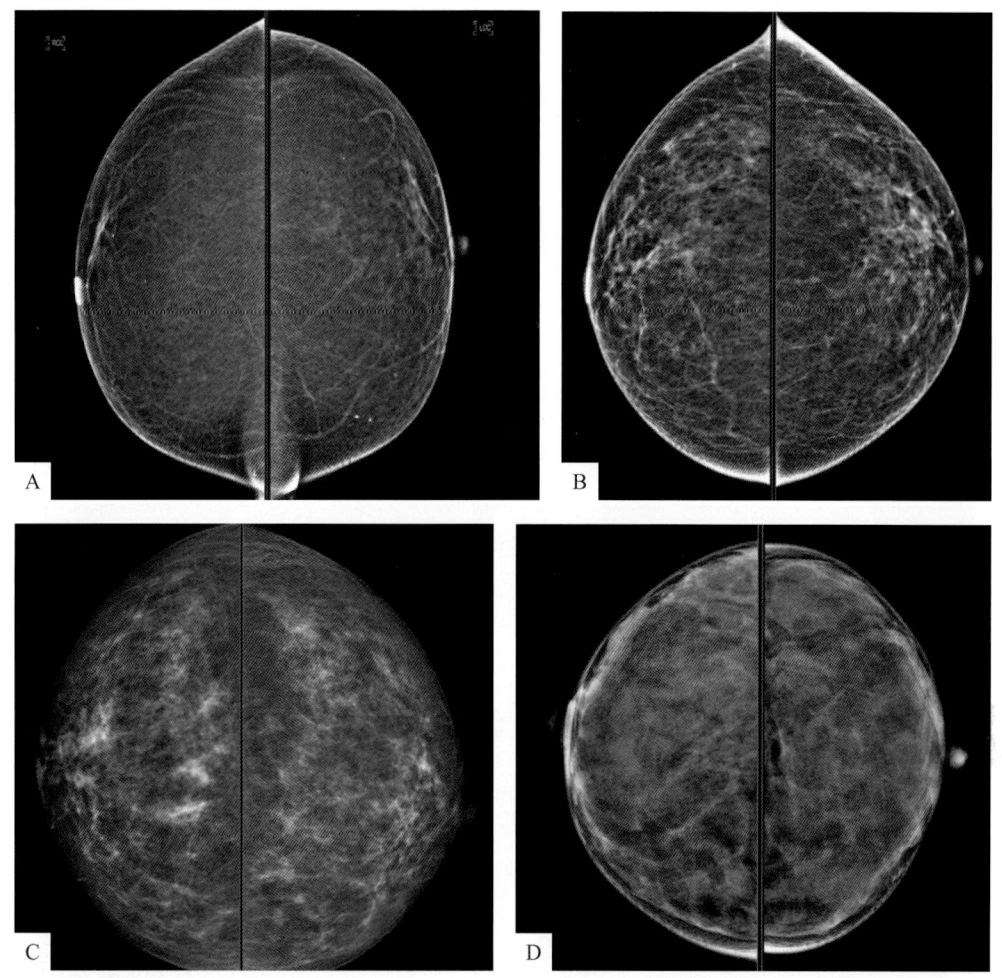

图3-0-1 乳腺结构分类　A.脂肪类；B.散在纤维腺体类；C.纤维腺体不均匀致密类；D.极度致密类。

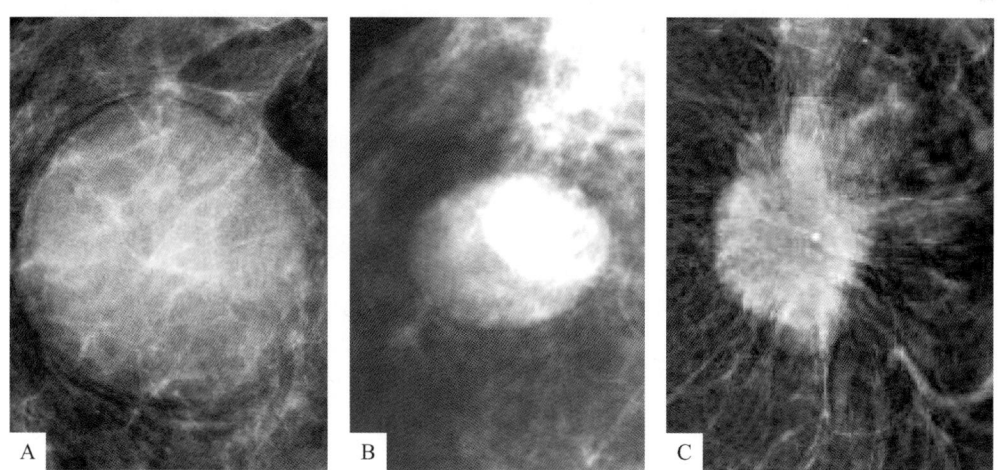

图3-0-2 肿块形态　A.圆形；B.卵圆形；C.不规则形。

述，指肿块表面外凸，形成3个及以上的柔和的分叶状外形。

（2）边缘（margin）："边缘征象"包括以下4种，清晰、遮蔽、模糊和毛刺状边缘（图3-0-3）。边缘清晰（circumscribed）是指肿块超过75%的边界与周围正常组织分界清晰、锐利，此征象常为良性表现；遮蔽（obscured）是指肿块被其上方或邻近的正常腺体组织遮盖而无法对肿块边缘做准确判断，一般用

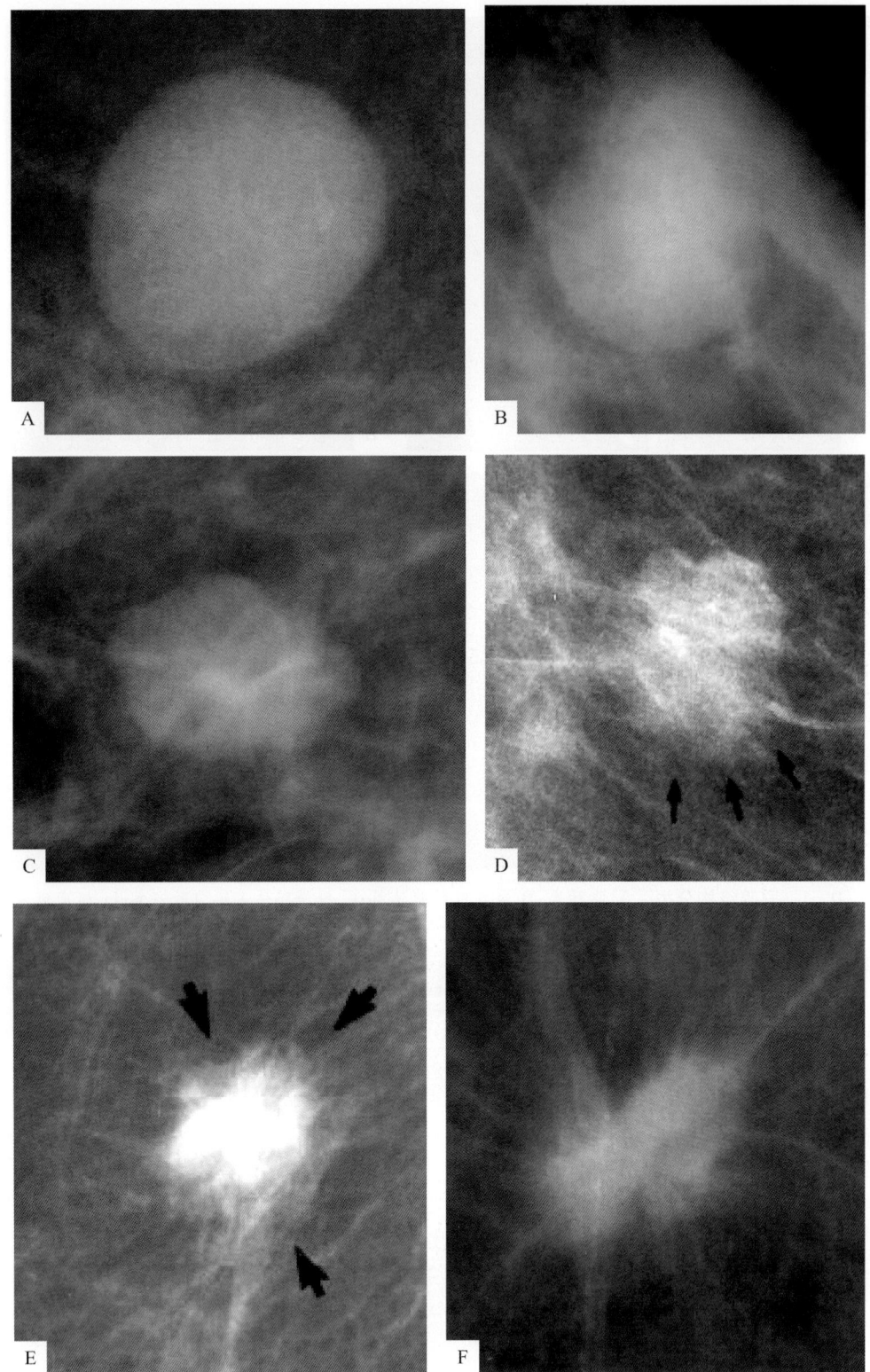

图 3-0-3　肿块边缘　A. 边缘清晰；B. 边缘遮蔽；C. 边缘小分叶状（第 6 版认为罕见，已删去，可以改称为边缘不规整）；D、E. 边缘模糊，黑箭示肿块边缘模糊，与正常腺体分界不清；F. 边缘毛刺状。

在影像医师判断这个肿块的边界是清晰的，仅仅是被周围腺体遮挡的情况下，可通过局部加压或超声检查来判断。小分叶（microlobulated）边缘是指边缘呈小波浪状改变，常用于描述可疑病灶（此一描述在第 6 版已经删除，被认为很少见）。模糊（indistinct）边缘是由于肿块与周围纤维腺体组织无明确分界,且边界模糊并不是因为周围腺体遮盖所致,此征象多用于描述可疑病灶。毛刺状(spiculated)边缘可见从肿块边缘发出的放射状线影。小分叶、模糊和毛刺状边缘常用来描述肿块恶性征象。需要指出的是鉴别肿块边缘"遮蔽"和"模糊"有时比较困难,但却非常重要,前者多为良性病变,后者多为恶性征象。如果不能肯定病灶边缘征象,可通过局部加压摄影或其他特殊体位摄影来辅助判断。

(3)密度(density):密度是通过肿块与周围相同体积乳腺纤维腺体组织相比,分为密度增高、等密度、密度减低和脂肪密度四种描述。大多数乳腺恶性肿瘤呈密度增高或等密度;若肿块内出现脂肪密度提示肿块性质为良性。

2. 钙化(calcification) 钙化在乳腺组织中极为常见,呈高密度,钙化的分析主要是判断其性质,这主要是从钙化的形态和分布特征入手。2013 版 BI-RADS 列出了 9 类典型的良性钙化、可疑钙化的 4 类形态特点和钙化的 5 种分布特点。

(1)典型良性钙化:包括以下 9 种。

1)皮肤钙化:较粗大,典型者中间呈透亮改变。

2)血管钙化:呈管状或轨道状。

3)粗大或爆米花样钙化(coarse or "popcorn-like"):直径常大于 2~3 mm,为纤维腺瘤钙化的特征性表现(图 3-0-4)。(第 6 版已将"爆米花样"钙化去掉,将其归属于粗大钙化中)

4)粗棒状(large rod-like)钙化:或称大杆状钙化,连续呈棒杆状,偶可见分支,直径常大于 0.5 mm,沿着导管分布,聚向乳头,常为双侧乳腺分布。

5)圆形和点状(round and punctuate)钙化:小于 1 mm,常位于小叶腺泡中,成簇分布者需警惕恶性可能。(第 6 版将以前规定的<0.5 mm 直径的圆形钙化呈作点状钙化,现均归属圆形钙化。)

6)环形(rim)钙化:旧版称之为"蛋壳样钙化、中空样钙化",多见于脂肪坏死或囊肿内。

7)营养不良性钙化:常在放疗后或者外伤后的乳腺内见到,钙化形态多不规则,多大于 0.5 mm,呈中空状改变。

8)钙乳:为微小囊肿内钙化,根据囊肿形态的不同而表现为半月形、新月形、曲线形或线形,形态随体位而发生变化是这类钙化的特点。第 6 版将钙乳改成分层钙化(layering calcifications),此种钙化在内外斜位或 90°侧位上呈半月形、新月形、上凹的曲线状或线样,在头尾位上,它们通常不太明显,呈圆形、浑浊沉积。

9)缝线钙化:是由于钙质沉积在缝线材料上所致,尤其在放疗后多见,典型者为线形或管形,绳结样改变常见。

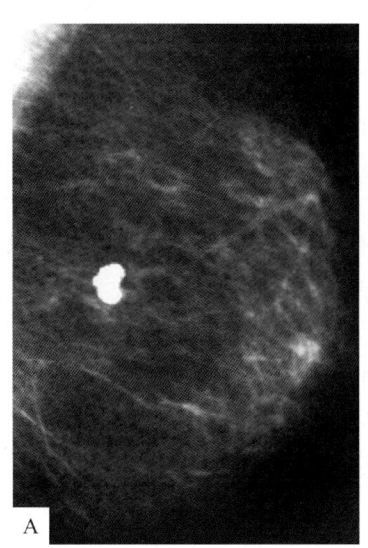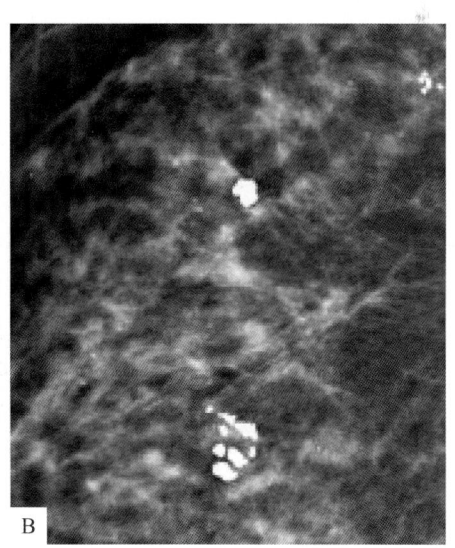

图 3-0-4 典型良性钙化 A. 粗大钙化;B. 爆米花样钙化。

(2)可疑钙化的形态特点

1)不定形(amorphous)钙化:形态学上小而模糊,无典型特征,弥漫性分布常为良性表现,而成簇分布、区域性分布、线样和段样分布者需结合临床活检。

2)粗糙不均质钙化(coarse heterogeneous calcifications):多>0.5 mm,形态不规则者可能为恶性改变,也可出现在良性纤维化,纤维腺瘤和外伤后的乳腺中,需结合分布情况考虑。

3) 细小多形性(fine pleomorphic)钙化:大小形态不一,大小常<0.5mm。

4) 细线样或细线分支状(fine linear or fine-linear branching)钙化:细而不规则的线样,常不连续,直径<0.5mm,偶尔呈分支样改变。

(3) 钙化分布:钙化分布包括以下5种形式。

1) 弥漫(diffuse)分布:指钙化随意分散在整个乳腺或大于一侧乳腺的1/4范围内,如果钙化相对均质,且为双侧性分布时,多为良性改变。但当多形性钙化在一侧乳腺内弥漫分布时,恶性病变也不能完全排除,此种情况需结合临床活检。

2) 区域(regional)分布:是指数量较多,较大范围(>2cm)分布的钙化,常超过一个象限的范围(小于一侧乳腺的1/4范围,可以跨象限分布),但又不能用沿导管分布来描述,这种钙化分布的性质需结合钙化形态综合考虑。

3) 集簇(grouped)分布:习惯称作"成簇分布",是指钙化集中分布在一个较小的空间内(<2cm),每平方厘米内不能少于5枚钙化,良恶性病变都可以有这样的分布,性质要结合钙化的形态综合分析。

4) 线样(linear)分布:钙化排列成线形,可见分支点,提示钙化源于一支导管,多为恶性病变。

5) 段样(segmental)分布:常提示病变来源于一个导管及其分支,也可能发生在一个段叶上的多灶性癌;虽然某些良性分泌性病变也会有段样分布钙化,但如果钙化形态可疑时,首先还是考虑其为恶性。

3. 结构扭曲 结构扭曲(architectural distortion)(图3-0-5)是指纤维腺体实质正常结构被扭曲,但无明确可见的肿块影;包括从一点发出的放射状影和局灶性收缩,或者在纤维腺体实质边缘轮廓的扭曲。结构扭曲也可以是一种伴随征象,即可为肿块、不对称致密和钙化的伴随征象;询问病史如排除手术史、外伤史,结构扭曲可能是恶性或良性放射状瘢痕的征象,需提请临床活检;常规乳腺X线摄影有时会较难发现结构扭曲,DBT技术的临床应用可以发现更多的结构扭曲征象。

4. 不对称(asymmetries) 第5版BI-RADS中共有4种类型不对称。第6版则只有3种类型。此征象在BI-RADS第1~3版中曾称作致密影(density),至第4版才开始用现名,请注意此征象不同于外形、大小的双侧乳腺"不对称",此征象主要反映的是乳腺密度的不对称,故也可称作"不对称致

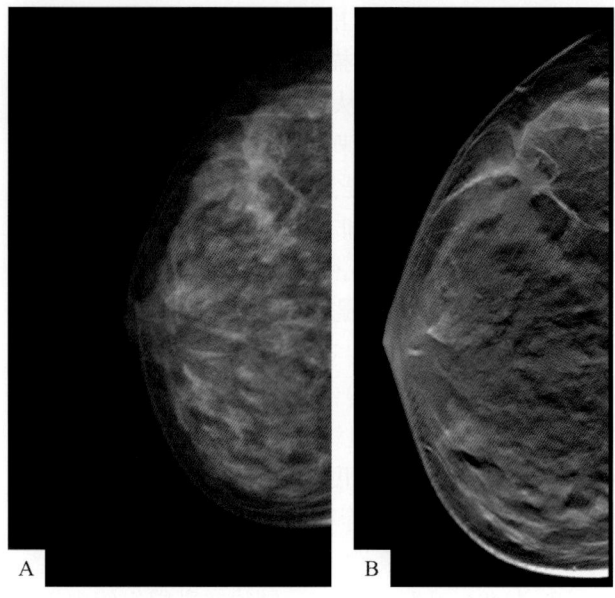

图3-0-5 结构扭曲征象 A. FFDM示右乳外侧结构扭曲;B. TOMO断层图像示右乳外侧同样部位结构扭曲显示更加清晰。

密",应注意双乳比较。

(1) 不对称(asymmetry):两侧乳腺正常纤维腺体实质分布不对称;通常仅一个体位可见,其边缘轮廓是凹面的,其内常间杂脂肪组织。多数是因为纤维腺体实质在不同体位和投照角度下的重叠伪影。

(2) 局灶性不对称(focal asymmetry):不能用其他形状精确描述的致密改变,比"宽域性不对称"范围要小。这个征象在两个投照体位均可见,但缺少真性肿块特有的凸出边缘改变。由于其缺乏特征性的良性征象,往往需要对其做进一步检查,由此可能会显示一个真性肿块或明显的结构扭曲改变。

(3) 宽域性不对称(global asymmetry):指范围较大,至少达一个象限的大团状致密影。两个体位摄影可见,常代表正常变异或激素替代治疗后的结果。一般情况下,此征象无临床意义,但当与临床触诊怀疑异常部位一致时,则可能提示病变。

(4) 进展性不对称(developing asymmetry):对于既往影像学检查,有新发的、变大或更明显的局限性不对称,称为进展性不对称。约15%的进展性不对称最终证实为恶性病变。此征象并不常见,一旦发现,需要进一步处理。由于超声、MRI等影像检查没有此种类型,故BI-RADS第6版取消了此种类型。如果动态观察有进展,可以客观描述,但不作为一种类型。

5. 乳内淋巴结 最常见部位是外上象限,但偶尔会出现在其他区域。正常典型表现为肾形,可见

淋巴门结构表现。

6. 皮肤病变 如果在两个投照体位上都显示，并与乳腺组织相重叠，则可能会被误认为乳腺内病变，需检查技师在病变处放置标记并将皮肤病变转至切线位可帮助鉴别。

7. 孤立性导管扩张 乳头后方的管状或分支样结构可能代表扩张或增粗的导管。此种征象少见，如果不同时伴有其他可疑的征象，其意义不大。

8. 伴随征象 常与肿块或钙化或结构扭曲征象并存，也可为不伴有其他异常征象的单独改变。包括以下几种情况。

(1) 皮肤凹陷：皮肤被牵拉到非正常位置处。
(2) 乳头凹陷：乳头向内收缩或内陷。
(3) 皮肤增厚：分为局限性或弥漫性增厚。
(4) 小梁增厚：乳腺纤维间隔增厚。
(5) 腋下淋巴结肿大：对肿大的淋巴结需描述，尤其是它们是新出现的或与以前检查相比明显增大或者更圆时，测量淋巴结应测量其短径。当淋巴结主要由脂肪组成时，往往是正常变异。
(6) 结构扭曲：可以是一个单独征象，也可以作为一个合并征象。
(7) 钙化：可以是一个单独征象，也可以作为一个合并征象。

(三) 病变位置

对于病灶位置的描述乳腺 X 线上尽量采用象限定位的方法，钟面定位可以用在一些特殊的位置，如两个象限相邻的区域，但一定要避免左右侧混淆（比如 3 点钟方向对应于右乳内侧，而对于左乳则为外侧）。注意，使用中央区、乳晕后和腋尾区代替象限定位时，不需要指示钟面位置。

对于位置的描述，包括：

(1) 侧别（laterality）：左侧或右侧。
(2) 位置（quadrant and clockface）：象限定位包括外上象限、外下象限、内上象限和内下象限四个区域。中央区是指 CC 位和 MLO 位均位于乳头乳晕复合体后的区域；乳晕后区是指靠近乳头的乳房前 1/3 的中央区；腋尾区是指乳腺外上象限靠近腋窝区的部分，而且还在乳腺隆起范围内。
(3) 深度（depth）：将乳房平均分成前 1/3、中 1/3 和后 1/3，对应称之为前、中和后带；乳晕后区和中央区均位于乳头乳晕后方，前者指乳晕后 2 cm 区域范围内，后者指乳头乳晕后 2 cm 范围外的深部区域。
(4) （病变）至乳头基底距离（distance from the nipple）。

(四) 乳腺 X 线摄影词汇报告应用

1. 报告结构 乳腺 X 线报告应力求简洁，并完整包括以下几个部分。

(1) 检查指征：本次检查目的（无症状筛查、筛查后召回或诊断性检查等）。
(2) 对乳腺纤维腺体组成情况的简要描述，即前述的乳腺构成分类（a、b、c、d 类）。
(3) 准确描述任何可见的重要影像征象。
(4) 与先前检查的比较。
(5) 评估：即对本次乳腺 X 线摄影的整体印象进行分类。
(6) 处理：如影像学检查发现异常，需建议临床医师进行进一步处理。

2. 评估分类及处理建议

0 类：常在筛查的时候使用，需要结合其他影像检查进一步评估或与前片比较。

1 类：阴性，无异常发现。

2 类：良性发现。包括前述的典型良性病变（良性钙化、含脂肪病变等）。

3 类（恶性可能≤2%）：可能是良性发现，建议短期随访。做出 3 类评估之前应进行完整的影像评估。没有钙化的边界清楚的实性肿块、局灶性非对称致密和孤立的集簇分布圆点状钙化可归入此类。临床可触及的病灶不建议归入此类。此类病变有很高的良性可能，建议此类病变在短期（一般 6 个月）随访中稳定或缩小来证实。如果病灶没有变化，应随访复查 2~3 年，也可能应病人要求提前进行活检。

4 类：细分成 4A、4B、4C 三个亚类，临床医师可根据不同的恶性可能对病变处理作出最后决定。4A 包含了一组需要临床活检但恶性可能较低的病变，其恶性可能性是＞2%至≤10%。如＜70%边界清楚的实性肿块，其超声特征提示为纤维腺瘤、可触及的孤立性复杂囊肿和可能的脓肿。4B 类病变有中度恶性可能。其恶性可能性是＞10%至≤50%。如一组（成簇分布或区域分布）不定形钙化或微细多形性钙化；一个难以描述的具有模糊边界的实性肿块。放射科医师和病理科医师对这组病变穿刺活检结果达成共识非常重要，需要指出的是即使穿刺结果显示良性的此类病变仍须密切随访；4C 类病变更进一步怀疑恶性，但还未到达 5 类那样典型的恶性。其恶性可能性是＞50%至＜95%。如新出现的不规则形边缘模糊的实性肿块；一组新出现的细线状钙化。

5 类（恶性可能≥95%）：高度提示恶性。如不规则形、边缘模糊并有毛刺的、密度增高的肿块，可伴有拟似恶性的微钙化;按叶段分布的新出现的细线状、分支状钙化或区域分布或成簇分布的蠕虫状钙化。临床应采取相应措施进行处理,在没有临床禁忌证的情况下进行活检。

6类:已活检证实恶性。这一分类用在病理已证实为恶性但还未彻底治疗的影像评估上,主要是评价先前活检后的影像改变,或监测手术前新辅助治疗的影像改变。

三、超声 BI-RADS 词汇与应用

1992年,美国放射学院(ACR)首次制定了 BI-RADS,旨在规范X线影像报告的术语,并对影像诊断分级提出了标准。乳腺超声在乳腺病变评估方面具有独特优势,能够检测出乳腺X线摄影无法发现的肿块,并通过实时动态扫描进行多角度评估。2003年进行该标准第4版修订时,建立了乳腺超声诊断分类标准,制定了标准化的分类和专用术语。随着现代影像技术的不断发展,乳腺超声的诊断分类方法也得到了不断扩充和修订。2013年发布了更新的乳腺超声诊断分类标准,2024年再次更新。现就 BI-RADS 分类的内容及术语进行介绍。

(一) BI-RADS 分类内容

1. 乳腺组织构成　乳腺组织构成主要包括均匀脂肪回声、均匀纤维腺体回声及不均匀回声。

2. 肿块

(1) 形状:椭圆形,圆形,分叶形,不规则形。

(2) 方位:平行于皮肤,不平行于皮肤。

(3) 边缘:光整、不光整。

(4) 回声模式:无回声、高回声、囊实混合回声、低回声、等回声、不均匀回声。

(5) 后方回声特征:无改变、增强、声影、混合声改变。

(6) 回声环:BI-RADS 第6版新增内容。指肿块周围或邻近局部的厚带回声组织,与正常组织相比,为杂乱质地,可能代表结缔组织增生反应或肿瘤周围水肿。肿块测量应包括回声环。应建议活检,除非考虑为良性,如脂肪坏死。回声环较厚,厚度变化较大,边界常不太明显,要注意与假包膜鉴别,后者常呈椭圆形、薄且厚薄均匀、平滑,如纤维腺瘤外周的假包膜。

3. 钙化　超声定性钙化相对困难,但识别钙化相对简单。新版的 BI-RADS 分类不再强调钙化的形态,如粗大钙化或微小钙化,而是强调钙化的位置。钙化主要分为肿块内钙化(图3-0-6)、肿块外钙化(图3-0-7)、导管内钙化(图3-0-8)。

4. 非肿块　非肿块是超声检查的新内容。随着超声设备的改进和乳腺超声知识的更新,人们越来越多地认识和辨别尚未达到肿块标准的异常。非肿块缺乏肿块的三维性:①至少在两个平面上可识别,但可能主要在一个平面上可见。②缺乏明确的评估形状和边缘。③如果是恶性,组织学上更可能是原位癌而不是浸润性癌。

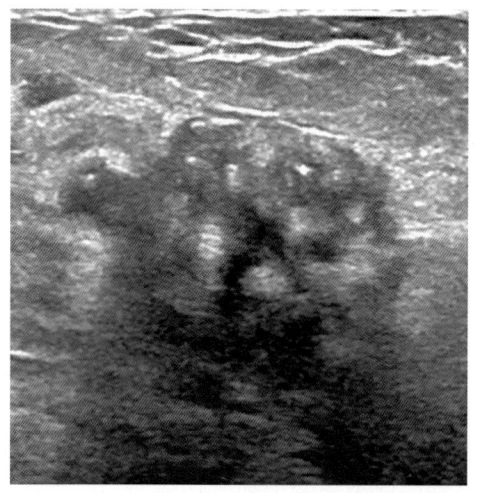

图3-0-6　肿块内钙化　60岁,女性,二维超声于左乳乳头后方纤维腺体层内探及边缘模糊、成角状不均匀回声肿块,肿块内可见散在钙化点。组织病理学:浸润性导管癌。

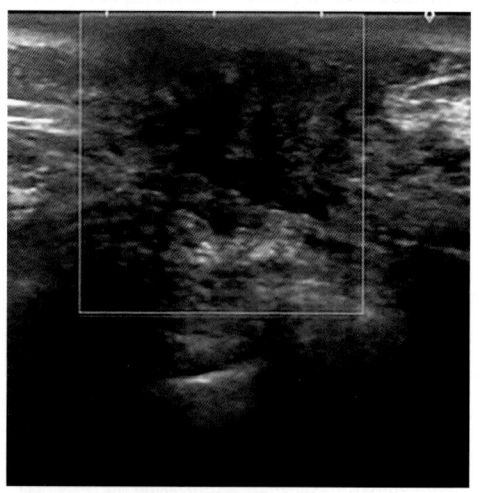

图3-0-7　肿块外钙化　59岁,女性,二维超声纵向距乳头2.6cm探及左乳外侧3点钟方向纤维腺体内孤立强回声光斑,后方伴声影。

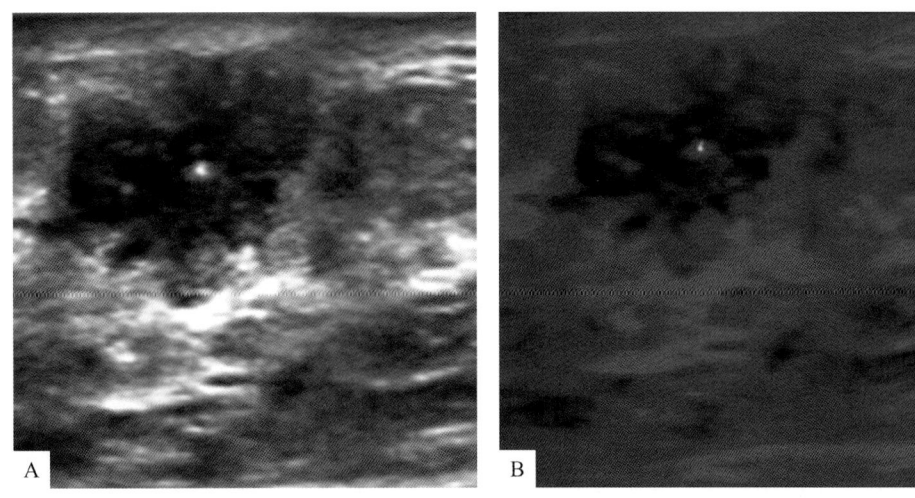

图 3-0-8　采用萤火虫技术显示肿块内钙化　63 岁,女性,二维超声(A)纵向距乳头 3.1cm 探及右乳 10 点钟方向见一低回声区,内可见强光点。萤火虫技术图像(B)也可见肿块内强光点。

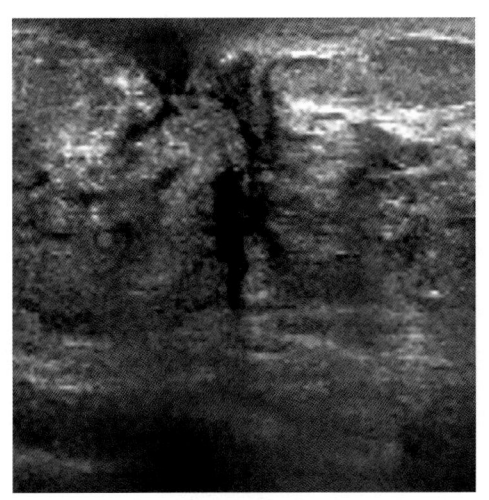

图 3-0-9　乳腺纤维腺体层结构扭曲　53 岁,女性,二维超声所见纤维腺体结构扭曲变形。(见彩色插页)

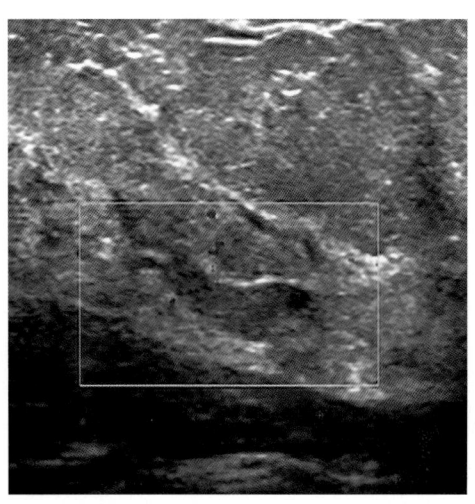

图 3-0-10　导管改变　45 岁,女性,超声探查左乳乳头后方见扩张导管断面,内不清晰,导管内可见低回声区,内未见明显血流信号显示。(见彩色插页)

(1) 非肿块超声表现:①回声:低回声、等回声、高回声及混合回声。②分布:区域性、局灶性、线样、段样。③形状/边缘:不可描述。④排列方位:平行,或反平行的。

(2) 非肿块伴随超声征象:①伴发回声环、结构扭曲、后方声影、血管增多、导管扩张或导管异常改变、钙化等提示恶性。②伴发微小囊肿则多为良性。

非肿块伴发临床症状:乳头溢液或可触及乳房硬块则恶性肿瘤的可能性增加。

5. 其他情况

(1) 结构扭曲:虽然病变区内未见明确肿块或结节,但可见局部边缘回缩或变形(图 3-0-9)。

(2) 导管改变:表现为一支或多支导管囊状扩张,包括管径不规则和(或)树枝状,导管延伸至恶性肿块或恶性肿块向外延伸,或出现导管内肿块、血栓或碎屑(图 3-0-10)。

(3) 皮肤改变

1) 皮肤增厚:可以是局灶性或弥漫性,厚度>2mm 定义为皮肤增厚(乳晕周围区域和乳房下皱襞,正常的皮肤厚度可达 4mm)(图 3-0-11)。

2) 皮肤皱缩:皮肤表面向内凹陷或边界不清,呈牵拉改变(图 3-0-12)。

(4) 水肿:周围组织回声增强,呈网状(低回声线构成的成角的网状图像)(图 3-0-13)。

(5) 血管供应：与对侧正常乳腺区域或同侧乳腺非病变区域进行对比，可表现为无血供（图3-0-14A）、内部血供（图3-0-14B）、边缘环形血供（图3-0-14C）。

(6) 弹性评估：硬度是肿块和周围组织的特征，应该和更重要的形态学特征一起被考虑。弹性成像的描述包括质软、质中、质硬（图3-0-15）。BI-RADS对弹性成像的价值较谨慎态度，文中指出：必须强调的是，形态、边缘和回声等超声标准对预测恶性的意义远超过质硬和质软，在处理患者时，弹性评估不能凌驾于这些更具有预测价值的恶性形态学特征。

(7) 特殊情况：特殊情况是指在诊断中较为独特的发现或诊断，具体如下。

1) 单纯囊肿：形态规则，多呈圆形或椭圆形，边界清晰，内部回声为无回声，后方回声增强（图3-0-16）。

2) 成簇小囊肿：多个无回声肿块，成簇分布，无实性成分（图3-0-17）。

3) 复杂囊肿：囊肿内含碎屑，特征性地表现为囊内均匀低回声无独立的实性成分，具有不易分辨的囊壁。可能出现分层表现，在改变具体体位时分层可发生缓慢移动；可包含点状高回声，当发生移位时可出现回声闪烁征象（图3-0-18）。

4) 皮肤内部或表面肿块：这些肿物临床表现很明显，包括皮脂囊肿或表皮囊肿、瘢痕、痣、神经纤维瘤和副乳头。

5) 异物（包括植入物）：可能包括标记夹、线圈、金属线、导管套管、注射或泄露的硅酮、与金属或玻璃有关的外伤以及植入物。

6) 淋巴结-乳腺内：界限清楚的椭圆形团块，包含低回声皮质及高回声淋巴结门，常呈肾形，包含淋巴结门及髓质内脂肪。最常见于乳腺外上象限（特别是腋尾部）。

7) 淋巴结-腋窝，分为Ⅰ、Ⅱ、Ⅲ级。

8) 胸廓内血管旁淋巴结，亦称内乳淋巴结。

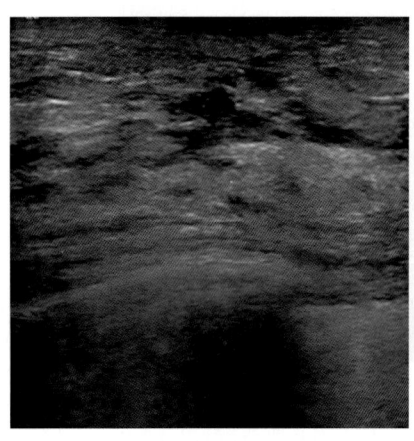

图3-0-11 皮肤增厚 46岁，女性，二维超声测量皮肤厚度为4.5mm，表现为皮肤增厚。

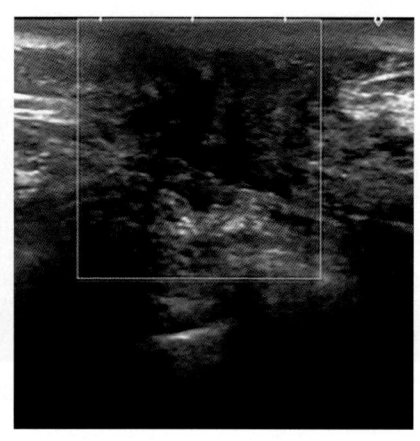

图3-0-12 皮肤皱缩 超声可见皮肤表面受肿物牵拉并与肿物分界不清。

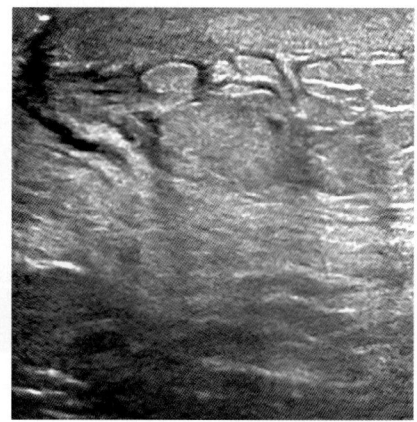

图3-0-13 皮肤呈水肿样改变 二维超声显示皮肤层明显增厚、回声增强。

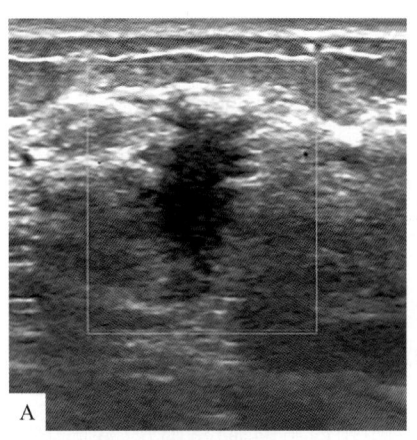

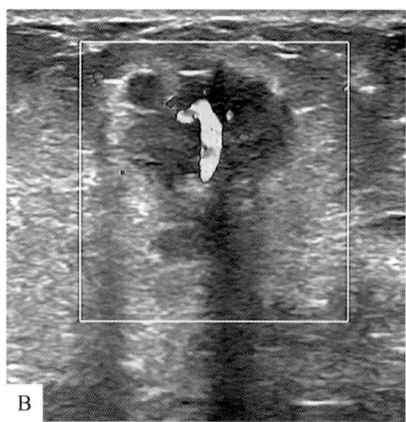

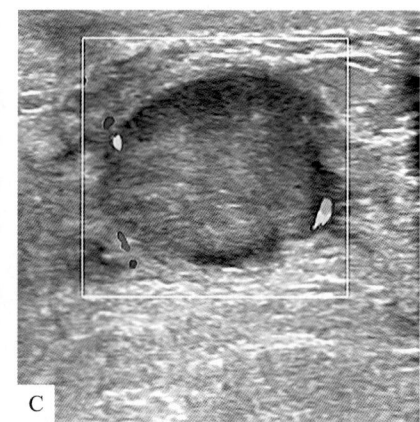

图3-0-14 乳腺肿块血流表现 A.肿块内无血流信号显示；B.肿块内可见穿支状血流信号显示；C.肿块周围可见环状血流信号显示。（见彩色插页）

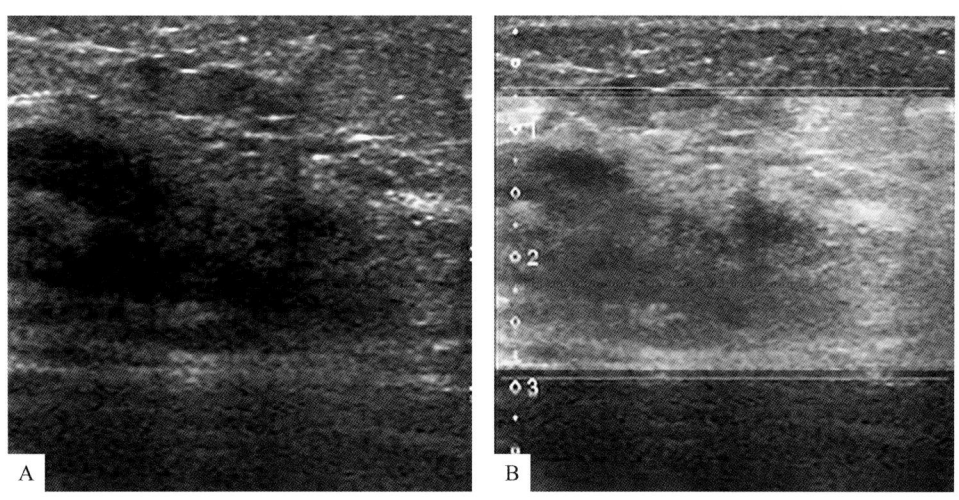

图3-0-15 弹性成像 62岁,女性,二维图像(A)显示病灶形状不规则;弹性成像(B)显示病灶为蓝色,根据彩色刻度软硬标签可提示该病灶质地硬。病理:浸润性导管癌。(见彩色插页)

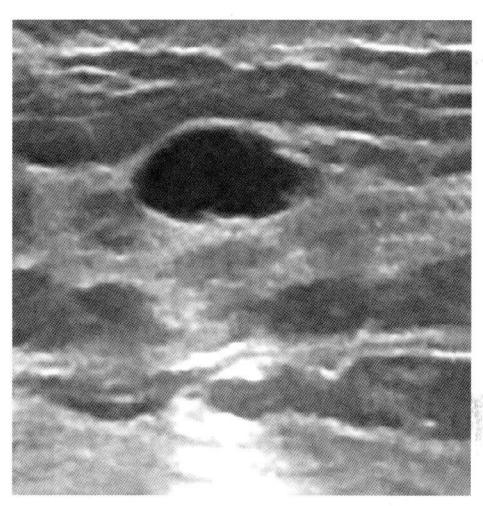

图3-0-16 单纯囊肿 二维超声探及左乳外上方11点钟方向无回声肿块影,边界清晰锐利,后方回声显著增强,使肿块后壁显示不清。无需进一步随访。

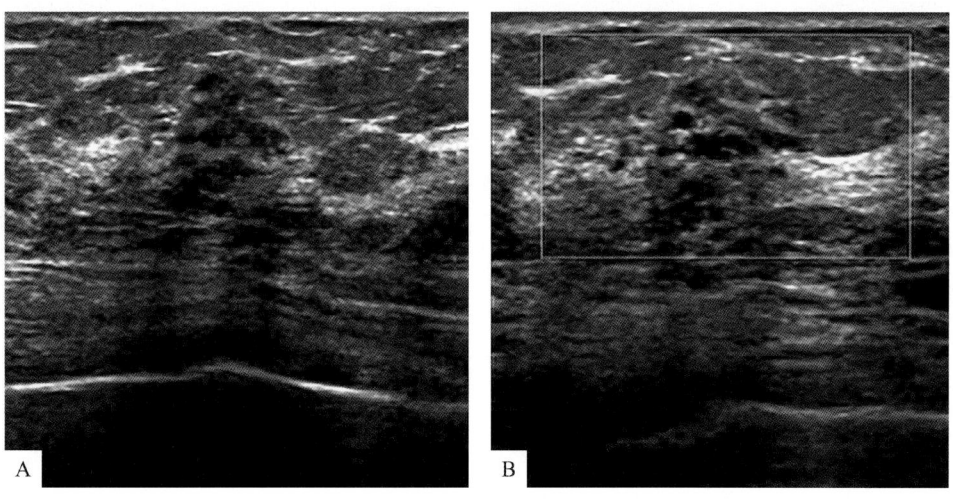

图3-0-17 成簇小囊肿 A.47岁,女性。二维超声探及右乳外上方11点钟方向团状混合回声肿块,内可见多个无回声区,内伴分隔,边缘光整,后方回声增强;B.彩色多普勒超声未见明显血流信号。

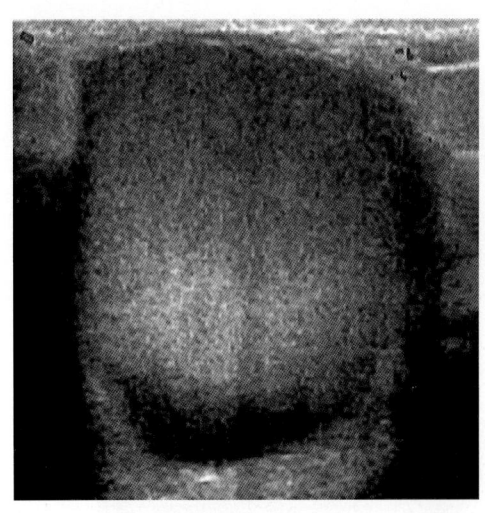

图 3-0-18 复杂囊肿　24 岁,女性。超声探及右乳外下方 7 点钟方向乳头旁有明显肿块。囊内表现为低水平回声,内可见复杂内容物,肿块内未见明显血流信号。

9) 锁骨上淋巴结。

10) 血管异常:包括血管畸形(动静脉畸形/假性动脉瘤)、Mondor 病(胸壁浅表血栓性静脉炎)。

11) 术后积液。

12) 脂肪坏死。

四　磁共振 BI-RADS 词汇与应用

2003 年 ACR BI-RADS 加入了磁共振成像的内容,随后,2013 年和 2024 年再进行修订,现将 MRI BI-RADS 词典描述如下。

(一) 纤维腺体组织和背景实质强化

乳腺纤维腺体组织(fibroglandular tissue, FGT)的含量影响病变的显示,通常在非脂肪抑制 T1WI 观察,分成 4 种类型(与乳腺 X 线摄影所示乳腺构成分类相似):①整体脂肪类。②散在稀疏类。③不均致密类。④多量致密类。

乳腺 MRI 检查因注射对比剂,故正常乳腺实质亦会强化,在明显强化的纤维腺体中,由于病灶容易被掩盖在增强的实质中,诊断的敏感性和准确性均会有明显下降。因此在诊断报告中必须要描述乳腺实质背景强化程度。背景实质强化(background parenchymal enhancement,BPE)指的是乳腺纤维腺体的正常强化,一般在动态增强早期评估(90 s 图像)。BPE 按其程度分为 4 个类型:几乎不强化、轻度、中度及显著强化(图 3-0-19)。BPE 对称指双侧乳腺均出现强化。BPE 不对称指一侧乳房强化强于对侧,必须谨慎评估强化的不对称性,因为这可能是由某些病变引起的。BPE 与月经状态存在一定关系,故乳腺 MRI 检查一般推荐月经周期第 10~14 天进行。

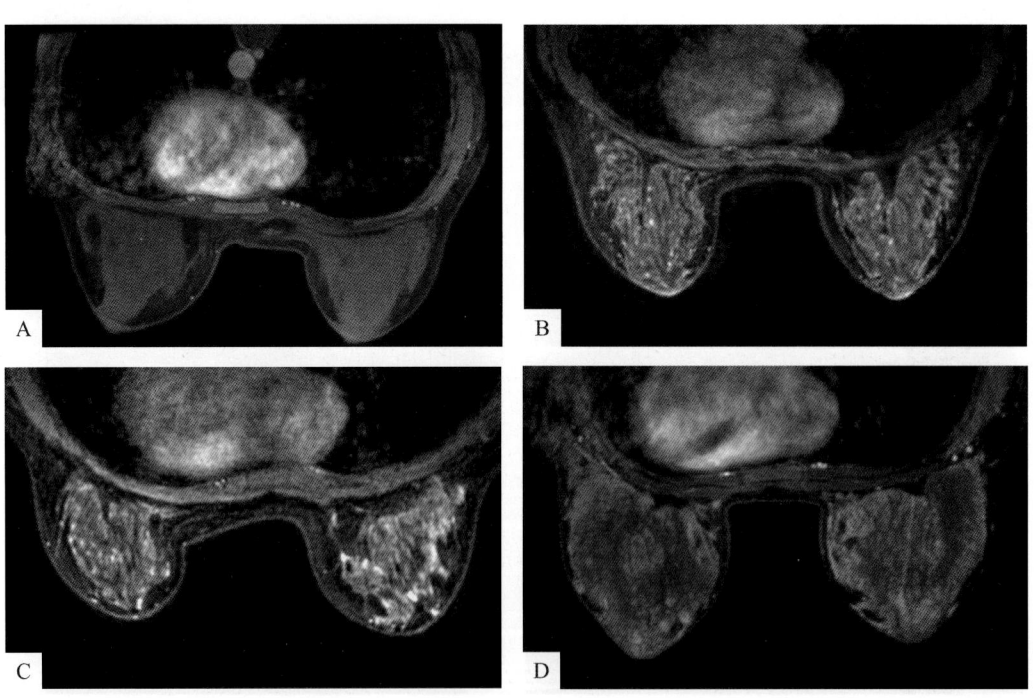

图 3-0-19 背景实质强化示意图　A. 背景实质几乎不强化;B. 背景实质轻度强化,乳腺实质内可见散在点状的强化;C. 背景实质中度强化,乳腺实质内较多的点状强化;D. 背景实质显著强化,乳腺实质几乎整体强化,分布不均匀。

(二) 形态学特征

形态特征包括点状强化、肿块和非肿块样强化。

1. 点状强化（focus）（图 3-0-20） 一般直径 5mm 以内，由于强化太小无法判断其边缘、形态及内部强化特点。多发点状强化为 BPE 的一种类型，新版的 MRI BI-RADS 已将该术语删除。原因是几乎所有的微小强化灶点都是良性的，而且对于其中真正可能的疾病可以归入小肿块（符合肿块特征）或局灶性非肿块强化（不符合肿块特征）。

2. 肿块（mass） 肿块是指具有三维空间占位效应的病变。对这类病变应该从形态、边缘和内部强化三个方面进行观察描述，一般在增强后的早期图像上进行，晚期因病灶本身强化减退及周围纤维腺体组织的进行性强化降低两者的对比度，可能会遗漏病变。

（1）形态：肿块形态分为圆形、卵圆形、分叶形和不规则形；同乳腺 X 线摄影部分。

（2）边缘：分为清晰及不清晰两种。MRI 描述为边缘清晰的肿块必须全部边界都是清楚的，只要病变边缘某一部分不清晰的就应该将其归为不清晰。边缘不清晰又分为不平整的及毛刺状边缘，常提示恶性病变。注意，边缘"不规则"被"不平整"所取代，因为，不规则是用来描述肿块形态的。

（3）内部强化特征（图 3-0-21）：分为 4 种类型，即均匀强化、不均匀强化、边缘强化及内部暗分隔。均匀强化是指增强后肿块表现为均匀一致的高信号，常提示为良性；不均匀强化是指增强后肿块内部信号强度不同；边缘强化是指肿块边缘强化更明显，边缘强化内部亦可分为液性和实性成分，良性和恶性均可见；内部暗分隔是指肿块内部无强化的暗线，多见于纤维腺瘤。

（4）肿块 T2WI 高信号：这是 BI-RADS 第 6 版新增的描述词。良、恶性强化肿块在 T2W 序列可表现为高信号。T2W 高信号肿块，同时也呈椭圆形，边界清楚，内部均匀强化或有暗分隔，其恶性可能性≤2%。

3. 非肿块样强化（non-mass enhancement） 如果强化不是肿块性强化，则认为是非肿块样强化，其强化范围多变，可以较小亦可以较大，其内部强化特征与周围正常组织的背景强化明显不同。非肿块样强化内部强化成分常与多发点状或片状正常纤维腺体组织或脂肪相间；对一个恶性表现肿块病变周围常伴随非肿块样强化，往往提示同时伴有导管原位癌成分。

（1）分布（图 3-0-22）：非肿块样强化分为局灶、线样、段样、区域、多区域及弥漫分布强化。

1）局灶分布：指局限于较小面积的非肿块强化，常小于乳腺一个象限的 1/4 范围。

2）线样分布：指强化灶分布呈线样排布，不一定是直线，可以伴有分支。

3）段样分布：指尖端指向乳头的三角形或锥形分布，常提示强化位于导管内或导管周围及其分支，多提示恶性。

4）区域分布：指占据超过一个导管系统，强化所占乳房至少超过一个象限。

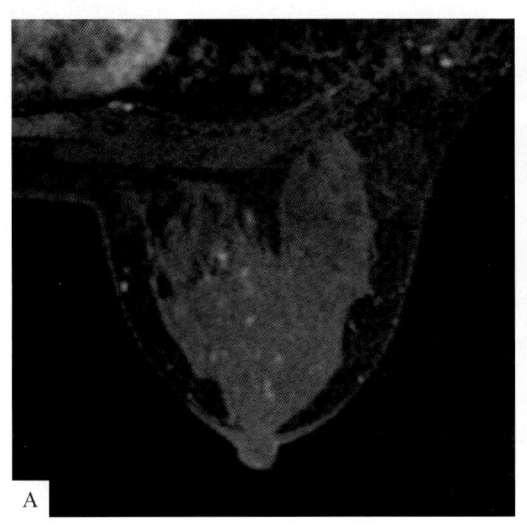 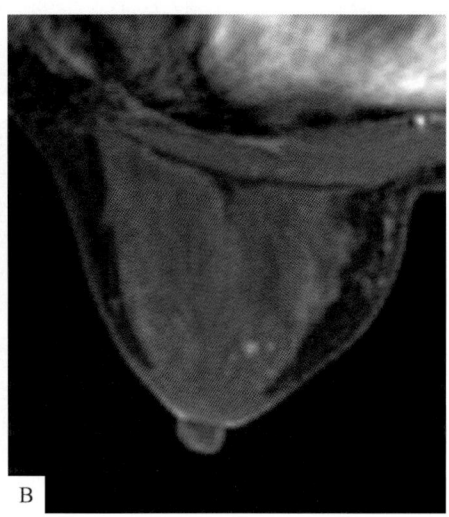

图 3-0-20 乳腺内散在分布的点状强化（A、B）

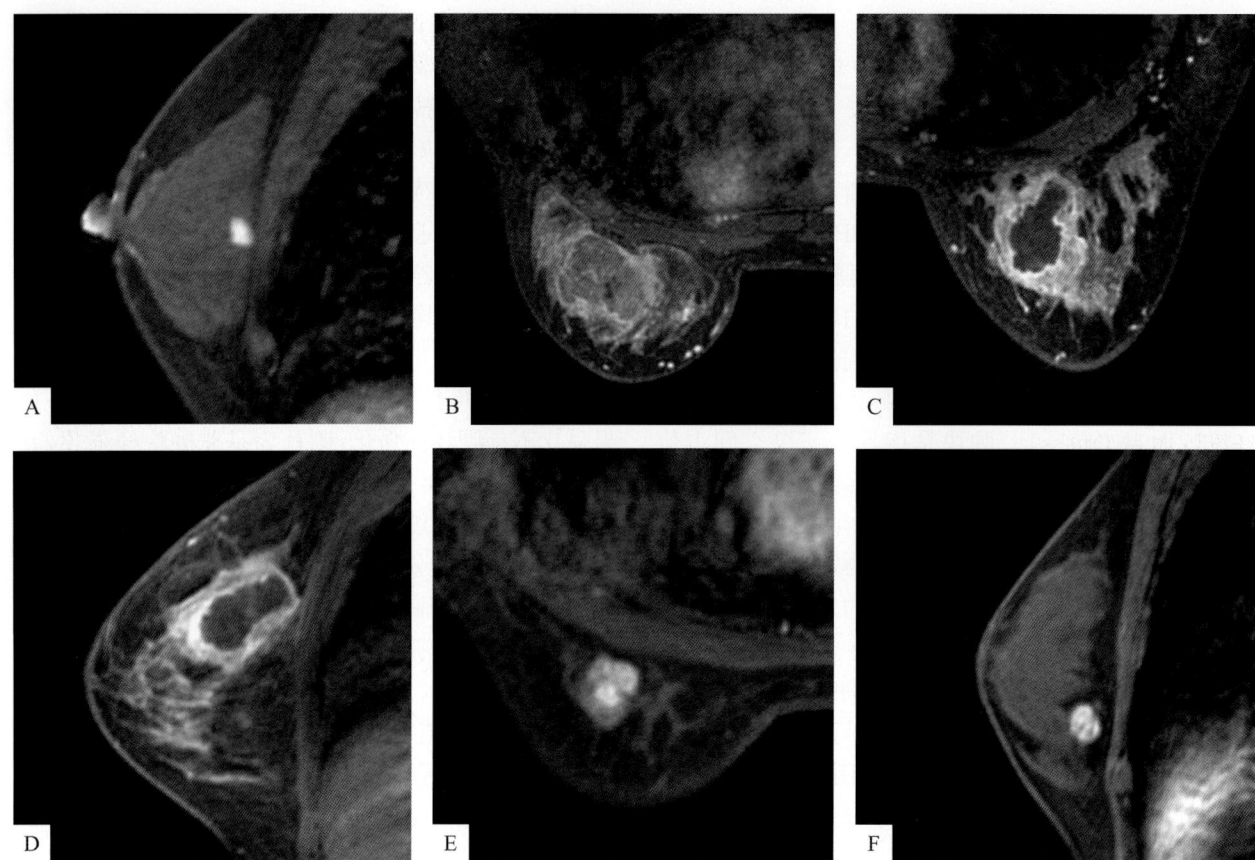

图3-0-21 肿块内部强化特征 A.肿块均匀强化,病理:纤维腺瘤;B.不规则肿块不均匀强化,病理:浸润性导管癌;C、D.病灶周缘环状强化,病理:浸润性导管癌;E、F.病灶内见低信号的分隔,病理:纤维腺瘤。

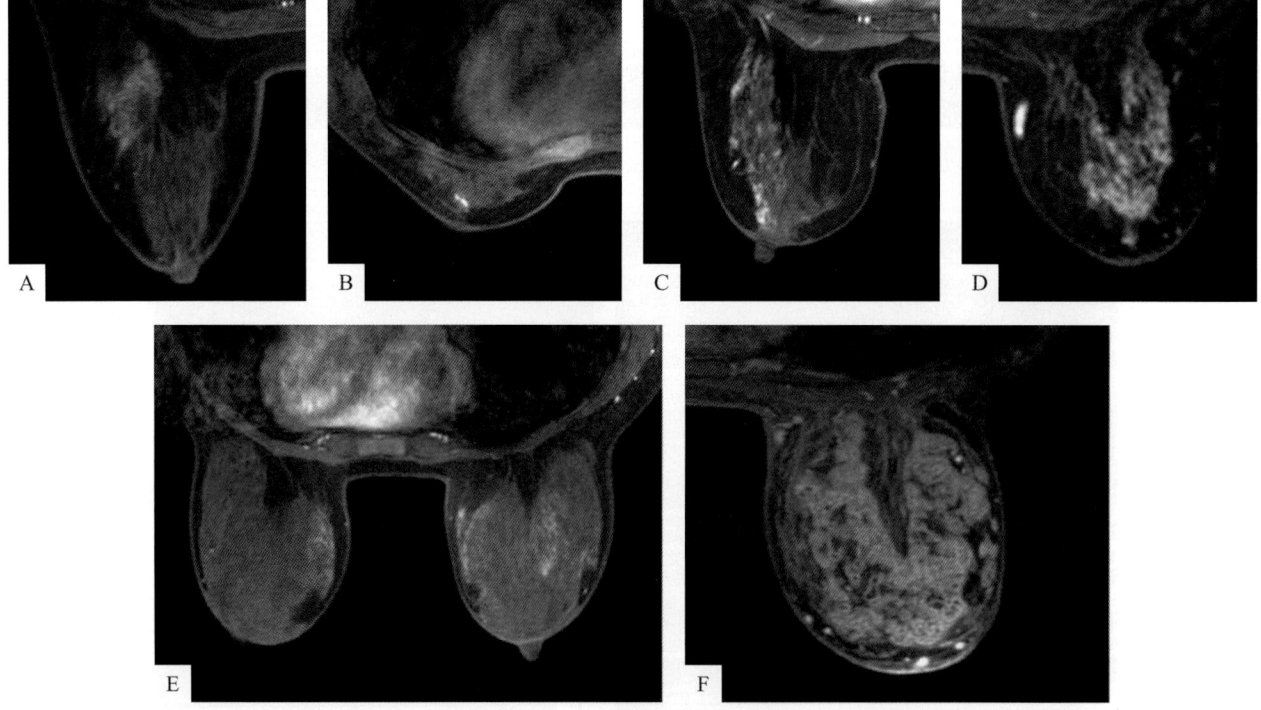

图3-0-22 非肿块样强化分布特征 A.左乳外侧局灶分布非肿块样强化灶,病理:乳腺病;B.乳腺前部线样强化,病理:导管原位癌;C.乳腺外侧段样强化,病理:导管原位癌;D.区域强化,病理:乳腺病;E.双乳多区域强化;F.弥漫强化灶累及范围极大,几乎累及全部纤维腺体,病理:导管原位癌。

5) 多区域分布：指强化在整个乳房内随机分布，至少两个大体积组织的强化，不符合导管分布并被正常组织分开。它涉及多个区域的分布，但在外观上是不完整的。

6) 弥漫分布：是指整个乳房随机分布的大范围强化。

(2) 内部强化特征：非肿块样强化的内部强化可分为均匀、不均匀、集丛和成簇环状。

1) 均匀强化指强化内部均匀强化一致。

2) 不均匀强化指强化不一的区域夹杂有正常的纤维腺体和脂肪。

3) 集丛强化指大小不等、形态不一的小结节样强化集中分布，这些强化小结节可以线样分布，也可以局灶、区域及弥漫分布，常提示恶性，需要临床活检。

4) 成簇环形强化：指聚集在导管周围的细环形强化，该强化类型代表了导管周围基质的强化，多见于DCIS，偶尔也可见于导管扩张症及一些纤维囊性乳腺病。

(三) 动态增强特征

乳腺MRI动态增强时间-信号强度曲线[signal intensity(SI)/time curve description]（图3-0-23）是描述磁共振增强检查中病变的强化动态变化过程。具体方法为在强化病灶的可疑强化区域放置感兴趣区，运用动力学技术可分析病变的动态增强曲线类型。感兴趣区应该大于3个体素，同时应确保患者在扫描过程中体位不变和移动，从而避免伪动态结果。信号强度的增加由信号强度的基底值的相对值算出。

$$[(SI_{后} - SI_{前})/SI_{前}] \times 100\%$$

式中：$SI_{前}$=信号强度基底值（即增强前信号强度），$SI_{后}$=增强后信号强度

乳腺病灶动态增强特征可分为早期及延迟强化特征。早期强化是指2min内或曲线开始变化前的形态(BI-RADS第6版将此阶段，即增强后到60～120s的名称改为"由初始到峰值"，界定此阶段最多延迟120s)，根据强化增加幅度分为3种类型：缓慢（最初2min内信号强度增加<50%）、中等（最初2min内信号强度增加<50%～100%）及快速（>100%）。延迟期指2min后曲线开始变化后的强化类型，根据信号变化幅度，分为3种类型：上升型（信号强度随时间增加>10%）、平台型（信号强度随时间增高后保持不变，曲线呈水平）及流出型（信号

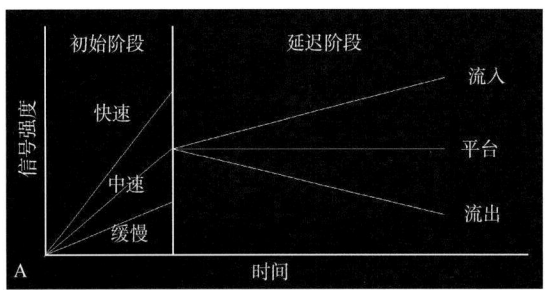

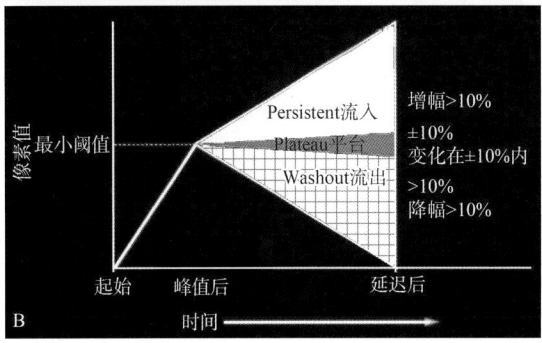

图3-0-23 动态增强时间-信号强度曲线 A.动态增强时间信号强度曲线1；B.动态增强时间信号强度曲线2（图片来源：2013版ACR，BI-RADS）。

强度到达顶点后下降>10%）。

通常，良性病变动态增强曲线表现为缓慢上升型，恶性病变常为速升流出型，速升平台型曲线既可为良性病变，也可为恶性病变。病灶某个点或者某个区域的动态曲线并不能反映病灶整体强化特征。临床上，我们需要综合对比各期增强特点，观察病灶整体强化特点，如渐进填充样强化，或者表现为中心快速强化，快速流出，延迟期边缘强化等整体强化趋势，有助于乳腺病灶良恶性鉴别及分子分型预测。

(四) DWI及MRS技术

DWI和MRS是磁共振成像技术的高级应用，在监测乳腺癌新辅助治疗后反应、鉴别病变良恶性及减少不必要的活检中应用广泛。DWI可以用ADC值及ADC图来定量分析。BI-RADS第6版将DWI提到了较高的地位，认为可以补充MRI增强序列，也作为非对比增强筛查的一部分。建议参考欧洲乳腺放射学会的共识，在较高b值（≥800s/mm²）下观察DWI、ADC图，并测定ADC具体数值。

(五) 淋巴结

BI-RADS第6版将淋巴结单独列项。MRI观察：①乳内淋巴结；②腋窝淋巴结；③内乳淋巴结。淋巴结异常可与同侧或对侧淋巴结比较，发现不对称。淋巴结不正常还包括皮质不对称增厚；淋巴结膨隆，淋巴结门消失，但这不是唯一标准，也可见于许多小的淋巴结。对于腋窝淋巴结需要描述以胸小

肌为标志的Ⅰ～Ⅲ分级,有利于肿瘤分期和预后。内乳淋巴结(胸廓内血管旁淋巴结)异常表现为增大,双侧大小不对称,与乳腺同侧更有意义。不对称大小>5mm。

(六) 评估及处理

0类:不完整的评估,需结合其他影像或者临床再作评估的情况。

1类:阴性。无特殊发现,需要描述乳腺纤维腺体构成及背景实质强化类型。

2类:良性发现。描述乳腺内无恶性征象的乳内淋巴结、假体、金属异物(包括活检标识夹)、强化或不强化的纤维腺瘤、囊肿、瘢痕、术后积液、含脂肪病变(如积油囊肿、脂肪瘤、积乳囊肿和错构瘤)。一般增生性改变不列入此类。

3类:良性可能大(0<恶性可能≤2%),建议定期随访。此类征象良性可能很大,放射科医师需在定期随访过程中记录疾病的稳定性;随访时间常为3～6个月。3类的使用频率≤检查的5%。3类可用于肿块和非肿块征象,后者如表现为线样、段样分布或集丛强化则不应归入此类。肿块呈椭圆形,可勾画边界、内部强化有暗隔,T2WI信号增高,则可归入3类。

4类:可疑恶性(2%<恶性可能≤95%),根据不同的恶性可能性又细分为4A、4B和4C,此类病变需要提示临床活检及进一步处理。BI-RADS第6版对4类进行了亚类分类,MRI的恶性可能性与乳腺X线摄影和超声相当。

4A:表现为与一个令人担忧的描述词相关的轻微发现,如具有纤维腺瘤形态特征的肿块,但不具有典型的良性强化模式和不具有提示脓肿的不规则形积液。

4B:有两个或三个令人担忧征象的病变,如边界模糊并T2WI信号中等的肿块,内部不均匀强化的非肿块强化影,速升平台型时间信号强度曲线。

4C:有一个主要或至少三个中度可疑征象的病变,如毛刺肿块、内部集丛强化的段样分布强化、速升流出型时间信号强度曲线。

上述形态和增强特征进行亚类划分时,还结合较高b值DWI、ADC图及测量ADC数值。

5类:高度可疑恶性。恶性可能>95%,建议影像定位下穿刺活检取得组织学诊断,再根据病理结果进一步选择合理的处理方式。

6类:已活检证实为恶性,但肿瘤尚未切除,应采取进一步措施。6类还新定义了其他同侧发现。若有以下改变则保留为6类。

(1) 连续或更广泛的MRI形态学表现通常相同,恶性肿瘤的可能性很高。

(2) 可疑的其他近距离发现:距离已知恶性肿瘤≤2cm;增加总范围≤2cm;不会改变临床处置;充分描述所包含的关系。

若有以下改变则变更为4或5类。

(1) 距离已知恶性肿瘤>2cm。

(2) 和(或)增大幅度>2cm。

(3) 和(或)显著改变临床处置。

五、标准伽马相机乳腺显像词汇与应用

1. 分类　标准伽马相机乳腺显像是一种乳腺功能性分子成像技术,其描述分类标准与BI-RADS相似。1类,双侧乳腺轻度、均匀放射性分布,未见异常浓聚;2类,乳腺组织小片状或斑片状放射性摄取灶,且放射性分布与乳腺X线摄影的解剖结构相对应;3类,轻度或中度的弥散或斑片状放射性摄取,多出现在双侧,边界清晰;4类,乳房或腋窝内局灶性放射性摄取灶;5类,局灶性放射性浓聚灶或局灶性放射性轻度摄取灶伴腋窝放射性浓聚灶。其中1～3类定义为阴性,4～5类定义为阳性。

2. 应用　分析乳腺显像结果时,需要结合现有的乳腺X线图像、其他乳腺影像以及活检结果进行判定。对于孤立病灶除非其他乳腺影像或活检结果明确为良性病变,否则均应判定为恶性可疑病灶。针对乳腺X线摄影和超声上的未定性病灶,如果乳腺显像仍未能明确性质,考虑MRI或BSGI引导下穿刺活检。对于常规检查显示阴性,而乳腺显像肿块表现为显像剂轻度摄取和本底相当,可判定为良性病灶。乳腺显像中对两侧乳头对称性摄取以及胸大肌轻度摄取均为判定为阴性显像;对腋窝淋巴结摄取,放射性摄取增高并不能帮助判断是炎性/反应性淋巴结或恶性淋巴结,若能与乳腺X线摄影显示的稳定淋巴结相对应则判定为良性。

六、乳腺专用PET词汇与应用

(一) 常用词汇

PUVmax=PEM最大标准化摄取值(单个PEM层面上感兴趣区域的最大体素摄取值)

LTB比值=病灶最大摄取值(PUVmax)与本底平均摄取值之比

给定层面上,可自定义感兴趣区并进行半定量分析测定,具体如下。

(1) 测量肿瘤部位最大的摄入量(PUVmax)。

(2) 测量能够代表正常组织的本底平均摄取量。

(3) 研究发现 PEM 的 LTB 比值与 PET/CT 上的肿瘤最大摄取值与正常本底组织比值高度相关，对于≤1 cm 的肿瘤，PEM 图像上的 LTB 比值明显高于 PET/CT 图像上的 LTB 比值。

(二) PEM 图像上半定量分析临床应用

(1) PEM 图像上 PUVmax 随着病灶直径增加而增加。

(2) 浸润性乳腺癌 PUVmax 值高于乳腺导管内原位癌。

(3) 浸润性乳腺癌分级(IDC)越高，PUVmax 值越高。

(4) LTB 比值越高预示 Ki-67 增殖指数($p=0.47$)越高。

(5) HER2(+)乳腺癌患者 LTB 比值更高(PUVmax 值同样更高)。

(6) 三阴性乳腺癌患者 LTB 比值通常也较高。

七 PET/CT 词汇与应用

1. **标准化摄取值** 标准化摄取值(standard uptake value，SUV)是 ^{18}F-FDG PET/CT 显像评价病灶良恶性的重要参考指标。

SUV＝组织放射性活度(MBq/kg)/[(注射剂量(MBq))/体重(kg)]

标准化摄取值是测量组织中示踪剂累计活性活度的最常用参数。为了测量 SUV，需将 2D 或 3D 图像上感兴趣区域(ROI)置于靶区(如肿瘤)的中央，通常恶性肿瘤中的 SUV 值更高。PET/CT 报告中 SUV 的 2 种常见报告方式如下。①SUVmean：合并多个体素信息，图像噪声对其影响不大，对 ROI 的定义比较敏感，且受不同观察者/观察者自身差异影响大。②SUVmax：ROI 内的摄取最高值，只要组织包含在 ROI 中，则与 ROI 定义无关，但更容易受到噪声的影响。SUVmax 最常用，它比 SUVmean 更少依赖于受检者且有更高的可重复性。

2. **瘦体重标准化 SUV(SUL)峰值** 应用 PET 对代谢性肿瘤疗效进行标准化定量评估时，需要一致且可靠的肿瘤活性测量方法，目前实体瘤 PET 疗效评价标准(PERCIST)推荐使用 SUL，其对患者体重依赖性降低。SUL 峰值是在肿瘤最大摄取范围内 1 cm^3 的定点感兴趣区域进行测量，通过严格限定感兴趣区域的尺寸和位置，减少测量误差，还可以以肝脏活性作为参考标准，研究不同时间检查 SUL 的误差变化。同时建议最后一次化疗与紧接的 FDG PET 检查至少间隔 10 d，外照射放疗需要更长的时间间隔。

根据 PERCIST，完全缓解表示所有有代谢活性的肿瘤消失；部分缓解表示治疗前后摄取最活跃的病灶的 SUL 峰值减低＞30%，但此时治疗前后活性最强的病灶不一定是同一病灶；疾病进展表示峰值 SUL 增加＞30%或肿瘤代谢进展或出现新病灶。对于测量多少个病灶目前没有明确规定。应用局限性是对于低 SUV$_{肿瘤}$，没有有效的 SUV$_{阈值}$。对局部晚期乳腺癌患者内分泌治疗疗效评估，PET/CT 没有 MRI 灵敏，在他莫昔芬治疗后 7～10 d 会出现闪烁显像，伴有 SUV$_{肿瘤}$ 增加。

(汤 伟 姜 蕾 于 韬
宋少莉 何之彦 彭卫军)

◆ 参考文献 ◆

[1] 汤伟, 顾雅佳, 彭卫军, 等. 数字乳腺断层 X 线摄影与常规影像学检查诊断效能对比[J]. 中国癌症杂志, 2017, 27(6): 487-495.

[2] 张云燕, 顾雅佳, 彭卫军, 等. 数字乳腺断层合成 X 线成像结合合成二维图像对乳腺疾病的诊断价值[J]. 中华放射学杂志, 2016, 50(11): 833-837.

[3] Greenwood HI, Freimanis RI, Carpentier BM, et al. Clinical breast magnetic resonance imaging: technique, indications, and future applications [J]. Semin Ultrasound CT MR, 2018, 39(1): 45-59.

[4] Hooley RJ, Durand MA, Philpotts LE. Advances in digital breast tomosynthesis [J]. Am J Roentgenol, 2017, 208(2): 256-266.

[5] Ismet S, Ahmed NA, Ali S. Revisiting weight-normalized SUV and lean-body-mass-normalized SUV in PET studies [J]. J Nucl Med Technol, 2020, 48(2): 163-167.

[6] Lanell M P, Janet OS, Qian Vick W, et al. Prospective study of serial ^{18}F-FDG PET and ^{18}F-Fluoride PET to predict time to skeletal-related events, time to progression, and survival in patients with bone-dominant metastatic breast cancer [J]. J Nucl Med, 2018, 59(12): 1823-1830.

[7] Leithner D, Wengert GJ, Helbich TH, et al. Clinical role of breast MRI now and going forward [J]. Clin Radiol, 2017, S0009-9260(17): 30521-30524.

[8] Lodge M A. Repeatability of SUV in oncologic ^{18}F-FDG PET [J]. J Nucl Med, 2017, 58(4): 523-532.

[9] Mall S, Lewis S, Brennan P, et al. The role of digital breast tomosynthesis in the breast assessment clinic: a review [J]. J Med Radiat Sci, 2017, 64(3): 203-211.

[10] Mercado CL. BI-RADS update [J]. Radiol Clin North Am, 2014, 52(3): 481-487.

[11] Müller FHH, Farahati J, Müller AG, et al. Positron emission mammography in the diagnosis of breast cancer. Is maximum PEM uptake value a valuable threshold for malignant breast cancer detection? [J]. Nuklearmedizin, 2016, 55(1): 15-20.

[12] https://www.itnonline.com/article/rsna-2023-day-two-overview-big-partnerships-bi-rads-update-plans-technology-trends (2024 年 08 月 17 日).

[13] Constantini M, Belli P, Lombardi R, et al. Characterization of solid breast masses: use of the sonographic breast imaging

reporting and data system lexicon[J]. J Ultrasound Med,2006,25(5):649-659.

[14] Watanabe T, Yamaguchi T, Tohno E, et al. B-mode ultrasound diagnostic flowchart for solid breast masses: JABTS BC-01 study[J]. J Med Ultrason, 2021, 48(1):71-81.

[15] Tsunoda H, Moon WK. Beyond BI-RADS: Nonmass Abnormalities on Breast Ultrasound. Korean J Radiol, 2024, 25 (2):134-145.

[16] Baltzer P, Mann RM, lima M, et al. Diffusion-weighted imaging of the breast—a consensus and mission statement from the EUSOBI International Breast Diffusion-Weighted Imaging working group. Eur Radiol, 2020, 30(3):1436-1450.

[17] Shimauchi A, Ota H, Machida Y, et al. Morphology evaluation of nonmass enhancement on breast MRI: Effect of a three-step interpretation model for readers' performances and biopsy recommendations[J]. EJR, 2016, 85(2):480-488.

[18] Berg JW. The significance of axillary node levels in the study of breast carcinoma[J]. Cancer, 1955, 8(4):776-778.

[19] Mack M, Chetlen A, Liao J. Incidental internal mammary lymph nodes visualized on screening breast MRI[J]. AJR, 2015, 205(1):209-214.

[20] Ray KM, Munir R, Wisner DJ, et al. Internal mammary lymph nodes as incidental findings at screening breast MRI[J]. Clin Imaging, 2015, 39(5):791-793.

[21] Kinoshita T, Odagiri K, Andoh K, et al. Evaluation of small internal mammary lymph node metastases in breast cancer by MRI. Radiat Med, 1999, 17(3):189-193.

[22] Maltez de Almeida JR, Gomes AB, Barros TP, et al. Subcategorization of suspicious breast lesions (BI-RADS category 4) according to MRI criteria: role of dynamic contrast-enhanced and diffusion-weighted imaging[J]. AJR, 2015, 205(1):222-231.

第四章

乳腺 X 线征象

第一节　肿块

"肿块"是指在乳腺 X 线摄影中两个投照体位上都能观察到的占位性病变。如果一个可能的病灶仅在一个投照体位上能看到，不能明确具有三维占位特征，增加投照体位或进行多模态检查（乳腺 X 线断层摄影、超声等）可能显示潜在的肿块影。

随着 DBT 的推广应用，其在乳腺 X 线诊断性评估中的作用越来越受到重视。FFDM 图像是三维乳房结构的二维投影，意味着肿块的检出及评估可能受腺体组织重叠的影响，而 DBT 能够减少甚至消除腺体组织的重叠影响，有利于肿块形态、边缘的判断，有助于更多肿块性病变的检出，一定程度上降低召回率、提高诊断准确性。

对明确具有三维占位特征的肿块，在乳腺报告中应该逐一描述肿块的形态、边缘和密度，对肿块性质做出综合判断。第 5 版 BI-RADS 分类（2013 版）中，肿块形态分为圆形、椭圆形和不规则形；边缘分为清楚、遮蔽、小分叶、模糊和毛刺；密度分为含脂肪密度、低密度、等密度和高密度。

一 含脂肪密度

含脂肪密度指肿块中含有不同比例的脂肪成分，即在乳腺 X 线摄影中表现为不同程度的透亮区。含脂肪的肿块几乎都是良性病变，恶性病变早期生长过程中罕见脂肪卷入，DBT 有助于显示肿块内的脂肪成分。当乳腺 X 线摄影发现肿块内出现脂肪密度透亮影时，结合肿块形态及边缘信息基本可做出诊断性评估（BI-RADS 2 类）。油样囊肿、积乳囊肿、脂肪瘤、错构瘤等均可表现为含脂肪密度肿块（图 4-1-1～图 4-1-3）。

二 低密度

低密度指肿块 X 线衰减程度比等体积乳腺纤维腺体组织的衰减程度低（图 4-1-4，图 4-1-5）。

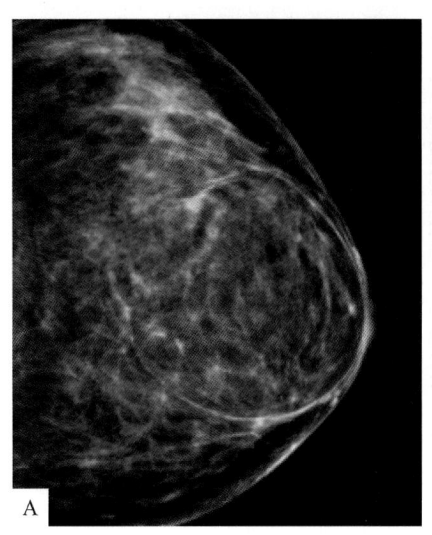 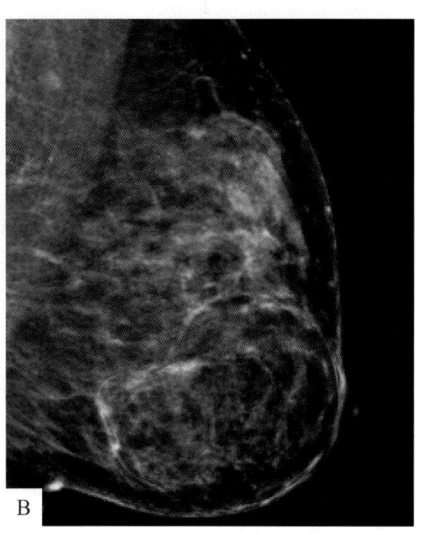

图 4-1-1　**肿块**　左乳巨大含脂肪肿块，边缘大部分清楚，部分遮蔽（A、B）。病理诊断为错构瘤。

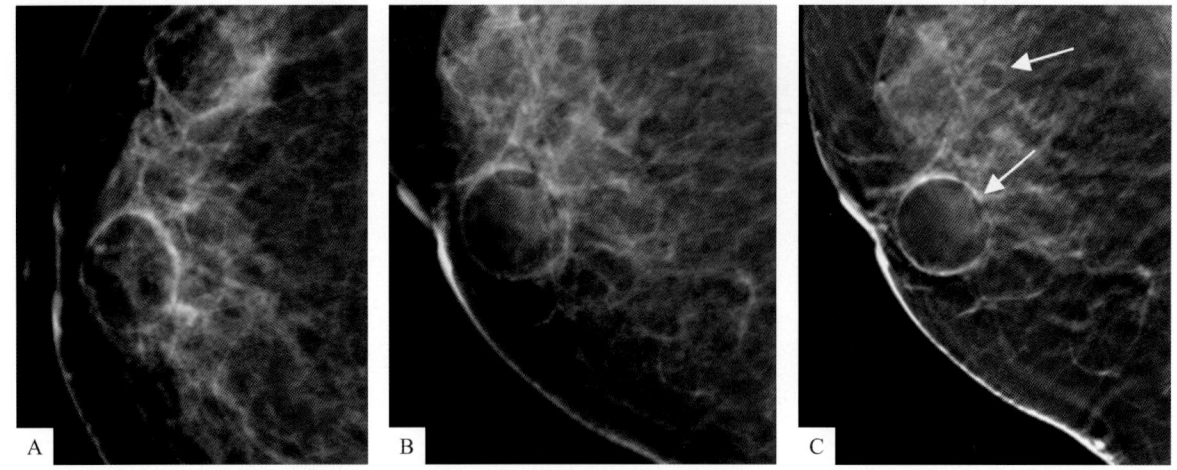

图4-1-2 肿块　右乳多发圆形脂肪密度肿块(箭),边缘清楚(A~C);DBT(C)对边缘显示更为清楚。

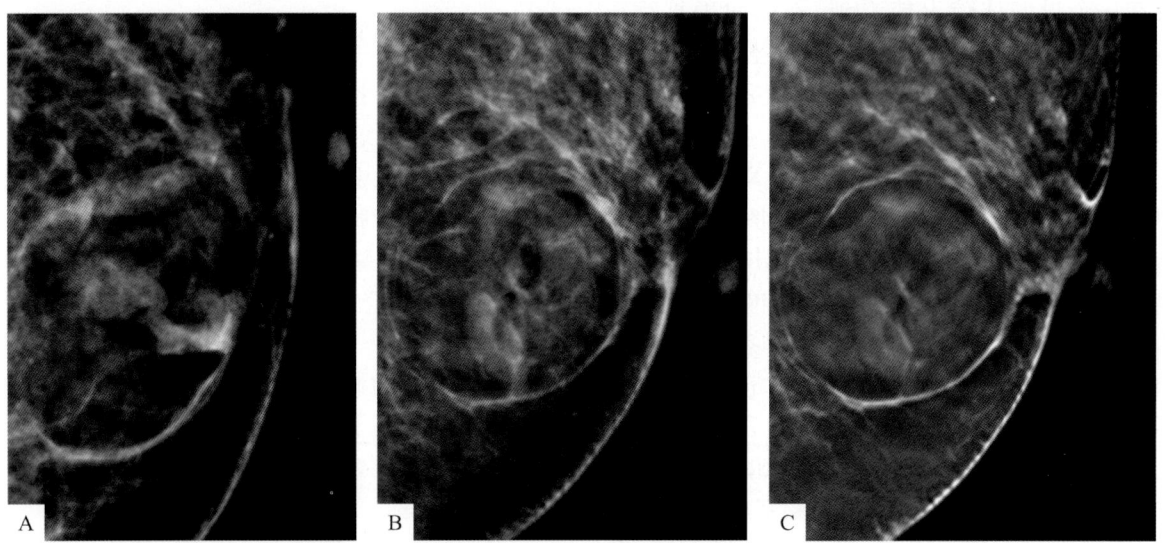

图4-1-3 肿块　椭圆形含脂肪肿块,边缘清楚(A~C)。DBT(C)对肿块内部结构及边缘的显示更为清楚。

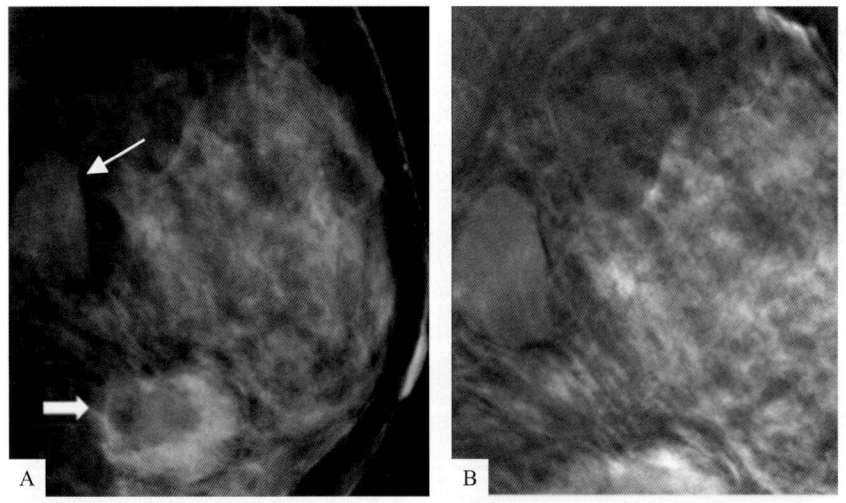

图4-1-4 肿块　左乳椭圆形低密度肿块(细箭),边缘清楚;另见一枚等、低密度肿块(粗箭)。结合超声,诊断为多发囊肿(A、B)。

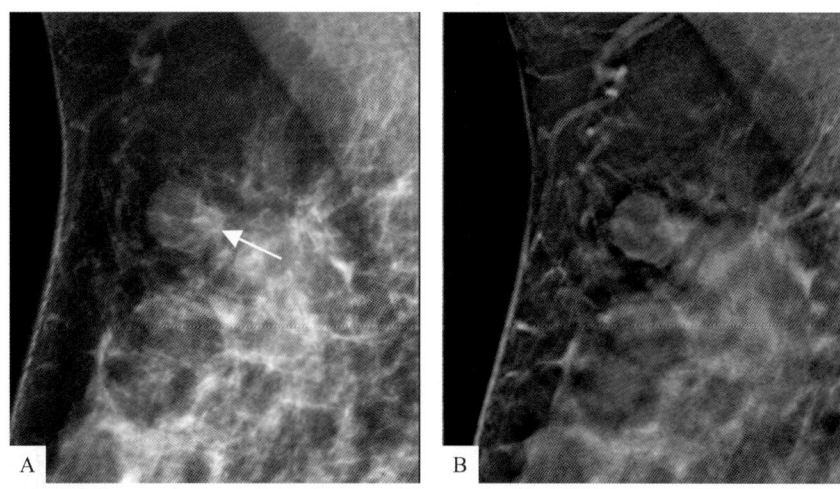

图4-1-5 肿块 椭圆形、低密度肿块,边缘部分清楚,部分遮蔽(箭)(A、B)。超声提示为囊性病变。

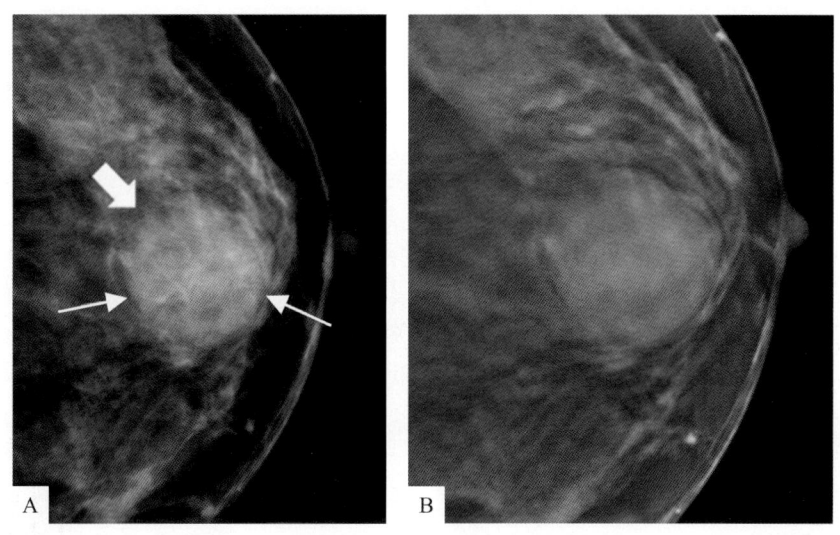

图4-1-6 肿块 椭圆形等密度肿块,边缘部分清楚(细箭),部分遮蔽(粗箭)(A、B)。结合超声诊断为囊肿。

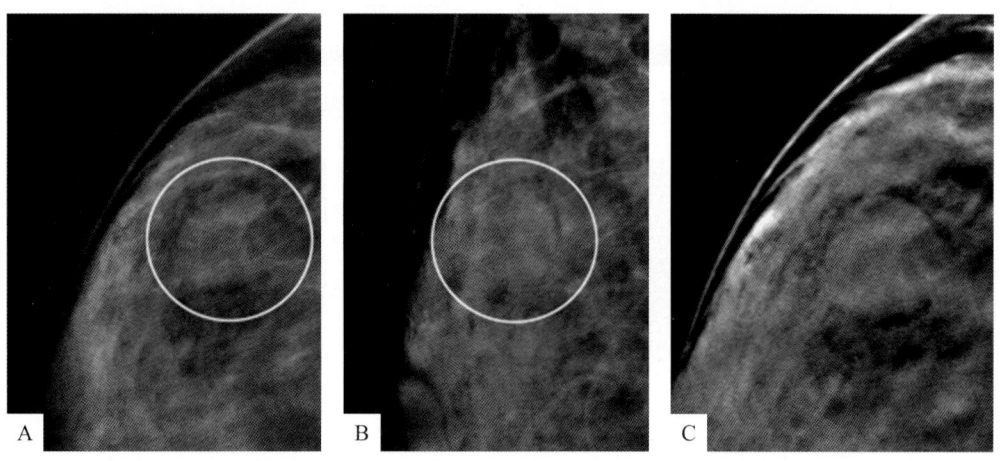

图4-1-7 肿块 椭圆形等密度肿块,FFDM图像(A、B)示边缘遮蔽,DBT(C)去除部分腺体组织重叠后,显示边缘清楚。

三 等密度

等密度指肿块的X线衰减程度和等体积乳腺纤维腺体组织的衰减程度相等(图4-1-6,图4-1-7)。

四 高密度

高密度指肿块X线衰减程度要比等体积乳腺纤维腺体组织的衰减程度高。高密度肿块诊断为恶性的阳性预测值比等密度或低密度肿块增高，X线表现为高密度肿块时应结合超声分析（图4-1-8～图4-1-10），除非具有典型的良性特征，否则应进行活检。

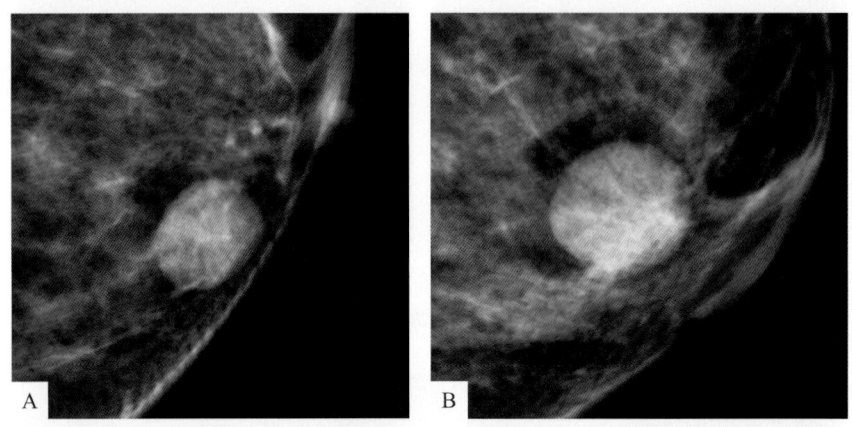

图4-1-8　**高密度肿块**　椭圆形高密度肿块，边缘清楚（A、B）。病理诊断为乳头状瘤。

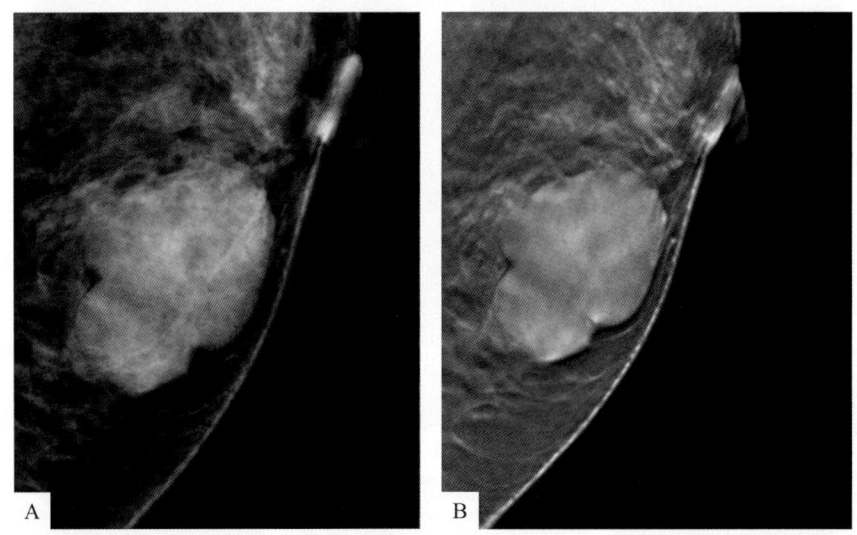

图4-1-9　**高密度肿块**　不规则形（分叶状）高密度肿块，边缘清楚（A、B）。超声提示为囊性病变。

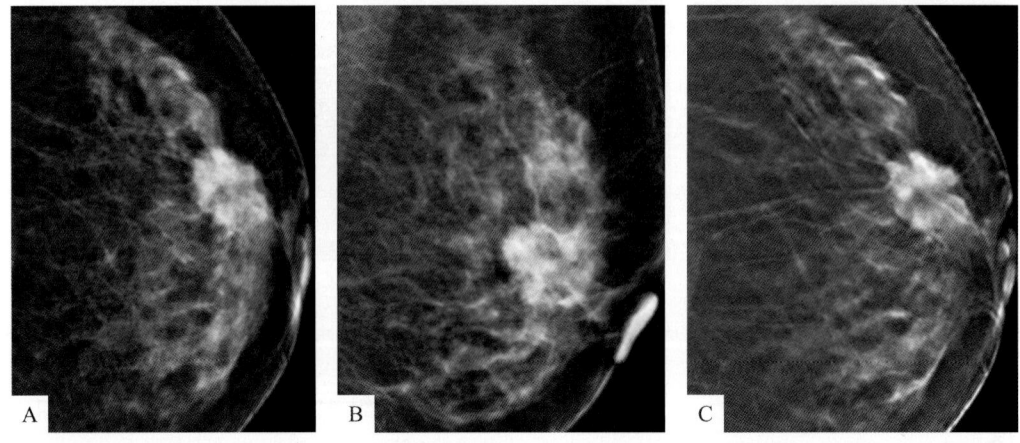

图4-1-10　**高密度肿块**　不规则形高密度肿块，边缘毛刺（A～C）。病理诊断为浸润性导管癌。

五 边缘清楚

边缘清楚指肿块与正常组织之间分界截然，<25%的边缘被周围组织遮蔽，且无浸润征象（图4-1-11，图4-1-12）。如果肿块任何一部分边缘模糊或呈毛刺状，则应归类为后面介绍的类型。

六 边缘遮蔽

边缘遮蔽指肿块边缘被正常的组织遮盖，用于假定为边缘清楚的肿块。DBT图像上重叠的腺体组织位于扫描平面之外，有利于显示病灶潜在的边缘（图4-1-13，图4-1-14）。

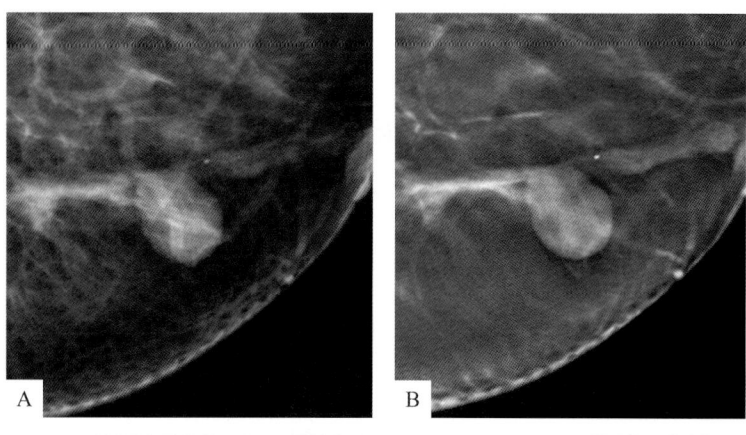

图4-1-11 囊肿 椭圆形边缘清楚肿块（A、B），结合超声诊断为囊肿。

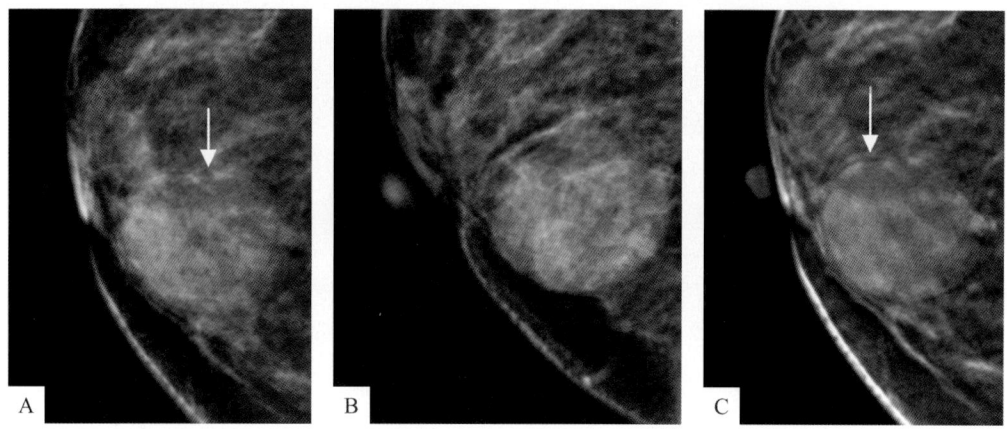

图4-1-12 等密度肿块 椭圆形等密度肿块，FFDM图像（A、B）示部分边缘遮蔽，DBT（C）去除腺体组织重叠后边缘显示清楚，结合FFDM和DBT分析，应定义为"边缘清楚"。

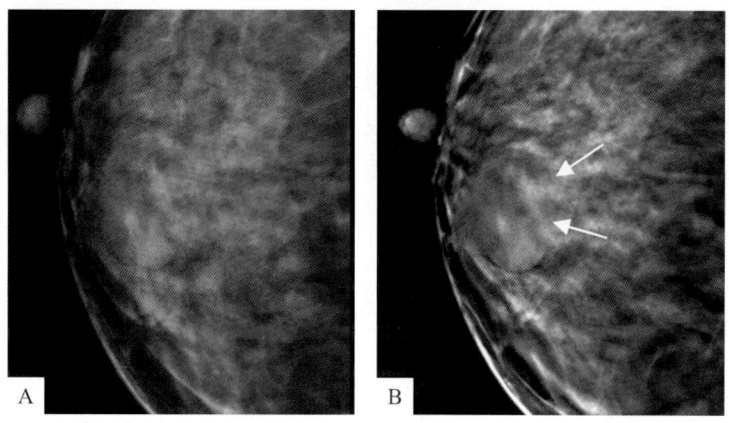

图4-1-13 等密度肿块 处在致密纤维腺体组织背景中，FFDM图像（A）无法辨认肿块的形状及边缘，DBT图像（B）对肿块边缘的显示更为清楚，但仍有>25%边缘被周围腺体组织遮盖，因此定义为"边缘遮蔽"。超声提示为囊性病变。

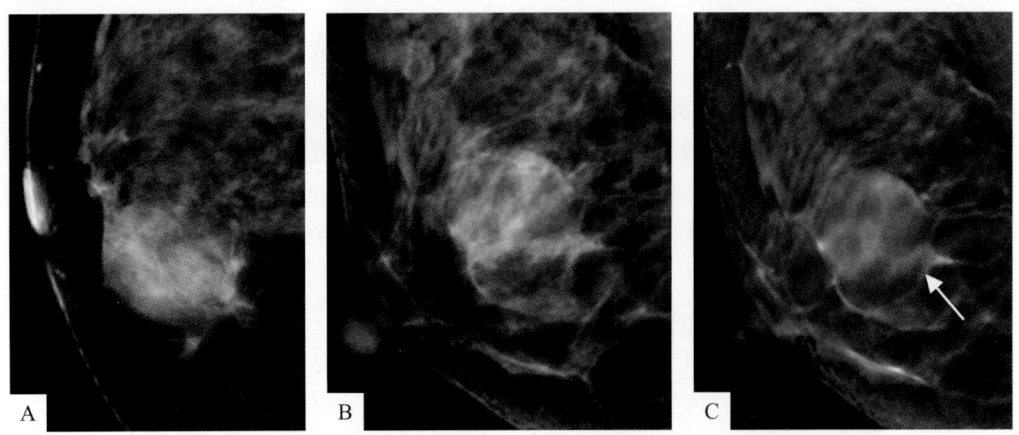

图4-1-14 高密度肿块 椭圆形高密度肿块,FFDM图像(A、B)示边缘遮蔽,DBT图像(C)示仍有＞25%边缘表现为"遮蔽"(箭)。

七 边缘小分叶

边缘小分叶指肿块边缘呈细小波浪状,为边缘模糊的一种亚型,一般提示可疑恶性病灶。勿与肿块形态的描述混淆,超过3个大分叶的肿块应定义为"不规则形"(图4-1-15,图4-1-16)。

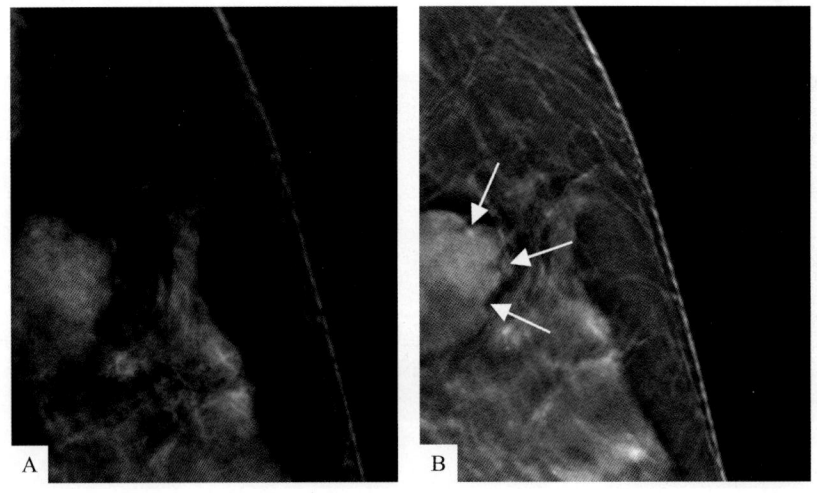

图4-1-15 等密度肿块 不规则形等密度肿块,边缘部分呈小分叶状(A、B)。

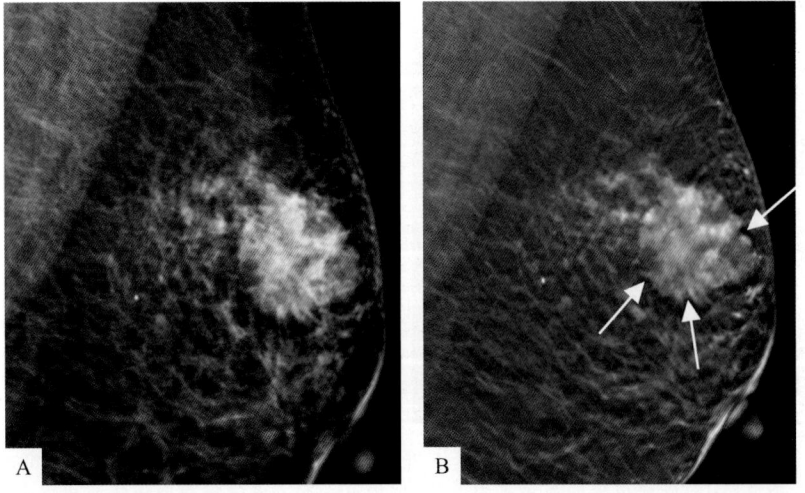

图4-1-16 高密度肿块 不规则形高密度肿块(A),边缘呈小分叶状,在DBT图像(B)上更为明显。

八 边缘模糊

边缘模糊指肿块与周围组织界限模糊,而这种表现并非由于正常乳腺组织重叠所致。FFDM 图像上显示的局灶不对称可能在 DBT 上被证实为边缘模糊的肿块(图 4-1-17,图 4-1-18)。对可触及的病变,联合超声检查有助于判断病变性质,尤其是对囊实性病变的鉴别,降低误诊率。

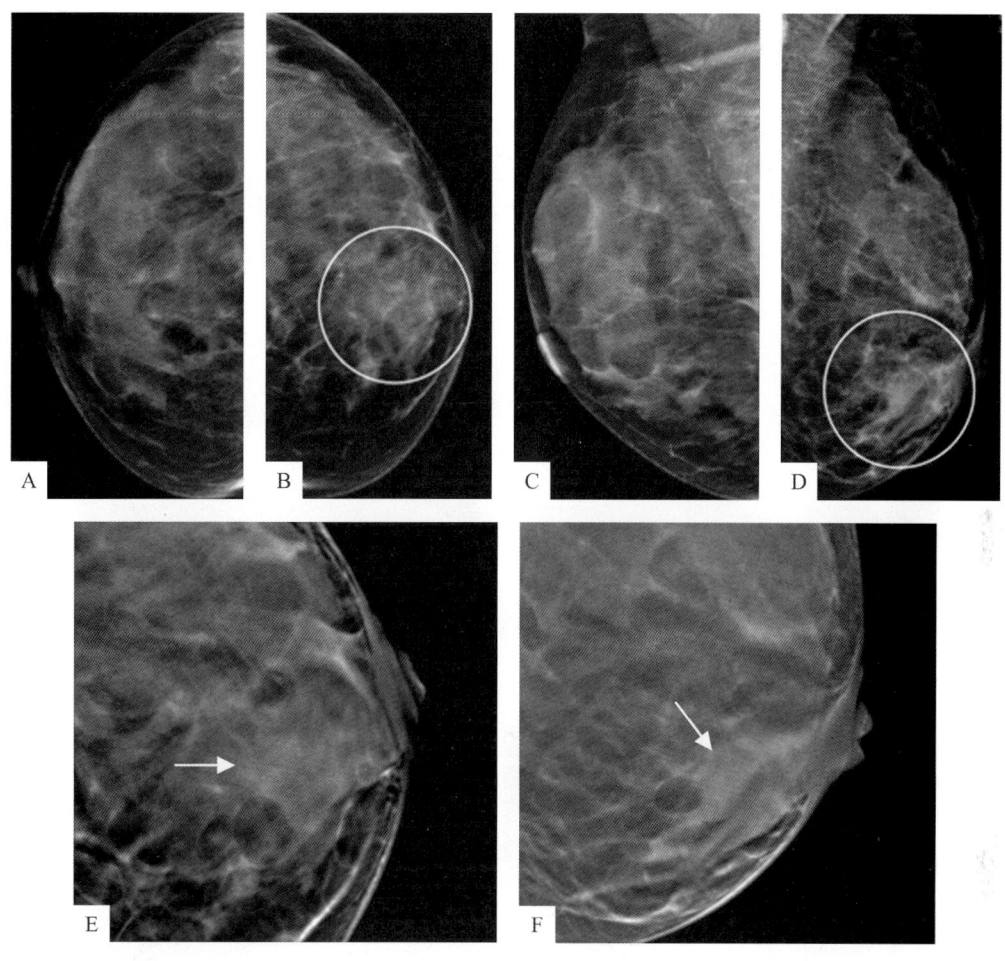

图 4-1-17 肿块 FFDM 图像(A~D)示左乳内下象限局灶不对称致密影(圈);DBT 图像(E、F)见一枚边缘模糊等密度肿块(箭),穿刺活检证实为浸润性导管癌。

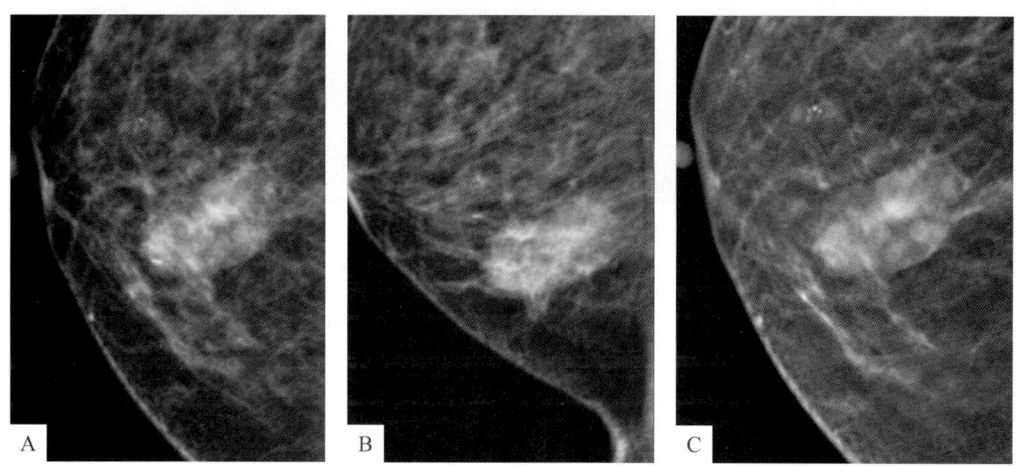

图 4-1-18 高密度肿块 椭圆形高密度肿块,与周围组织界限模糊(A、B);C. CC 位 DBT 图像。病理诊断为浸润性导管癌。

九 边缘毛刺

边缘毛刺为从肿块边缘发出的多发放射状排列的线状影,高度提示可疑恶性病变。DBT 能够更好地显示毛刺肿块的特征,区分毛刺样肿块和结构扭曲(图 4-1-19,图 4-1-20)。

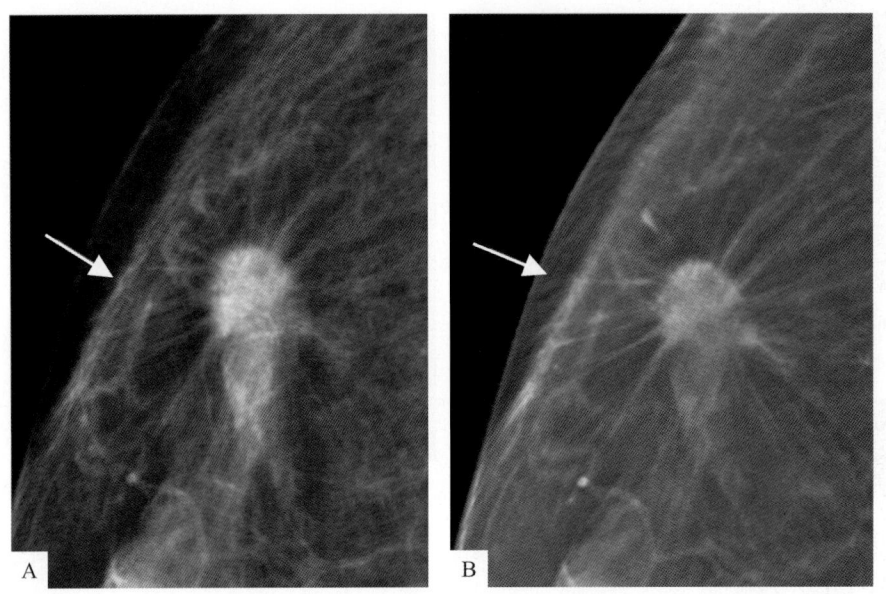

图 4-1-19 高密度肿块 不规则形高密度肿块,边缘毛刺(A、B)。注意邻近皮肤的增厚、牵拉内陷(箭)。病理诊断为浸润性导管癌。

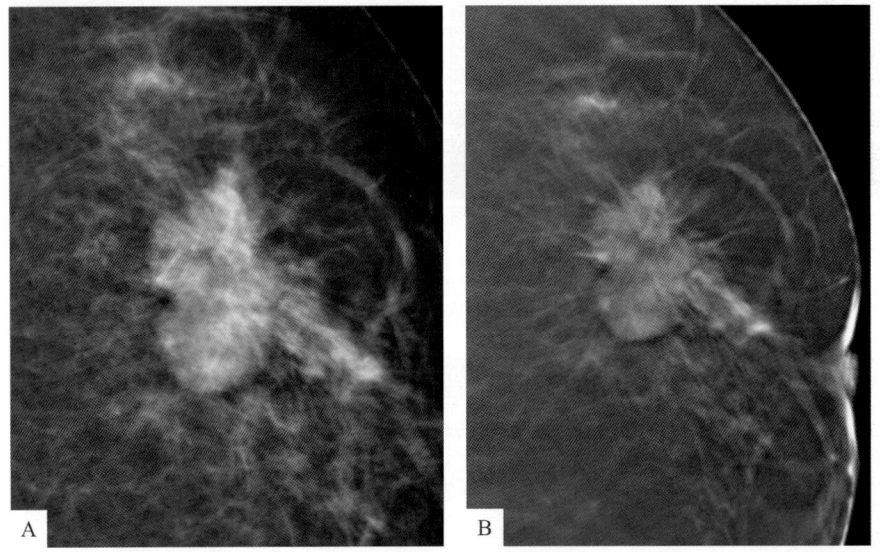

图 4-1-20 高密度肿块 不规则形高密度肿块,边缘毛刺(A);DBT 图像(B)对毛刺的观察更为清楚。病理诊断为浸润性导管癌。

十 乳内淋巴结

乳内淋巴结的定义为乳腺实质内的淋巴结。典型的乳内淋巴结常为肾形,淋巴门处可见因脂肪存在而呈现的透亮切迹,常<1 cm;>1 cm 者如能观察到明显的脂肪组织填充,也可认为是正常的乳内淋巴结。乳内淋巴结可多发,可发生在乳腺任何象限(图 4-1-21,图 4-1-22)。

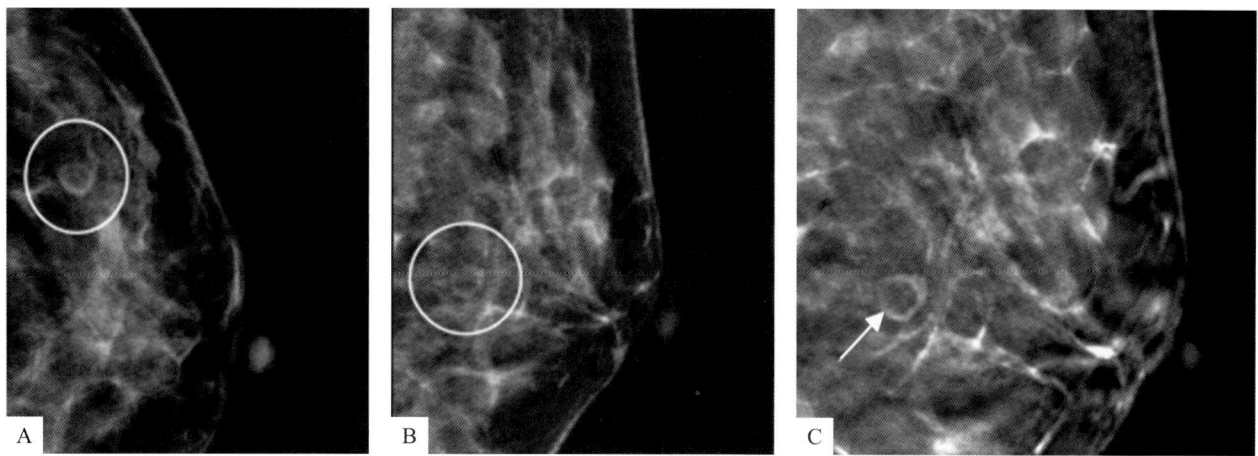

图 4-1-21 乳腺淋巴结 左乳外侧后 1/3 见一枚淋巴结（圈）（A、B）；DBT（C）显示清楚，箭示含脂肪的淋巴门。

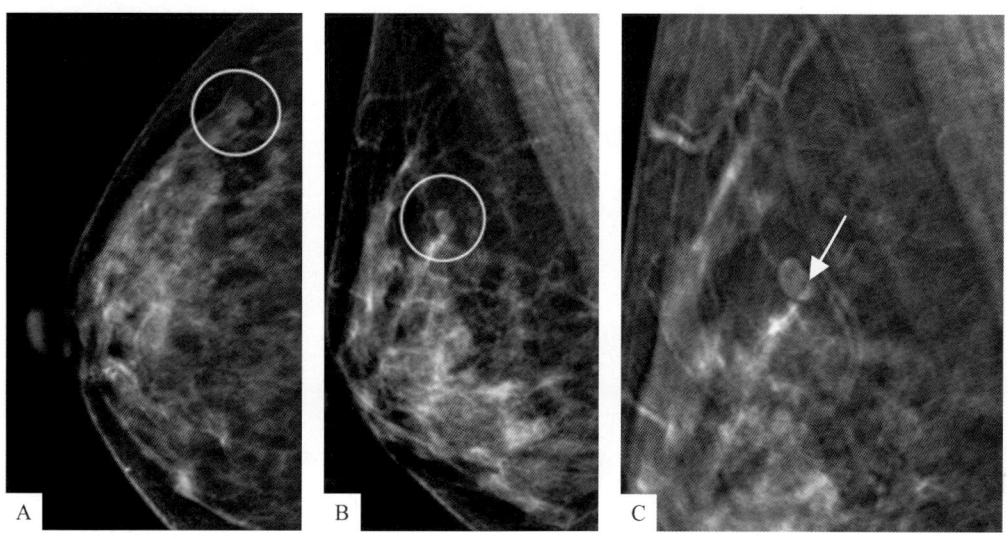

图 4-1-22 乳腺淋巴结 右乳外上象限后 1/3 见一枚淋巴结（圈）（A、B），边缘清楚；DBT（C）见脂肪密度影（箭）。

（陈卫国）

◆ 参考文献 ◆

［1］陈卫国，徐维敏，文婵娟．乳腺疾病 DBT 和 CEM 诊断解析［M］．北京：科学出版社，2021．

［2］陈卫国，曾辉，汪思娜，等．乳腺 X 线征象解读与典型病例图谱［M］．北京：科学出版社，2022．

［3］汤伟，顾雅佳，彭卫军，等．数字乳腺断层 X 线摄影与常规影像学检查诊断效能对比［J］．中国癌症杂志，2017，27（6）：487－495．

［4］中国抗癌协会乳腺癌专业委员会，中华医学会肿瘤学分会乳腺肿瘤学组，邵志敏．中国抗癌协会乳腺癌诊治指南与规范（2024 年版）［J］．中国癌症杂志，2023，33（12）：1092－1186．

［5］中华医学会放射学分会乳腺学组．乳腺 X 线摄影检查和诊断共识［J］．中华放射学杂志，2014，48（9）：711－717．

［6］D'Orsi C, Sickles E, Mendelson E, et al. ACR BI-RADS atlas, breast imaging reporting and data system ［R］. American College of Radiology, 2013.

［7］Bian T, Lin Q, Cui C, et al. Digital breast tomosynthesis: a new diagnostic method for mass-like lesions in dense breasts ［J］. Breast J, 2016 Sep;22(5):535－540.

［8］Mandoul C, Verheyden C, Millet I, et al. Breast tomosynthesis: What do we know and where do we stand? ［J］. Diagn Interv Imaging, 2019,100(10):537－551.

［9］Nakashima K, Uematsu T, Itoh T, et al. Comparison of visibility of circumscribed masses on Digital Breast Tomosynthesis (DBT) and 2D mammography: are circumscribed masses better visualized and assured of being benign on DBT? ［J］. Eur Radiol, 2017,27:570－577.

［10］Ryu MJ, Kim YS, Lee SE. Association between imaging features using the BI-RADS and tumor subtype in patients with invasive breast cancer ［J］. Curr Med Imaging, 2022,18(6):648－657.

［11］Yamamoto N, Yoshizako T, Yoshida R, et al. Usefulness of digital breast tomosynthesis for non-calcified benign breast masses ［J］. Clin Imaging, 2019,54:84－90.

［12］You C, Zhang Y, Gu Y, et al. Comparison of the diagnostic performance of synthesized two-dimensional mammography and full-field digital mammography alone or in combination with digital breast tomosynthesis ［J］. Breast Cancer, 2020,27(1):47－53.

第二节 典型良性钙化

乳腺X线片能够确认的典型良性钙化表现为粗大、圆形和边缘光滑,较恶性钙化更容易被发现。典型良性的钙化无需在诊断报告中逐一描述,但当诊断医师认为其他阅片者可能对这些钙化分析产生误解时,应当在报告描述中加以说明,必要时在诊断中提及。无法确定钙化产生的原因时,钙化的描述应包括形态及分布。典型良性钙化包括:①皮肤钙化;②血管钙化;③大杆状钙化;④环形钙化;⑤营养不良性钙化;⑥圆形钙化;⑦钙乳钙化;⑧缝线钙化。

一、皮肤钙化

此类钙化常见中心透亮区(图4-2-1),通常根据形态表现能够确定诊断。最常见于胸骨旁的乳房下襞、腋窝及乳晕处。对于贴近压迫板或探测器的皮肤钙化,通常出现在DBT的前3幅图像中(图4-2-2)。不常见的钙化形态可以根据切线位投照来证实钙化位于皮肤层。

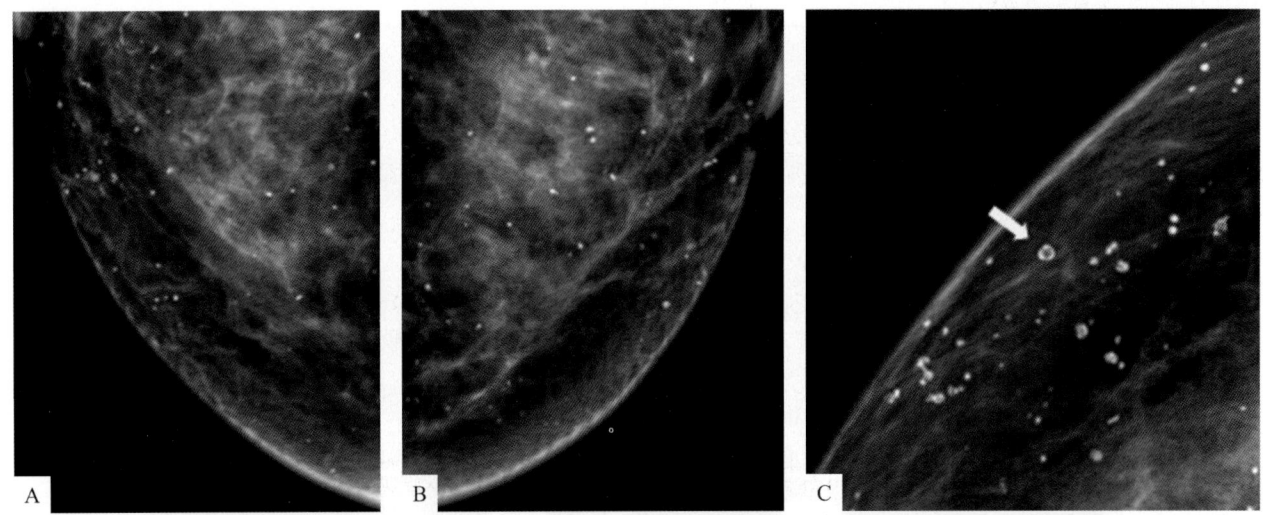

图4-2-1 皮肤钙化 双侧乳腺CC位,双乳可见大量皮肤钙化(A、B),部分钙化可见典型的中心透亮区(箭)(C)。

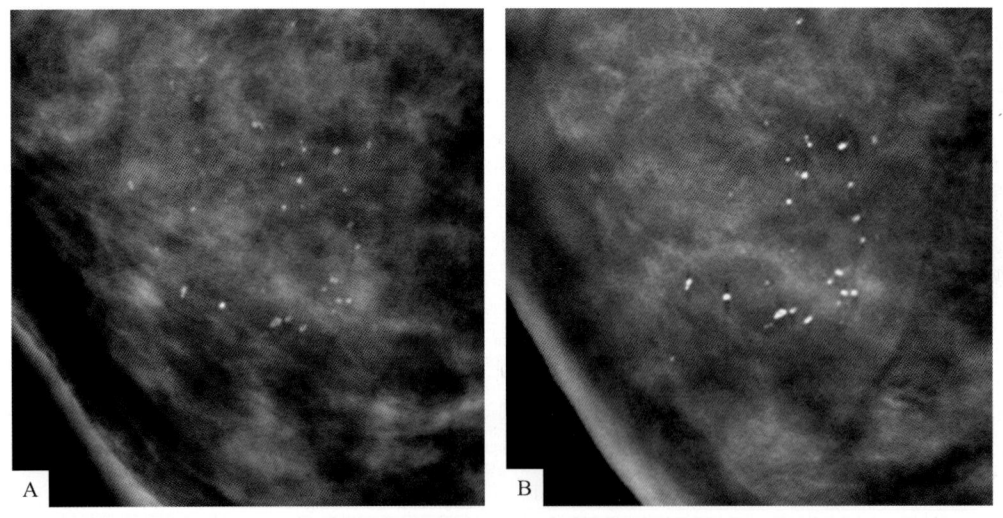

图4-2-2 皮肤钙化 右乳MLO位皮肤钙化(A),该钙化贴近探测器,出现在DBT的第3幅图像中(B)。

二、血管钙化

血管钙化多呈平行轨道样,或呈显著地与管状结构相关的线样钙化。有研究表明,血管壁钙化,尤其见于<50岁女性时,提示存在冠状动脉疾病的潜在风险,可在报告上适当描述其与心血管病变危险因素相关。

线样分布的钙化需考虑血管钙化的可能性,钙化可不对称沿血管一侧壁呈线样分布,DBT可清晰显示血管轮廓,帮助识别血管钙化(图4-2-3)。立体定位活检时应尽量避开邻近的血管钙化,以免额外增加出血风险。

三、大杆状钙化

大杆状钙化指导管扩张相关的良性钙化,通常位于因碎屑填充而扩张的导管管腔内或导管壁上,形成实心或断续的、光滑的杆状形态,直径常≥1mm。如果钙化位于导管管壁,中心可透亮,当扩张导管内分泌物钙化时,钙化常为实心。此类型钙化多为双侧乳腺出现,常沿导管走行分布,以乳头为中心呈放射状分布,有时可呈分支状(图4-2-4)。

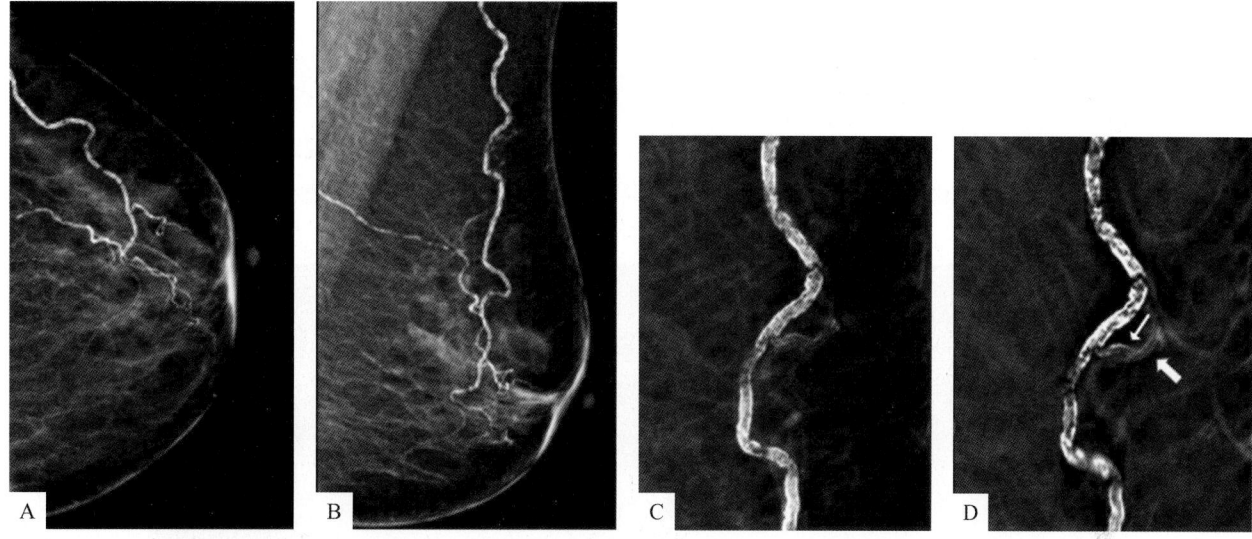

图4-2-3 血管钙化 69岁,女性,左乳可见血管壁钙化形成的典型良性双轨征表现(A、B),DBT(C、D)示早期血管钙化可见不连续线性钙化(细箭)位于管道状结构边缘(粗箭)。

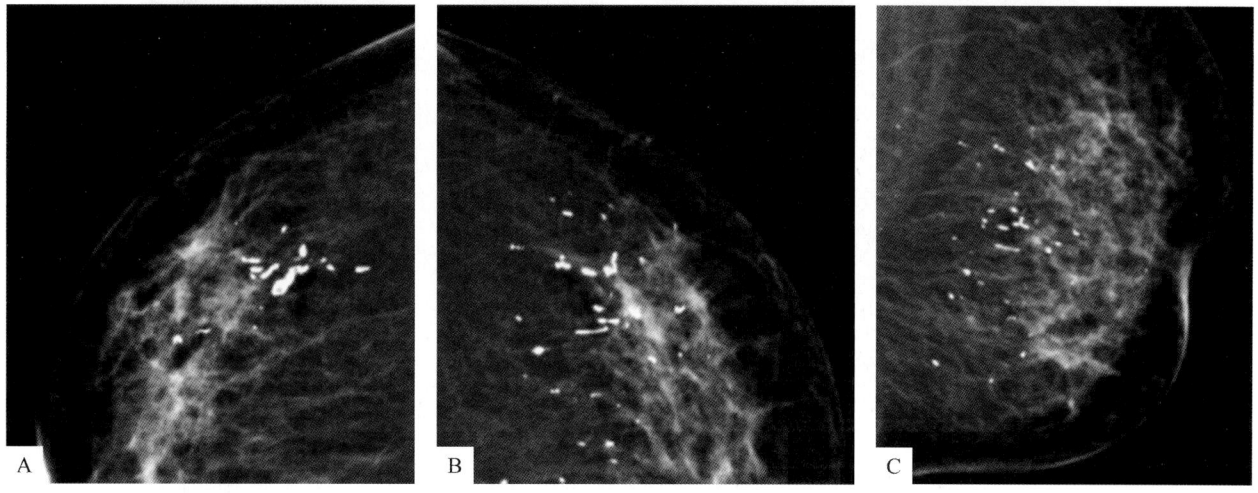

图4-2-4 大杆状钙化 双侧乳腺(CC位)多发大杆状钙化,沿导管走行分布(A、B),左乳(MLO位)多发大杆状钙化,主要分布于管腔内,部分呈分支状,放射状指向乳头(C)。

四 环形钙化

环形钙化表现为球形表面的钙质沉积,其壁厚常小于 1 mm,此类钙化大小从<1 mm 到>1 cm,可为圆形或卵圆形,表面光滑,有中心透亮区。脂肪坏死及囊肿壁钙化是最常见的"边缘"钙化(图 4-2-5,图 4-2-6)。含油囊肿或单纯囊肿壁内广泛钙化则范围更宽泛(有时壁更厚)。

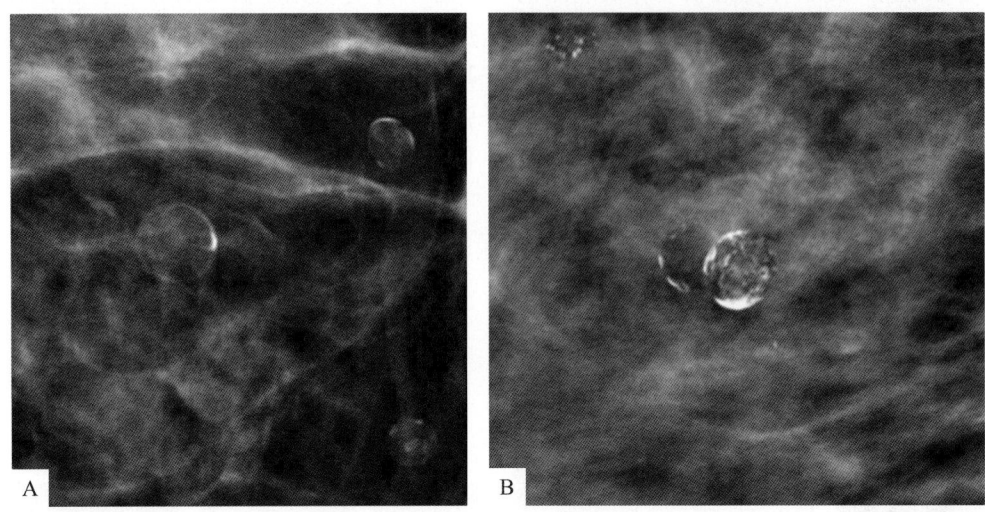

图 4-2-5 环形钙化 典型环形钙化(A),部分增厚钙化边缘从正面投影时,中心透亮区可见钙化(B)。

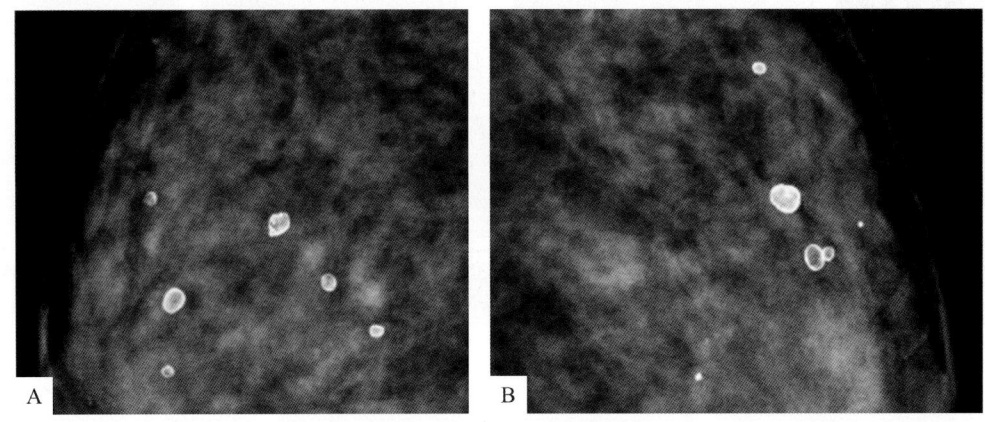

图 4-2-6 环形钙化 大小及钙化壁厚度不同(A、B)。

五 营养不良性钙化

营养不良性钙化指因组织损伤所致的钙化沉积,常见于创伤后、手术后乳房或出现在放疗后的乳房,典型者位于瘢痕处或附近。较粗大,常>0.5 mm,形状多不规则,可见其中心透亮(图 4-2-7)。含油囊肿或脂肪坏死导致的边缘型钙化随时间逐渐粗糙,可转变成营养不良性钙化。

六 圆形钙化

此钙化>0.5 mm,为多发时,大小及亮度经常不同(图 4-2-8)。当散在分布时,多考虑为良性钙化;如钙化灶很小(<1 mm),常为乳腺腺泡内的钙化。双侧弥漫或散在分布为典型良性表现。双侧多发集群性分布的圆形钙化常为良性表现,区域样分布亦多为良性。

七 钙乳钙化

钙乳钙化多为囊肿或微囊肿内钙质沉积的表现。头尾位(CC 位)像上常呈模糊的、圆形、不定形钙化,但往往显示不够明显;内外斜位(MLO)上形态可改变,更加分散(图 4-2-9);在 90°侧位上钙化显示更清晰,呈半月形、新月形、弧形(凹面向上的)或沿囊壁的线样钙化(图 4-2-10)。此类钙化最重要的特点是钙化形态可随投照体位变化而改变(头尾位与内外斜位或 90°侧位)。如果在筛查中不能确

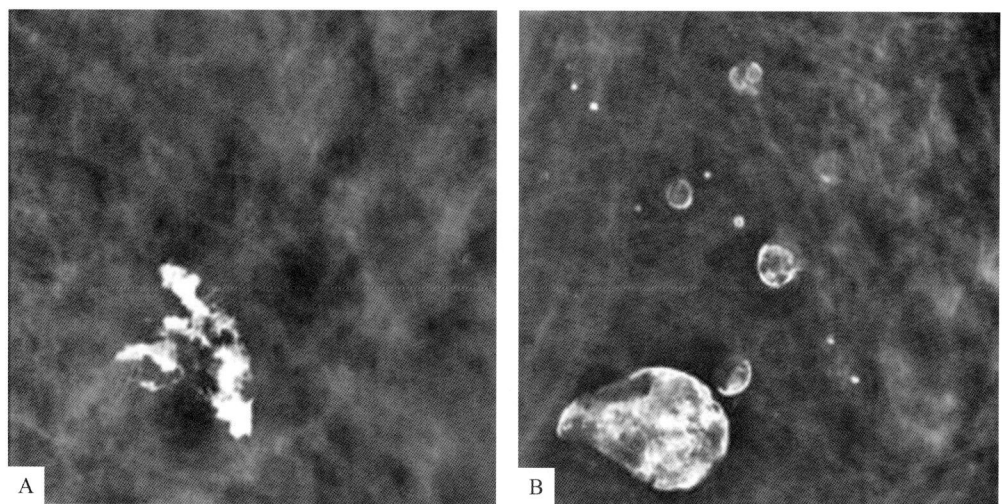

图4-2-7 营养不良性钙化 典型营养不良性钙化(A),形态不规则,部分可见中心透亮区(B)。

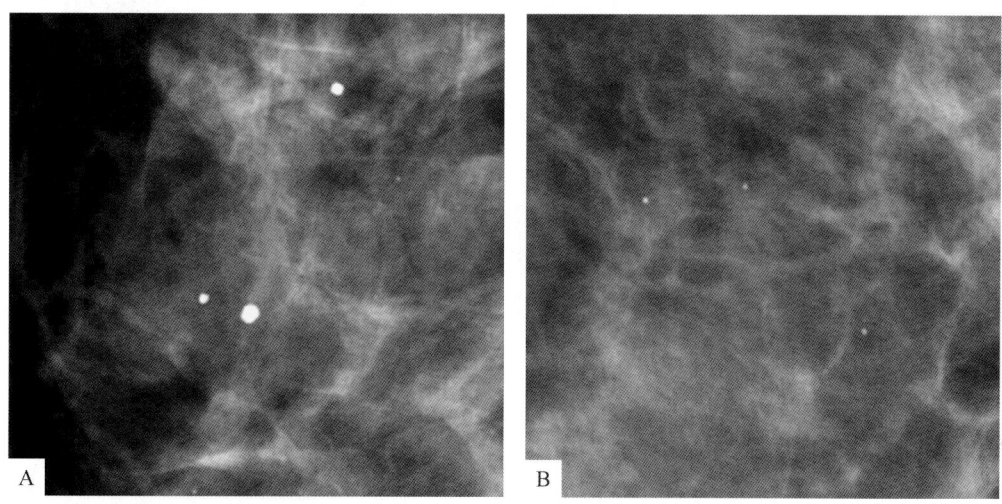

图4-2-8 圆形钙化 双乳散在分布的圆形钙化,大小及亮度不同(A、B)。

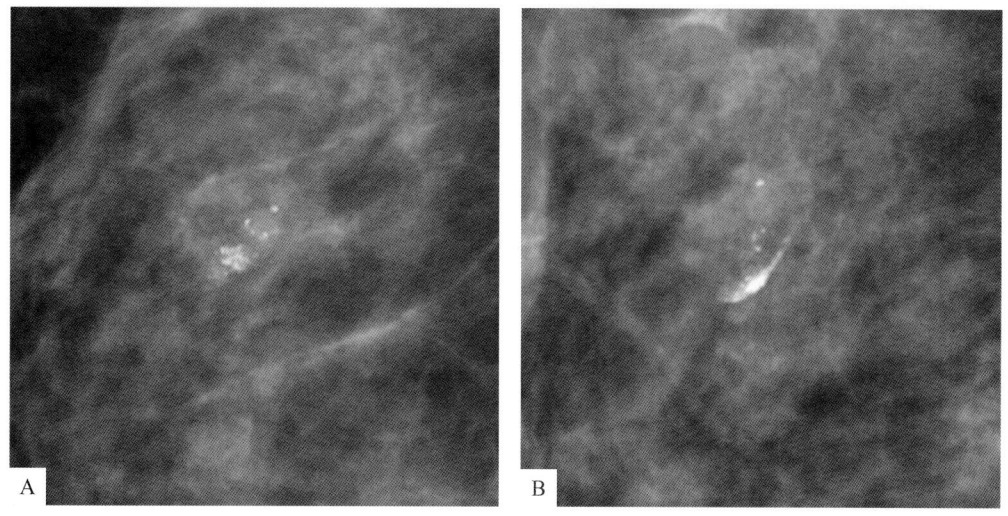

图4-2-9 钙乳钙化 右侧乳腺CC位图像(A)上钙化表现为模糊不定形或细点状的钙化(钙质沉积在一群小囊肿的底部);MLO位图像(B)上钙化变化,表现为依附于底部的新月形。

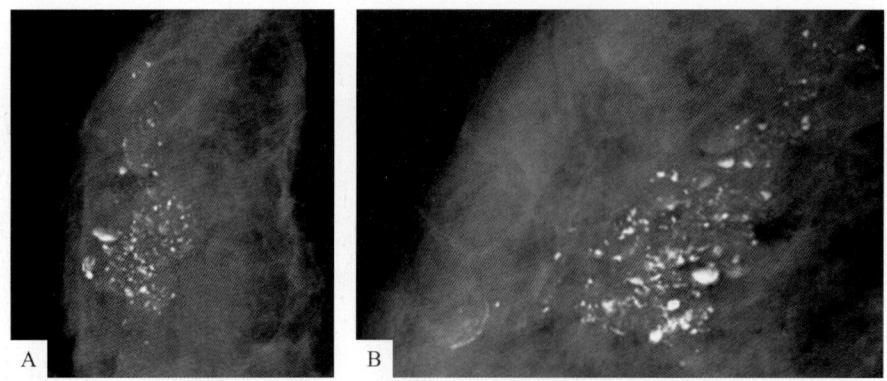

图 4-2-10　钙乳钙化　右乳外上象限钙乳样钙化(A、B)。重力作用下可见呈半月形、新月形、弧形或沿囊肿壁分布的钙化,体位变动其形态有变化。

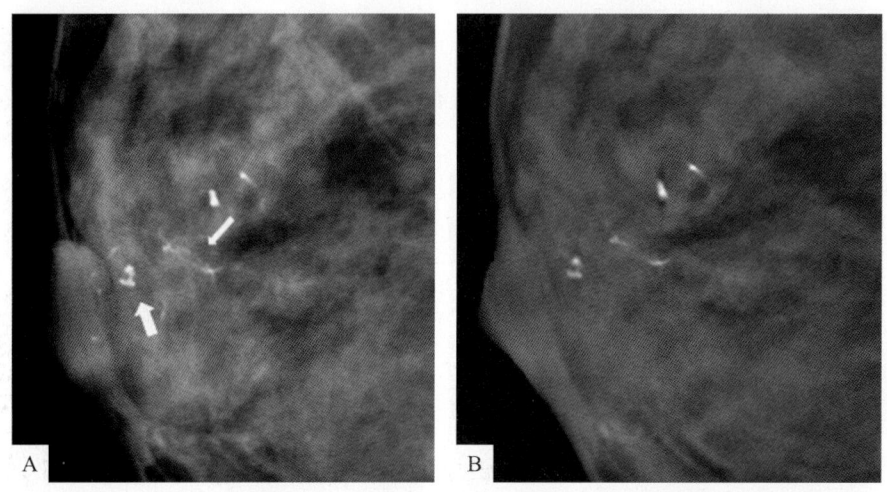

图 4-2-11　缝线钙化　缝线钙化的钙质沉积环(细箭)和线结(粗箭)。

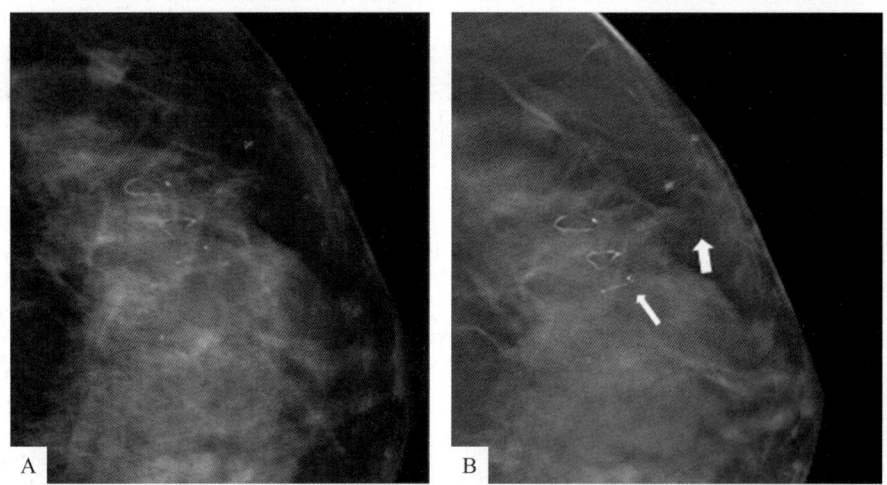

图 4-2-12　缝线钙化　缝线样钙质沉积环和不完整线结(细箭)(A、B);DBT(B)显示该手术部位可见结构紊乱及邻近 Cooper 韧带增粗、皮肤增厚(粗箭)。

定,需要召回患者增加放大 CC 位及侧位摄片。钙乳样钙化可与恶性钙化混合存在,临床工作中,应仔细评估任何不具有分层表现的钙化,并按照最可疑钙化分类进行处理。

八　缝线钙化

这类钙化为缝合线上钙质沉积,典型表现为线状或管状,常见缝线结显示(图 4-2-11,图 4-2-12)。

(陈卫国)

◆ 参考文献 ◆

[1] 陈卫国,曾辉,汪思娜,等.乳腺X线征象解读与典型病例图谱[M].北京:科学出版社,2022.
[2] 李易,丁宁,蔡丰,等.常规全视野数字化乳腺X线摄影(FFDM)与常规FFDM+点压放大诊断乳腺良、恶性微钙化[J].中国医学影像技术,2022,38(9):1342-1345.
[3] 中国抗癌协会乳腺癌专业委员会,中华医学会肿瘤学分会乳腺肿瘤学组,邵志敏.中国抗癌协会乳腺癌诊治指南与规范(2024年版)[J].中国癌症杂志,2023,33(12):1092-1186.
[4] 中华医学会放射学分会乳腺学组.乳腺X线摄影检查和诊断共识[J].中华放射学杂志,2014,48(9):711-717.
[5] Berg W A,主编.彭卫军,顾雅佳,主译.乳腺影像诊断学[M].2版.北京:人民卫生出版社,2018.
[6] Georgian-Smith D,Lawton T J 主编.罗娅红,译.乳腺影像与病理——基于病例分析[M].辽宁:辽宁科学技术出版社,2018.
[7] D'Orsi C,Sickles E,Mendelson E,et al. ACR BI-RADS atlas,breast imaging reporting and data system [R]. American College of Radiology,2013.
[8] Scott R,Lyburn I,Cornford E,et al. Breast calcification micromorphology classification [J]. Br J Radiol,2022,95(1139):20220485.

第三节　可疑恶性钙化

乳腺钙化形态学分类有助于判断其恶性可能性。除了前述典型良性钙化外,点状钙化及4种可疑恶性钙化,表现为不同程度的恶性可能,尤其对于可疑恶性钙化,虽然其阳性预测值大小不等,但一般均建议活检。点状钙化及可疑恶性钙化通常很小,有时需要点压放大摄影进一步观察钙化特征。对于可疑恶性钙化,即使与前片对比表现相对稳定也应考虑进行活检。可疑恶性钙化包括:①不定形钙化;②粗糙不均质钙化;③细小多形性钙化;④线样及线样分支状钙化。

一、点状钙化

此类型钙化灶很小,通常<0.5 mm,常为乳腺腺泡内的钙化。点状钙化的"分布"是临床处理措施取决的关键点。除了双侧弥漫或散在分布这种基本为典型良性表现外,双侧多发集群性、区域分布亦多为良性,可在必要时推荐行放大摄影,以排除可疑钙化形态(图4-3-1~图4-3-3)。如果没有既往乳腺X线摄影作为对比,应密切随访。如果是新出现的、逐渐增多且呈线样或段样分布的或癌肿同侧出现的孤立集群性细点状钙化,应该进一步临床干预,建议活检。

二、粗糙不均质钙化

此类钙化形状不规则,常>0.5 mm,相对显著而易发现,有聚集趋势,但体积较不规则形的营养不良性钙化小。可能与恶性病变有关,也可出现在纤维化、纤维腺瘤或创伤后发展为营养不良性钙化的区域。DBT图像有助于显示FFDM图像上不易观察到的脂肪坏死所形成的透亮肿块,可帮助评估伴随的肿块或不对称。粗糙不均质钙化应根据其分布、最可疑的钙化或伴随的可疑肿块进行临床处理。双

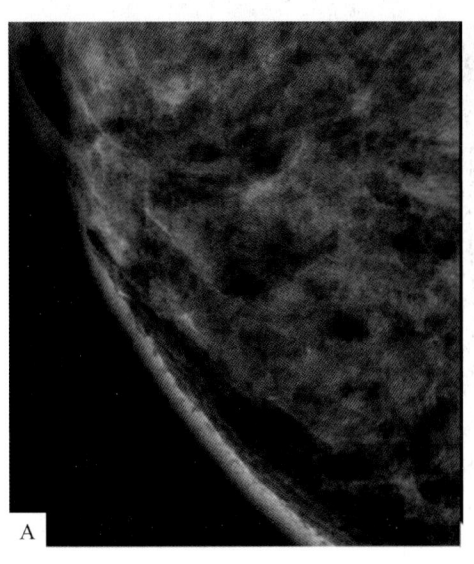
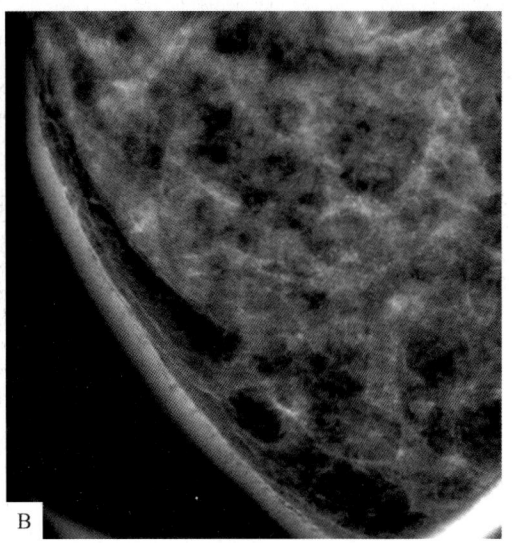

图4-3-1　点状钙化　右乳内下象限(A)多发点状钙化,区域分布,局部点压放大摄影(B)显示点状钙化,形态清晰,诊断为纤维囊性乳腺病,常规随访复查。

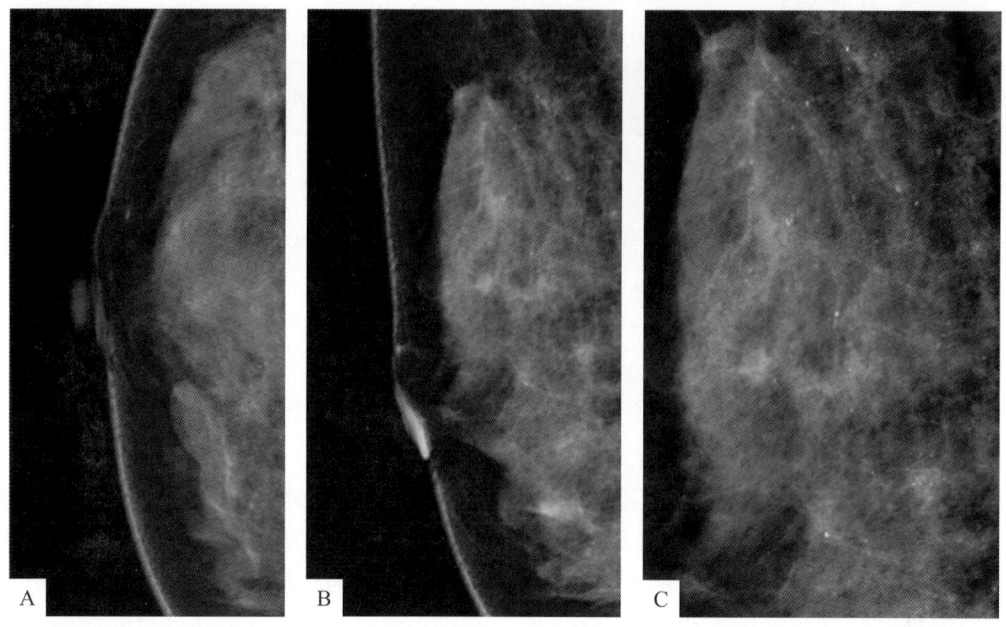

图4-3-2 点状钙化 右侧乳腺弥漫分布点状钙化(A~C),诊断为纤维囊性乳腺病,常规随访复查。

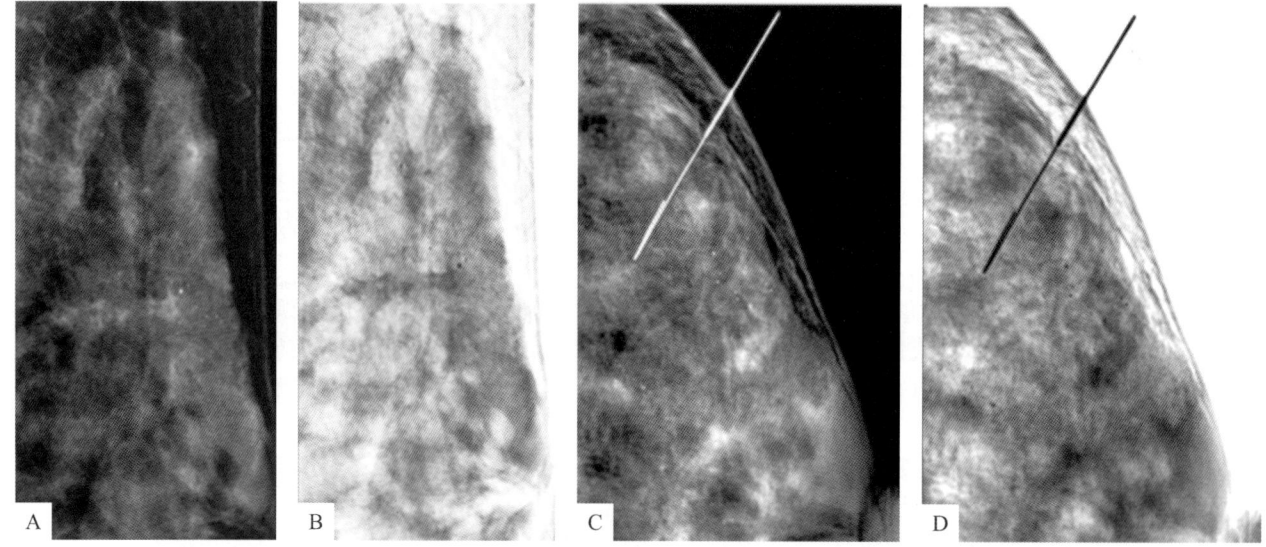

图4-3-3 点状钙化 左侧乳腺点状钙化,呈段样分布(A~D),立体定位活检术后病理示纤维囊性乳腺病。

侧、多发、表现相似的集群性分布、粗糙不均质钙化为良性或良性可能性大,孤立的集群性分布为中度可疑恶性征象,呈线样、段样分布或伴随肿块时更为可疑恶性,应进行活检(图4-3-4,图4-3-5)。

三 不定形钙化

此类钙化多呈模糊的粉末状,钙化很小或很模糊,以至于无法进一步确定其特征性形态类型(图4-3-6~图4-3-8)。一般根据钙化的分布指导进行临床处理,包括以下3种:①双侧、弥漫、散在的不定形钙化常被归类为良性,定期复查;②双侧多发的集群性分布良性可能性大,可考虑对钙化数量最多、最明显的区域进行活检,以排除恶性可能;③集群性的、区域的、线样或段样分布的不定形钙化为可疑恶性,应做活检确诊。需要注意的是,恶性病变或高危病变的表现可多年稳定不变。

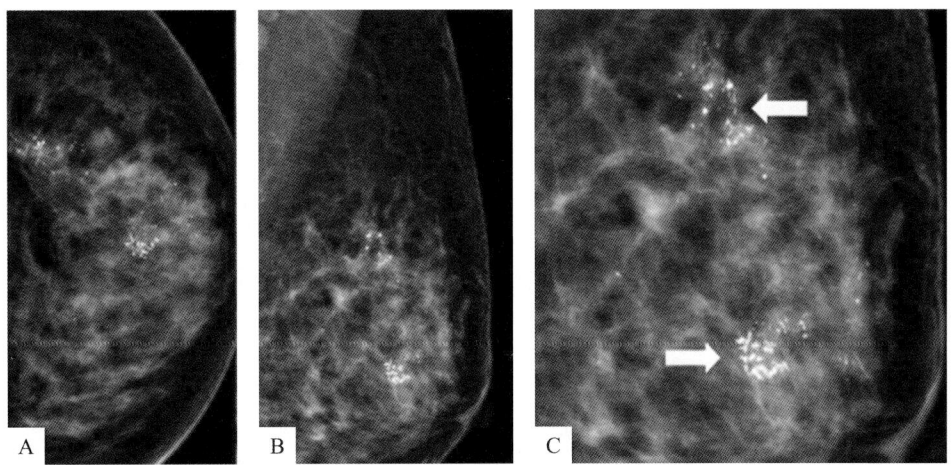

图 4-3-4 粗糙不均质钙化 A、B. 左乳多发集群性粗糙不均质钙化；C. 放大片显示异常钙化灶中可见少许线样分支状钙化（箭），整体呈段样分布，BI-RADS 4C 类，建议活检；病理证实为高级别导管原位癌伴局部早期浸润。

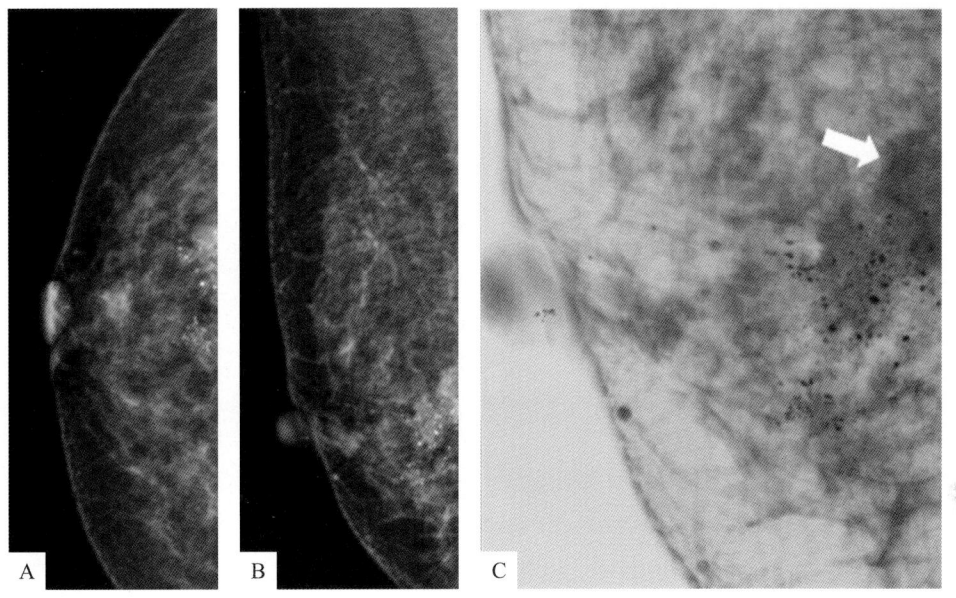

图 4-3-5 粗糙不均质钙化 右乳多发粗糙不均质钙化，夹杂细小多形性钙化，段样分布，延伸至乳头后方（A、B），相应区域实质密度增高，且其后方伴不规则肿块（C，箭），BI-RADS 4C 类。病理证实为浸润性导管癌，部分为浸润性乳头状癌。

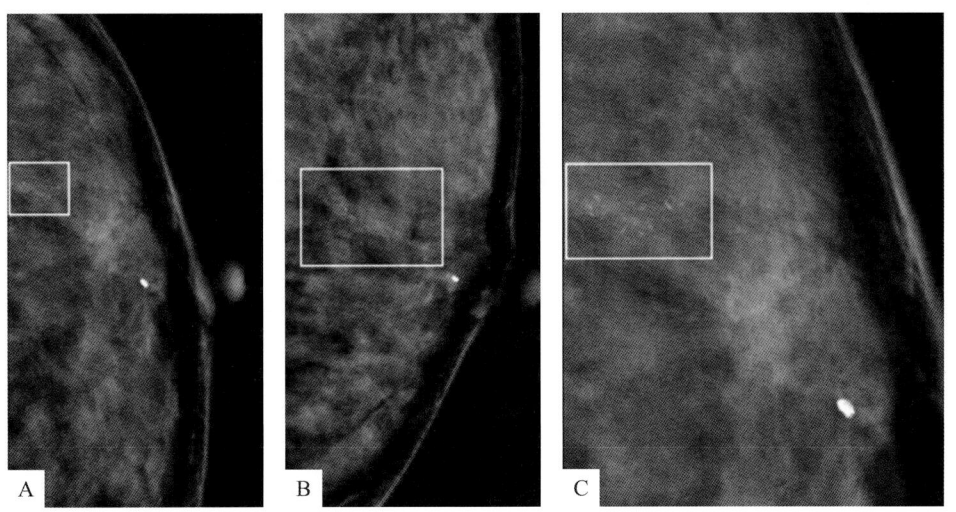

图 4-3-6 高级别导管原位癌累及小叶 段样分布的不定形钙化（A～C，框），夹杂细小多形性钙化。

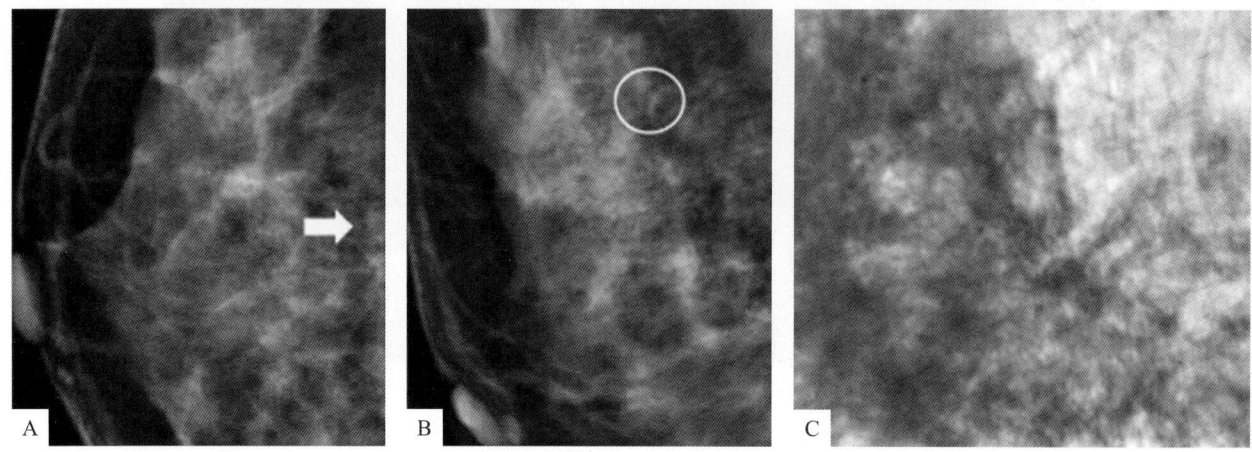

图4-3-7 不定形钙化 右乳上方后1/3不定形钙化(A、B,箭及圈所示),集群性分布,大部分钙化显示模糊,钙化数量无法计数;局部点压放大摄影(C)仍示不定形钙化,邻近伴结节影。病理证实为高级别导管原位癌。

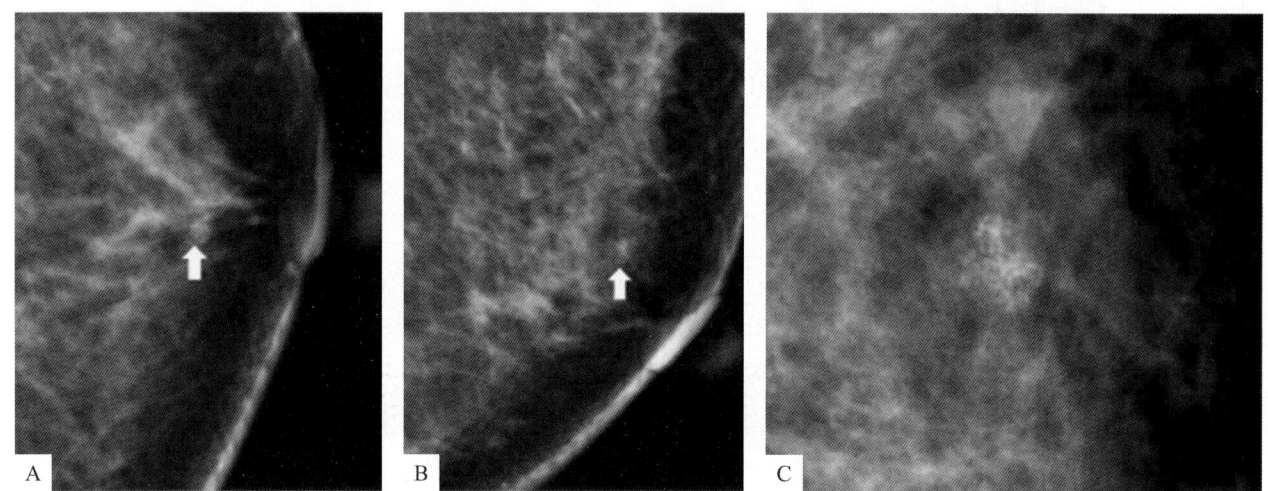

图4-3-8 不定形钙化 左侧乳腺集群性分布不定形钙化(A、B,箭);点压放大摄影(C)示钙化伴结节。病理证实为导管内乳头状瘤伴钙化。

四 细小多形性钙化

此类型钙化往往比不定形钙化更为显著,其大小及形态多样,直径常<0.5mm;与粗糙不均质钙化相比,体积更小,边缘模糊,可见更多的成角及三角形钙化,一般无聚集融合趋势。细小多形性钙化,总体恶性风险为中度,恶性率取决于其分布特征,但这种类型的钙化均建议活检。DBT和超声检查可进一步评估是否伴随肿块或不对称,有助于BI-RADS分类与诊断(图4-3-9～图4-3-11)。

五 细线样或线样分支状钙化

此类钙化呈纤细的直线或曲线排列的不规则形,可以呈断续状,宽<0.5mm。此类钙化的出现多提示导管腔内癌肿的浸润、填充。"线样"定义为钙化形态而非分布形式。不论何种分布形式,细线样钙化均为可疑恶性征象,均需进行活检,综合文献报道,活检证实约70%为恶性。DBT有利于判断钙化区域是否伴随肿块或不对称,可直接活检伴随不对称或肿块区域,以检出可能的浸润性癌成分(图4-3-12,图4-3-13)。

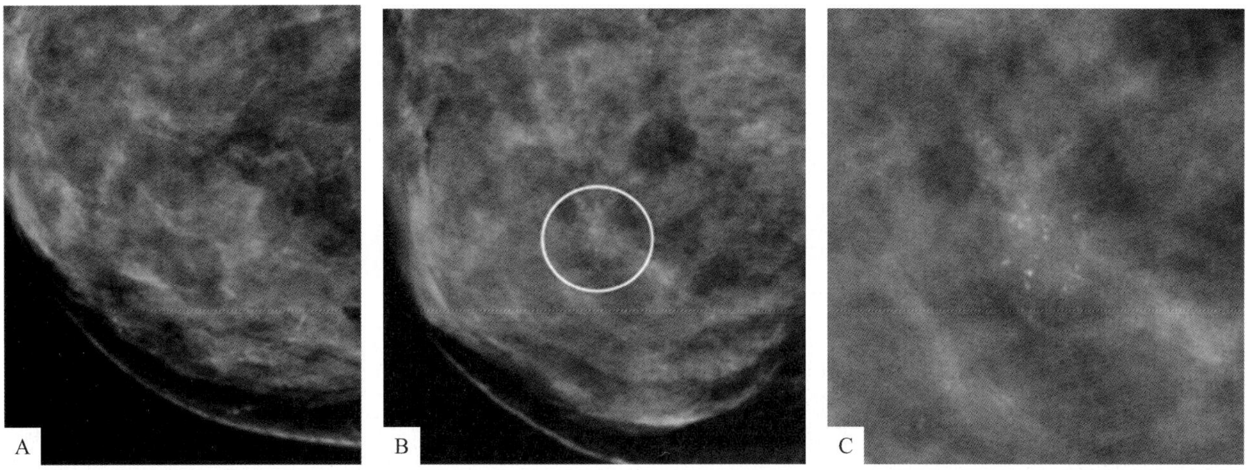

图4-3-9 细小多形性钙化 A~C.集群性分布的细小多形性钙化(B,白圈),局部实质密度增高。病理证实为中级别导管原位癌。

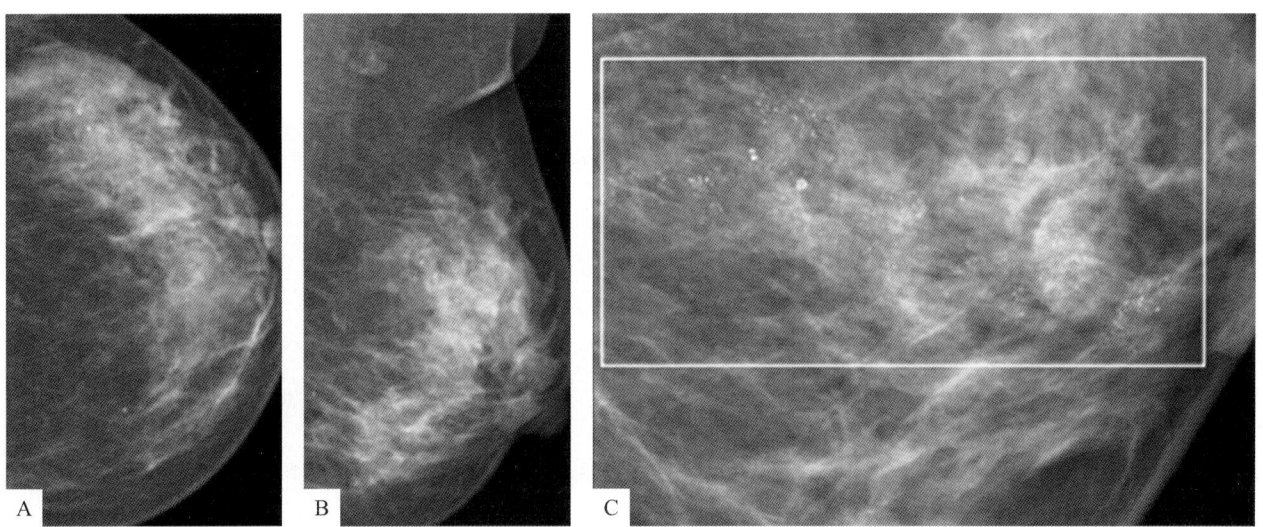

图4-3-10 细小多形性钙化 A~C.段样分布的细小多形性钙化(C,白框),局部实质密度增高。对钙化区域进行立体定向活检。病理诊断为实体型导管内乳头状癌。

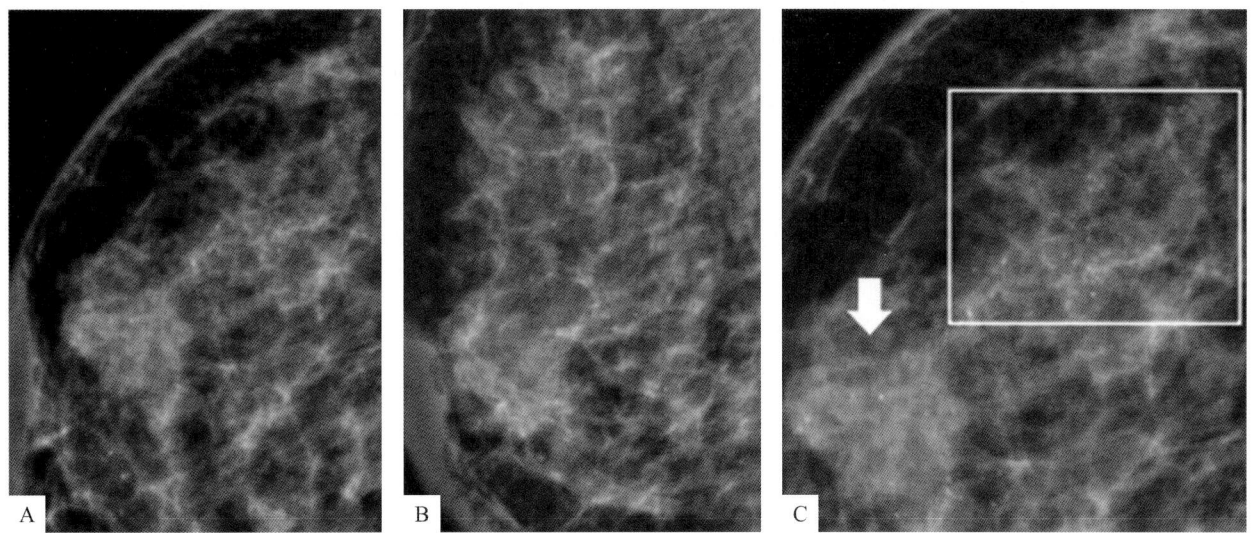

图4-3-11 细小多形性钙化 A~C.段样分布的细小多形性钙化(C,白框),局部实质密度增高,近乳头方向见边缘模糊不规则肿块(C,箭)。立体定位穿刺活检证实为浸润性导管癌。

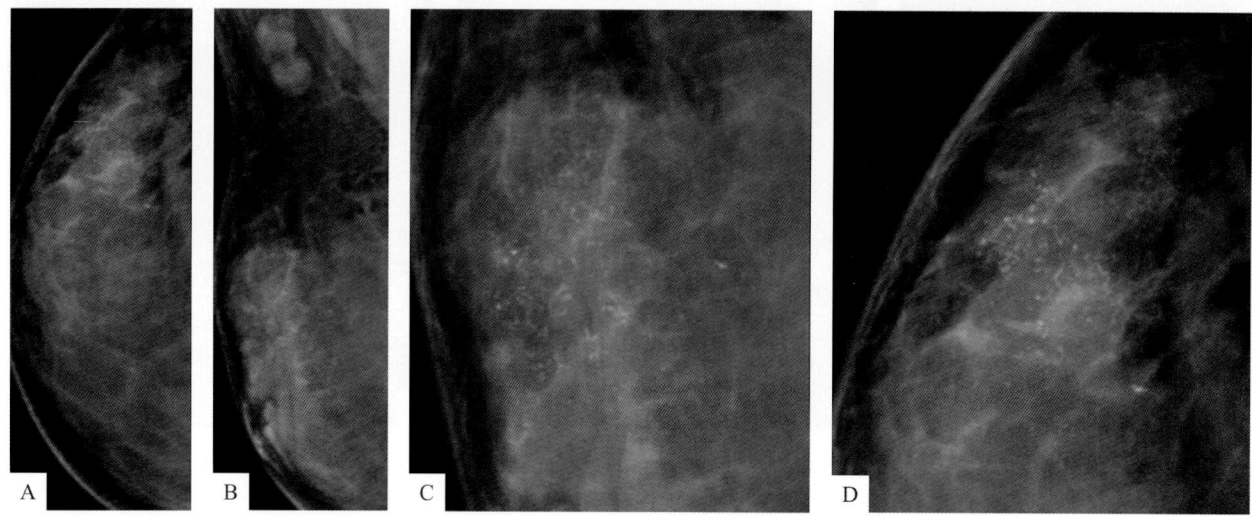

图4-3-12 线样分支钙化 段样分布的多发线样分支状钙化(A、B以及其放大图C、D),部分钙化形态为细小多形性,钙化区域实质密度增高。手术病理证实为浸润性导管癌3级,部分区域伴高级别导管原位癌。

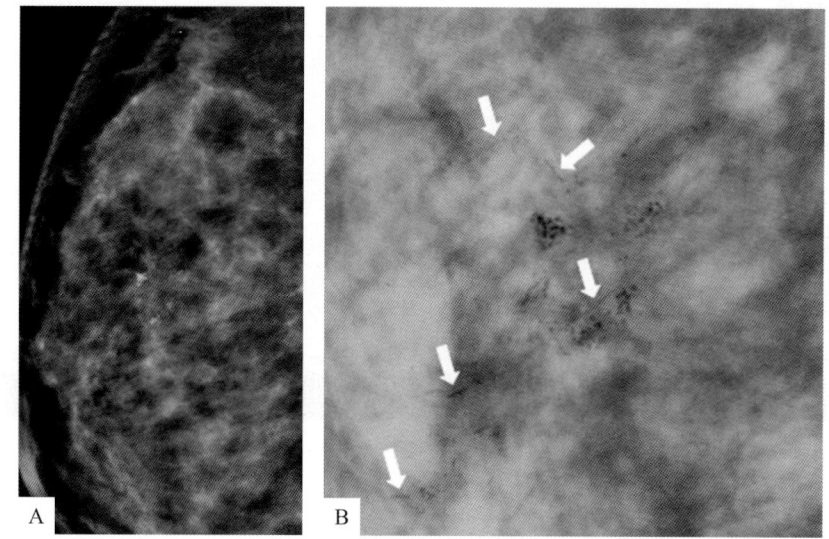

图4-3-13 线样分支钙化 多发集群性、整体呈段样分布的线样分支状钙化(放大图B,箭),部分为细小多形性钙化(A、B),钙化区域实质密度增高。手术病理证实浸润性导管癌3级,部分区域伴高级别导管原位癌。

(陈卫国)

◆ 参考文献 ◆

[1] 陈卫国,秦耿耿,徐维敏,等.非肿块型钙化性乳腺癌微钙化X线表现与病理结果对照[J].南方医科大学学报,2014(4):523-527.
[2] 陈卫国,徐维敏,文婵娟.乳腺疾病DBT与CEM诊断解析[M].北京:科学出版社,2021.
[3] 陈卫国,曾辉,汪思娜,等.乳腺X线征象解读与典型病例图谱[M].北京:科学出版社,2022.
[4] 陈宇思,张士德,赵立峰,等.乳腺X线摄影BI-RADS 4级可疑恶性微钙化的风险分层评估[J].放射学实践,2023,38(7):905-909.
[5] 胡仰玲,曾辉,何子龙,等.钙化型乳腺癌的分子分型特点及其预后分析[J].实用医学杂志,2020,36(10):1354-1359.
[6] 拉斯洛·塔巴,彼得·迪安,主编.乳腺X线摄影教学图谱[M].杜红文,译.郑州:河南科学技术出版社,2015.
[7] 李易,丁宁,蔡丰,等.常规全视野数字化乳腺X线摄影(FFDM)与常规FFDM+点压放大诊断乳腺良、恶性微钙化[J].中国医学影像技术,2022,38(9):1342-1345.
[8] 汤伟,顾雅佳,彭卫军,等.数字乳腺断层X线摄影与常规影像学检查诊断效能对比[J].中国癌症杂志,2017,27(6):487-495.
[9] 张敏,林青,苏晓慧,等.乳腺导管原位癌伴微浸润与导管原位癌的临床病理及X线表现对比分析[J].中华放射学杂志,2022,56(2):182-187.
[10] 中国抗癌协会乳腺癌专业委员会,中华医学会肿瘤学分会乳腺肿瘤学组,邵志敏.中国抗癌协会乳腺癌诊治指南与规范(2024年版)[J].中国癌症杂志,2023,33(12):1092-1186.
[11] 中华医学会放射学分会乳腺学组.乳腺X线摄影检查和诊断共

识[J]. 中华放射学杂志,2014,48(9):711-717.
[12] 朱超,刘春玲,黎娇,等.乳腺X射线摄影及MRI评估伴微钙化乳腺癌新辅助治疗后残余病灶[J].中国医学影像技术,2021,37(12):1839-1843.
[13] Hooley RJ, Durand MA, Philpotts LE. Advances in digital breast tomosynthesis [J]. Am J Roentgenol, 2017,208(2):256-266.
[14] Mall S, Lewis S, Brennan P, et al. The role of digital breast tomosynthesis in the breast assessment clinic: a review [J]. J Med Radiat Sci, 2017,64(3):203-211.
[15] Mercado CL. BI-RADS update [J]. Radiol Clin North Am, 2014,52(3):481-487.

第四节 钙化的分布

ACR BI-RADS用于提示钙化在乳腺内的分布状况。如果乳腺X线摄影显示有多组形态和分布类似的钙化,可在报告中描述为多发相似钙化。在评价钙化恶性可能性上,钙化的分布和形态学评估同等重要。

一、弥漫分布

弥漫分布为单侧或双侧乳腺内钙化灶随机分布于整个乳腺内。弥漫/散在分布的不定形或细点状钙化常为良性,且常在双侧乳腺出现;而细小多形性、细线样或线样分支状钙化,其形态已经提示恶性风险较高,多倾向于DCIS,即使是弥散分布,也属于活检的适应证,应结合DBT图像、超声等来确认是否还伴随肿块和(或)其他可疑征象的存在(图4-4-1,图4-4-2)。

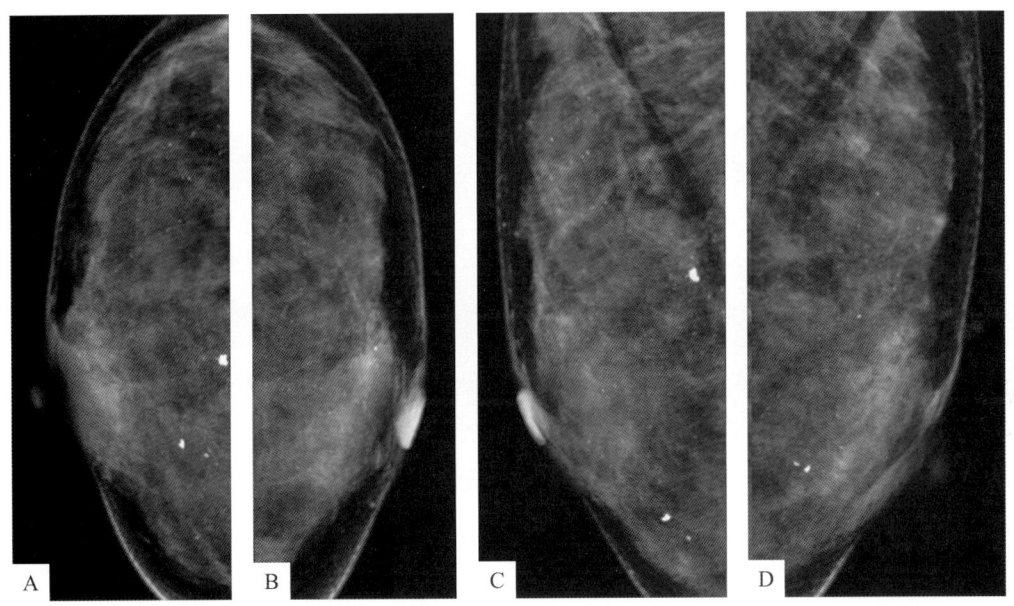

图4-4-1 弥漫分布钙化 双乳弥漫分布的圆点状、细点状及模糊不定形钙化,夹杂少许粗大钙化(A~D)。

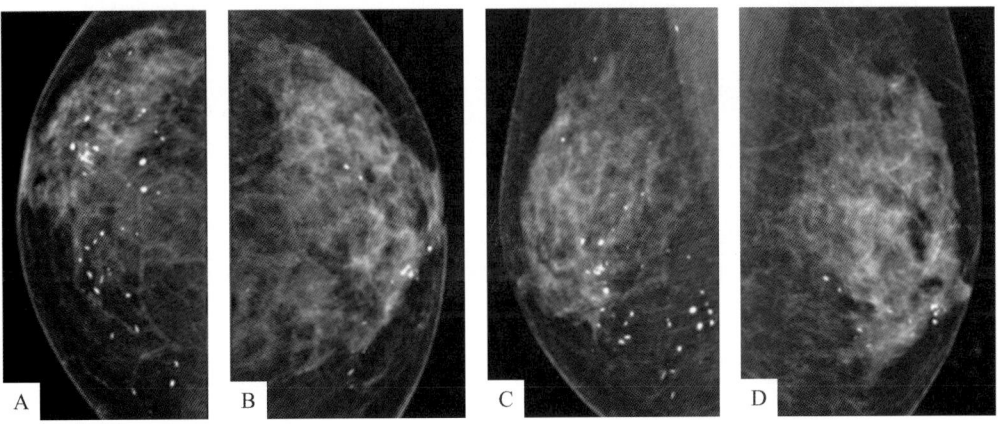

图4-4-2 散在分布钙化 双乳散在分布圆点状、粗颗粒状和大杆状钙化(A~D)。

二 区域性分布

区域性分布的定义为钙化散在分布于较大体积的纤维腺体组织内(范围>2 cm),但并不沿导管走行分布。此类钙化常分布于单一象限的大部分区域或累及多个象限,恶性可能性略小。但在临床诊断时必须将钙化的形态和分布方式综合考虑,一般包括以下3种情况:①区域性分布的细点状钙化良性可能性大,可进行短期随访;②区域性分布的不定形钙化应予以中度关注,建议活检;③区域性分布的细小多形性、细线及线样分支状钙化高度怀疑恶性(图4-4-3),应进行活检,并予以追踪落实。

双侧对称的区域性分布倾向于良性病变(图4-4-4)。当钙化位于单侧乳腺、筛查发现或随访期间新发,应使用放大摄影进一步评估钙化范围及形态。结合DBT和超声检查有助于评估高度可疑区域性钙化区隐匿的肿块或不对称致密,因其可能与浸润成分相关,此时应提高可疑恶性的级别。

三 集群性分布

集群性分布用于描述至少5个钙化灶聚集在一起,占据一小体积的乳腺组织(范围<1 cm),或更多的钙化灶成群聚集于<2 cm范围乳腺组织内时。联合两个体位X线图像或DBT图像有助于确认真正的集群性分布的钙化,以此排除因钙化重叠投影而显示在一个体位图像上的集群性分布的钙化。

集群性分布的钙化形态是临床处理需要注意的关键点之一,使用局部点压放大摄影有助于辨别钙化的形态(图4-4-5~图4-4-7)。集群性分布钙化可呈任何形态,对多组的集群性分布钙化,应单独

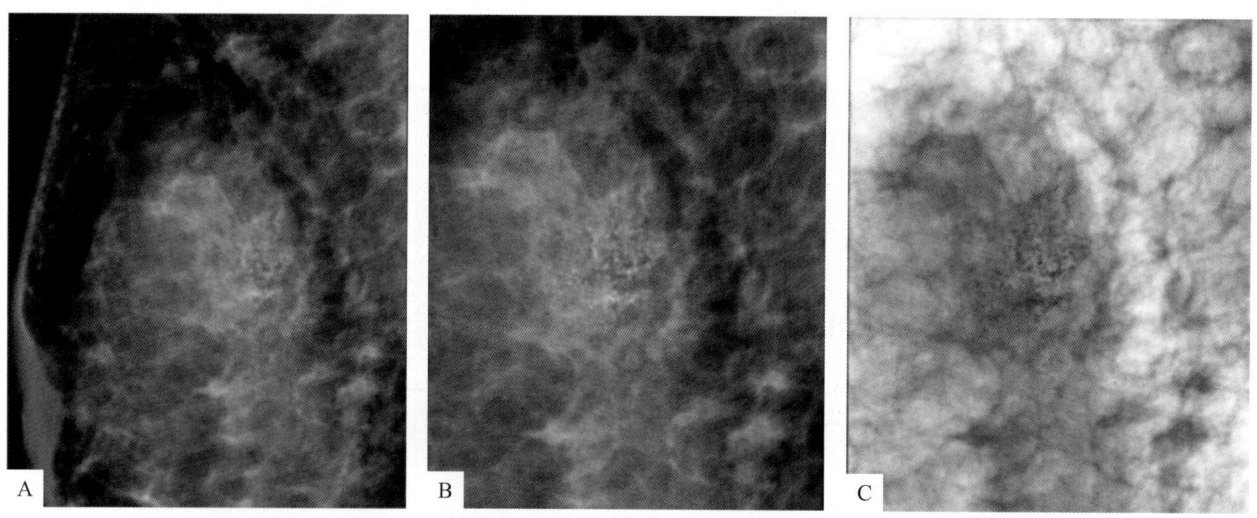

图4-4-3 区域性分布钙化　区域性分布细线及线样分支状钙化,实质密度增高,乳房皮肤增厚(A~C)。病理诊断为浸润导管癌。

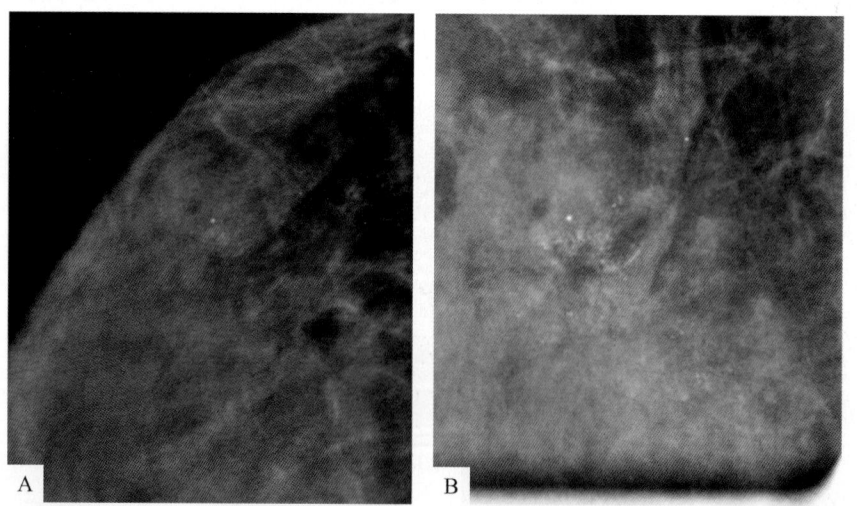

图4-4-4 区域性分布钙化　区域性分布细小多形性钙化(A),点压放大(B)示部分较聚集。病理诊断为乳腺纤维囊性变伴导管普通型增生。

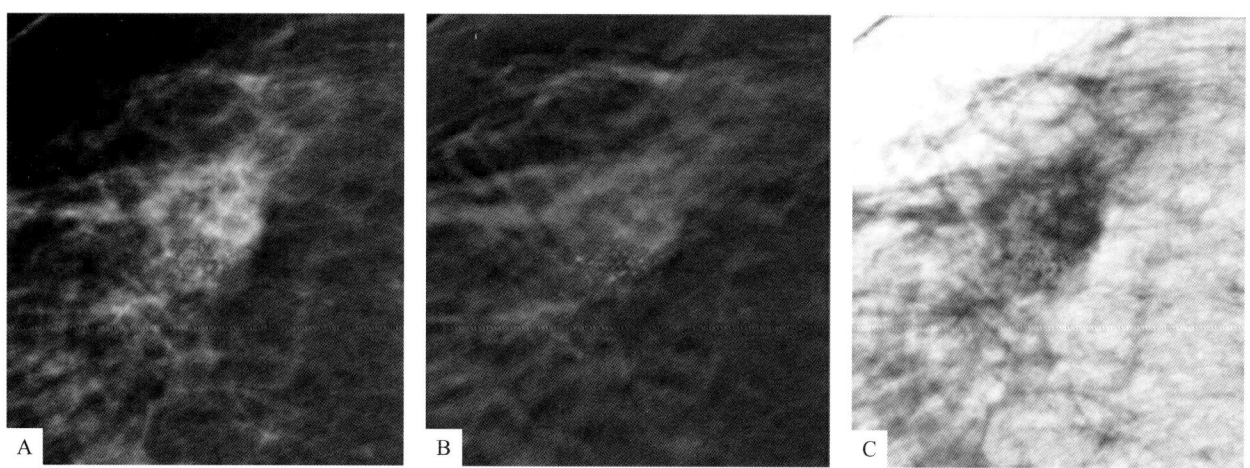

图4-4-5 集群性分布钙化 集群性分布细小多形性钙化(A),DBT(B、C)示局部实质密度稍增高。病理诊断为高级别导管原位癌。

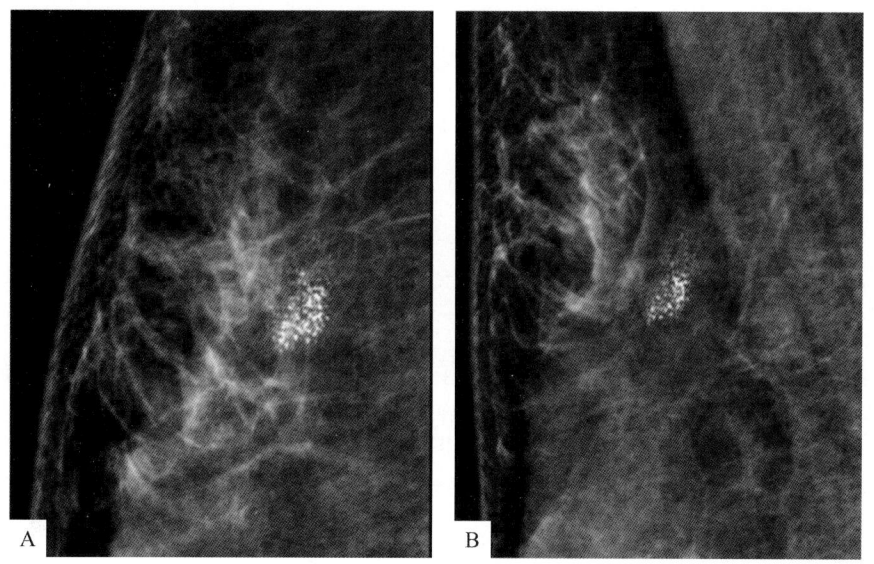

图4-4-6 集群性分布钙化 集群性分布多量微钙化,形态为细小多形性及线样分支状钙化,局部实质密度增高(A、B)。病理诊断为中级别导管原位癌并累及小叶。

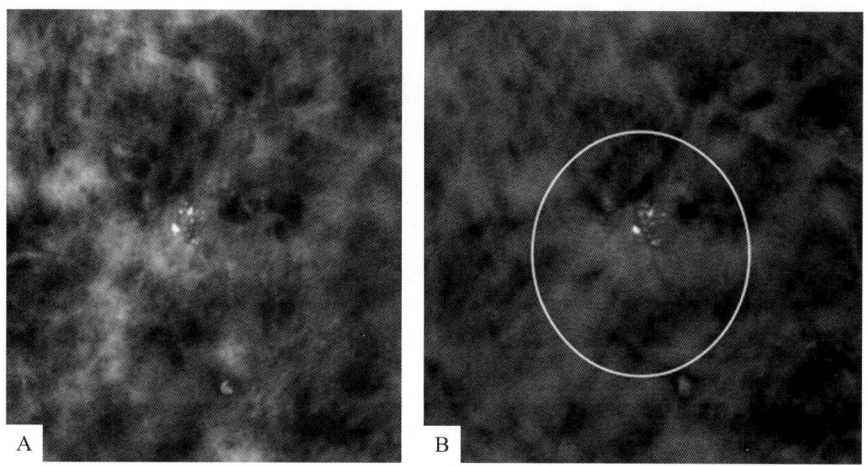

图4-4-7 集群性分布钙化 集群性分布细小多形性钙化(A),DBT(B)内见模糊不规则等密度肿块,细小多形钙化(圈)。病理诊断为低级别导管原位癌伴纤维囊性乳腺病。

评估最可疑的形态。DBT 有助于评估伴发的肿块、不对称或结构扭曲。

四 线样分布

钙化沿线样分布,大部分指向乳头方向。线样分布提示钙化沉积于导管内,要考虑恶性的可能,应建议活检。血管钙化和大杆状钙化在分布上也常呈线样,但可以从形态学上区分良性与恶性。DBT 有助于判断线样分布钙化是否沿血管走行。线样钙化如伴随肿块或不对称致密,更提示可能存在浸润成分(图 4-4-8～图 4-4-10)。

五 段样分布

段样分布的钙化多提示钙质沉积在一个或多个导管及其分支,应当考虑到在乳腺的一叶或一段内广泛存在或多灶乳腺癌的可能性。当然,此种钙化分布亦可见于良性病变内(如大杆性钙化),良性钙化常光滑、杆状,钙化灶体积较大,而恶性钙化常细小,更为不规则。圆点状或不定形钙化如呈段样分布,其恶性可疑度升高,应建议活检(图 4-4-11～图 4-4-13)。

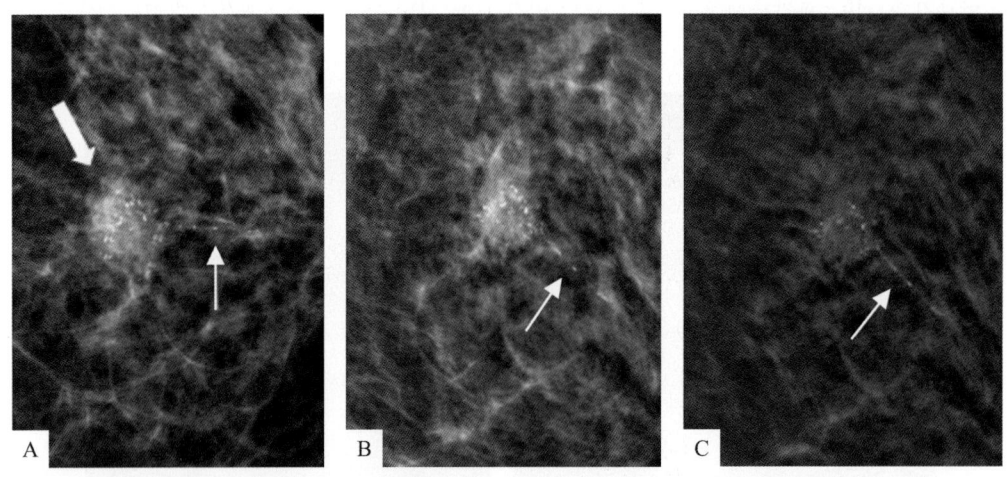

图 4-4-8 线样分布钙化 不规则高密度毛刺肿块伴多量微钙化,部分呈线样分布(A～C,细箭),部分集群性分布(A,粗箭),形态为细小多形性及模糊不定形。病理诊断为乳腺浸润性微乳头状癌,周围伴高级别导管原位癌。

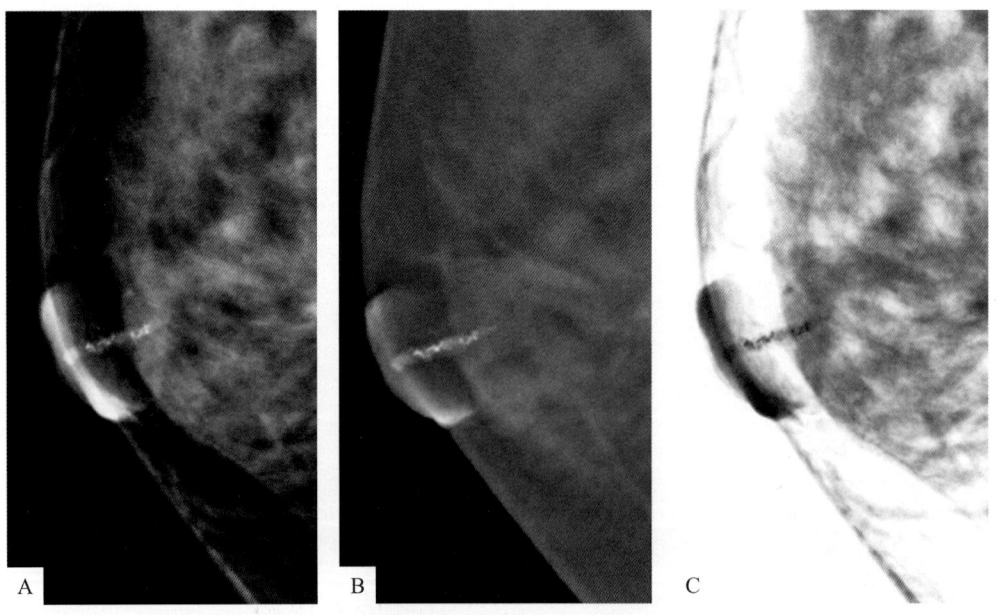

图 4-4-9 线样分布钙化 A～C.右侧乳头及乳晕下区微钙化,呈线样分布,形态为细点状及细小多形性。乳腺癌保乳术后 4 年,穿刺活检未见肿瘤细胞。

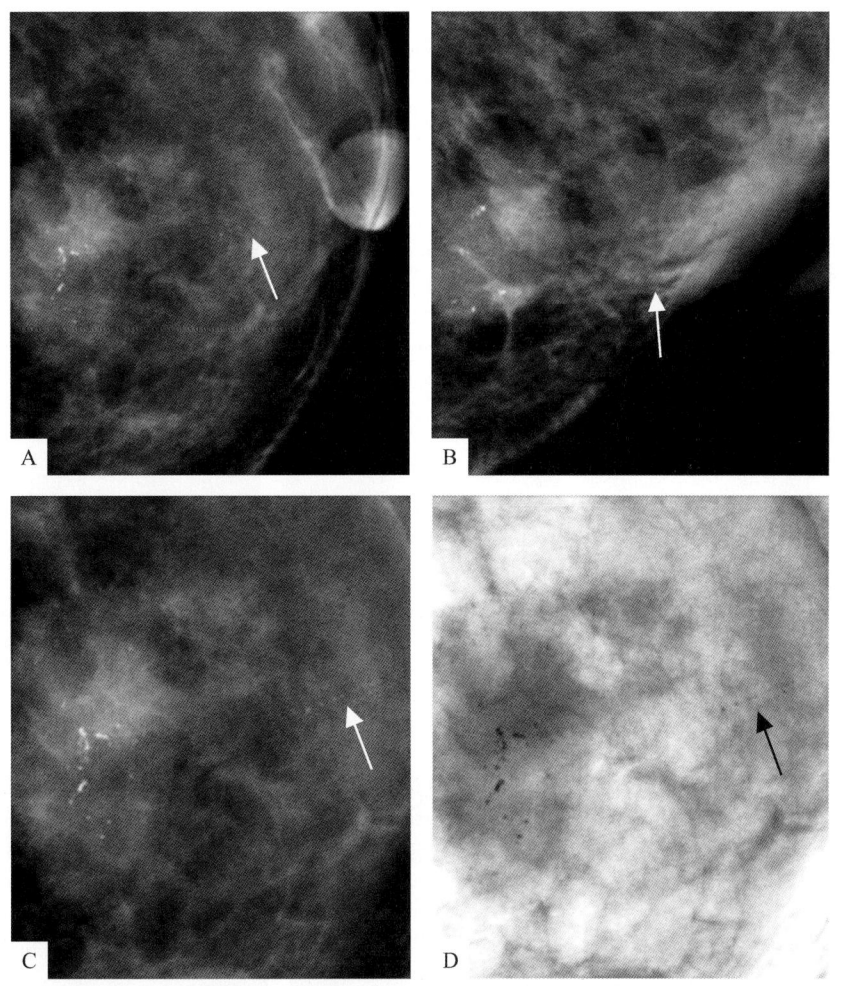

图4-4-10 线样分布钙化 A~D. 左乳不规则高密度肿块伴细小多形性钙化,部分呈线样分布(箭),部分集群性分布。病理诊断为乳腺浸润性导管癌。

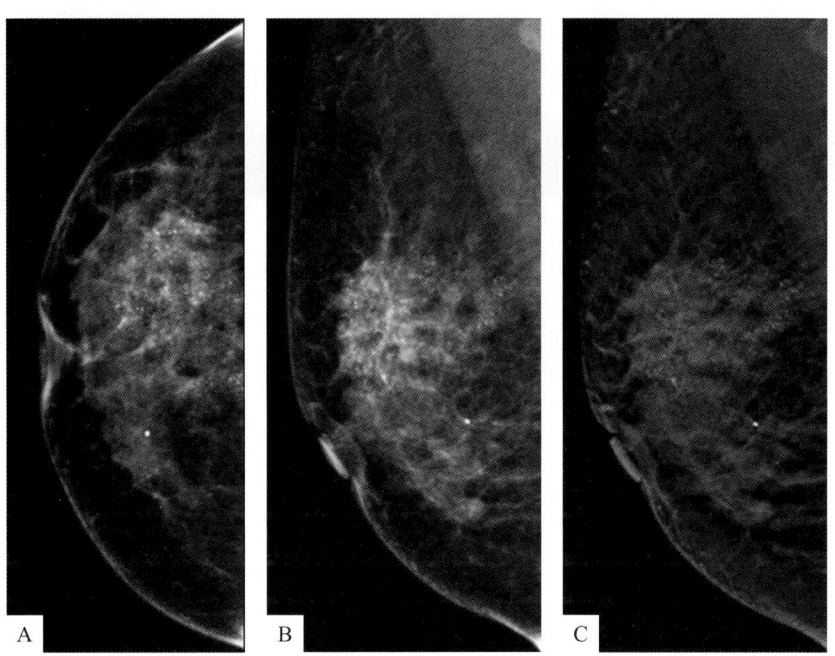

图4-4-11 段样分布钙化 A、B. 段样分布的细小多形性、线样及线样分支状钙化;DBT(C)示其内见多发肿块影,BI-RADS分类评估为5类。

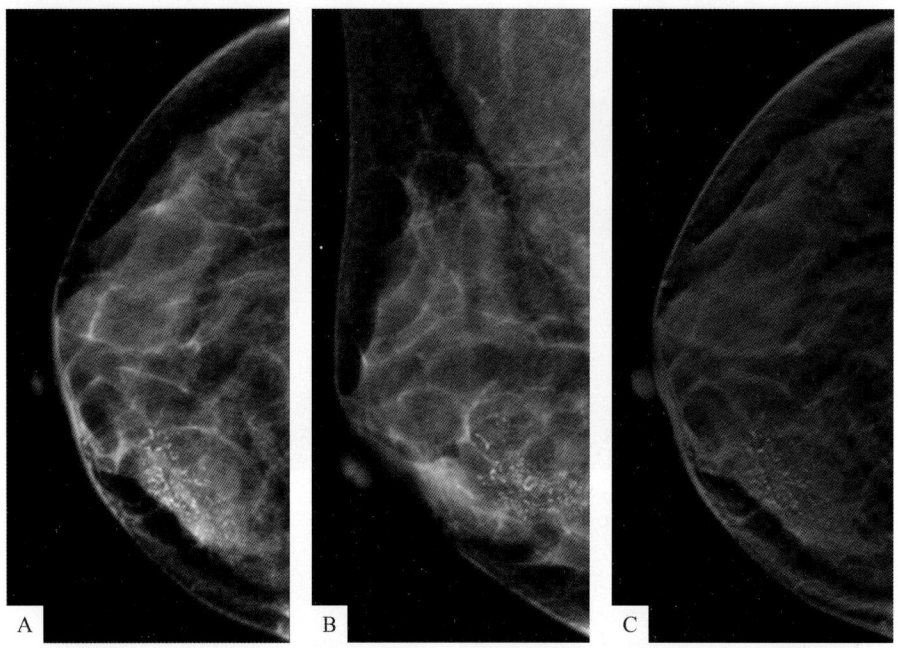

图4-4-12 段样分布钙化 A、B.段样分布的细小多形性、线样及线样分支状钙化；C.DBT局部见不规则模糊等密度肿块。病理诊断为乳腺浸润性导管癌,伴局部高级别导管原位癌。

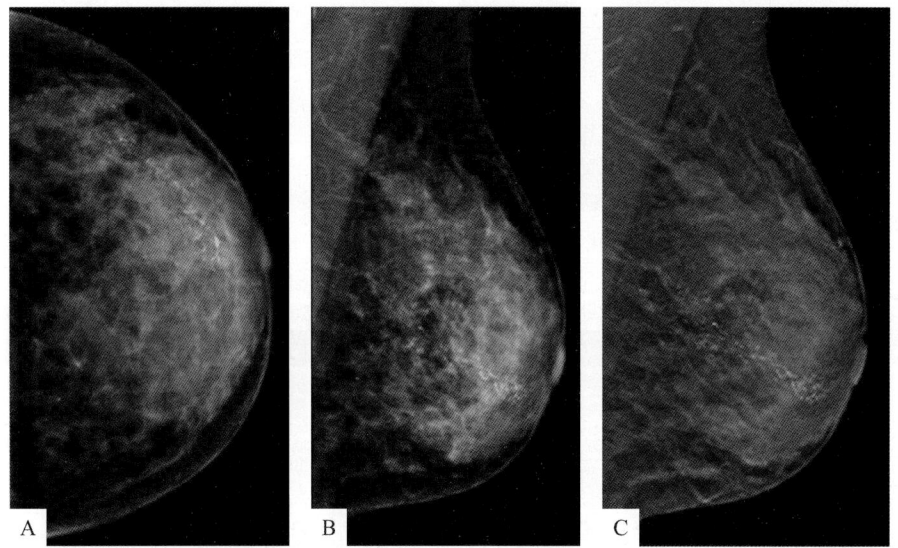

图4-4-13 段样分布钙化 A～C.段样分布的线样及线样分支状、细小多形性钙化,局部实质密度增高,BI-RADS分类评估为5类。

(陈卫国)

参考文献

[1] 陈卫国,秦耿耿,徐维敏,等.非肿块型钙化性乳腺癌微钙化X线表现与病理结果对照[J].南方医科大学学报,2014(4):523-527.

[2] 陈卫国,徐维敏,文婵娟.乳腺疾病DBT和CEM诊断解析[M].北京:科学出版社,2021.

[3] 陈卫国,曾辉,汪思娜,等.乳腺X线征象解读与典型病例图谱[M].北京:科学出版社,2022.

[4] 陆阳,张丹丹,张科蓓,等.基于乳腺钙化病灶乳腺X线摄影特征预测其浸润性的研究[J].肿瘤影像学,2023,32(5):405-410.

[5] 王美芹.乳腺钙化在乳腺X射线摄影诊断中的应用准确性分析[J].影像研究与医学应用,2023,7(3):23-25.

[6] 中华医学会放射学分会乳腺学组.乳腺X线摄影检查和诊断共识[J].中华放射学杂志,2014,48(9):711-717.

[7] D'Orsi C, Sickles E, Mendelson E, et al. ACR BI-RADS atlas, breast imaging reporting and data system. breast imaging atlas [R]. Reston: American College of Radiology, 2013.

[8] Grimm LJ, Miller MM, Thomas SM, et al. Growth dynamics of mammographic calcifications: differentiating ductal carcinoma in situ from benign breast disease [J]. Radiology, 2019, 292(1): 77-83.

第五节 其他征象

一、纤维腺体组成(乳腺密度)

乳腺由纤维腺体组织和脂肪组织共同组成,两者比例不同,在乳腺X线摄影片上就会有所不同。乳腺密度(breast density,BD)又称乳腺射线密度(mammographic breast density,MBD),是指在乳腺X线检查中上皮组织和纤维结缔组织相较于脂肪组织的相对数量。乳腺密度这一概念实质上反映的是乳腺组成成分(breast composition)的变异,通常以乳腺X线上致密组织所占的比例来表达。Leborgne于1953年首次描述了不同的乳腺密度模式。随后Wolfe于1976年将乳腺密度分为5型。①N1型:主要是脂肪组织和极少量腺体,导管不可见;②P1型:主要是脂肪组织,前部有导管系统显示,约占全部乳腺的1/4;③P2型:乳腺导管系统明显占全乳腺的1/4以上;④Dy型:乳腺以结缔组织为主,常遮盖导管系统;QDy型与Dy型相同,但年龄<40岁。他同时还提出乳腺密度与乳腺癌的发展有关。

随着乳腺X线摄影技术的普及,在临床实践中越来越多放射科医师认识到致密的腺体实质可能遮蔽病灶,即乳腺X线摄影对于不同乳腺密度的乳腺敏感性不同。因此,美国放射学院在Wolfe分类基础上,提出根据组织成分将乳腺X线摄影图像分为4个类型,并将这种分类方法纳入BI-RADS。第4版BI-RADS系统将乳腺密度按百分比四分位数描述,分别是:①<25%的纤维腺体;②25%~50%的纤维腺体;③51%~75%的致密纤维腺体;④>75%的致密纤维腺体;这种分类期望获得更均匀分布的构成比例。2013年第5版BI-RADS系统修改了以前的密度分类系统,这一版将不再明确乳腺组织的构成比例范围,而是更加强调致密乳腺纤维组织对无钙化病变遮挡性的强弱。第5版BI-RADS系统分为4类。①a类:乳腺组织几乎完全被脂肪组织所替代;②b类:散在纤维腺体型,乳腺组织内有散在的纤维腺体;③c类:不均匀致密型,均匀乳腺组织呈密度不均匀增高,可能使小的肿块被遮挡;④d类:乳腺组织极其致密,很大可能遮蔽小肿块,会降低乳腺X线检查的敏感性(图4-5-1)。

乳腺密度往往与年龄成反比,随着年龄的增长而下降,在一些但并非所有绝经后妇女中下降幅度更大。女性乳房组织致密具有遗传倾向,该特征在双胞胎研究中显示出高遗传率。乳房密度增高的其他可能因素包括怀孕或母乳喂养、年龄偏小、绝经前状态、未生育、种族和民族、体重较轻以及使用激素补充剂。

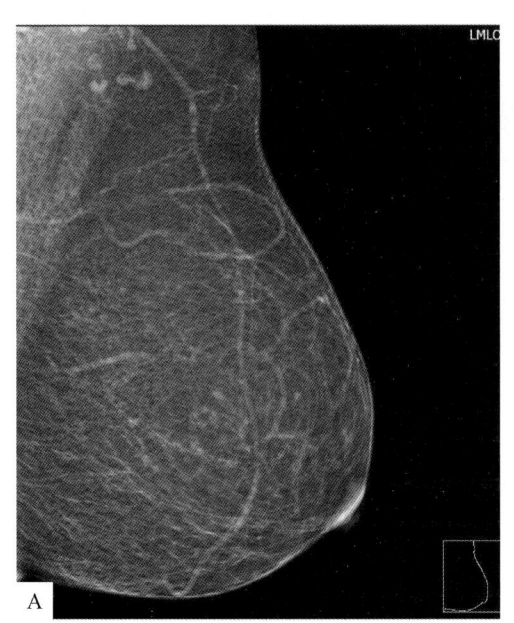
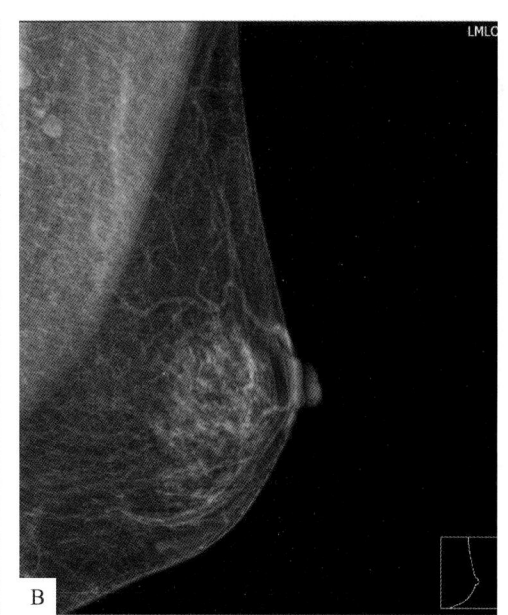

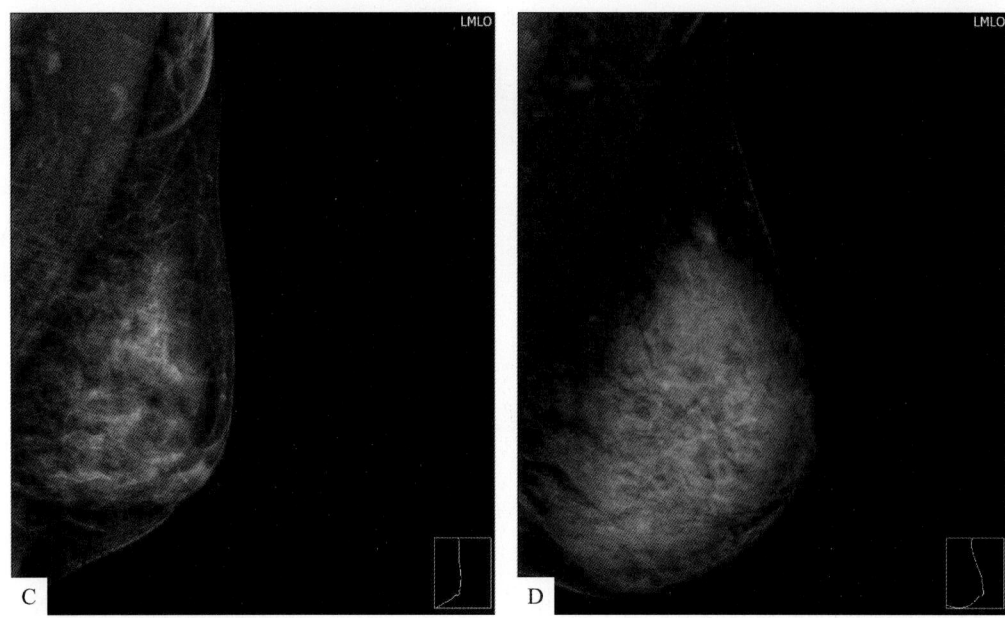

图4-5-1 不同类型的乳腺构成 A.a类,乳腺组织几乎完全被脂肪组织所替代(脂肪型);B.b类,乳腺组织内有散在的纤维腺体(散在纤维腺体型);C.c类,均匀乳腺组织呈密度不均匀增高,可能使小的肿块被遮挡(不均匀致密型);D.d类,乳腺组织极其致密,很大可能遮蔽小肿块,会降低乳腺X线检查的敏感性(极度致密型)。

致密的乳腺组织已被确定为年龄和遗传因素外最大的乳腺癌独立风险因素之一。致密型乳房的人群患乳腺癌的风险是脂肪型乳房患者的4～6倍。虽然致密型乳腺和乳腺癌之间的生物学联系尚不清楚,但癌症风险可以随着乳房密度的变化而变化。一项综合研究分析表明,随着时间的推移,随着乳房密度的增加,风险增加,而随着乳房密度的减少,风险降低。

乳腺密度作为乳腺癌的危险因素越来越为临床重视,放射科医生在主观评估乳腺X线摄影密度类别时应努力尽可能保持一致。乳腺密度评估中涉及的基本因素,对理解各种评估方法是至关重要的;目前许多方法可用于评估乳房密度,从主观的视觉估计到根据复杂算法进行的定量计算。为了提高一致性,已经开发了许多定量评估方法。定量方法可以是基于区域的、基于体积的、半自动的或者是全自动的。目前,尚无评估乳腺密度的标准方法,研究显示结合人工智能的深度学习方法在提供可靠的密度评估和与放射科医生评估的良好一致性,但总体来讲,深度学习模型尚没有广泛用于临床应用。

根据目前研究结果,在美国多个协会已推荐对致密型乳腺的女性进行补充性筛查,包括使用数字乳房断层融合成像、乳腺超声检查和乳腺增强磁共振成像。

不对称

乳腺不对称又称非对称致密(asymmetry),是指在X线摄影上单侧乳腺的纤维腺体组织密集(deposit),密度增高,但不符合密度增高肿块的X线表现。非对称致密有4种类型,分别为结构不对称、局灶性不对称、宽域性不对称和进展性不对称。

1. **结构不对称** 乳腺X线摄影表现为仅在一个投影方位上见到的离散但不对称的乳腺纤维腺体组织致密区域,通常是由于乳腺纤维腺体组织叠加重合所造成的影像,并非真实病变,分类为BI-RADS 1类。可以增加其他投照体位,如侧位(LM/ML)、旋转CC位或局部点压摄影推挤邻近纤维腺体组织等加以鉴别;也要排除某些特殊位置(如腋尾区、乳沟区、乳腺极端高位等)病变仅能在一个投照体位上显示的。

结构不对称用来描述仅在一个投照方位可见离散的纤维腺体组织区域。此种情况常发生于X线摄影筛查中,因为每侧乳腺可能仅有一个MLO位或CC位(图4-5-2)。当放射科医生认为此发现需要复查时,应该加做其他投照位以排除正常组织重叠伪影。有研究显示筛查发现的结构不对称有超过80%为重叠伪影。

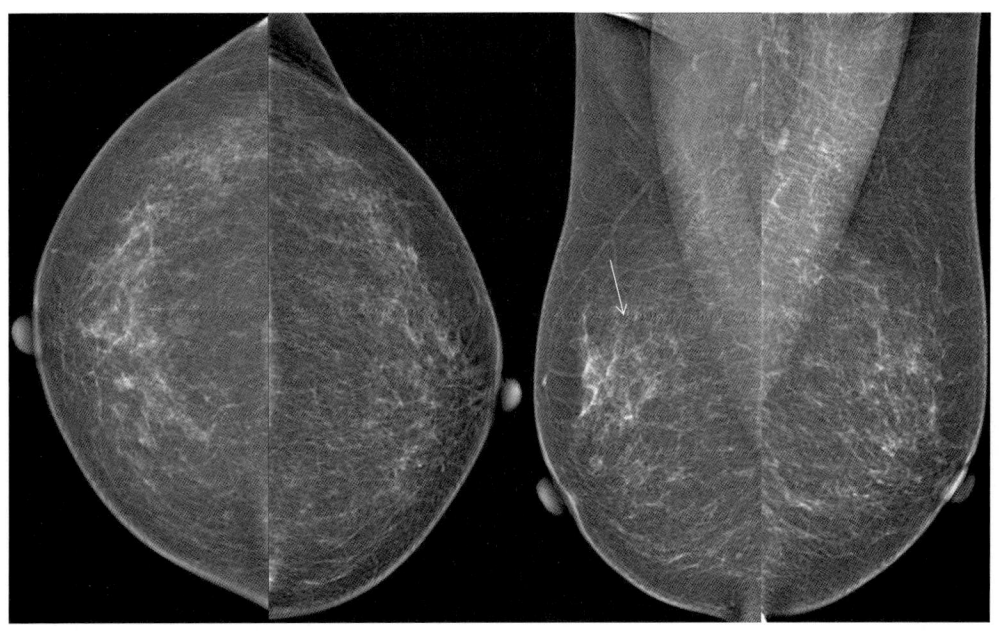

图4-5-2 结构不对称 仅右侧MLO上象限见不对称影,CC位未见明显显示,为组织重叠所致。

2. 局灶性不对称 乳腺X线摄影表现为单侧乳腺的有限区域(<乳腺的1个象限)的局灶性纤维腺体组织致密影,其中通常可见低密度脂肪组织,缺乏像肿块一样外凸的边缘轮廓,在标准X线摄影的两个投照体位(CC及MLO)都可见,且形状相似。局灶性非对称致密是乳腺X线摄影的异常征象之一,可以出现在乳腺腺病、乳腺炎性病变、外伤、脂肪坏死等良性疾病中,也可以出现在浸润性小叶癌、浸润性导管癌、导管原位癌等良、恶性疾病。若病变内脂肪组织较多,或合并良性或可疑钙化,通常以乳腺腺病为主;若病变边缘伴有周围乳腺小梁结构增粗,局部或广泛皮下脂肪层模糊或浑浊,皮肤增厚,不伴恶性钙化时,通常以乳腺炎性病变为主;若病变区脂肪组织少,局部密度较高,同时合并结构扭曲或恶性钙化、病变边缘有毛刺等征象时,通常以恶性病变可能性大,需要进一步明确,短期影像学随诊和监测是必要的。对筛查发现的局灶性不对称,有可能借助其他检查发现隐藏的肿块(图4-5-3,图4-5-4)。

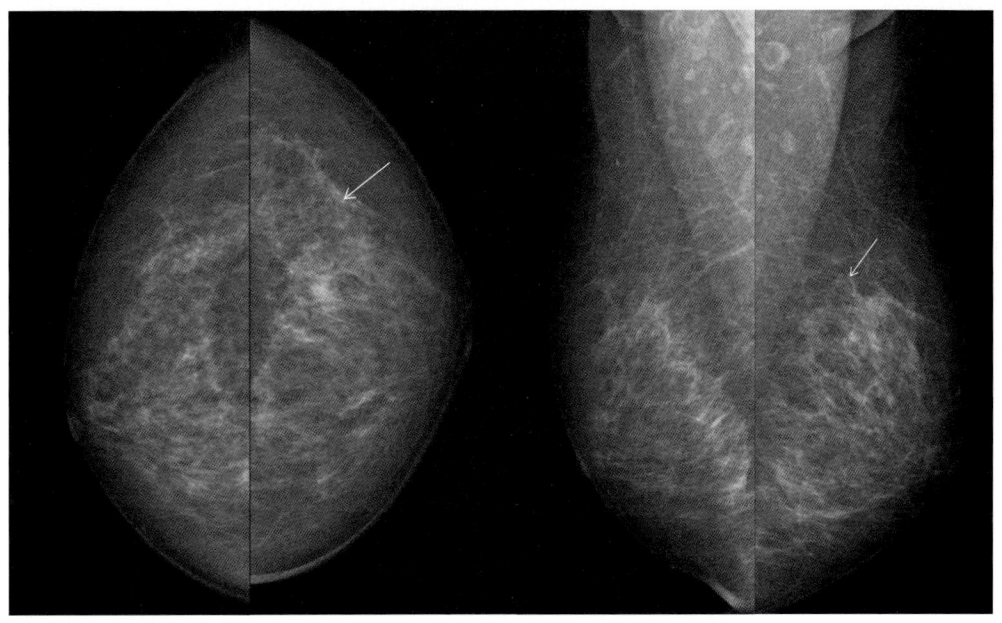

图4-5-3 局灶性不对称 左侧乳腺外上象限局灶性不对称,范围<1个象限。核芯针穿刺病理:浸润性乳腺癌。

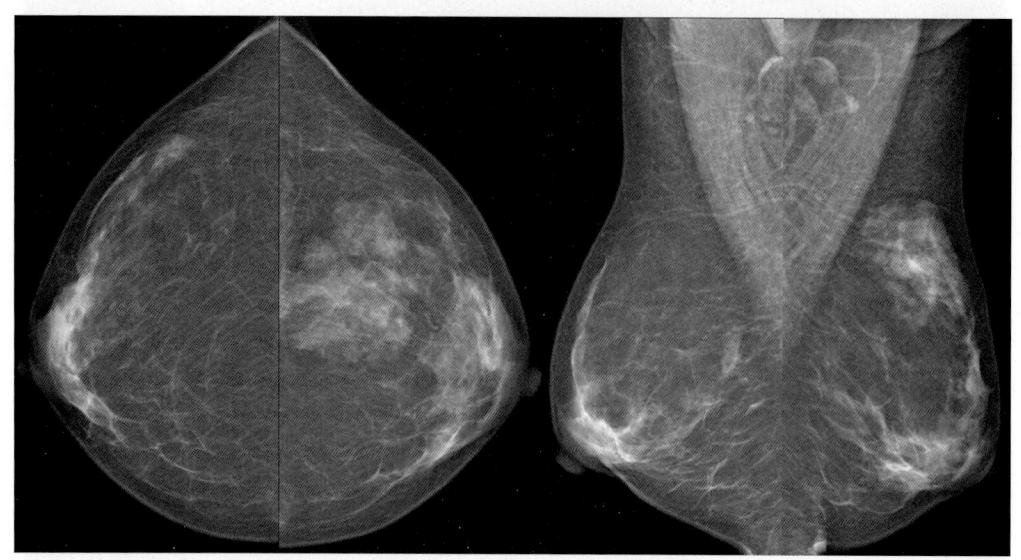

图4-5-4 局灶性不对称　左侧乳腺外上象限局灶性不对称,范围<1个象限,触诊无异常,乳腺MRI检查未见异常强化,长期随访稳定,考虑为良性。

3. 宽域性不对称　乳腺X线摄影表现为单侧乳腺的大部分区域(至少大于乳腺的1/4范围)覆盖大量纤维腺体致密影,在多个投影上都可显示,在形状上并非呈球形或团块状,其中不含肿块、结构扭曲和可疑钙化。常见于乳腺纤维腺体组织量的正常变异,对应区域并无可触及的异常,分类为BI-RADS 1类。如果在对应区域触及异常或合并肿块、钙化、结构扭曲时,要仔细甄别其良恶性(图4-5-5,图4-5-6)。

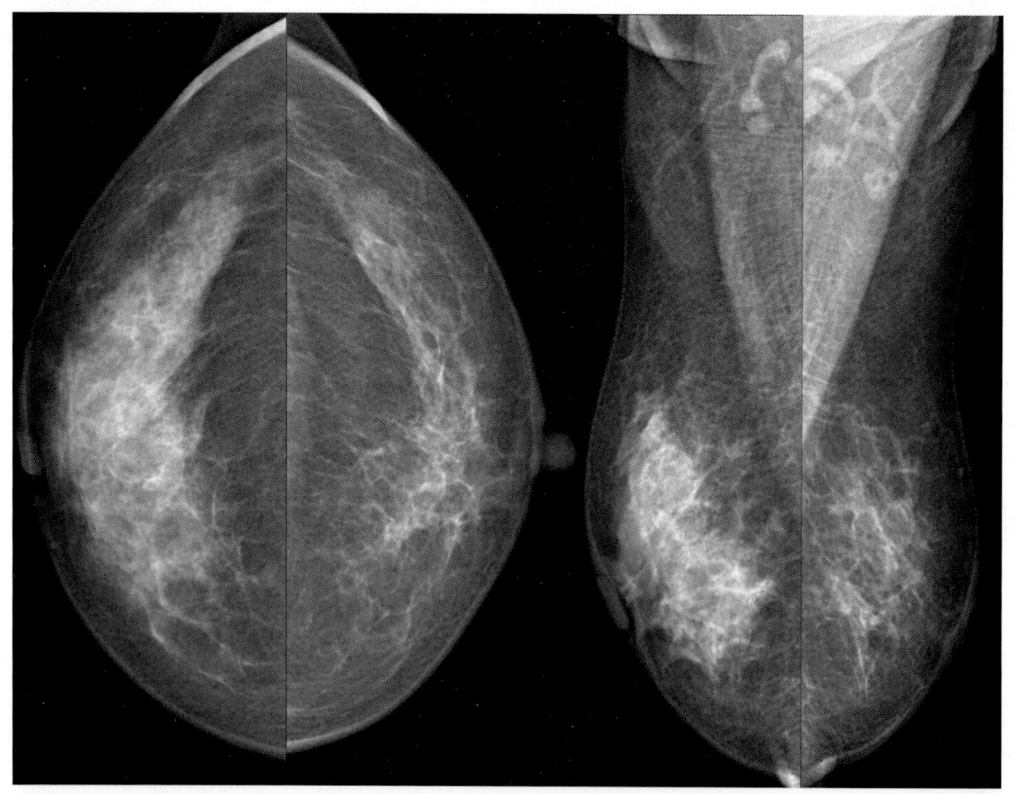

图4-5-5 宽域性不对称　右侧乳腺大片不对称,超过一个象限,甚至占据整个乳腺。呈斑片状和细条索状纤维腺体结构及间隔脂肪密度。对应区域触诊无异常,乳腺MRI检查无异常强化。

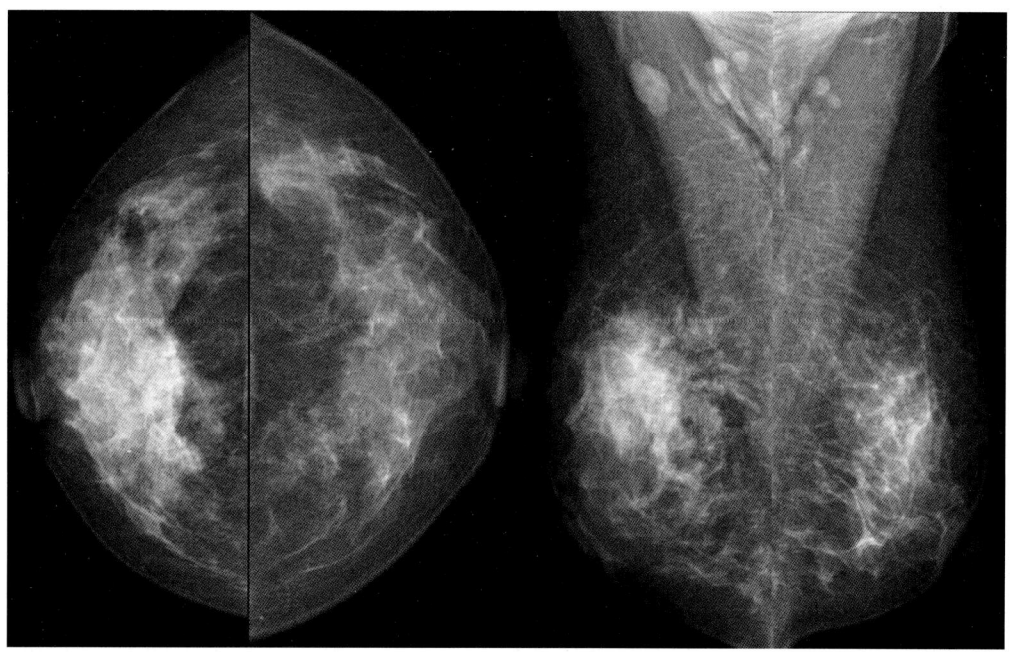

图4-5-6 宽域性不对称 右侧乳腺内上象限大片不对称致密影,超过一个象限。核芯针穿刺病理:浸润性乳腺癌。

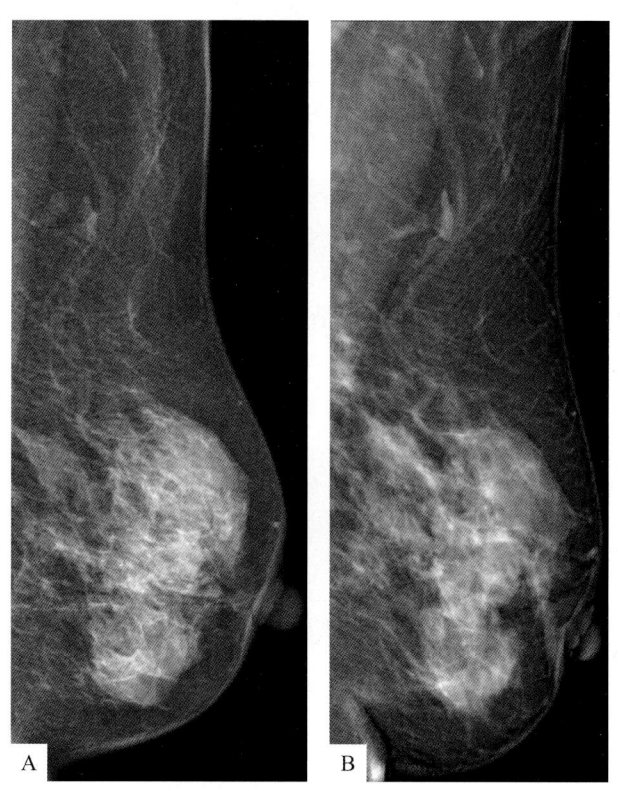

图4-5-7 进展性不对称 左侧乳腺外上象限不对称致密(B),较一年前(A)密度增高,范围增大。核芯针活检病理:浸润性乳腺癌合并导管原位癌。

4. 进展性不对称 乳腺X线摄影表现是指对比之前的X线摄影,在复查过程中有新发的、变大的或更明显的局灶性不对称,通常提示有新生的或逐渐增长的病灶。乳腺所有的病变均可表现为进展性

不对称,无特异性,可见于囊肿、乳腺腺病、乳腺炎症、浸润性导管癌等。除非超声或MRI检查表现为典型的良性病变(如明确的囊肿),文献报道约15%的进展性不对称最终证实为恶性,因此需行进一步影像学检查或活检直到明确其为良性。对超声检查没有相应表现时,尤其对于很小的(<1 cm)进展性不对称,应该考虑活检。进展性不对称如果没有手术、外伤或感染病史,都应当将其归为BI-RADS 4类(图4-5-7)。

乳腺不对称是乳腺X线摄影中一种常见且特殊的影像征象,可出现在重叠的正常组织中,也可出现在良恶性病变中。在观察乳腺X线影像时,应将双侧乳腺图像同时镜像对比,发现乳腺不对称征象后,结合其他投照体位判断是否为结构不对称。如果其他投照体位仍然可见不对称,就考虑为真实的异常,再根据不对称的体位特征及病变范围进一步分类,再结合其他合并征象及临床资料仔细分析来鉴别良恶性,必要时应辅以乳腺超声或MRI检查以明确诊断。

三 结构扭曲

结构扭曲(architectural distortion, AD)是指乳腺实质变形,无明确可见的肿块。乳腺X线摄影表现为从一个原始点发出细线或细毛刺,或乳腺实质前缘和后缘的收缩、扭曲变形或变直。结构扭曲可以伴有非对称致密和钙化。如果患者没有明确对应

部位外伤史和手术史,结构扭曲怀疑是恶性病变或放射状瘢痕,组织学诊断是必要的。放射状瘢痕是乳腺的良性增生性病变,典型特征是中央有一个弹性纤维组织组成的核,自中央的核向周围发出放射状结构,这些放射状结构是由嵌入纤维组织中的良性纤维腺体组织结构组成的,使病变整体呈现不规则形的星芒状表现(stellate appearance)。

乳腺放射状瘢痕可单发、多发,也可双侧发生。大体病理上标本见灰白或灰红色放射状瘢痕区,质稍硬,或不可触及明确肿块,呈不规则形的星芒状外观,肉眼与浸润性癌酷似。镜下典型的放射状瘢痕具有特征性的放射状结构,中央为透明变性瘢痕区,周围导管及小叶呈放射状分布。乳腺放射状瘢痕的组织病理学表现与浸润性癌,尤其是低级别浸润性导管癌和小叶癌及小管癌相似,鉴别诊断常很困难。由于放射状瘢痕本身的恶性潜能、放射状瘢痕与其他高危病变或与乳腺癌共存的原因,所以,对于影像引导下空芯针穿刺活检证实的放射状瘢痕,临床进一步处理是否手术,仍存在争议,尚无统一的共识指南。手术切除活检病理诊断为放射状瘢痕,若不伴发有非典型增生或原位癌等高危病变和恶性病变,无需进一步治疗。

结构扭曲的乳腺 X 线诊断标准:①乳腺 X 线摄影片表现为从一个原始点发出细线或毛刺;②乳腺 X 线摄影片显示中央区无明确可见的肿块;③乳腺实质前缘或后缘的回缩、扭曲变形或变直;④结构扭曲可以伴有非对称致密和钙化;⑤患者对应位置没有明确外伤史、手术史(包括穿刺活检史)。判定结构扭曲征象上述标准①、②、⑤三项必须同时具备。其中⑤是除外由于外伤手术后脂肪坏死等所致的结构扭曲征象。

放射状瘢痕的乳腺 X 线诊断标准:①数字乳腺 X 线摄影两个方位的结构扭曲表现不同。②结构扭曲中央区无实性肿瘤性肿块与毛刺长度对应,毛刺长而细。③透光(即黑色)的线性结构平行于不透光(即白色)的细毛刺结构。当这些透光的黑线为主导时,在乳腺 X 线摄影整体表现为放射状瘢痕的所谓"黑星",与乳腺癌的"白星"形成鲜明对比。④病变相邻的皮肤无增厚和回缩。⑤无论病变多大或距离皮肤多近,数字乳腺 X 线摄影的表现与临床查体触诊彼此不符合。就是说,数字乳腺 X 线所示结构扭曲病变明显、病变较大、邻近皮肤,但临床没有可触及的肿块和异常皮肤改变与之对应。上述 5 项标准同时具备,提示放射状瘢痕的可能性大。但文献报道,按照此标准判断为放射状瘢痕,但最终手术病理证实,部分病例仍然是恶性病变。

DBT 最大优势是能减少组织重叠所致的遮掩病变,使病变边缘和内部细节结构显示更加清晰。DBT 显示结构扭曲病变、放射状瘢痕病变的细节更清楚,检出和诊断准确性都较常规数字乳腺 X 线摄影明显提高,诊断标准与常规数字乳腺 X 线摄影相同。

常规数字乳腺 X 线摄影检出可疑结构扭曲,在无 DBT 功能时,局部加压放大摄影是重要的补充检查,以进一步判断中央区有无肿块;对于具备 DBT 功能的乳腺 X 线摄影机,同步 DBT 或补充 DBT 检查,有助于更准确判断结构扭曲。超声对放射状瘢痕的诊断不具有优势。但是,超声一旦发现病变,多为恶性病变的超声图像表现,因此,提高了检出率。数字乳腺 X 线摄影或 DBT 所示结构扭曲的位置,靶向 MRI 对对应区域检查,可以发现对应的结构扭曲病变,乳腺 MRI 扫描(平扫和动态增强扫描)发现与 DM/DBT 结构扭曲对应区域的异常时,如果局部无明确异常强化信号,文献报道其恶性病变的阴性预测达 100%(图 4-5-8,图 4-5-9)。

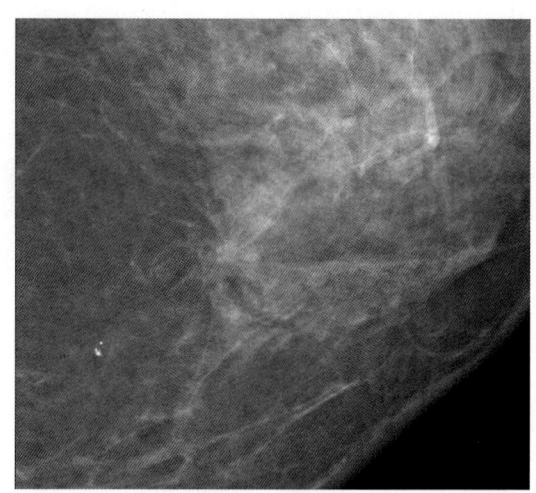

图 4-5-8 结构扭曲 左侧乳腺内上象限结构扭曲,病理:放射状瘢痕。

四 水肿

水肿在乳腺 X 线摄影中的定义包括乳房体积增大、乳腺组织密度增高、皮肤增厚、皮下脂肪层的清晰度降低,以及 Cooper 悬韧带及乳腺小梁的数量和密度增加。

良性与恶性病变、局部与全身性因素均可导致乳腺水肿的发生。良性原因如乳腺组织内的炎症细

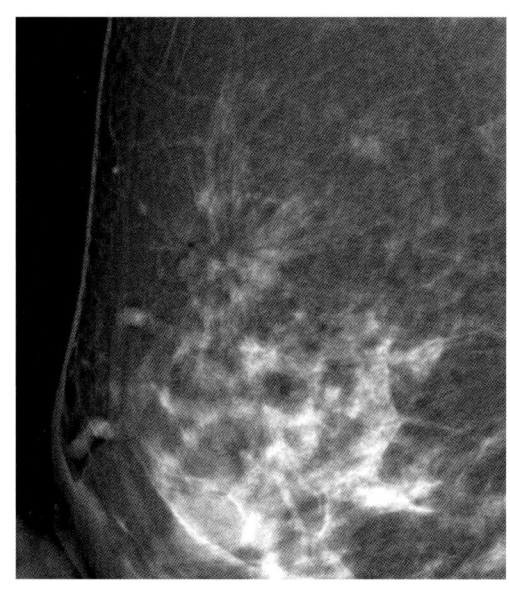

图4-5-9 结构扭曲 右侧乳腺上象限星芒状改变，由一点发出的放射状细线样改变。核芯针穿刺病理：复杂性硬化性腺病，放射状瘢痕。

胞浸润，使乳腺组织的血管通透性增强，血流量增多所致；恶性原因如恶性肿瘤广泛侵犯皮下淋巴血管，导致真皮及真皮下区域的淋巴引流受阻，进而引发淋巴回流障碍；再者，手术、放疗对局部小血管、淋巴管的损伤，或乳腺引流区域淋巴管、血管的堵塞，也可能引发乳腺淋巴回流障碍；此外，全身性疾病，如心衰、肾功能异常等造成的全身体液潴留，也会表现为乳腺局部的水肿。

水肿在乳腺X线摄影多表现为乳房体积增大，乳腺组织密度较正常腺体增高，皮肤层增厚，皮下脂肪层清晰度降低、呈浑浊状。此外，Cooper悬韧带和乳腺小梁的数量与密度也有所增加，表现为更为密集和紊乱的结构。继发于全身系统性疾病的乳腺水肿，常表现为双侧乳腺水肿；乳腺肿瘤所致水肿，可见其他征象如可疑钙化、肿块、结构扭曲等；手术或放疗等治疗后相关水肿，可见乳腺局部治疗后改变，如定位夹、皮肤瘢痕等。

典型乳腺水肿X线诊断主要根据：①乳房体积增大、乳腺组织密度增高，可行双侧乳房对比帮助诊断，但对于先天性双乳不对称的患者，应仔细询问病史，避免误诊；②皮肤增厚，指皮肤厚度＞2mm，其分布形式可以是弥漫性的，也可以是局限性的，如果与对侧乳腺相比或者在与之前的乳腺X线摄影进行比较时新出现的皮肤增厚，则提示具有临床意义；③皮下脂肪层浑浊及Cooper悬韧带增多、密度增高，发育欠佳的Cooper悬韧带，在X线图像上可能并不明显，或仅能在皮下脂肪层中观察到纤细的线条状影，

这些线条前端通常指向乳头方向，而发育良好的Cooper悬韧带，则呈狭长的三角形，其基底连于浅筋膜的浅层，尖端同样指向乳头，如果某处Cooper悬韧带出现增密、增粗或走行方向异常，则提示其具有病理意义；④小梁增粗、紊乱、密度增高，乳腺小梁应呈现出自然流畅的走行，纤细且密度均匀，如果出现密度增加、线条增宽、边缘粗糙等异常征象，或出现与之相连的Cooper悬韧带增厚、排列方向异常等现象，提示其具有病理意义。

五 导管扩张

（一）单支导管扩张

单支导管扩张是指乳腺中的一条乳管明显扩张，超出正常范围的状态。

乳腺导管是输送乳汁的通道，逐级导管呈现较为均匀的分支结构。当某条乳腺导管存在病变时，可出现异常扩张。单支导管扩张可能是由于乳腺导管内的结石、溢液或其他物质的堵塞引起的，或许是乳腺导管狭窄或瘢痕引起液体无法正常排出，导致液体在导管中积聚，形成导管扩张。

正常的乳腺导管常不显影，因为导管与纤维腺体组织缺乏天然对比难以显示。当导管内充满含脂质的分泌物时，含脂物质就起到负性对比剂的作用，可显示出导管的形态以及走向（图4-5-10）。

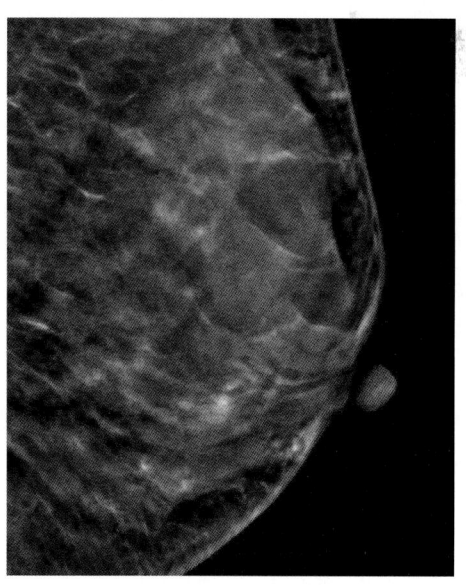

图4-5-10 乳腺导管扩张X线摄影 乳晕后方可见低密度管状透亮影，走行与导管走向一致。

乳腺导管造影是简便、经济、直观、有效检查导管病变的方法，尤其是对于远端导管的显示更加有

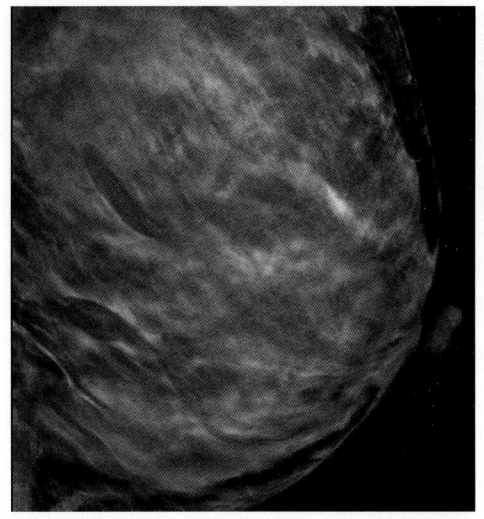

图 4-5-12 乳腺导管扩张 X 线　可见多支导管扩张,呈多个管状透亮影。

乳腺导管造影可以观察到多支乳腺导管扩张,可以是主导管及其各个分支的扩张,也可以是多个主导管及其分支的扩张,多见于乳腺导管扩张症以及乳腺导管内病变,尚可见管壁破坏、管腔内充盈缺损等征象(图 4-5-13)。

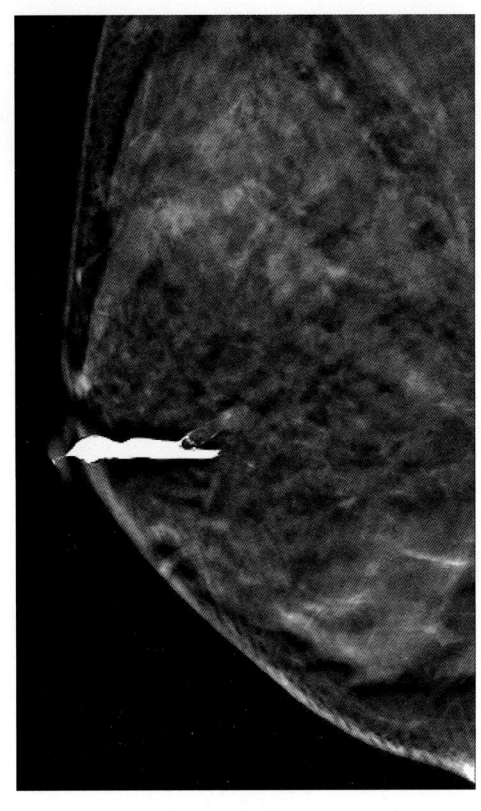

图 4-5-11 乳腺导管造影　经溢液导管注入对比剂后显示导管扩张、管腔内可见充盈缺损。

优势,尽管乳管镜已经应用于临床,造影检查还是有其独特的优势,与乳管镜互补应用于临床(图 4-5-11)。

当乳腺 X 线检查出现单支乳导管扩张征象同时患者出现单孔溢液时,可以结合超声检查,如果有乳导管扩张可以考虑做乳腺导管造影,明确导管扩张的情况,显示病变部位以及腔内的充盈缺损等征象。当出现导管壁僵直、破坏,对比剂外溢等征象,可以考虑进一步 MRI 检查,以获得更多的诊断信息。可以在术前行乳腺导管造影时对比剂中加入亚甲蓝,让外科医生肉眼可见病变导管的位置以及走行,指导外科医师精准切除病变导管。

单支乳腺导管扩张可见于导管内乳头状瘤、导管内结石、纤维囊性乳腺病、乳腺炎以及乳腺癌。导管内乳头状瘤是肿瘤性乳头溢液最常见的原因。乳腺炎常有比较明确的临床表现。

(二) 多支导管扩张

多支导管扩张是指乳腺内多支导管的扩张和迂曲。

多支导管扩张可表现为单侧也可双侧,可能是生理性的也可能是病理性的,常见于导管内的液体聚集或堵塞引起的。

乳腺 X 线摄影可见多支管状透亮影(图 4-5-12)。

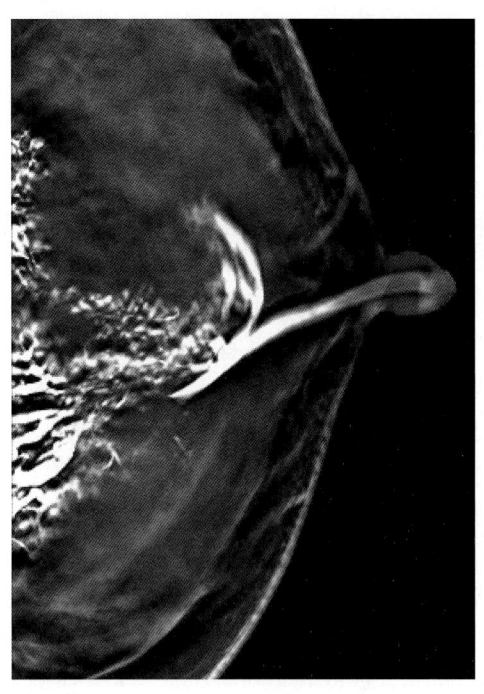

图 4-5-13 乳腺导管造影　经溢液导管注入对比剂,可见多支乳腺导管扩张,部分导管受压推移、管腔内未见明显的充盈缺损。

如果发现多支乳腺导管扩张的 X 线征象,可以结合乳腺病史、体征和其他影像学检查(如乳腺超声检查或乳腺磁共振成像检查)以进一步明确诊断。多支导管扩张可能与激素水平改变、乳腺炎症、导管扩张、纤维腺瘤、导管内结石、多发性导管内乳头状瘤以及乳头发育不良等因素相关。

(三) 导管内病变

乳腺导管内病变是指发生在乳腺导管内的异常细胞增生或病变。

任何因素引起导管内的分泌物积聚或导管壁的病理改变都可能引起导管管腔扩张；炎症、激素水平等因素的影响可以导致导管上皮细胞增生，可发生乳头状结构的增生，这些乳头状结构可以充填导管腔，导致分泌物堵塞和导管扩张，乳头状增生可以是良性的，也可能是乳腺癌的前体病变；导管内原位癌是指癌细胞仅限于乳腺导管内，没有侵犯周围组织和血管，但有可能进一步发展成为浸润性导管癌。

乳腺导管造影中，出现导管内充盈缺损、移位、导管扩张等征象时应考虑导管占位性病变，若伴有导管截断、僵直征象应高度怀疑恶性病变。不同的导管内病变的 X 线表现因不同病变类型而有所不同。

乳导管内肿块可在 X 线摄影表现为导管扩张，局限性的或者弥漫性的，也可表现为肿块影，不同的病理类型可有不同的影像表现；导管内瘢痕、炎症可以导致狭窄段远端的扩张；导管因为炎症或者其他病理过程等原因出现导管内钙化，X 线表现为细小点状或者线状高密度影。当 X 线表现不典型时，需要其他影像学检查（如乳腺超声、乳腺 MRI 等）综合评估。

可以通过造影显示导管内充盈缺损，提示导管内乳头状瘤（图 4-5-14）。

导管内乳头状瘤的影像学表现可以通过乳腺超声、乳腺 X 线导管造影和乳腺 MRI 来观察，并结合临床病史和其他检查结果进行综合分析和诊断。

导管内乳头状癌通常呈现为局限性乳腺密度增高区域，边缘不规则，可能伴有微钙化（图 4-5-15）。乳腺导管造影可见导管管壁破坏、管腔内充盈缺损（4-5-16）。

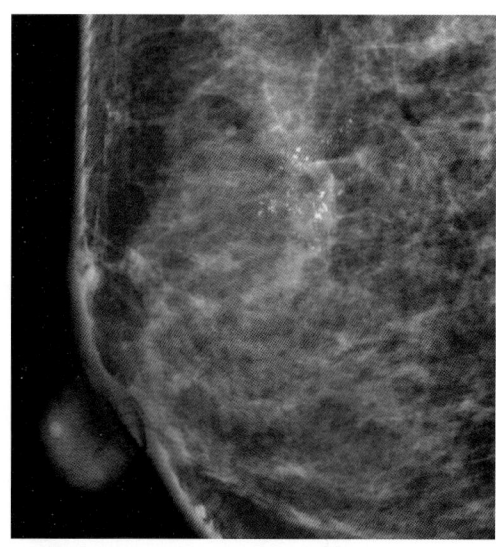

图 4-5-15 乳腺导管内乳头状癌 X 线摄影
集群性分布细小多形性钙化灶。病理：导管内乳头状癌。

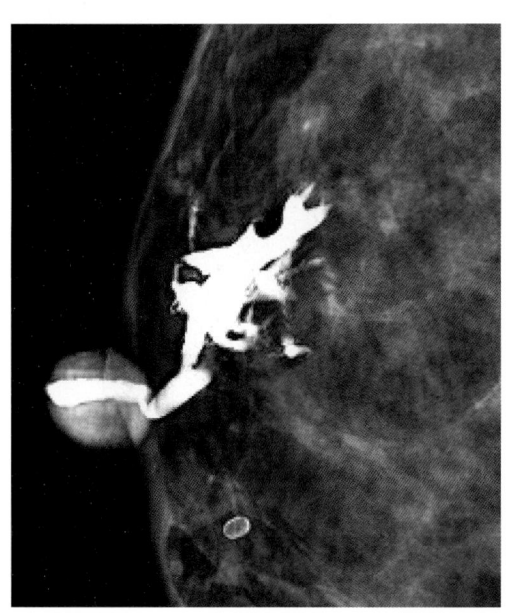

图 4-5-14 导管内乳头状瘤乳腺导管造影 经溢液导管注入对比剂，导管显著扩张，内可见充盈缺损。病理：导管内乳头状瘤。

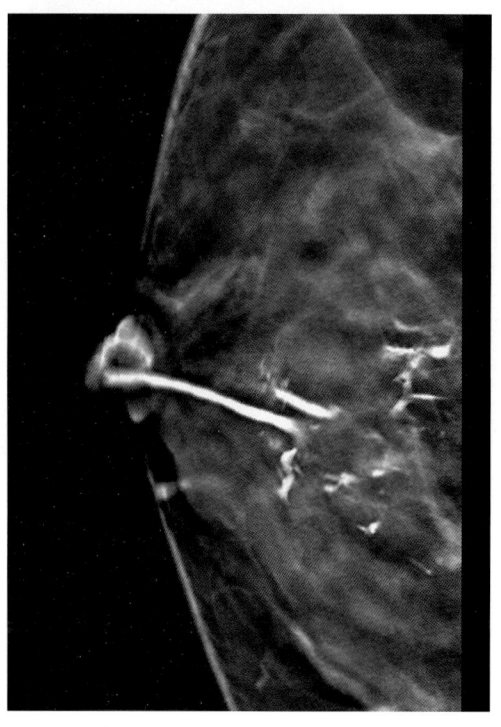

图 4-5-16 导管内乳头状癌乳腺导管造影 导管管壁破坏、管腔内充盈缺损。病理：导管内乳头状癌。

上述影像学表现并不能确诊导管内乳头状癌，只能提供一定的参考和提示。最终诊断需要结合临床病史、病理检查和其他辅助检查结果综合判断。

六 伴随征象

（一）乳内淋巴结

乳内淋巴结（intramammary lymph node）影像学表现为边缘清晰的肾形肿块，且淋巴结中央（可偏心）的淋巴结髓质及淋巴结门处含有脂肪（图4-5-17）。短径通常不超过1cm，当淋巴结明显脂肪化时，即使短径＞1cm也可认为是正常淋巴结。乳内淋巴结可见于乳腺内的任何位置，但多见于乳房的外上近腋窝处。常见于静脉附近，因为淋巴引流和乳腺静脉引流相伴行。

（二）皮肤病变

皮肤病变（skin lesion）如果被投照到乳腺组织中，尤其是在两个不同投照位都可见，容易被误认为乳腺内病变，因此应当在报告中描述或X线图像上将其标识出来（图4-5-18，图4-5-19），或摄片时用不透X线的装置进行标记。

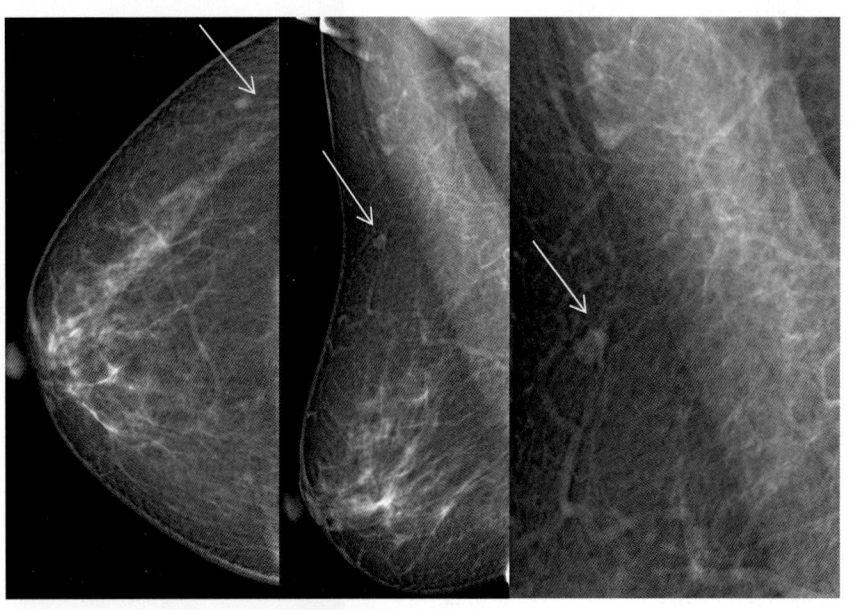

图4-5-17 乳内淋巴结 右乳外上象限乳内淋巴结。

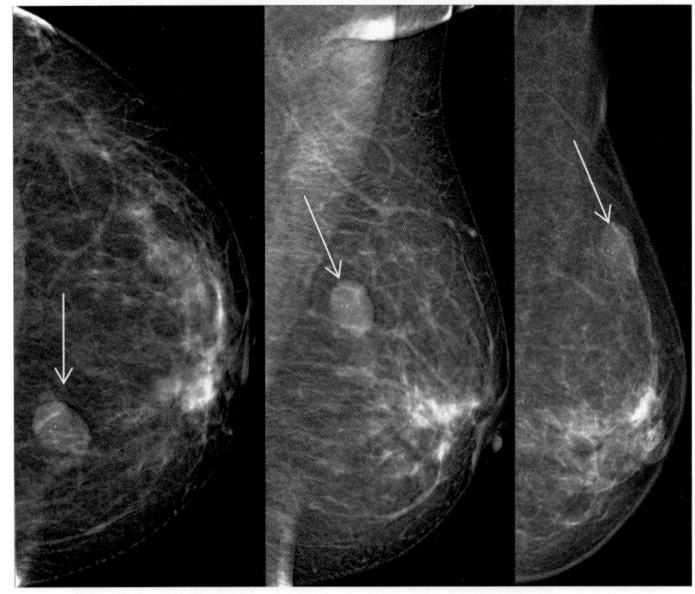

图4-5-18 皮肤病变 乳房皮肤的瘢痕肿块，可见常规MLO、CC位重叠于纤维腺体内，切线位投照，瘢痕肿块位于皮肤表面，肿块伴有点状钙化。

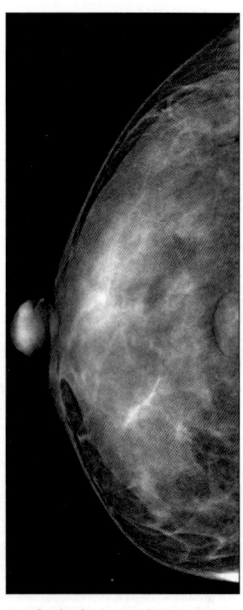

图4-5-19 皮肤病变 凸起的皮肤痣，重叠于纤维腺体内，在乳房的压迫过程中，皮肤病变周围存有气体，所以影像上表现为边缘清晰的肿块周围透亮区。

（三）皮肤回缩

皮肤回缩（skin retraction）指皮肤被异常地牵拉，可为良性的瘢痕收缩所致（图4-5-20），也可为乳腺癌时纤维结缔组织间质增生对邻近的皮肤牵拉所致。

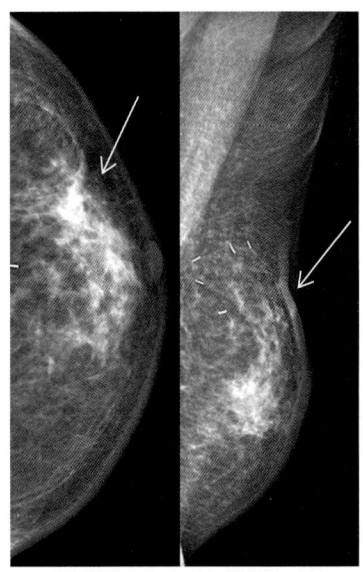

图4-5-20　皮肤回缩　左侧乳腺癌保乳术后放疗后，可见皮肤广泛增厚，上方皮肤局限性回缩，结合病史，考虑为良性表现。

（四）乳头回缩

乳头被牵拉下陷（图4-5-21）。乳头回缩（nipple retraction）要注意与乳头内陷（nipple inversion）区分。乳头内陷同时伴有乳晕牵拉。良恶性病变均可出现乳头内陷或回缩。内陷以先天发育多见，常见于双侧乳头；回缩则获得性多见。如果乳头回缩为新发，其恶性的可能性就会增加。

（五）皮肤增厚及小梁增厚

皮肤厚度>2mm，定位为皮肤增厚，可为局限性或弥漫性表现（图4-5-22）。当同之前的乳腺X线摄影对比有明显变化时，此种征象有临床意义。放疗常导致单侧的皮肤增厚。感染性或恶性肿瘤性疾病均可导致乳腺局部皮肤增厚。乳腺小梁增厚为乳腺内纤维分隔增厚（图4-5-23），向皮下组织内延续为Cooper悬韧带，其增厚可为慢性增生性改变，亦可能为各种原因所致炎性反应、淋巴淤积改变，甚至包括恶性肿瘤浸润。

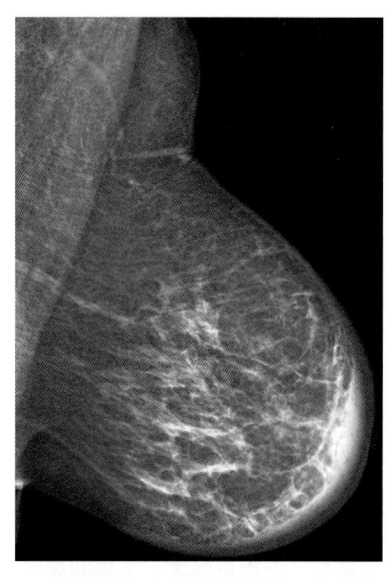

图4-5-22　皮肤增厚，左侧乳腺炎症　左侧皮肤及小梁广泛增厚，抗炎治疗后恢复正常。

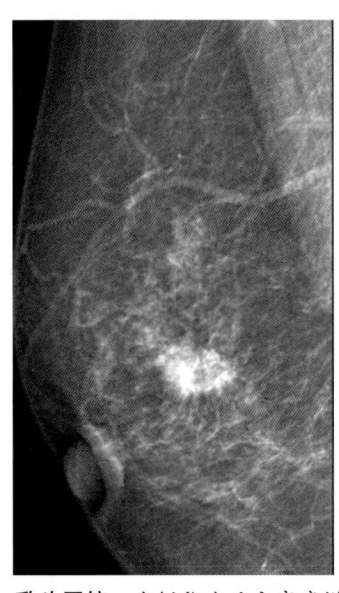

图4-5-21　乳头回缩　右侧乳头后方密度增高肿块，边缘模糊伴毛刺，伴乳头回缩。核芯针穿刺病理：浸润性导管癌。

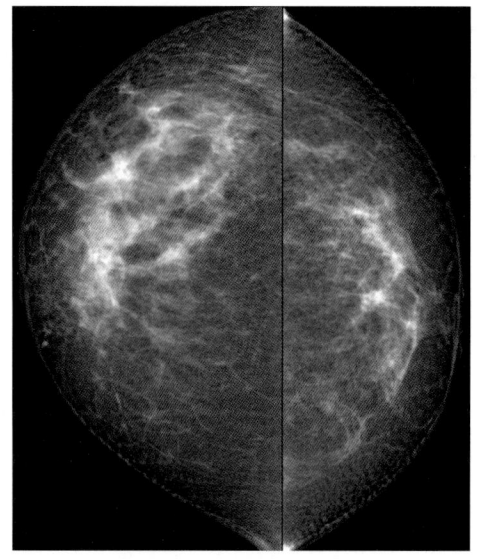

图4-5-23　小梁增厚　右侧乳腺广泛小梁增厚，纤维腺体大范围不对称致密影，触诊乳腺局部增厚，触痛。核芯针活检为炎症。

(六)腋窝淋巴结肿大

肿大的腋窝淋巴结(图4-5-24,图4-5-25)需要结合临床进一步评估,尤其那些新发的或与之前相比变大、变圆的更需要重视。分析患者的病史,可以明确部分腋窝淋巴结肿大(axillary adenopathy)的原因,进而避免不必要的检查。测量淋巴结大小主要测量其短径。淋巴结结构更值得关注。当腋窝淋巴结肾形凹面由淋巴结髓质和淋巴结门所富含的脂肪影像消失时,加之淋巴结短径加大,或乳腺内存在异常,可以判断淋巴结是肿大的。有时,淋巴结中央脂肪尚存在,但淋巴结皮质厚度明显增加,也应怀疑淋巴结肿大。需要鉴别的是,尽管淋巴结短径较长,但淋巴结中央脂肪影范围大,皮质较薄,通常还是属于正常淋巴结,不可误为淋巴结肿大。腋窝淋巴结肿大可见于乳腺恶性肿瘤转移,尤其是腋前组(可能是前哨淋巴结),还可见于感染性疾病、结缔组织疾病、淋巴瘤等原发或继发性疾病。结合超声或MRI还能分辨腋窝淋巴结的具体位置,包括与胸小肌的位置关系,由此可以对腋窝淋巴结肿大进行分级(Ⅰ~Ⅲ级),有利于临床治疗计划的制定和对乳腺癌预后的判断。

附 胸廓内血管旁淋巴结肿大

胸廓内血管旁淋巴结又称内乳淋巴结(internal mammary node),主要引流乳腺内上象限区域淋巴,当该区域有恶性病变,或乳腺病变较弥散,或乳腺常规淋巴引流途径受阻(如腋窝淋巴结肿大)时,胸廓内血管旁淋巴结容易出现转移,应该引起重视。由于胸廓内血管旁淋巴结位置较隐匿,常受胸骨的阻隔,乳腺X线摄影和超声都不易观察。临床上常是由CT、MRI,甚至PET融合成像发现。胸廓内血管旁淋巴结常有较粗的胸廓内静脉伴行,位于胸骨体两侧后缘区域。正常时此组淋巴结不可见,一旦在影像上显示就可能属于异常。

(许 梅 姚 娟 赵 爽 蔡思清 林 青 朱 娟 马 捷 杨 帆 彭卫军)

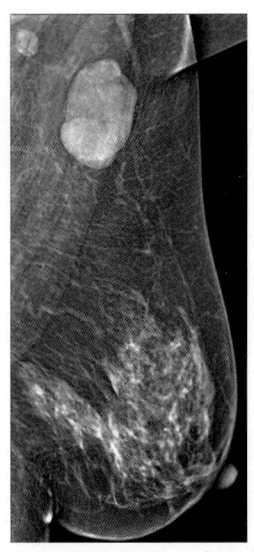

图4-5-24 左腋窝淋巴结肿大 左侧乳腺深部局灶不对称致密影,左侧腋窝淋巴结肿大。核芯针穿刺病理:浸润性乳腺癌。

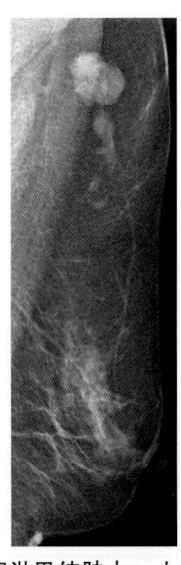

图4-5-25 左腋窝淋巴结肿大 左侧腋窝可见密度增高肿块样影,略有分叶,缺乏淋巴结中央脂肪。活检:淋巴结肉芽肿性炎症。

◆ 参考文献 ◆

[1] Berg WA, Arnoldus CL, Teferra E, et al. Biopsy of amorphous breast calcifications: pathologic outcome and yield at stereotactic biopsy[J]. Radiology, 2001,221(2):495-503.

[2] Berg WA, Rafferty EA, Friedewald SM, et al. Screening algorithms in dense breasts: AJR Expert Panel Narrative Review [J]. AJR, 2021,216:275-294.

[3] Boyd NF, Dite GS, Stone J, et al. Heritability of mammographic density, a risk factor for breast cancer [J]. N Engl J Med, 2002,347:886-894.

[4] Burton A, Maskarinec G, Perez-Gomez B, et al. Mammographic density and ageing: A collaborative pooled analysis of cross-sectional data from 22 countries worldwide [J]. PLoS Med, 2017,14:e1002335.

[5] Chalfant JS, Hoyt AC. Breast density: current knowledge, assessment methods, and clinical implications [J]. J Breast Imaging, 2022,4:357-370.

[6] Chesebro AL, Winkler NS, Birdwell RL, et al. Developing asymmetry at mammography: correlation with US and MR imaging and histopathologic findings [J]. Radiology, 2015,279(2):151131.

[7] D'Orsi C, Sickles E, Mendelson E, et al. ACR BI-RADS atlas, breast imaging reporting and data system [R]. 5th ed. American College of Radiology, 2013.

[8] Freer PE. Mammographic breast density: on breast cancer risk and implications for screening [J]. Radiographics, 2015,35

302-315.
[9] Giess C S, Frost E P, Birdwell R L. Interpreting one-view mammographic findings: minimizing callbacks while maximizing cancer detection [J]. Radiographics, 2014, 34(4): 928-940.
[10] Leborgne R. The breast in roentgen diagnosis [M]. Montevideo, Uruguay: Impresora Uruguaya, 1953.
[11] Lehman CD, Yala A, Schuster T, et al. Mammographic breast density assessment using deep learning: clinical implementation [J]. Radiology, 2019, 290: 52-58.
[12] Leung JWT, Sickles EA. Developing asymmetry identified on mammography: correlation with imaging out-come and pathologic findings [J]. AJR, 2007, 188(3): 667-675.
[13] Liberman L, Abramson A F, Squires F B, et al. The breast imaging reporting and data system: positive predictive value of mammographic features and final assessment categories. [J]. American Journal of Roentgenology, 1998, 171(1): 35-40.
[14] Mokhtary A, Karakatsanis A, Valachis A. Mammographic density changes over time and breast cancer risk: a systematic review and meta-analysis [J]. Cancers (Basel), 2021, 13.
[15] Prado M, Luís G, Guerra M, et al. Positive predictive value of Breast Imaging Reporting and Data System (BI-RADS) categories 3, 4 and 5[J]. Radiologia Brasileira, 2010, 43(3): 171-174.
[16] Winkler NS, Raza S, Mackesy M, et al. Breast density: clinical implications and assessment methods [J]. Radiographics, 2015, 35: 316-324.
[17] Wolfe JN. Breast patterns as an index of risk for developing breast cancer [J]. Am J Roentgenol, 1976, 126: 1130-1137.

第五章

乳腺超声征象

■ 边缘

(一) 边缘光整

边缘光整指病灶边缘光滑整齐(明确或锐利)和周围组织间无浸润,可以有2~3个大的光滑波浪。大多数边缘光整病灶呈圆形或椭圆形(图5-0-1~图5-0-3)。

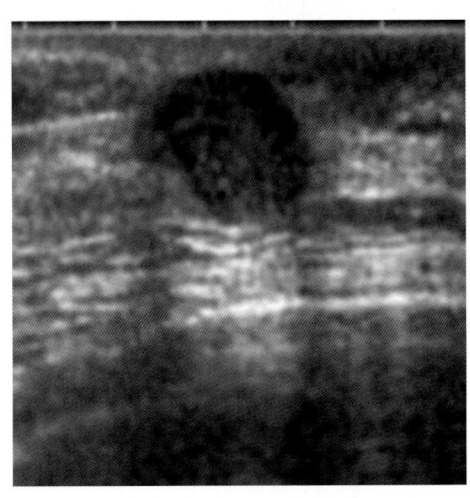

图5-0-3 特征为边缘光整的超声声像图 42岁,女性,乳头旁囊实性肿块,似圆形,边缘光整,实性部分可检出少许血流信号。组织病理学:大汗腺样癌。

(二) 边缘不光整

不光整病灶的边缘不整齐,可进一步描述为模糊、成角、小分叶、毛刺状或者同一病灶的边缘可并存上述多种表现。

1. 模糊 肿块和周围组织间没有明确界限,边界难以确定,模糊还包括晕环(图5-0-4,图5-0-5)。

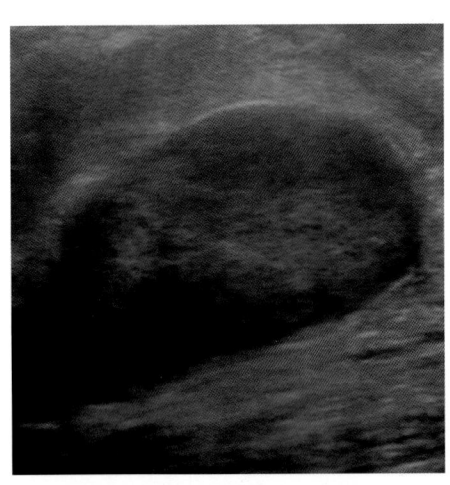

图5-0-1 特征为边缘光整的超声声像图 22岁,女性,右侧乳腺纤维腺体组织内11点钟方向见一椭圆形,平行于皮肤,边缘光整肿块。组织病理学:腺病,伴局部导管扩张,炎细胞浸润。

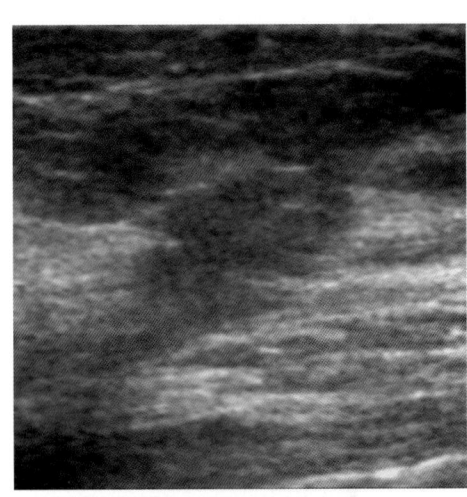

图5-0-4 特征为边缘模糊的超声声像图 右侧乳腺12点钟方向纤维腺体组织内见一肿块,和周围组织没有明确界限,主要是一个模糊的边缘,形状不规则,与皮肤不平行。组织病理学:浸润性导管癌,Ⅱ级。

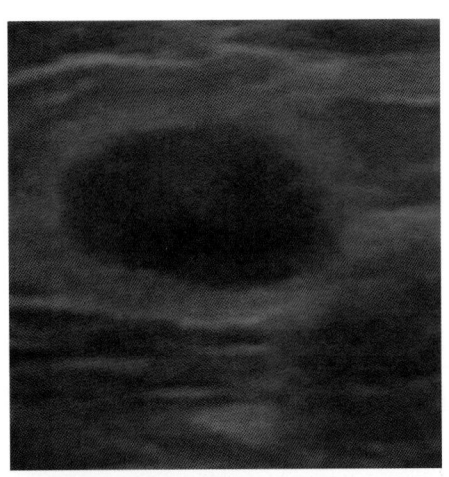

图5-0-2 特征为边缘光整的超声声像图 24岁,女性,乳腺纤维腺体组织内11点钟方向见一椭圆形,平行于皮肤,边缘光整肿块。组织病理学:纤维腺瘤。

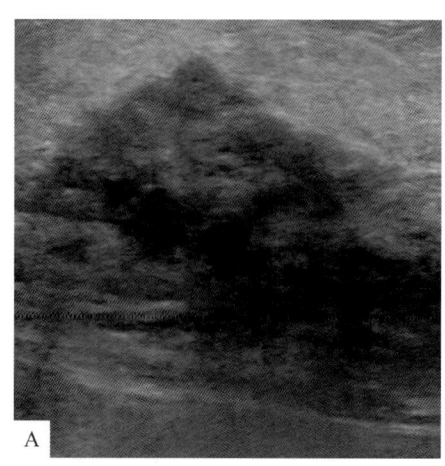
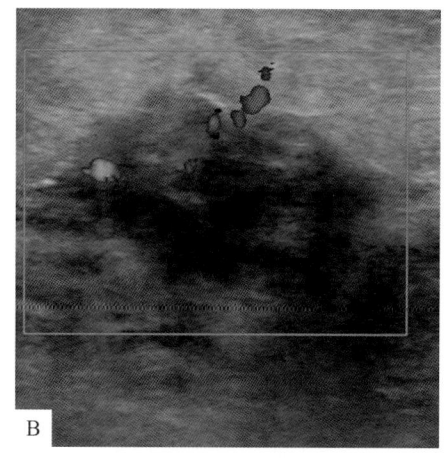

图 5-0-5 特征为边缘模糊的超声声像图　57岁,女性,右侧乳腺 12 点钟方向纤维腺体组织内见肿块,二维图像(A)显示肿块形状不规则,边缘模糊,也有部分成角。彩色多普勒血流显像检查(B)显示肿块内部及周边可见少许血流信号。组织病理学:浸润性导管癌,Ⅱ级。(见彩色插页)

2. 成角　部分或全部边缘呈锐角(图 5-0-6,图 5-0-7)。

3. 小分叶　边缘有微小凹凸不平,呈圆齿状(图 5-0-8,图 5-0-9)。

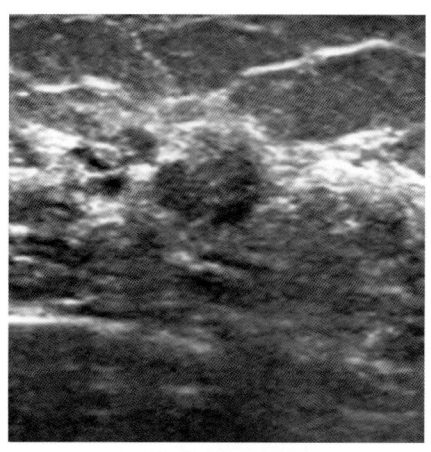
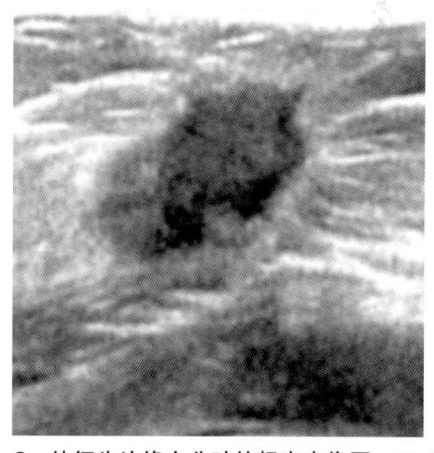

图 5-0-6 特征为边缘成角的超声声像图　左侧乳腺 4 点钟方向纤维腺体组织内见一肿块,该肿块边缘并不是完全光整,肿块边缘呈角状及微小分叶状。组织病理学:浸润性导管癌,Ⅱ级。

图 5-0-8 特征为边缘小分叶的超声声像图　56岁,女性,左侧乳腺 4 点钟方向纤维腺体组织内见一肿块,不光整,肿块边缘呈小分叶状。组织病理学:浸润性导管癌,Ⅲ级。

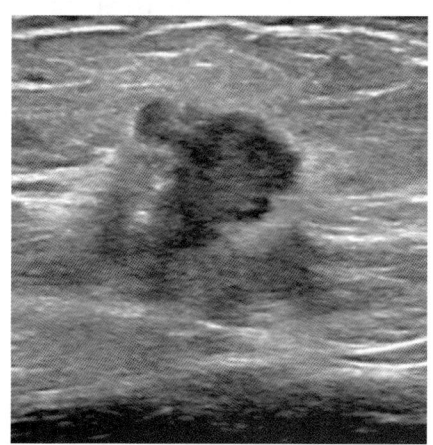
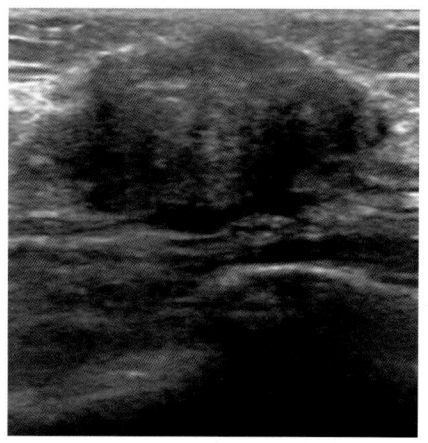

图 5-0-7 特征为边缘成角的超声声像图　65岁,女性,左侧乳腺 2 点钟方向纤维腺体组织内见一肿块,不光整,呈角状。组织病理学:浸润性导管癌,Ⅱ级。

图 5-0-9 特征为边缘小分叶的超声声像图　63岁,女性,左侧乳腺 2 点钟方向纤维腺体组织内见一肿块,肿块边缘不光整,呈小分叶状。组织病理学:浸润性癌。

4. 毛刺状 肿块边缘有凸出锐利针状物(图 5-0-10,图 5-0-11)。

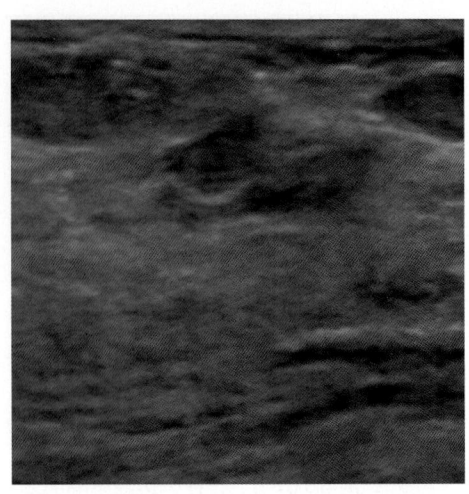

图 5-0-12 特征为与皮肤平行的超声声像图 47 岁,女性,二维图像显示左乳内上 11 点钟方向纤维腺体组织内与皮肤平行肿块影。组织病理学:腺病。

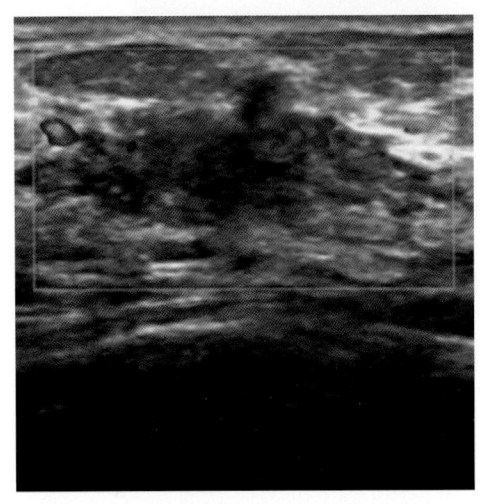

图 5-0-10 特征为边缘毛刺状的超声声像图 41 岁,女性,右侧乳腺 9 点钟方向纤维腺体组织内可见一个与皮肤平行的毛刺状边缘模糊肿块,CDFI 检测出肿块内少许血流信号。组织病理学:浸润性导管癌,Ⅱ级。(见彩色插页)

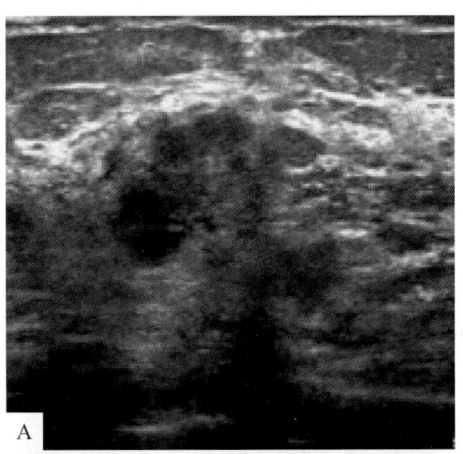

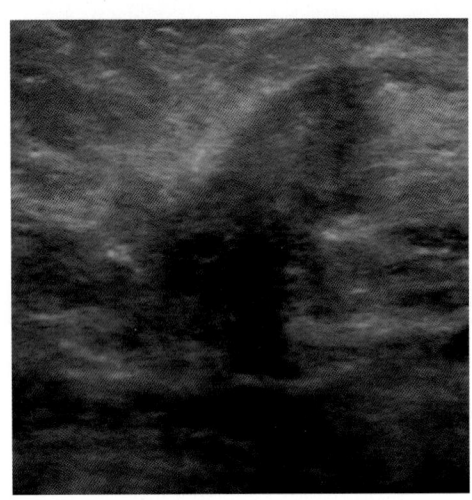

图 5-0-11 特征为边缘毛刺状的超声声像图 51 岁,女性,右侧乳腺 3 点钟方向纤维腺体组织内可见一个与皮肤不平行的毛刺状肿块。组织病理学:浸润性导管癌,Ⅲ级。

二 病变方向

病变方向特征是超声成像所独有的,方向是参照皮肤线定义的。倾斜位置的可遵循径向模式,其长轴将有助于确定其分类为平行或不平行。平行或"宽于高"的方向是大多数良性肿块的特征;然而,许多癌也有这种方向特征。在评估肿块恶性的可能性时,不应仅参考此征象。

1. 平行 即肿块长轴与皮肤平行。平行方位肿块的横径大于前后径(图 5-0-12,图 5-0-13)。

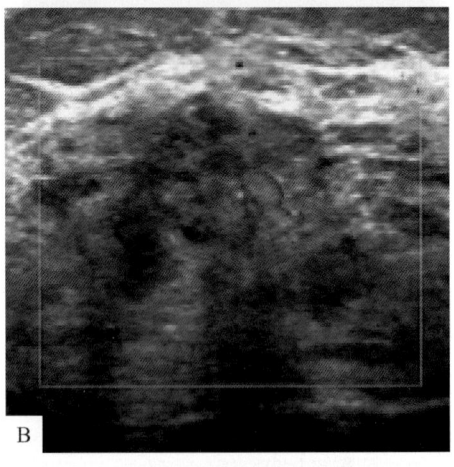

图 5-0-13 特征为与皮肤平行的超声声像图 82 岁,女性,二维图像(A)显示右乳中上 12 点钟方向纤维腺体组织内边缘呈分叶状,长轴与皮肤平行肿块影;彩色多普勒图像(B)显示肿块内可检出血流信号。组织病理学:浸润性小叶癌。(见彩色插页)

2. 不平行 肿块的前后径大于横径。对于圆形肿块,BI-RADS 也将其定义为和皮肤不平行(图 5-0-14,图 5-0-15)。

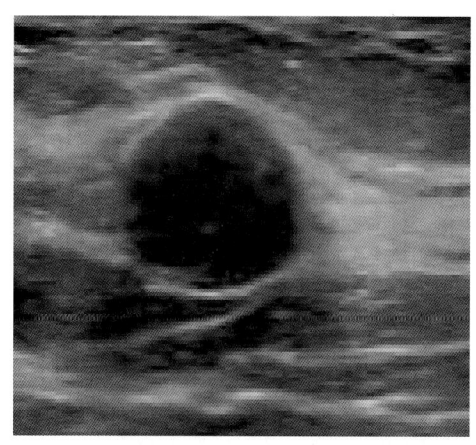

图 5-0-14　特征为与皮肤不平行的超声声像图　27岁，女性，二维图像显示右乳中上12点钟方向纤维腺体组织内低回声肿块影，与皮肤不平行，形态规则，边缘光整。组织病理学：纤维腺瘤。

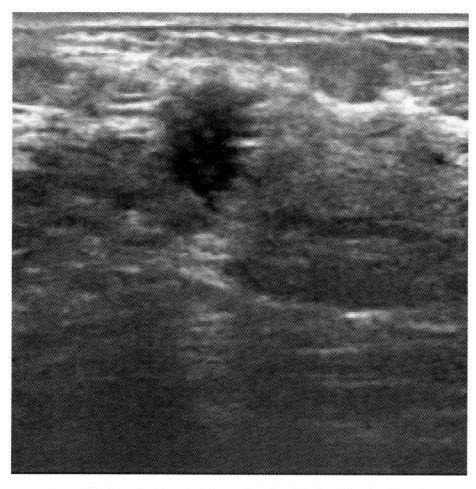

图 5-0-15　特征为与皮肤不平行的超声声像图　45岁，女性，二维图像显示左乳外上2点钟方向纤维腺体组织内低回声肿块影，与皮肤不平行，边缘毛刺状。组织病理学：浸润性导管癌伴导管内癌。

三 后方特征

后方特征包括后方回声无改变、后方回声增强、后方回声衰减（不包括侧方声影）及后方回声混合性改变（一种以上的后方回声特征）4个征象。

（一）后方回声无改变

肿块的深层没有声影或回声增强，肿块后面中间区域的回声与相同深度的邻近组织的回声没有区别（图5-0-16）。

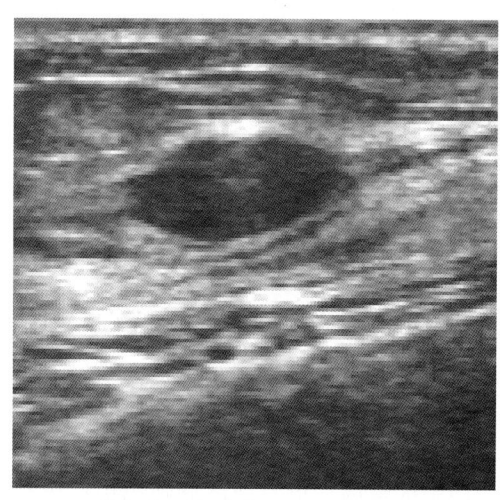

图 5-0-16　特征为后方回声无改变的超声声像图　42岁，女性，二维图像显示右乳外下7点钟方向纤维腺体组织内低回声肿块影，肿块后方回声无改变。组织病理学：腺病伴纤维腺瘤样增生。

（二）后方回声增强

当超声波在乳腺组织中传播并遇到病灶时，病灶后方的回声强度高于周围同等深度的正常组织，即为后方回声增强现象（图5-0-17，图5-0-18）。

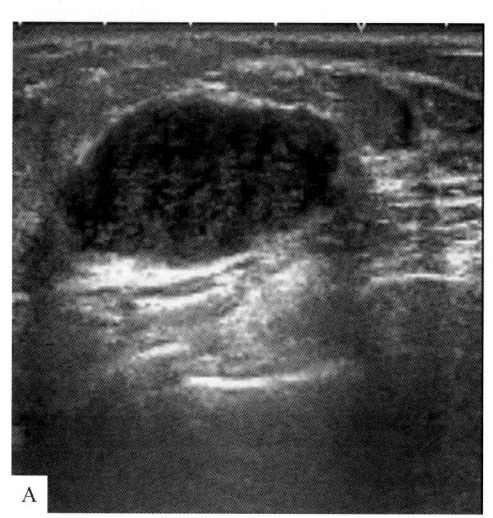
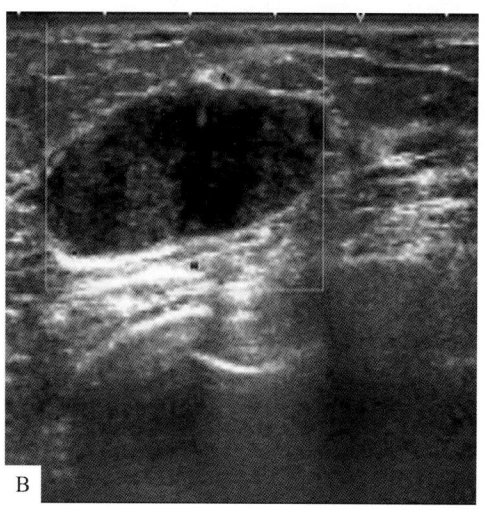

图 5-0-17　特征为后方回声增强的超声声像图　63岁，女性，二维超声（A）探及左乳外下侧4点钟方向纤维腺体组织内椭圆形低回声肿块，边缘光整，肿块后方回声显著增强。彩色多普勒（B）可见肿块内点状血流信号。组织病理学：乳腺纤维腺瘤。（见彩色插页）

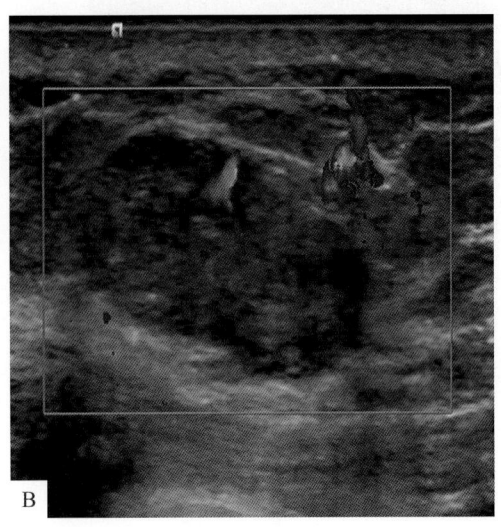

图 5-0-18 特征为后方回声增强的超声声像图　49岁，女性，二维超声（A）探及左乳内侧9点钟方向纤维腺体组织内椭圆形肿块，内部表现为低回声，边缘光整，肿块后方回声增强。彩色多普勒（B）可见肿块内少许血流信号。组织病理学：乳腺腺病。（见彩色插页）

这是由于乳腺组织与病灶组织在声速、密度和声阻抗等方面存在差异，导致声波在不同组织间的传播受到不同程度的影响，这种变化导致声波在病灶后方形成回声增强。同时，病灶的内部构成也会影响其后方回声的强度。后方回声增强超声征象具有较高的良性预测价值，如囊肿、纤维腺瘤。但某些特殊类型乳腺癌（包括高级别的癌），也可能表现为后方回声增强。

（三）后方声影

超声波在乳腺组织中传播时受到了某种程度的干扰或吸收，导致病灶后方的回声信号低于周围同等深度的正常组织，或信号消失，这种现象称为后方声影（图 5-0-19，图 5-0-20）。肿块边缘的侧方折射声影不包括在内。后方声影的出现与病变内纤维组织增生相关联，40%～60%的癌肿可出现此现象，对恶性肿瘤具有提示作用。钙化灶、术后瘢痕、脂肪坏死、硬化性腺病以及伴或不伴有纤维结缔组织反应性增生的癌肿也会出现后方声影。后方声影是乳腺超声检查中的一个重要观察指标，但也需要结合其他信息进行综合评估。

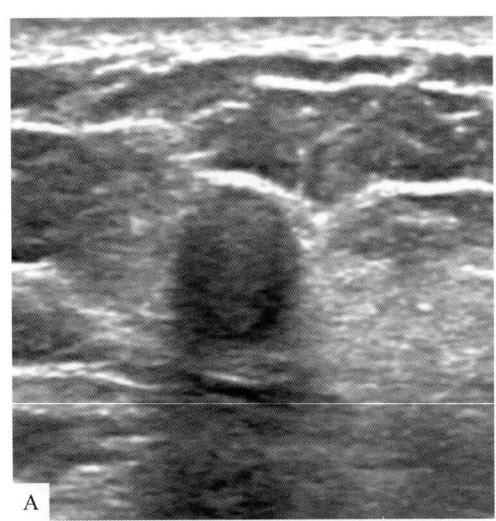 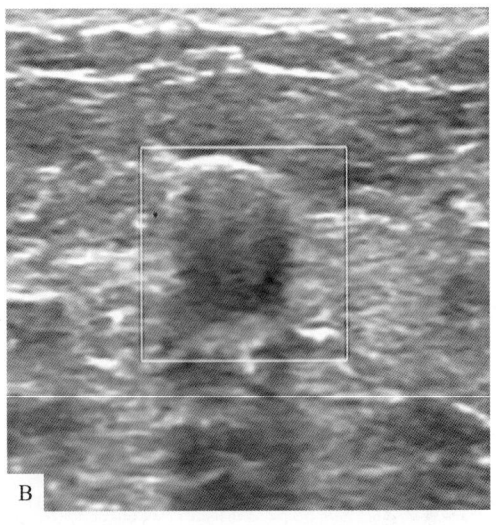

图 5-0-19 特征为后方声影的超声声像图　50岁，女性，二维超声（A）探及右乳外上方10点钟方向纤维腺体组织内类圆形肿块，内部为低回声，边界清楚，可见后方声影特征性改变。彩色多普勒（B）于肿块内未见明显血流信号显示。组织病理学：乳腺腺病。

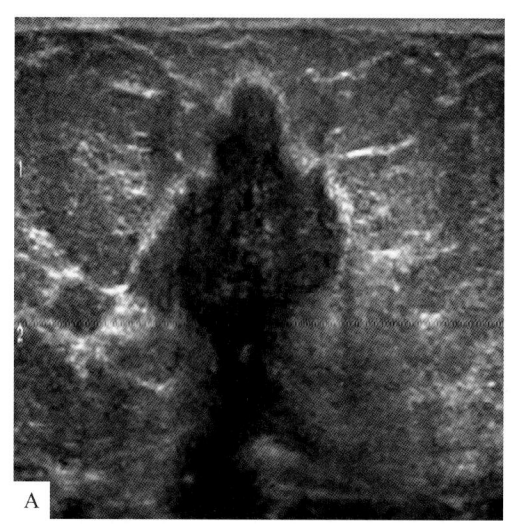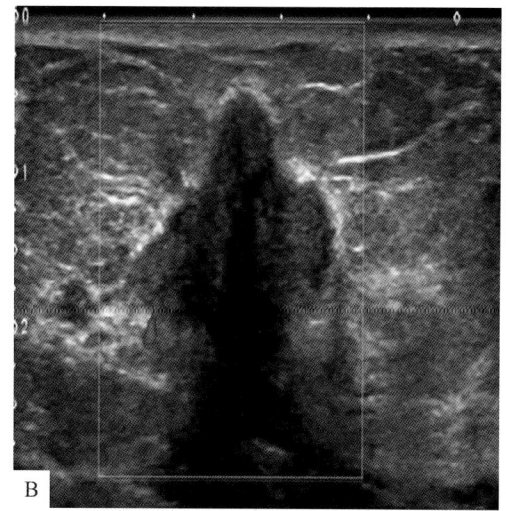

图 5-0-20 特征为后方声影的超声声像图　60 岁,女性,二维超声(A)探及右乳内侧 3 点钟方向纤维腺体组织内不规则低回声肿块,边界模糊,呈分叶状,成角,后方声影明显。彩色多普勒(B)于肿块内见少许血流信号显示。组织病理学:浸润性导管癌。(见彩色插页)

(四) 后方回声呈混合性改变

病灶后方回声呈现出一种以上不同类型的混合回声特征,代表其内部成分的不均一性(图 5-0-21,图 5-0-22)。如乳腺囊肿内部含有液体及固体成分、纤维腺瘤内部含大量钙化、乳腺增生内部结构变化等均可以出现后方回声的混合模式。某些处于变化阶段的病变如血肿吸收,也可使后方回声随着动态变化的过程而发生特定演变。

四 内部回声

通过与乳房脂肪回声比较,将内部回声分为无回声、高回声、低回声、等回声和混合回声 5 种,混合回声是指肿块含有无回声(液性)和有回声(实性)成分。

(一) 无回声

乳腺病灶内部显示为没有回声(图 5-0-23)。

(二) 高回声

乳腺病灶回声高于皮下脂肪组织回声或等于纤维腺体组织回声(图 5-0-24)。

(三) 囊实性混合回声

乳腺病灶呈混合回声,指其内既包含液性回声成分又包含实性回声成分(图 5-0-25)。

(四) 低回声

乳腺病灶回声低于皮下脂肪组织回声(图 5-0-26,图 5-0-27)。

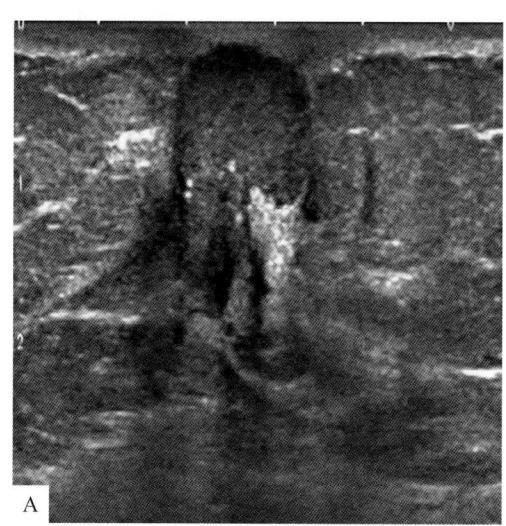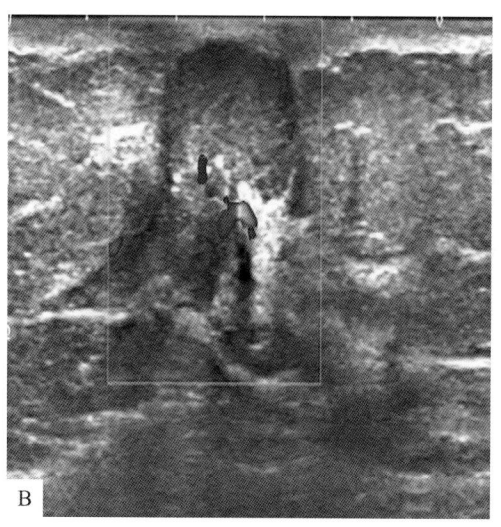

图 5-0-21 特征为后方混合性回声的超声声像图　40 岁,女性,二维超声(A)探及右乳乳头后方纤维腺体组织内不规则混合回声肿块,内可见粗大强回声钙化点,肿块后方部分可见衰减及增强,部分回声无改变。彩色多普勒(B)于肿块内见少许散在血流信号显示。组织病理学:浸润性导管癌。(见彩色插页)

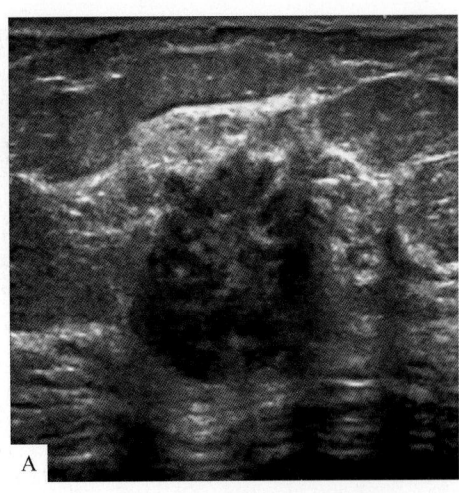
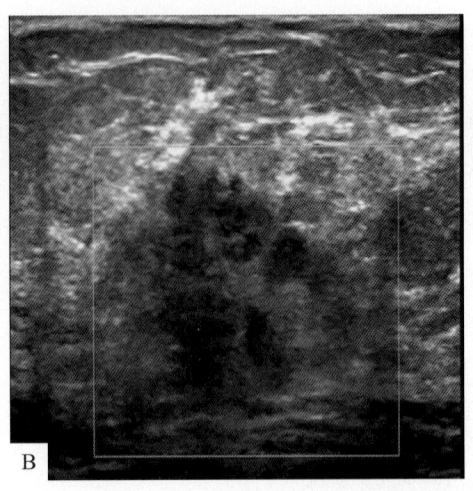

图 5-0-22 特征为后方混合性回声的超声声像图 58 岁,女性,二维超声(A)探及左乳内上方 10 点钟方向纤维腺体组织内不规则肿块,内部为混合回声,边缘欠清晰,肿块后方回声呈混合性改变。彩色多普勒(B)于肿块内见少许点状血流信号显示。组织病理学:浸润性导管癌Ⅱ~Ⅲ级。(见彩色插页)

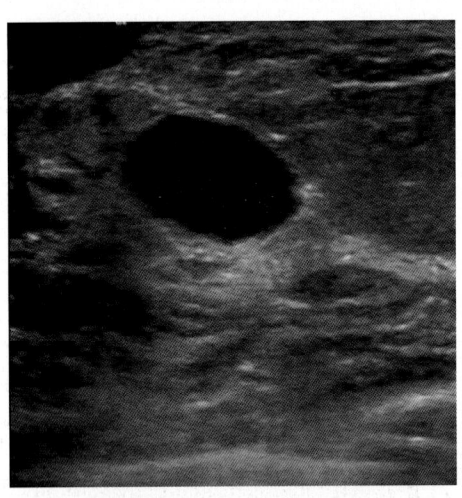

图 5-0-23 典型的乳腺单纯囊肿声像图 二维超声扫查,于患者右侧乳腺 3 点钟方向纤维腺体组织内探及,形态规则,似圆形,边界规整,内部呈无回声,后方回声增强。

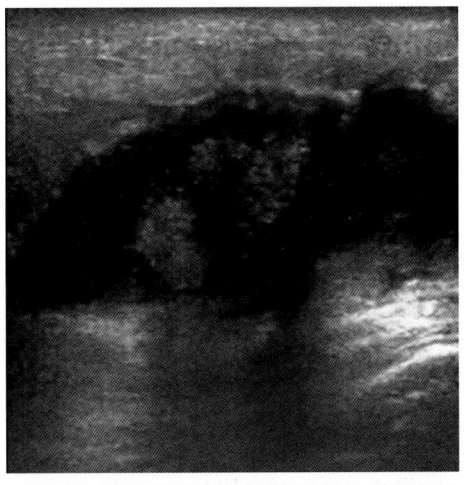

图 5-0-25 内部回声为囊实性混合性回声的超声声像图 65 岁,女性,自述于右侧乳腺触及肿物。二维超声扫查,于患者右侧乳腺 12 点钟方向纤维腺体组织内探及形状不规则、边界不清晰的囊实性混合回声肿块,周边软组织回声增强。组织病理学:浸润性导管癌。

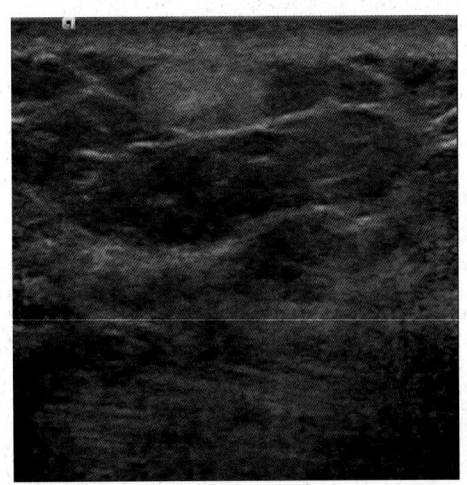

图 5-0-24 典型的乳腺脂肪瘤声像图 二维超声扫查,于患者左侧乳腺 11 点钟方向皮下脂肪层见与皮肤平行,形态欠清晰,边缘模糊的高回声结节。评估为乳腺脂肪层良性肿块。

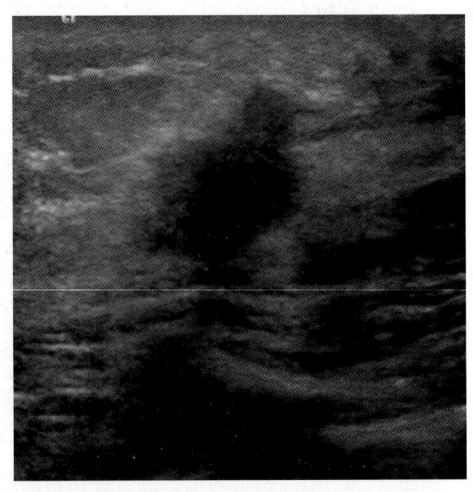

图 5-0-26 内部回声为低回声的超声声像图 57 岁,女性。二维超声扫查,于患者左侧乳腺 9 点钟方向纤维腺体组织内探及形态不规整,边缘模糊的低回声肿块。组织病理学:浸润性导管癌。

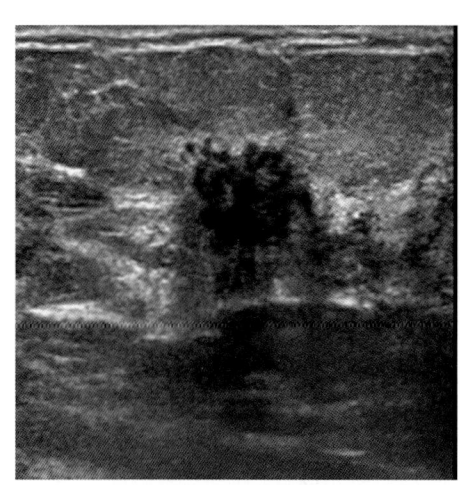

图 5-0-27 内部回声为低回声的超声声像图 57岁,女性。二维超声扫查,于患者左侧乳腺12点钟方向纤维腺体组织内探及模糊低回声肿块,形态不规整,边缘成角、模糊。组织病理学:浸润性导管癌。

(五) 等回声

乳腺病灶回声与皮下脂肪回声相当(图 5-0-28,图 5-0-29)。等回声肿块不易被发现,尤其是位于脂肪含量较多区域。这可能会限制超声检查的敏感性,尤其是当不知道肿块的具体位置时。

(六) 不均匀回声

乳腺病灶为实性,内部回声为分布不均匀的单一回声或几种混合的回声(图 5-0-30,图 5-0-31)。

五 钙化

乳腺纤维腺体组织或病灶内的钙化呈强回声可被显示,一般认为>0.5 mm 的钙化属于粗大钙化,大钙化可能会伴有声影,<0.5 mm 的钙化属于小钙

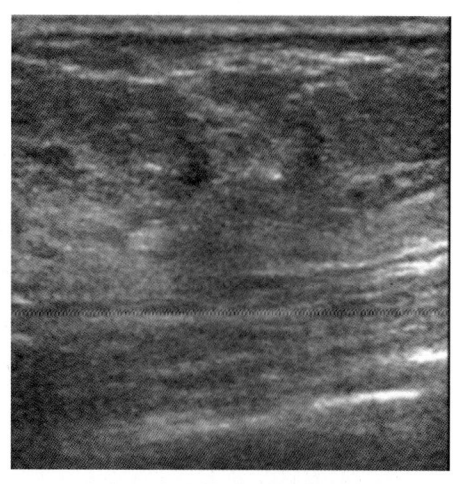

图 5-0-29 内部回声为等回声的超声声像图 66岁,女性,乳腺肿物穿刺病理活检为浸润性导管癌,化疗4次后于超声科复查。二维超声扫查,于患者右侧乳腺原病灶区纤维腺体层探及回声与脂肪相似肿块,形态不规整,边缘不清晰。

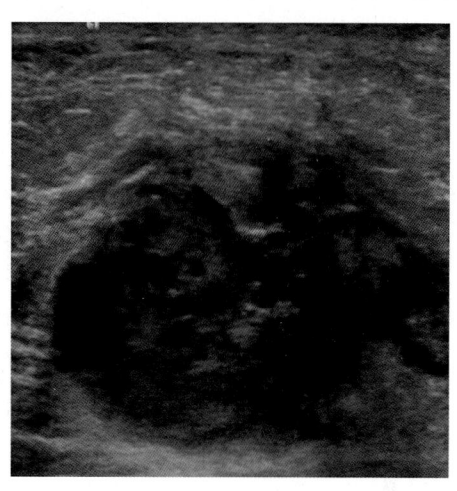

图 5-0-30 内部回声为不均匀回声的超声声像图 69岁,女性。二维超声扫查,于患者左侧乳腺3点钟方向纤维腺体层内探及形态不规整、边缘模糊肿块,内呈不均匀回声。组织病理学:浸润性导管癌。

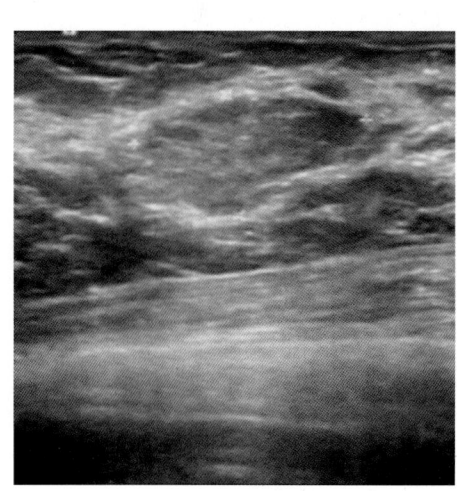

图 5-0-28 内部回声为等回声的超声声像图 36岁,女性,自述左侧乳腺触及质软肿块。二维超声扫查,于患者左侧乳腺10点钟方向纤维腺体层探及内部回声与脂肪相似,边缘光整肿块。组织病理学:脂肪瘤。

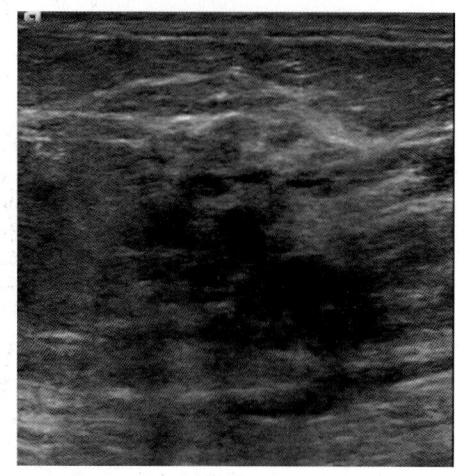

图 5-0-31 内部回声为不均匀回声的超声声像图 46岁,女性。二维超声扫查,于患者左侧乳腺2点钟方向纤维腺体层内探及不均匀回声区,形态不规整,边缘模糊,不均匀回声区内充满导管样无回声及结节样低回声。结合MRI考虑腺病。

化。乳腺组织中孤立或散在的钙化因为乳腺实质内纤维结缔组织的关系有时难以鉴别。钙化的形态可呈不规则点状、颗粒状、短段状或弧形等,钙化的分布可为单一、成簇、弥漫等。

1. **钙化在肿块内** 肿块内钙化通过超声检查可以很好地显示出来,但是它们的形态将不像乳腺X线摄影那样容易辨别。这些钙化所致的小的强回声在低回声肿块中比在纤维腺体组织内更明显(图5-0-32,图5-0-33)。

2. **钙化在肿块外** 脂肪或纤维腺组织内的钙化通过超声不如肿块内的钙化易被显示。当小钙化聚集成团有时可被显示出来(图5-0-34)。

3. **钙化在导管内** 表现为微小圆形暗区内的强回声点(图5-0-35,图5-0-36)。微小圆形暗区内的回声斑点是导管内的钙化,多普勒超声显示扩张的导管和钙化区域内的血管,导管内钙化应视为可疑。

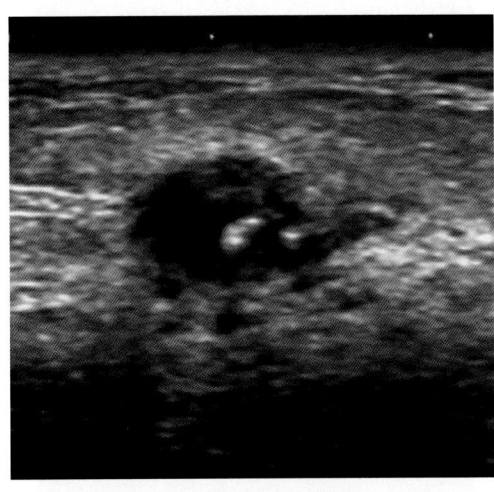

图5-0-32 钙化在肿块内超声声像图 32岁,女性,B型超声纵向距乳头4.6cm探及右乳外侧9点钟方向纤维腺体层内见边缘微小分叶低回声肿块,肿块内可见集群分布点状钙化强回声。组织病理学:浸润性导管癌。

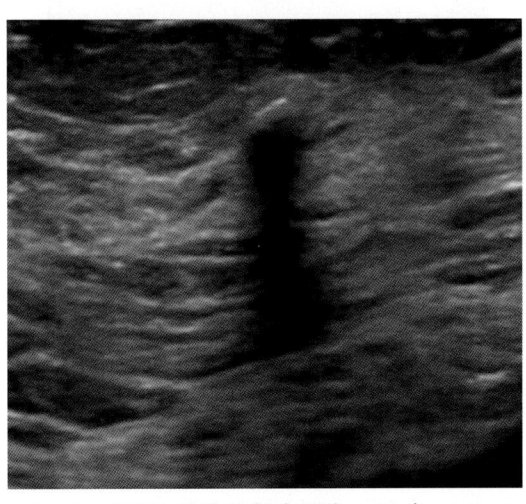

图5-0-34 钙化在肿块外超声图像 78岁,女性,B型超声纵向距乳头5.5cm探及左乳内侧9点钟方向纤维腺体组织内孤立强回声光斑,后方伴声影。

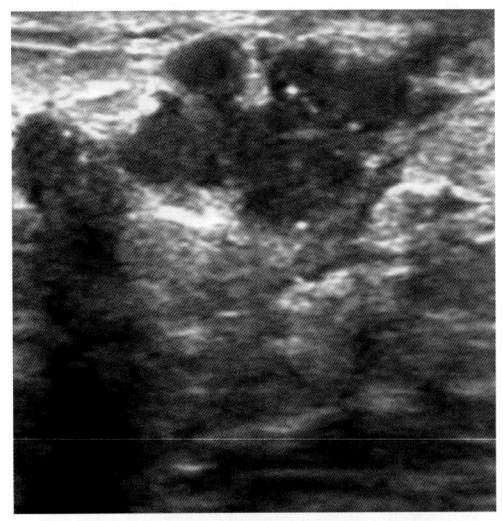

图5-0-33 钙化在肿块内超声声像图 56岁,女性,B型超声纵向距乳头2.2cm探及右乳外侧9点钟方向纤维腺体层内见边缘模糊、成角状不均匀回声肿块,肿块内可见散在分布点状钙化强回声。组织病理学:浸润性导管癌。

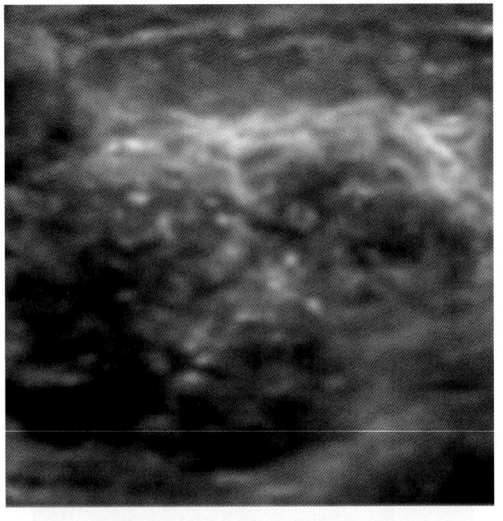

图5-0-35 导管内钙化的超声声像图 35岁,女性,B型超声纵向距乳头3.3cm探及左乳外侧2点钟方向乳腺纤维腺体层内可见一处弥漫分布多条扩张导管样回声区,其内弥散分布强回声光点。

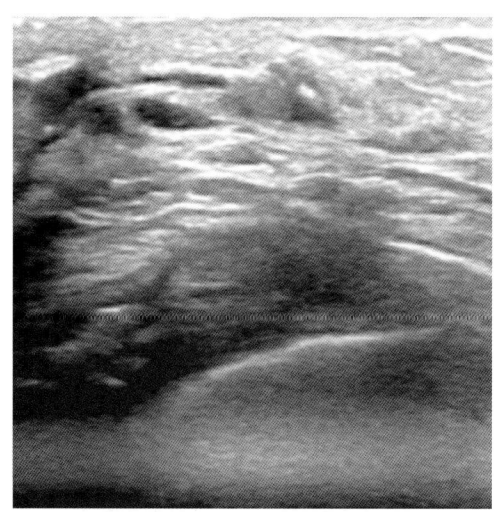

图 5-0-36 导管内钙化的超声声像图　55岁,女性,B型超声纵向距乳头1.4 cm探及右乳外侧10点钟方向乳腺纤维腺体层内局限扩张导管样椭圆形暗区,其内可见低回声区伴散在强回声光点,病理结果为浸润性导管癌。

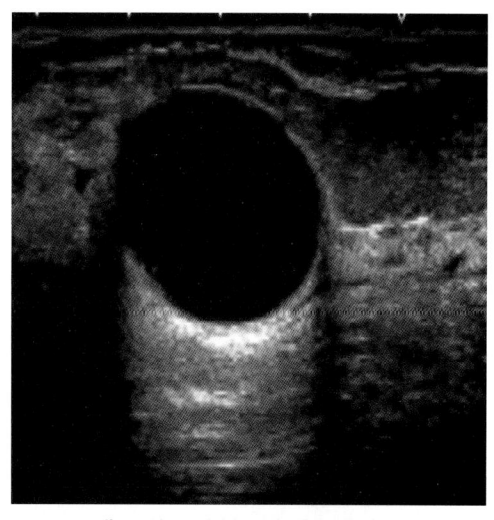

图 5-0-37 典型的乳腺单纯囊肿超声声像图　50岁,女性,二维超声探及左乳外上方1点钟方向无回声肿块影,边界清晰锐利,后方回声显著增强,使肿块后壁显示不清。无需进一步随访。

六 囊肿

(一) 单纯囊肿

乳腺囊肿是常见乳腺良性疾病之一,其中乳腺单纯囊肿最为多见,好发于30~50岁。病因主要是雌激素处于高水平状态,孕酮处于低水平状态,导致乳腺导管上皮增生,导管结构扭曲影响血运,管壁缺氧坏死形成囊肿。通常情况下,囊肿的大小也与月经周期有关。单纯囊肿通常表现为圆形或椭圆形的无回声区,单房或多房,边界清晰、整齐、锐利,后方及后壁回声增强,囊肿两侧可见侧方声影暗区(图5-0-37)。

(二) 集簇小囊肿

病变表现为乳腺内出现多个微小无回声团,呈集簇分布。每个无回声团直径<2 mm,之间存在细小分隔(厚度<0.5 mm),内无实性固体成分。当出现囊肿聚集的情况,边缘可呈现微小分叶状,但边界清楚(图5-0-38)。这种病变通常由于乳腺导管上皮增生、纤维囊性改变等因素诱发。乳腺集簇小囊肿多为良性病变,但仍需进行定期观察和监测,以排除囊肿恶性转化的可能。

(三) 复杂囊肿

复杂囊肿通常表现为均匀一致的低水平回声,代表蛋白质液体、胆固醇结晶、血液或其他物质。囊

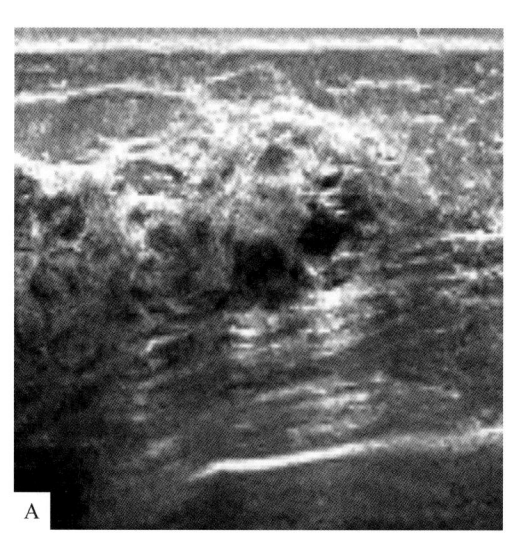
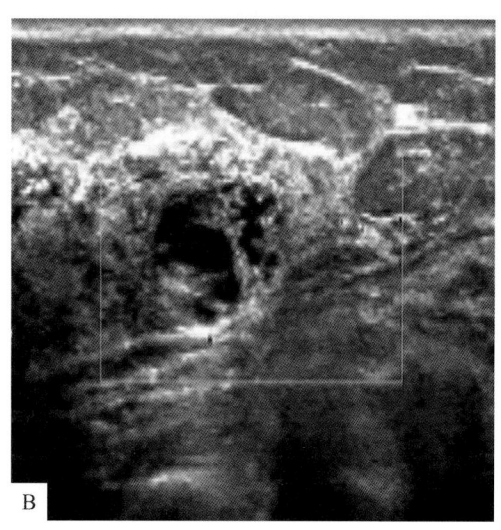

图 5-0-38 典型的集簇囊肿的超声声像图　41岁,女性,二维超声(A)探及左乳外上方2点钟方向团状混合回声肿块,一个切面上可见多个无回声,边缘光整,后方回声增强。彩色多普勒(B)于肿块内未见血流信号显示。

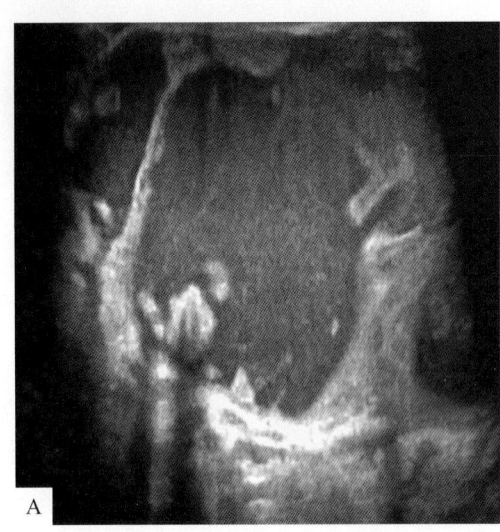
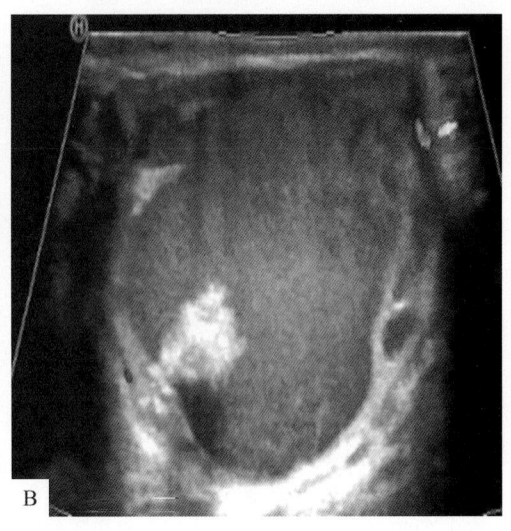

图 5-0-39　复杂囊肿的超声声像图　30岁,女性,二维超声(A)探及右乳外下方7点钟方向乳头旁有明显肿块。囊内表现为低水平回声,内可见复杂内容物,后方回声混杂。彩色多普勒(B)于肿块与周边未检出明显血流信号。(见彩色插页)

内无实性成分,囊壁辨认不清,也可出现液体-碎屑或液体-液体分层平面。当患者体位发生变化,液面可随之而发生缓慢移动,包含强回声光点的复杂囊肿其内部回声可随移动出现闪烁征象(图5-0-39)。

七　皮肤内部或乳腺浅表肿块

皮肤分为表皮层、真皮层和皮下组织层。真皮层内有血管、神经、腺体等;皮下组织层位于真皮层下方,内含有较大血管、淋巴管、神经、毛囊、汗腺等。皮肤内部、皮下脂肪和肌肉层等各种良恶性病变统称为浅表软组织肿物,所包括病种较多,且部分肿块影像学表现相近,较常见的良性肿物包括皮脂腺囊肿、表皮囊肿、脂肪瘤、血管瘤、淋巴管瘤、神经纤维瘤、神经鞘瘤等;恶性肿物包括黑色素瘤、滑膜肉瘤、转移瘤、脂肪肉瘤、纤维肉瘤等。超声检查与其他影像学检查方法不同,能通过与患者的沟通获取患者有无其他临床表现、病变有无疼痛、肿物硬度、病程长短等信息,从而更好做出诊断。此外,目前临床中使用的高频超声可清晰地显示皮肤层次结构,进而清晰区分病变的层次来源,很大程度上使诊断更为准确(图5-0-40,图5-0-41)。

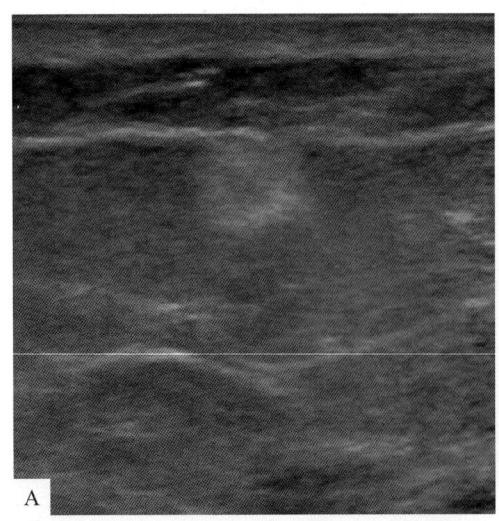
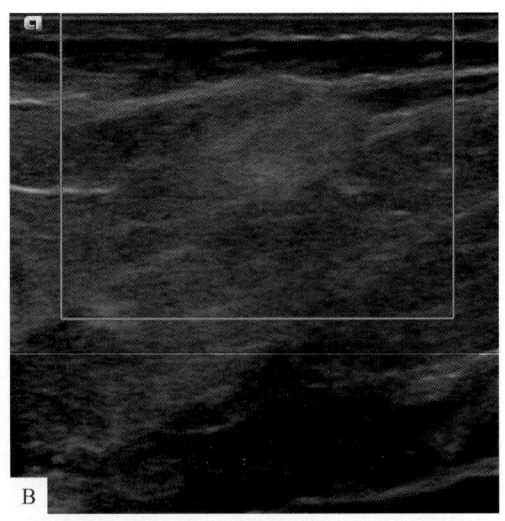

图 5-0-40　脂肪瘤　灰阶超声(A)可见右侧乳腺11点方向脂肪层内高回声,形态尚规则,边界尚清晰;CDFI(B)未见明显血流信号。

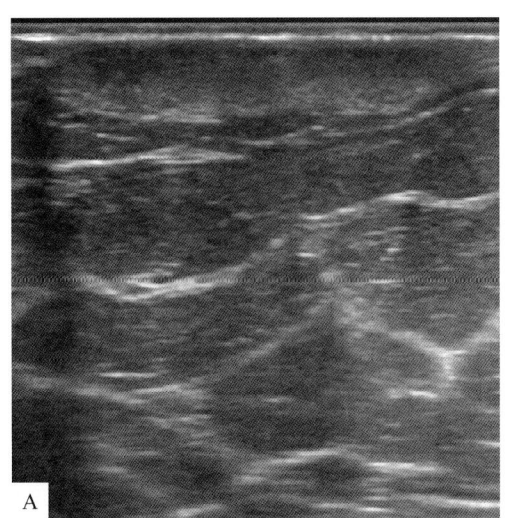
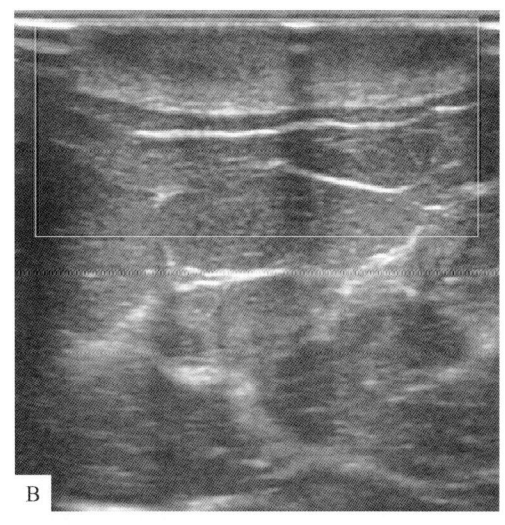

图 5-0-41 右乳腺浅表瘢痕 灰阶超声(A)可见右侧乳腺1~5点方向乳头旁皮下不均质回声,长椭圆形,形态尚规则,边界尚清晰;CDFI(B)未见明显血流信号。

八 淋巴结

正常淋巴结呈典型的椭圆形,轮廓规则,中央高回声髓质被薄而均匀的低回声皮质包围,彩色多普勒显示淋巴结可呈现门样血流信号。异常或恶性淋巴结则表现为边缘不规则,纵横比<1.5~2.0,髓质高回声消失或皮质增厚>3 mm。腋窝淋巴结肿大最常见来源于乳腺癌转移,超过40%新诊断的乳腺癌患者同时伴有腋窝淋巴结转移。因此,正确评估腋窝淋巴结对于乳腺癌患者治疗及预后有至关重要的作用(图5-0-42~图5-0-44)。

以下是超声用于描述淋巴结特征参数的概述。

1. 形状　圆形;椭圆形;规则。
2. 皮质增厚　向心性;偏心性。
3. 边界　锐利;不锐利。
4. 髓质消失或偏移　髓质高回声存在并不能排除转移性病变,但髓质高回声消失或偏移可提示淋巴结转移。

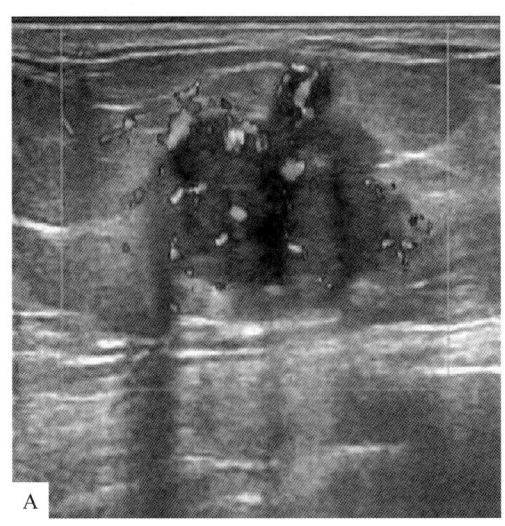
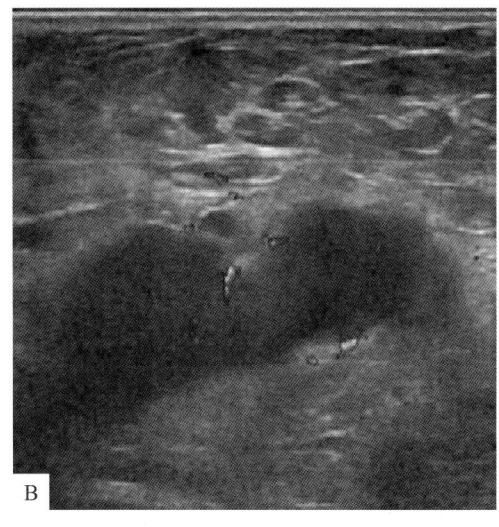

图 5-0-42 右乳浸润性癌伴同侧腋窝淋巴结转移 灰阶超声及CDFI(A)显示右侧乳腺7点低回声肿物,形态不规则,周边毛刺状改变,回声增强,内见丰富血流信号;右腋窝超声声像图(B)显示淋巴结呈融合状,大小约44.0 mm×16.1 mm×32.8 mm,皮质增厚,回声减低,内见条形血流信号。(见彩色插页)

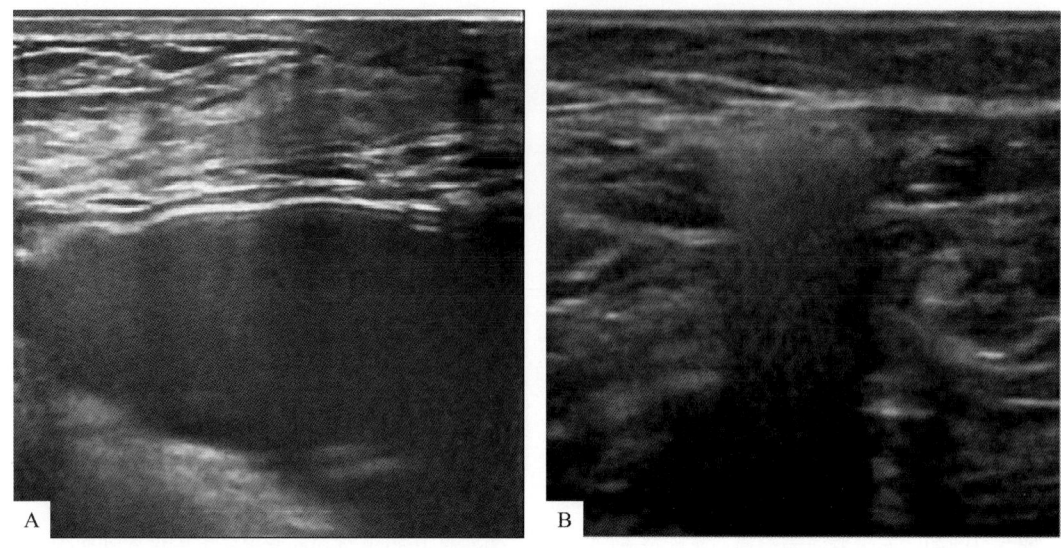

图 5-0-43 假体植入术后伴腋窝淋巴结肉芽肿性反应　灰阶超声(A)可见左侧胸大肌后方非单纯性液性回声区;(B)左侧腋窝淋巴结结构显示不清,内可见团状高回声。

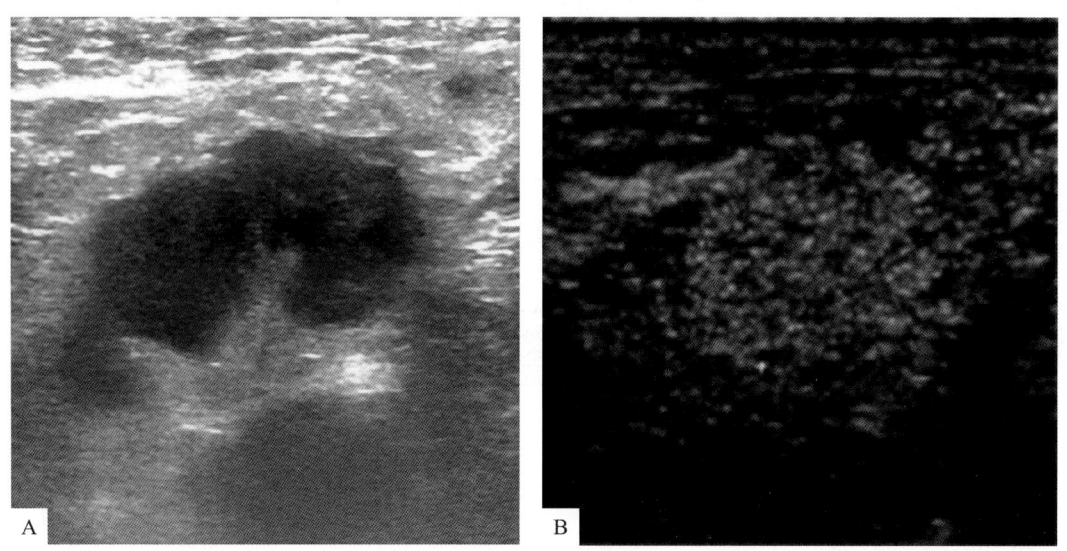

图 5-0-44 腋窝淋巴结结核　灰阶超声(A)可见左侧腋窝低回声,大小约 21.7 mm×18.9 mm×23.6 mm,内回声不均,其内可见条形血流信号;超声造影(B)显示该病灶 10 s 开始强化,呈离心性、不均匀强化。

九 弹性评估

弹性超声成像是针对不同组织的软硬程度的差别进行检查,根据组织硬度的变化通常将病灶分为软、中等、硬。

弹性超声显示不同于二维超声,类似医师临床触诊的感觉,通过对比组织的预期变化推测组织成分的不同,从而帮助超声医师完成疾病的发现和诊断。乳腺一般认为恶性肿瘤中的组织大部分硬度较高。由于目前各厂家仪器的不同设定,弹性成像未能形成统一的诊断标准。

剪切波技术是对组织中横波的检查,以彩色编码技术实时显示组织弹性图(图 5-0-45,图 5-0-46)。在对颜色编码进行标准化之前,请务必检查颜色或黑白刻度软硬标签。虽然蓝色常被用来表示柔软,但有些设备制造商使用红色或其他颜色作为柔和度的默认设置。当灰度为使用时,白色最常表示柔软。

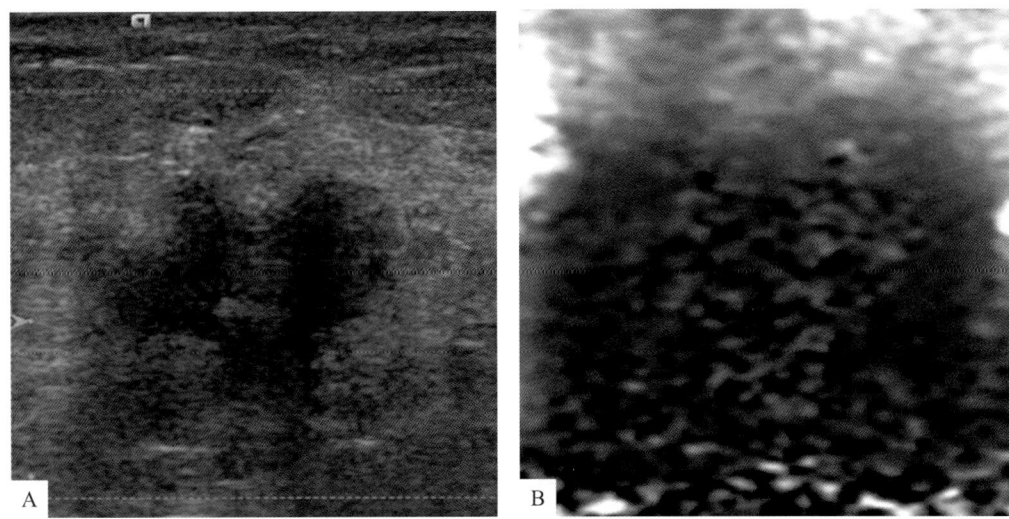

图 5-0-45 超声弹性成像技术 33岁,女性,二维图像(A)左乳10点钟见低回声区,形态不规则;弹性成像(B)提示该乳腺病灶质地硬。病理:浸润性导管癌Ⅱ级。

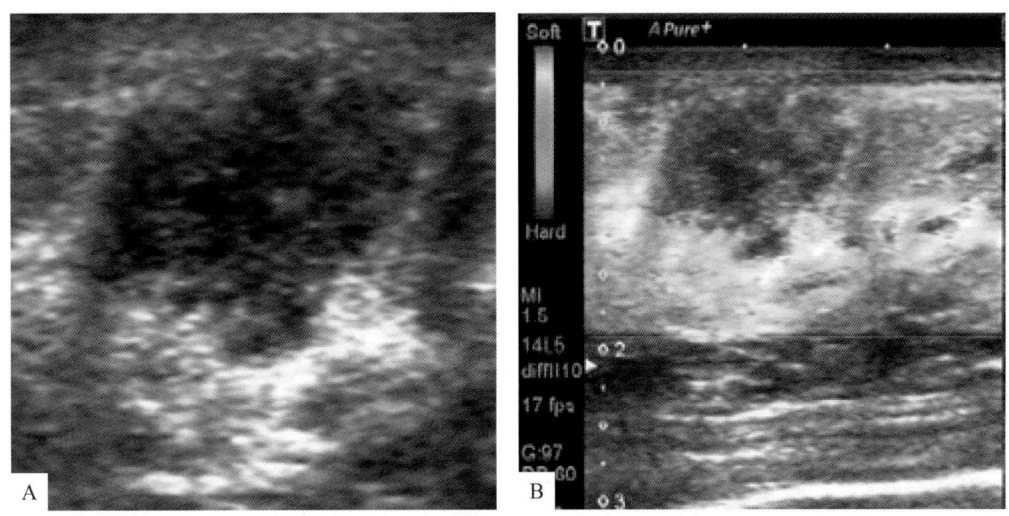

图 5-0-46 超声弹性成像技术 53岁,女性,二维超声图像(A)右乳11点钟见低回声区,形态不规则;弹性成像(B)显示病灶为蓝色,根据彩色刻度软硬标签可提示该病灶质地硬。病理:浸润性导管癌Ⅱ级。(见彩色插页)

(于 韬 叶冬熳 闫 妍 胡艳君 刘明玙 侯怡如 王 静 宋恩梦)

◆ **参考文献** ◆

Fischerova D, Garganese G, Reina H, et al. Terms, definitions and measurements to describe sonographic features of lymph nodes: consensus opinion from the Vulvar International Tumor Analysis (VITA) group [J]. Ultrasound Obstet Gynecol, 2021, 57(6): 861-879.

第六章

乳腺 MRI 特征表现

第一节 点状强化

点状强化(focus)指很小的、孤立的强化点,没有明确的占位效应。因病变太小无法分辨形态学特征和内部强化特征,因而较难做出定性诊断,通常<5mm。

经病理证实的点状强化有腺病、增生、纤维腺瘤、导管内乳头状瘤及乳腺内淋巴结等,也有少量是早期的原位癌或浸润性癌,因此点状强化的性质是不确定的,一般评估为 BI-RADS 3 类,建议定期随诊(图 6-1-1)。当其在 T2WI 上信号不高而 DWI 上表现为高信号(ADC 值降低)、时间-信号强度曲线为流出型、较前明显增大或新出现时应评估为 4 类(图 6-1-2)。

随着 MRI 的发展,空间分辨率越来越高,越来越少的病变用"点状强化"来表示,更多的病灶归于"肿块"的范畴。

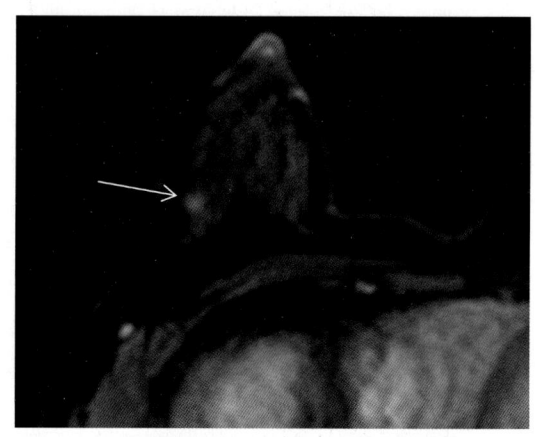

图 6-1-1 点状强化 MRI 女性,39 岁。轴位 MRI 增强,右乳外下象限点状强化(箭)。病理:导管内乳头状瘤。

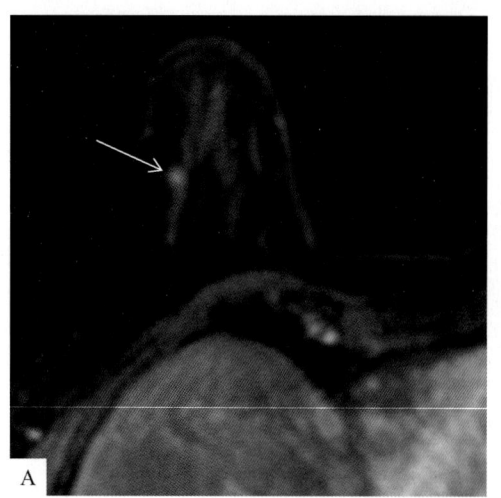 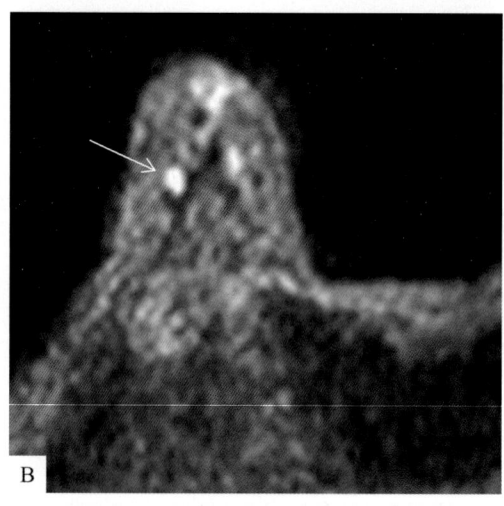

图 6-1-2 点状强化 MRI A.轴位 MRI 增强;B.DWI。女性,69 岁。右乳外下象限点状强化(箭),DWI 上呈高信号(箭)。病理:浸润性导管癌。

(杨晓棠 张俊杰)

◆ 参考文献 ◆

[1] 周纯武.中华影像医学(乳腺卷)[M].3版.北京:人民卫生出版社,2019.

[2] D'Orsi C, Sickles E, Mendelson E, et al. ACR BI-RADS atlas, breast imaging reporting and data system [R]. 5th ed. American College of Radiology, 2013.

第二节 肿块

肿块(mass)指在三维空间上具有占位效应的病变,其边缘外凸,推压或牵拉周围正常纤维腺体组织。描述一个肿块应包括形状、边缘和内部强化特征。

肿块形状分为圆形(round)、卵圆形(oval)和不规则形(irregular)。圆形指肿块呈球形或球状(图6-2-1A);卵圆形指肿块呈椭圆形或卵形(图6-2-2A),2013版BI-RADS取消了分叶状这一名称,将其归到了卵圆形中。不规则形指病变不能描述为圆形或卵圆形,不能用确切的词汇来形容(图6-2-1B),常提示恶性病变。

边缘指病灶的界限或边界,是对肿块形状的进一步描述,定义了病变与周围组织的分界特征,分为清晰(circumscribed)和不清晰(not circumscribed)。边缘清晰指边界明确,病变与周围组织有明显区别(图6-2-2A)。边缘不清晰进一步分为不规则(irregular)和毛刺(spiculated),不规则是指边缘呈锯齿状或凹凸不平,毛刺是指边缘有以肿块为中心的放射状细线(图6-2-2B),常提示恶性。边缘的分析有赖于空间分辨率的高低,边缘不清晰的肿块在低空间分辨率的图像上可能表现为边缘清晰。边缘的分析还应当在增强早期进行,以避免受到延迟期病变对比剂洗脱或病变周围正常组织渐进性强化的影响。

内部强化特征包括均匀强化(homogeneous)、不均匀强化(heterogeneous)、环形强化(rim enhancement)及内部低信号分隔(dark internal septations)。均匀强化指肿块内部强化幅度均匀一致,常提示良性病变。不均匀强化指肿块内部不同空间位置强化幅度不一致。环形强化指病灶边缘部分强化幅度大于中央部分,其产生机制主要是肿块周围的新生血管丰富。不规则厚壁环形强化倾向恶性,而光滑的薄壁环形强化多倾向良性(图6-2-3),结合T2WI信号特征及时间-信号强度曲线有助于良恶性鉴别。内部低信号分隔指肿块内部不强化的线状影,病理上为纤维分隔,可在延迟期强化或全程都不强化,一般在T1WI及T2WI上也呈低信号,常见于纤维腺瘤或叶状肿瘤(图6-2-4),也可见于黏液癌(图6-2-5)。

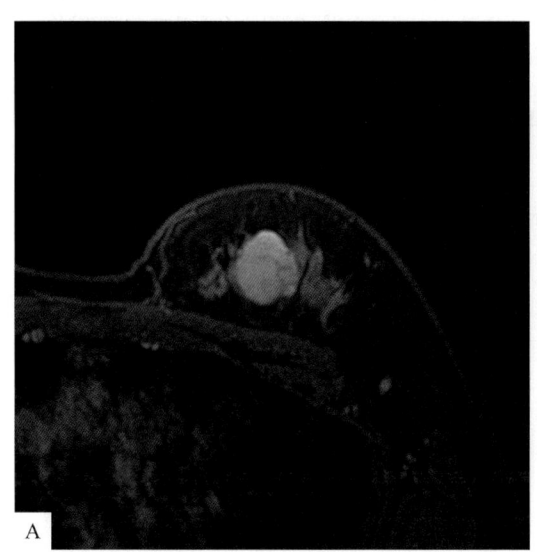 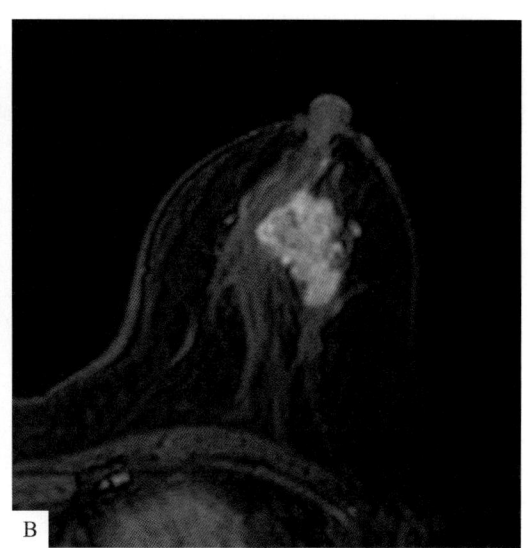

图6-2-1 肿块形状 A.轴位MRI增强。女性,40岁,左乳内上象限圆形肿块。病理:纤维腺瘤。B.轴位MRI增强。女性,65岁,左乳不规则形肿块。病理:浸润性导管癌。

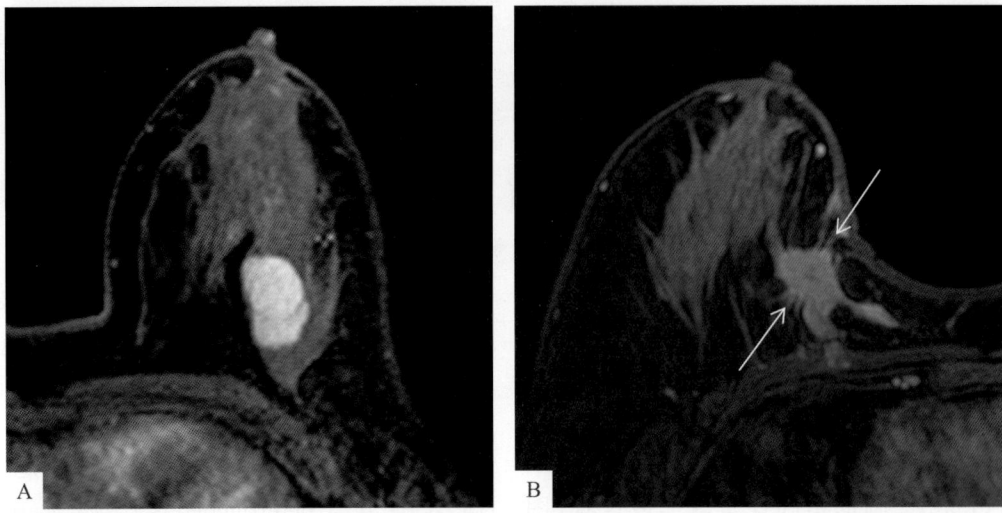

图 6-2-2 肿块边缘 A.轴位 MRI 增强。女性,25 岁,左乳外上象限卵圆形肿块,边缘清晰。病理:纤维腺瘤。B.轴位 MRI 增强。女性,44 岁,右乳内下象限不规则形肿块,边缘可见毛刺(箭)。病理:浸润性导管癌。

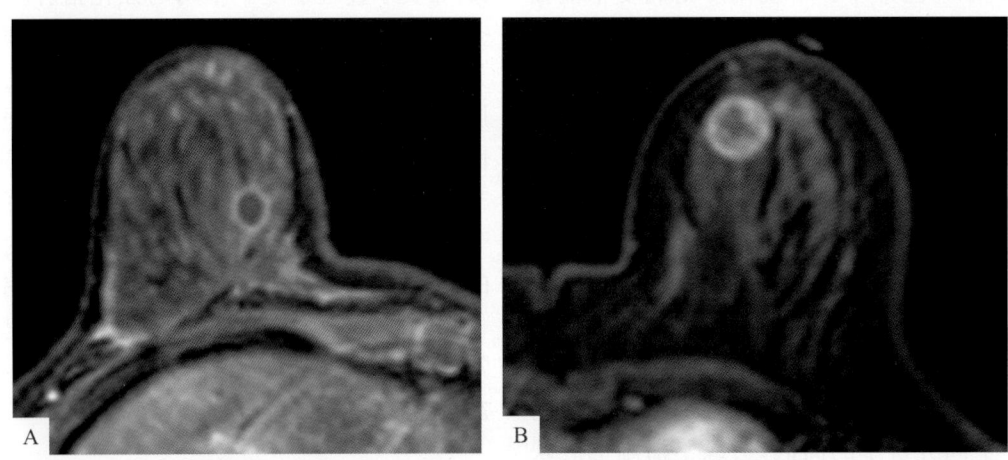

图 6-2-3 环形强化 A.轴位 MRI 增强。女性,43 岁,右乳内下象限环形强化灶,壁薄而光整。病理:导管扩张伴周围慢性炎细胞浸润。B.轴位 MRI 增强。女性,51 岁,左乳内上象限环形强化灶,为不规则厚壁。病理:浸润性导管癌。

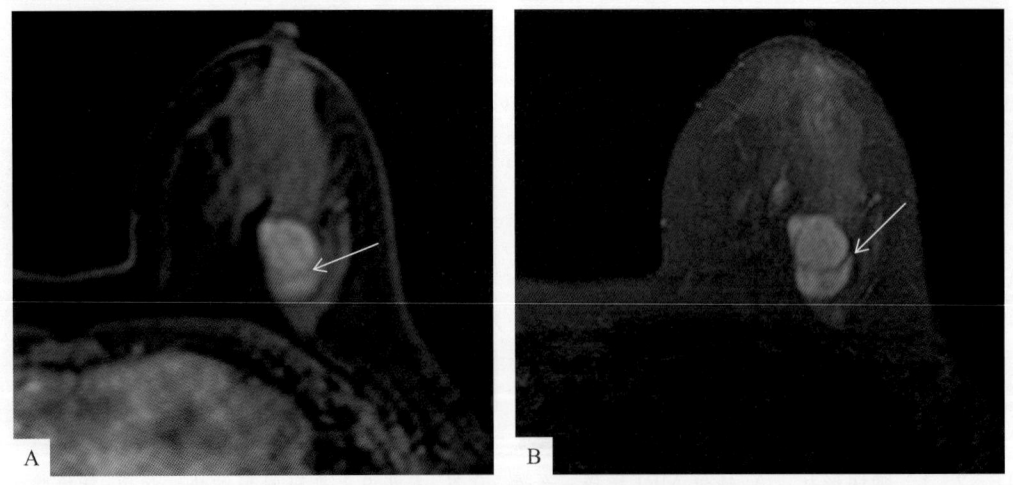

图 6-2-4 内部低信号分隔 A.轴位 MRI 增强;B.轴位 T2WI。女性,25 岁。左乳外上象限卵圆形肿块,边缘清晰,T2 以高信号为主,内部可见低信号分隔(箭),增强扫描肿块明显强化,低信号分隔影不强化。病理:纤维腺瘤。

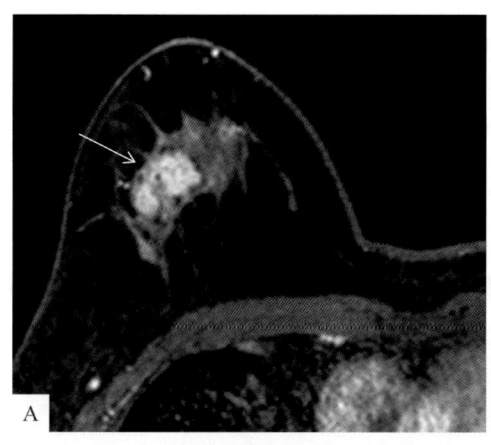 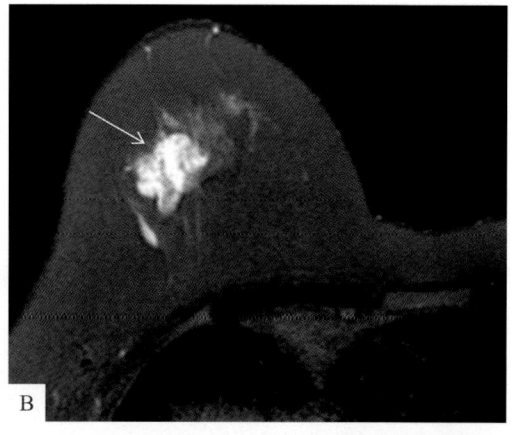

图6-2-5 内部低信号分隔　A.轴位MRI增强；B.轴位T2WI。女性，53岁。右乳外下象限不规则状肿块，边缘欠光整，T2WI上以高信号为主，内部可见低信号分隔（箭），增强扫描肿块边缘不均匀强化，内部低信号分隔影不强化。病理：黏液癌。

（杨晓棠　张俊杰）

◆ 参考文献 ◆

［1］程流泉.乳腺MRI诊断学［M］.北京：科学出版社，2018.
［2］周纯武.中华影像医学（乳腺卷）［M］.3版.北京：人民卫生出版社，2019.
［3］D'Orsi C，Sickles E，Mendelson E，et al. ACR BI-RADS atlas, breast imaging reporting and data system［R］. American College of Radiology, 2013.

第三节　非肿块强化

非肿块强化（non-mass enhancement，NME）用来描述既非点状又非肿块的病变，没有明确占位效应，内部夹杂有正常的纤维腺体组织和脂肪组织，其内部强化特征与周围正常组织的背景实质强化明显不同。描述NME应包括分布特征与内部强化特征两个方面。2013版BI-RADS将分布类型分为局灶、线样、段样、区域、多区域及弥漫，将内部强化特征分为均匀、不均匀、集簇状及簇环状。

一、局灶性强化

局灶性强化（focal enhancement）指一个小的有限区域的强化，具有非肿块强化的特征。通常情况下一个局灶性强化区范围小于1/4象限，异常强化的成分与正常纤维腺体组织或脂肪组织相间存在。局灶性强化多为良性病变如腺病、脂肪坏死、炎症（图6-3-1），也可见于原位癌及浸润性癌（图6-3-2）。

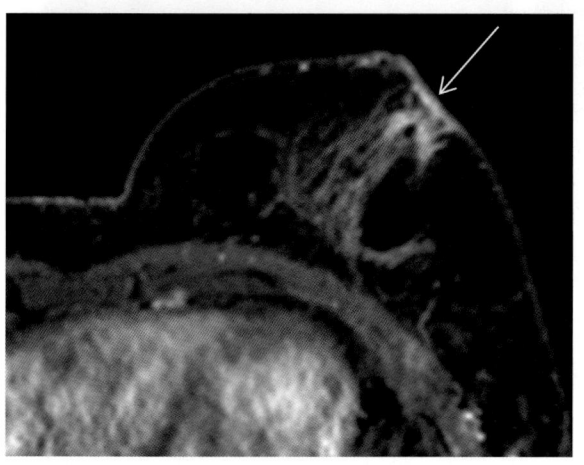 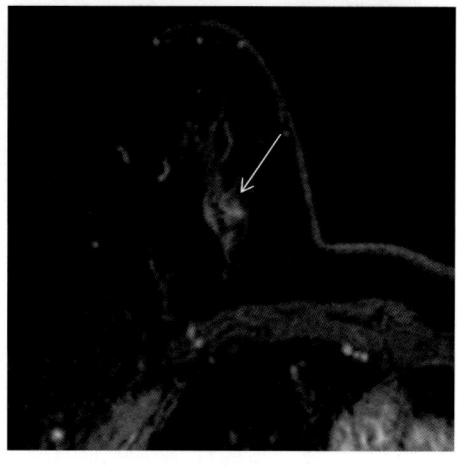

图6-3-1　局灶性强化，轴位MRI增强　女性，49岁。左乳外下象限非肿块强化，呈局灶性分布（箭），异常强化的成分与正常乳腺腺体组织或脂肪相间存在。病理：间质纤维组织增生伴炎细胞浸润。

图6-3-2　局灶性强化，轴位MRI增强　女性，69岁。右乳内上象限非肿块强化，呈局灶性分布（箭），病变内部夹杂有正常纤维腺体组织。病理：浸润性导管癌。

二、线样强化

线样强化(Linear enhancement)指强化呈细线样或线样分支状,不一定呈直线排列,在三维图像上可表现为薄片而非一条细线。2013年版BI-RADS将上一版的导管样强化归属于线样强化,沿导管分布的线样强化提示恶性病变的阳性预测值较高,其中最常见于导管原位癌及浸润性导管癌(图6-3-3,图6-3-4)。

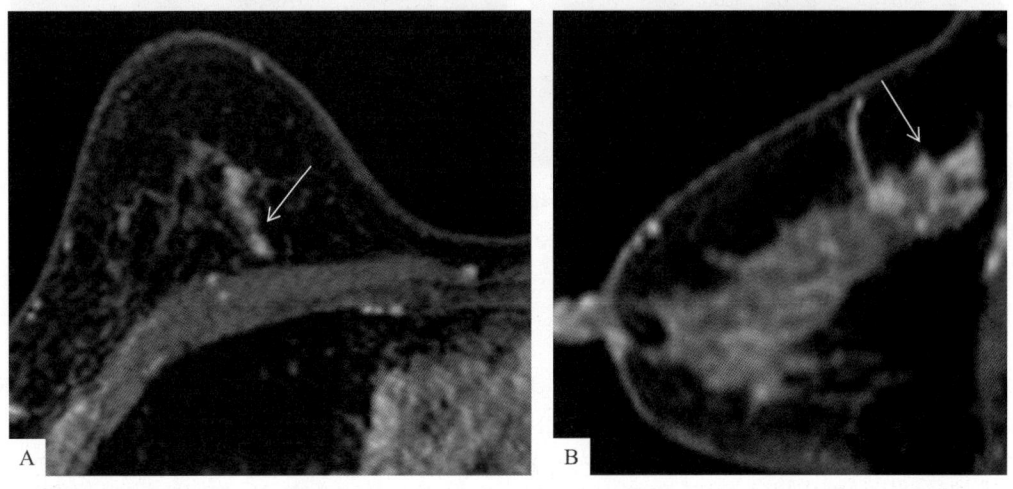

图6-3-3 线样强化 A.轴位MRI增强;B.矢状位MRI增强。女性,50岁。右乳内上象限非肿块强化,轴位呈线样分布(白箭),矢状位呈局灶性强化(白箭)。病理:浸润性导管癌。

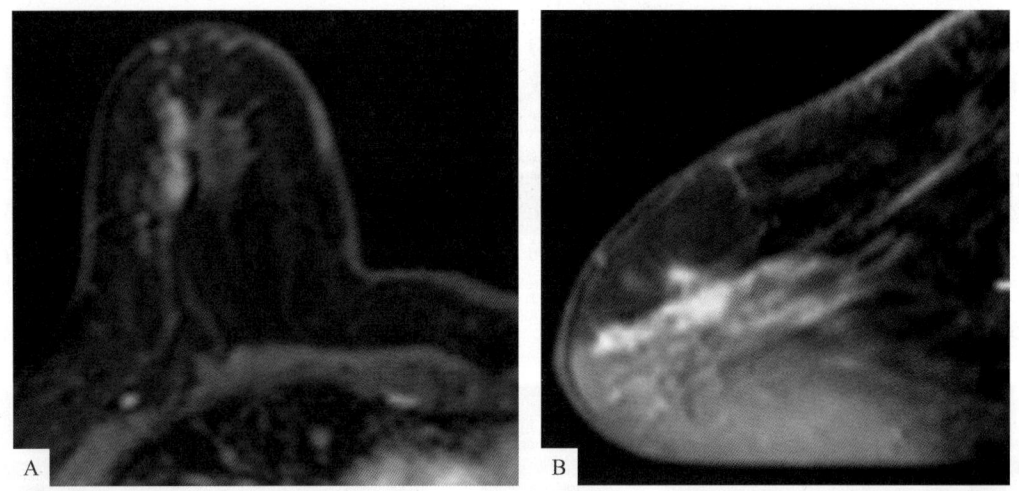

图6-3-4 线样强化 A.轴位MRI增强;B.矢状位MRI增强。女性,67岁。右乳外上象限非肿块强化,呈线样分布。病理:DCIS。

三、段样强化

段样强化(Segmental enhancement)指三角形或圆锥形强化,并且尖端指向乳头,提示病变累及单个或多个乳腺导管系统。当段样强化病变内部呈现簇环状强化时,诊断恶性的阳性预测值很高,常提示浸润性导管癌及导管原位癌(图6-3-5)。段样强化也可见于腺病及慢性乳腺炎等良性病变(图6-3-6)。慢性乳腺炎往往也是沿着导管和小叶播散,早期强化显著,无典型脓肿形成时,与乳腺癌常难以鉴别,需结合时间-信号强度曲线、ADC值及临床指标综合分析。

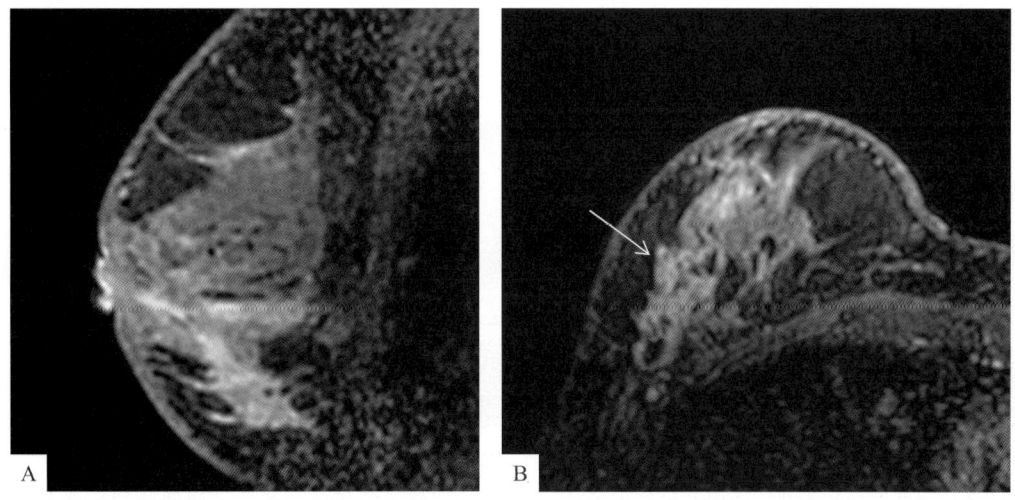

图6-3-5 右乳段样强化　A.矢状位MRI增强；B.轴位MRI增强。女性，39岁。右乳外下象限非肿块强化，尖端指向乳头，呈段样分布，内部簇环状强化（白箭）。病理：导管原位癌。

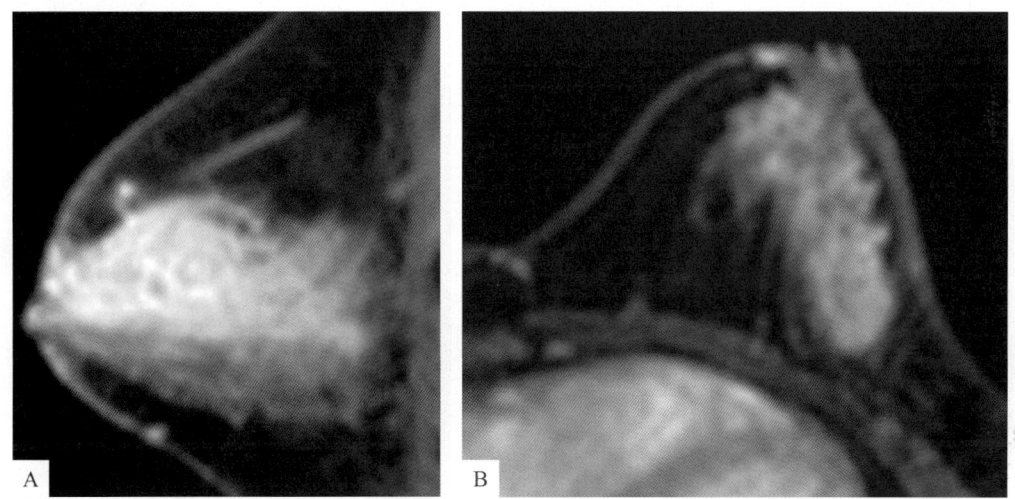

图6-3-6 左乳段样强化　A.矢状位MRI增强；B.轴位MRI增强。女性，38岁，左乳肿物1个月余。左乳外上象限非肿块强化，呈段样分布，内部不均匀强化。病理：导管及小叶周围慢性炎伴肉芽肿形成。

四 区域强化/多区域强化

区域强化（regional）属非肿块强化病变的分布方式，指超过一个象限的较大范围的异常强化（图6-3-7），不沿导管系统分布，可以呈地图样，没有突出的边缘；多区域强化（multiple regional）指被正常纤维腺体组织或脂肪分隔的两个及两个以上的区域分布强化（图6-3-8）。

五 弥漫强化

弥漫强化（diffuse）属非肿块强化病变的分布方式，是指乳腺纤维腺体组织中广泛散在均匀分布的同种性质的强化灶，可以遍布乳腺，也可以是乳腺的背景强化，在对激素反应的病例中更常见（图6-3-9）。观察时需注意结合内部强化特点及强化区域在两侧乳腺的分布是否对称，是否位于纤维腺体边缘，以及是否与月经周期有关。

六 集簇强化

集簇强化（clumped）属非肿块强化的内部特征，指多个小强化灶呈卵石样排布或小灶融合聚集成团，可以分布在一个局部区域（图6-3-10），也可以排列成线如串珠样，与病理的小叶腺泡对应。主要反映多根受罹而强化的呈点状的导管横断位像。集簇强化的点状影大小较一致，常提示DCIS或侵袭性乳腺癌伴有广泛导管内癌成分，尤其是出现在线样

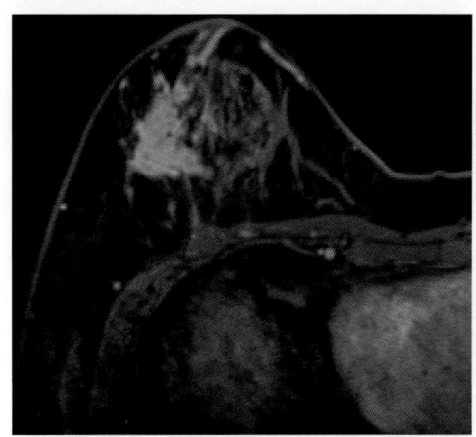

图 6-3-7　右乳区域强化轴位 MRI 增强　女,34 岁。右乳外侧病变强化范围超过一个象限,不沿导管系统分布。病理:右乳肉芽肿性小叶性乳腺炎。

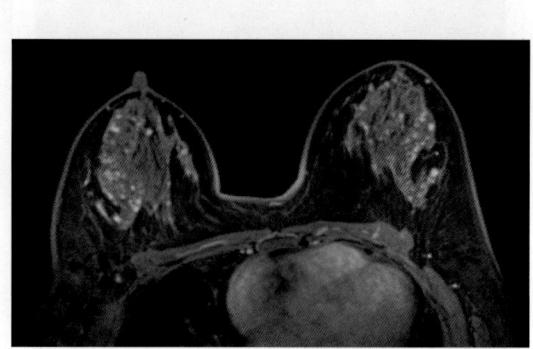

图 6-3-8　双乳多区域强化,轴位 MRI 增强　女,44 岁。强化灶分布由正常纤维腺体组织或脂肪分隔的两个及两个以上的区域。

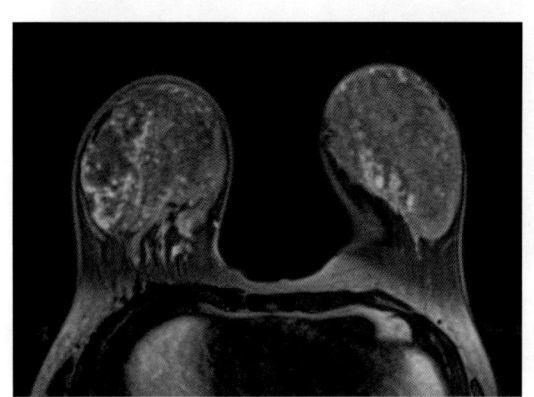

图 6-3-9　双乳弥漫强化,轴位 MRI 增强　女,29 岁。双乳弥漫点状强化。

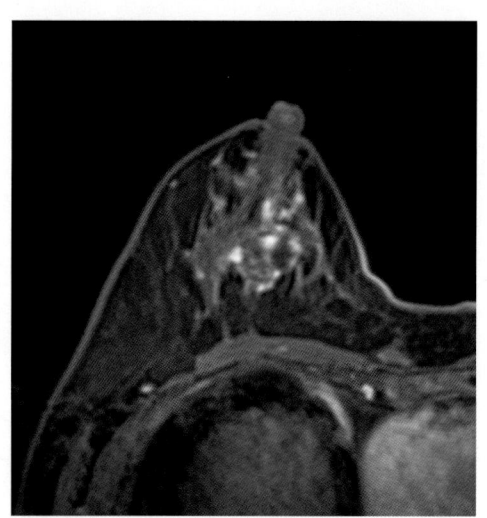

图 6-3-10　右乳集簇强化,轴位 MRI 增强　女,48 岁。右乳多个小强化灶分布在一个局部区域。病理:右乳黏液癌富于细胞。

分布、叶段分布时,较少见于良性病变如增生和慢性炎症。

七　簇环状强化

簇环状强化(clustered ring)属非肿块强化的内部特征,指成簇分布的小环形强化,可呈蜂窝状,沿导管系统分布,简称簇环样强化。病理基础可能是导管壁和腺泡壁的强化。炎症、纤维囊性病变和 DCIS 均可表现为此改变。早期强化,多提示恶性病变(图 6-3-11);晚期渐进强化,提示感染性乳腺炎、肉芽肿性乳腺炎(图 6-3-12)。

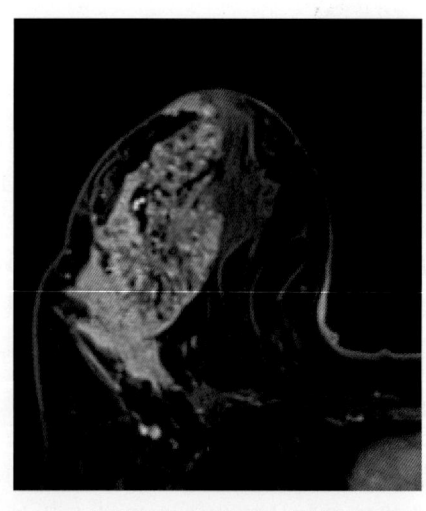

图 6-3-11　右乳成簇环状强化,轴位 MRI 增强　女,27 岁。右乳簇状分布的小环形强化,呈蜂窝状。病理:乳腺高级别导管原位癌。

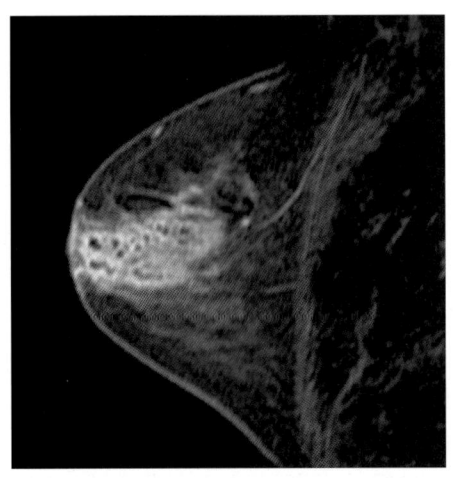

图6-3-12 右乳成簇环状强化,矢状位MRI增强 女,40岁。右乳多个小环形强化成簇分布。病理:右侧乳腺肉芽肿性小叶性乳腺炎。

(刘 艳 杨晓棠 张俊杰)

◆ 参考文献 ◆

[1] 程流泉. 乳腺MRI诊断学[M]. 北京:科学出版社,2018.
[2] 周纯武. 中华影像医学(乳腺卷)[M]. 3版. 北京:人民卫生出版社,2019.
[3] D'Orsi C, Sickles E, Mendelson E, et al. ACR BI-RADS atlas, breast imaging reporting and data system [R]. American College of Radiology, 2013.

第四节 其他征象

一、背景实质强化

(一)概述

乳腺MRI背景实质强化(background parenchymal enhancement,BPE)是指注射对比剂后乳腺MRI上正常纤维腺体组织的强化。美国放射学院2013年版BI-RADS提出BPE应当在报告中独立描述。不同女性乃至同一女性不同时间检查,其BPE的程度和分布也不相同。BPE的存在与否、强化程度及分布范围影响MRI图像判读的准确性,因此放射科医师应熟悉BPE的典型和不典型表现及其影响因素。

BPE依据纤维腺体组织强化范围及强度划分为4类(图6-4-1):极少(minimal)、轻度(mild)、中度(moderate)和重度(marked),一般在动态增强早期图像上进行评估。BPE的分类是通过肉眼估算纤维

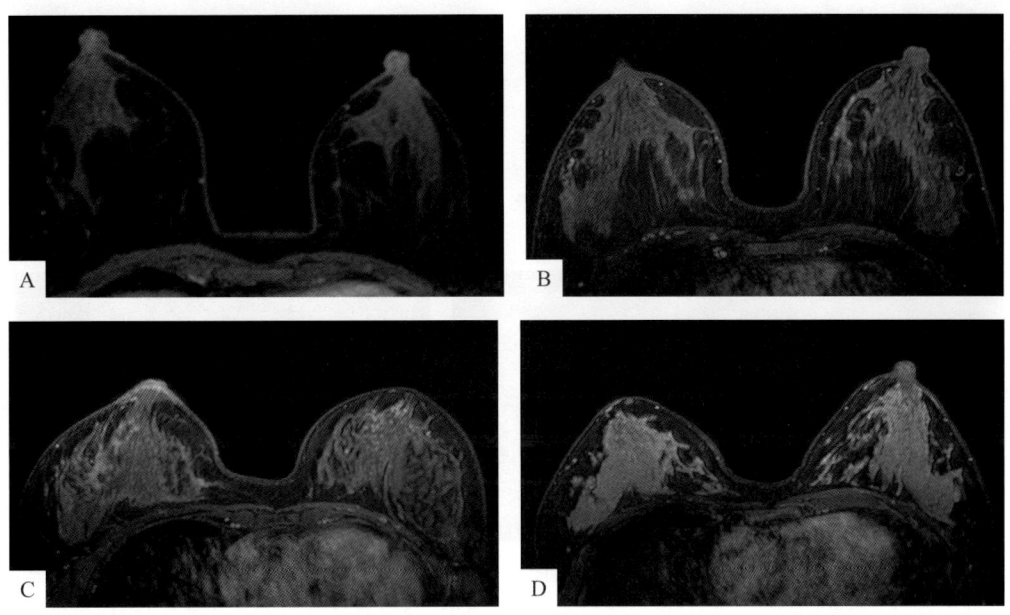

图6-4-1 BPE分类 A.极少BPE;B.轻度BPE;C.中度BPE;D.重度BPE。

腺体组织的强化情况来界定的。如果双侧乳房的BPE不同,依据BPE增强最显著的乳房来进行分类。

(二) 影响BPE的因素

BPE是一个动态变化过程,受乳腺血供分布、激素水平变化及内分泌治疗等影响。

乳腺动脉血供主要有三个来源:①内侧来自胸廓内动脉的穿支;②外侧来自胸肩峰动脉的胸肌支和胸外侧动脉的分支;③来自肋间动脉的外侧皮支。乳腺的动脉血从外围进入中央区,因此BPE通常始于乳腺组织的边缘,从外侧、内侧、后方、上方、下方,逐渐过渡到乳腺的中央区,乳晕后方最后强化。这种良性的血管流入分布被称为"相框征(picture framing)"。

正常乳腺组织的强化程度受体内激素水平的影响,一般认为BPE与雌激素水平密切相关,绝经后女性在乳腺MRI上所见的BPE程度通常小于绝经前女性。对于绝经前女性BPE随着月经周期变化,在月经周期的黄体期最为显著而在月经期之后减弱消退,即乳腺腺体组织在第1和第4周强化最明显,在第2周(7～14 d)强化最弱,因此建议在经期第2周行MRI检查以降低月经周期对BPE的影响。

抗激素疗法的内分泌治疗药物包括选择性雌激素受体调节剂、芳香酶抑制剂和选择性雌激素受体抑制剂,这些药物的抗雌激素作用能降低BPE。

(三) BPE的典型及非典型表现

典型BPE主要表现为双侧对称、弥漫分布,呈极少或轻度的早期缓慢强化和延迟期持续强化,时间-信号强度曲线呈流入型(图6-4-2),通常始于乳腺外围组织并逐渐过渡到中央区域,呈"相框征"表现(图6-4-3)。

不典型BPE表现为双侧不对称、局灶或区域性分布,甚至段样分布,呈中-重度明显强化,时间-信号强度曲线为平台型或流出型,可能与非肿块强化相混淆(图6-4-4)。当BPE表现为弥漫性分布且程度为中-重度时,会干扰MRI检出小病变的能力。

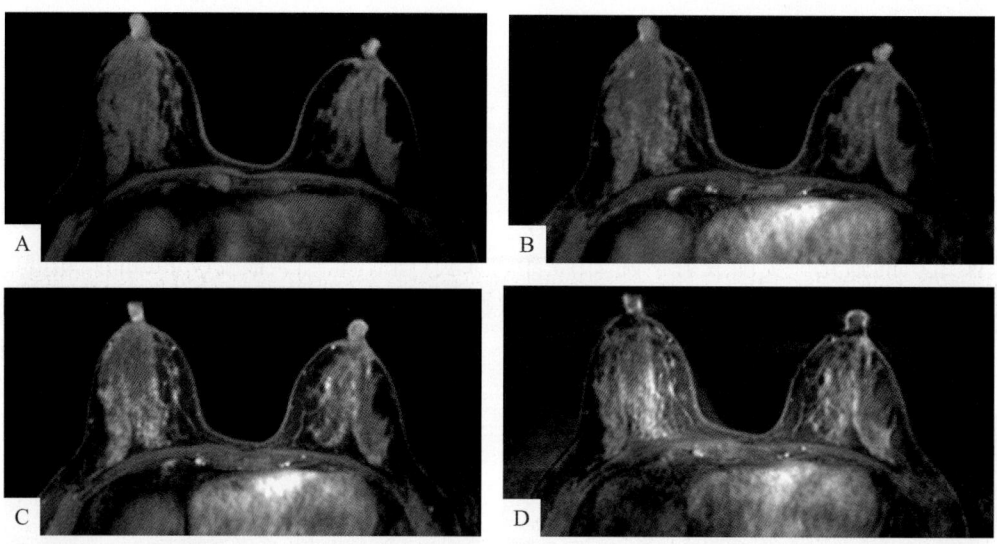

图6-4-2 典型BPE A～D.分别为轴位MRI动态增强前及增强后1min、2min、5min。BPE呈双侧对称、弥漫分布,早期缓慢强化,延迟期持续强化。

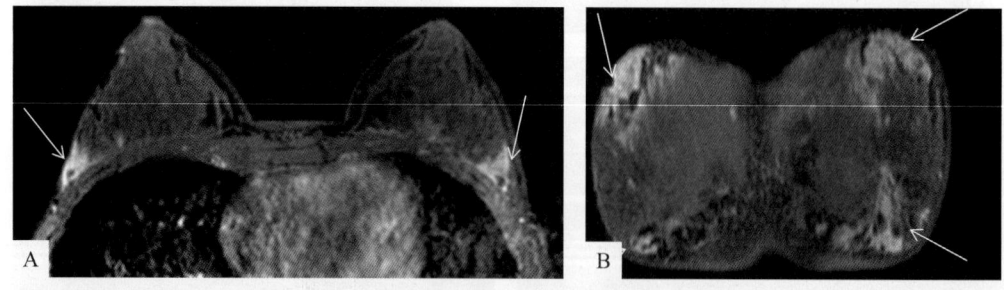

图6-4-3 相框征 A.轴位MRI动态增强;B.冠状位MRI动态增强。BPE始于乳腺组织的边缘,从外侧、内侧、后方、上方、下方,逐渐过渡到乳腺的中央区,这种良性的血管流入分布称为"相框征"(箭)。

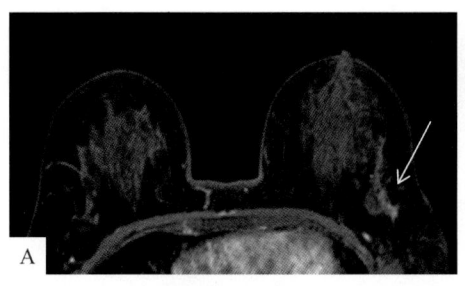 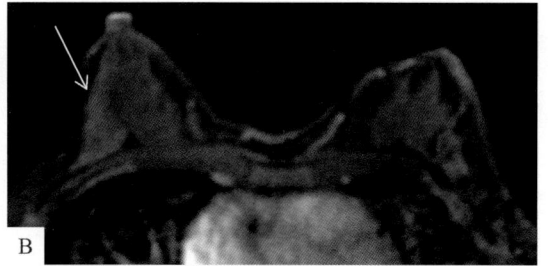

图 6-4-4 不典型 BPE　A. 轴位 MRI 增强。左乳外上象限局灶性分布 BPE（白箭）。B. 轴位 MRI 增强。右乳外上象限段样分布 BPE。双侧 BPE 不对称，易与非肿块强化相混淆。

三、T2WI 信号改变

平扫 T2WI 上病变信号强度与其组织学成分构成及其含量有关。如钙化、纤维化、瘢痕、陈旧性出血成分含量多，则平扫 T2WI 上病变多呈低信号，因此，陈旧性血肿、术后的纤维瘢痕组织等 T2WI 上呈较明显低信号；如细胞、含水量、黏液及血管成分含量多，则平扫 T2WI 上病变多呈高信号，因此，除乳腺囊性病变、炎症（图 6-4-5）外，乳腺肿瘤性病变如（黏液型）纤维腺瘤（图 6-4-6）、（黏液型）导管内乳头状瘤、黏液癌（图 6-4-7）、淋巴瘤（图 6-4-8）、实性乳头状瘤、包裹性乳头状瘤、血管肉瘤等，T2WI 上呈较明显高信号（图 6-4-5）。由此可见，平扫 T2WI 上信号的改变，可以帮助缩小诊断范围。

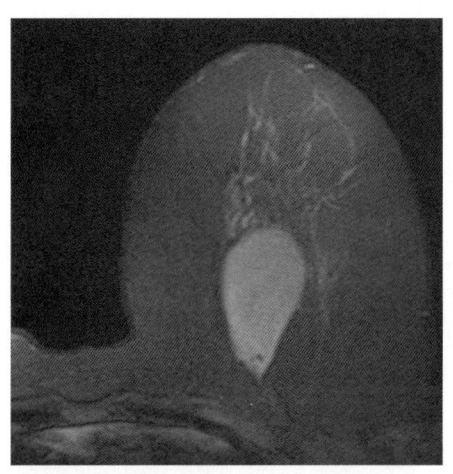 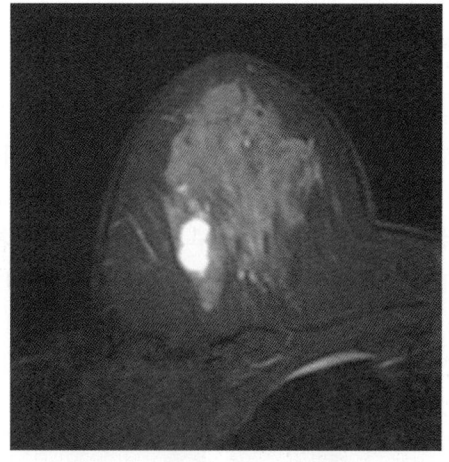

图 6-4-5　乳腺 T2WI 信号改变　轴位 MRI 平扫。女，38 岁。脂肪抑制 T2WI 上左乳肿块呈高信号。病理：乳腺结核。

图 6-4-6　乳腺 T2WI 信号改变　轴位 MRI 平扫。女，44 岁。脂肪抑制 T2WI 上右乳肿块呈高信号。病理：乳腺纤维腺瘤。

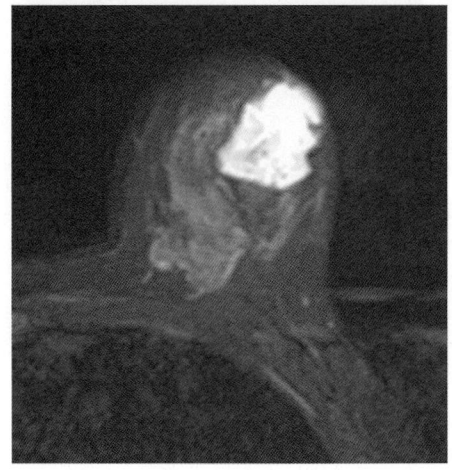 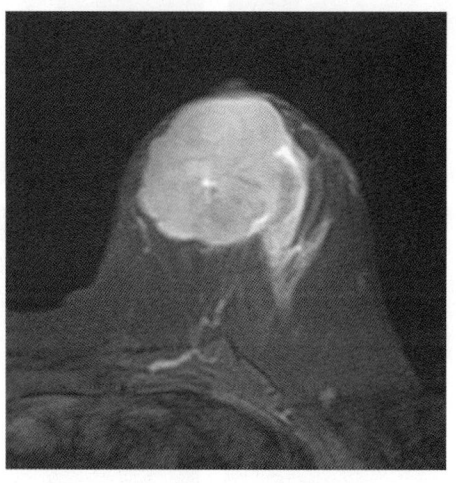

图 6-4-7　乳腺 T2WI 信号改变　轴位 MRI 平扫。女，41 岁。左乳肿块脂肪抑制 T2WI 呈高信号。病理：乳腺黏液癌。

图 6-4-8　乳腺 T2WI 信号改变　轴位 MRI 平扫。女，45 岁。左乳肿块脂肪抑制 T2WI 呈高信号。病理：乳腺非霍奇金淋巴瘤。

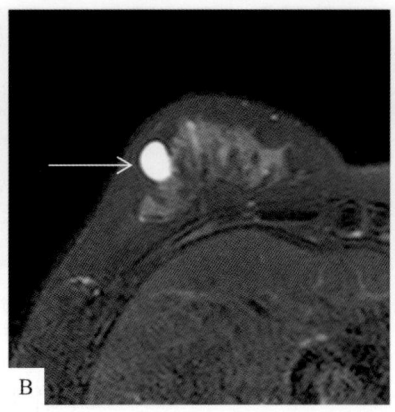
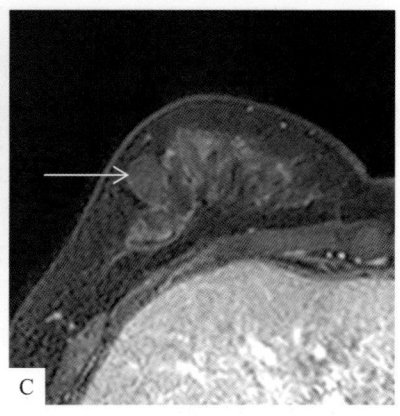

图6-4-9 乳腺非强化病变 女,50岁。A、B.分别为轴位MR T1WI及脂肪抑制T2WI,分别呈低及高信号;C.轴位MR增强,无强化(白箭)。病理:右侧乳腺囊肿。

三 非强化病变

非强化病变通常是血供极少或无血供的病变,如囊肿(图6-4-9)(包括积乳囊肿、复杂囊肿)、血肿、脂肪瘤、钙化及瘢痕组织等,需要结合平扫和预扫描来判断病变是否为非强化病变。

四 动力学评估

通常应用早期增强率和时间-信号强度曲线(time-signal intensity curve,TIC)两方面来评价。早期增强率是描述病变在增强早期时的相对强化幅度,遵循如下计算公式:$(SI_{后} - SI_{前})/SI_{前} \times 100\%$。其中,$SI_{前}$=信号强度基底值(即增强前信号强度)、$SI_{后}$=增强后早期信号强度。根据病变早期强化的快慢,分成缓慢强化(强化率<50%)、中等强化(强化率在50%~100%)和快速强化(强化率>100%)。关于早期强化率,扫描设备型号和使用序列的不同,所得到的数值不同,因而没有确定的划分标准。

TIC描述的是注入对比剂后病变信号强度随时间变化的特征。对于异常强化病变TIC的分析包括两个阶段,第一阶段为早期时相(通常指注射对比剂后2min内或曲线开始变化前),其信号强度变化分为缓慢、中等或快速增高;第二阶段为延迟时相(通常指注射对比剂2min以后或曲线开始变化后),其变化决定曲线形态。通常动态增强曲线分为三型。①流入型(Ⅰ型):在动态观察时间内病变信号强度表现为缓慢持续增加(图6-4-10);②平台型(Ⅱ型):注药后于动态增强早期时相信号强度达到最高

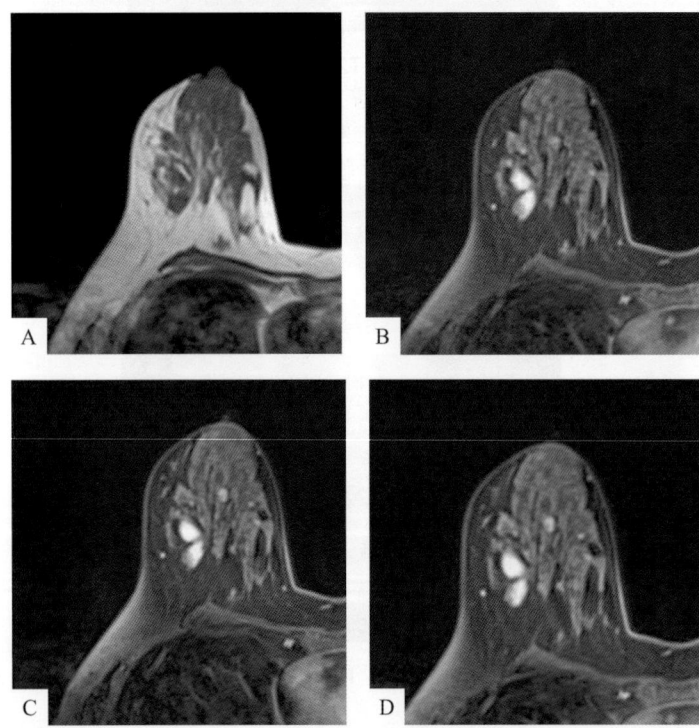
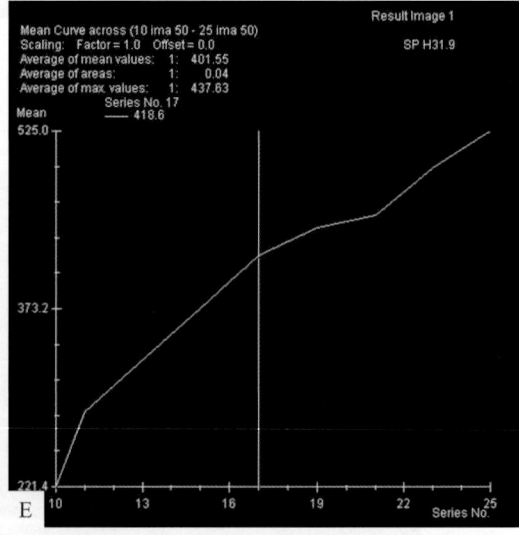

图6-4-10 流入型TIC 女,33岁。A~D.分别为轴位MRI动态增强前及增强后1min、2min、8min;E.动态增强后病变区TIC。病理:右乳纤维腺瘤。

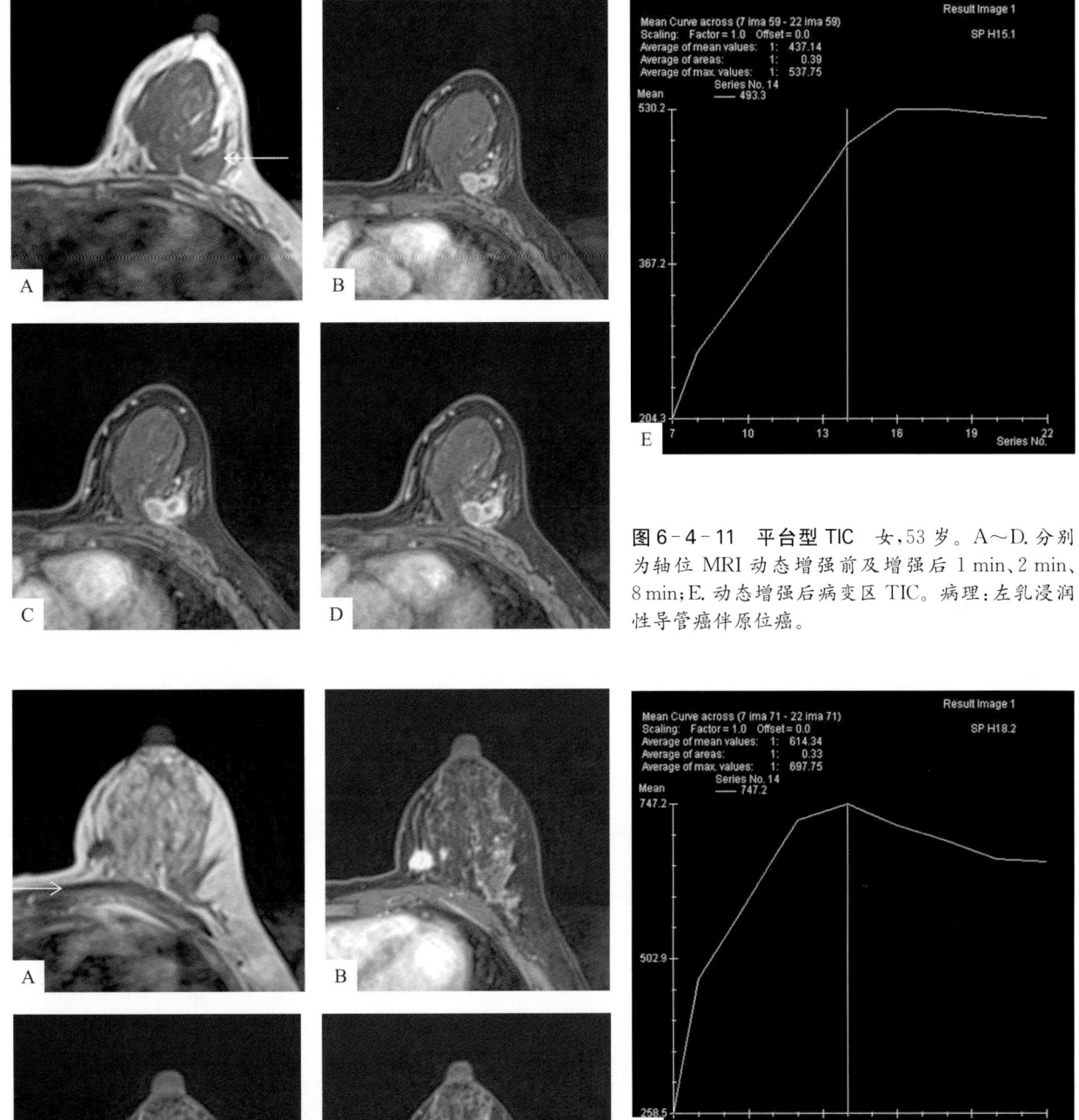

图 6-4-11 平台型 TIC 女,53 岁。A～D. 分别为轴位 MRI 动态增强前及增强后 1 min、2 min、8 min;E. 动态增强后病变区 TIC。病理:左乳浸润性导管癌伴原位癌。

图 6-4-12 流出型 TIC 女,47 岁。A～D. 分别为轴位 MRI 动态增强前及增强后 1 min、2 min、8 min;E. 动态增强后病变区 TIC。病理:左乳浸润性导管癌。

峰,在延迟期信号强度无明显变化(图 6-4-11);③流出型(Ⅲ型):病变于动态增强早期时相信号强度达到最高峰,其后减低(图 6-4-12)。一般而言,流入型曲线多提示良性病变(可能性为 83%～94%);流出型曲线常提示恶性病变(可能性约 87%);平台型曲线可为恶性也可为良性病变(恶性可能性约为 64%)。

在进行病变性质分析和判断时,病变增强后的形态学特征优先于 TIC 特征。典型的恶性病变形态特点,或典型的良性病变形态或信号特征,足以对病变性质进行判断;当病变可疑良性但又不能确定时,TIC 分析对定性诊断尤其有帮助;只有流入型曲线的病变才可考虑短期随访观察,平台型和流出型多数需考虑活检。

(刘　艳　杨晓棠　张俊杰)

◆ 参考文献 ◆

[1] 程流泉. 乳腺 MRI 诊断学[M]. 北京:科学出版社,2018.
[2] 韩萍,于春水. 医学影像诊断学[M]. 4 版. 北京:人民卫生出版社,2017:318 - 320.
[3] 刘佩芳. 乳腺影像诊断必读[M]. 2 版. 北京:人民军医出版社,2018:93 - 96.
[4] 尤超,彭卫军,顾雅佳. 乳腺 MRI 背景实质强化的应用研究进展[J]. 国际医学放射学杂志,2016,39(6):641 - 644.
[5] 中国抗癌协会乳腺癌专业委员会. 中国抗癌协会乳腺癌诊治指南与规范(2019 年版)[J]. 中国癌症杂志,2019,29(8):620 - 621.
[6] 中华医学会放射学分会乳腺学组. 乳腺 MRI 检查共识[J]. 中华放射学杂志,2014,48(9):723 - 724.
[7] 周纯武. 中华影像医学(乳腺卷)[M]. 3 版. 北京:人民卫生出版社,2019.
[8] Demartini WB, Liu F, Peacock S, et al. Background parenchymal enhancement on breast MRI: impact on diagnostic performance [J]. American Journal of Roentgenology, 2012, 198(4):W373 - W380.
[9] Giess CS, Yeh ED, Raza S, et al. Background parenchymal enhancement at breast MR imaging: normal patterns, diagnostic challenges, and potential for false-positive and false-negative interpretation [J]. Radiographics, 2014, 34(1):234 - 247.

第七章

乳腺核医学表现

第一节 乳腺分子成像表现

一、本底摄取

肿块本底摄取与乳腺X线摄影乳腺组织纤维化有关,可以表现为减低、轻度、中度或显著性摄取增加。目前对于本底摄取强度判断没有经过验证的合适量化方法,所以采取定性上与皮下脂肪摄取强度进行对比。

1. **摄取减低** 乳腺组织本底相较于皮下脂肪组织摄取强度低。在致密性乳腺组织较常见,脂肪型乳腺中不常见。

2. **轻度摄取** 组织摄取量等于或略高于皮下脂肪。

3. **中度摄取** 肿块显像剂摄取肉眼可见,高于轻度摄取,但<2倍皮下脂肪摄取量。

4. **显著摄取** 肿块摄取视觉上≥2倍皮下脂肪摄取量。

中等或显著性的本底摄取可能使病灶模糊不清,通常乳腺纤维腺体组织区域的本底放射性摄取更大,且本底摄取增加强度与MRI增强程度相关。本底可能是均质或不均质的、片状的,本底摄入量随月经周期激素水平而变化。与卵泡期相比,黄体期时本底摄入相对增加,因此行核医学最佳显像时间是月经后7~14 d。激素替代品服用者,背景摄取可能会增加。如果有全乳放疗史,其本底摄取可能不对称。在治疗期间、治疗后不久,治疗过的乳腺组织可显示出不对称的摄取增加,治疗后(>1年)接受治疗乳腺组织摄取可能出现不对称减低。在显像结果判定上,任何与本底不同的离散摄取部位都应予以考虑和描述。

二、肿块性摄取

肿块性摄取是指摄取病灶具有向外凸出的边界,如果位置合适,在两个体位图像上均可看到摄取病灶有凸向外边界,内部没有散在的正常摄取,乳腺伽马成像分辨率不足,不能清晰地显示肿块形状或边缘特征。

三、非肿块性摄取

非肿块性摄取是指摄取与周围组织截然不同,但不符合肿块摄取的标准。放射性分布可局限在某一区域,分段、区域、多个区域或弥散分布。病灶放射性摄取可分为摄取减低以及摄取增高。

(一)放射性分布特点

1. **局限在某一区域内** <一个象限的25%或直径<2 cm。

2. **区域性分布** 较大面积的组织摄取(直径≥2 cm),不符合节段摄取的标准;可能是区域性的。

3. **多区域性分布** ≥2个较大面积组织摄取,或>1个区域性分布。

4. **节段性分布** 线性或三角形摄取,顶端指向乳头,提示(但不确定)内为乳腺导管位置。

5. **弥漫性分布** 整个乳房弥漫性摄取。用于描述不同病变的不对称摄取(通常是较大乳腺癌或乳腺炎),不能用于描述本底摄取。

6. **放射性分布** 可以是均质或不均质的,对于对称性放射性分布,通常考虑背景摄取,如果没有明确证据,不对称性非肿块性摄取应考虑恶性可能。

(二)病灶的摄取强度

对于病灶摄取强度判断同样没有经过验证的合适量化方法,所以采取与皮下脂肪摄取强度进行定性对比(图7-1-1)。

1. **摄取减低** 相较于皮下脂肪组织摄取强度低,通常为囊肿或异物(如乳房植入物、起搏器)。

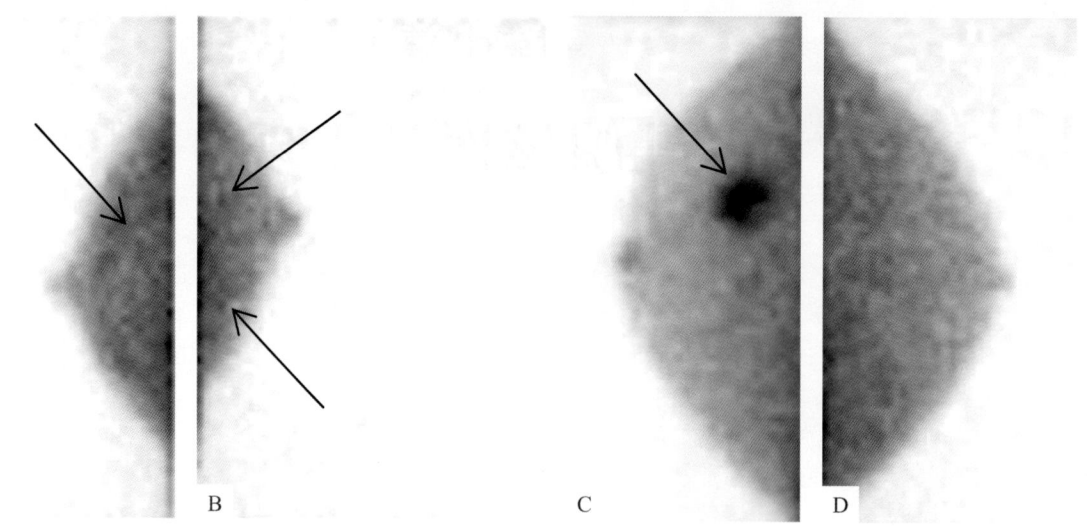

图 7-1-1 BSGI 图像 双乳 CC 位（A，B）BSGI 图像上实质内见斑点状放射性轻度浓聚灶（箭），BI-RADS 2 类；（另一患者）双侧乳腺 CC 位图像（C，D），右乳外上象限肿块性放射性摄取异常增高（箭），TI-RADS 5 类。

2. 轻度摄取　组织摄取量等于或略高于皮下脂肪。

3. 中度摄取　肿块显像剂摄取肉眼可见，高于轻度摄取，但<2 倍皮下脂肪摄取量。

4. 显著摄取　肿块摄取视觉上≥2 倍皮下脂肪摄取量，如果两个方位图像病灶摄取强度不同，选择摄取强度更高的图像进行描述。

四 其他摄取

乳腺分子诊断上其他部位放射性摄取表现为腋窝、乳头和血管显像剂摄取，在分子乳腺成像（MBI）/乳腺伽马专用成像（BSGI）上通常看不到皮肤摄取。

1. 腋窝部位摄取　腋窝任何部位均可有放射性摄取。通常与正常的腋窝淋巴结相对应，可通过先前的乳腺 X 线摄影进行对比确认；如果存在腋窝淋巴结肿大则应对病变部位摄取类型进行详细描述。

2. 乳头摄取　如果与可疑摄取病灶无关，则为生理性摄取，通常是对称性的。

3. 血管性摄取　放射性分布与血管走行相对应，未知原因的良性表现。

五 乳腺分子影像描述

（一）乳腺分子影像描述

对于乳腺分子影像描述时，需要包含的信息包括病灶位置、大小、类型等信息。

1. 病灶位置　主要包括左右位置，所在象限（上部或下部，内部或外部）或乳晕下，中央（在两个视图中均位于胸部），腋窝，腋尾部位，距乳头的距离（cm）以及病灶深度（前、中、后）。

2. 病灶大小　在最佳描述病灶层面进行长径的测量，在相同层面进行与正交的短径测量，如果两个方位上都可见病变，则在不用于定义的长短径投影上测量横径。

3. 病灶类型　任何显像剂摄取部位都应予以考虑和描述，放射性分布类型是肿块或非肿块性摄取；病灶摄取强度，摄取减低或者增加。

（二）病灶评估

乳腺分子显像对病灶评估与 BI-RADS 类别相似。

1 类，阴性：没有分散性 MIBI 摄取。

2 类，良性：仅见血管或乳头摄取或已知良性病变摄取（如腋窝稳定淋巴结、经活检证实的纤维腺瘤）。

3 类，可能良性：区分本底不均匀摄取和放射性弥漫性分布病变时应用，可以进一步进行诊断性乳腺 X 线摄影（或断层显像）和超声检查，如果检查结果仍为阴性，建议 6 个月后伽马相机随访，恶性病变率一般不超过 2%。

4 类，可疑：推荐活检。推荐进行诊断性乳腺 X 线摄影和超声检查确定病灶位置，同时进行活检，或者可以进行伽马相机引导下活检（仅适用于 BSGI）或 MRI 以及 MRI 引导下活检。

5 类，高度提示恶性：推荐活检（与 4 类相同操作）。

6 类，经活检证实的恶性肿瘤。对于活检已明确为恶性肿瘤的患者，乳腺分子成像可以明确是否存在其他转移灶，或者用于其他用途（例如，术前监测治疗反应）。

（李盼丽　宋少莉）

参考文献

[1] 杨亲亲,严丽霞,尹红艳,等.超声和^{99m}Tc-MIBI乳腺专用伽玛显像对早期乳腺癌的鉴别诊断价值[J].中国临床医学,2022,29(5):830-836.
[2] Choi EK, Im JJ, Park CS, et al. Usefulness of feature analysis of breast-specific gamma imaging for predicting malignancy [J]. Eur Radiol, 2018, 28(12):5195-5202.
[3] Goldsmith SJ, Parsons W, Guiberteau MJ, et al. SNM practice guideline for breast scintigraphy with breast-specific gamma-cameras 1.0[J]. J Nucl Med Technol, 2010, 38(4):219-224.
[4] Zhang Z, Wang W, Wang X, et al. Breast-specific gamma imaging or ultrasonography as adjunct imaging diagnostics in women with mammographically dense breasts [J]. Eur Radiol, 2020, 30(11):6062-6071.

第二节 乳腺专用PET表现

对于正电子发射乳腺显像(PEM)中任何散在放射性摄取灶均应视为可疑病灶,主要分为斑点灶、肿块、非肿块性摄取。

一、斑点灶

斑点灶通常是指放射性分布直径≤4 mm,或是一种较为模糊的病灶难以形态表征描述。如果在已明确癌症同侧,则恶性可能性约为29%(10/35),如果在已明确癌症对侧,则恶性可能性约为4.5%(1/22)。

二、肿块性摄取

肿块是指在3D视图或在CC位和MLO位视图上均可见的病灶团块(图7-2-1)。

(1) 病灶团块可为椭圆形、圆形或不规则形,不规则指边缘不规整,可呈分叶状。通常不规则肿块恶性度更高,椭圆形或圆形肿块概率分别为12/16(75%)、6/43(37%)。

(2) 肿块内部显像剂放射性分布可表现为均质,不均质放射性分布或者仅肿块边缘存在放射性分布。

1) 均匀:肿块整体放射性摄取程度较均匀。

2) 不均质:多变,肿块内部放射性分布摄取程度不一。

3) 轮廓摄取:仅在肿块边缘放射性分布明显,常见于中央坏死的恶性肿瘤或囊肿破裂。

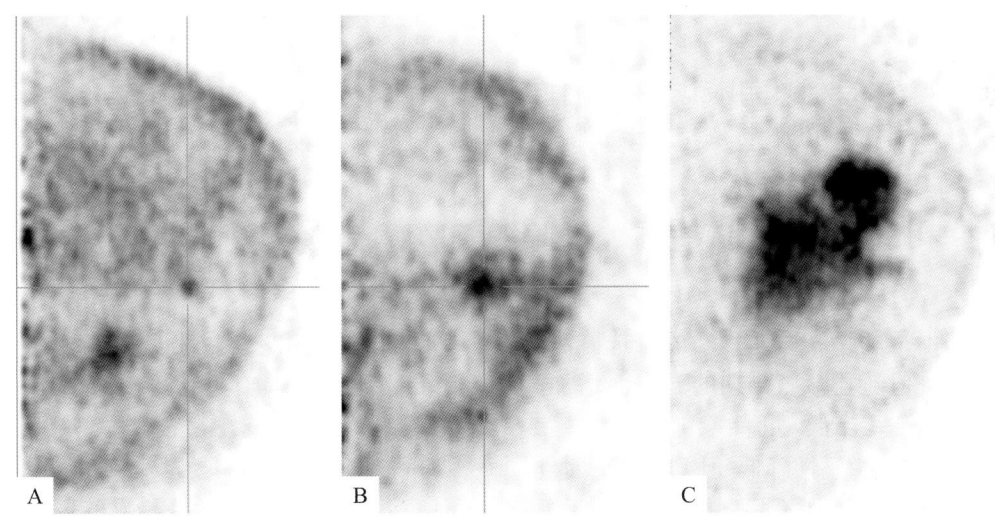

图7-2-1 乳腺PEM放射性摄取分布特点 PEM显像LCC位(A)左乳后方放射性摄取增高斑点灶;LCC位(B)乳腺外上象限局灶性放射性摄取增高,SUVmax=8.9;LCC位(C)左乳外上象限团块状放射性摄取异常增高灶。

三、非肿块性摄取

非肿块性摄取是指FDG代谢性摄取与本底不同,但没有肿块或斑点灶。非肿块状放射性分布灶可呈区域性、局域性、线状、节段性或弥漫性放射性分布。

1. 局限于某一区域 小面积放射性分布(直径<2 cm)或<象限的25%。

2. 区域性分布 较大面积的放射性分布(直径≥2 cm),≥象限的25%,不符合导管分布特征。

3. **多个区域性分布** 可能代表本底分散性摄取。

4. **线性分布** 沿导管分布摄取,可能会有分支,通常向乳头辐射。

5. **节段性分布** 三角形或圆锥形放射性分布,顶端指向乳头,提示导管及其分支,某一段区域中可能呈线性。

6. **弥漫性分布** 整个乳腺均匀性弥漫性放射性摄取增高,可能是致密性乳腺或受试者处于哺乳期;如果放射性分布不对称,则提示为可疑病变。

在临床 PEM 显像诊断实际应用中,线性和节段放射性分布通常提示导管原位癌(DCIS)。放射性分布可能是均匀或不均匀的,对称性非肿块性放射性分布,则考虑良性病变,不对称性非肿块性摄取应考虑恶性可能。

四 其他相关表现

1. **乳头摄取** 通常是正常现象,通常表现为正常、轻度、对称性 FDG 代谢性摄取。当乳头摄取与明确的恶性病灶或可疑肿块或非肿块性放射性分布分界不清时提示为可疑。

2. **乳腺皮肤摄取** 若放射性分布与活检轨迹相一致则提示良性。当皮肤放射性摄取与明确的恶性病灶或可疑图像表现分界不清时,提示肿瘤累及皮肤。广泛不对称性皮肤摄取提示可疑(炎性肿瘤),可能需要穿刺活检。

3. **腋窝摄取** 在 PEM 显像中反应增生性和转移性淋巴结中均可表现出 FDG 摄取。对于乳腺癌患者淋巴结是按照淋巴引流顺序转移,假阳性病灶是通常是反应性淋巴结的节点。

五 FDG 摄取分析

1. **图像定性判定** 对于 PEM 图像采取视觉进行定性分析,主要表现为无摄取、轻度摄取、中度摄取、显著性摄取。

2. **定量分析** 主要包括 PUVmax 和平均本底 PUV。PUVmax 是病灶 ROI 中 FDG 摄取最高值,通常恶性病灶 PUVmax 值高于良性病变。LTB 比值是指病灶最大摄取值(PUVmax)与本底平均摄取值 PUV 之比,同样恶性病变 LTB 比值高于良性病变。对于乳腺 PEM 显像进行定量化分析有助于病灶良恶性判断以及评估治疗反应。

(李盼丽 宋少莉)

◆ 参考文献 ◆

[1] Dai D, Song X, Wang M, et al. Comparison of diagnostic performance of three-dimensional positron emission mammography versus whole body positron emission tomography in breast cancer [J]. Contrast Media Mol Imaging, 2017, eCollection 2017:5438395.

[2] Satoh Y, Kawamoto M, Kubota K, et al. Clinical practice guidelines for high-resolution breast PET, 2019 edition [J]. Ann Nucl Med, 2021,35(3):406-414.

[3] Yamamoto Y, Ozawa Y, Kubouchi K, et al. Comparative analysis of imaging sensitivity of positron emission mammography and whole-body PET in relation to tumor size [J]. Clin Nucl Med, 2015,40(1):21-25.

[4] Yamamoto Y, Tasaki Y, Kuwada Y, et al. Positron emission mammography (PEM): reviewing standardized semiquantitative method [J]. Ann Nucl Med, 2013,27(9):795-801.

第三节 乳腺 PET/CT 表现

PET/CT 并不是乳腺癌早期诊断的首选方法,PET/CT 的诊断价值随乳腺癌分期的升高而增加。PET/CT 空间分辨率较低,可能会遗漏小病灶(<5 mm),从而导致其敏感性降低,但 PET/CT 对乳腺癌的诊断特异性较高。PET/CT 对乳腺癌初步诊断主要作用体现在发现腋窝外淋巴结转移及远处转移。

一 乳腺病灶摄取

乳腺病灶的 FDG 代谢分布与病灶的 CT 形态密切相关,可分为局灶性、区域性、肿块性、弥漫性摄取。此外,病灶的 FDG 摄取程度受多种因素影响,如肿瘤的组织学类型,浸润性小叶癌(ILC)的亲和力一般低于浸润性导管癌(IDC),以及乳腺癌的分子亚型,HER2 阳性和三阴性型乳腺癌(TNBC)比 Luminal 型乳腺癌具有更高的 SUVmax。

二 其他相关表现

1. **乳头摄取和乳腺皮肤摄取**(图7-3-1,图7-3-2) 与乳腺专用 PET 摄取基本一致。PET/CT 可以通过融合 CT 的表现,观察乳头和乳腺皮肤与肿瘤的位置关系,提示乳头和乳腺皮肤是否有肿瘤侵犯。

2. **哺乳期乳腺生理性摄取** 哺乳期乳腺腺体较致密,乳腺呈现弥漫性、不均匀 FDG 代谢增高,检查前应仔细询问病史,患者是否处于哺乳期。

3. **腋窝淋巴结摄取**(图7-3-3) PET/CT 中反应增生性和转移性淋巴结中均可表现为 FDG 摄

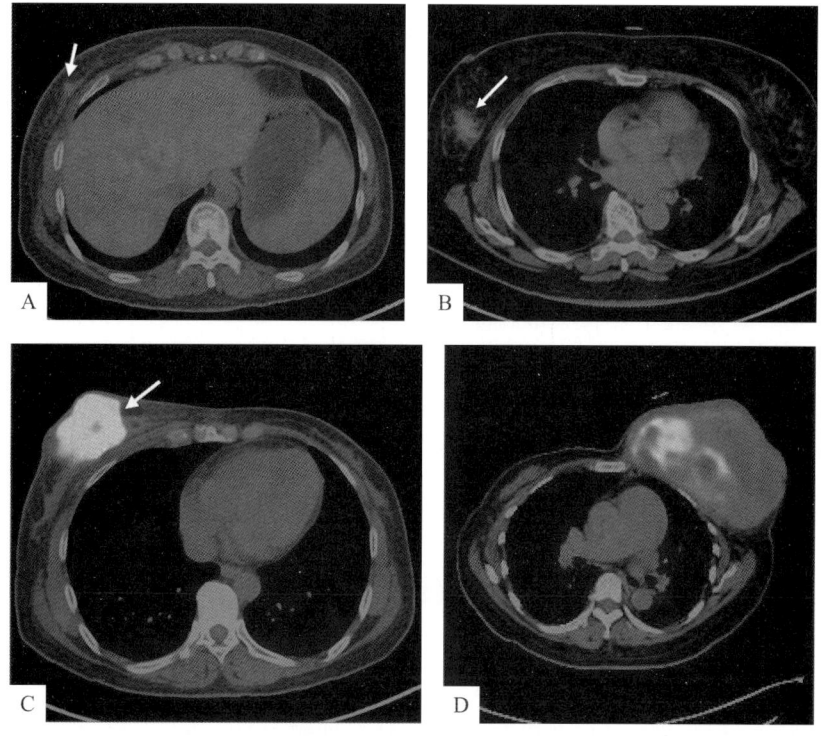

图 7-3-1　全身 ^{18}F-FDG PET/CT 乳腺占位放射性分布特点　A.右侧乳腺外下象限局灶性放射性摄取轻度增高;B.左侧乳腺外上象限区域性放射性摄取异常增高;C.右侧乳腺团块性放射性异常摄取增高,见皮肤累及;D.左侧乳腺弥漫性放射性摄取增高,内见坏死放射性分布稀疏区域。

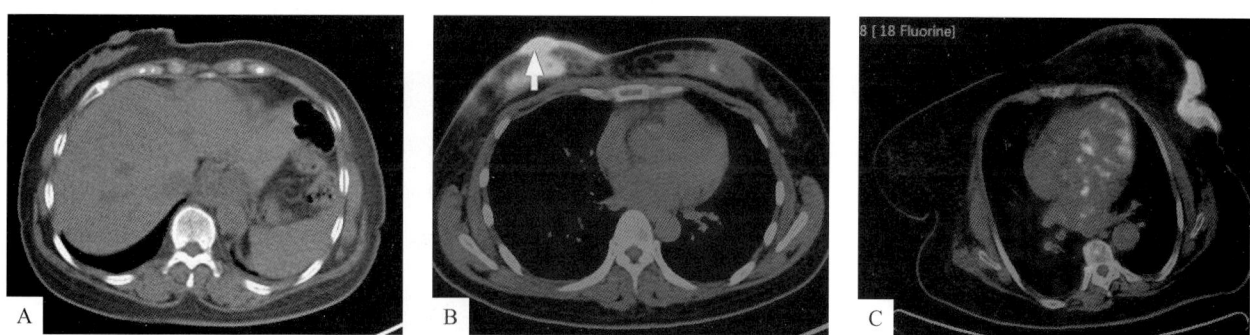

图 7-3-2　全身 ^{18}F-FDG PET/CT 乳头及乳腺皮肤摄取表现　A.右侧乳头放射性摄取轻度增高,考虑为生理性摄取或良性病变;B.右侧乳腺弥漫性放射性摄取异常增高,同时见乳头及皮肤放射性摄取,提示为乳腺肿瘤累及乳头和皮肤;C.左乳乳腺皮肤增厚内陷,放射性摄取异常增高,为肿瘤累及皮肤。

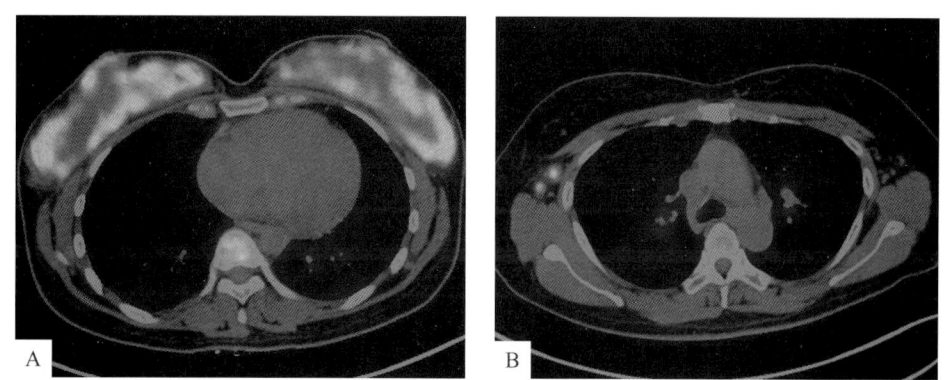

图 7-3-3　全身 ^{18}F-FDG PET/CT 哺乳期乳腺及腋窝淋巴结摄取表现　A.两侧乳腺弥漫不均匀 FDG 代谢增高,患者处于哺乳期,乳腺为哺乳期生理性摄取;B.右侧腋窝数枚淋巴结,FDG 代谢增高,患者右侧乳腺癌就诊,提示右侧乳腺癌伴同侧腋窝淋巴结转移。

取。有研究指出,^{18}F-FDG PET/CT在评估乳腺癌淋巴结转移方面的敏感性、特异性及诊断准确性分别为46%~77%、100%及81%~94%,具有较高的特异性,而敏感性差异较大;随着转移淋巴结的增大,^{18}F-FDG PET/CT的诊断敏感性也会增加。

三 FDG 摄取分析

1. 图像定性判定 对于PET图像采取视觉进行定性分析,与周围正常组织生理性摄取相比,主要表现为无摄取、轻度摄取、中度摄取、显著性摄取。

2. 定量分析 主要是SUVmax。SUVmax是病灶ROI中FDG摄取最高值,通常恶性病灶SUVmax值高于良性病变。对于乳腺PET显像进行定量化分析有助于病灶良恶性判断以及评估治疗反应。

(李盼丽 宋少莉)

◆ 参考文献 ◆

[1] Boellaard R, Delgado-Bolton R, Oyen W J, et al. FDG PET/CT: EANM procedure guidelines for tumour imaging: version 2.0[J]. Eur J Nucl Med Mol Imaging, 2015, 42(2): 328-354.

[2] Dong A, Wang Y, Lu J, et al. Spectrum of the breast lesions with increased ^{18}F-FDG uptake on PET/CT [J]. Clin Nucl Med, 2016, 41(7): 543-557.

[3] Paydary K, Seraj SM, Zadeh MZ, et al. The evolving role of FDG-PET/CT in the diagnosis, staging, and treatment of breast cancer [J]. Mol Imaging Biol, 2019, 21(1): 1-10.

第四节 雌激素受体显像表现

雌激素受体(ER)显像(^{18}F-FES)已被FDA批准用于检测ER阳性病变,作为复发或转移乳腺癌患者活检的辅助诊断工具。^{18}F-FES目前主要应用在ER阳性复发或转移性乳腺癌(图7-4-1),在初诊乳腺癌中应用极少。初诊乳腺癌中,^{18}F-FES作为特异性靶向ER的分子影像探针,对于腋窝淋巴结转移的检测具有更高的敏感性和特异性。

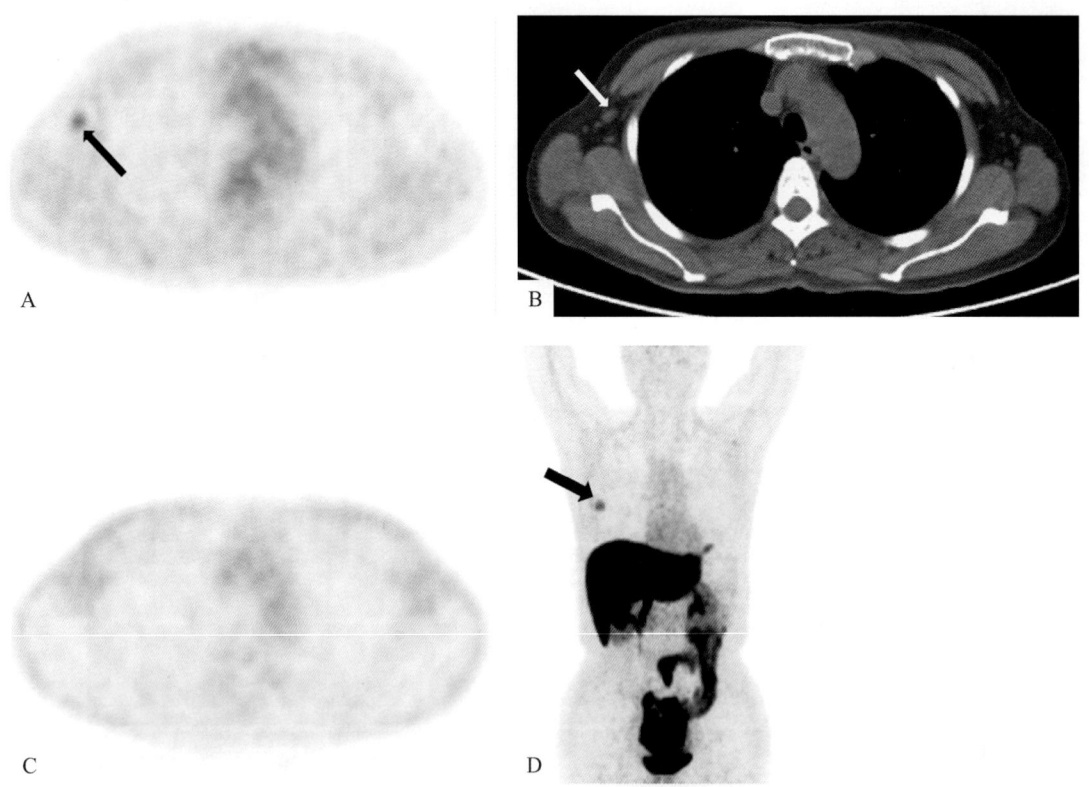

图7-4-1 初诊ER阳性乳腺癌 A.轴向^{18}F-FDG PET显示右腋窝局灶性摄取(黑箭);B.轴向CT显示右侧腋窝淋巴结(白箭);C.在相同水平上,^{18}F-FES PET右侧腋窝区域无摄取增高灶;D.^{18}F-FES PET MIP显示乳腺肿块摄取(黑箭),但右腋窝淋巴结无局灶摄取。该患者术后病理证实右侧腋窝淋巴结未见转移。

一 阴性摄取

阴性摄取通常指病灶摄取与周围正常生理性组织或背景摄取相仿或低于正常组织摄取,通常提示该病灶为 ER 阴性或良性病灶,对于内分泌治疗不敏感。

二 阳性摄取

阳性摄取指病灶摄取高于周围正常组织或背景的摄取,提示该病灶是 ER 阳性,通常对内分泌治疗敏感(图 7-4-2)。

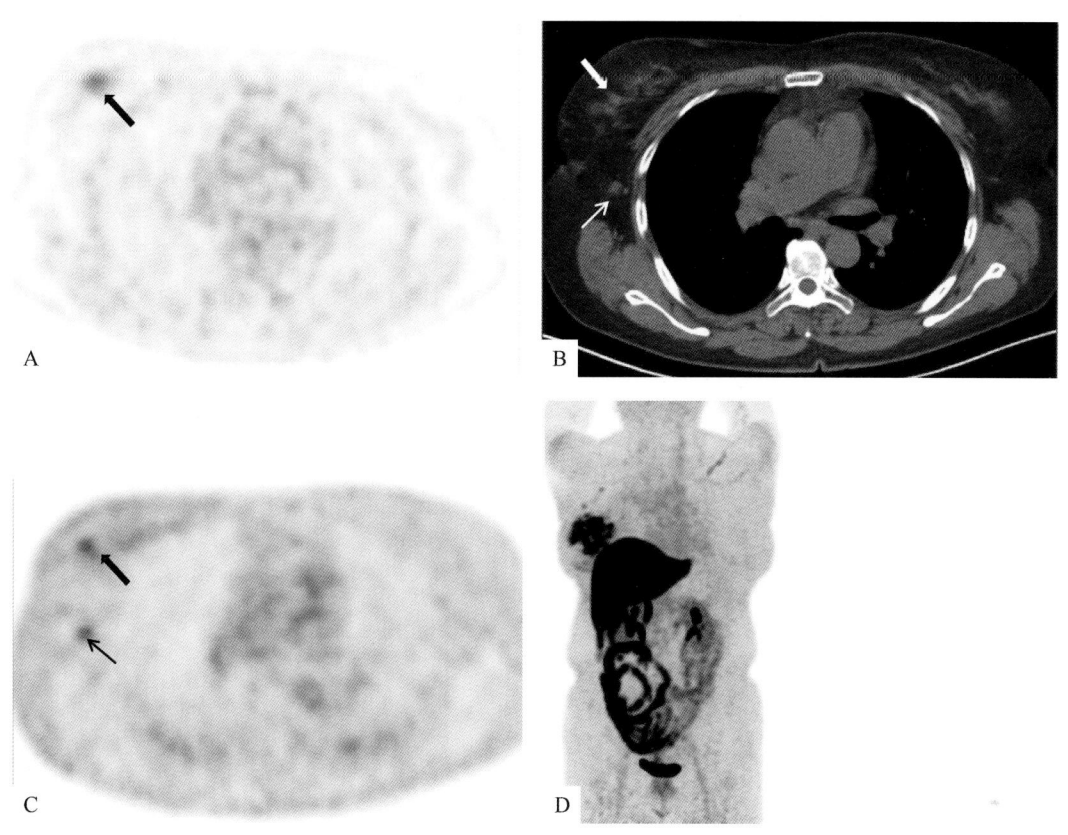

图 7-4-2 初诊 ER 阳性乳腺癌患者　A. 轴向 ^{18}F-FDG PET 显示左乳房肿块摄取(黑箭);B. 轴向 CT 显示 ^{18}F-FDG PET 摄取部位有肿块,为原发性乳腺癌(白粗箭)和腋窝淋巴结(黑细箭);C. 在同一水平上, ^{18}F-FES PET 显示肿块(黑粗箭)和腋窝淋巴结(黑细箭)摄取增高,认为是 ER 阳性病变;D. ^{18}F-FES PET MIP 显示 ^{18}F-FES 在左乳肿块和腋窝淋巴结中摄取增高。该患者术后病理证实左腋窝淋巴结转移。

三 ^{18}F-FES 摄取分析

1. 图像定性判定　对于图像采取视觉进行定性分析,阳性病变可以定性地识别为摄取高于周围正常组织生理性背景的病灶。^{18}F-FES 只检测病灶是否表达 ER,对于不表达 ER 或不表达具有配体结合功能的 ER 的肿瘤将不会在 ^{18}F-FES PET 上检测到。因此,^{18}F-FES 阴性并不能完全排除恶性肿瘤的可能。

2. 定量分析　目前,国际上以 SUVmax 1.5~2.0 为 cutoff 值,是用于识别 ^{18}F-FES 阳性病变的标准之一,并且被解释为反映功能性 ER 阳性病变。迄今为止最大的一项多中心前瞻性研究建议:SUVmax<1.5 可能为 ER 阴性病变,1.5≤SUVmax<2.5 可能为 ER 阳性病变,SUVmax≥2.5 为 ER 阳性病变。建议各医疗中心结合自身实际,提取自己的参数用于分析。

(李盼丽　宋少莉)

◆ 参考文献 ◆

[1] 杨忠毅,许晓平,王明伟,等.乳腺癌 ^{18}F-FES 雌激素受体 PET 技术和应用标准[J].中国癌症杂志,2023,33(8):801-808.

[2] van Geel JJL, Boers J, Elias SG, et al. Clinical validity of 16α-[^{18}F] fluoro-17β-estradiol positron emission tomography/computed tomography to assess estrogen receptor status in newly diagnosed metastatic breast cancer [J]. J Clin Oncol, 2022, 40(31): 3642-3652.

[3] van Kruchten M, Glaudemans A W J M, de Vries E F J, et al. PET imaging of estrogen receptors as a diagnostic tool for breast cancer patients presenting with a clinical dilemma [J]. J Nucl Med, 2012, 53(2): 182-190.

[4] Yang ZY, Sun YF, Xu XP, et al. The assessment of estrogen receptor status and its intratumoral heterogeneity in patients with breast cancer by using ^{18}F-fluoroestradiol PET/CT [J]. Clin Nucl Med, 2017, 42(6): 421-427.

第八章

不同检查方法 BI-RADS 分类及处理建议

第一节 乳腺 X 线 BI-RADS 分类及处理建议

只有纳入评估分类并提出合理化建议后才算是有效的 X 线诊断报告,最终的诊断必须对每个病灶进行分类评估才算完整。本节编写依据为美国放射学院(ACR)于 2013 年发布的乳腺 X 线 BI-RADS 分类第 5 版,目的是使乳腺 X 线检查和诊断更加规范与标准。

一、BI-RADS 0 类:不完全评估(需要其他影像检查进一步评估)

此类病灶建议其他影像检查或与以前检查图像对比后做进一步评估,恶性概率尚无法获得(n/a)。此分类常在普查情况下应用,在其他影像学检查后以及与前片比较后则很少应用。推荐的其他影像检查方法包括局部加压摄影、放大摄影、特殊投照体位摄影、超声及 MRI 等。

二、BI-RADS 1 类:阴性(恶性可能性为 0%)

此类没有需要特别说明的病灶。处理原则按常规乳腺筛查,表现为双侧乳腺对称、无肿块、无结构扭曲及可疑钙化。需要注意,有时 1 类病灶,如果临床触诊可疑,此时需要补充说明,如果临床有指征,推荐外科手术或组织活检。

三、BI-RADS 2 类:良性(恶性可能性为 0%)

此类病灶处理原则按常规乳腺筛查,不推荐进一步行 MRI 检查。尽管良性病灶存在,但当报告中未加以描述时,应归为 1 类。

归为 2 类的情况包括保乳术后的随诊、有明确手术史的结构扭曲、钙化的纤维腺瘤(图 8-1-1)、多发粗棒状钙化、血管钙化、假体或假体撕裂、含脂肪的病变如油性囊肿(图 8-1-2)、脂肪瘤、积乳囊肿及错构瘤、乳内淋巴结、腋部双侧反应性或炎症导致的淋巴结肿大、脓肿或血肿等。

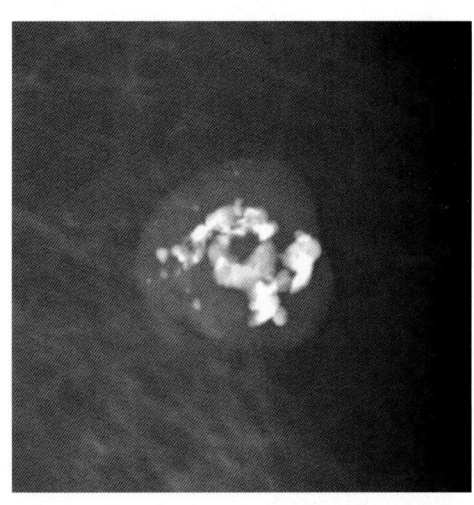

图 8-1-1 BI-RADS 2 类 女,53 岁,左乳 X 线摄影 MLO 位病灶局部放大相显示圆形境界清晰肿块影,其内伴爆米花样钙化。病理:左乳外上纤维腺瘤。

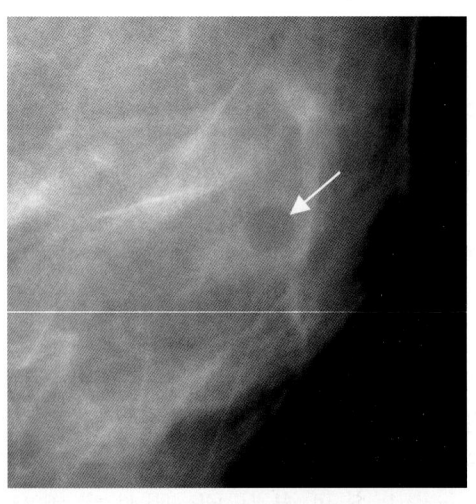

图 8-1-2 BI-RADS 2 类 女,48 岁,左乳 X 线摄影 CC 位病灶局部放大相显示圆形低密度肿块影,境界清晰(白箭),左乳内上油性囊肿。

四 BI-RADS 3 类：可能良性病变（恶性可能性≤2%）

此类病灶处理原则开始为单侧乳腺短期（6个月）随访，之后再每 6 个月双侧乳腺随访，如果病灶稳定，之后间隔 1 年随访，再之后一年可选择性随访。如果患者或医师有担忧时，可活检代替随访。如果随访病灶无变化，应改为 2 类，不需要再进一步随访；如果病灶大小和范围有增加超过 20%，应改为 4 类或 5 类。对不能确定是 2 类，或可疑为 4 类的病灶，应归为 4 类；对可能的良性病灶一般不推荐 MRI。

归为 3 类的情况包括触及不到的境界清晰的肿块伴或不伴有点状钙化（除非为囊肿、乳内淋巴结及其他典型良性病灶）、局灶性非对称、单发成簇点状钙化（图 8-1-3）。

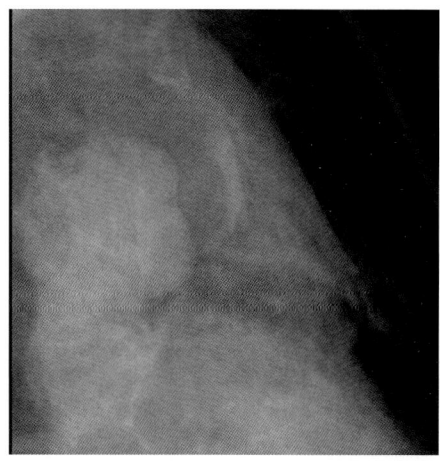

图 8-1-4　BI-RADS 4A　女，48 岁，左乳 X 线摄影 CC 位病灶局部放大相显示圆形肿块影，边缘部分清晰部分模糊伴分叶。病理：左乳外上中级别导管内癌。

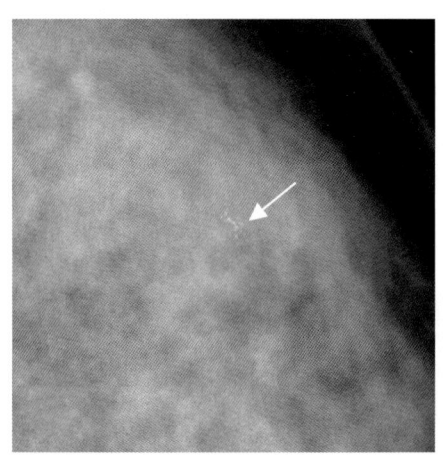

图 8-1-3　BI-RADS 3 类　女，52 岁，左乳 X 线摄影 CC 位病灶局部放大相显示单发成簇点状钙化（白箭）。病理：左乳外上腺病。

五 BI-RADS 4 类：可疑恶性（恶性可能性＞2%，但＜95%）

此类病灶处理原则是活检。单侧可疑恶性淋巴结肿大，乳腺内未发现异常时，应归为 4 类。BI-RADS 4 类细分为 4A、4B 及 4C。

（一）BI-RADS 4A：恶性概率＞2%～≤10%

对此类病灶活检或细胞学检查为良性的结果比较可以信赖，可以常规随访或半年后随访。此类包括边缘部分清晰的肿块（图 8-1-4）、可触及的复合囊肿或含固体的囊肿、可能的脓肿。

（二）BI-RADS 4B：恶性概率＞10%～≤50%

对此类病灶穿刺活检结果的可信度，放射科医师和病理科医师达成共识很重要。此类包括模糊不定形、粗糙不均质（图 8-1-5）或细小多形性钙化（图 8-1-6）；形态难以形容的单发边缘模糊肿块。

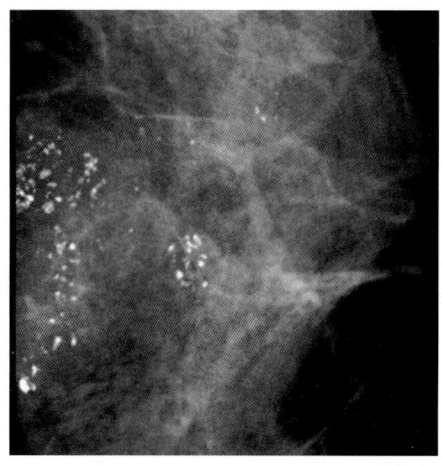

图 8-1-5　BI-RADS 4B　女，56 岁，右乳 X 线摄影 CC 位病灶局部放大相显示区域分布粗糙不均匀钙化。病理：右乳后上高级别导管内癌。

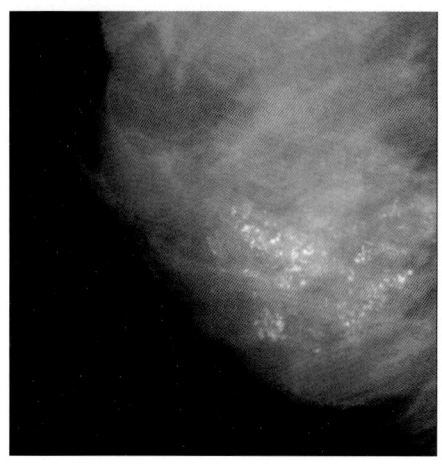

图 8-1-6　BI-RADS 4B　女，20 岁，左乳 X 线摄影 MLO 位病灶局部放大相显示段样分布细小多形性钙化。病理：右乳外下中级别导管内癌伴粉刺样坏死。

(三) BI-RADS 4C：恶性概率>50%~<95%

此类病灶如果穿刺病理为良性,则应对病理结果作进一步的评价以明确诊断。此类包括新发成簇细小线样钙化(图8-1-7);新发边缘模糊不规则单发肿块。

六 BI-RADS 5类：高度提示恶性(恶性可能性≥95%)

此类应采取恰当的行动。对5类病灶如果活检没有发现恶性病灶,需要进一步明确。提示高度恶性可疑的征象有不规则形肿块、星芒状边缘、高密度。当前述高度恶性可疑征象合并存在时归为5类,如果仅有一个恶性可疑征象应归为4c。

归为5类的情况包括以下几个组合：边缘星芒状不规则高密度肿块(图8-1-8);段样或线样分布细小线样或线样分支样钙化(图8-1-9);星芒状不规则肿块伴多形性钙化。

七 BI-RADS 6类：已活检证实为恶性的病灶

此类包括未完全切除的恶性病灶;新辅助化疗疗效监测的病灶;对于外科已切除但病理提示切缘阳性的情况,X线除了术后瘢痕无其他征象显示时,这种情况归为2类,但报告中要特别对未发现与病理相关的X线征象加以描述。除了已知的癌,对另外发现的可疑恶性病灶应判为4类或5类,不能判为6类。

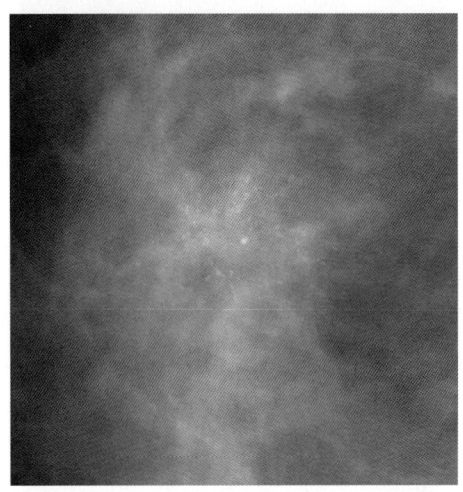

图8-1-7 BI-RADS 4C 女,47岁,右乳X线摄影ML位病灶局部放大相显示成簇细小线样钙化。病理：右乳内上浸润性导管癌。

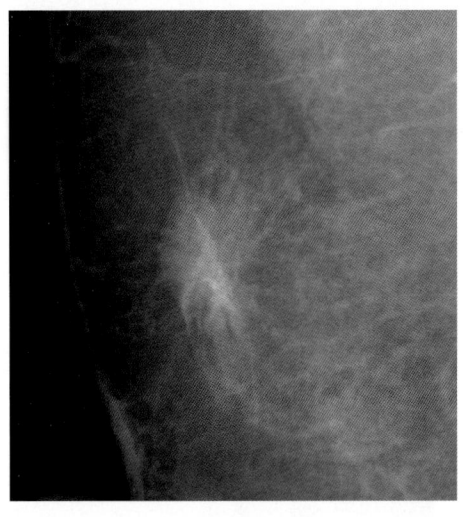

图8-1-8 BI-RADS 5类 女,62岁,右乳X线摄影MLO位病灶局部放大相显示边缘星芒状不规则高密度肿块。病理：右乳外上浸润性导管癌。

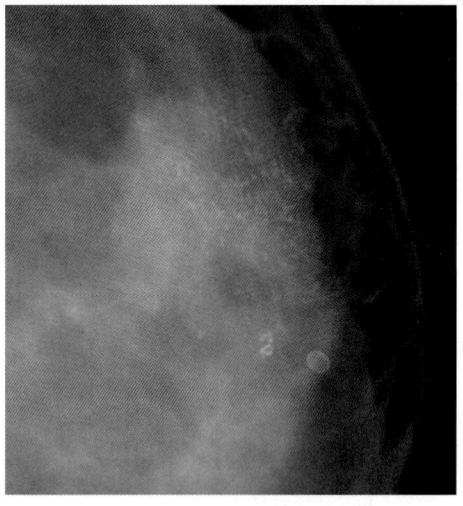

图8-1-9 BI-RADS 5类 女,36岁,右乳X线摄影MLO位病灶局部放大相显示段样分布细小线样钙化。病理：右乳外上浸润性导管癌。

(刘万花)

参考文献

D'Orsi C, Sickles E, Mendelson E, et al. ACR BI-RADS atlas: breast imaging reporting and data system [R]. American College of Radiology, 2013.

第二节 乳腺超声 BI-RADS 分类及评估建议

随着乳腺超声 BI-RADS 分类的出现及在临床上的广泛引用,极大提高了乳腺病变诊断的规范性和准确性,标准化报告可以帮助医生更一致地评估乳腺超声图像,为患者提供更准确的诊断结果,从而促进及早发现和治疗乳腺疾病。现就超声 BI-RADS 分类及处理意见进行介绍。

一、BI-RADS 0 类:评估未完成,需其他影像技术检查

以下 4 种情况为 0 类(图 8-2-1)。

(1) 临床有体征,超声无征象:建议随诊或其他影像检查。

(2) 临床有体征,超声未确定肿物但可疑:建议其他影像检查。

(3) 已切除或放疗后超声不能确定瘢痕或复发:建议 MRI 检查。

(4) 需要结合既往的其他资料,当时不宜做出超声意见的图像。

临床有体征指的是:可触及肿块;未触及肿块,但有乳头溢液;不对称性增厚;皮肤或乳头有改变。

二、BI-RADS 1 类:阴性(常规筛查,恶性可能基本上为 0%)(图 8-2-2)

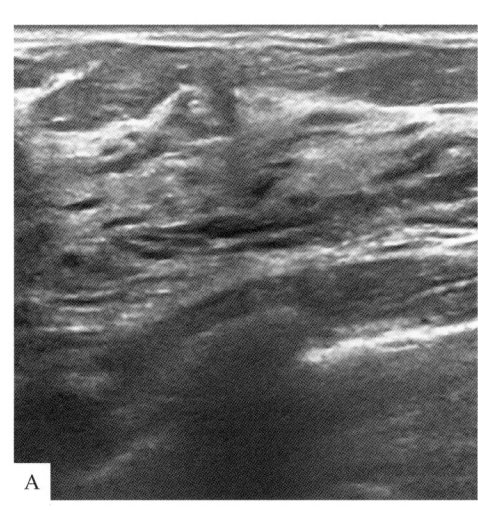
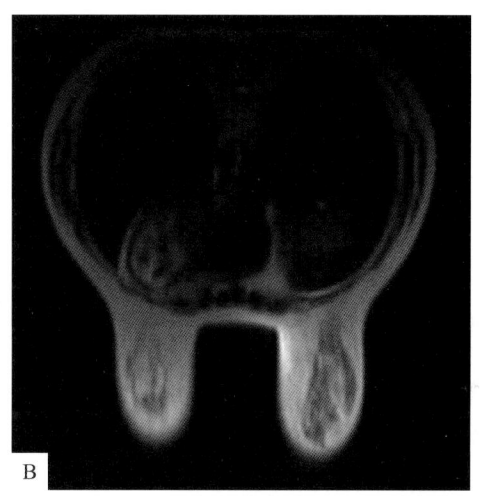

图 8-2-1 BI-RADS 0 类　患者自述乳腺胀痛就诊,临床医生触诊为局限性团块或片状腺体增厚,边界欠清。二维超声(A)所见无明显异常,MRI 检查(B)可见左侧乳腺腺体不对称性增厚。

三、BI-RADS 2 类:良性(常规筛查,恶性可能为 0%)

以下几种情况可以评估为 BI-RADS 2 类,主要包括:一个或多个单纯囊肿、乳腺内淋巴结、术后积液、乳腺植入物或至少经过 2 年或 3 年无改变的复杂囊肿/可能的纤维瘤。双侧乳腺多发性(肿块的总数目至少为 3 个,每侧乳腺至少有 1 个)大多数边缘光整的实性肿块,只要所有肿块的表现相似,超声可评估为良性(BI-RADS 2 类)(图 8-2-3,图 8-2-4)。

四、BI-RADS 3 类:可能良性(恶性可能 > 0% 但 ≤ 2%)

此类病灶短期随访(6 个月)或继续监控。目前

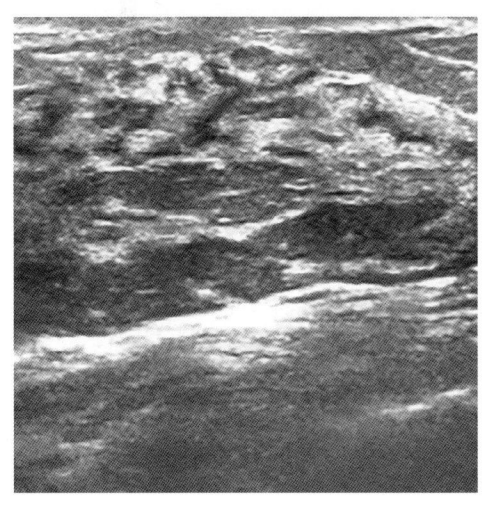

图 8-2-2 BI-RADS 1 类　43 岁,成熟期女性乳腺,二维超声探查所见,表现为阴性。

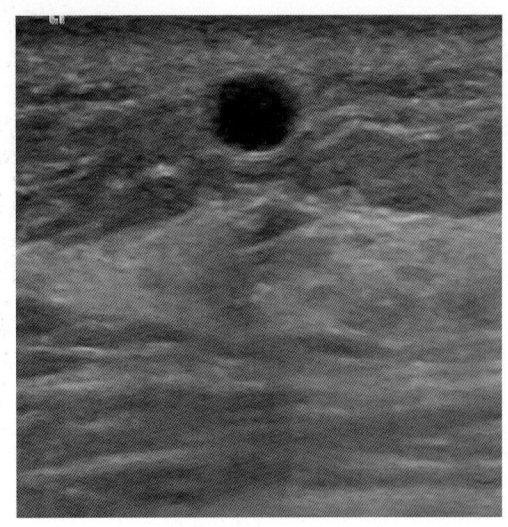

图 8-2-3　BI-RADS 2 类　女性,50 岁,左侧乳腺 2 点钟方向单纯囊肿,形状规则,边界清晰。

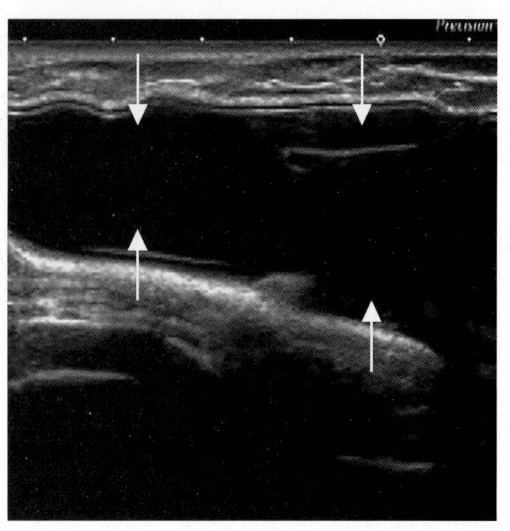

图 8-2-4　BI-RADS 2 类　女性,45 岁,隆胸术后,左侧乳腺区见大面积不规则无回声区,透声良好(白箭)。

有证据支持将以下 3 种情况评估为 3 类:①小于 40 岁的女性,边缘光整、椭圆形、平行生长的实性肿块(最可能是纤维瘤);②单发的复杂囊肿;③簇状小囊肿。

对于 BI-RADS 3 类的病灶,可随访 6 个月至 1 年,经过 2~3 年的随访如病灶保持稳定,则定为 BI-RADS 2 类。如果在 6 个月内直径增大>20%,或出现其他可疑的改变,应立刻将评估升为可疑(BI-RADS 4 类)。

五　BI-RADS 4 类:可疑恶性(恶性可能>2%,但<95%),建议活检穿刺

1. BI-RADS 4A 类　低度可疑恶性(恶性可能>2%~≤10%)(图 8-2-5)。

2. BI-RADS 4B 类　中度可疑恶性(恶性可能>10%~≤50%)(图 8-2-6)。

3. BI-RADS 4C 类　高度可疑恶性(恶性可能>50%~<95%)(图 8-2-7)。

六　BI-RADS 5 类:高度可能恶性(恶性可能≥95%)

见图 8-2-8。

七　BI-RADS 6 类:组织活检证实为恶性病灶但还未进行手术

见图 8-2-9,图 8-2-10。

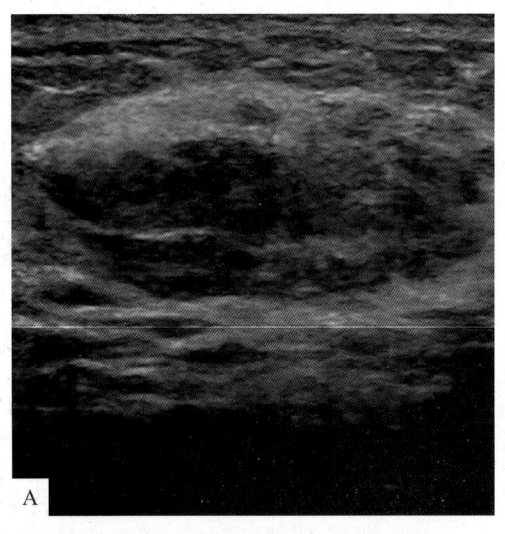
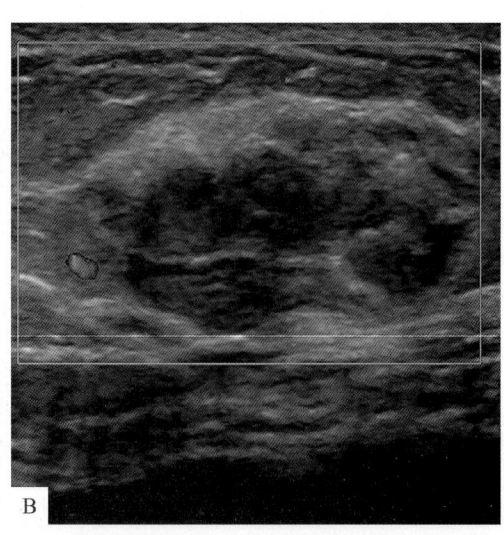

图 8-2-5　BI-RADS 4A 类　女性,46 岁。A.二维超声探查左侧乳腺 9 点钟方向腺体层内见低回声区,形态尚规则,边界尚清晰。B.彩色多普勒于周边见星点状血流信号显示。病理:腺病伴黏液囊肿,局灶导管上皮非典型增生。(见彩色插页)

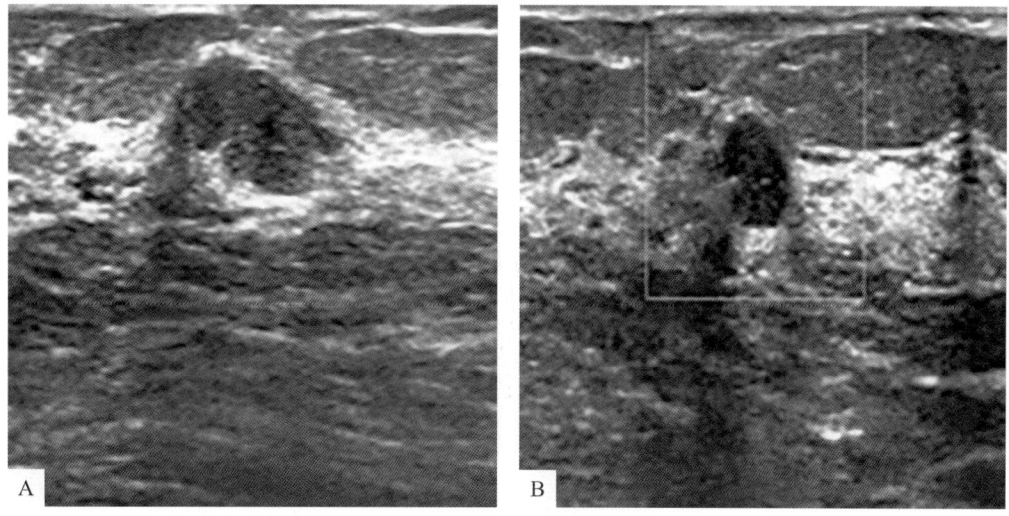

图 8-2-6 BI-RADS 4B 类　女性,43 岁。A. 二维超声于左侧乳腺内可见低回声区,形态欠规则,边界尚清晰,边缘回声增强。B. 彩色多普勒超声于肿物周边可见血流信号显示。病理提示为增生伴纤维腺瘤,局部大汗腺化生。(见彩色插页)

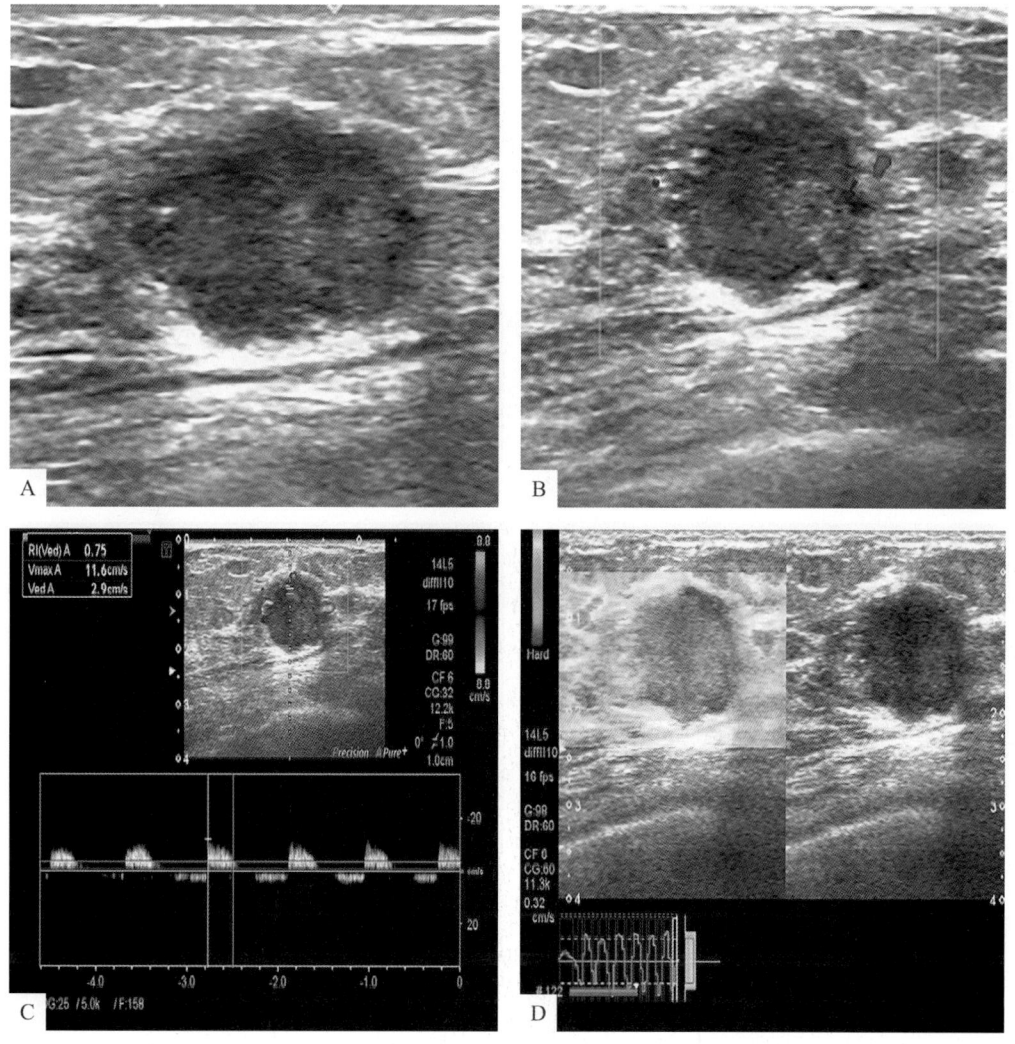

图 8-2-7 BI-RADS 4C 类　女性,50 岁。A. 二维超声探查左侧乳腺 4 点钟方向腺体层内可见低回声病变,形态不规则,边界不清晰。B. 彩色多普勒超声于病变内可见血流信号显示。C. 测其中一条动脉,RI=0.75。D. 弹性成像提示病灶质地硬,后经病理证实为乳腺浸润性导管癌Ⅲ级伴中、高级别导管原位癌。(见彩色插页)

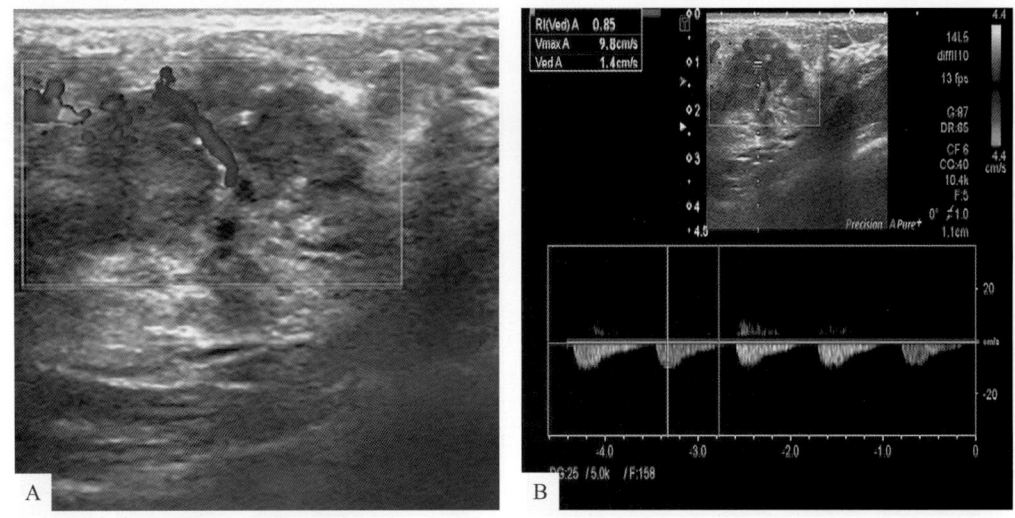

图 8-2-8 BI-RADS 5 类 女性,61 岁。A. 超声探查左侧乳腺内下方 7 点钟方向可见低回声病变,病变形态不规则,边界不清晰,内可见血流信号显示;B. 测量其中一条动脉,RI=0.85。病理证实为乳腺浸润性导管癌。(见彩色插页)

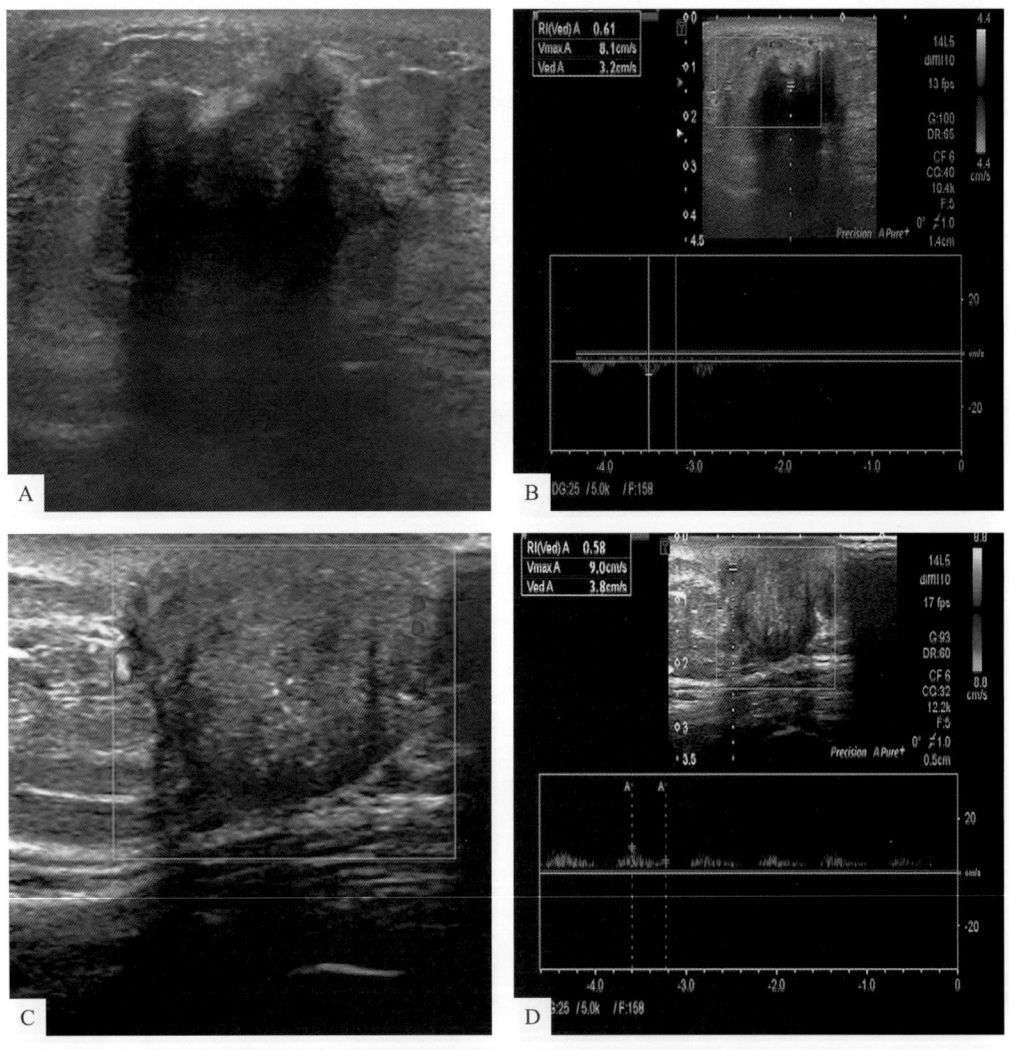

图 8-2-9 BI-RADS 6 类 女性,40 岁,左侧乳腺浸润性导管癌新辅助化疗。A. 该患者治疗前,二维超声探查左侧乳腺 11 点钟方向见低回声区,形态不规则,边界不清晰,可见细小钙化灶。B. 彩色多普勒可见血流信号显示,测其中一条动脉,RI 值=0.61。C. 化疗后,乳腺癌病灶分叶缩小,微小钙化灶减少,浸润范围缩小,血流信号减少。D. 测其中一条动脉,RI 值降低为 0.58。(见彩色插页)

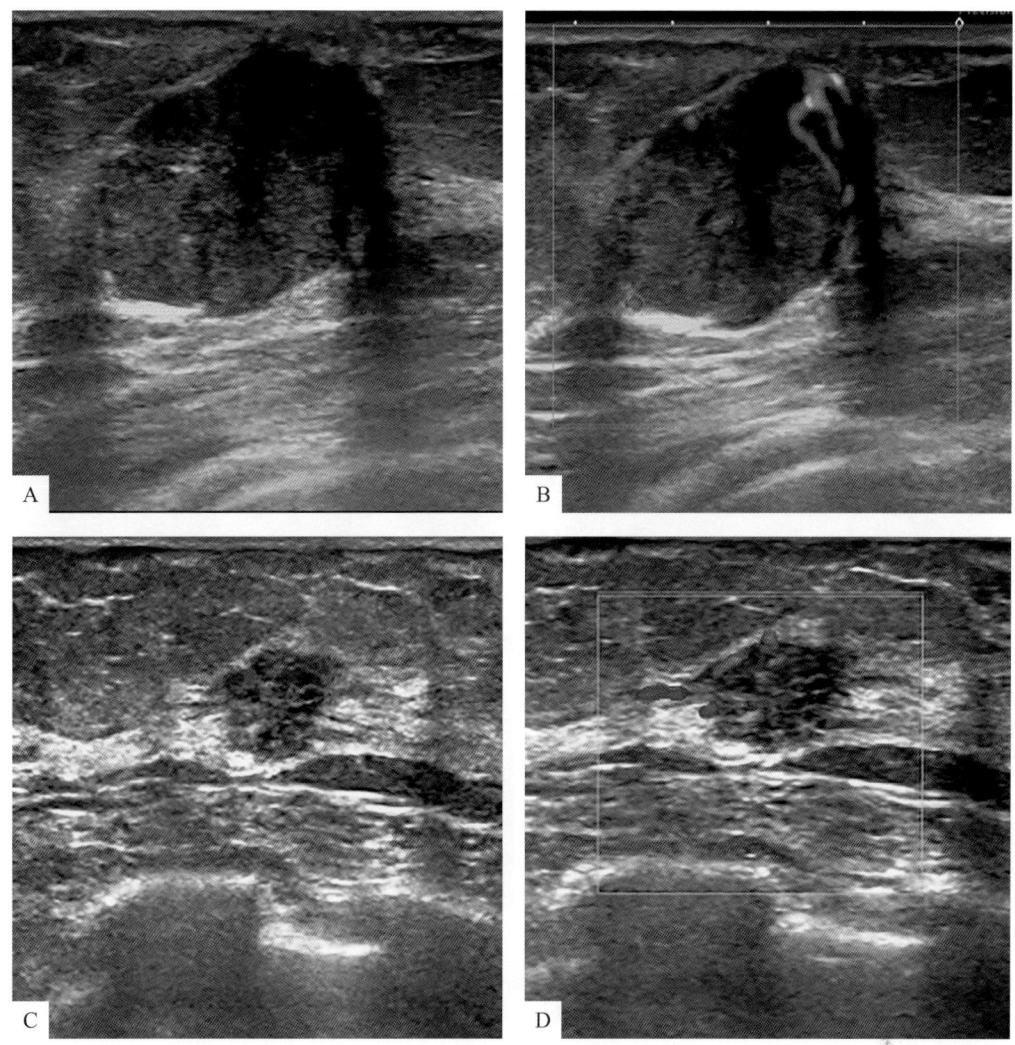

图 8-2-10 BI-RADS 6 类 31 岁，女性，触及肿块。新辅助化疗前：A. 二维超声探查右侧乳腺 10 点钟方向见低回声区，肿块体积较大，形态不规则，边界不清晰，肿块内见微小钙化；B. 彩色多普勒可见丰富血流信号显示。新辅助化疗后：C. 肿块体积呈显著缩小；D. 彩色多普勒见血流信号减弱。（见彩色插页）

（于 韬 叶冬熳）

◆ 参考文献 ◆

D'Orsi C, Sickles E, Mendelson E, et al. ACR BI - RADS atlas: breast imaging reporting and data system [R]. American College of Radiology, 2013.

第三节 乳腺 MRI BI - RADS 分类及处理建议

美国放射学院（ACR）于 2003 年首次发布了乳腺 BI - RADS - MRI 部分，其目的是使乳腺 MRI 检查和诊断更加规范和标准，帮助临床医生对病变处理作出合理选择，并使多中心研究的数据统计和随诊监测达到统一。目前使用的标准为 2013 年第 2 版。

BI - RADS - MRI 将乳腺最终评估为 7 个类别，其中 1~6 类为完全评估，0 类为不完全评估。

BI - RADS 0 类：不完全评估（需要其他影像检查进一步评估）

由于扫描技术不满意或仅行 MRI 平扫而未行动态增强扫描者，可以归为 0 类。推荐再次运用适当技术完善 MRI 检查，或行其他影像学检查（如乳腺X线摄影、超声等)以获取更多信息。乳腺MRI检查应尽量避免使用0类,归为0类的目的是期待运用多种检查手段综合评价,以降低阴性活检率。

二 BI-RADS 1类:阴性(恶性可能性为0)

此类无特别需要描述的病变。通常双侧乳腺对称,无强化的肿块、无结构扭曲、无可疑的强化病灶(图8-3-1)。1类描述应包括乳腺组织构成(纤维腺体组织的数量)和背景实质强化(BPE)程度,应强调的是,BPE是乳腺MRI检查的正常表现,无需短期随访来评估BPE的稳定性。此类病灶建议常规随诊。

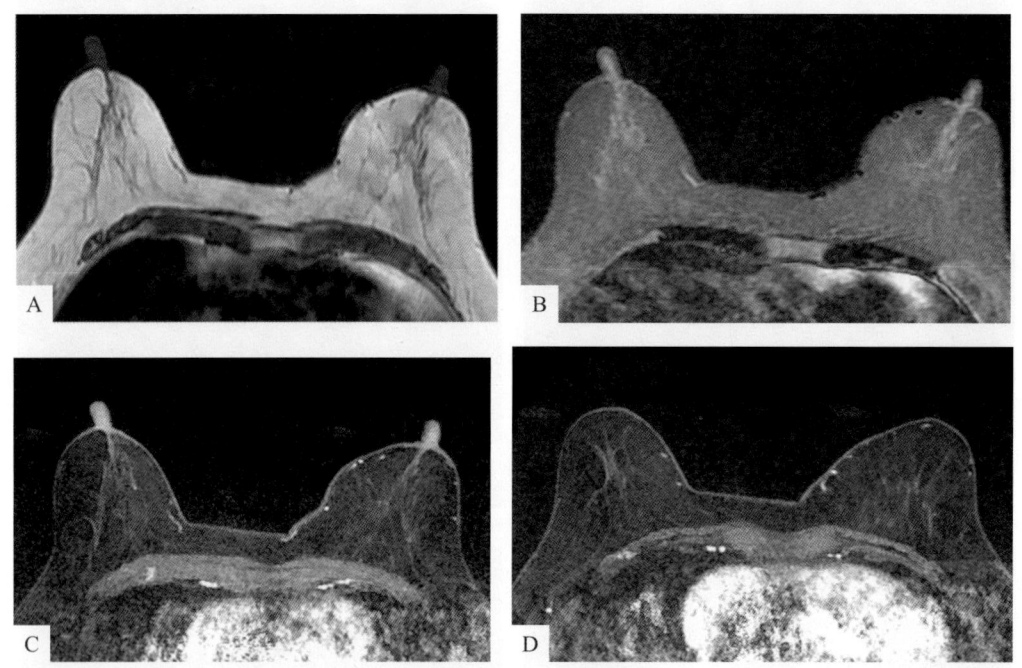

图8-3-1 BI-RADS 1类 女性,65岁。A.横断位T1WI;B.横断位脂肪抑制T2WI;C、D.增强扫描。显示双侧乳腺对称,无强化的肿块,无结构扭曲,无可疑强化病灶。

值得注意的是,如果MRI评估为1类,而X线上发现乳腺内恶性钙化,则应将乳腺MRI片和X线片认真对比分析,避免遗漏仅在X线上表现为恶性钙化而在MRI上没有恶性征象的少数乳腺癌。

三 BI-RADS 2类:良性(恶性可能性为0)

此类包括乳腺内淋巴结、义乳、植入体(图8-3-2)、金属异物如外科夹、强化或不强化的纤维腺瘤、囊肿、非强化的陈旧瘢痕或近期瘢痕、含脂肪的病变如油性囊肿、脂肪瘤(图8-3-3)、积乳囊肿及错构瘤等。建议每年行MRI和乳腺X线摄影随访。

四 BI-RADS 3类:可能良性病变(恶性可能性≤2%)

此类评估用于恶性概率≤2%的良性病灶,医生希望用短期随访以确定其稳定性。

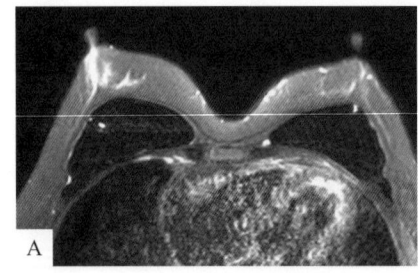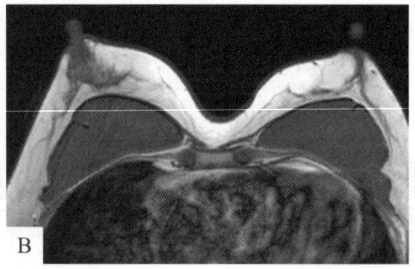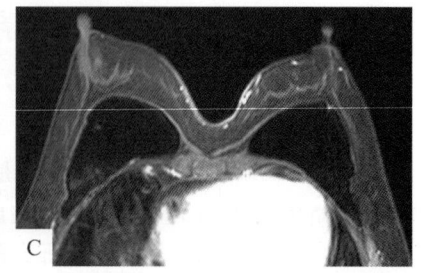

图8-3-2 BI-RADS 2类 女性,32岁,乳腺假体植入术后。A.横断位脂肪抑制T2WI;B.横断位T1WI;C.增强扫描。双乳内无强化的肿块,无结构扭曲,无可疑强化病灶,每年复查MRI,连续随访两年无变化。

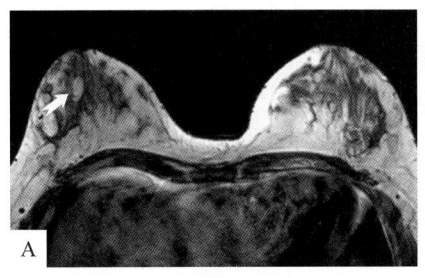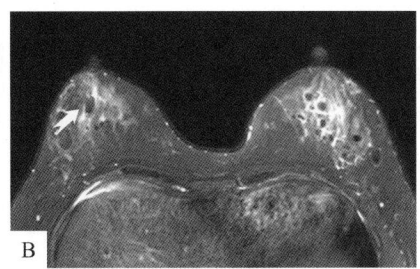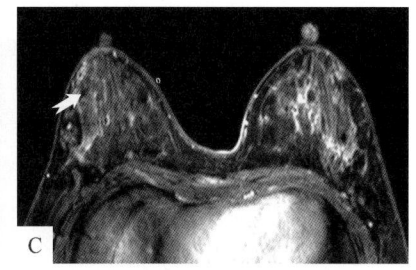

图8-3-3　BI-RADS 2类　女性,34岁。A.横断位T1WI;B.脂肪抑制T2WI;C.增强扫描。双侧乳腺多发脂肪信号影(箭),T1WI上呈高信号,边缘见纤细包膜,内含少许分隔,脂肪抑制T2WI上呈低信号,增强扫描强化不明显。病理:右乳病灶脂肪瘤。

(一)背景实质强化(BPE)的随访

BPE是乳腺MRI检查的正常表现,应评估为1类,无需短期随访来评估BPE的稳定性。然而,如果发现BPE的表现不典型,或者出现的异常强化考虑与激素变化有关,可评估为3类。内源性激素引起的良性强化可以随月经周期不同而变化,如果患者在不适宜的月经周期接受扫描,评估为3类并建议短期(2~3个月)复查;MRI复查应安排在最佳周期(月经来潮后第2周)。此外,3类评估可用于绝经后行激素替代治疗(HRT)的患者,这种情况可停止激素替代治疗几周后复查(图8-3-4)。应该强调的是,归因于激素替代治疗的不明原因的强化是不常见的,如果随访过程中发现病变缩小或者强化程度减低,那病灶考虑良性;相反,如果病灶是新出现的或较前增大、强化趋于显著,则需要考虑活检,而不是继续随访。评价MRI使用3类评估的正确性、随访间隔和病变类型需要进一步的数据积累。

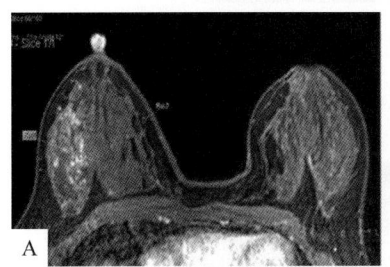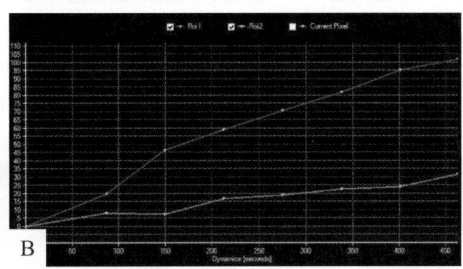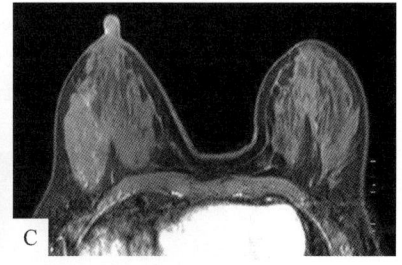

图8-3-4　BI-RADS 3类　女性,51岁,不典型BPE。A、B.月经来潮前1周增强扫描及TIC;C.停止激素替代治疗4周后增强扫描。患者行激素替代治疗(HRT)1年,月经来潮前1周MRI增强扫描显示右侧乳腺外上象限非肿块强化灶,T1WI、T2WI、DWI上信号与纤维腺体信号相似,TIC呈流入型,考虑不典型BPE。嘱患者停止激素替代治疗4周、于月经来潮后第2周复查,右乳BPE强化发生变化,范围缩小,强化减弱。

(二)点状强化病变的随访

点状强化病变一般归为3类,新的病变或增大的病变应被怀疑或谨慎评估。T2WI对评估点状强化病变有帮助,如果点状强化在T2WI或脂肪抑制序列上表现为高信号,则可能为良性(这些点状强化病变大多数代表淋巴结或小黏液变纤维腺瘤)(图8-3-5)。如果点状强化在T2WI上不表现为高信号,那么病灶则不一定是良性,可随访或活检。在某些情况下(如果发现是新发的或增大的)点状强化病变应活检。需要注意恶性点状强化尽管不表现为囊样高信号,但一般比周围纤维腺体组织信号要高。

(三)非肿块强化(NME)的随访

NME有别于背景强化,应基于形态学和血流动力学进行评估。在这些情况下T2WI有助于显示相关的囊肿,这支持诊断局灶性纤维囊性改变和良性(2类)评估(图8-3-6)。然而,有限数据表明,线样、集簇样、段样NME不适合随访,因为恶性率>2%。目前,并没有充分的文献支持对NME使用3类评估。

(四)处理意见和随访时间

3类评估的使用有一定的数据统计支持,但仍较主观,一定程度依赖于对每一类型病变的个人经验与直觉判断,需要短期随访来确定此类病变的稳定性。

3类评估初次短期随访时间间隔通常是6个月。如果6个月后表现稳定,继续给出3类评估,建议再6个月的短间隔随访,同时对对侧乳腺例行筛查。如果第2次复查再次表现稳定,则再次评估为3类,但

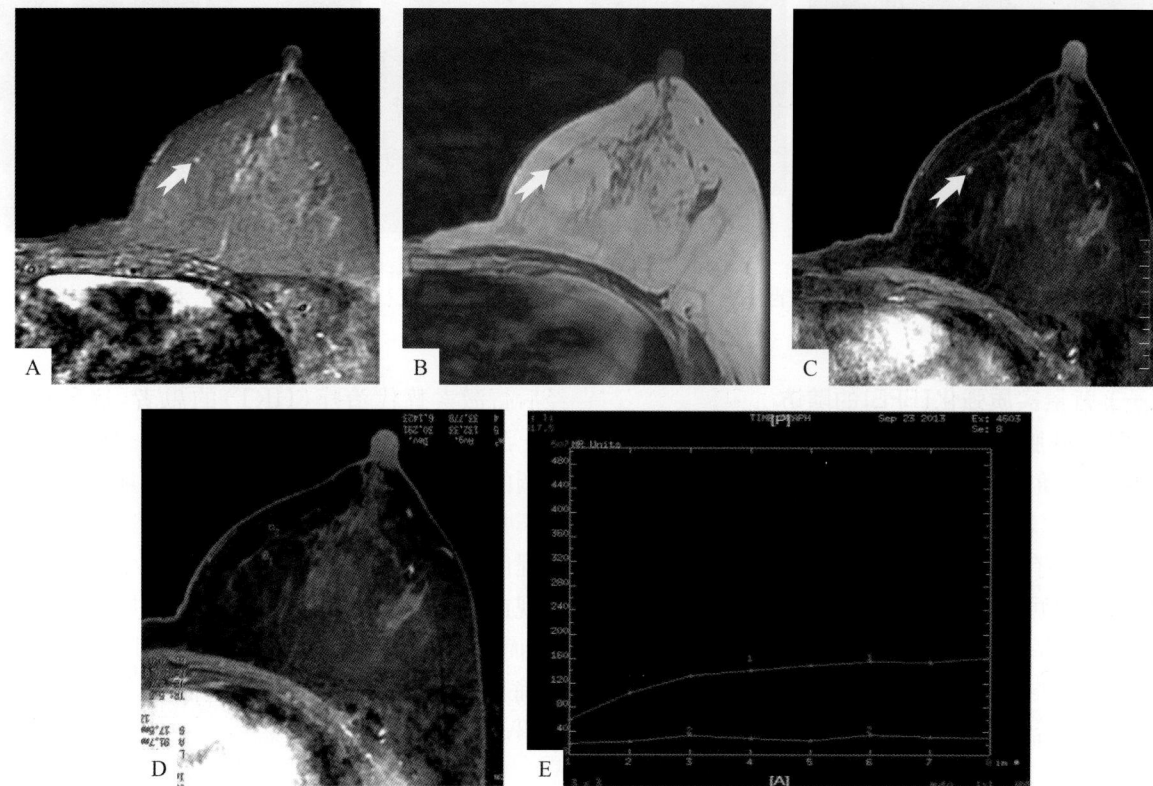

图 8-3-5 BI-RADS 3 类 女性,46 岁。A. 脂肪抑制 T2WI;B. 横断位 T1WI;C. 增强扫描;D、E. 增强扫描及 TIC。左乳内侧象限发现点状强化(箭),相对应 T2WI 上呈高信号,TIC 呈流入型,嘱患者 6 个月随访,病灶稳定。但患者因乳腺癌家族史拒绝继续随访,要求组织活检,活检病理:左乳小黏液纤维腺瘤。

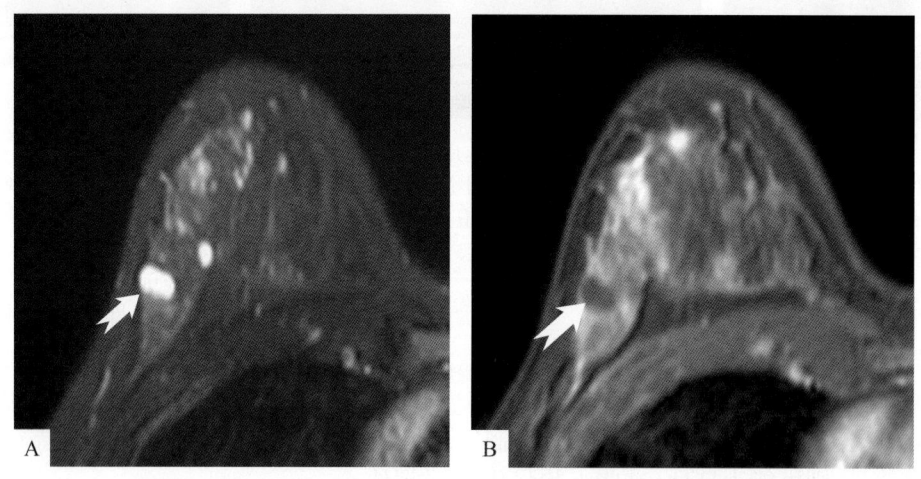

图 8-3-6 BI-RADS 3 类 女性,42 岁。A. 脂肪抑制 T2WI;B. 增强扫描。右乳外上象限 NME 中显示多枚 T2 高信号囊性灶,提示良性病变,患者过分焦虑,拒绝随访,要求手术,手术病理:右侧乳腺囊性增生。

随访时间间隔通常延长至 12 个月。一个典型的 2~3 年随访间隔依次是:6 个月、6 个月、12 个月或以上,经过这样 2~3 年的随访,病灶表现稳定则应评定为良性(2 类);相反,如果在随访过程中发现病灶范围增大、强化显著或出现新的病灶,则需要考虑活检,而不是继续随访。应该强调的是,这种方法借鉴自乳腺 X 线 BI-RADS 分类。

五、BI-RADS 4 类:可疑恶性(恶性可能性 > 2%~<95%)

4 类评估用于不具有典型恶性病变特征、但有低度到中度恶性可能性的病变,需要用活检证实,此类评估覆盖了 2%～95% 的恶性概率区间。在乳腺 MR 检查中,目前不需要将 4 类细分为 4A、4B、4C 亚类。可疑的集簇强化按线样分布或叶段分布需要考虑恶性可能(图 8-3-7);不规则形态或不均匀强化或环形强化的肿块(图 8-3-8);具有任何可疑形态或血流动力学特点的局灶分布强化都应该归为此类评估。此类病变活检检查通常在超声引导下或者 X 线摄影引导下进行,但是,如果超声和 X 线都不能显示,则需要 MRI 引导穿刺,随后行定位导丝放置或活检。

六 BI-RADS 5 类:高度提示恶性(恶性可能性≥95%)

这类病变有极高的恶性可能性。通常单个的 MRI 恶性征象不足以归类为 5 类,需要多个恶性征象或有乳腺 X 线摄影或超声作为佐证,方可定为 5 类(图 8-3-9)。此类临床应采取适当措施。

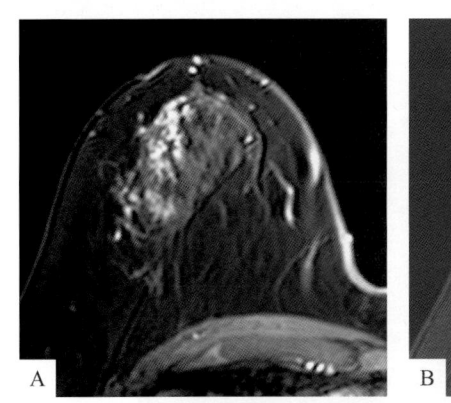
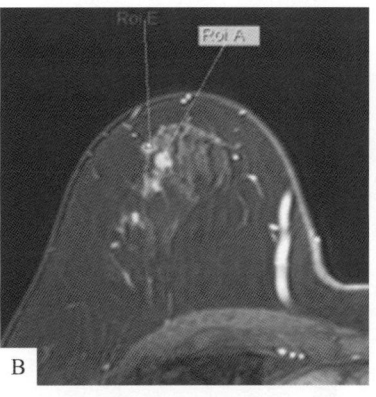
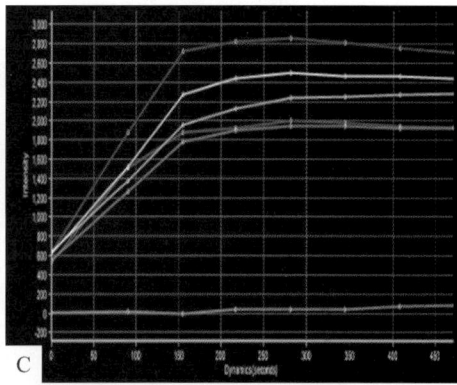

图 8-3-7 BI-RADS 4 类 女性,45 岁。A. 增强扫描;B、C. 增强扫描及 TIC。右乳外上象限 NME 集簇样强化按叶段分布,TIC 呈平台型。手术病理:DCIS。

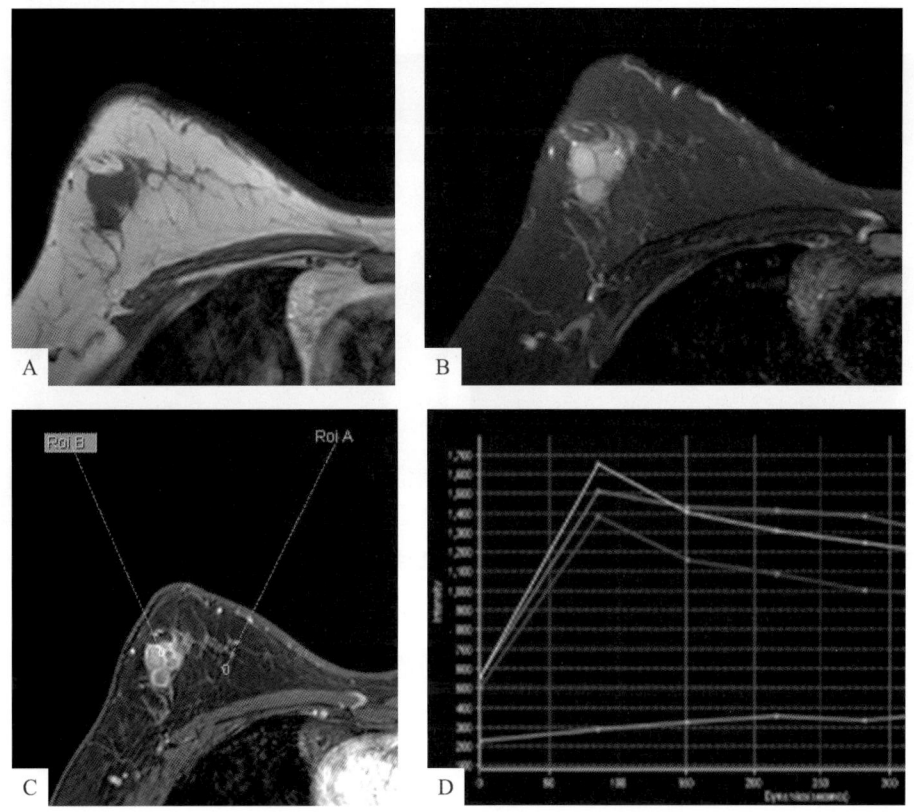

图 8-3-8 BI-RADS 4 类 女性,44 岁。A. 横断位 T1WI;B. 脂肪抑制 T2WI;C、D. 增强扫描及 TIC。右侧乳腺外上象限显示形态不规则、环状强化肿块,TIC 呈流出型。手术病理:非特殊类型浸润性癌。

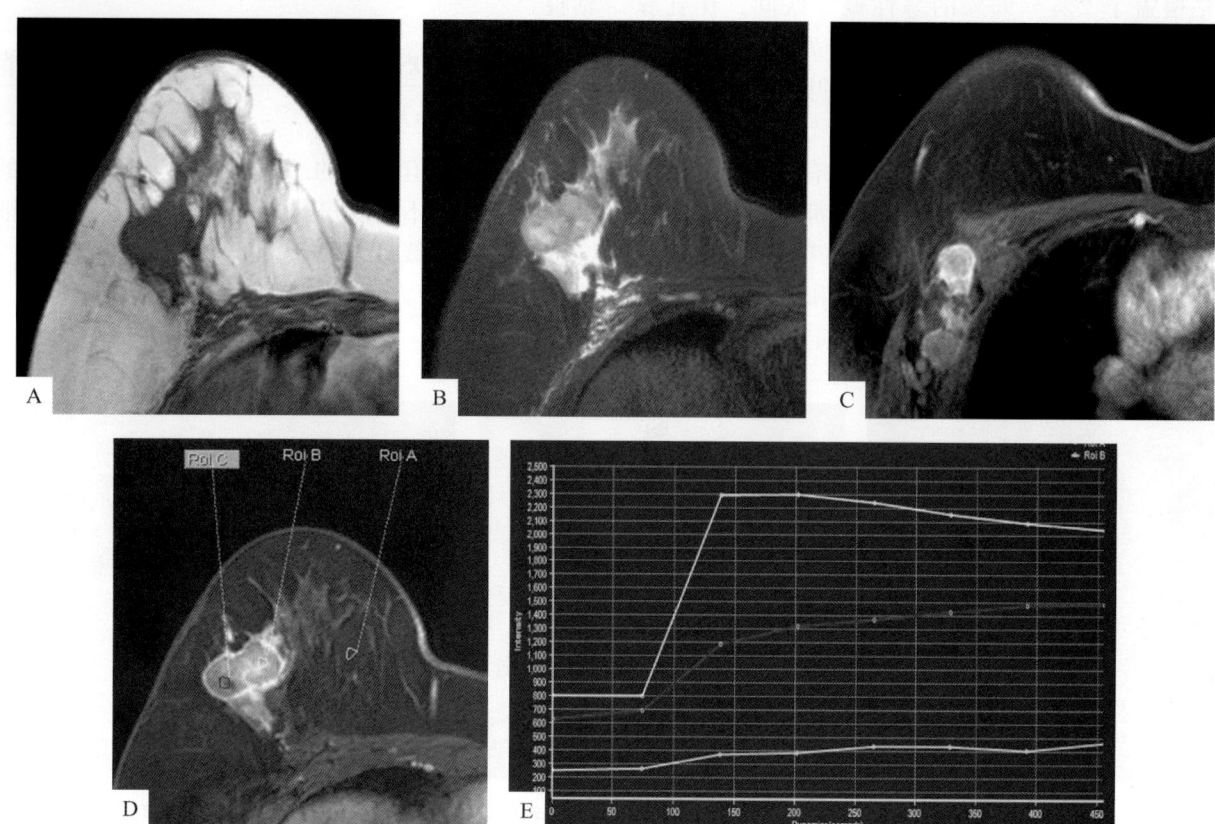

图 8-3-9 BI-RADS 5 类 女性,52 岁。A. T1WI;B. 脂肪抑制 T2WI;C. 增强扫描;D、E. 增强扫描及 TIC。右侧乳腺肿块形态不规则、不均匀强化、TIC 呈流出型曲线、右侧腋窝淋巴结肿大。手术病理:右侧乳腺浸润性癌。

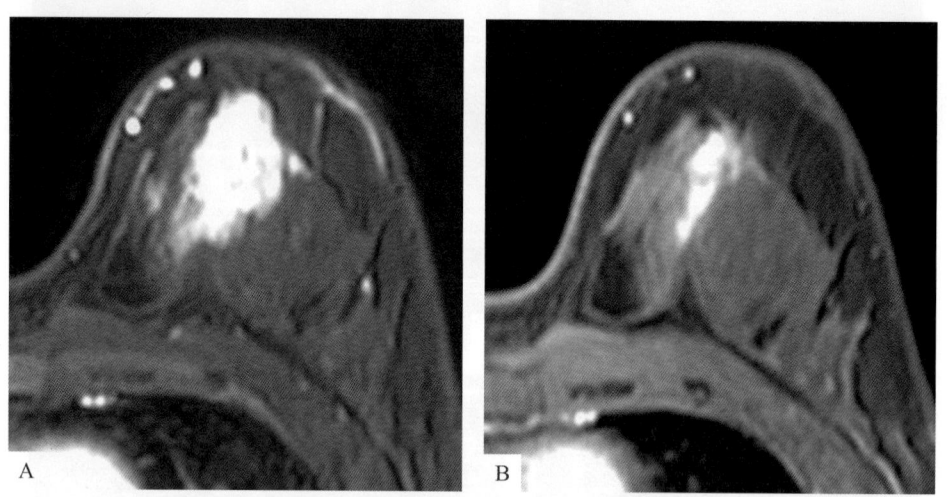

图 8-3-10 BI-RADS 6 类 女性,54 岁,左侧乳腺肿块活检证实为浸润性导管癌。A. 新辅助化疗前增强扫描;B. 新辅助化疗后增强扫描。

七 BI-RADS 6 类:已经活检证实为恶性

这一类用在活检组织学已证实为恶性的术前诊断(图 8-3-10),如果恶性病变已切除或乳腺成功切除者不应归为 6 类。除已知的恶性病变外,另见其他可疑病变者应归为 4 类或 5 类,以便进行相应的治疗。

(刘 岚)

◆ 参考文献 ◆

[1] 中华医学会放射学分会乳腺学组. 乳腺 MRI 检查共识[J]. 中华放射学杂志,2014,48(9):723-725.
[2] 中华医学会放射学分会乳腺学组. 乳腺 X 线摄影检查和诊断共

识[J]. 中华放射学杂志, 2014, 48(9): 711-717.

[3] Chikarmane SA, Birdwell RL, Poole PS, et al. Characteristics, malignancy rate, and follow-up of BI-RADS category 3 lesions identified at breast MR imaging: implications for MR image interpretation and management [J]. Radiology, 2016, 280(3): 707-715.

[4] Chikarmane SA, Michaels AY, Giess CS. Revisiting nonmass enhancement in breast MRI: analysis of outcomes and follow-up using the updated BI-RADS atlas [J]. AJR, 2017, 209(5): 1178-1184.

[5] D'Orsi C, Morris E, Mendelson E, et al. ACR BI-RADS atlas. breast imaging reporting and data system [R]. American college of Radiology, 2013.

[6] Lunkiewicz M, Forte S, Freiwald B, et al. Interobserver variability and likelihood of malignancy for fifth edition BI-RADS MRI descriptors in non-mass breast lesions [J]. Eur Radiol, 2020, 30(1): 77-86.

[7] Nguyen DL, Myers KS, Oluyemi E, et al. BI-RADS 3 assessment on MRI: A lesion-based review for breast radiologists [J]. J Breast Imaging, 2022, 4(5): 460-473.

[8] Sung JS, Corben AD, Brooks JD, et al. Histopathologic characteristics of background parenchymal enhancement (BPE) on breast MRI [J]. Breast Cancer Res Treat, 2018, 172(2): 487-496.

第九章

乳腺良性病变、良性肿瘤和瘤样病变

第一节 乳腺腺病

一、概述

乳腺腺病是源于终末导管-小叶单位的乳腺上皮和纤维组织良性增生性病变,其主要改变是增生扩张的小叶伴乳腺腺泡和小导管局灶性增生,小叶结构基本失去正常形态,腺泡上皮细胞可散居于纤维基质中。乳腺腺病可单独发生,也可与囊性增生病伴发,均在乳腺小叶增生的基础上发生。

硬化性腺病是小叶为中心增生的腺泡围绕中心导管伴间质纤维化和管腔受压。

二、病理

乳腺腺病是生理性增生与复旧不全造成的乳腺组织结构紊乱,小叶增生时小叶内导管或腺泡增生,数目增多,但小叶内间质增生轻,腺病、硬化性腺病则有明显的纤维组织增生及硬化。小叶增生、腺病、硬化性腺病可同时出现,其相互转归可造成乳腺腺病的病理及临床影像多样性,其不是孤立静止的,而是移行或混合出现,这就增加了影像诊断的难度。

1. **腺病镜下特征** 每个终末导管小叶单位腺泡数量增加,腺泡常增大扩张,但不变形。可见增生的小叶,整个小叶结构保留,保留肌上皮层。

2. **硬化性腺病镜下特征** 周围支持间质组织的纤维化可能陷入腺体,腺体可变形狭窄,在受压的腺泡内可形成钙化。

三、临床表现

乳腺腺病好发于绝经前女性和围绝经期女性,其发生发展与内分泌紊乱有关,雌孕激素的比例失调,雌激素水平升高,孕激素水平降低在其成因中发挥重要作用。也有学者认为,催乳素与乳腺腺病存在一定的关系,乳腺腺病患者的血清催乳素水平均高于正常者。

临床表现主要为与经期相关的乳房疼痛及可触及的乳腺肿块,部分可伴乳头溢液,单侧或双侧均可发生,肿块可单发,亦可多发,体积一般较小。

四、影像学表现

(一) X线

1. **钙化** 钙化是乳腺腺病最常见的X线表现。硬化性腺病较单纯腺病更容易出现钙化。以不定形钙化伴圆形、点状钙化常见,有时可见多形性钙化。钙化分布以弥散、群样分布较区域分布多见(图9-1-1)。

2. **肿块** 腺病可表现为多个象限弥漫性多发小肿块,亦表现为局灶性结节形成。肿块可边界清楚,为类圆形、椭圆形或不规则形状,也可边界部分清楚或模糊不清(图9-1-2)。

3. **局部腺体密度增高或结构紊乱** 乳腺腺病当表现为局部腺体密度增高或结构紊乱时需要与浸润性导管癌、术后瘢痕收缩、脂肪坏死等鉴别(图9-1-3)。

(二) MRI

乳腺腺病MRI表现复杂,这与腺病的病理发展过程密切相关。

1. **非肿块病变** 腺病的非肿块样病变可表现为形态不规则、边界不清的病变,易造成误诊,特别是伴有纤维化,可表现出部分恶性征像。强化方式为散在斑点样强化、区域强化、局灶性的非肿块样强化。TIC多表现为流入型和平台型曲线,少数表现为流出型曲线。DWI所示腺病ADC值较高(图9-1-4)。

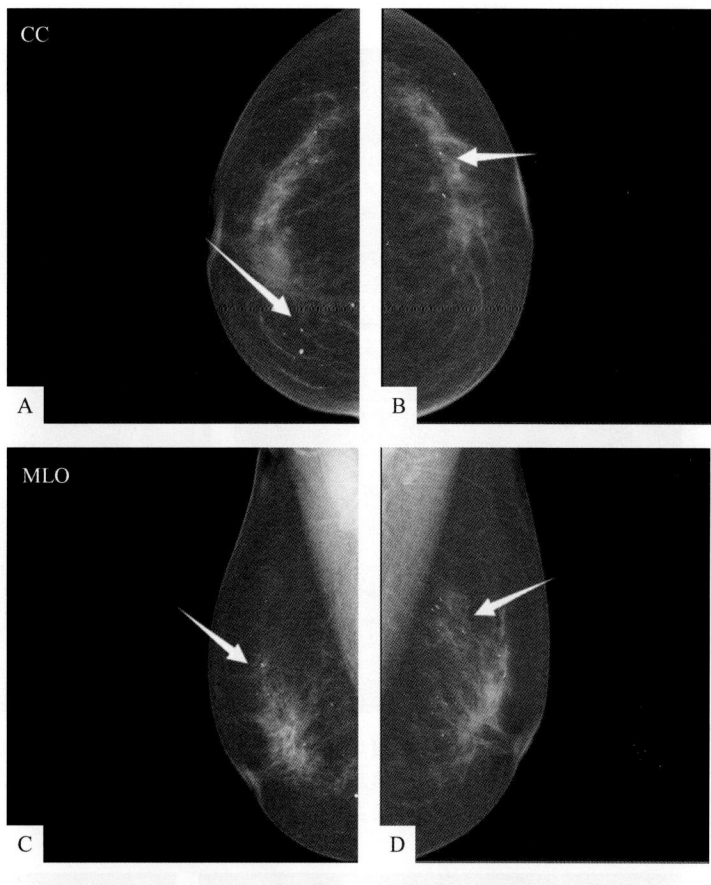

图 9-1-1　乳腺钙化　双乳数字乳腺 X 线摄影 CC 位（中心轴位）及内外斜位（MLO）。双乳可见弥散分布的点状钙化灶（箭）。

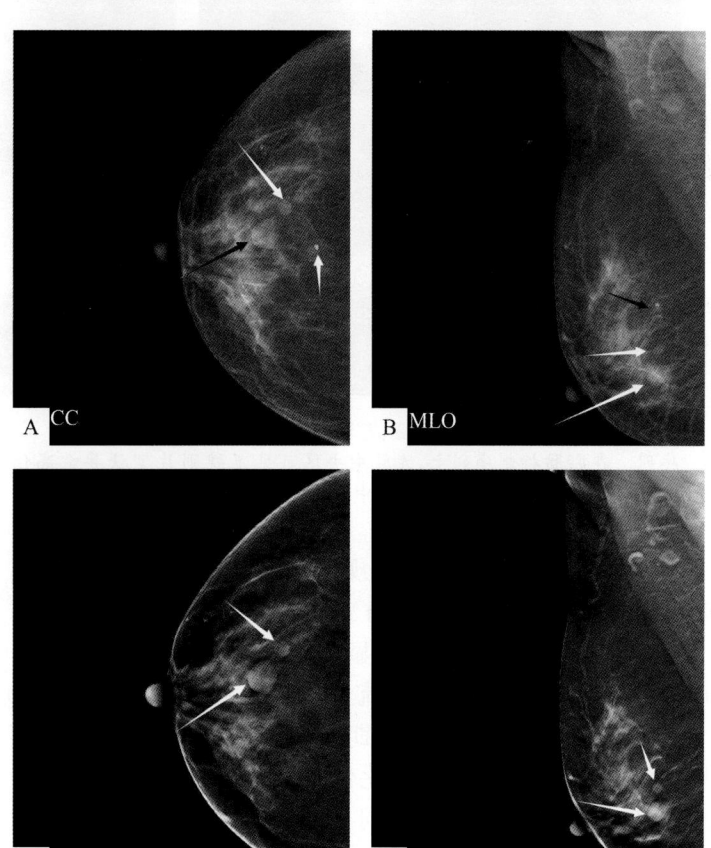

图 9-1-2　乳腺结节　左乳常规数字乳腺 X 线摄影和 DBT 图像。A、B. 左乳二维乳腺 X 线摄影 CC 位及 MLO 位图像。左乳外上象限可见多发类圆形等密度结节（白箭），边界清晰，边缘光整。结节后方可见粗颗粒状钙化灶（黑箭）。C、D. 同侧乳腺采用 CC 位及 MLO 位行 DBT 显示的断层图像中的一幅，断层图像避免了 X 线投射前后方向上的结构重叠，有利于显示病灶。

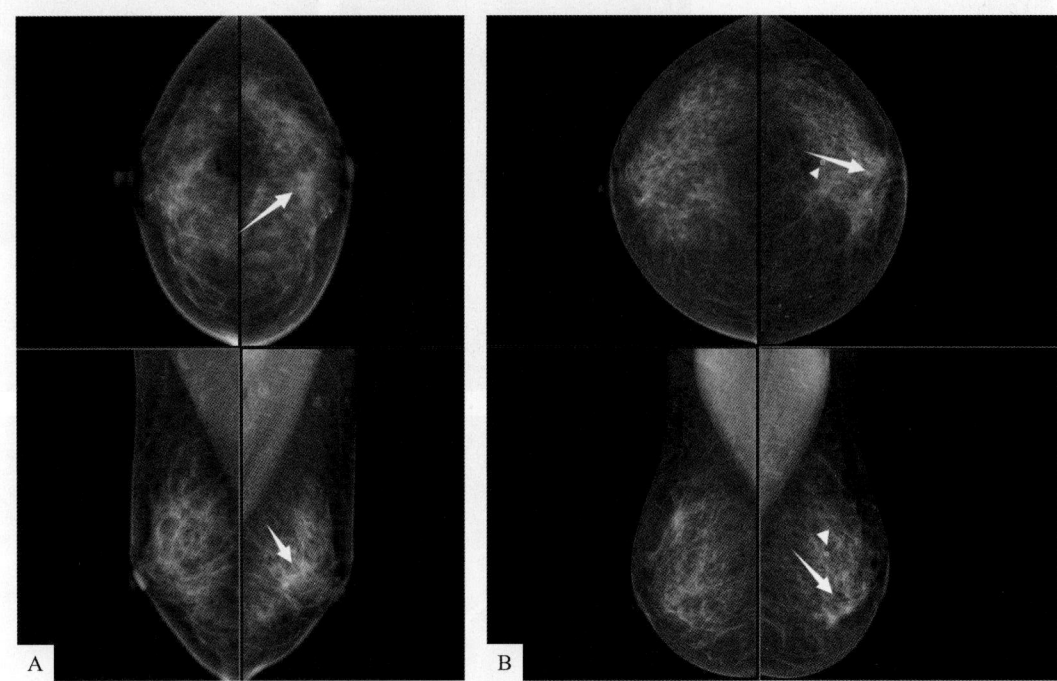

图 9-1-3 乳腺局部腺体密度增高及腺体结构紊乱　双乳数字乳腺 X 线摄影 CC 位（中心轴位）及内外斜位（MLO）图像。A. 左乳乳晕后方相较对侧乳腺局部腺体密度增高；B. 左乳乳晕后方腺体结构较对侧乳房腺体紊乱，并且左乳可见散在斑点状钙化灶（箭）。

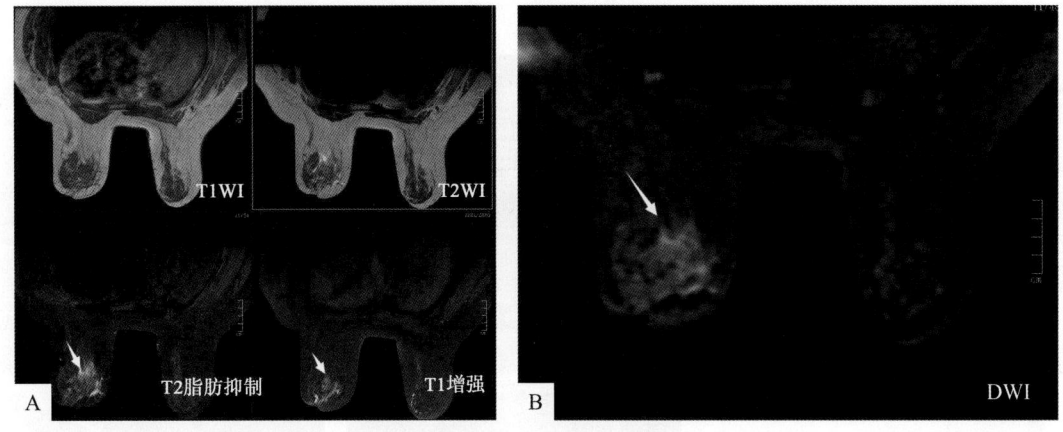

图 9-1-4 乳腺非肿块病变，左乳非肿块样病变　A. 图中包括 T1WI、T2WI、T2 脂肪抑制以及 T1 增强序列。在脂肪抑制序列上，左乳中央区可见不规则片絮状异常高信号，在增强图像上表现为局灶性的非肿块样强化。B. DWI 图像。图中左乳病灶表现为高信号。

2. 肿块病变　肿块病变形态规则，多为圆形或卵圆形，边界清晰。内部强化方式以均匀强化为多。病灶常表现早期肿块中心显著强化，随后逐渐向周围强化。TIC 多表现为流入型和平台型曲线。乳腺腺病病灶也可出现早期快速增强、晚期曲线呈流出型改变，特别是硬化性腺病早期均快速增强，晚期以流出型为主，这可能与腺病病变内间质纤维化有关。DWI 所示腺病 ADC 值较高（图 9-1-5）。

五 诊断要点

（1）乳腺腺病的钙化以不定形钙化伴圆形、点状钙化常见，亦可见多形性钙化。钙化分布以弥散、群样分布较区域分布多见。

（2）表现为肿块时病变形态多规则，圆形或卵圆形，边界清晰。内部强化方式以均匀强化为多，TIC 曲线多见流入型、平台型，ADC 值较高。超声多低回声结节，多未探及血流信号。

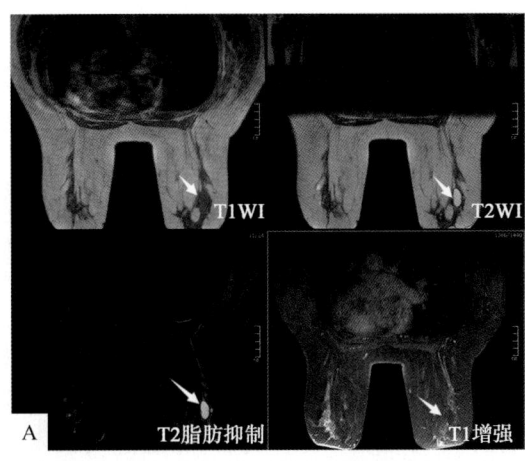
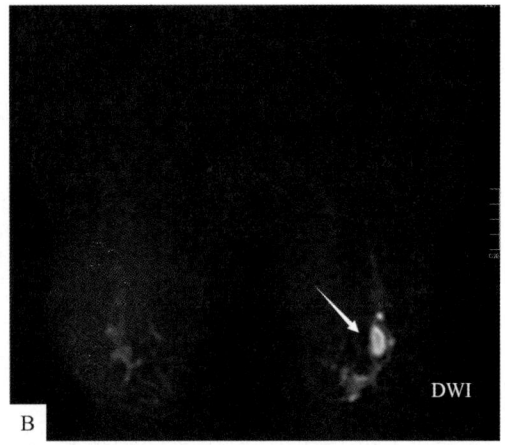

图9-1-5 乳腺肿块病变,右乳肿块病变 A.图中包括T1WI、T2WI,脂肪抑制T2WI以及T1增强序列。在脂肪抑制序列上,右乳偏外侧可见卵圆形异常高信号结节,病灶边界清晰,边缘规整,在增强图像上表现为均匀性低强化,背景实质强化(正常纤维腺体组织强化)较明显。B.DWI图像,图中右乳病灶表现为高信号。

(3) 表现为非肿块病变时为形态不规则、边界不清的病变,易造成误诊,可表现出部分恶性征像。强化方式为散在斑点样强化,区域强化,局灶性的非肿块强化。TIC多表现为流入型和平台型曲线,少数表现为流出型曲线。DWI所示腺病ADC值较高。超声可表现为形状不规则且回声不均匀的低回声,探及或未探及血流信号。

六 鉴别诊断

(一) 乳腺癌

(1) 两者强化方式不同,乳腺腺病以均匀强化为主,病灶常表现早期肿块中心显著强化,随后逐渐向周围强化;乳腺癌以不均匀强化或其他方式强化为主,肿块可表现为早期周围环形强化,并逐渐向中心扩展的强化方式,或者肿块内部出现强化的分隔。

(2) 两者TIC存在一定的差异,乳腺腺病一般表现为流入型或平台型曲线。乳腺癌多表现为流出型曲线。

(3) ADC值有助于乳腺良恶性疾病的鉴别诊断。乳腺腺病在ADC图上多为高信号,乳腺癌在ADC上多为低信号。

(4) 小乳癌在超声声像图上往往边界更加不整,呈锯齿状,宽基底尖端细;肿物后方可见回声衰减;彩色多普勒血流显像(CDFI)可见较丰富血流信号,多为高阻(RI>0.7)动脉血流信号,硬化性腺病则极少能观察到上述表现。乏血供特征在硬化性腺病与小乳癌的鉴别诊断中最具价值。

(5) 腺病表现为结构扭曲时,主要为"黑星",乳腺癌中的结构扭曲灶,可见病灶中心结节样密度增高影或伴钙化。

(二) 乳腺纤维腺瘤

1. MRI 多表现为圆形、卵圆形分叶状肿瘤,病灶内部信号多变,约64%病灶内可出现特征性的条形不强化低信号分隔,病灶小时两者难以区分,两者可伴发。

2. 超声检查 纤维腺瘤多数表现为椭圆形低回声肿块,有包膜,内部回声均匀,呈弱回声,后方回声增强,肿块长径与前后径比值>1。一般较腺病病变区域大,压之肿块与周围组织有逆向运动,并且纤维腺瘤多见于30岁以前的青年女性。

(三) 导管内乳头状瘤

常有乳头溢液的临床表现,易伴有导管扩张,当T2WI上高信号所对应的区域在增强时表现为不强化,则提示为导管内乳头状瘤。

(姚 娟)

◆ 参考文献 ◆

[1] 陈海平,包凌云,俞丽芳.超声对乳腺硬化性腺病诊断价值[J].浙江中西医结合杂志,2019,29(8):673-675.

[2] 徐乐,何琳,邹海蓉,等.表现为肿块的乳腺腺病的超声声像图特征分析[J].第三军医大学学报,2016,38(32):2466-2469.

[3] 徐维敏,陈卫国,廖昕,等.乳腺腺病X线特点分析及鉴别诊断[J].医学影像学杂志,2015,25(9):1596-1603.

[4] 杨丽,时军峰,刘辉,等.乳腺腺病的磁共振影像学特点[J].临床放射学杂志,2014,33(2):190-193.

[5] 张丽,韩立新,曹慧霞,等.3.0 T磁共振扩散加权成像和VIBRANT动态增强在鉴别乳腺腺病与乳腺癌中的价值[J].临床放射学杂志,2017,36(3):342-346.

[6] 张维维,韩秀梅,张震.以乳腺腺病的病理学为基础的超声弹性图形特点分析[J].生物医学工程与临床,2015,19(6):569-573.

[7] 张亚平,董光,耿海,等.DCE-MRI和DWI对乳腺腺病和乳腺癌的诊断价值[J].实用放射学杂志,2017,33(4):533-553.

[8] 张媛,陈秀平,雷蕾.彩色多普勒超声乳腺腺病和乳腺癌的对比[J].中国医疗设备,2018,33(S2):19-20.
[9] 朱丹,钱海珊,韩洪秀,等.乳腺腺病与乳腺导管癌的MRI鉴别诊断及病理对照研究[J].磁共振成像,2017,8(10):753-759.
[10] Tan HN, Zhang HY, Lei ZD, et al. Radiological and clinical findings in sclerosing adenosis of the breast [J]. Medicine, 2019,98(39):1-8.

第二节 乳腺囊肿

一、概述

乳腺囊肿是乳腺常见病之一,占乳腺疾病的3.6%。通常组织学为乳腺单纯性囊肿、脂性囊肿、积乳囊肿等多种类型。其中乳腺单纯性囊肿(simple cyst of breast)最常见,又名单纯性乳房囊肿,是生长在乳房内的圆形或卵圆形的良性肿块,内含液体,可单发也可多发,可单侧也可双侧发生,以单侧单个囊肿居多,其临床及X线检查常无特异性,易误诊为乳腺良性肿瘤或恶性肿瘤。

脂性囊肿(oil cyst)是乳腺脂肪坏死的一种特殊类型。在病变早期,脂肪组织被脂酶溶解液化,表现为孤立的脂肪性小叶,随着病变发展,周围形成少量结缔组织包绕液化脂肪,形成单发或多发脂性囊肿,可单侧也可以双侧发生。

积乳囊肿(cyst of galactostasia)又称为乳汁潴留性囊肿、乳汁淤积症,是妊娠、哺乳期妇女常发生的良性疾病,相比单纯囊肿较为少见,发病年龄多在20~40岁,尤其多见于哺乳期断奶后,有患侧乳腺炎病史,哺乳期发病者占86%。多在产后1~5年内发现,早者可发生于妊娠3个月时,晚者可在产后10余年发现。

在机体抵抗力较低或病原菌入侵的情况下,囊肿可以合并炎症。

二、病理

1. 乳腺单纯性囊肿 主要是由于内分泌功能失调,雌激素增多,孕激素减少甚至缺如,引起间质纤维化并导管内上皮增生,导致导管狭窄,使分泌物聚积在腔内,引起小叶小管和末梢导管高度扩张,进一步发展形成囊肿。

2. 脂性囊肿 常为外伤或医源性损伤导致局部脂肪坏死液化后形成,还可以为导管扩张症或囊性增生病的局部病变引起的继发性脂肪坏死而形成。周围有少量结缔组织包绕,可以伴钙化。

3. 积乳囊肿 各种原因引起大、小乳管及乳头下输乳管狭窄或完全堵塞,均可导致乳汁无法及时排空,腺泡及末端乳管乳汁潴留,内压升高,腺泡破坏,彼此融合,形成大小不等的囊肿,形状如球。具体原因如下:①原发性乳腺结构不良、畸形,或曾行乳腺手术使正常腺体乳管、腺泡遭到破坏,致使脱落的上皮细胞或分泌物堵塞乳管;②哺乳习惯不良,如哺乳不定时或乳汁不能吸空、残留,造成乳汁潴留;③在乳腺炎症的基础上,使乳管狭窄乃至完全堵塞,堵塞部位多发生于乳管的壶腹部,继而导致乳汁潴留,腺泡彼此融合而形成囊肿;④乳房寄生虫病可能也是堵塞乳腺导管的原因。由于乳腺边缘的导管较细,距中央导管较远,更易导致堵塞,故大部分积乳囊肿位于乳腺边缘区。镜检囊壁为纤维组织及其透明性变,大部分由肉芽组织构成,内衬单层上皮。囊肿周围的间质中常有淋巴细胞浸润,但其他白细胞不多见。囊壁外常可见到泌乳期乳腺结构。

囊肿伴炎症时,往往在囊腔液体内查到或可以培养出病原菌,囊壁周围组织出现炎细胞浸润。

三、临床表现

乳腺单纯性囊肿发病高峰年龄为35~50岁,青春期及绝经期后较少见。临床上大多无明显症状,可因患者自己摸到乳房肿块、感觉乳房胀痛或在常规体检时发现,乳腺内触及质软活动肿块为其主要临床表现。囊肿内容物可为清水样液体、草黄清亮液体、淡黄混浊液体、咖啡液、血性液体等,囊肿内容如为血性液体,可因含铁血黄素而密度增高。

1. 脂性囊肿 患者常有外伤史或良性病变手术史,或者是有自体脂肪植入史,部分患者可能会由于创伤较轻不曾注意而否认外伤史,多无临床症状,在常规查体时发现,或自己触及肿块而就诊。

2. 积乳囊肿 患者常以乳腺肿块就诊,一般为单侧发病。囊肿常单发,也可多发;单房多见,也可多房;直径小者不足0.5cm,大者可达10cm,一般多在1.5~3cm。发病早期囊肿内容物为淤积的稀薄的白色乳汁,其中有脱落细胞;后期由于囊肿内乳汁水分被吸收使乳汁浓缩,呈黏稠的乳酪样物或凝乳块状,甚至呈奶粉样固体状态。一般均为无菌性、无血性。

3. 囊肿伴炎症　在原有囊肿基础上出现疼痛、触痛、红肿等症状,常提示囊肿并发了炎症。

四 影像学表现

(一) X线

1. 乳腺单纯性囊肿　乳腺单纯性囊肿表现为乳腺内结节或肿块呈均匀性密度,形态可呈圆形、卵圆形、轻度分叶状及彗星尾状,以卵圆形居多,长轴垂直于胸壁或指向乳头方向,边界多光滑、锐利,或部分清楚部分模糊(图9-2-1)。较大的肿块形态可有不同程度的改变。囊壁偶可钙化,呈圆形、半圆形或斑点状。

2. 脂性囊肿　脂性囊肿在X线表现为特征性的内部脂性低密度,边界较光整(图9-2-2)。由于常没有临床症状,在胸部CT检查时会偶然发现(图9-2-3)。

3. 积乳囊肿　积乳囊肿表现为圆形或卵圆形肿块,轮廓清楚,边缘光滑锐利。根据形成时间和内容物成分的不同而表现为不同类型。早期水分较多,呈致密结节,密度均匀,或因脂肪聚集而出现小透亮区,囊壁较厚,囊壁周围可有完整或不完整的透亮环。积乳时间较长时,水分吸收,乳汁较厚,或含大量脂肪,则表现为部分或全部透亮的圆形或卵圆形肿块,囊壁光滑整齐(图9-2-4)。

4. 囊肿伴炎症　囊肿内部密度发生改变,或边界变模糊,周围出现低密度,提示伴发炎症改变。

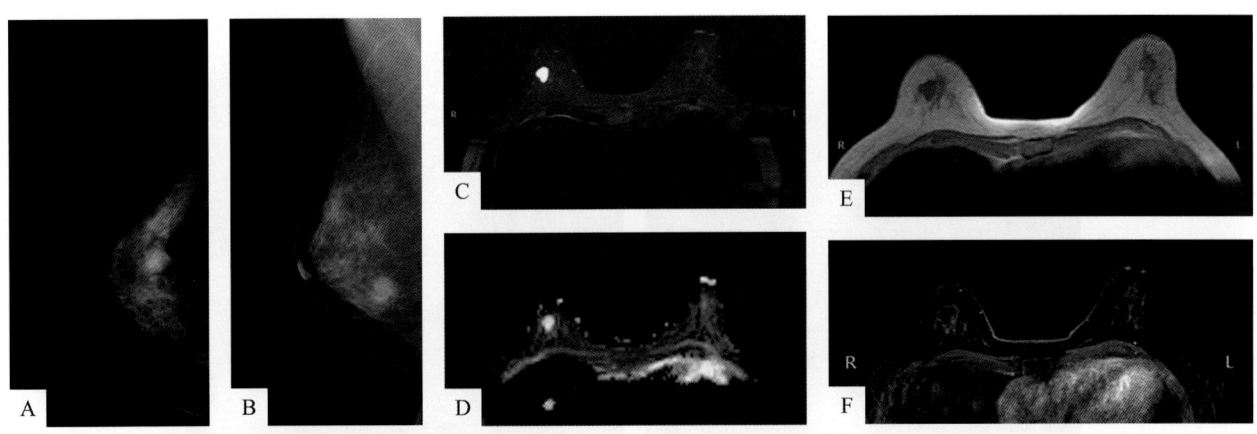

图9-2-1　典型的乳腺单纯性囊肿X线摄影及MRI　A、B.分别为CC位、MLO位X线摄影图像,显示右乳外下象限卵圆形等密度肿块,密度较均匀,CC位显示边界清晰,MLO位部分边缘遮蔽;C~F.分别为MR横轴位脂肪抑制T2WI、ADC、T1WI和增强脂肪抑制T1WI,显示病变呈T1WI低、脂肪抑制T2WI高信号,无扩散受限,无明显强化,边缘清晰、光滑,内信号均匀。

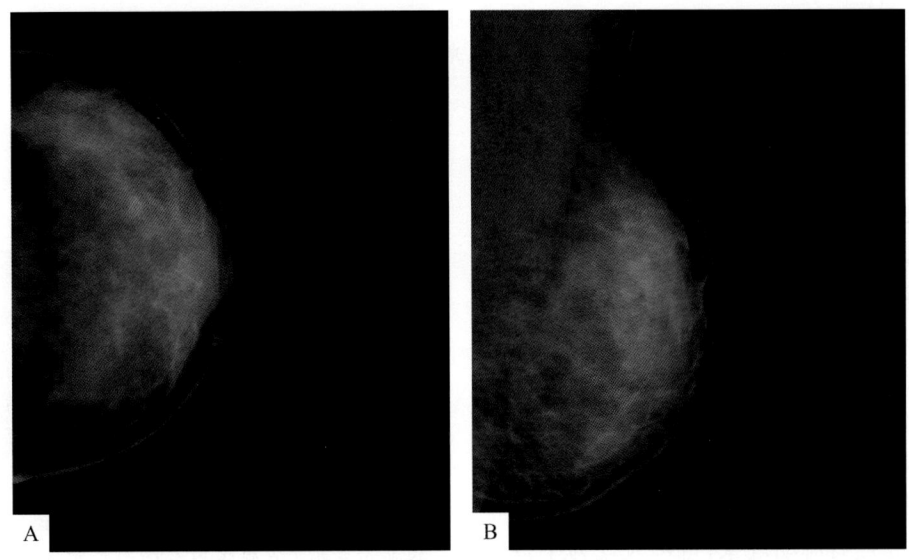

图9-2-2　典型的乳腺脂性囊肿X线摄影　A、B.分别为X线摄影CC位、MLO位左乳图像,显示乳头内下方皮下脂肪层内卵圆形脂肪密度肿块,可见清晰光滑边缘。

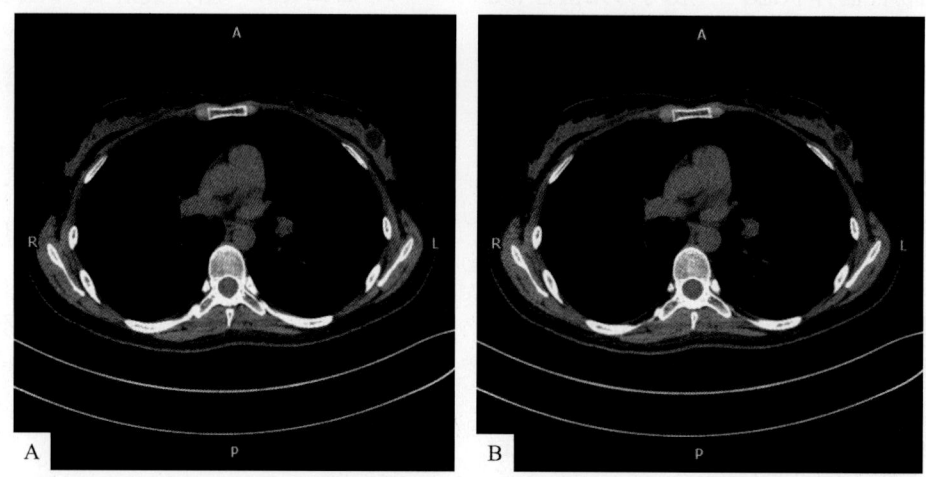

图9-2-3 典型的乳腺脂性囊肿CT 左乳外上象限类圆形脂性低密度肿块,平均CT值约-45Hu,边缘清晰、光滑,可见斑点状钙化(A、B),提示脂肪坏死所致。

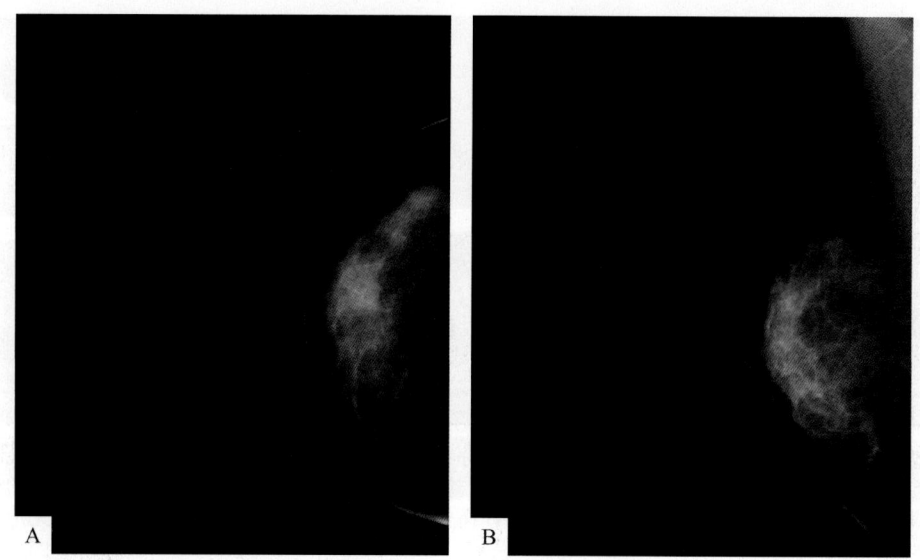

图9-2-4 乳腺积乳囊肿X线摄影 A、B.分别为右乳X线摄影CC位、MLO位图像,显示外上象限类圆形脂肪密度肿块,边界清晰、光滑。

(二) 超声

1. 乳腺单纯性囊肿 乳腺单纯性囊肿呈圆形或椭圆形,无回声,边界光滑,呈单房或多房,后方回声增强,边缘衰减,见侧方声影,CDFI可显示囊肿壁上点状或棒状血流信号(图9-2-5)。

2. 脂性囊肿 脂性囊肿呈分布均匀稠密强光点包块,边界较光整。

3. 积乳囊肿 积乳囊肿形态为圆形、椭圆形;包膜完整,早期壁薄,晚期稍厚,直径多在1~3cm,甚至更大。可表现为内部弱回声:囊内光点密集,分布均匀,探头加压光点有流动现象;也可表现为中强回声:囊内稠密均匀的光点,多伴有粗大的钙化团,少数呈脂液分离样反射;还可以表现为混合回声(类实

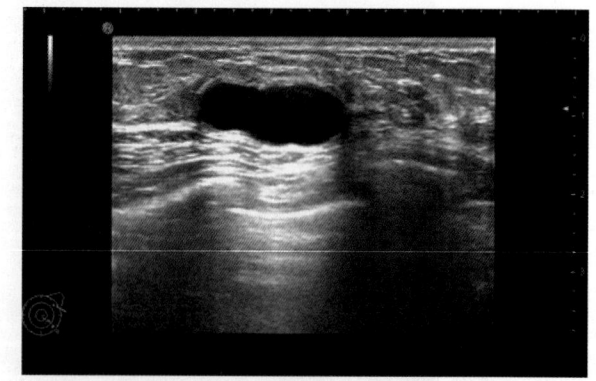

图9-2-5 典型的乳腺单纯囊肿声像图 二维超声图像显示左乳2点腺体内长椭圆形囊性无回声区,边界清晰,内透声好,后方回声增强。

性);光点强弱不均,囊内可见粗大的钙化团或见边缘模糊的实性高回声团偏心分布,偶伴小液性暗区。囊肿后方回声增强,有钙化者后方伴声影。CDFI:囊壁及内部均探测不到血流信号(图9-2-6,图9-2-7)。

4. 囊肿伴炎症　囊肿并发感染时,内部出现回声,并可形成液平面,边缘相对变模糊,周围组织内回声减低(图9-2-8)。

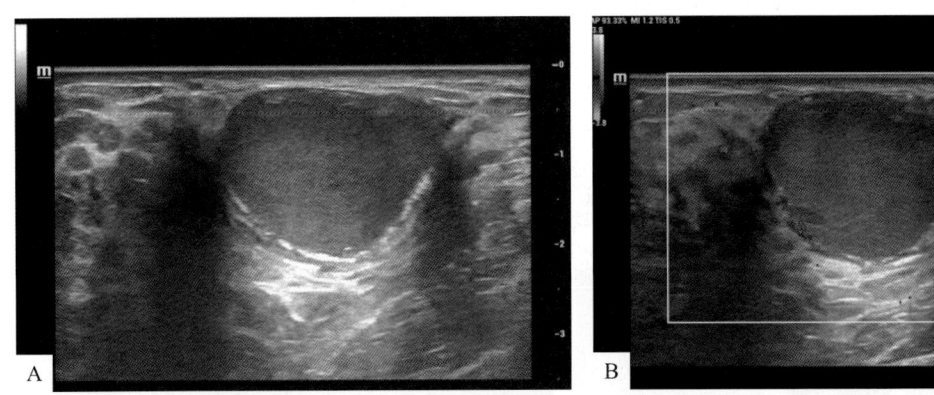

图9-2-6　乳腺积乳囊肿声像图　A、B.分别为相同切面二维超声和CDFI。显示左乳一囊性肿块,大小约2.2cm×3.0cm,边界清晰,壁规则、不厚,内透声差,内充满细密光点回声,内壁呈线样高回声。CDFI:肿块内部未见明显血流信号。

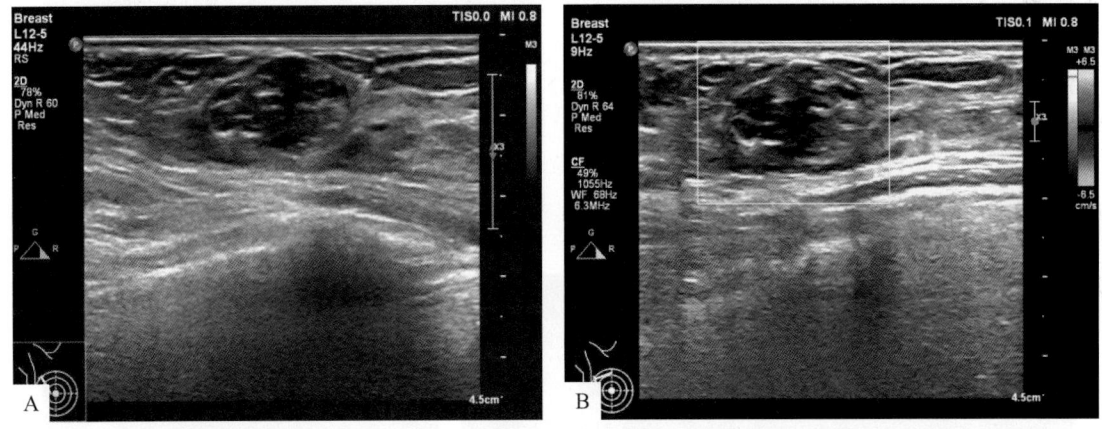

图9-2-7　积乳囊肿　女,31岁。A.二维超声图像,显示右乳10点处囊实性肿块,边界清晰,形态规则,内部以低回声为主,散在短条形强回声;B.CDFI,肿块内部未见血流信号。

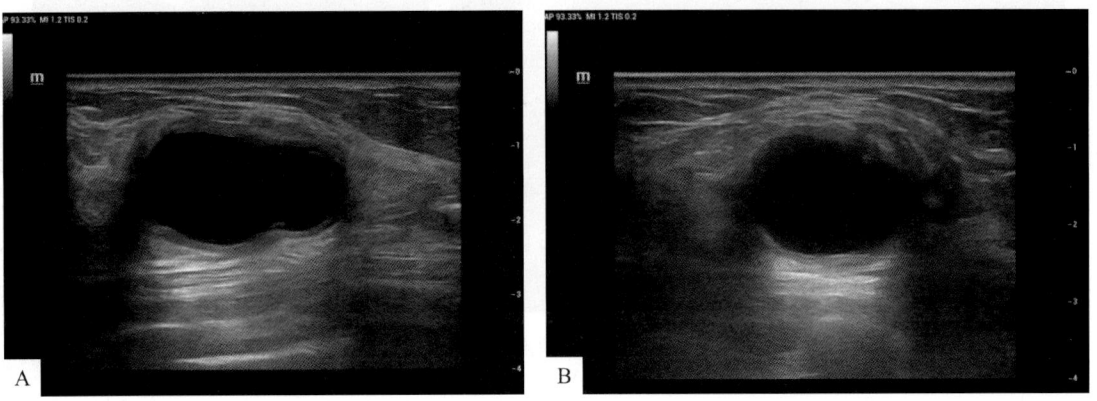

图9-2-8　囊肿伴炎症声像图　女,45岁,左乳触及包块,伴疼痛2个月。A、B.分别为不同方向二维超声图像,显示左乳腺体内囊性肿块,边界欠清,形态尚规则,囊壁厚,最厚处约0.25cm,内透声尚可,周边腺体回声减低。

(三) MRI

乳腺单纯性囊肿多呈圆形或类圆形,或长椭圆形,边界清晰;T1WI 上呈低信号,T2WI 上呈高信号,高 b 值 DWI 上呈低信号,ADC 图上呈高信号,表明囊液内分子扩散运动不受限,增强扫描一般没有强化(图 9-2-1)。

1. 脂性囊肿　脂性囊肿多呈类圆形,T1WI 及 T2WI 上均呈高信号,脂肪抑制像信号减低,DWI 显示囊液内分子扩散运动不受限,增强扫描多不强化。

2. 积乳囊肿　肿块多为圆形或类圆形,边缘较清,病灶大小不等,早期含水量多时典型信号特点为 T1WI 上低信号,T2WI 上高信号,高 b 值 DWI 上呈低信号,ADC 图上呈高信号,反相位 T1WI 上呈不同程度的信号减低;随着时间延长,囊内液体成分发生变化,可呈不同信号,蛋白质、脂肪含量增加时,T1WI 上信号增高,脂肪抑制像上信号可以减低。

3. 囊肿伴发炎症　囊肿伴发炎症时,内部信号在高 b 值 DWI 升高,ADC 图上信号减低,周围组织可能会出现 T1 低、T2 高的水肿信号,增强扫描囊壁呈明显强化,内壁较光整(图 9-2-9)。

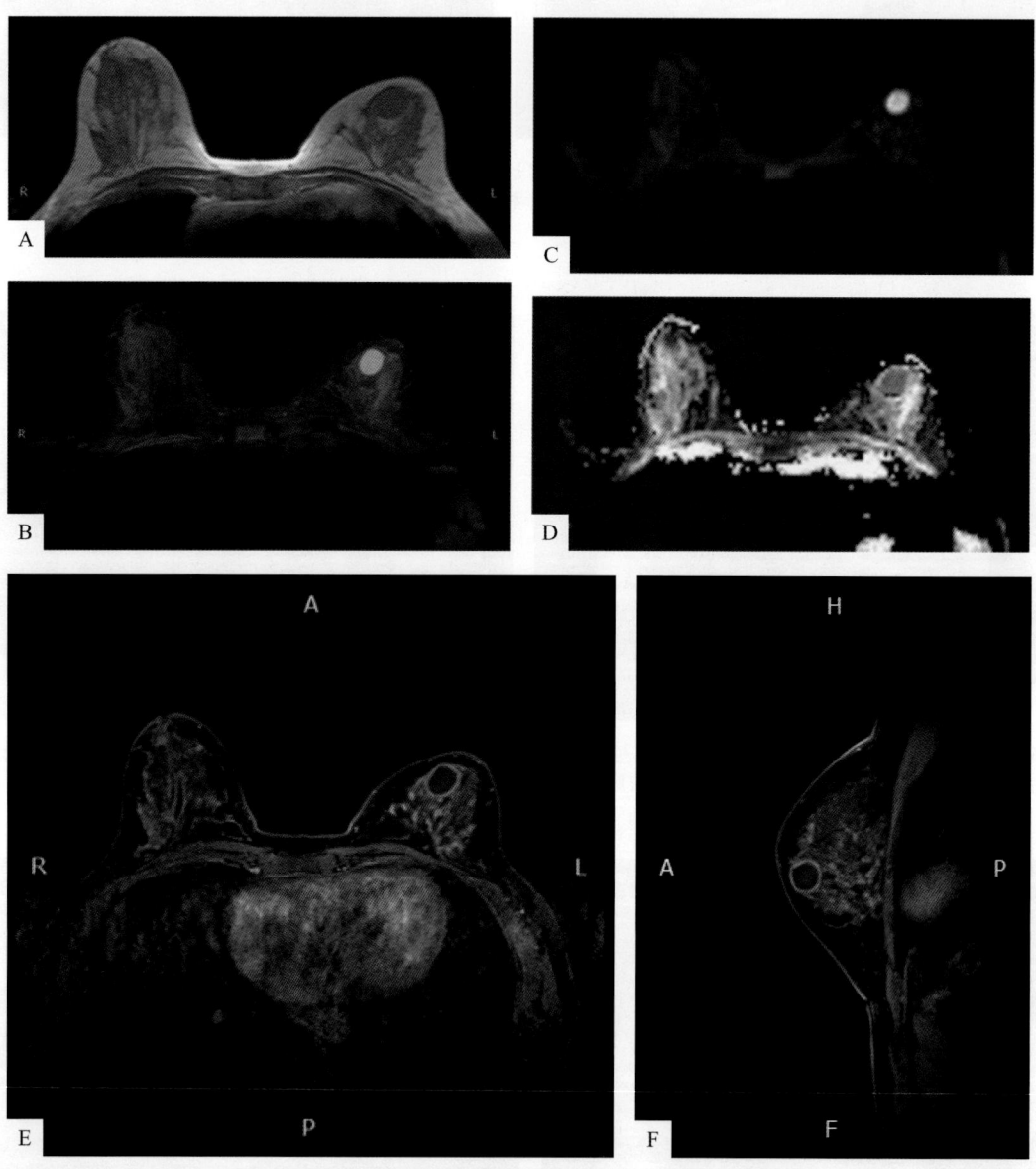

图 9-2-9　左乳囊肿合并炎症　女,47 岁,乳腺包块伴疼痛 1 个月。A~F. 分别为横轴位 MR T1WI、脂肪抑制 T2WI、DWI、ADC 图、增强脂肪抑制 T1WI 横轴位和矢状位图像,显示左乳内下象限类圆形肿块,边界清晰,内信号均匀,T1WI 上呈低信号,脂肪抑制 T2WI 上呈高信号,DWI 上呈高信号,ADC 图上呈低信号,增强扫描呈环形强化,内壁光滑。

五 诊断要点

（1）根据病史、临床表现，触及可活动肿块，与生理周期相关者提示单纯囊肿；发病时期与哺乳期或妊娠期相关，尤其穿刺抽吸出乳汁或乳酪样物质则可诊断积乳囊肿。曾有外伤或乳腺良性疾病的手术史，常提示脂性囊肿。原有囊肿出现疼痛、红肿，则提示伴发炎症。

（2）乳腺内肿块呈球形或橄榄形，光滑稍有活动、弹性感，边界清晰，无触痛，与皮肤无粘连，同侧腋窝多无淋巴结肿大。若肿块直径>2cm者有囊性感，可触及波动感。

（3）彩超检查可显示囊性、类实性或混合性肿块，特别是早期显示有液性暗区，边界清晰，有侧方声影，对诊断更有意义。

（4）X线表现为圆形或椭圆形的轮廓清晰的囊性阴影。

（5）MRI表现为特征性的囊性病变基本可以确定诊断。

六 鉴别诊断

（一）乳腺纤维腺瘤

由于囊肿推压周围脂肪组织，在囊肿周围形成似透明晕影，此征象与乳腺纤维腺瘤非常相似，需予以鉴别。纤维腺瘤好发于青年女性，呈圆形或卵圆形，周边可有凹入切迹，或呈分叶状、波浪状，密度均匀或不均匀，钙化常位于瘤体中央部分，粗大、锐利；超声和MRI显示为实性肿块易鉴别。

（二）乳腺囊性增生病

乳腺囊性增生病是妇女多发病，常见于中年妇女。突出的表现是乳房的胀痛和肿块。特点是多数患者具有周期性，且疼痛与月经周期有关。一侧或双侧有多发性肿块，肿块呈颗粒状、结节状或片状，大小不一，质韧而不硬，与周围乳腺组织分界不明显，与皮肤无粘连。有时可伴有大小不等的囊肿形成，囊内容物为浆液性而不是乳汁样的。

（三）乳腺脓肿

临床具有明显红、肿、热、痛及发热、寒战等全身症状，尤其是产后哺乳期患者；X线表现与等或略高密度囊肿难以鉴别；超声、MRI均表现为壁厚薄均匀的囊性病变时容易混淆，周围组织出现水肿，边缘变模糊有提示价值，DWI显示脓腔内液体明显扩散受限，有鉴别诊断价值，另外增强扫描囊壁强化，亦有助于鉴别。

（四）乳腺结核样脓肿

一般有肺或胸壁结核病史，多发生于20～40岁，有部分患者发生于妊娠或哺乳期。主要表现为乳房肿块，多见于乳房上象限，呈乳房内孤立结节。逐渐增大成块状，边界不规则，周围和表面皮肤因浸润粘连而轻度疼痛。肿块久之软化形成寒性脓肿。穿刺抽吸出干酪样脓汁而非乳汁，脓液涂片做抗酸染色可查到抗酸杆菌。如脓肿破溃可形成乳房瘘管或大片溃疡；如病变侵及乳管可从乳头排出脓汁而非乳汁；如肿块不软化而炎性纤维组织增生，则肿块变硬，出现乳房变形和乳头内陷。

（五）囊内乳腺癌

囊内乳腺癌包括在囊肿内壁上生长出的癌、癌肿浸润生长侵及已经存在的囊肿、分化程度较差的癌肿细胞退化囊变，以及囊内乳头状癌堵塞导致的乳导管扩张，共同特点是囊壁较厚、有厚分隔、囊内出现实性成分等。超声和MRI可以识别这些特点，有助于鉴别诊断，特别是增强MRI扫描，出现快进快出的强化成分，相应DWI显示扩散受限，都提示恶性可能，需要进一步穿刺或手术活检证实。

（六）浸润性癌

有时囊肿由于周围纤维组织及乳腺条索状结缔组织阴影重叠，致使囊肿部分边界模糊，当囊肿周围有炎症反应和纤维化时，囊肿边界亦模糊不清，要注意与浸润性癌鉴别。浸润性癌表现为不规则无痛性肿块，周围有长短不一的毛刺，其根粗尖细，肿块内密度较高且不均匀，可出现相应的皮肤凹陷（酒窝征）。X线摄影显示肿块周边有毛刺，边界不整齐，钙斑密度在周边较中央区高。MRI显示浸润性癌往往呈不规则实性肿块，周围有毛刺，增强扫描多呈快进快出方式强化。

（王翠艳　李叶琴）

◆ 参考文献 ◆

［1］白凯扬.MR检查在乳腺积乳囊肿诊断中的应用价值［J］.影像研究与医学应用，2019，3(12)：214-215.

［2］刘佩芳.乳影像诊断必读［M］.北京：人民军医出版社，2007：41-94.

［3］周永昌，郭万学.超声医学［M］.3版.北京：科学技术文献出版社，2000：393.

［4］Doshi DJ, March DE, Crisi GM, et al. Complexcystic breast masses: diagnostic approach and imaging-pathologic correlation ［J］. Radiographics，2007，27：S53-S64.

［5］Salemis NS. Intracystic breast carcinoma. An important differential diagnosis in postmenopausal patients presenting with a rapidly growing breast cyst. Management and literature review［J］. Breast Dis，2018，37(4)：219-224.

第三节 乳腺纤维腺瘤

一 概述

乳腺纤维腺瘤（fibroadenoma of breast）是最常见的乳腺良性肿瘤，多见于青春期至绝经前女性，发病的高峰年龄为15～35岁，绝经后女性较少见。肿瘤多为单侧乳房单发性病变，也可见单侧或双侧乳房多发性病变，乳腺多发纤维腺瘤患者较单发纤维腺瘤患者发病年龄早。

二 病理

病因学上激素可影响肿块的生长和退变，肾移植后长期环孢素A治疗亦可导致腺瘤。纤维腺瘤可伴发纤维囊性变、纤维腺瘤样变、不典型导管增生。实性肿瘤由间质和上皮成分混合而成。成年型纤维腺瘤可多发，幼年型纤维腺瘤常单发。

发生纤维腺瘤由局限性乳腺导管上皮与纤维组织增生构成，为多个纤维腺瘤样结节融合形成，这些结节可处于不同的发展阶段，多为周边小结节向中心区融合，使部分纤维腺瘤呈分叶状。极少存在癌变可能。

镜下所见以细长、受压导管内衬上皮和肌上皮细胞为主。成年型纤维腺瘤由成纤维细胞间质、乏细胞至各种富细胞类型组成。

幼年型为细胞型纤维腺瘤，没有叶状生长成分，均一的间质细胞增殖，无异型。常见上皮和肌上皮细胞增殖，与男性乳腺发育症相似。

三 临床表现

最常见的症状和体征为乳腺肿块，多无疼痛、压痛及乳头异常分泌。该肿块多呈圆形、卵圆形或扁形，边界清楚，表面光滑，质地实韧，活动度大，与表面或胸肌无粘连。可位于乳腺各部位，以外上象限为多。一般腋窝淋巴结不肿大。幼年型纤维腺瘤可在短期内迅速增大。大部分纤维腺瘤发生于中青年女性。

四 影像学表现

（一）X线

1. 肿块　肿块呈卵圆形或圆形，亦可呈分叶状，与乳腺实质比呈低密度或等密度，边界清晰或部分边缘遮蔽。周围可有薄层晕环，为被推压的周围脂肪组织。

2. 钙化　退行性纤维腺瘤常随时间推移出现钙化，钙化呈爆米花样、蛋壳状、粗颗粒状、树枝状或斑点状，粗糙不均质，钙化可逐渐发展相互融合而成为大块状钙化或骨化，占据肿块的大部或全部表现为纯钙化而没有肿块。

3. 其他　有时可表现为边界不清的肿块，伴可疑钙化（图9-3-1）。

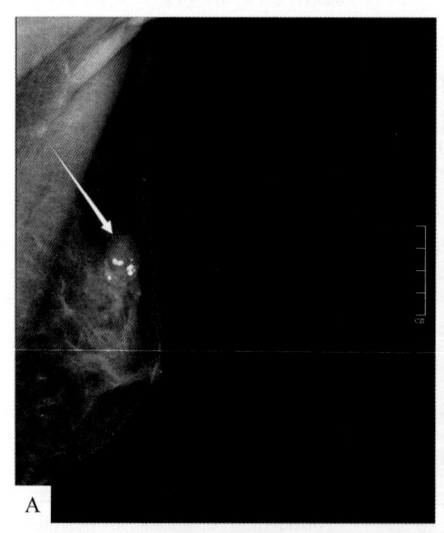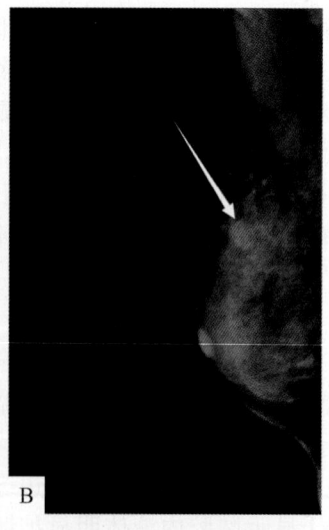

图9-3-1　**乳腺纤维腺瘤**　左右乳数字乳腺X线摄影内外斜位（MLO）图像。A.左乳上象限可见卵圆形等密度肿块，边界清晰，其内可见"爆米花样"钙化；B.右乳上象限卵圆形等密度肿块，边界清晰，其内未见肯定钙化。

（二）MRI

肿块呈类圆形或卵圆形、分叶状、不规则，边界大部分清晰亦可模糊。无强化的内部分隔是纤维腺瘤的特征性表现。纤维腺瘤多呈结节状，可有包膜，故与周围乳腺组织常分界清楚。

纤维腺瘤的信号表现多样，其信号强度反映内部的间质黏液变性或硬化程度及细胞丰度。T2WI上信号强度的高低提示其内部成分，T2WI上信号较高者代表黏液成分较多，低者代表其间质成分胶原化、钙化或硬化、骨化；纤维腺瘤内黏液及纤维等成分比例不同，故纤维腺瘤的信号可不均匀。动态增强后纤维腺瘤通常呈均匀持续地强化，TIC以流入型多见。DWI序列中ADC值高，表明水分子弥散未见受限，倾向良性病变（图9-3-2）。

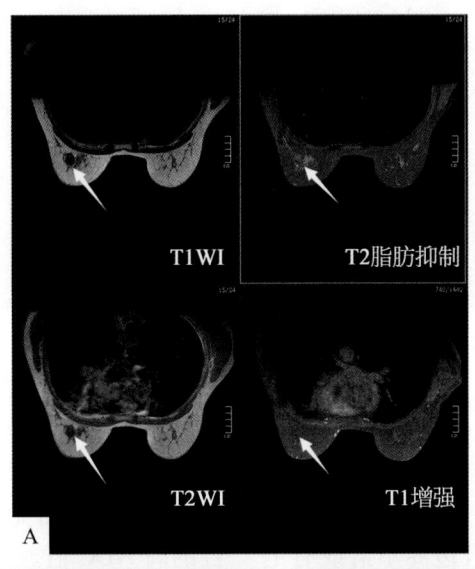

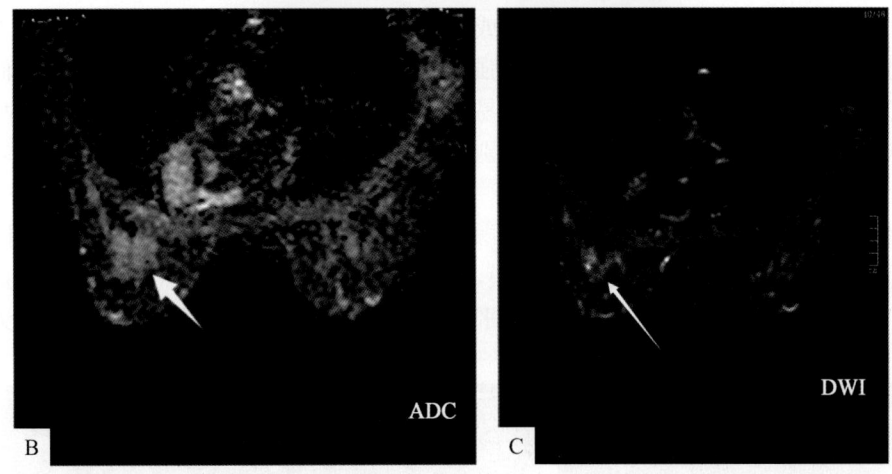

图9-3-2 乳腺纤维腺瘤伴钙化 左乳纤维腺瘤的MRI。A.图中包括T1WI、T2WI、T2脂肪抑制以及T1增强序列。在T2脂肪抑制序列上，左乳内象限见略呈分叶状稍高信号肿块，边界较清晰，在增强图像上病灶强化不明显，周围可见线样低信号包膜，病灶内的钙化在各个序列上表现为低信号。B. ADC图。病灶ADC图上表现为高信号。C. DWI图像。图中左乳病灶表现为低信号，说明病灶中水分子弥散不受限。

五 诊断要点

肿块呈类圆形或卵圆形、分叶状、不规则，边界大部分清晰亦可模糊。无强化的内部分隔是纤维腺瘤的特征性表现。乳腺X线摄影可见粗大钙化。

六 鉴别诊断

（一）乳腺叶状肿瘤

乳腺叶状肿瘤（phyllodes tumor，PT）较纤维腺瘤相比发病年龄偏大，乳腺叶状肿瘤通常体积较大

(直径>3.0 cm),分叶相比较深。叶状肿瘤以高密度为主,多见分叶,有囊变、坏死、出血,MRI 上呈不均匀信号,内部分隔强化,周围乳腺组织水肿。临床上短期之内可迅速长大(图9-3-3)。

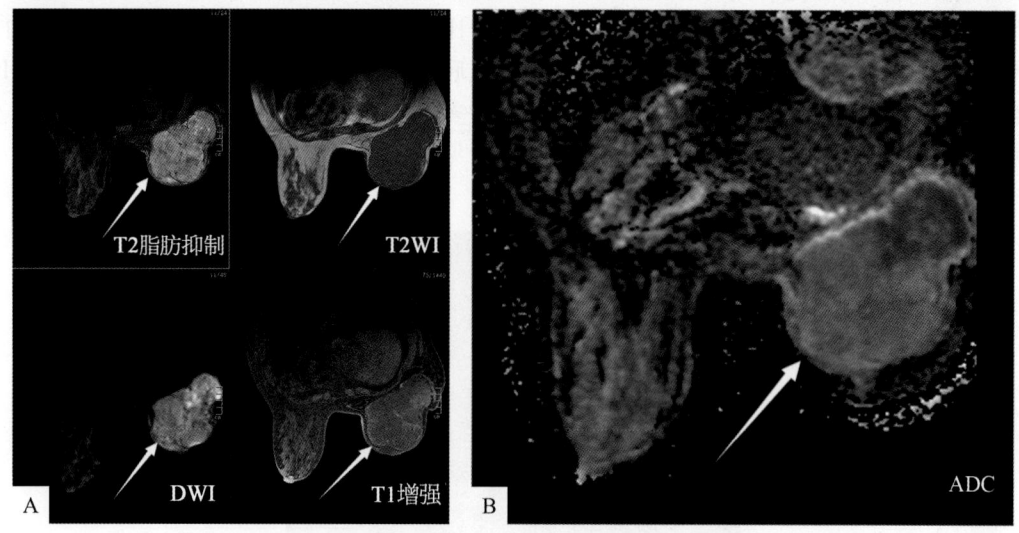

图9-3-3 右乳叶状肿瘤 A.图中包括 DWI、T2WI、T2 脂肪抑制以及 T1 增强序列。在 T2 脂肪抑制序列上,右乳内见分叶状高信号巨大肿块,病灶信号欠均匀,可见小斑片状低信号区,边界较清晰,在 DWI 上呈高信号,在增强图像上病灶呈中度欠均匀强化,其内线样分隔呈明显强化。B. ADC 图像。图中右乳病灶表现为稍高信号,其内可见斑片状低信号。

(二)乳腺癌

典型乳腺癌通常形态不规则,边界不清或有毛刺,脂肪抑制 T2WI 上病变信号高低不一,多为等或略高信号,少数为中高信号,强化多不均匀,边缘强化明显,TIC 多为平台型或流出型;与纤维腺瘤较易鉴别。部分特殊类型乳腺癌,与纤维腺瘤难以鉴别(图9-3-4)。

(三)单纯性黏液腺癌

黏液腺癌通常没有无强化的内部分隔及包膜,T2WI 上呈明显高信号,其强化多不均匀,TIC 以平台型和流出型常见。乳腺单纯型黏液腺癌具有特征性的高 ADC 值。

(四)乳腺脂肪瘤

少见,多发生于中年以上妇女,触诊时为柔软、光滑、可活动的肿块,界限清晰。X 线表现为卵圆形或分叶状脂肪样密度的透亮影,周围以较纤细而致密的包膜,在透亮影中常有纤细的纤维分隔;在 MR T1WI 和 T2WI 上均呈高信号,在脂肪抑制序列上呈低信号,其内无正常的导管、腺体和血管结构,有时可见肿瘤周围的低信号包膜,增强后无强化。

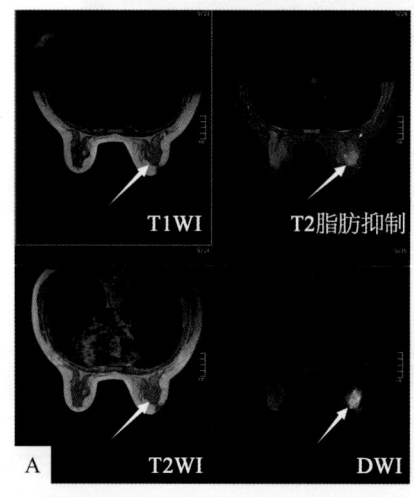
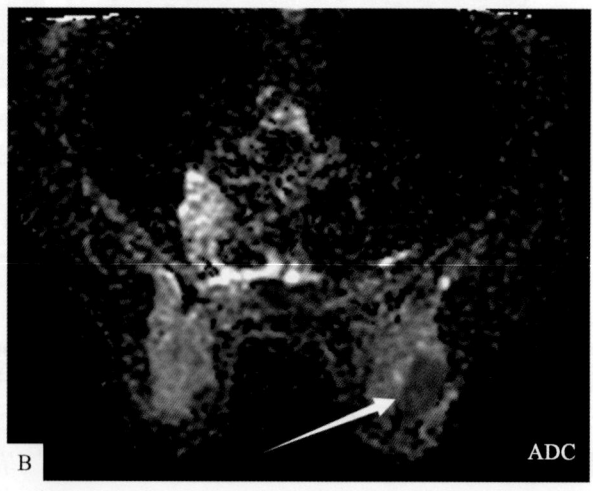

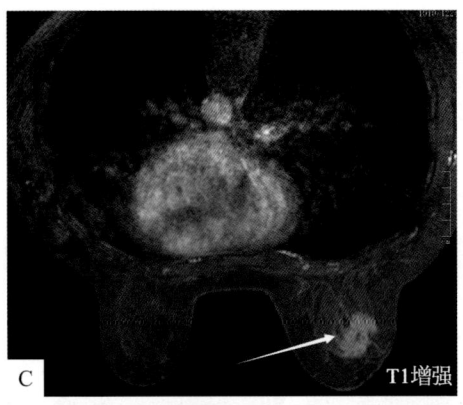
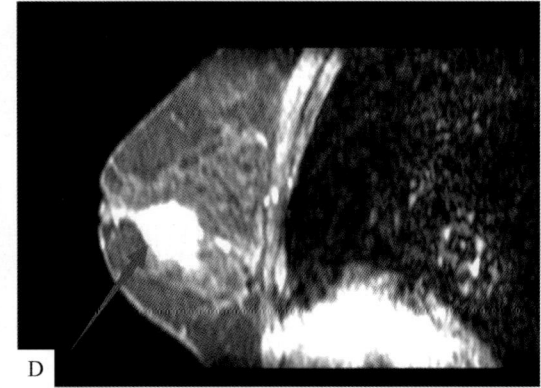

图9-3-4 右乳浸润性导管癌 A.图中包括T1WI、T2WI、T2脂肪抑制以及DWI。在T2脂肪抑制序列上,右乳内可见稍欠规则形高信号肿块,病灶信号略欠均匀,边界尚清晰,病灶周围可见细小毛刺,在DWI上呈高信号。B. ADC图像。右乳病灶在ADC上呈低信号。C. T1WI增强图像。右乳病灶在增强图像上病灶呈明显欠均匀强化,其内可见小斑片状低强化区,为肿瘤内液化坏死成分。D. 矢状位MRI。图中右乳病灶表现为高信号,右侧乳头受病灶牵拉,略向内凹陷。

(五)乳腺错构瘤

触诊肿物质软或软硬不一。X线上混杂密度为乳腺错构瘤的典型表现,包括低密度脂肪组织及较高密度的纤维腺样组织,且多以低密度的脂肪组织为主,具有明显的边界。

(姚 娟)

◆ 参考文献 ◆

[1] 黎三艳,张声,陈林莺.临床病理特征在鉴别叶状肿瘤与纤维腺瘤中的意义[J].第三军医大学学报,2013,35(17):1880-1882.
[2] 李莉,程流泉,李洪福,等.乳腺单纯型黏液腺癌与纤维腺瘤的MRI表现[J].中国医学影像学杂志,2011,19(7):503-508.
[3] 刘伟,叶春涛,嵇鸣.乳腺纤维腺瘤的3.0 T MRI表现[J].放射学实践,2011,26(3):302-305.
[4] 汪思娜,徐维敏,秦耿耿,等.乳腺X线摄影及超声鉴别诊断乳腺叶状肿瘤与纤维腺瘤[J].中国医学影像技术,2019,35(3):362-366.
[5] 王运.乳腺纤维腺瘤的超声诊断分析[J].影像研究与医学应用,2018,2(20):135-136.
[6] 邬晓明.乳腺纤维腺瘤//罗娅红.乳腺影像诊断学[M].沈阳:辽宁科学技术出版社,2016:92-95.
[7] 吴凯南.实用乳腺肿瘤学[M].北京:科学出版社,2016:248.
[8] 薛梅,李静,周纯武,等.磁共振动态增强及扩散加权成像诊断乳腺纤维腺瘤[J].中国医学影像技术,2013,29(11):1769-1773.
[9] 张莹莹,罗实,罗娅红.MRI鉴别诊断乳腺髓样癌与纤维腺瘤[J].中国医学影像技术,2018,34(2):241-245.
[10] 中华预防医学会妇女保健分会乳腺保健与乳腺疾病防治学组.乳腺纤维腺瘤诊治专家共识[J].中国实用外科杂志,2016,36(7):752-754.
[11] 朱晓萍,蔡李芬.乳腺多发与单发纤维腺瘤患者临床特征和性激素水平比较[J].浙江医学,2019,41(18):2003-2010.
[12] Saimura M, Koga K, Anan K, et al. Diagnosis, characteristics, and treatment of breast carcinomas within benign fibroepithelial tumors [J]. Breast Cancer, 2018,25:479-478.

第四节 乳腺脂肪瘤

一 概述

乳腺脂肪瘤(lipoma)是比较少见的良性肿瘤,指发生于皮下脂肪、乳腺小叶间脂肪或深层肌肉内脂肪组织的脂肪瘤。由成熟、无异型性脂肪细胞构成,瘤周围有一层薄的纤维结缔组织包膜,内部可被结缔组织束分隔。该病好发于30~50岁女性,一般无临床症状,可单发,也可以多发。脂肪瘤的发病原因尚不清楚,可能与基因作用、内分泌、代谢和外伤因素等有关,生长缓慢。

二 病理

在大体病理上,脂肪瘤与正常脂肪组织类似,但色泽更黄,周围有纤细完整的包膜,镜下脂肪瘤由分化成熟的脂肪细胞构成,其间有纤维组织分隔。乳腺脂肪瘤可由于纤维组织的存在发生一些改变,如玻璃样变或黏液样变,也可以由于血供不足或外伤导致脂肪肉芽肿、脂肪囊性变及钙化等继发改变。

脂肪瘤的变型有血管脂肪瘤和其他类型脂肪瘤。

三 临床表现

乳腺脂肪瘤多位于皮下,生长缓慢,无任何不适,质地柔软,境界清晰,推压可移动。极少恶变,直径3~5 cm,少数可达到10 cm以上。

四 影像学表现

（一）X 线

乳腺脂肪瘤表现为脂肪密度肿块，呈圆形或椭圆形，边缘清晰，内部可有细线样分隔，对周围纤维腺体组织有推压，可形成低密度晕环，无钙化，多位于皮下或腺体深部脂肪组织聚集处（图9-4-1）。

乳腺脂肪瘤如果较小，生长在腺体浅层或纤维腺体之间，往往不易被检出，特别是肿瘤无明显占位效应时，容易被认为是夹杂在腺体内的脂肪组织，或腺体退化不均衡所致。

（二）超声

乳腺皮下脂肪组织或腺体内可见圆形或椭圆形肿块，边缘清晰，有完整包膜，可表现为等或均匀的高回声，内部的细纤维分隔为高回声，加压时，肿瘤形态可改变，CDFI无血流信号（图9-4-1）。

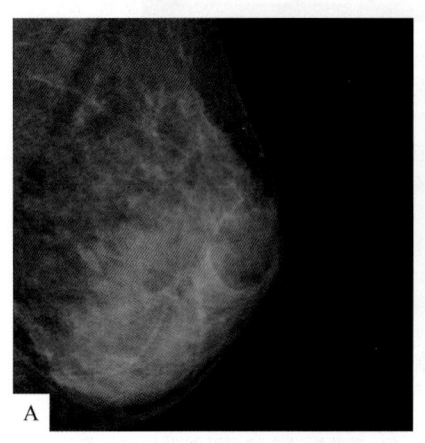 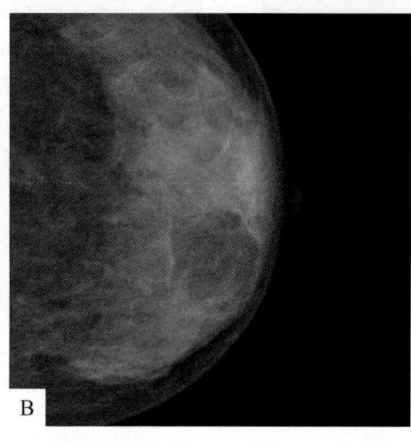 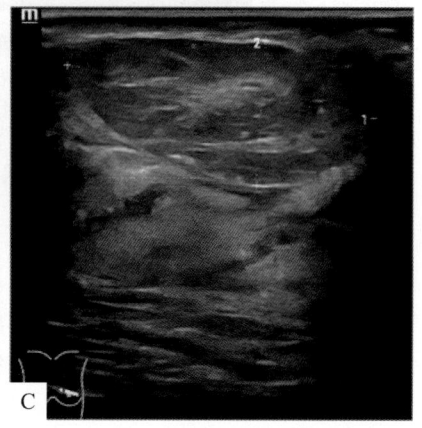

图9-4-1 左乳乳晕后区脂肪瘤 乳腺X线摄影（A、B）显示左乳乳晕后区卵圆形脂肪密度肿块，边界清晰，推压周围纤维腺体组织；超声（C）显示皮下边界清楚的不均质高回声肿块，与脂肪瘤表现一致。

（三）MRI

脂肪瘤在MRI平扫时，T1WI和T2WI上均表现为高信号，脂肪抑制后，呈低信号，与周围分界清晰，边缘光滑锐利，有更低信号的纤维包膜，肿瘤内无腺体结构和血管等，增强扫描肿瘤无强化（图9-4-2）。

五 诊断要点

肿瘤易生长于腺体浅层或深部脂肪丰富处，圆形或椭圆形肿块，边缘清晰，周围腺体受推压移位，肿瘤呈脂肪密度，无钙化，内部无腺体结构，均是乳腺脂肪瘤的典型特点。

六 鉴别诊断

乳腺脂肪瘤首先需要与正常乳腺组织内的脂肪岛鉴别，后者在不同投照体位形态可改变，无固定形状，且缺乏完整的边缘，无明显占位效应。

（一）脂肪肉瘤

当脂肪瘤出现腺体成分且直径超过10cm、内部分隔厚度超过2mm或粗细不均，甚至出现结节样改变，MRI肿瘤出现强化时，提示可能为脂肪肉瘤。

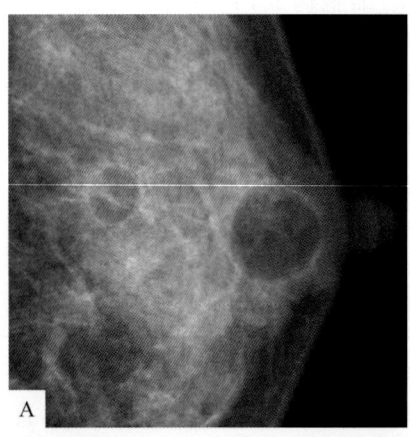 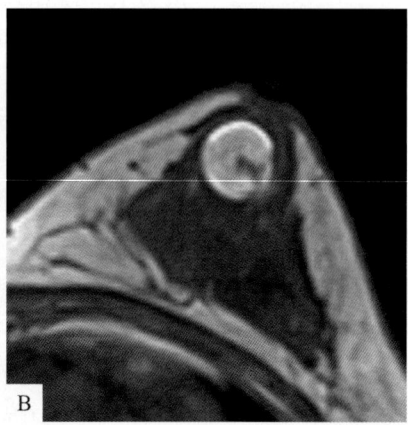 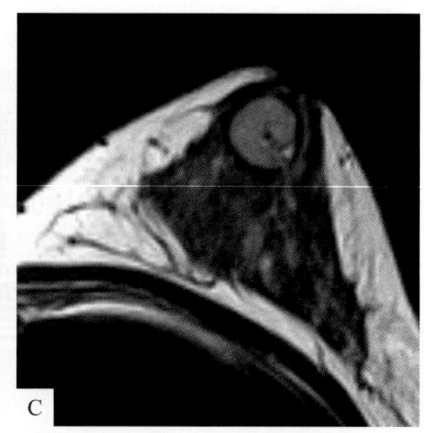

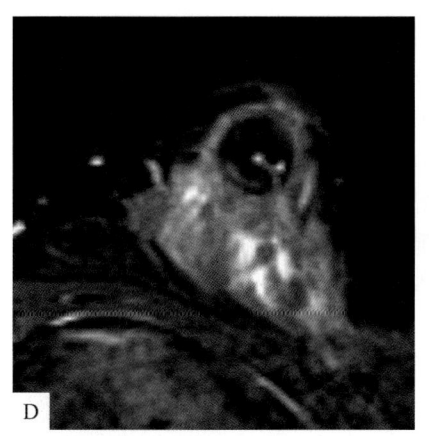 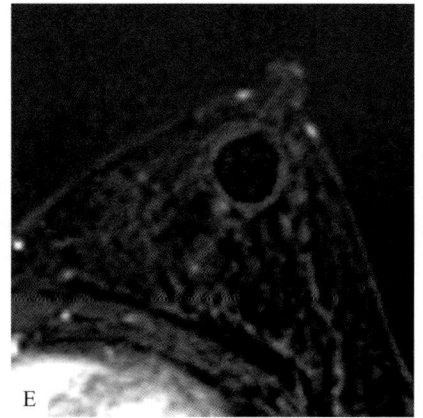 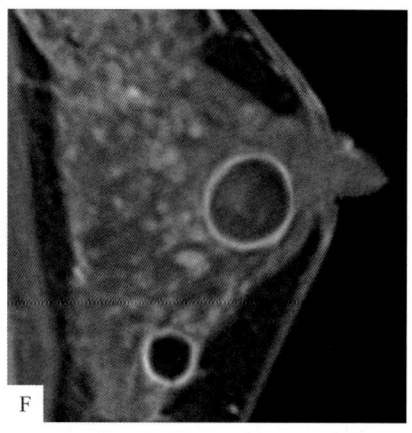

图9-4-2 左乳乳晕后脂肪瘤 乳腺X线摄影(A)显示左侧乳晕后见两个圆形脂肪密度肿块,边界清晰;MRI(B、C)显示乳晕后较大圆形肿块,T1WI和T2WI上均呈高信号,脂肪抑制序列(D)上呈低信号,增强扫描(E、F)肿块无强化。

（二）创伤后油样囊肿

创伤后油样囊肿与外伤、医源性损伤、手术活检有关,触诊质硬,活动欠佳,边界不清,与皮肤粘连,病变可出现周围纤维条索影及环形钙化,有时伴有皮肤增厚。

（三）纤维腺脂肪瘤

纤维腺脂肪瘤又称乳腺错构瘤,是乳腺罕见的良性肿瘤,由残留的乳腺管胚芽及纤维脂肪异常发育而成。也有作者认为乳腺组织的异常排列组合形成的肿瘤样病变,当乳腺纤维腺脂肪瘤含腺体组织少而脂肪组织多时,难以与脂肪瘤鉴别,但仔细观察可以找到纤维腺体结构,典型的特点为"水中之岛"。MRI增强后可轻度强化。

（马 捷）

◆ 参考文献 ◆

[1] 付丽,傅西林,刘彤华.乳腺肿瘤病理学[M].北京：人民卫生出版社,2008:184-187.
[2] Ayapan AP, Crystal P, Torbi A, et al. Imaging of fat containing lesions of the breast: A pictorial essay [J]. J Clin Ultrasound, 2013, 41(7): 424-433.
[3] Lanng C, Eriksen BØ, Hoffmann J. Lipoma of the breast: a diagnostic dilemma [J]. Th Breast, 2004, 13(5): 408-411.

第五节 乳腺错构瘤

一、概述

乳腺错构瘤(breast hamartoma)是少见的良性病变,发病率约为乳腺良性病变的4.8%,但由于乳腺癌症筛查方案的推广和实施,其发病率也越来越高。1971年,Arrigoni等人首次提出了"乳腺错构瘤"的名称,并将其定义为异常细胞与正常乳腺组织混合形成的结构清晰的肿块,由乳腺腺体组织、脂肪组织、纤维组织以不同比例混合而成,因此乳腺错构瘤又称为脂肪纤维瘤、腺脂肪纤维瘤或纤维脂瘤。

二、病理

（一）大体标本

肿瘤均为实性肿块或结节,圆形或椭圆形,大多数学者认为肿瘤表面有薄而完整的包膜。根据成分不同表现各不相同,以脂肪为主者质软,切面呈淡黄色,其中可见少许灰白条索分布；切面以纤维组织为主者,质韧,呈灰白色。以乳腺小叶为主要成分者切面呈灰红色或粉色。

（二）镜下表现

肿瘤由成熟的脂肪及纤维组织混杂组成,其间夹杂数量不等、杂乱的乳腺导管、小叶成分,3种成分按不同比例混合存在,瘤体外均有薄层纤维膜。最常观察到的特征是围绕小叶并延伸到小叶间区域的纤维组织,大多数学者将这一特征称为小叶间纤维化。病理上目前常用的分类方法为按乳腺小叶组织、脂肪组织及纤维组织三者所占比例的不同,将该瘤分为3型：①腺型错构瘤,乳腺小叶为主要成分,大量良性增生的乳腺小叶间散在着少量的纤维和脂肪组织；②纤维型错构瘤：增生的乳腺纤维组织为主要成分,大量束状分布的纤维组织中散在少量脂肪及腺体组织；③脂肪型错构瘤：脂肪组织为主要成分,其间有少量的纤维及腺体组织。

三 临床

多见于中年妇女,特别是哺乳后期和绝经前期,发生于男性极为罕见,仅有零星报道。错构瘤通常为单发,柔软或质韧,圆形或椭圆形的病变,有完整包膜,多位于乳晕后或乳房边缘区,以外上象限多见。大多数乳腺错构瘤的生长比较缓慢,但有些错构瘤可以在短时间内迅速增大,最常见于孕妇和哺乳期妇女,研究表明激素和内分泌因子可能在这些肿瘤的发展中发挥作用。患者通常没有明显的临床症状,在体检中被偶然发现,一般不触痛,极少部分患者可出现局部疼痛、乳头溢液和间断性胀痛。

错构瘤的复发和恶变较为罕见,但由于错构瘤肿块中含有上皮组织,因此其恶变是可能发生的,现已有少量相关报道错构瘤合并小叶癌和导管内癌。

四 影像学表现

(一) X线

在乳腺X线上,错构瘤常表现为边界清楚,由不同数量的脂肪或纤维腺体组织组成的不均质实性肿块,也可见薄的假包膜。由于病变内部腺体组织、纤维组织及脂肪组织的比例不同,X线影像表现也不尽相同。典型的错构瘤表现为界限清楚的类圆形肿物,密度不均,周边有空晕,被称为"乳腺中的乳腺"或"腊肠片样改变";由腺体组织、纤维组织和脂肪比例相当,相间分布形成,又称为混合型错构瘤(图9-5-1)。

病变以腺体组织和纤维组织为主时,脂肪含量较少,病变致密,X线片上瘤体表现为高密度肿块,在其中或边缘散在小部分低密度脂肪影。若脂肪成分位于瘤体边缘,在低密度部位可见线样包膜,这种表现称为致密型错构瘤。

脂肪型错构瘤瘤体主要由脂肪组织构成,其内散在少量纤维组织和腺体组织。X线片上表现为低密度肿块,其内散在少量边缘模糊的小片状高密度影,呈"水中浮岛"状,边缘清楚锐利,可见全部或大部分线样包膜影。若纤维、腺体比例很少,表现为完整的致密线样影围成的低密度肿块,很难与脂肪瘤鉴别。

(二) 超声

乳腺错构瘤超声表现为乳腺组织内界限较清楚的椭圆形或类圆形肿物,有较完整包膜,内部回声由肿块内所含细胞成分比例不同表现各异,血供常不丰富,超声总体提示良性病变,但对诊断错构瘤准确性不高。低回声区常代表脂肪和上皮成分,而高回声区常代表纤维成分。以脂肪或上皮组织为主要成分的错构瘤常表现为均匀的低回声,而以纤维组织为主要成分的错构瘤常表现为均匀的高回声。

(三) MRI

乳腺错构瘤MRI的典型表现为明确的脂肪成分与纤维腺体组织不同比例混合的混杂信号及完整的包膜影(图9-5-2)。因脂肪组织在MRI具有特殊的信号特征,在T1WI、T2WI上呈高信号,脂肪抑制序列上表现为低信号,具有较高的敏感性和特异性,乳腺错构瘤在MRI的表现依据肿瘤内脂肪含量的多少,可分为混合型(纤维腺体成分与脂肪成分比例相当)、脂肪型(脂肪成分>75%)、致密型(脂肪成分<25%)。脂肪型在T1WI序列肿块内呈大片高信号,其中可见条状低或中等信号区;在脂肪抑制序列则相反,肿块内呈大片低信号,其中可见条状高或中等信号区;致密型在T1WI上肿块内呈大片状等或稍低信号,其中可见小片状高信号区;在脂肪抑制序列肿块内呈大片高信号,其中可见小片状低信号;混合型MRI的信号介于前两者之间。在DWI上,肿块内腺体成分与正常乳腺内腺体信号相仿,通常呈等和稍高信号,ADC值也与腺体类似。动态增强一般血供不丰富,肿块内脂肪成分不强化,纤维腺体成分呈斑片状及索条状强化,TIC呈缓慢上升型(图9-5-3),包膜不强化呈低信号。

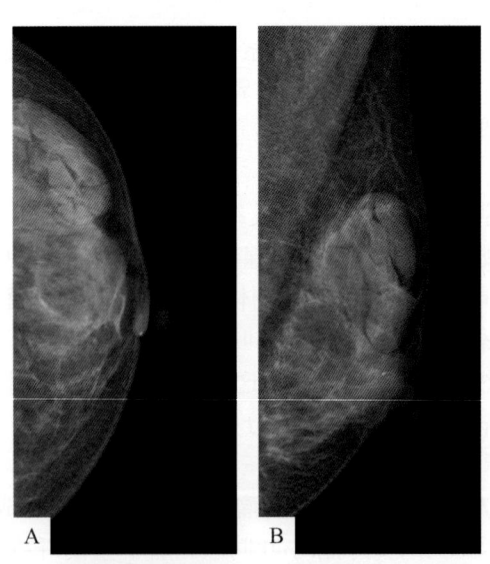

图9-5-1 乳腺钼靶X线摄影 女,40岁,查体发现无痛性肿块。A. 左乳CC位。B. 左乳MLO位。A和B显示:致密型乳腺,左乳外上象限可见一椭圆形混杂密度肿块,其内可见条片状脂肪密度影,边缘可见透明包膜。

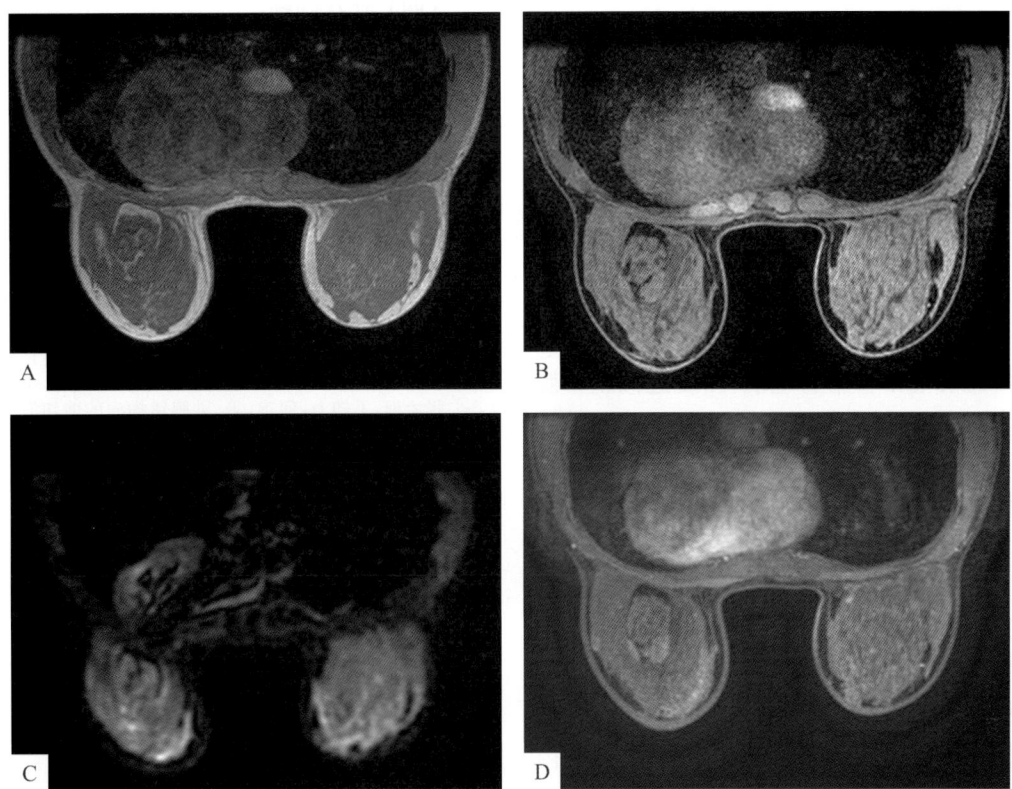

图9-5-2 乳腺MRI平扫加增强　女,38岁,查体发现无痛性肿块。A. T1WI;B. T1WI脂肪抑制;C. DWI;D. 增强T1WI。左乳肿块,边界清晰,可见明确脂肪信号,DWI上呈等信号,增强扫描呈轻度强化。

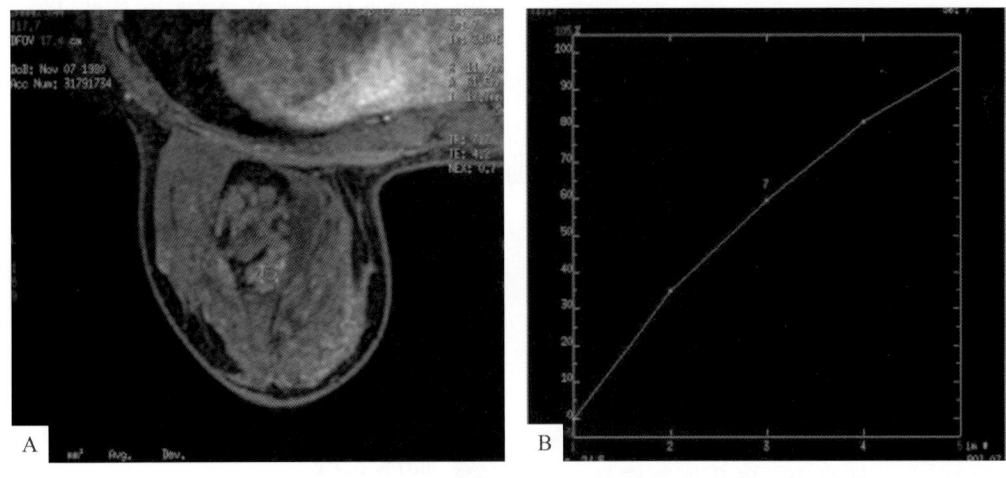

图9-5-3 乳腺MRI动态增强　A、B. 动态增强TIC为流入型。

五 诊断要点

(1) 多见于中年妇女,特别是哺乳后期和绝经前期;罕见于儿童和男性。

(2) 单发无痛性肿块,多发于外上象限。

(3) 肿块由乳腺小叶组织、脂肪组织及纤维组织3种成分按不同比例混合而成。

(4) X线表现分为混合型、致密型和脂肪型。典型的错构瘤表现为界限清楚的类圆形肿物,密度不均,周边有空晕,被称为"乳腺中的乳腺"或"腊肠片样改变"。

(5) 超声表现为乳腺组织内界限较清楚的椭圆形或类圆形肿物,有较完整包膜,内部回声由肿块内所含细胞成分比例不同表现各异,血供常不丰富。

(6) MRI的典型表现为明确的脂肪成分与纤维腺体组织不同比例混合的混杂信号及完整的包

膜影。

六 鉴别诊断

乳腺错构瘤应与乳腺纤维腺瘤、囊肿、脂肪瘤、叶状肿瘤及其他良性肿瘤相区别。

(一) 纤维腺瘤

纤维腺瘤一般年轻女性多见,直径约为1～3 cm,该类肿瘤的形态则较为规则,且形态相对清晰,存在纤细的包膜,在X线上与致密型错构瘤难以鉴别,但是纤维腺瘤不含脂肪组织,密度近似正常腺体,密度均匀,无明显膨胀趋势,在MRI上诊断较为容易,可见看到比较典型的不强化分隔表现。

(二) 脂肪瘤

脂肪型错构瘤在X线和超声上容易与脂肪瘤混淆,脂肪瘤由分化成熟的脂肪细胞构成,其间无纤维腺体组织,X线片上表现为均匀低密度区,MRI表现为包膜完整的脂肪信号。

(三) 积乳囊肿或囊肿

积乳囊肿发生于哺乳期患有乳腺炎者,囊肿内没有分隔结构,有助于与脂肪型错构瘤在X线上鉴别;内含脂肪成分时,MRI可表现为短T1长T2信号,脂肪抑制序列信号可减低,增强后无强化。囊肿边界较清晰,可依据超声及MRI区别,囊肿在超声中表现为无回块肿块,较为典型,MRI上表现为长T1、长T2信号。

(四) 叶状肿瘤

叶状肿瘤可发生于任何年龄的妇女,肿块生长缓慢,多在无意中发现,且有短期内迅速增大史,密度会比错构瘤更高,肿块大多呈分叶状。

(李 颖)

◆ 参考文献 ◆

[1] 洪美娟,杨子文.乳腺错构瘤的超声图像特征和误诊分析[J].中国实用医药,2019,14(14):61-62.

[2] 曲俸江,吴迪,杨汝铭,等.左侧腋窝下副乳腺错构瘤一例报道[J].中华乳腺病杂志(电子版),2021,6:387-388.

[3] 张孟珂,王知力,何艳,等.乳腺错构瘤的剪切波弹性成像及超声造影特征[J].中国医学影像学杂志,2019,2:81-85.

[4] Alran L, Chamming's F, Auriol-Leizagoyenn S, et al. Breast hamartoma: reassessment of an under-recognised breast lesion [J]. Histopathology, 2022,80(2):304-313.

[5] Arrigoni MG, Dockerty MB, Judd ES. The identification and treatment of mammary hamartoma [J]. Surg Gynecol Obstet, 1971,133:577-582.

[6] Fox G, Devanathan R. Breast hamartoma in an adolescent female [J]. Aust J Gen Pract, 2019,48(5):275-276.

[7] Fukai S, Yoshida A, Akiyama F, et al. Ductal carcinoma in situ of the breast in sclerosing adenosis encapsulated by a hamartoma: a case report [J]. Int J Surg Case Rep, 2018,45:9-12.

[8] Liu G, Wang ZL, Zhang MK, et al. Breast hamartoma: ultrasound, elastosonographic, and contrast-enhanced ultrasound features [J]. J Cancer Res Ther, 2019,15(4):864-870.

[9] Mengxin L, Gu L, Wu Y, et al. Hamartoma of the breast in a man: A rare case report [J]. Medicine, 2019,98(50):e18372.

[10] Tazeoğlu D, Dağ A, Arslan B, et al. Breast hamartoma: clinical, radiological, and histopathological evaluation [J]. Eur J Breast Health, 2021,17(4):328-332.

第六节 乳腺硬化性腺病

一 概述

乳腺硬化性腺病(sclerosing adenosis, SA)属于良性增生性病变,是乳腺腺病的一种特殊类型,是腺病发展的晚期阶段。临床查体、影像学表现及病理与恶性肿瘤类似,术前易误诊。硬化性腺病是一个独立的乳腺癌风险因素,患者发生浸润性乳腺癌的风险增加1.5～2.0倍。SA常伴有其他良恶性病变,伴有不典型大汗腺腺病时,其发生浸润性癌的风险增加5.5倍。SA有双侧性的趋势,所有乳腺癌患者中双侧乳腺癌的发生率为1.6%～7%,而SA伴有恶性病变中双侧乳腺癌的发生率高达27%。

二 病理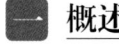

硬化性腺病以小叶为中心,腺泡、肌上皮及结缔组织增生、排列紊乱,小叶间疏松间质被增生、透明变性的胶原化纤维组织取代。高倍镜下增生的腺管受压变形,腺腔变窄闭塞,甚至呈单排梭形细胞,与硬癌、小管癌及小叶癌易混淆。

三 临床表现

多见于30～45岁育龄期女性,单发或多发。临床上无明显特征性表现,常表现为与月经周期相关或无关的乳房胀痛或局部压痛,部分患者可触及质韧或稍硬、边界不清的肿块,绝大多数是因影像学异常(微钙化最常见)或其他原因活检时被发现。当其大至2～2.5 cm,且临床可触及肿块时,称之为结节状硬化性腺病或腺病瘤。肿块境界可清楚或欠清晰,少数可伴有疼痛或触痛。

四 影像学表现

(一) X线

乳腺硬化性腺病X线表现多样化,主要征象为结构扭曲(星芒状影)、肿块、钙化或非对称性致密等,且各个X线征象可单独出现,亦可多个征象并存。结构扭曲为X线最常见征象(图9-6-1),表现为中心透X线的"黑星",毛刺影多较细长且边缘相对柔和,远近端粗细较一致。由于腺小叶或间质纤维增生而不形成肿瘤,病灶常只在一个投照体位显示,或2个体位形态相差较远。当硬化性腺病合并其他病变时病灶中心密度增高,呈"白星",需要与恶性病变鉴别。肿块是硬化性腺病主要的X线征象之一(图9-6-2),以圆形或椭圆形及分叶状肿块多见,部分可成不规则形,边缘部分清晰,部分显示模糊或伴毛刺,密度增高且不均匀,与乳腺癌X线表现有重叠。钙化常合并其他征象出现,多散在分布,形态单一,以模糊不定形钙化多见,少数为粗糙不均质,而非细小多形性和细线样或线样分支状钙化。硬化性腺病表现为非对称性致密的文献报道相对较少,呈斑片状、条索状密度增高,边界清晰或部分清晰,且一个体位明显而另一体位显示正常或密度变化较大。

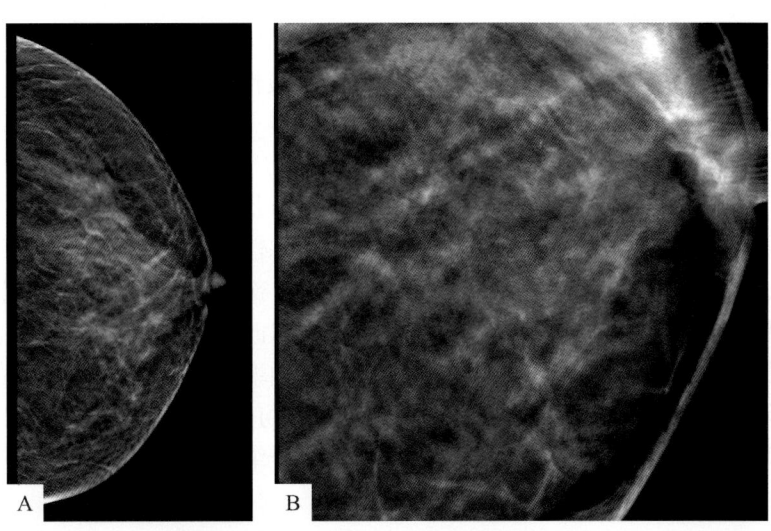

图9-6-1 乳腺硬化性腺病X线征象之结构扭曲 A.左乳X线断层摄影CC位,显示左乳内上象限局部腺体结构扭曲,病灶中心呈等高密度,未见恶性钙化,周围毛刺长短不一但较柔软,血管影稍增多。B.左乳X线断层摄影点压CC位,显示病灶仍为结构扭曲,病灶中心呈不透X线的"黑星",其内见小片状脂肪密度影,其余表现CC位同断层图像。

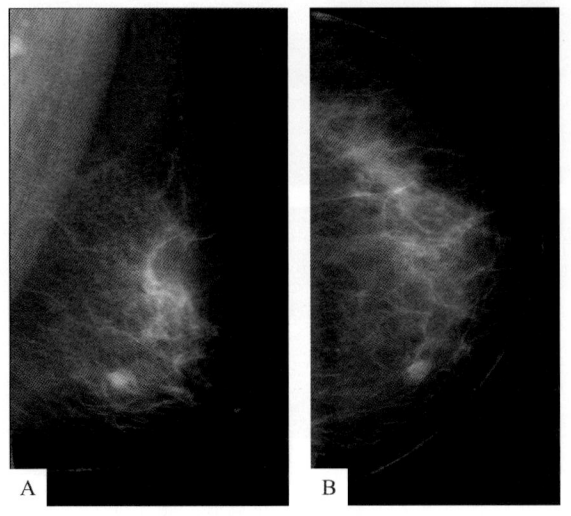

图9-6-2 乳腺硬化性腺病X线征象之肿块 A.左乳X线摄影MLO位;B.左乳X线摄影CC位。左乳内下象限卵圆形肿块,边缘模糊,局部毛刺,密度增高且不均匀,未见恶性钙化及异常血管影。

(二) 超声

超声检查能更清楚地显示小病灶的形态特征及内部特征(图9-6-3),还可进一步评价其血流动力学特征。硬化性腺病超声表现可以各种各样,当终端导管小叶单位直径超过5mm,就可以检测到病变。病灶通常较小,可为小分叶状、成角或毛刺状的低回声肿块/结节,多呈水平位生长,病灶边缘可因为纤维组织浸润而显示不清或因周围脂肪组织衬托显示清楚,部分形态不规则,内部回声不均匀,部分后方回声增强,部分后方回声衰减,可能与病灶富含纤维组织成分有关。无或伴点状血流信号。当边缘模糊或成角或伴有后方声影时易误诊为恶性。有学者认为在2个以上扫描方向发现的不伴肿块的局灶性声影,是SA的特异性表现之一,但也有学者认为该征象并不是SA的特征表现,此征象有待进一步验证。

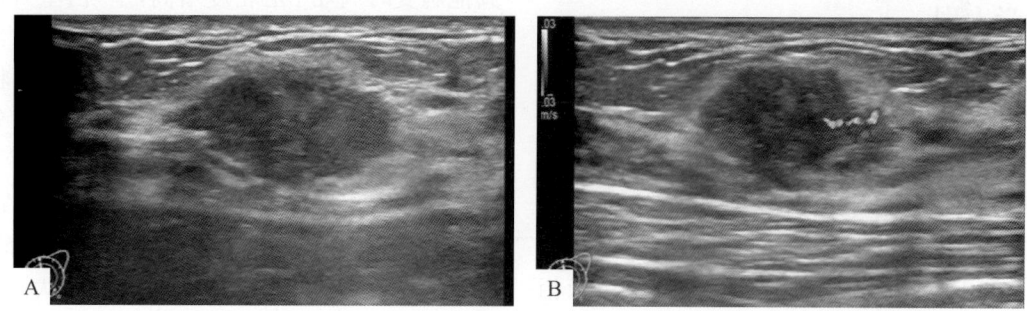

图9-6-3 乳腺硬化性腺病超声表现 A.常规超声图像显示左乳内上象限11点钟方向见不规则肿块,形态欠规整,边界欠清,局部成角,内部为低回声,周围可见高回声晕,分布不均匀,后方回声无变化。B.彩色多普勒成像显示左乳肿块内部可见点状血流信号。(见彩色插页)

(三) MRI

硬化性腺病 MRI 强化方式多样,可见点状强化、肿块样强化、非肿块样强化。MRI 平扫表现为 T1WI 上呈等、低信号,T2WI 上呈不均匀高信号,信号不均匀,为显著增生的纤维间质与其内散在密集增生的腺泡细胞含水量不同导致。肿块样强化以圆形、卵圆形多见,边缘多不规则,可见周边毛刺样延迟强化影,内部强化多不均匀,肿块内见多发小蜂窝状或小囊状无强化区,考虑为包绕脂肪组织及挤压扩张变形的小腺管影,病灶周围纤维组织延迟强化(图9-6-4)。非肿块样强化多为局灶性分布的集簇状、簇环状强化及区域性分布的不均匀强化,并见少量节段性、线样不均匀强化,与病灶成分多样有关(图9-6-5)。弥散加权成像一般轻度或无明显受限。病灶 TIC 多为流入型、平台型曲线,以平台型较多。结节状硬化性腺病其形态学及血流动力学也可表现为恶性征象,TIC 可呈流出型,有时较难与恶性病变鉴别。部分表现为腺体结构紊乱,呈星芒状肿块样或星芒状改变,镜下观察病灶中心主要为弹性纤维组织及扭曲增生的导管和小叶,星芒状主要由纤维组织构成,并可见少量炎性细胞浸润,所以这种星芒表现为比较纤细、柔软、长短较均匀的毛刺,毛刺延迟强化。

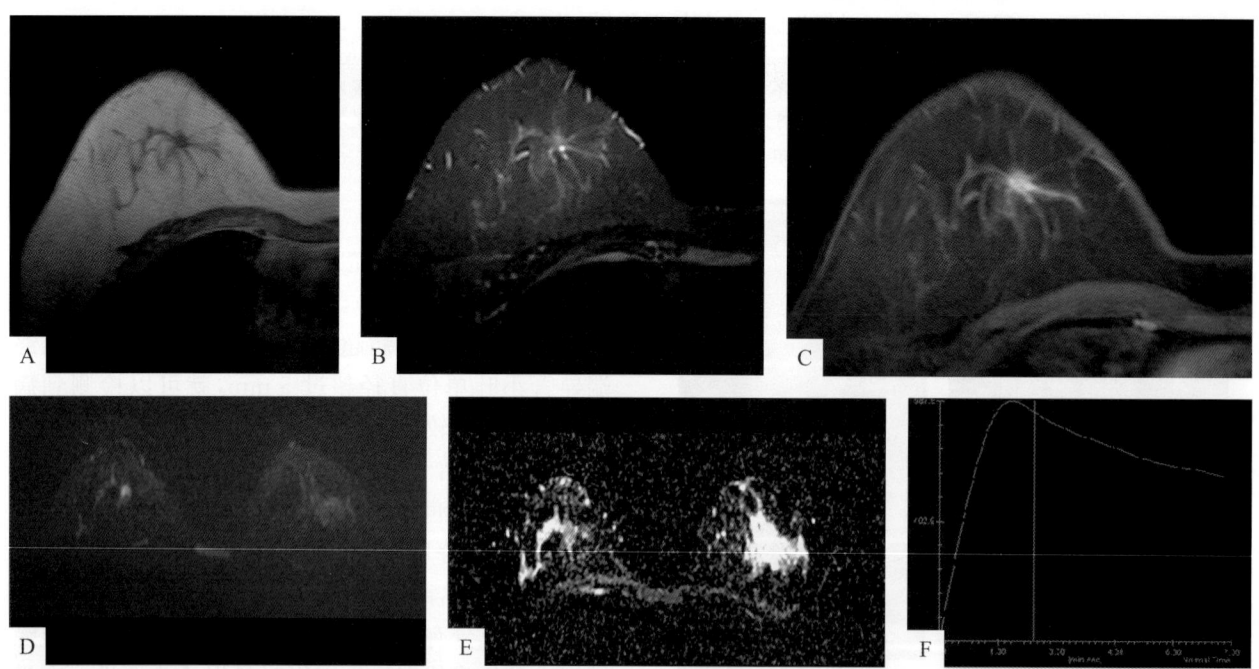

图9-6-4 乳腺硬化性腺病MRI强化方式之肿块样强化 A.横断位非脂肪抑制 T1WI;B.横断位脂肪抑制 T2WI;C.横断位脂肪抑制 T1WI 增强;D.DWI;E.ADC;F.TIC。右乳内上象限不规则肿块,边缘毛刺,平扫 T1WI 上呈低信号,T2WI 上呈不均匀高信号,边缘见结节状小囊变区,DWI 上呈高信号,ADC 值约 $(1.05 \sim 1.12) \times 10^{-3}$ mm^2/s,增强后不均匀强化,动态增强扫描毛刺延迟强化,TIC 为快速流入-廓清型。

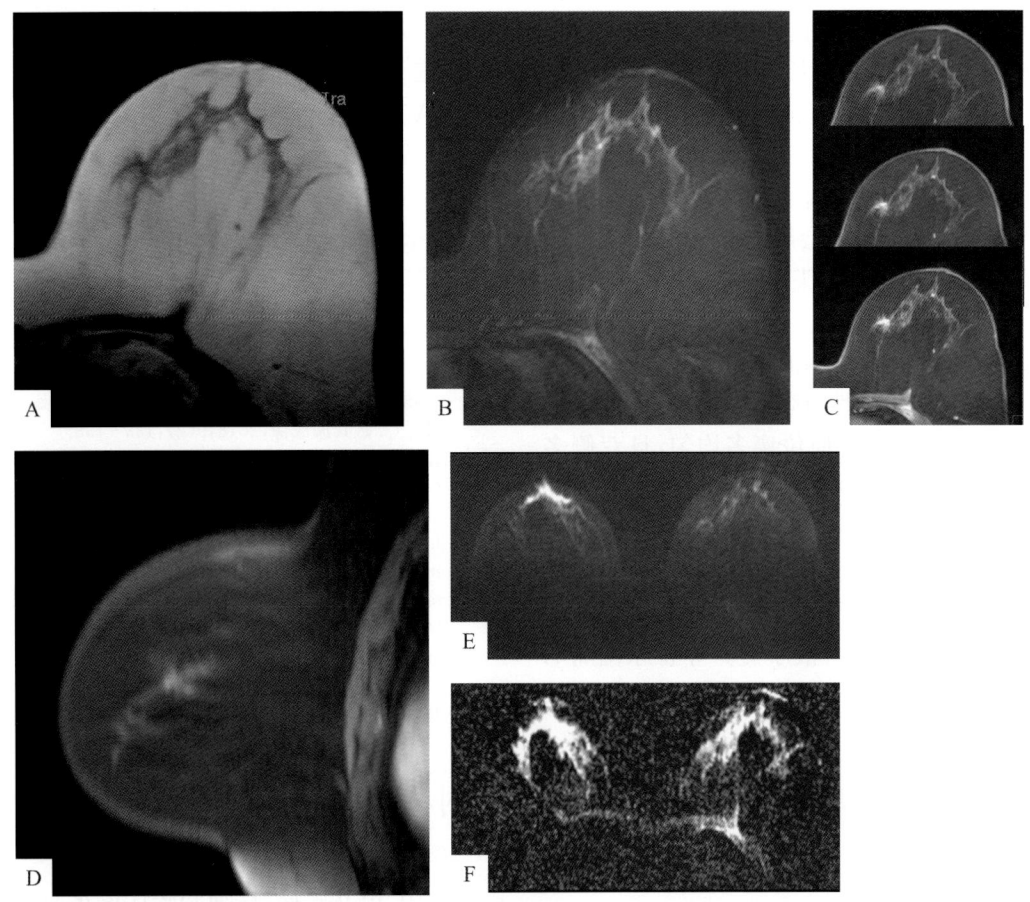

图9-6-5 乳腺硬化性腺病MRI强化方式之非肿块样强化 A.横断位非脂肪抑制T1WI平扫;B.横断位脂肪抑制T2WI;C.脂肪抑制T1WI动态增强横断位Ⅰ、Ⅱ、Ⅲ期;D.矢状位脂肪抑制T1WI增强;E.DWI;F.ADC图像。左乳内上象限星芒状影,平扫T1WI上呈等信号,T2WI上呈不均匀等、低信号,DWI上呈扩散不受限,ADC值约$(1.01\sim1.20)\times10^{-3}$ mm^2/s,增强后不均匀强化,动态增强扫描毛刺延迟强化。

五 诊断要点

乳腺硬化性腺病病理复杂多样,且常伴有其他病变,因此影像学表现多种多样,缺乏特异性,且与乳腺癌类似,易混淆。全面、认真、细致的观察,能发现该病影像学表现特点,对认识该病、提高诊断准确率有实际的临床意义。本病多见于30~45岁育龄期女性,单发或多发,常表现为与月经周期相关或无关的乳房胀痛或局部压痛,部分患者可触及质韧或稍硬、边界不清的肿块。X线多表现为结构扭曲,结构扭曲多为中心透X线的"黑星",毛刺影多较细长且边缘相对柔和,远近端粗细较一致。MRI上亦可见星芒状影,星芒状结构呈毛刺状延迟强化。硬化性腺病表现为肿块时,多为圆形或卵圆形,边缘模糊或欠清,密度、信号欠均,增强后呈不均匀强化,部分病灶内见多发小蜂窝状或小囊状无强化区,DWI上轻度受限或不受限,TIC为流入型、平台型。部分结节状硬化性腺病可表现为不规则肿块,边缘尖角或毛刺状,出现流出型曲线。超声内部回声欠均伴后方回声衰减时,与恶性肿瘤类似。虽然硬化性腺病影像学表现复杂多样,且与乳腺癌易混淆,但当X线摄影显示结构扭曲、不规则结节或稍松散钙化,超声为回声不均匀的无或少血流信号的低回声结节,MR T2WI上信号不均匀,增强扫描呈星芒状小肿块,DWI轻度或无扩散受限,ADC值减低不明显,TIC为流入型或平台型,应考虑硬化性腺病的可能。

六 鉴别诊断

(一)浸润性导管癌

X线检查中SA多表现为中等密度肿块,病灶中心为"黑星",2个投照体位病变形态变化较大;乳腺癌一般表现较高密度肿块。SA的X线钙化多呈模糊不定形,散在或区域性分布,而乳腺癌钙化多为细线样或细小分支状、多形性钙化,分布比较密集,常呈团簇状、段样及线样分布。本病超声声像图上表现为无或少血流信号的低回声结节灶,乳腺癌一般血流信号比较明显。MRI检查本病在T2WI上多呈信号不均匀,毛刺柔软、细而长;而乳腺癌多为分叶状T2高信号肿块,毛刺根粗、尖细;此外,病灶TIC多为流入型或平台型,DWI一般轻度或无明显受限,而乳腺癌TIC多为平台型或流出型,DWI多数明显扩散受限。另外,SA一般不会出现腋窝淋巴结肿大、小梁结构增粗、皮肤增厚及乳头回缩等合并征象。

(二)导管原位癌

当SA表现为非肿块强化时需要与导管原位癌鉴别。SA多表现为局灶性、区域性强化,部分可呈段样强化,内部强化较导管原位癌多均匀,且双侧多见。而导管原位癌一般为单侧发病,呈线样、节段样强化,其内呈集簇状或环形强化多见。对于不均匀强化病灶,如果合并囊性病变,往往是乳腺腺病特征性的影像学征象,很少见于导管原位癌,其病理基础是小导管扩张并形成多发含液小囊。导管原位癌X线钙化多见,且多为细线分支状、多形性钙化,SA钙化以模糊不定形多见。

(三)纤维腺瘤

SA边缘多不光滑,强化不均匀,内无分隔样强化。纤维腺瘤通常边缘光滑或分叶状,MRI增强可见内部低信号分隔。超声可见低回声包膜,后方回声增强表现。

(丁莹莹 吴建萍)

◆ 参考文献 ◆

[1] 李艳翠,梁雯,彭峰河,等.乳腺硬化性腺病的影像表现及病理分析[J].磁共振成像,2018,9(2):133-138.
[2] 刘园园,尚晓静,邓先琴,等.乳腺硬化性腺病的MR影像表现及与X线、病理对比分析[J].影像研究与医学应用,2019,3(1):11-14.
[3] Chen JJ, Wang Y, Xue JY, et al. A clinicopathological study of early-stage synchronous bilateral breast cancer: a retrospective evaluation and prospective validation of potential risk factors [J/EB]. PLoS ONE, 2014, 9: e95185.
[4] Oiwa M, Endo T, Ichihara S, et al. Sclerosing adenosis as a predictor of breast cancer bilaterality and multicentricity [J]. Virchows Archiv, 2015, 467(1): 71-78.

第七节 乳腺放射状瘢痕

一、概述

乳腺放射状瘢痕(radial scar,RS)是良性增生性乳腺病变,其典型特征是中央区有一个弹性纤维组织组成的核(中心硬化区),自核向周围发出放射状结构(周围区),这些放射状结构是由嵌入在纤维组织中的良性腺体结构组成,使病变整体呈不规则的星芒状表现(stellate appearance)。中央区弹性纤维组织组成的核内常含有扭曲的腺管结构。周围区的腺体结构可具有导管上皮普通增生、硬化性腺病、乳头状增生和不典型增生等不同的变化。

乳腺放射状瘢痕/复杂性硬化性病变(radial scar, RS/complex sclerosing lesion,CSL),有学者提出将<1.0 cm的病变称为放射状瘢痕(RS);>1.0 cm的病变称为复杂性硬化性病变(CSL),两者无明显临床差异。病理上有学者将RS定义具有分区特征的硬化性病变:中心硬化病灶区(中央区),导管和小叶由此向周围呈放射状分布(周围区);将上述分区特征不明显的硬化性病变归入复杂性硬化性病变。

RS在影像学和病理学上与乳腺癌难以鉴别。随着乳腺X射线摄影技术(digital mammography, DM)的发展进步,尤其是DBT在乳腺癌筛查和诊断中的应用,以及影像、病理和临床医生对该病变认知和诊断水平的提高,乳腺RS越来越多被影像检出和诊断。

RS目前病因不明确,对于影像引导下穿刺活检证实的RS,临床处理存在差异和争议,尚无统一的共识指南。原因在于RS本身的恶性潜能和RS与乳腺癌及其他高危病变共存这两方面。

二、病理

乳腺RS的组织病理学表现与浸润性癌,尤其是低级别浸润性导管癌和小管癌相似,鉴别诊断是常见而困难的问题。

(一)大体观察

标本见灰白或灰红色RS区,质稍硬,或不可触及明确肿块,大体表现与浸润性癌酷似。

(二)镜下表现

典型的RS具有特征性的放射状结构,中央为透明变性瘢痕硬化区,周围导管及小叶呈放射状分布。中央瘢痕区腺管常被硬化的间质挤压变形,可见尖角,有时可见导管上皮成簇或单个细胞分布。导管上皮亦可伴发各种良性或恶性病变,如导管上皮普通型增生、柱状细胞变、不典型增生、导管内乳头状瘤、导管原位癌、小叶原位癌、小管癌,甚至浸润性癌等。

(三) 免疫组化特征

SMA、P63、Calponin等肌上皮标记显示绝大部分导管周边的肌上皮存在，导管上皮普通型增生区显示CK5/6镶嵌性表达，而不典型增生的区域呈阴性表达。

乳腺X线摄影应用之前，在无选择女性乳房尸检中RS检出率14%～28%。Tabar和Dean等报道乳腺X线摄影筛查中检出RS 0.09%；其他两组大型研究数据显示RS在影像引导穿刺活检中的检出率分别为0.8%（88/10 921）和1.8%（79/4 458）。

三 临床表现

乳腺RS发病年龄为30～60岁女性，<30岁者很少发生。单侧乳房单发较多见，偶有单侧多发或双侧乳房发生。

乳腺RS患者无明显临床症状，乳房多为不可触及的病变，乳房皮肤无异常改变、乳头无病理性溢液等临床症状。患者多因乳腺癌筛查或个人健康查体进行DM或DBT影像检查时被检出；部分患者是因为乳腺其他病变、对侧乳腺良恶性病变以及少数患者因查体乳腺超声检查发现可疑病变后，在完成数字乳腺X线摄影和（或）数字乳腺断层合成摄影检查被检出和诊断。

四 影像学表现

(一) 数字乳腺X线摄影

RS的DM表现，属于结构扭曲的范畴。ACR BI-RADS（2013，第5版）结构扭曲（architectural distortion，AD）的定义如下：结构扭曲是指乳腺实质扭曲，无明确可见的肿块。乳腺X线摄影的表现包括：①从一点放射发出的细直线或毛刺；②乳腺实质前后边缘的局部内缩、扭曲或变直（曲度消失），结构扭曲可以伴有不对称或钙化；③在无对应的创伤或手术史时，结构扭曲病变被怀疑是恶性病变或RS，组织学诊断是合适的。在DM和DBT上，RS的中央透射区和周围放射状结构排列的细长毛刺整体形成星芒状结构（毛刺状结构）的"黑星"表现。其中央区无实质性高密度肿块存在，中央区内可见环形和椭圆形透亮影，与典型恶性肿瘤的中央区高密度肿块伴边缘毛刺的星芒状肿块的"白星"相区别。在DM上，RS难以与浸润性恶性病变（浸润性小叶癌和浸润性导管癌）鉴别。Tabar和Dean等列出乳腺X线摄影RS的诊断标准：①乳腺摄影两个方位的形态表现不同；②中央区无实性肿瘤肿块与毛刺长度对应；③毛刺非常细而长；④透射的轮辐状排列的细线或毛刺结构（黑色）与不透射（白色）的毛刺结构相平行，有时在摄影片以透射的线为主要表现，形成与乳腺癌的"白星"相反的"黑星"表现；⑤与病变相邻的皮肤无增厚和回缩；⑥无论病变有多大或距离皮肤多近，乳腺X线摄影显示的病变与所在位置无可触及的病变之间存在显著差异。

达到上述标准，提示RS的可能性。有研究者按照Tabar和Dean提出的诊断标准，回顾性评估40例"黑星"病变，其特征怀疑是RS，手术证实20例良性病变、20例恶性病变。这突出说明仅依据乳腺X线摄影所显示的结构扭曲表现，鉴别病变的良恶性是困难的，需要组织病理学诊断。

(二) 数字乳腺断层摄影

DBT技术的最大优势是能减少组织重叠所致的遮掩病变，使病变边缘和内部细节结构显示更加清晰，使得RS/CSL的检出和诊断准确性都有明显的提高（图9-7-1）。Bahl等在一项大样本筛查中报道DBT与DM对结构扭曲的检出率分别为0.14%和0.07%。刘文霞等对DBT表现为结构扭曲病变并经手术病理证实的76例患者（共78个病灶）进行回顾性对比分析，检出率：DBT 100%（78/78），DM 59.0%（46/78）；诊断准确性：DBT 74.4%（58/78）、DM 65.2%（30/46）。78个病灶良性病变46个，恶性病变32个。DBT显示结构扭曲病变细节更清楚，检出率和诊断准确性较DM提高。但RS/CSL在DBT上，也无特征性征象与乳腺癌鉴别，需要组织病理学诊断。

(三) DBT引导的手术前定位

影像检出的结构扭曲病变，怀疑RS的患者，绝大多数无可触及的肿块，极少数患者触诊局部轻度质韧，需要手术前影像定位才能精准切除病变。根据笔者经验，对于DM/DBT检出的结构扭曲病变，再次靶向超声仔细检查，如果在DM/DBT显示的结构扭曲病变的相应部位，能明确检出可疑病变，可以采用超声术前定位；如果靶向超声仔细检查对应部位无异常发现时，可以DBT引导下手术前导丝定位（图9-7-2），DBT清楚显示结构扭曲病变的周围放射状结构和中央区，在DBT显示最清楚的层面，将导丝针尖放置在中央点，帮助外科医生准确切除这种临床不可触及的RS。手术中切除的标本必须再次行DBT，确认手术标本中包括完整的结构扭曲病变后，手术标本连同导丝送达病理科，以便病理科医

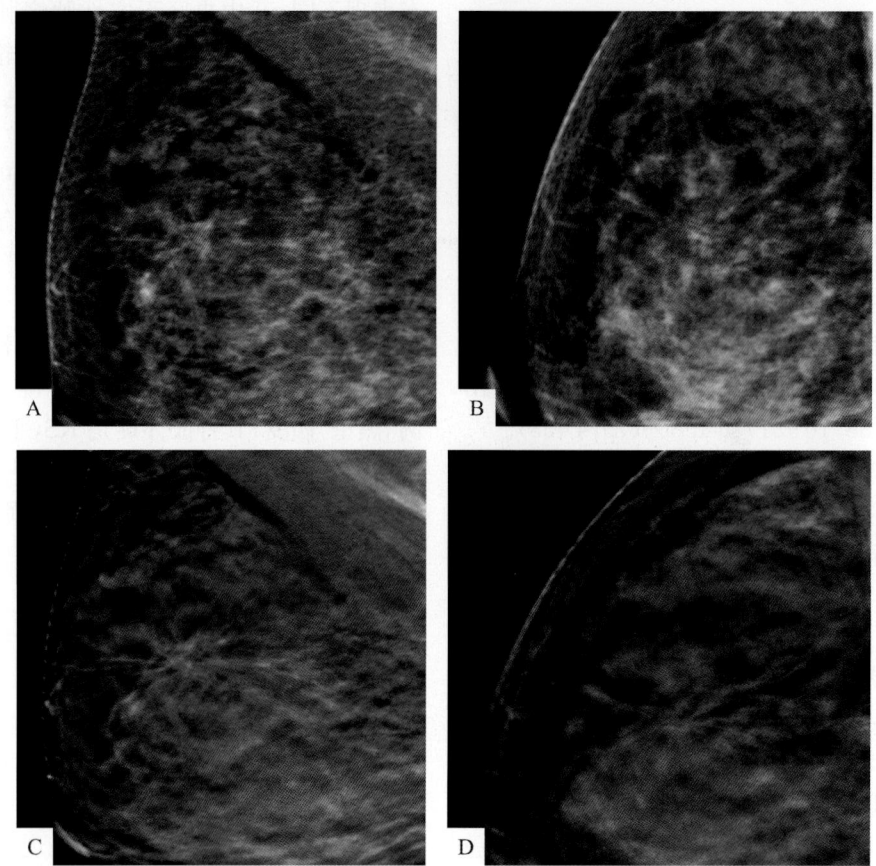

图9-7-1 RS DBT A、B. DM MLO和CC位右乳外上象限局部图像显示结构扭曲病变；从一个点发出向周围轮辐状排列的放射状细线，中央区无明确肿块，呈"黑星"的表现。MLO显示局部纤维腺体轮廓的轻微内陷，相邻皮肤无增厚。符合Tabar和Dean提出的RS的DM诊断标准。C、D. 同一患者DBT MLO和CC位右乳外上象限局部图像显示A、B图的结构扭曲的"黑星"的中央区内部结构和周围区细毛刺更清楚。手术病理证实：RS并发导管内乳头状瘤和灶状不典型增生。

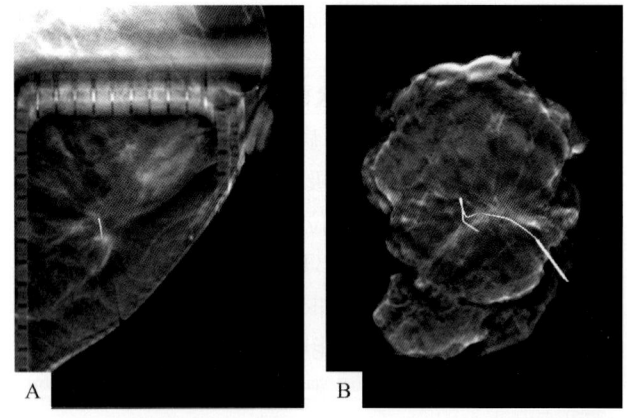

图9-7-2 RS DBT引导 A、B. 左乳DBT引导术前导丝定位：内下象限显示结构扭曲病变，放置导丝尖在结构扭曲的中央区。B. 手术标本DBT摄影，显示导丝位于结构扭曲病变的中央区。手术病理诊断：RS内见导管原位癌（中级别，0.7cm×0.5cm）。

生快速准确找到靶病变。手术标本摄影时，一定注意尽量保持导丝不移位。

（四）MRI

乳腺RS的MRI表现范围广，文献报道有些病例不可见病变（31%）。典型表现平扫T1WI和T2WI上呈轮辐状结构，DWI通常显示不清楚，增强表现：结构扭曲无强化、斑点状强化、非肿块样强化，甚至呈不规则形强化肿块，酷似恶性肿块病变（图9-7-3）。MRI表现约50%为良性形式、39%可疑恶性形式，11%中间型。大约60%的乳腺RS在MRI诊断为BI-RADS 4或5类，与恶性肿瘤鉴别困难。这与RS常伴有导管内乳头状瘤、不典型增生、原位癌甚至浸润性癌有关。笔者经验认为，MRI如果结构扭曲区域同时出现异常肿块强化病变，应首先考虑恶性病变而不是RS；如果MRI显示轮辐状的结构扭曲病变本身无异常强化，在其病变范围内或周围区，显示非肿块或斑点状异常强化，应考虑RS伴有高危病变或早期恶性病变（原位癌）的可能。有文献报道，如果穿刺活检证实是RS，在MRI上结

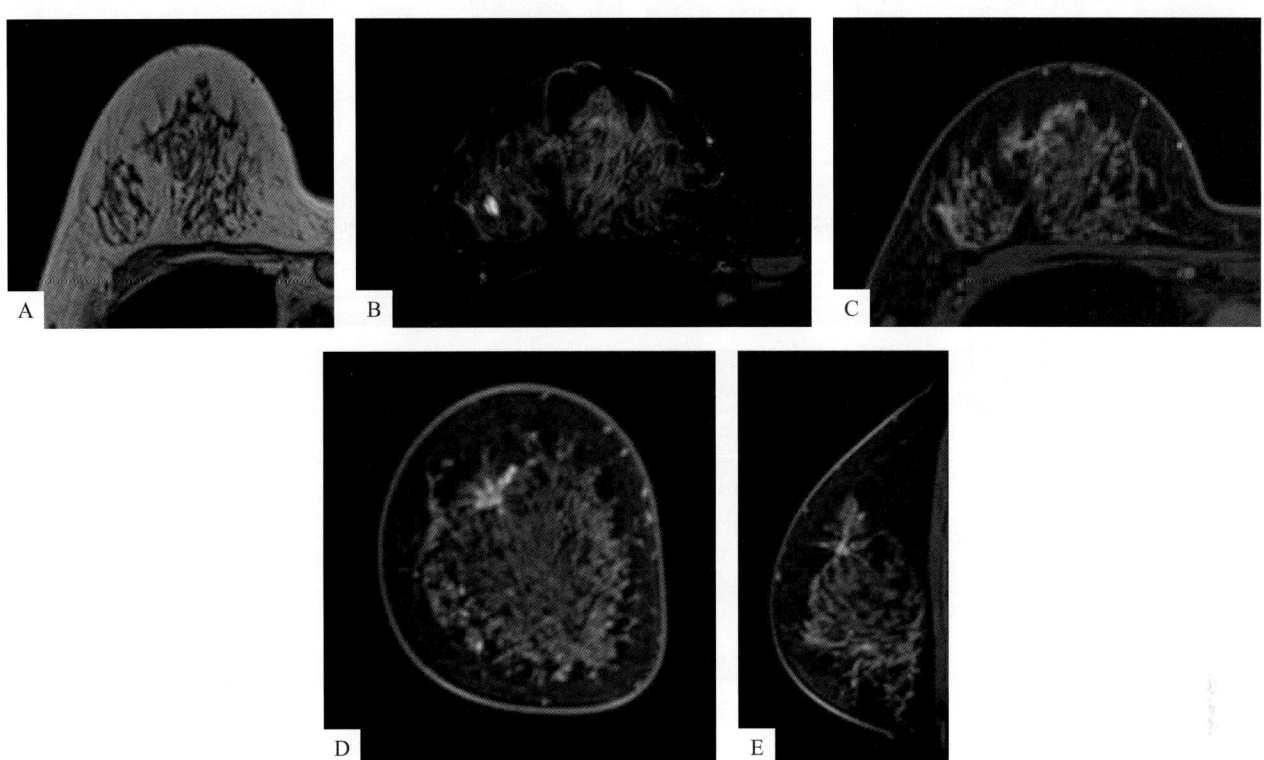

图9-7-3 RS MRI表现 A~C. T1WI、T2WI+脂肪抑制图像和动态增强早期图像，显示右乳外上象限（10点钟）结构扭曲征象呈放射状结构，早期并非肿块强化，中央区未见明确肿块。DWI未见明显增高（图省略），ADC $1.2×10^{-3}$ mm²/s。D、E. 动态增强扫描重建冠状位和矢状位图像，显示右乳10点钟位置结构扭曲呈放射状结构并非肿块强化，中央区未见明确肿块。TIC曲线为平台型。手术病理诊断：RS并发导管内乳头状瘤和灶状不典型增生。

构扭曲区域未显示异常的强化病变时，恶性病变的阴性预测值达100%。建议此情况下可以不进行手术切除，同时强调，此类患者每年一次的乳腺MRI随访复查是必要的。该研究结论是否可以广泛应用实施，尚需要多中心研究数据支持其正确性和可行性。无论如何，对于怀疑或穿刺活检证实的乳腺RS患者，MRI检查有助于为临床手术的决策提供有价值的参考依据。

（五）超声

乳腺RS的多普勒超声表现与乳腺癌难以鉴别。国内文献提示超声提高了RS检出率，在与乳腺癌鉴别方面不具有优势。Cawson等提示结构扭曲的低回声区周围缺乏恶性病变具有的晕征，怀疑RS可能。超声表现为低回声、结构紊乱，有些病例表现为不规则形肿块、边缘模糊、后方衰减，酷似乳腺癌，有些病例无后方衰减（图9-7-4）。Shetty等提示局部回声衰减且无可辨认的肿块时，怀疑RS；Evans和Zhi等报道剪切波亦无特征表现与恶性病变鉴别，弹性指数高可造成误诊为恶性（>50 kPa）。乳腺X线摄影显示结构扭曲，怀疑RS的局部区域，做靶向超声并穿刺活检确诊更为准确。临床和文献资料显示乳腺超声首诊检查诊断RS者很少，其原因为：一方面是部分RS在超声检查中结构扭曲改变轻微，难以辨认而漏诊；另一方面是乳腺超声发现的RS，因其表现与乳腺癌难以鉴别而大多数误诊为恶性病变而首先被发现，因此提高了检出率。针对这种情况，乳腺X线摄影或DBT检查是检出RS的重要方法。依据DM或DBT显示的结构扭曲位置，进行靶向超声检查，这有助于发现超声漏诊的结构扭曲病变；对于超声拟诊的可疑恶性病变，行DM和DBT检查，对应超声所显示的病变区域，DM或DBT显示出结构扭曲病变，有助于对RS的拟诊，综合评估RS的可能性。

五、鉴别诊断

（一）外伤后脂肪坏死或手术后瘢痕

外伤后脂肪坏死或手术后瘢痕造成的局部结构扭曲呈放射状表现，在乳腺摄影片表现与RS表现酷似；在超声表现不规则形低回声区而非肿块表现，中央无血流信号；MRI动态增强扫描无明确异常强化。

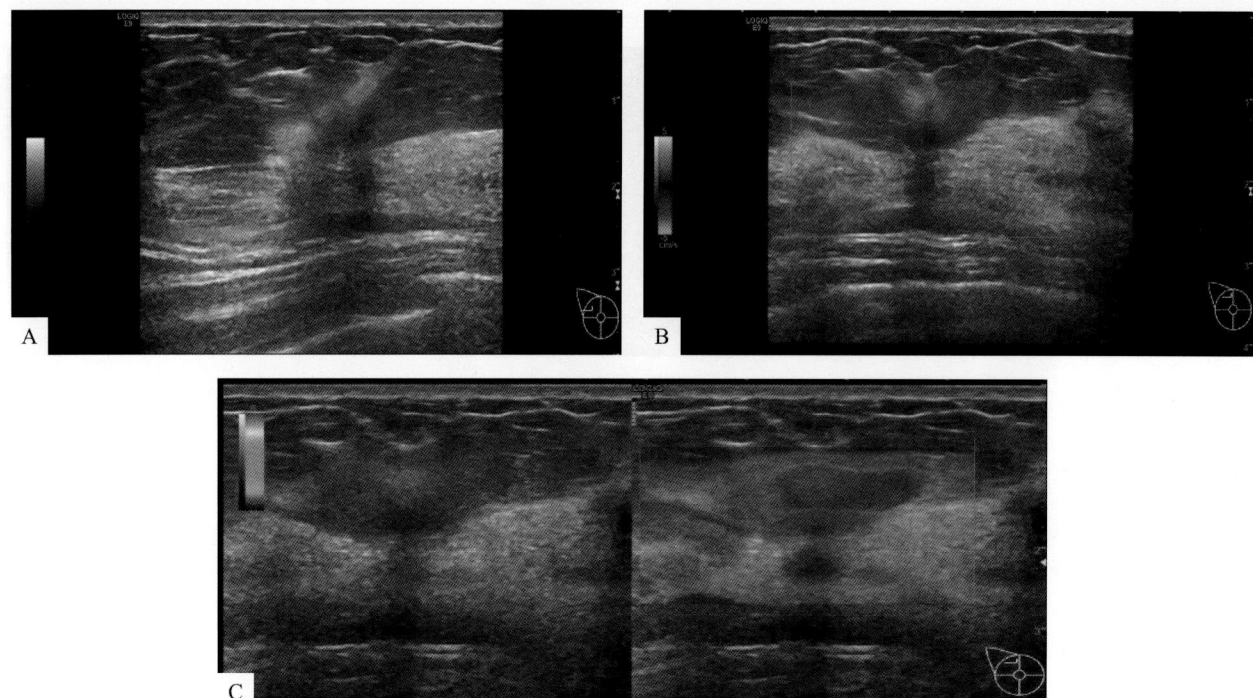

图9-7-4 RS超声图像 A.右乳10~11点钟低回声区、形态不规则、周围结构纠集,边缘部分呈毛刺状,内部回声不均匀,后方回声明显衰减。B.CDFI:低回声区内部和周围未见血流信号。C.弹性成像:低回声区内较周围组织硬。(见彩色插页)

明确的手术或外伤病史与所示结构扭曲位置的明确精准对应,是鉴别诊断的关键。对于DM或DBT显示乳腺结构扭曲,怀疑RS时,诊断医生首先询问和结合患者临床有无相应部位外伤、手术和活检等既往史,是鉴别诊断的关键点,应该引起影像医生的关注、重视。

(二)乳腺浸润性小叶癌和浸润性导管癌

对于DM和DBT显示星芒状肿块或毛刺状肿块,中央有明确高密度或稍高密度肿块者,也称为"白星"病变,首先考虑恶性浸润性病变(浸润性导管癌和浸润性小叶癌),部分浸润癌的表现为中央密实稍高或等密度肿块,依然按照毛刺状肿块病变评估分类为4C类或5类,怀疑恶性病变。超声和乳腺MRI显示典型恶性肿块病变的各种表现,容易与结构扭曲病变鉴别。部分乳腺浸润性小叶癌和小的浸润性导管癌在乳腺X线摄影片呈结构扭曲的放射状改变,病变中央区呈等密度或稍低密度,少数中央区见透射的低密度影,与RS表现相同,但中央区相对比较密实,范围较RS大,周围毛刺起自中央区致密影边缘,毛刺短粗或彼此融合有助于鉴别。单纯RS毛刺细或长或短,起自一个原始点,不起自肿块或致密中央区的边缘,此鉴别点较有意义。超声显示不规则形的低回声肿块,周围带可见晕征,彩色多普勒中央区见丰富的血流信号,后方回声衰减是典型恶性病变征象,有助于鉴别。MRI平扫DWI上呈高信号,ADC值降低,呈星芒状异常强化肿块病变或非肿块异常强化病变,但局部类似毛刺状病变,动态增强扫描时间-信号强度曲线呈流出型等征象,是浸润性导管癌和浸润性小叶癌的表现,后者非肿块异常强化较为多见。典型的浸润性导管癌DM或DBT呈中央高密度肿块伴边缘毛刺,呈"白星"表现,易与RS的"黑星"表现鉴别,结合MRI平扫和动态增强的异常表现,有助于RS与恶性病变的鉴别。但RS伴有的高危病变与早期恶性病变和本身的恶性潜能是影像诊断的难点,组织病理学诊断是金标准。

六 临床治疗和预后

临床对于乳腺RS处理存在争议。一方面,主张手术活检;另一方面,主张随访观察。Michael和April等综述文献报道,乳腺影像表现怀疑RS,在影像引导下穿刺活检证实为RS,最终经手术活检升级为恶性病变的比例0%~43%,手术活检升级为高危病变(不典型增生或小叶性肿瘤等)高达22%,结论是应该进行手术。这类人群是化学预防和高危人群筛查管理的人选;Wendy报道122例影像引导穿刺活检,诊断RS 75%(91/122);单纯RS 25%(31/122)伴高危病变;66%(81/122)手术活检2例升级为低级别导管原位癌(1.6%总数),其结论:不建议手术,密切临床和乳腺摄影随访,但需除外 RS 伴有需要手术的高危病变。有研究者主张影像引导活检证实 RS 者,MRI 增强扫描无强化者阴性预测值100%,可以随访观察,每年复查乳腺 MRI。

刘文霞等报道,对 DBT 表现为结构扭曲病变的76 例患者(共 78 个病灶)进行了回顾性分析,手术病理证实:46 个良性病灶中单纯 RS 18 个、RS 伴高危病变 11 个、其他良性病灶 17 个;恶性病灶 32 个中 RS 伴恶性病灶 6 个(RS 伴导管原位癌 5 个、RS 伴浸润性导管癌 1 个)、其他 26 个恶性病灶(导管原位癌 6 个、小叶原位癌 1 个、浸润性导管癌 7 个、浸润性小叶癌 3 个、混合癌 9 个)。据此数据,影像上怀疑 RS,病理结果可以是单纯 RS、RS 伴有高危病变、RS 伴乳腺癌和恶性病变(浸润性导管癌和浸润性小叶癌),所以主张以手术切除为主。

文献报道,单纯的 RS 无明确证据可以预测发展为乳腺癌,RS 伴增生性病变是发展为乳腺癌的高危预测因素。

总之,影像检出并穿刺活检证实 RS 是重要的,临床治疗的差异和争议,需要多医疗中心的循证医学数据支持,需要多学科专家共同商议制定共识和指南,指导治疗。

(林 青)

◆ 参考文献 ◆

[1] 刘文霞,林青,崔春晓,等. 数字乳腺断层合成摄影诊断乳腺放射状病变的价值[J]. 中华放射学杂志,2021,55(5):512-516.
[2] Bacci J, MacGrogan G, Alran L, et al. Management of radial scars/complex sclerosing lesions of the breast diagnosed on vacuum-assisted large-core biopsy: is surgery always necessary? [J]. Histopathology, 2019,75(6):900-915.
[3] Bahl M, Lamb L R, Lehman C D. Pathologic outcomes of architectural distortion on digital 2D versus tomosynthesis mammography [J]. AJR, 2017,209(5):1162-1167.
[4] Chou WYY, Veis DJ, Aft R. Radial scar on image-guided breast biopsy: is surgical excision necessary? [J]. Breast Cancer Res Treat, 2018,170(2):313-320.
[5] Cohen MA, Newell MS. Radial scars of the breast encountered at core biopsy: review of histologic, imaging, and management considerations [J]. AJR, 2017,209(5):1168-1177.
[6] Phantana-Angkool A, Forster MR, Warren YE, et al. Rate of radial scars by core biopsy and upgrading to malignancy or high-risk lesions before and after introduction of digital breast tomosynthesis [J]. Breast Cancer Res Treat, 2019,173(1):23-29.
[7] Tabar L, Dean P. Teaching atlas of mammography [M]. 3rd ed. Stuttgart, Germany: Thieme, 2001:93-147.

第八节 乳腺假血管瘤样间质增生

一、概述

乳腺假血管瘤样间质增生(pseudoangiomatous stromal hyperplasia, PASH)为一种良性间质细胞增生,属于肌纤维母细胞增生范畴,由 Vuitch 等于1986 年首次报道。PASH 镜下可见类似血管腔的裂隙,但其内无红细胞,非真正血管网,即"假血管"结构。PASH 好发于绝经前及使用激素替代治疗的绝经后女性,在男性乳腺发育者中也不少见。PASH 的病因及发病机制仍未明确,目前多认为其发生与激素水平关系密切。

二、病理

PASH 与纤维腺瘤的大体表现类似,表现为多个或散在多个、边界清楚的结节,质硬或韧。病灶大小变化较大,小者仅表现为显微镜下局灶改变,大者可形成直径达 18cm 的肿块。切面多呈灰白色,质地均匀,可见囊样结构。若未进行穿刺,很少出现出血和坏死。关于其是否有包膜,报道不一。

根据镜下细胞增生程度可将 PASH 分为经典型和束状两类。经典型 PASH 可见裂隙样交通支,裂隙内壁由增生的梭形细胞构成,无明显核异型性,无核分裂;裂隙内无红细胞,裂隙间交织的胶原纤维透明变性;病变常围绕乳腺小叶,小叶间隙增宽,也可深入小叶内,但不破坏小叶正常结构。束状 PASH 的细胞更丰富,病灶内梭形细胞排列呈束状,缺乏裂隙结构,常与肌纤维母细胞瘤合并存在。

三、临床表现

PASH 代表着一种广泛的疾病谱,临床表现不具备特征性。多由于其他疾病切除标本或活检时在显微镜下偶然发现。少数情况下,PASH 可形成肿块,成为结节性或肿瘤性 PASH。

四、影像学表现

(一) X 线

PASH 的 X 线表现缺乏特异性,多表现为边界清楚、不含钙化的肿块(图 9-8-1A、B),其次表现

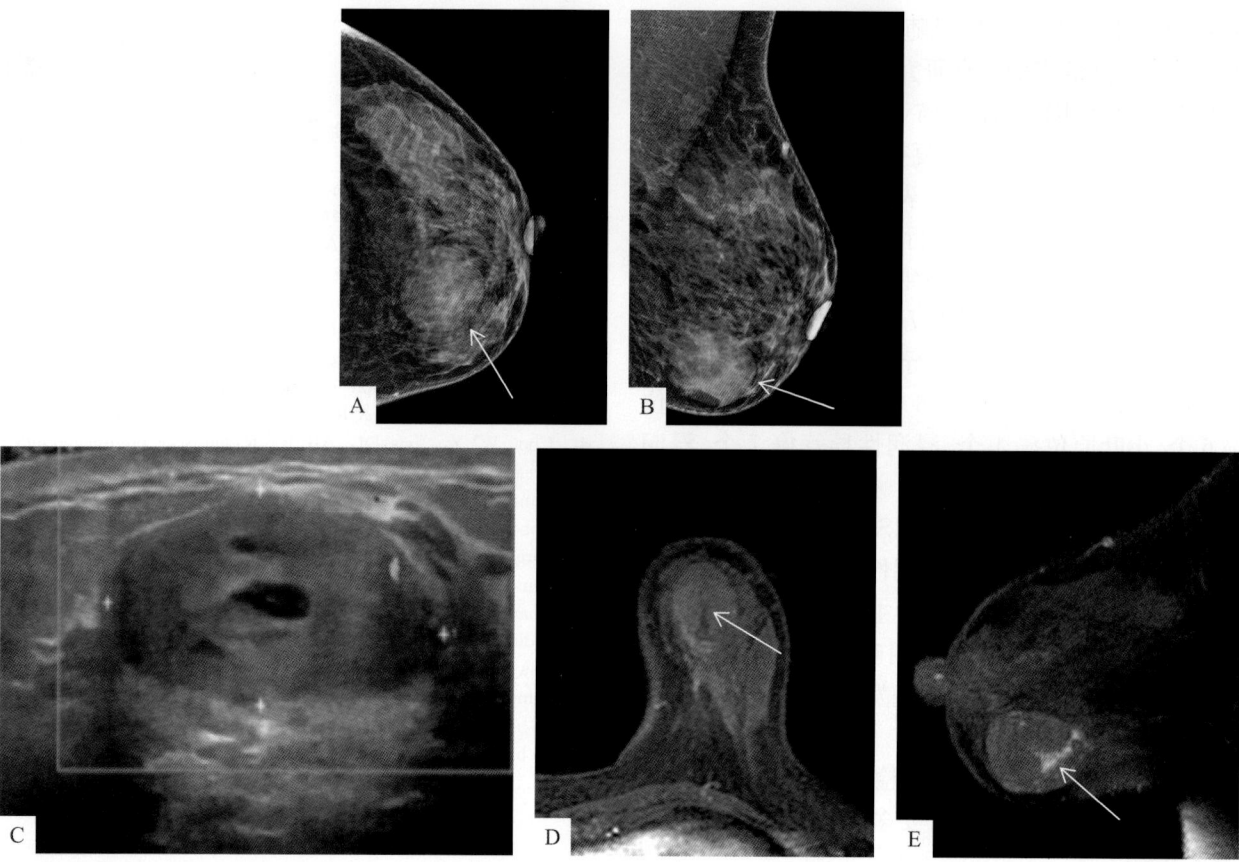

图9-8-1 左乳假血管瘤样间质增生 41岁,女性,左乳CC位(A)和MLO位(B)显示左乳内下象限卵圆形、等密度肿块影,边缘光整;超声(C)显示以实性为主的囊实混合性肿块,实性部分见少许血流信号;MR T1WI增强(D)、T2WI(E)显示肿块内裂隙样长T1、长T2信号,无强化。

为局灶不对称。结构扭曲和成簇钙化较少发生,且经病理证实并非PASH本身造成,是与PASH伴发的良恶性病变所致,包括纤维囊性变、局灶非典型导管上皮增生、导管原位癌等。另外,临床可触及肿块的PASH在X线检查中无异常发现,这种情况在年轻患者中更容易出现,可能由于腺体致密容易掩盖病灶而造成的。

(二)超声

PASH在超声上表现多样,并无特异性。边缘清晰的类圆形低回声肿块是其常见表现,后方无声影。典型者病变内部可见囊状或假血管腔样低回声腔隙(图9-8-1C),不伴钙化,BI-RADS评估多为3类。少数PASH可出现边界不规则或不清楚、中央回声增高等可疑恶性征象,此时多判定为BI-RADS 4类。

(三)MRI

PASH的MRI表现较为多样,在各序列上信号多变。MRI上信号多不均匀,T1WI、T2WI均可表现为高、等、低各种信号,但在T1WI上主要为等、低信号,部分病灶内可见穿插的裂隙样更低信号(图9-8-1D);T2WI主要表现为不均匀等、低信号或混杂信号,部分病灶内可见穿插的裂隙样高信号(图9-8-1E);由于裂隙样假血管结构并非真正的血管腔,因此在增强后并不出现强化。PASH多表现为边界清晰的卵圆形肿块,与纤维腺瘤类似。PASH也可表现为局灶或段样分布的非肿块强化。少数文献报道,PASH可引起一侧或双侧乳腺弥漫性增大,增强后表现为多发成簇"花椰菜"样非肿块强化或巨大明显强化肿块。TIC多呈持续型,少数可呈平台型,尚未有流出型曲线的病例报道。DWI上,PASH呈不均匀稍高信号,ADC值在乳腺良性病变范围内。

五、诊断要点

绝经前及使用激素替代治疗的绝经后女性,临床触诊乳腺质硬肿块,影像学表现为无钙化病变,MRI上病变内部呈裂隙样长T1、长T2无强化表现,TIC呈持续型,ADC值符合乳腺良性病变特征,应考虑有 PASH 的可能。

六 鉴别诊断

（一）纤维腺瘤

纤维腺瘤多见于绝经前女性，X 线摄影多表现为边界清楚的等密度或稍高密度肿块，部分可见钙化。在超声上表现为边界清楚、圆形或卵圆形低回声肿块。纤维腺瘤内部存在胶原纤维形成的间隔，因此在 MR T2WI 上表现为病灶内部低信号分隔影，可与 PASH 鉴别。PASH 无钙化以及内部长 T1、长 T2 无强化的裂隙区，可与纤维腺瘤鉴别。

（二）叶状肿瘤

叶状肿瘤在 MRI 上多表现为分叶状肿块，且常伴出血、坏死囊变和黏液样变性等继发改变，导致病灶内部信号不均匀。另外，部分叶状肿瘤病变在 T2WI 上可见肿块周围乳腺组织信号增高。叶状肿瘤的上述特征有助于与 PASH 相鉴别。

（三）其他恶性肿瘤

与恶性肿瘤的鉴别可根据 MRI 动态增强的强化方式及 ADC 值特点进行。恶性肿瘤 TIC 多呈流出型，ADC 值多在恶性病变范围；而 PASH TIC 多呈持续型，ADC 值在良性病变范围。此外，X 线上可疑恶性钙化的显示通常提示恶性肿瘤而非 PASH。

（曲 宁）

◆ 参考文献 ◆

［1］邓小丽,王绍武,张丽娜.乳腺假血管瘤样间质增生的临床表现及影像特征［J］.国际医学放射学杂志,2015,38(5):431-433.
［2］邬昊婷,汪登斌.乳腺假血管瘤样间质增生的影像特征与病理表现［J］.国际医学放射学杂志,2019,42(2):181-184.
［3］Solomou E, Kraniotis P, Patriarcheas G. A case of a giant pseudoangiomatous stromal hyperplasia of the breast: magnetic resonance imaging findings ［J］. Rare Tumors, 2012,4(2): e23.

第九节 乳腺管状腺瘤

一 概述

乳腺管状腺瘤（tubular adenoma）在 1968 年由 Persaud 等首次提出，1976 年 Hertel 等将管状腺瘤划分为真正的腺瘤，是一种临床上罕见的良性上皮源性肿瘤，被认为是纤维腺瘤的一种组织学变异，在乳腺良性病变中约占 0.13%～1.7%。国内外文献多为个案报道或小样本临床研究。因其发病数较少，临床及影像医师往往认识不足，术前几乎均被误诊，确诊依赖于超声引导下穿刺活检或肿块切除术后的病理检查。

二 病理

乳腺管状腺瘤边界清晰，但无明显包膜，镜下可见致密增生的小腺管样成分，占病灶整体≥70%；腺管具有典型上皮细胞和肌上皮细胞层，周围环绕少许间质，间质中可见淋巴细胞浸润，核分裂活性很低。管腔中空，偶含蛋白质样物或黏液，偶见不规则钙化。完整切除后无复发风险，无癌变风险，偶可见癌累及管状腺瘤。乳腺管状腺瘤的球管、分支管状结构与静止期的乳腺小叶内管极为相似，提示其源自小叶内管上皮、肌上皮细胞，可发生于迷走或异位的乳腺组织。一些切面上，结构和大小相对一致的细胞巢分别被疏松结缔包绕，随着不断的增生，细胞巢增大，相互靠近，纤维间隔受压变窄，提示肿瘤多灶性起源。

三 临床表现

本病多见于年轻妇女，很少发生于月经初潮前或绝经后患者，一般小于 40 岁，但有绝经后患者的病例报道。肿瘤生长缓慢、病程较长，多数超过 6 个月，最长可达十余年。乳腺管状腺瘤多单发，也可多发，直径 1.0～7.5 cm，也有文献报道最大径达 15 cm。乳腺管状腺瘤临床通常无症状，表现为无痛性、可触及的卵圆形肿块，无皮肤或乳头改变，活动度良好，界限较清楚，可有压痛，质地中等偏硬，较纤维腺瘤稍软，腋窝淋巴结一般不肿大。本病几乎都发生于正常位置的乳腺组织内，偶有文献报道可发生于副乳腺。

四 影像学表现

（一）超声

大部分管状腺瘤界限清楚，具有与纤维腺瘤相同的超声影像特征，呈卵圆形或分叶状低回声实性肿块，偶有囊性肿块，实性肿块内部回声均匀，后方回声增强，纵横比均<1，极易误诊为纤维腺瘤，导致术前超声诊断正确率较低（图 9-9-1）。有研究者指出，管状腺瘤也具有一些区别于纤维腺瘤的特征

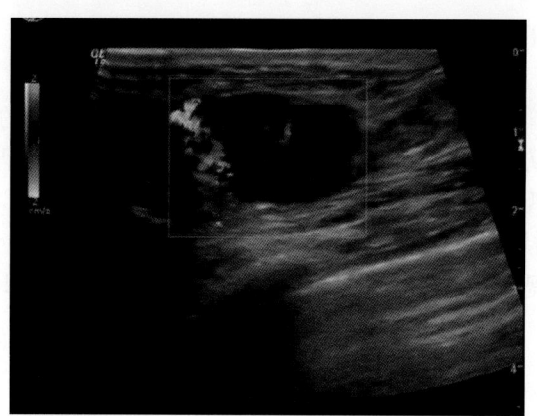

图 9-9-1 乳腺管状腺瘤超声表现 45岁,女性,触及右乳肿块1个月余。超声显示右侧乳腺外上象限内可见一大小约 2.3cm×1.4cm 的低回声光团,边界尚清晰,内部回声不均匀。CDFI:右侧乳腺低回声光团可见稍丰富彩色血流信号。(见彩色插页)

性超声表现:①管状腺瘤更易形成分叶状外观;②周边呈小分支状与腺体周边导管相延续;③内部回声较纤维腺瘤更不均匀,可呈网格样或条索样强回声。与典型的纤维腺瘤比较,管状腺瘤肿块内实质回声相对不均,血流信号也更丰富。

(二) X线

乳腺管状腺瘤多表现为卵圆形或分叶状肿块,边缘可清晰或不清晰,无毛刺,大部分呈等密度,少许呈高密度,密度一般比较均匀,少数可见钙化(图9-9-2)。管状腺瘤内的钙化灶通常具有一定特点,形态多呈圆形、点状或不规则形,且相对于病灶体积而言钙化分布较密集。在致密型乳腺中,管状腺瘤极易漏诊,乳腺数字化断层摄影可提高检出率,能更清楚地显示肿块的形态和边缘。

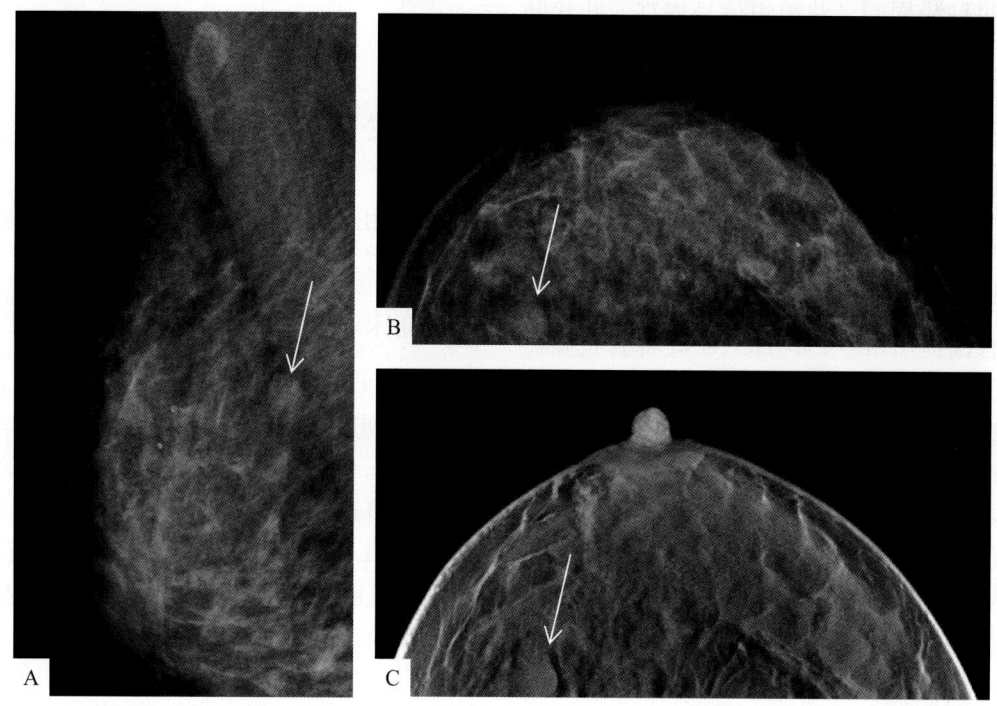

图 9-9-2 乳腺管状腺瘤X线摄影 47岁,女性,右乳MLO位(A)和CC位(B)显示右乳内上象限可见卵圆形等密度肿块,大小约 1.3cm×1.2cm,边缘不清楚,部分被遮蔽,其内密度均匀,未见钙化。C.CC位断层图像,肿块显示更清楚,内侧边缘清楚,外侧边缘模糊。

(三) MRI

乳腺管状腺瘤在MRI上表现为稍长T1稍长T2信号的卵圆形或分叶状肿块,边缘多清楚,其内信号可均匀或不均匀;增强呈中度强化,动态增强TIC以平台型为主,持续性强化特征符合良性病变表现;少数呈流入型或流出型。弥散加权成像肿块多无明显扩散受限,或轻度扩散受限,ADC值多> $1.2×10^{-6}$ mm²/s(图9-9-3)。

五、鉴别诊断

(一) 纤维腺瘤

乳腺纤维腺瘤是任何年龄段妇女均可发生的实性肿瘤,以年轻女性多见。超声检查表现为轻度低回声或等回声的卵圆形肿块,边缘清晰,内部回声均匀。乳腺X线摄影表现为卵圆形或浅分叶、边缘清晰的肿块,可伴有粗糙爆米花样钙化。乳腺MRI表

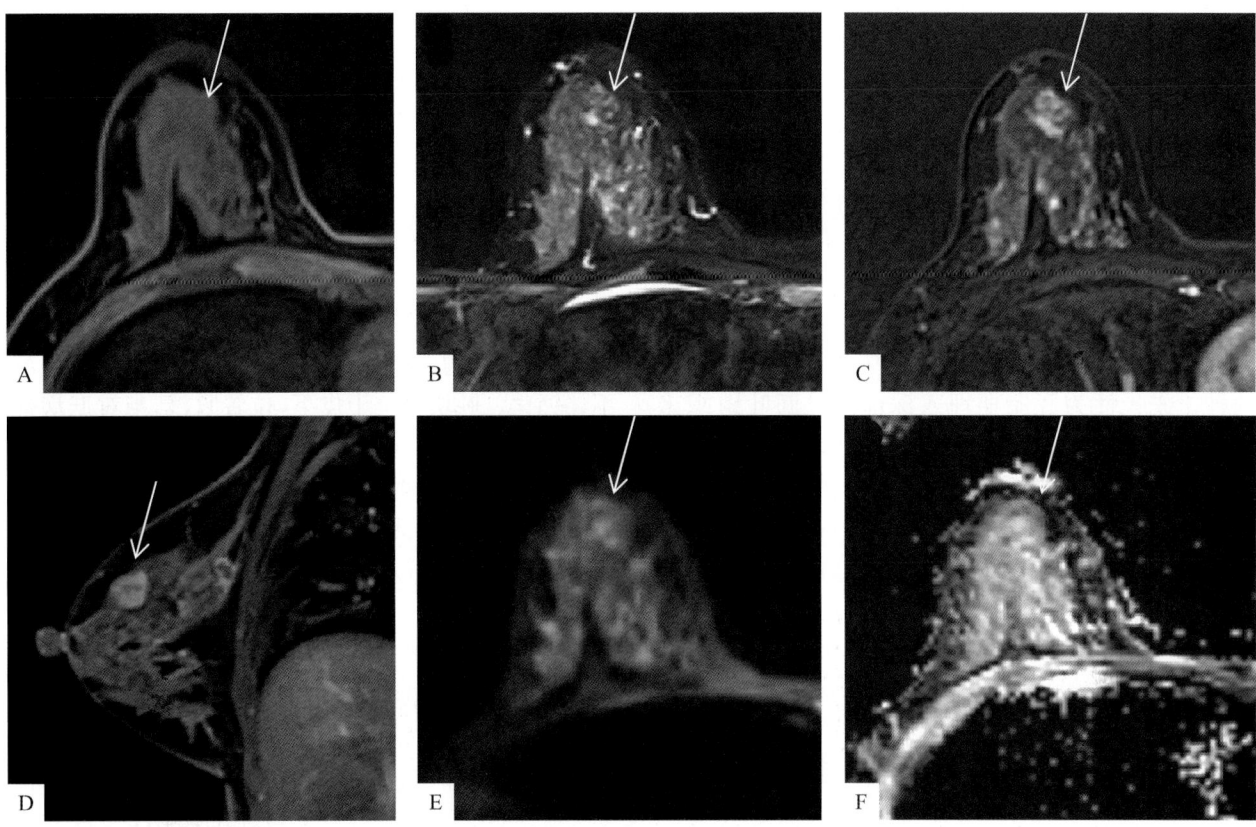

图9-9-3 乳腺管状腺瘤 46岁,女性,乳腺MRI平扫及动态增强显示右乳内上象限卵圆形肿块,大小约1.8cm×1.5cm。脂肪抑制T1WI(A)上呈等信号,与周围正常腺体分界不清;脂肪抑制T2WI(B)上呈不均匀稍高信号,边界不清;增强后2min T1WI-FS(C)显示不均匀中度强化,边缘仍不清楚;增强后8min矢状位T1WI-FS(D)显示肿块明显较均匀强化,边缘清楚。DWI(E)及ADC(F)显示肿块无明显扩散受限。

现为边缘清晰的卵圆形实性肿块,T1WI上呈稍低信号,T2WI上呈稍高或高信号,轻度或中度强化,内部可见无强化的分隔。DWI上一般无扩散受限改变,ADC值较高。乳腺管状腺瘤与纤维腺瘤的影像学表现非常相似,术前常误诊为纤维腺瘤。

(二) 叶状肿瘤

叶状肿瘤好发于中年妇女,表现为质韧、可触及的活动性肿块,可生长迅速。大小约1~45 cm,平均4~5 cm。乳腺X线摄影表现为圆形、卵圆形或分叶状高密度肿块,大多数边缘清晰,钙化罕见。超声表现为圆形、卵圆形或分叶状低回声肿块,边缘光滑,部分边缘可欠光整,彩色多普勒超声可见血流增加。T1WI上呈不均匀低信号,伴出血时可见高信号,T2WI上呈稍高信号,其内可见狭缝状液性T2高信号。增强呈快速明显强化,内部可见囊腔。DWI上可表现为弥散受限改变,ADC值较低,可区别于纤维腺瘤与管状腺瘤。

(徐丽莹)

参考文献

[1] 付颖,苗立英,葛辉玉,等.乳腺管状腺瘤声像图特点及与病理对照分析[J].中国医学影像技术,2014,30(3):402-405.
[2] Borenstein S F, Friehmann T, Rapson Y, et al. Contrast enhancement features of tubular adenoma, MRI and contrast enhanced mammography pictorial report [J]. Discussion of Clinical Cases, 2020, 6(3): 24-28.
[3] Dogan E, Tekin L, Guney B, et al. A case report of the breast tubular adenoma in the perimenopausal age group [J]. J Surg Med, 2021, 5(5): 566-568.
[4] Irshad A, Ackerman SJ, Pope TL, et al. Rare breast lesions: correlation of imaging and histologic features with WHO classification [J]. Radiographics, 2008, 28(5): 1399-1414.
[5] Joo GJ, Carter GJ, Berg WA. Tubular adenoma of the breast: radiologic-pathologic correlation [J]. Journal of Breast Imaging, 2023, 6: 703-711.
[6] Nica RE, Şerbănescu MS, Florescu LM, et al. Imaging features of rare breast lesions in young women [J]. Curr Health Sci J, 2021, 47(2): 314-321.
[7] Salemis NS, Gemenetzis G, Karagkiouzis G, et al. Tubular adenoma of the breast: A rare presentation and review of the literature [J]. J Clin Med Res, 2012, 4(1): 64-67.
[8] Sengupta S, Pal S, Biswas BK, et al. Preoperative diagnosis of tubular adenoma of breast-10 years of experience [J]. N Am J Med Sci, 2014, 6(5): 219-225.

第十节　表皮样囊肿

一、概述

表皮样囊肿又名角质囊肿、包涵囊肿等，是生长缓慢的囊性良性肿瘤。可见于身体任何部位，最常见于头皮、面部、躯干、颈部和肢体。乳腺表皮样囊肿少见，男女均可发生。可分为先天性和获得性两种。先天性为胚胎期埋入深部的外胚叶组织未发生退变而继续发育所致。获得性多由于外伤或手术，一些表皮组织碎屑随外力或异物穿刺植入皮下或乳腺深部组织内生长而成，或发生于皮脂腺周围炎症、纤维囊性乳腺病，纤维腺瘤或叶状肿瘤等其扩张导管内层的柱状细胞鳞状化生所致。有报道表皮样囊肿有转变为鳞状细胞癌的可能，发生率 0.011%～0.045%。其他少见并发症是破裂及感染，因此术前活检明确诊断至关重要，除了少数无症状、稳定且较小的囊肿不需要手术外，多数推荐手术切除。

二、病理

表皮样囊肿表面覆以非常薄的包膜，内容物多为角蛋白、胆固醇及坏死组织构成的"豆渣样"不定形灰白色物质，带有白色光泽，类似珍珠。

组织学分为三型。①上皮包涵囊肿/毛囊漏斗部型囊肿：囊壁衬覆含有颗粒层的角化复层鳞状上皮；②外毛根鞘囊肿：囊壁衬覆无颗粒层的鳞状上皮，呈骤然角化；③皮脂腺囊肿：囊壁衬覆上皮与包涵囊肿相同，但含有皮肤附件结构（如毛囊皮脂腺单位、顶泌和外分泌腺体）。

三、临床表现

临床以触及肿块为主要表现，除囊肿伴感染时表现为不同程度疼痛伴触痛或活动度欠佳外，多数无明显症状。好发于外上象限，也可发生于其他部位或乳头乳晕复合体。肿块单发为主，偶有多发。多数触诊活动度良好，与周围组织分界清楚，皮肤、乳头及乳晕多不受累及。腋窝淋巴结多不肿大。肿块平均直径约 3cm，个别报道最大可达 10cm。发生于乳头乳晕复合体的肿块可导致乳头牵拉或乳头呈息肉样凸起伴皮肤发红，注意与乳头 Paget 病鉴别。

四、影像学表现

（一）X 线

X 线表现为密度均匀肿块影，与其他良性肿瘤表现多类似，边缘清晰，密度高于或等于腺体，伴或不伴钙化。肿块多位于皮下，位置表浅，与皮肤层关系密切，有时有管道与皮肤相连为其特征表现。肿块位于乳腺深部时，与良性肿瘤鉴别困难。囊肿撕裂或伴炎症时，肿块边缘可不同程度变模糊，注意与恶性肿瘤鉴别（图 9-10-1A）。

（二）超声

超声多显示孤立肿块，境界清晰，内部回声多复杂不均匀，呈稍低回声伴多发小片状无回声，易误诊为实性肿块，少数呈均匀囊性回声，囊内多无血流信号。部分肿块内部呈"葱皮样"高低回声层状交替排列为其特征表现。少数可见由肿块延伸至皮肤的管状回声结构，管内容物为角化蛋白。若囊肿破裂伴感染时，肿块形态可不规则，边缘模糊（图 9-10-1B）。少数肿块边缘呈明显分叶改变，类似多结节融合表现。

（三）MRI

MRI 平扫 T1WI 上呈低信号，根据成分不同呈中到高信号，内部可因为角化碎屑的存在导致 T2WI 上高信号内散在低信号区域。增强囊壁呈轻度强化，内部无实性或壁结节强化，有时内部可见无强化的环状信号，显示出层状表现特征。

五、诊断要点

（1）临床触及无痛性肿块，活动度好。

（2）X 线表现：肿块呈均匀高密度，境界清楚，可伴分叶，多位于皮下，有时有管道与皮肤相连可提示诊断。

（3）超声显示肿块内部多呈不均匀低或无回声，囊内多无血流信号。"葱皮样"高低回声呈层状交替排列为其特征表现。

（4）MRI 增强扫描囊壁呈轻度强化，内部无实性或壁结节强化，有时内部可见无强化的环状信号，显示出层状表现特征。

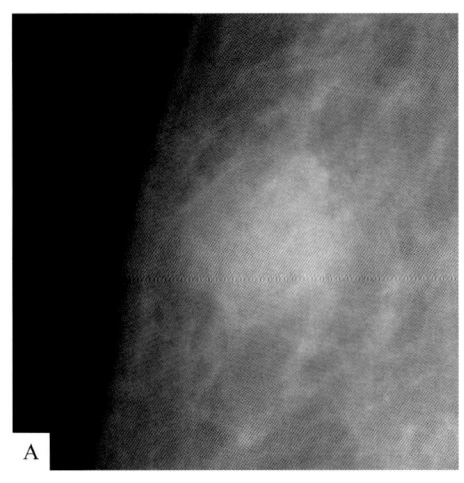
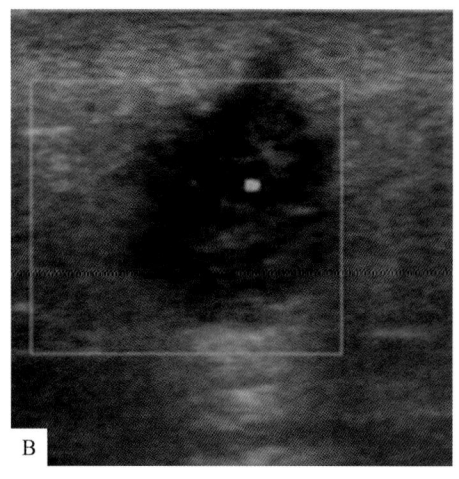

图9-10-1　右乳内上表皮样囊肿伴撕裂及炎症　女,65岁。A. X线摄影病灶局部点片,显示邻近皮下圆形高密度肿块影,边缘模糊伴小分叶,局部皮肤增厚。B. 彩色多普勒超声成像,显示圆形不均质低回声肿块,边缘模糊伴小分叶,内部见点状血流信号,并见自肿块延伸至皮肤的管状低回声结构。(见彩色插页)

六　鉴别诊断

(一) 纤维腺瘤

表皮样囊肿临床及X线表现与纤维腺瘤类似,需要注意鉴别。纤维腺瘤是青春期及年轻妇女最常见的良性肿瘤,而乳腺表皮样囊肿少见。纤维腺瘤超声肿块呈均匀或稍欠均匀回声,部分可显示血流信号。MRI增强多呈均匀或稍不均匀强化。

(二) 叶状肿瘤

当肿块边缘伴分叶时,需要与叶状肿瘤鉴别。下列几点可供鉴别:叶状肿瘤可持续缓慢生长后迅速长大,体积往往较大,超声显示实性低回声肿块,内部可伴少许裂隙样囊性回声区,无葱皮样层状回声特点,多有不同程度血流信号。MRI增强肿块呈稍不均匀到不均匀强化。

(三) 黏液癌

当表皮样囊肿撕裂伴炎症时,影像学表现需要与黏液癌鉴别。囊肿撕裂可表现出相应不同程度炎症表现,如疼痛或触痛。黏液癌多发生于绝经后老年妇女,X线表现肿块边缘多有小分叶。超声有时与囊肿鉴别困难。MR T2WI脂肪抑制上呈明显高信号为其特点,增强多呈不均匀强化,少数可见分隔强化,而表皮样囊肿多为环壁轻度强化。

(刘万花)

◆ 参考文献 ◆

[1] Ak M, Yurtsever C, Cakir OF, et al. Epidermal inclusion cyst in male breast: how to differentiate from other male breast lesions [J]. Radiology Case Report, 2022,17:3919-3922.

[2] Chandanwale SS, Buch AC, Kumar H, et al. Epidermoid cyst in the breast: A common benign lesion at a rare site [J]. Clin Cancer Investig J, 2015,4:99-101.

[3] Han YJ, Kim YM. Squamous cell carcinoma arising from epidermal inclusion cyst of breast: imaging findings and literature review [J]. J Korean Soc Radiol, 2023,84(3):776-781.

[4] Kucuk A, Kocer B, Turan G, et al. A Benign Rare Lesion of the Breast: Giant Epidermal Inclusion Cyst [J]. Cureus, 2018, 10(5):e2650.

[5] Naftali YB, Shoufani A, Krausz J, et al. Unusual presentation of epidermoid cyst mimicking breast cancer involving the areola — Case report [J]. International Journal of Surgery Case Reports, 2018,51:17-20.

[6] Zhang Y, Song L, Zhang H, et al. Giant epidermal inclusion cyst with infection arising within the breast parenchyma [J]. Journal of International Medical Research, 2021,49(3):1-7.

第十一节　乳头腺瘤

一　概述

乳头腺瘤(nipple adenoma)又称为乳头导管腺瘤、乳头状腺瘤、侵袭性腺瘤病、旺炽性乳头状瘤病或乳头部乳头状瘤病等,是乳头部位一种罕见的良性肿瘤。其局限于乳头及乳晕区,主要表现为乳头部集合管和（或）周围腺管的增生，往往出现旺炽性增生及假浸润等复杂的形态学改变。

二 病理

（一）大体病理表现

眼观乳头下可有质硬结节性病灶，直径通常<1.5cm，切面肿瘤实性，界限相对清楚或欠清，可见小囊。乳头表面皮肤可有糜烂、结痂或溃疡形成。

（二）组织病理表现

镜检病变位于乳头部集合导管处，相对局限，但常有浸润性边缘，表现为乳头间质内的腺管增生，伴有不同程度的导管增生，形态复杂而多样，呈腺病、乳头状瘤病、旺炽性增生、硬化假浸润改变。增生腺管均具有上皮、肌上皮两层细胞，增生上皮可有轻度不典型增生，细胞核分裂活性增加，亦可有腺鳞上皮巢、角囊肿及大汗腺化生。间质可有水肿或黏液样变，弹力组织变性也可存在，某些区域可富于细胞（呈促纤维增生性改变），可有混合性炎细胞浸润及异物肉芽肿形成。病变与深部组织的界限相对清楚，但常有交错及平滑肌间浸润。病变区表皮可有增生、过角化，亦可有糜烂、破溃。主要有3种组织学类型。①腺病型：病变在真皮内，界限比较清楚，和表皮没有接触。集合管周围的腺管增生，纵切面增生腺体围绕着导管。横切面增生腺体呈向心性排列，集合管受压和（或）囊性扩张。增生的腺管具有腺上皮（CK7、EMA 阳性）和肌上皮（SMA、calponin、p63 阳性）两型细胞，腺上皮呈立方形或柱状，可有胞突，肌上皮可增生或不明显。大汗腺化生、微钙化很少见到，亦可呈硬化性腺病改变。间质黏液样可见粗大胶原束或弹力纤维增生。表皮通常无过度角化，罕见表皮萎缩和糜烂，缺乏炎症和溃疡。②上皮增生型（乳头状瘤病或上皮型）：集合管和增生腺管的上皮明显旺炽性增生，常呈实性、复杂乳头状，可伴有不典型增生、坏死和出现核分裂增多。输乳管口鳞-柱状细胞交界处常有角栓，表皮下真皮浅层形成角囊肿。增生腺上皮可延伸至乳头表面，替代鳞状上皮（临床上类似于 Paget 病），表面鳞状上皮可有增生、角化、糜烂、溃疡，亦可有 Toker 细胞（一种具有透明胞质的细胞）增生（形态学和 Paget 细胞类似），可见急慢性炎细胞浸润、异物性肉芽肿及肉芽组织。③假浸润型（硬化性乳头状瘤病、浸润性上皮病）：病变内有明显的假浸润性改变，通常位于病变内或外周部，只是病变的一部分。间质疏松黏液样或明显胶原-瘢痕样硬化，其内的腺管受压呈不规则形、条索状，亦可见簇状、孤立性单个细胞，呈假浸润改变（类似于浸润性癌）。④混合型：以上3种组织学改变常混合存在，乳头状瘤病型改变多位于肿瘤的表面，而腺病型改变多在病变中央或底部，其中假浸润型较为常见。

（三）免疫组化表现

免疫组化增生上皮 CK5/6、34βE12 阳性，腺管及假浸润上皮巢周围通常有肌上皮（如 SMA、p63、CD10、calponin 阳性），p53、c-erbB-2 均阴性。有研究发现，乳头腺瘤底部区域 Ki-67 增殖指数为0.7%，中部为6.5%，而在表面则为20.3%，由此认为从肿瘤底部到表面，细胞增生逐渐活跃，这可能与肿瘤侵蚀破坏表皮，引起乳头糜烂等有一定关系。

三 临床表现

乳头腺瘤早期可以无症状，容易漏诊。随着疾病的进展临床可以表现为乳头溢液（浆液性或血性），可以扪及乳头区结节，挤压可有血性溢液。晚期可以表现为乳头糜烂、结痂或溃疡形成，呈乳头湿疹样改变，乳头肿大变硬，乳头或乳晕下方可触及肿块（图9-11-1）。

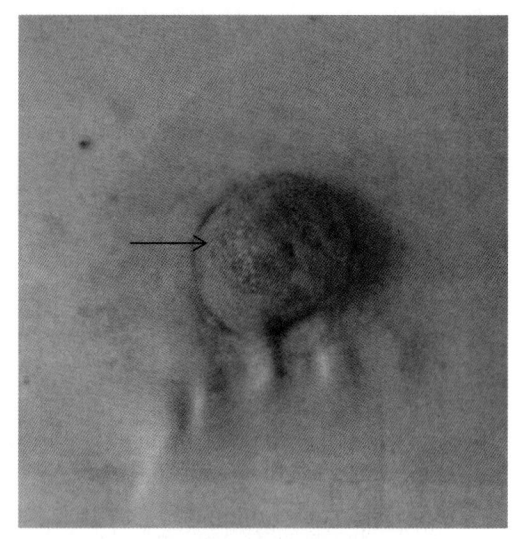

图9-11-1 **乳头腺瘤的临床表现** 可见粉红色发炎的表皮剥脱的乳头腺瘤。

四 影像学表现

（一）乳腺 X 线和导管造影检查

患者多以乳腺溢液或溢血就诊，钼靶早中期常无明显表现，中晚期可以显示两侧乳腺不对称，患侧乳头增大，乳头后类圆形或椭圆形结节，部分边界相

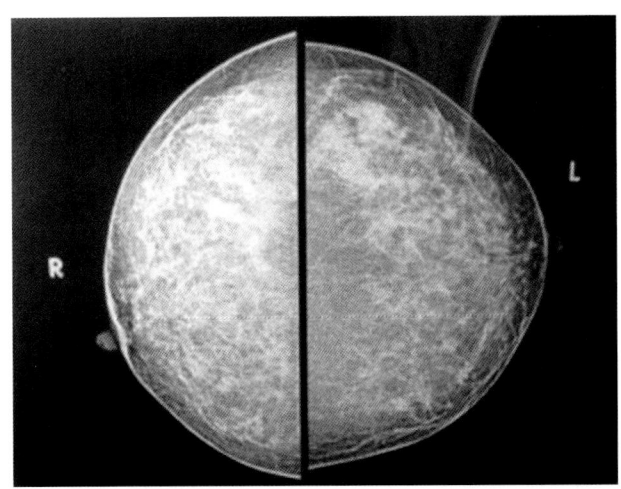

图 9-11-2 乳腺 X 线片 钼靶表现为右侧乳腺乳头见椭圆形、边界清晰、无钙化的均匀实心结节（左图，R）；右图（L）：正常左侧乳腺。

对清晰。乳头导管内增生病变单纯钼靶摄片难以发现，大多需要借助乳腺导管造影钼靶摄片检查，造影显示乳腺导管内可见充盈缺损，形态多样，常累及多条输乳管，乳管扩张较轻（图 9-11-2）。

（二）超声

乳头腺瘤大多被超声检查发现，其表现为形态多样，常见乳头内或乳头后类圆形或椭圆形结节，多呈低回声结节，边界清晰；多普勒超声内见少量血流增加或边缘见少量血流，部分较强血流信号，乳头腺瘤所致导管扩张少见。乳头腺瘤中晚期表现为乳头体积增大，病变范围较大，边界欠清晰，需要与 Paget 病鉴别。但乳头状腺瘤病变范围相对局限于乳头区，与乳腺组织的界限相对清晰，乳头区外肿块形成罕见。

（三）MRI

MRI 常依赖平扫和对比剂动态增强检查。乳头区结节表现为 T1WI 上等信号，T2WI 上稍高信号改变，大部分表现为实性结节，增强扫描强化明显，动态增强 TIC 呈渐进型或平台型。病变早期乳头腺瘤可以无强化或轻微结节强化，其 MRI 表现常为阴性，但乳头腺瘤实性结节形成，血流丰富，边缘较为清晰，MRI 对检出及定性有一定优势（图 9-11-3）。

MRI 平扫及增强检查对鉴别乳头腺瘤及 Paget 病价值较大，Paget 病 T2WI 上信号更不均匀，增强扫描强化明显，边界不清晰，容易见乳腺内肿块。

3 种影像检查技术各有优缺点，乳腺钼靶摄片结合乳腺导管造影有助于提高早期检出率和诊断准确率，但超声及超声造影增强、磁共振动态增强检查作为无创影像检查技术，更容易为患者接受，尤其是超声及超声造影增强检查仍然是目前乳头腺瘤主要的检查技术。无症状乳头腺瘤或导管内早期乳头腺瘤偶尔在体检时发现，但漏诊率高。

五 诊断要点

临床出现乳头溢液、溢血，临床扪及乳头部或乳晕后方结节，一般在乳头后方 2cm 以下，结节体积较小，与周围组织分界清楚，边缘光滑。影像学表现为乳头区可见边界清晰的实性结节，增强扫描呈轻度或中度强化，应首先考虑乳头腺瘤。

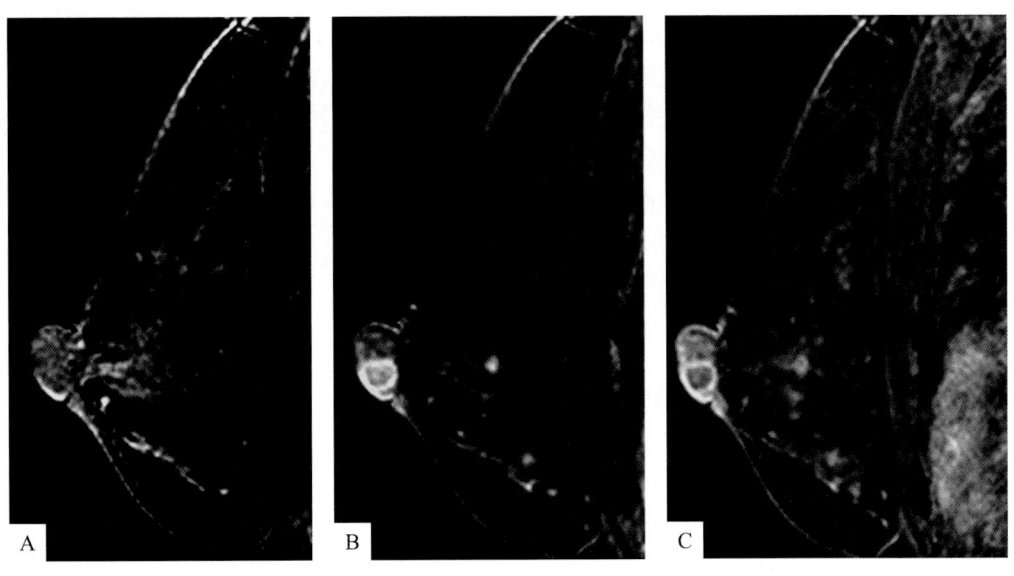

图 9-11-3 后处理动态矢状位 MRI A. 平扫图像；B. 增强扫描早期图像（90 s）；C. 延迟图像（300 s）。动态 MRI 显示病变的早期边缘强化；延迟扫描图像可见病灶内部强化消退，边缘仍见强化。

六 鉴别诊断

(一) 低级别导管内癌

可采用普通导管增生与导管内癌的鉴别标准。癌细胞形态单一，分布均匀有极向，排列呈微乳头状、叶状、拱形、实性或筛状。坏死周围是癌细胞。免疫组化染色 CK5/6、34βE12 通常阴性。可伴有乳头 Paget 癌。乳头腺瘤的旺炽性增生细胞具有异源性，核拥挤不规则，缺乏极向排列及低级别导管内癌的结构特点，坏死周围是增生细胞，免疫组化染色 CK5/6、34βE12 通常阳性。

(二) 浸润性癌

浸润性癌无乳头湿疹样或结痂性改变，少发生在乳头大导管开口处，浸润性癌细胞有明显的异型性，核不规则、染色质粗大，核分裂多，缺乏肌上皮。弥漫性浸润，常有明显坏死。乳头腺瘤的假浸润改变只是病变的一部分，位于病变区内，缺乏深部组织浸润。增生细胞温和，缺乏异型性，有肌上皮。

(三) 乳头 Paget 癌（Paget 病）

临床容易误诊，组织学表皮内有 Paget 细胞是其特点。绝大多数乳头 Paget 癌都有导管原位癌存在，所以，在那些导管内增生病变不易确定良恶性时，Paget 癌的存在有助于导管原位癌的诊断。Paget 细胞主要需和乳头腺瘤增生的 Toker 细胞鉴别。乳头腺瘤表皮内常有 Toker 细胞（一种胞质透明细胞）增生，特别是表皮呈外翻样增生（ectropion-like proliferation）时，和 Paget 细胞非常类似。Toker 细胞分布在表皮的棘细胞层内，基底层细胞内罕见。Toker 细胞较 Paget 细胞小，胞质透明，可含有黑色素，核温和，圆形规则。Paget 细胞表皮各层均可分布。Paget 细胞大，核不规则，有异型性。免疫组化染色，虽然两者 CK7、CAM5.2 都常阳性，但乳头腺瘤增生的 Toker 细胞 EMA、c-erbB-2 阴性，Paget 细胞 EMA、c-erbB-2 常阳性。

(四) 乳头汗管瘤样腺瘤

浸润的腺管类似于汗管，较乳头腺瘤增生的腺管小，常呈蝌蚪或豆点状。缺乏腺病样腺管增生、上皮旺炽性增生及大导管内的乳头状增生病变，无腺上皮向乳头皮肤表面延伸。

(五) 导管内乳头状肿瘤

乳头腺瘤如有明显的乳头状增生伴导管扩张，必须与中央型导管内乳头状瘤鉴别。导管内乳头状瘤局限于单一扩张的输乳管或近乳头的大导管中，形成复杂的树枝乳头状结构，有纤维血管性轴心，周围缺乏出芽增生的小腺管，其结节呈囊性或囊实性。而乳头腺瘤常累及多个输乳管，周围小腺管增生，缺乏复杂树枝乳头状结构和血管轴心。

(六) 乳晕区的硬化导管增生

不同于乳头腺瘤，其病变部位在乳晕区，是纤维组织及腺管增生性病变，组织学形态学上有类似之处，纤维瘢痕组织增生更明显。

(陈云燕)

◆ 参考文献 ◆

[1] 丁华野,杨光之.乳头腺瘤的诊断及鉴别诊断[J].临床与实验病理学杂志,2010,26(1):7-9.
[2] 黎鑫乐,柴维敏,朱樱.乳腺乳头状肿瘤的影像学诊断进展[J].诊断学理论与实践,2018,17(2):225-228.
[3] 汤兵辉,瞿伟,涂剑宏.乳腺乳头腺瘤的超声表现[J].中国医学影像学杂志,2010,18(6):502-503.
[4] 许伟伟,陈世荣,周晓军,等.乳腺乳头腺瘤4例并文献复习[J].临床与实验病理学杂志,2019,35(9):1083-1084.
[5] Berg WA, Yang WT,主编.彭卫军,顾雅佳,译.乳腺影像诊断学(2版)[M].北京:人民卫生出版社,2018:532.
[6] Dalal YD, Trivedi AK, Panchal V, et al. Nipple adenoma: case report of a rare entity [J]. Cureus, 2022, 14(3), e22996.
[7] Lee C, Boughey J. Case report of a synchronous nipple adenoma and breast carcinoma with current multi-modality radiologic imaging [J]. The Breast Journal, 2016, (22): 105-110.
[8] Li M, Du J, Wang LJ, et al. A case of nipple adenoma detected by sonography [J]. Chinese Medical Journal, 2016, 129(10): 2386-2387.
[9] Matsubayashi RN, Adachi A, Yasumori K, et al. Adenoma of the nipple: correlation of magnetic resonance imaging findings with histologic features [J]. Journal of Computer Assisted Tomography, 2006, 30(1), 148-150.

第十二节 乳腺炎症

一 概述

乳腺炎（mastitis）是女性常见的乳腺良性病变，根据病程长短可分为急性乳腺炎和慢性乳腺炎。急性乳腺炎因临床症状典型易诊断，而慢性乳腺炎，包括浆细胞性乳腺炎、肉芽肿性乳腺炎等，临床及影像学表现常较难与乳腺癌相鉴别。根据炎症发生的时期分为哺乳期乳腺炎和非哺乳期乳腺炎，哺乳期乳腺炎多由细菌感染引起，因临床症状及体征明显而容易诊断，而非哺乳期乳腺炎往往病因不明，常因其临床表现缺乏特征性易与乳腺癌混淆。乳腺炎又根据感染源不同分为感染性乳腺炎和非感染性乳腺炎,如哺乳期乳腺炎、寄生虫性乳腺炎、结核性乳腺炎等,非感染性乳腺炎,如浆细胞性乳腺炎、脂肪坏死等,临床鉴别起来有一定的难度。

二 病理

急性乳腺炎以哺乳期乳腺炎最常见,致病菌多为金黄色葡萄球菌,少见溶血性链球菌。临床上多因乳管阻塞,乳汁淤积致细菌直接侵入,或因乳头皲裂细菌直接侵入乳管并沿淋巴引流致乳腺小叶感染。病理学上主要表现为乳腺的急性化脓性炎症,且以乳腺导管内和周围结缔组织的炎症为著;镜下可见间质水肿及大量的中性粒细胞浸润。慢性乳腺炎病理复杂,病因不明,部分由急性乳腺炎迁延所致,部分可能与乳管先天性内陷、排泄受阻、导管内感染等因素有关。病理学上主要表现为以小叶为中心的肉芽肿性炎,可伴有微脓肿形成,部分患者可出现融合型脓肿或者较大的脓腔,小叶受累严重者可波及小叶间导管,受累小叶可见到被破坏的腺泡和导管,少数患者可出现导管扩张;镜下小叶内有多种炎症细胞浸润,包括巨噬细胞、上皮样组织细胞、淋巴细胞、嗜酸性粒细胞、中性粒细胞以及少数浆细胞等,若为结核性乳腺炎则可见到干酪样坏死。

三 临床表现

临床上,急性乳腺炎多见于年轻女性,以哺乳期乳腺炎为著,绝大部分发生于产后3~4周。查体患侧乳房胀痛、局部红肿、皮温升高并伴有压痛性肿块,部分可有脓肿形成、皮肤破溃或窦道形成,常伴有患侧腋窝淋巴结肿大;部分患者会出现诸如寒战、高热、白细胞升高等全身炎症性反应;抗炎治疗后病变消退快,预后好。慢性乳腺炎常起病隐匿,可发生于任何年龄,临床上多无典型炎症表现,大多数患者因无意间发现乳房肿块而就诊,且肿块多位于乳晕周围,边界欠清,活动度差,部分患者可伴同侧腋窝淋巴结肿大、乳头内陷、皮肤水肿增厚等,较难与乳腺癌鉴别。

四 影像学表现

(一) X线

典型的急性乳腺炎一般不需要行乳腺X线检查,根据患者的临床表现及实验室检查便可做出诊断。在X线上,急性乳腺炎多表现为整个乳房或大部分腺体密度增高,腺体结构模糊、小梁结构增粗,病灶范围大于临床触诊,但无明显的肿块,可伴皮肤增厚、皮下水肿及腋下淋巴结肿大等征象(图9-12-1);合并脓肿形成时可表现为肿块(图9-12-2),一般不伴钙化。慢性乳腺炎X线多表现为乳晕后方不规则肿块或局限性致密影,也可出现在周围区域,边界不清,或伴有乳晕区皮肤增厚、皮肤水肿(图9-12-3,图9-12-4),但这种表现并不特异,尤其是

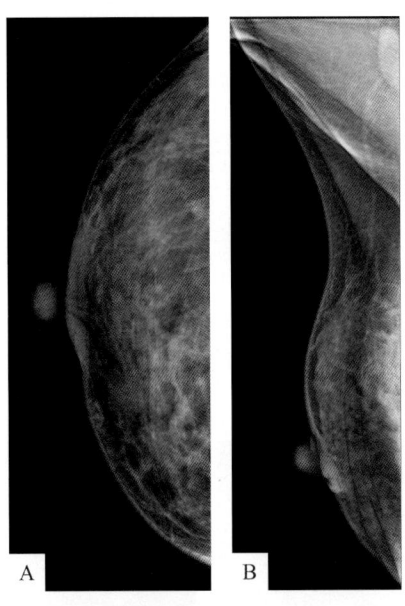

图9-12-1 急性化脓性乳腺炎 X线CC位(A)及MLO位(B)图像示右乳腺体结构模糊、小梁结构增粗,右乳内上象限局限性密度增高影,边界不清,伴乳晕区皮肤增厚、右侧腋下淋巴结肿大。

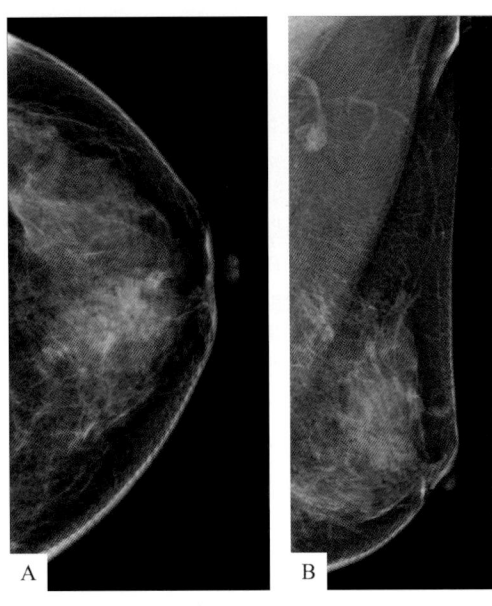

图9-12-2 急性化脓性乳腺炎合并脓肿 X线CC位(A)及MLO位(B)图像示左乳内上象限稍高密度肿块影,边界欠清晰,伴左侧腋下稍肿大淋巴结。

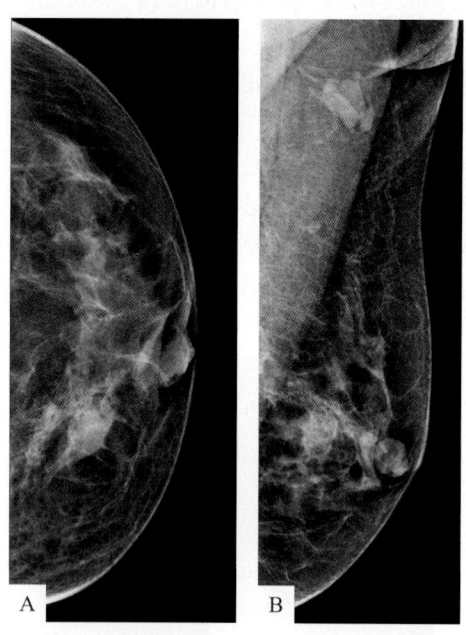

图9-12-3 肉芽肿性乳腺炎 X线CC位(A)及MLO位(B)图像显示左乳内下象限乳头后不规则肿块影,边界不清晰,周围腺体结构稍紊乱,乳晕区皮肤增厚、乳头下陷。

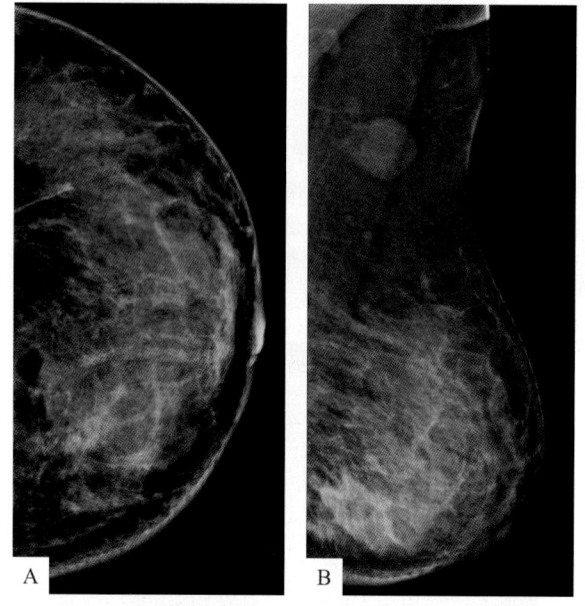

图9-12-4 浆细胞性乳腺炎 X线CC位(A)及MLO位(B)图像显示左乳内下象限局限性密度增高影,边界不清晰,周围腺体结构紊乱、左侧腋下淋巴结肿大。

伴有腋窝淋巴结肿大时,与有同样这种表现的乳腺癌难以区分;少数慢性乳腺炎患者病灶内可见钙盐沉积(图9-12-5)。此外,少数患者X线检查可无任何阳性发现。

(二) 超声

在超声声像图上,急性乳腺炎多表现为腺体增厚、内部回声不均、边界模糊,乳晕后方不规则低回

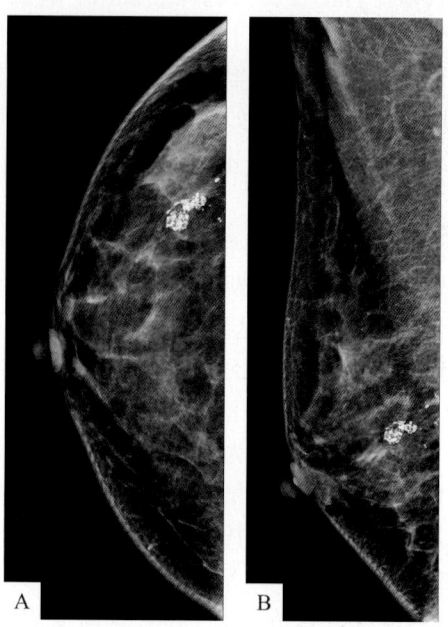

图9-12-5 慢性化脓性炎并钙化 X线CC位(A)及MLO位(B)图像显示右乳外上象限局部腺体结构紊乱,多发圆点状及斑片状粗大钙化影。

声影(图9-12-6);若脓肿形成,内部可见不规则无回声区,脓肿壁厚而不光整(图9-12-7),彩色多普勒血流成像多显示病灶周边及内部散在点状血流信号。慢性乳腺炎则多表现为形态不规则、边界不清晰、不均匀的低回声团块(图9-12-8),或伴有中央区乳腺导管扩张、腋窝淋巴结肿大(图9-12-9),彩色多普勒血流成像多显示病灶周边和(或)中央丰富血流信号。但若病变形态不规则或内部出现强回声,且伴有腋窝淋巴结异常肿大时,需与乳腺癌相鉴别。

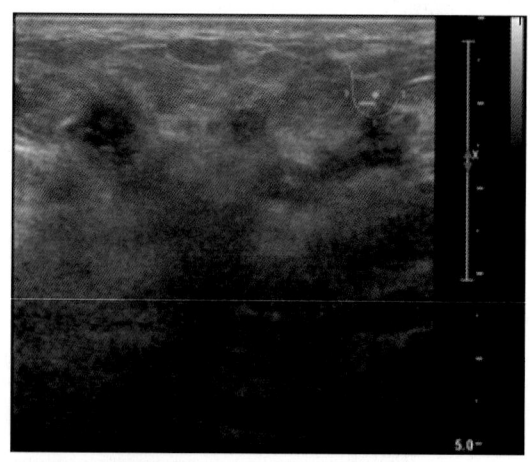

图9-12-6 急性乳腺炎 超声声像图示乳腺腺体增厚,局部皮肤及皮下组织水肿,乳晕后方不规则片状低回声区,部分相互连通。

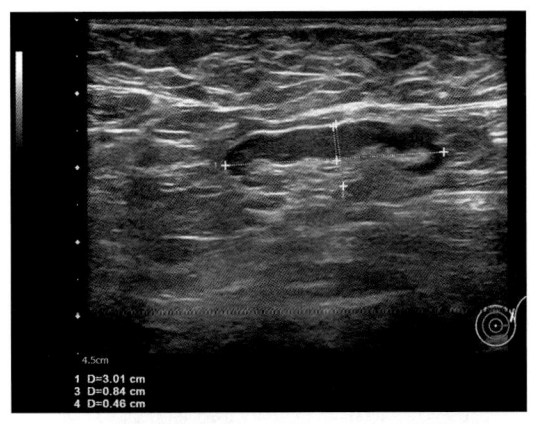

图9-12-7 乳腺炎并脓肿形成 超声声像图显示乳腺内不规则低回声,边界清楚,无明显包膜,内部见点片状强回声。

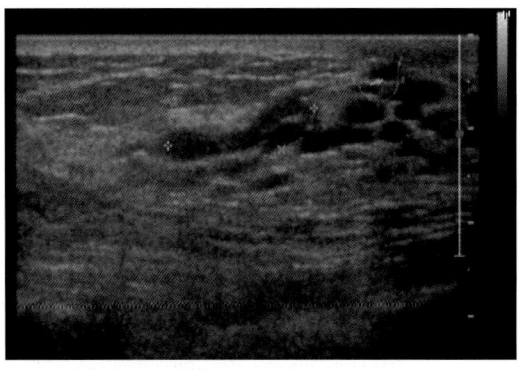

图9-12-9 慢性乳腺炎 超声声像图示乳晕后多发扩张导管影。

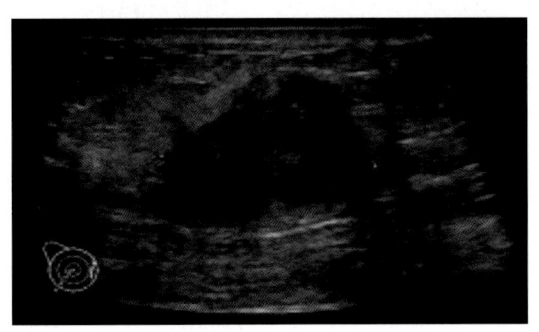

图9-12-8 肉芽肿性乳腺炎 超声声像图显示右乳腺内不规则低回声肿块,回声不均匀,部分边界不清楚。

(三) MRI

乳腺炎 MRI 表现颇具特征性,病灶常多发,范围一般较为广泛,可跨多个象限,多表现为乳头后方不规则斑片状或团块状异常信号影,T1WI 上呈等低信号,脂肪抑制 T2WI 上多为不均匀高信号,DWI 上呈稍高信号为主伴多灶性高亮信号影,脓腔形成时可见大片高亮信号影,病灶边界不清,周围腺体组织结构紊乱,皮肤水肿、增厚,增强后可表现为明显强化的肿块或非肿块,可累及乳晕,病灶多沿导管分布,内部信号不均,可见环状强化影,大小不一,环壁一般较厚,且内壁光整(图9-12-10~图9-12-12),部分病灶内可见由多个小脓腔融合形成的较大脓腔(图9-12-13),TIC 多呈流入型或平台型。此外,乳腺炎常伴有囊变、灶周水肿,部分伴有邻近皮肤增厚、胸壁肌肉受累、腋窝淋巴结肿大等(图9-12-14)。但当乳腺炎病灶表现为不规则单发肿块或呈段样分布的簇环状强化,伴或不伴腋窝淋巴结异常肿大时,需与有类似表现的乳腺癌鉴别。

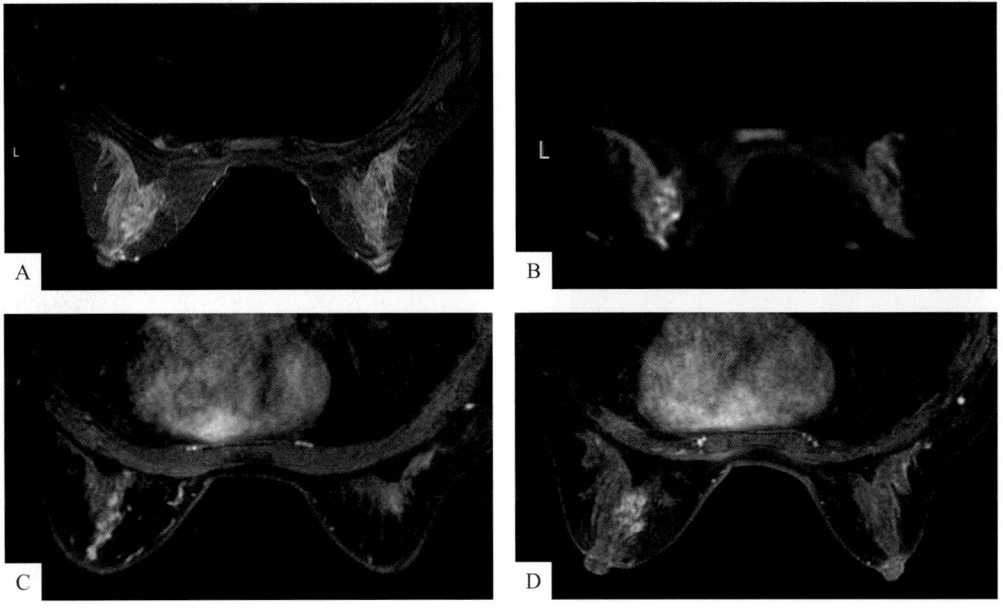

图9-12-10 急性化脓性乳腺炎 MRI 示左乳晕后方斑片状异常信号影,T2WI 上呈高信号(A),DWI 上呈稍高信号为主伴多灶性高亮信号影(B,b=800 s/mm²),增强后呈非肿块强化,沿导管分布(C),信号不均,可见厚壁小环状强化影(D)。

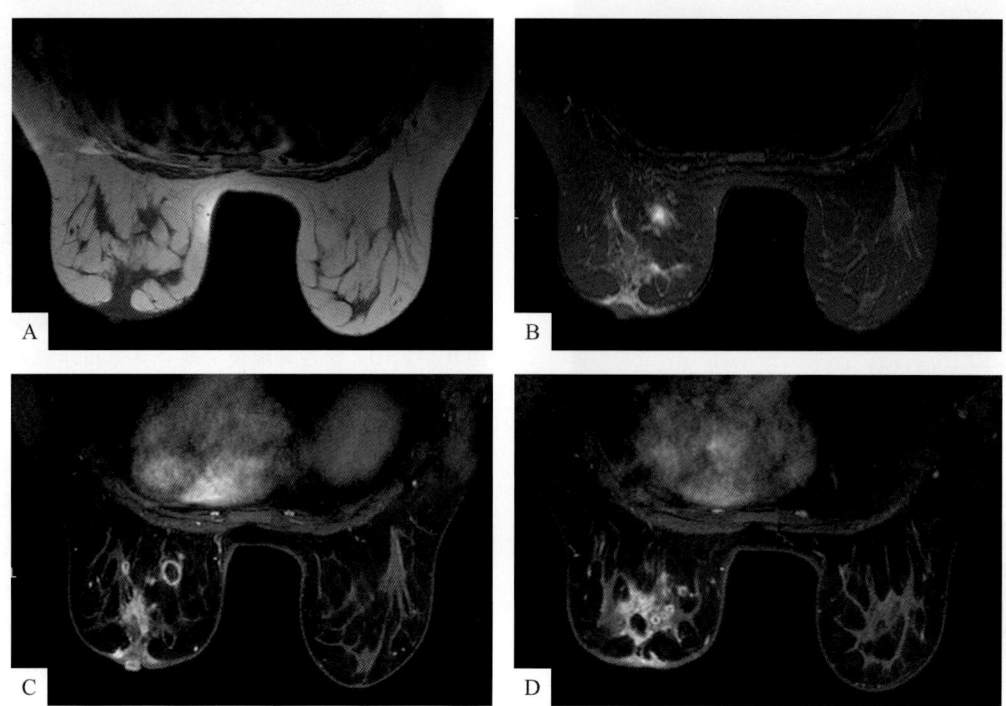

图 9-12-11 肉芽肿性乳腺炎 MRI 示左乳腺体内多发斑片状异常信号影,T1WI 上呈等信号(A),T2WI 上呈稍高信号(B),增强后呈非肿块强化,累及乳晕区皮肤(C),病灶内可见多发厚壁小环状强化影(D)。

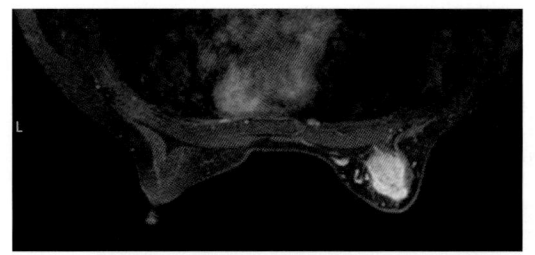

图 9-12-12 肉芽肿性乳腺炎 增强 MRI 示右乳腺体内明显强化的不规则肿块影,边界尚清楚,其内见多发小片状低信号影。

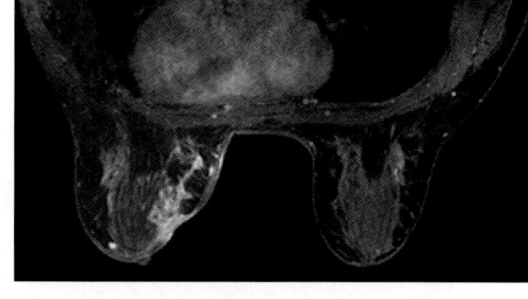

图 9-12-14 浆细胞性乳腺炎 增强 MRI 示左乳内侧非肿块强化,邻近皮肤增厚、强化。

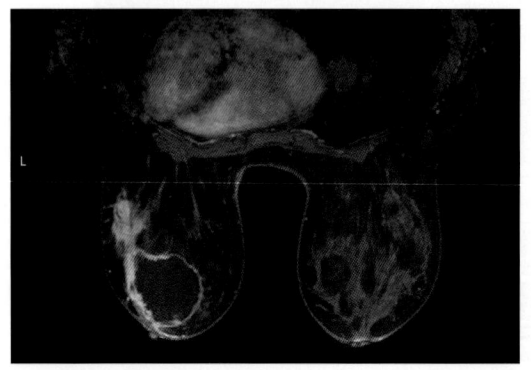

图 9-12-13 慢性乳腺炎伴脓肿形成 增强 MRI 示左乳类圆形脓肿,脓肿壁强化均匀,内壁较光整,脓腔内见大量未强化低信号影。

五 诊断要点

急性乳腺炎根据患者典型的临床表现及实验室检查,一般可做出准确诊断。慢性乳腺炎因缺乏典型临床表现常需要与乳腺癌相鉴别。X 线上急性乳腺炎多表现为局限性或弥漫性腺体密度增高;慢性乳腺炎多表现为乳晕后方不规则肿块或局限性致密影,可伴皮肤增厚、皮下水肿及腋窝淋巴结肿大等征象。MRI 上乳腺炎表现具有特征性,病灶常多发,可累及乳晕,可跨多个象限,多表现为沿导管分布的环状强化灶,大小不一、信号不均,部分慢性乳腺炎患者可见脓肿或窦道形成。

六 鉴别诊断

(一) 炎性乳腺癌

炎性乳腺癌临床少见,因其发病急、进展快,病变早期乳房皮肤可出现红肿、皮温升高、局部压痛等炎症表现,临床上常需与急性乳腺炎鉴别。炎性乳腺癌多发生于绝经后妇女,患者临床症状不如乳腺炎明显,多无高热和白细胞升高,疼痛也不明显,但皮肤改变广泛,可见"橘皮样"改变及乳头凹陷。影像学上病变多表现为大片及团片状软组织影,多区域或弥漫分布,MRI增强后呈明显不均匀强化,TIC多以流出型为主。急性乳腺炎可在短期内化脓,抗炎治疗有效,而炎性乳腺癌病情凶险,一般不化脓,且抗炎治疗效果不佳,短期内病变进展迅速。

(二) 乳腺癌

缺乏典型临床表现的乳腺炎,尤其是影像学上表现为不规则肿块或集簇状小环形强化的乳腺炎,需要与有类似表现的乳腺癌鉴别。乳腺癌多见于老年女性,X线上多表现为伴或不伴钙化的不规则肿块、细小多形性钙化、结构扭曲等,可位于乳房的任何部位。乳腺炎以年轻女性多见,病灶多位于乳晕中央区,且以局限性腺体密度增高为主要表现,肿块、钙化及结构扭曲等征象少见。MRI 上乳腺癌多为单发肿块,呈不均匀强化或边缘环状强化,TIC以流出型为主,而乳腺炎常为多发病灶,呈多区域样分布,病灶可呈多发小环状强化,且环壁多光整、强化明显,TIC以流入型为主。但当乳腺炎表现为集簇状小环形强化灶时需要与导管内癌鉴别,乳腺炎的小环状强化灶多大小不一、环壁光整,且病灶内多可见到由小脓肿融合成的较大脓肿,而导管内癌的环状强化灶往往比较小,一般不会融合变大,且X线上多见细小多形性钙化。

(谭红娜 王赞霞)

◆ 参考文献 ◆

[1] 贾晓红,詹维伟,周建桥,等. 非哺乳期乳腺炎超声和MRI表现特征[J]. 中华医学超声杂志(电子版),2019,16(12):943-948.
[2] 潘沁汶,魏宏屹,苑龙,等. 慢性乳腺炎临床特点及其治疗[J]. 中华乳腺病杂志(电子版),2016,10(2):97-100.
[3] 谭红娜,彭卫军,李瑞敏,等. 乳腺炎的影像特征[J]. 中华放射学杂志,2013,47(8):690-694.
[4] 于海静,王颀,何舟,等. 218例肉芽肿性乳腺炎的临床病理特征及分类诊疗[J]. 中华乳腺病杂志(电子版),2018,12(2):84-92.
[5] D'Alfonso TM, Ginter PS, Shin SJ. A review of inflammatory processes of the breast with a focus on diagnosis in core biopsy samples [J]. J Pathol Transl Med, 2015,49(4):279-287.
[6] Leong PW, Chotai NC, Kulkarni S. Imaging features of inflammatory breast disorders: a pictorial essay [J]. Korean J Radiol, 2018,19(1):5-14.
[7] Mamouch F, Berrada N, Aoullay Z, et al. Inflammatory breast cancer: a literature review [J]. World J Oncol, 2018,9(5-6):129-135.
[8] Scott DM. Inflammatory diseases of the breast [J]. Best Pract Res Clin Obstet Gynaecol, 2022,83:72-87.
[9] Zhang L, Hu J, Guys N, et al. Diffusion-weighted imaging in relation to morphology on dynamic contrast enhancement MRI: the diagnostic value of characterizing non-puerperal mastitis [J]. Eur Radiol, 2018,28(3):992-999.

第十三节 乳腺脓肿

一 概述

乳腺脓肿(breast abscess,BA)是指在乳腺急性感染过程中,因病变组织坏死、液化而出现的局限性脓液积聚及完整的脓壁。乳腺脓肿既可发生于产后哺乳期妇女,也可发生于非产后哺乳期妇女,前者多继发于急性乳腺炎,常见的致病菌为金黄色葡萄球菌;后者则多数不是由急性乳腺炎迁延而来,而是因为乳晕后方导管损伤而继发感染,最主要的病因是吸烟,且常由厌氧菌引起的感染。

二 病理

乳腺脓肿往往是由于炎症组织在细菌产生的毒素或酶的作用下,发生坏死、溶解,形成脓腔,腔内的渗出物、坏死组织、脓细胞和细菌等共同组成脓液。由于脓液中的纤维蛋白形成网状支架,使得病变限制于局部,最终形成肉芽组织增生为主的脓腔壁。脓腔周围常有充血水肿和白细胞浸润。

三 临床表现

浅表脓肿略高出体表,有红、肿、热、痛及波动感。深部脓肿一般无波动感,但脓肿表面组织常有水肿和明显的局部压痛,并伴有全身中毒症状如发热、寒战等,尤其是发生于产后哺乳期妇女者。发生于非产后哺乳期妇女者临床表现常不典型,没有急性炎症过程,患者往往以肿块就诊,容易被误诊为乳腺肿瘤。

四 影像学表现

(一) X 线

乳腺脓肿 X 线表现为单发或多发大小不等的类圆形肿块,大多数边缘清晰,根据脓液成分不同,肿块密度有所不同,可呈低或中等密度影。若脓肿与致密腺体重叠,X 线诊断困难,超声检查有助于脓肿检出并可用于穿刺定位及与其他乳腺疾病鉴别诊断。脓肿扩展时可有子脓肿形成。浅表脓肿或较大的深部脓肿可表现为皮肤增厚,较小的深部脓肿可以没有皮肤改变。慢性脓肿经久不愈,反复发作,可以形成皮肤窦道。

(二) 超声

乳腺炎性肿块在早期超声表现呈低回声团块,边界不清楚,边缘局部增厚,回声增强。探头挤压肿块时,局部有压痛。随着病程进展形成脓腔时,表现为不规则液性暗区,内部呈不均质的无回声区,但边界增厚而不光滑。脓肿液化不全时,内部可呈不均质的光点或光团(图 9-13-1)。

(三) MRI

乳腺脓肿在 MRI 上具有比较特征性表现,平扫时,T1WI 上表现为低信号,T2WI 上呈中等或高信号,边界清晰或部分边界清晰;脓肿壁在 T1WI 上表现为环状规则或不规则的等或略高信号,在 T2WI 上呈等或高信号,且壁较厚。当脓肿形成不成熟时,环状壁可厚薄不均匀或欠完整,外壁边缘较模糊;而脓肿成熟以后,其壁厚薄均匀完整。脓肿中心坏死部分在 T1WI 上呈明显低信号、在 T2WI 上呈明显高信号,在高 b 值 DWI 上亦呈明显高信号,相应 ADC 图呈低信号,表明扩散受限,这点可以与肿瘤坏死相鉴别(图 9-13-2)。脓肿周围水肿呈片状或围绕脓肿壁的晕圈,在 T1WI 上信号较脓肿壁更低、在 T2WI 上信号较脓肿壁更高。在增强 MRI 检查,典型的脓肿壁呈厚薄均匀的强化,内壁较光滑,多数表现为中度、均匀、延迟强化。当脓肿处于成熟的不同时期时,脓肿壁亦可表现为厚薄均匀或不均匀的环

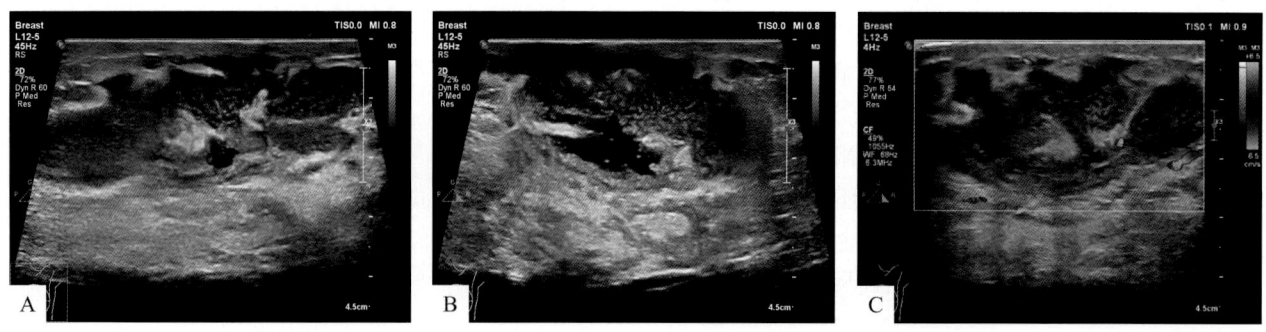

图 9-13-1 左乳内侧脓肿超声图像 A、B. 二维超声图像,显示左乳 9 点晕区后方不规则液性暗区,边界不清,形态不规则,内可见细密光点浮动,延伸至皮肤层。C. 彩色多普勒血流显像显示包块边缘可见点条状血流信号。

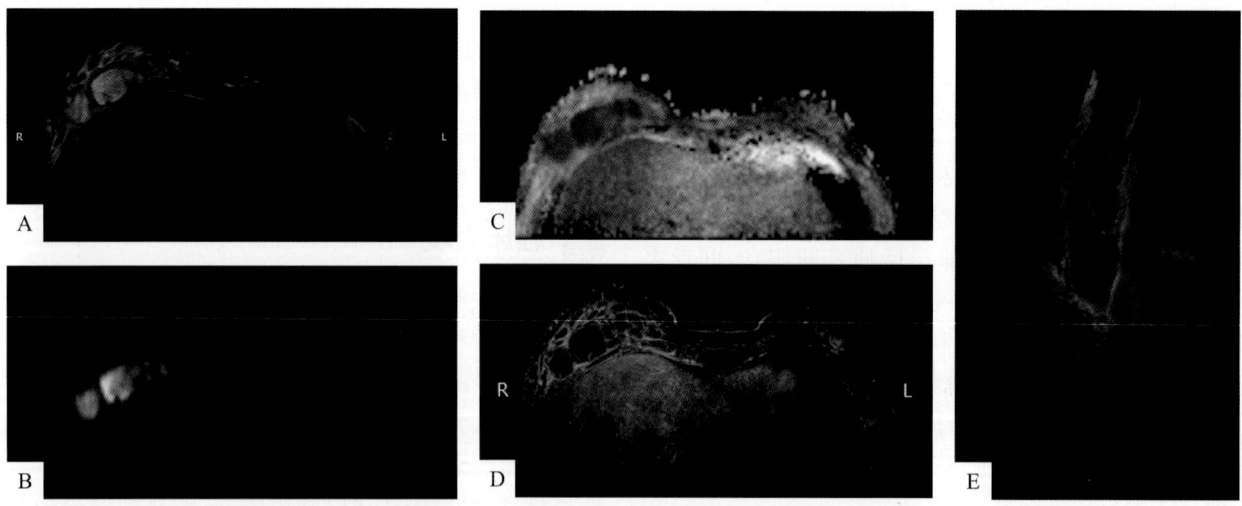

图 9-13-2 右乳自体脂肪植入术后脓肿 MRI 图像 A. 横轴位脂肪抑制 MR T2WI,右乳肿大,外上象限见多发大小不等高信号,边缘较清楚,内信号均匀,周围腺体组织信号增高。B、C. 分别为横轴位 DWI(b=1 000 s/mm^2)图像和相应 ADC 图,显示病变内部明显扩散受限。D、E. 分别为延迟增强扫描的横轴位和矢状位图像,显示多个大小不等环形强化,周围腺体可见强化。

状强化,强化程度亦可不同。脓肿中心坏死部分及周围水肿区无强化,部分脓肿内可见分隔强化,较小的脓肿可呈结节状强化。当慢性脓肿的壁大部分发生纤维化时,则强化较轻。如在脓肿周围出现子脓肿时对诊断帮助较大(图9-13-2)。

五 诊断要点

(1) 临床有明显红、肿、热、痛及发热、寒战等全身症状,尤其是产后哺乳期患者。

(2) X线表现为边缘清晰肿块,倾向良性病变。

(3) 超声、MRI均表现为壁厚薄均匀的囊性病变且周围有水肿时较容易诊断,如果壁厚薄不均,或者中心坏死液化不全时,容易误诊,DWI有助于鉴别诊断。

(4) MRI增强扫描典型表现为厚薄均匀的壁强化,内壁光滑,当壁厚薄不均或有分隔强化时注意与肿瘤鉴别。

六 鉴别诊断

(一) 乳腺囊肿

乳腺囊肿常表现为单发或多发圆形或类圆形肿块,边界清晰;超声表现为内部均匀一致无回声区,后方回声增强;MRI根据内容物不同可表现为不同信号,多数均匀一致,扩散不受限,增强扫描无强化。

(二) 良性肿瘤

良性肿瘤常具有清楚的边界,因此在X线上容易与脓肿混淆;但在超声上,良性肿瘤多为低回声或中等回声,甚至高回声,与脓肿的无回声容易鉴别;在MRI上,良性肿瘤多数扩散不受限或轻度受限,与脓肿容易鉴别,另外增强扫描时,良性肿瘤多不强化或者轻度较均匀强化,而不同于脓肿的环形强化。

(三) 中心坏死性乳腺癌

乳腺癌常表现为不规则肿块,密度较高,边缘毛刺,临床无痛感;当乳腺癌中心坏死时在超声上不易与脓肿鉴别,但MR弥散加权成像有助于鉴别诊断,肿瘤性坏死液化区常扩散不受限,表现为ADC等或高信号,而不会是低信号,另外在增强扫描时内壁常不光滑。

(王翠艳)

◆ 参考文献 ◆

[1] 刘佩芳. 乳腺影像诊断必读[M]. 北京:人民军医出版社,2007:37.

[2] 周永昌,郭万学. 超声医学[M]. 3版. 北京:科学技术文献出版社,2000:392-393.

[3] O'Brien C, Quinn E, Murphy M, et al. Breast abscess: Not just a puerperal problem [J]. Breast J, 2020,26(2):339-342.

[4] Wang C, Eghtedari M, Yang WT, et al. Diffusion-weighted imaging is helpful in the accurate non-invasive diagnosis of breast abscess: correlation with necrotic breast cancer [J]. BMJ Case Rep, 2018,pii: bcr-2016-217634.

第十四节 乳腺脂肪坏死

一 概述

乳腺脂肪坏死(fat necrosis of breast)起源于脂肪的无菌性皂化作用,是乳腺脂肪组织的良性非化脓性炎症,文献报道发病率为0.61%,占所有乳腺良性病变的2.75%,根据病因可以分为原发性和继发性,最常见为原发性脂肪坏死,由外伤引起,继发性脂肪坏死为乳腺导管扩张或囊性增生时,导管内容物淤积和随后侵蚀导管上皮后,挤压导管内碎片继发局部炎性反应。其他常见病因可归类为医源性创伤,包括微创手术(穿刺活检)、外科手术(乳房肿瘤切除、乳房缩小成形术、植入物移除、组织转移乳房重建)和放射治疗。乳腺脂肪坏死在影像表现上有一定特点,但需要与乳腺癌鉴别。

二 病理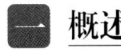

1. 大体观 较早期病变呈质韧、切面均质蜡样,内可见大小不等的充满液化脂肪或陈旧黄褐色液体的油囊,晚期病变纤维化,质硬,灰黄色,切面呈放射状瘢痕样。

2. 镜下观 初期,局部脂肪细胞破坏和出血,并出现充满坏死脂质物质的空泡。伴发炎性细胞浸润,周围环绕大量吞噬脂质的泡沫细胞,可见多核巨细胞在病变边缘聚集。在随后的修复阶段,成纤维细胞在病灶周围增殖,可见含铁血黄素、胆固醇结晶和钙盐沉着,外周纤维化包绕坏死脂肪细胞碎片和钙化区域。最终,纤维化瘢痕可能取代坏死的脂肪和碎片,或留下永久性的空洞。局限性和退化的脂肪可在纤维化瘢痕内存留数年。

三 临床表现

好发于肥胖、乳房较大或下垂的女性,继发于外伤的脂肪坏死通常见于乳晕区或邻近皮肤的浅层,而医源性创伤最常见于自体脂肪注射隆胸术后,可发生在乳腺的任何部位；其次见于术后及放疗后患者，通常发生在皮瓣的外围区域及放疗位置。临床表现多样，可以表现为隐匿的，也可表现为高度可疑恶性的累及皮肤的质硬肿块。但通常无症状，在乳腺 X 线检查中偶然发现。当出现症状时，患者通常表现为触诊异常，表现为无痛、质硬、固定和边界不清的肿块，也可能出现瘀斑、红斑、皮肤增厚、皮肤(或乳头)回缩、皮肤凹陷和淋巴结病等，类似乳腺癌。

四 影像学表现

脂肪坏死的影像表现多样，与病理过程密切相关，取决于病变的炎性浸润、出血、纤维化和钙化的程度。

(一) X 线

在乳腺 X 线检查中，脂肪坏死常发生在腺体前后脂肪层，也可出现在腺体内脂肪间隙，可表现为脂性囊肿、钙化、局灶性不对称、结构扭曲、不规则或毛刺状肿块。①脂性囊肿：早期脂肪坏死特征性 X 线表现为油样囊肿，表现为圆形或卵圆形，中央透亮的肿块，边界清楚，壁薄而致密，是早期纤维结缔组织包绕坏死脂肪组织形成，病灶也可表现为较大分叶状透亮肿块，边缘伴或不伴钙化(图 9-14-1A，图 9-14-2)。②钙化：钙化在脂肪坏死的患者中很常见，有时是唯一的 X 线发现，最常见为营养不良型钙化，其次为油囊内的薄壁钙化，呈光滑线样和蛋壳样，或病灶中央透亮区的粗糙不均质钙化(图 9-14-3)。在较少见的情况下，脂肪坏死早期钙化可表现为不定形、细线样或细小多形性钙化(图 9-14-4)，最终演变为营养不良钙化。③不对称/不规则或毛刺

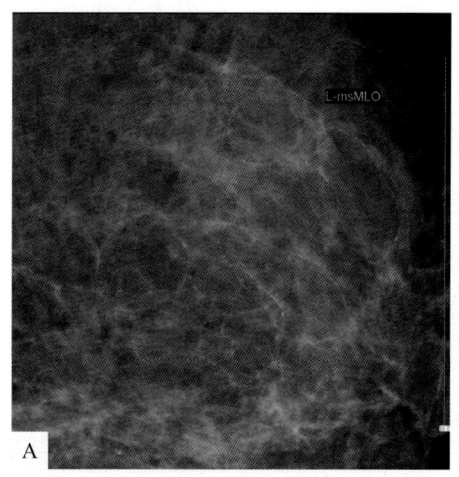
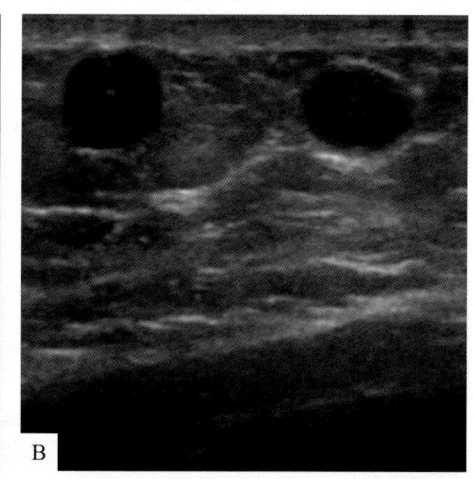

图 9-14-1　自体脂肪注射隆胸术后脂肪坏死　A.乳腺 X 线放大摄影显示右侧乳腺内多发圆形及卵圆形的透亮肿块，边界清晰，囊壁薄而致密(典型的油脂囊肿)。B.同一患者超声显示多发油样囊肿，边界清晰，内部无-低回声，伴后方回声增强。

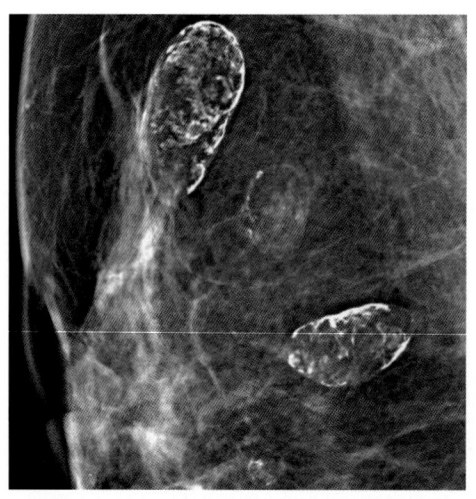
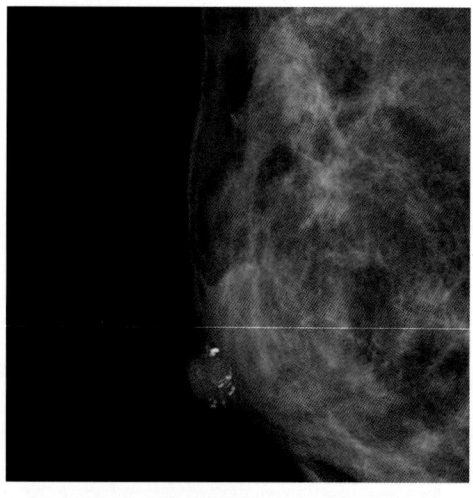

图 9-14-2　自体脂肪注射隆胸术后脂肪坏死　乳腺 X 线摄影示右乳多个油脂囊肿，囊壁伴线样环形钙化，同时可见营养不良钙化。

图 9-14-3　保乳术后右乳头脂肪坏死　乳腺 X 线摄影示右乳上份局部腺体结构扭曲，呈术后改变，右乳头见簇状粗糙不均质钙化。病理证实右乳头脂肪坏死。

状肿块:随着病程进展,纤维组织取代病灶中央脂肪坏死组织,表现为局灶性不对称或不规则、毛刺状肿块,常见于腺体前脂肪层内,可有局部皮肤增厚或凹陷。④结构扭曲:是由于病变后期纤维组织明显增生所致,表现为星芒状、斑片样或索条样致密影,可伴有钙化,与乳腺癌难鉴别,需要结合病史。

(二) 超声

脂肪坏死的超声表现亦具有多样性,表现范围从实性肿块到复杂的囊性病变,最早的发现可能只是一个局部回声增强的区域。实性肿块可以有边界清楚的边缘,也可以有类似于癌的模糊或不规则边缘。囊性病变表现为附壁结节的复杂囊肿、有回声带的复杂囊肿或圆形无回声的油样囊肿。在这些不同的超声表现中,创伤后油样囊肿是脂肪坏死最特异的表现,早期水肿期后伴油样囊肿形成,表现为典型的低回声液化脂肪声像图表现,伴回声增强(图 9-14-1B)。晚期,纤维组织增生及钙化形成,病变的回声增强,并伴有后方声影。

(三) MRI

炎症反应的量、液化脂肪的存在和纤维化程度决定了 MRI 上脂肪坏死的不同信号。最常见和典型的 MRI 表现是油样囊肿,表现为圆形或卵圆形肿块,边界清楚,T1WI 上中央脂肪呈高信号,脂肪抑制序列呈低信号(黑洞),有时可见脂液平面,肿块的边缘强化程度因炎性反应和肉芽组织的比例而不同,通常表现为边缘轻微的强化(图 9-14-5),晚期随着纤维化进展,肿块内脂肪成分减少或消失,可表现为边缘较厚、不规则毛刺状的肿块或局灶性非肿块强化,这些特征也可见于复发或残留的肿瘤,可伴有不同类型的 TIC。由于含铁血黄素沉积和炎症改变,信号可能低于乳腺其他部位的脂肪。

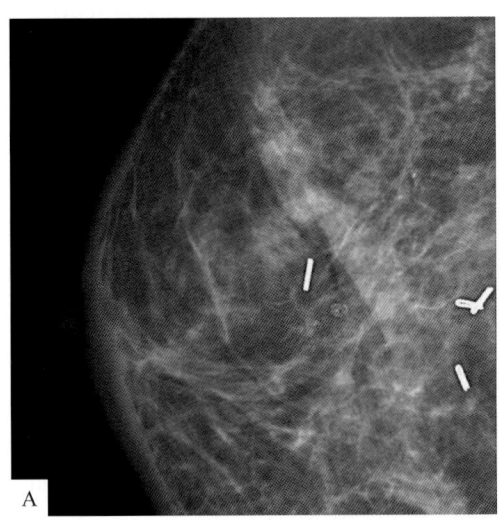
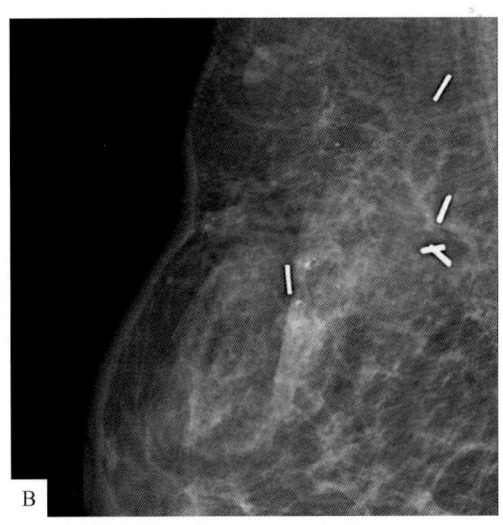

图 9-14-4 右乳保乳术后和放疗后 1 年脂肪坏死性钙化　乳腺 X 线摄影(A、B)显示右乳外上象限术区多个金属夹影,术区周围多发钙化,部分呈多形性及细线样。病理证实为脂肪坏死。

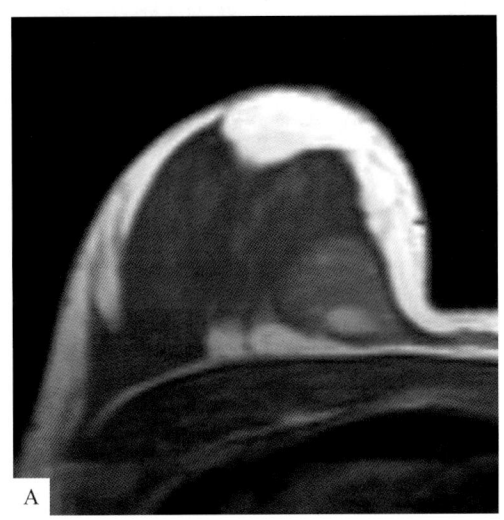
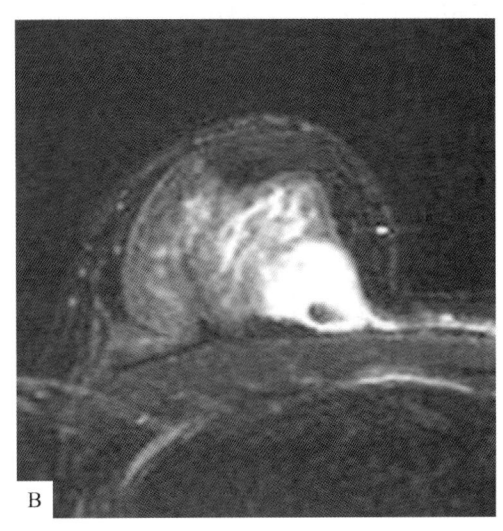

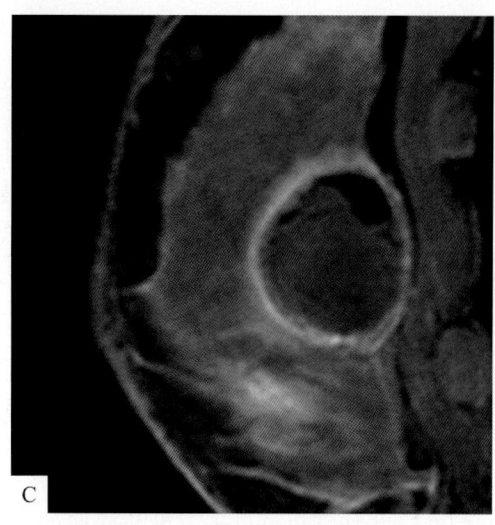 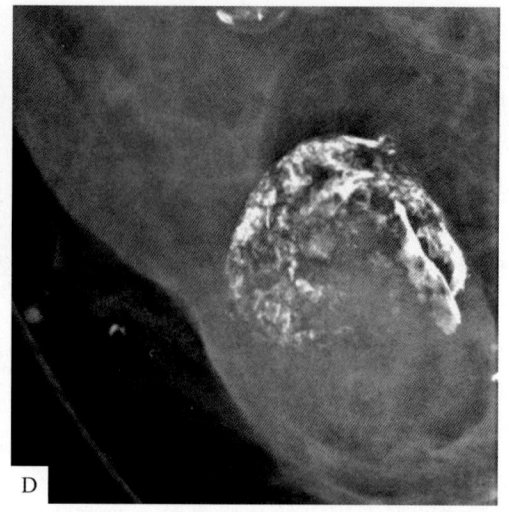

图 9-14-5 右乳注射隆胸后脂肪液化、坏死并钙化　MRI 显示右乳内份深部混杂信号肿块，T1WI（A）上呈稍低信号，内见片状高信号，T2WI 脂肪抑制上（B）肿块呈明显高信号，内见片状低信号脂肪；增强扫描（C）显示肿块呈轻度环形强化，内见片状无强化；对应乳腺 X 线摄影（D）表现为营养不良钙化。

五 诊断要点

（1）通常有乳腺创伤和手术病史（自体脂肪注射隆胸术后）。

（2）病变部位表浅或位于手术区域。

（3）乳腺 X 线摄影检查是评估脂肪坏死首选的影像学检查方法，典型表现为油样囊肿或含脂肪密度肿块伴"蛋壳样"钙化。当 X 线检查阴性或不确定时，超声检查有助于提示脂肪坏死和排除恶性病变，如皮下组织回声增强，而 MRI 对乳腺手术后的脂肪坏死和肿瘤复发具有可靠的鉴别诊断价值。

（4）脂肪坏死影像表现多样与病理过程密切相关，不同时期影像表现可同时存在，随访肿块可有缩小趋势。

六 鉴别诊断

（一）乳腺癌

脂肪坏死晚期表现为不规则毛刺状肿块需与乳腺癌鉴别，乳腺癌无外伤和手术病史，肿块有逐渐增大趋势，边缘模糊，中心实性成分密度较脂肪坏死高。脂肪坏死早期表现为不定形、细线样或细小多形性钙化（少见），表现与导管原位癌类似，后者可伴有不含脂肪肿块，在 MRI 上典型表现为线样或段样分布的成簇环状非肿块强化。

（二）脂肪瘤

脂肪密度肿块不伴有钙化，周围有纤细而致密的包膜，边界清楚，MR T1WI 和 T2WI 上通常呈均匀的脂肪高信号，与乳腺其余部位脂肪信号相同，压脂呈低信号。

（三）积乳囊肿

多与哺乳有关，一般发生位置较深，影像学表现与积乳囊肿形成时间及内容物成分不同有关。早期含水分较多表现类似单纯囊肿，较易鉴别，而随时间延长，乳汁浓稠，含脂肪或脂质成分增多，在乳腺 X 线上呈等或高密度肿块，超声上可见脂-液平面，有助于鉴别。

（四）错构瘤

"乳腺内乳腺"呈混杂密度或信号的肿块，包含脂肪和纤维腺体组织。

（林小慧　马　捷）

◆ 参考文献 ◆

[1] 丁华野. 乳腺病理诊断与鉴别诊断[M]. 北京：人民卫生出版社，2014：76-77.
[2] Atasoy MM, Oren NC, Ilica A T, et al. Sonography of fat necrosis of the breast: correlation with mammography and MR imaging [J]. J Clin Ultrasound, 2013, 41(7): 415-423.
[3] Tayyab SJ, Adrada BE, Rauch GM, et al. A pictorial review: multimodality imaging of benign and suspicious features of fat necrosis in the breast [J]. Br J Radiol, 2018, 91(1092): 20180213.
[4] Vasei N, Shishegar A, Ghalkhani F, et al. Fat necrosis in the Breast: A systematic review of clinical [J]. Lipids Health Dis, 2019, 18(1): 139.

第十五节　乳腺手术后瘢痕

一　概述

乳腺手术后瘢痕是指外科活检或局部手术后的一种良性表现。

二　病理

瘢痕是创伤愈合过程的必然产物。手术伤口愈合要经历急性炎症期(约 2～5 d)、组织增生期(约 2 d～3 周)、重塑期(3 周以上)。创伤后数小时内即出现炎症反应,表现为充血、浆液渗出、白细胞游出。2～3 d 伤口边缘新生的肌成纤维细胞牵拉使伤口收缩,并长出肉芽组织填平伤口。成纤维细胞在此过程中产生胶原纤维,即为瘢痕。在 3 周～1 个月,瘢痕完全形成。

三　临床表现

临床上有明确的乳腺外科活检或局部手术史,包括粗针活检、开放式肿物活检、良性肿物切除、恶性肿瘤保乳手术等。术后早期的明显变化为术区皮肤水肿、下方手术残腔内血肿及血清肿,但此时通常不建议行影像学检查。直到瘢痕形成后,采用影像学检查进行定期随访观察,依手术方式、损伤大小、位置、手术时间等不同使瘢痕在影像学表现上有多种差异。

四　影像学表现

(一) X 线

术后瘢痕在乳腺 X 线上的表现可以为:无异常发现;结构扭曲、不对称;皮肤牵拉收缩、增厚。

一些患者手术后损伤组织的异常表现会随时间逐渐减轻,手术残腔完全吸收不遗留任何结构扭曲表现,尤其见于活检术后。根据手术切除组织多少的不同,可以在对比术前 X 线片时发现局部组织有缺失,或与对侧组织对照表现为不对称密度。

大部分情况的瘢痕在 X 线上有持续存在的异常征象,表现从轻微的结构扭曲到毛刺状肿物样,切面适当的情况下可以见到瘢痕处皮肤的牵拉收缩、增厚(图 9-15-1)。结构扭曲为边界不清的软组织肿物并间杂透亮区,或有时呈毛刺状表现,可能随时间逐渐减弱,也可能持续存在,且随着瘢痕收缩可以变得更为致密。通常在一个投照体位上比另一个投照

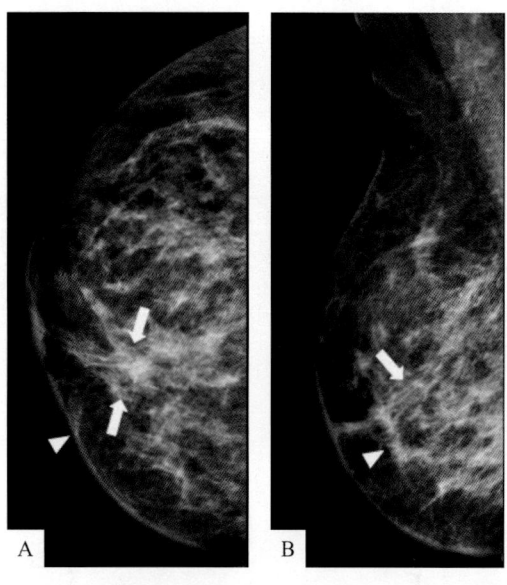

图 9-15-1　乳腺术后瘢痕 X 线表现　女,68 岁,右乳癌保乳切除术后 5 年。乳腺 X 线可见术区结构扭曲(箭),在 CC 位(A)较 MLO 位(B)上显示更为明显、密度更高。皮肤可见轻度增厚及与皮肤相连的皮下索条(A,箭头),以及瘢痕牵拉所致投照时的皮肤折叠(B,箭头)。

体位上的表现更为明显。

瘢痕区域可能出现脂肪坏死表现,为脂肪密度填充的透亮肿物,可为分叶状,油样囊肿(透亮圆形肿物并薄、清晰的包膜,伴或不伴环形钙化),或伴粗糙钙化。瘢痕内的钙化多为营养不良性钙化或缝线钙化,出现早期时呈线状或弧形钙化,似表现可疑的恶性微钙化,随时间推移逐渐增大且粗糙(图 9-15-2)。DBT 对结构扭曲及相似病变检出更为敏感,所见征象基本同上。

(二) 超声

术后瘢痕在超声上的表现可以为:无异常发现;低回声瘢痕并扭曲,可伴声影。

瘢痕为边界不清的凹状低回声区并结构扭曲,伴或不伴后方声影,可以追踪到皮肤切口(即皮肤增厚和收缩处),彩色/能量多普勒上没有血流(图 9-15-3),多年之后可能出现有回声的钙化。

超声上瘢痕组织的低回声区及后方声影对其鉴别复发造成困难。相对乳腺 X 线而言,超声检查对发现术区局部的并发症和良性病变更为敏感,但不足以检出复发。超声上的毛刺状瘢痕通常可见条形"尾巴"从瘢痕区连续一直延伸至皮肤,代表愈合的手术腔及相邻皮下组织缝合带相连(图 9-15-4)。

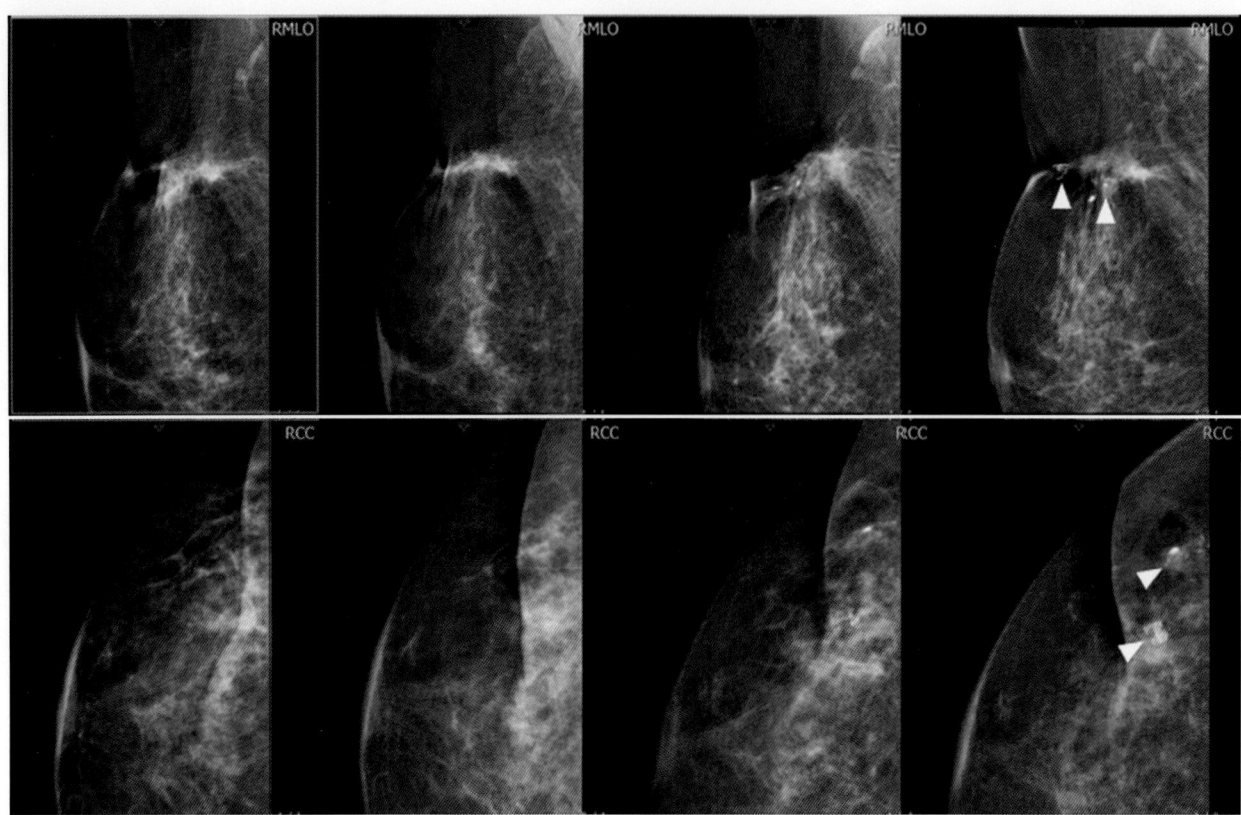

图9-15-2 右乳癌保乳术后 女,51岁,从左至右依次为术后1、2、3、4年连续随访的乳腺X线片(上排图像为MLO位,下排图像为CC位)。可见术区瘢痕形成的不规则高密度影,在MLO上更为明显,其内逐渐出现多发形态不一的钙化(箭头),逐渐增多、增大、粗糙。

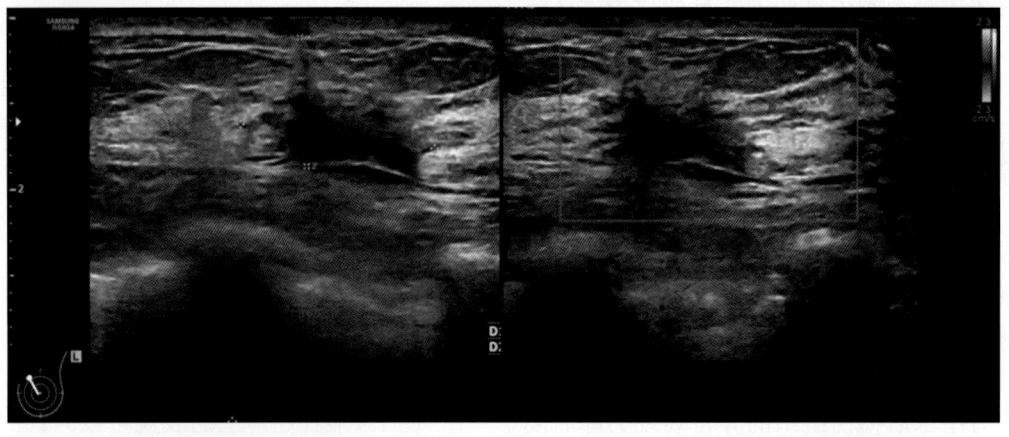

图9-15-3 左乳良性肿物切除术后6年 女,38岁,超声检查可见左乳内上切口深方片状低回声区,形态不规则,边界不清,周边可见少许血流信号,内部未见明显血流信号。考虑为术后改变。

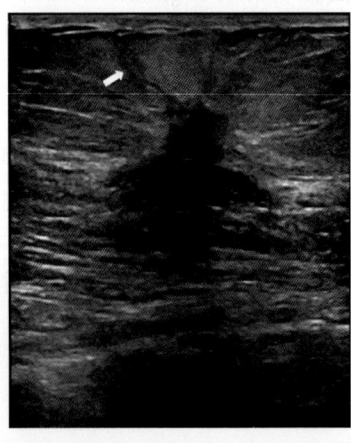

图9-15-4 左乳癌保乳术后3年 女,57岁,超声检查左乳头上方切口后方可见低回声结构紊乱区,形态不规则,边界不清晰,未见明显血流信号,可见其边缘的毛刺状影一直延伸至皮肤区,符合术后改变。

(三) MRI

在 MRI 上,瘢痕可伴或不伴强化表现,强化表现可持续达 18 个月以上,动态增强方式可为各种类型(图 9-15-5)。典型形态表现在不同切面差异大(图 9-15-6)。

正常的术后脂肪坏死表现多样,常见为脂肪囊肿伴或不伴环形强化,少数表现为毛刺状肿物,周围结构常见扭曲。

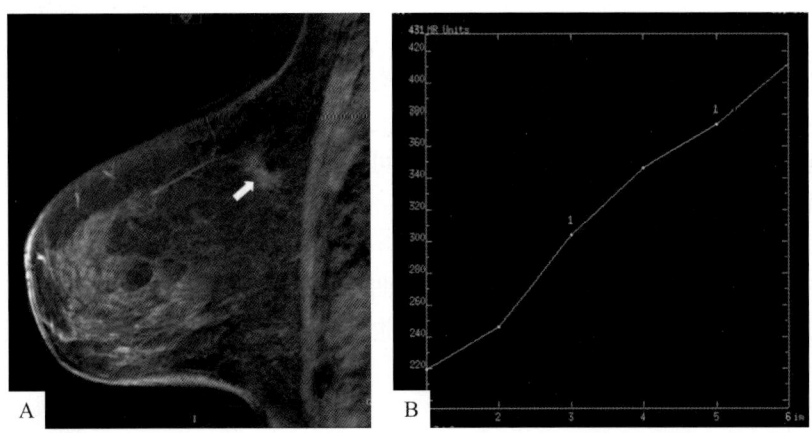

图 9-15-5　保乳术后 2 年　女,54 岁,乳腺增强 MRI 可见左乳外上象限后份腺体内小斑片状异常信号区(A,箭),形态不规则,边界模糊,增强扫描轻度强化,TIC 呈缓升流入型(B)。

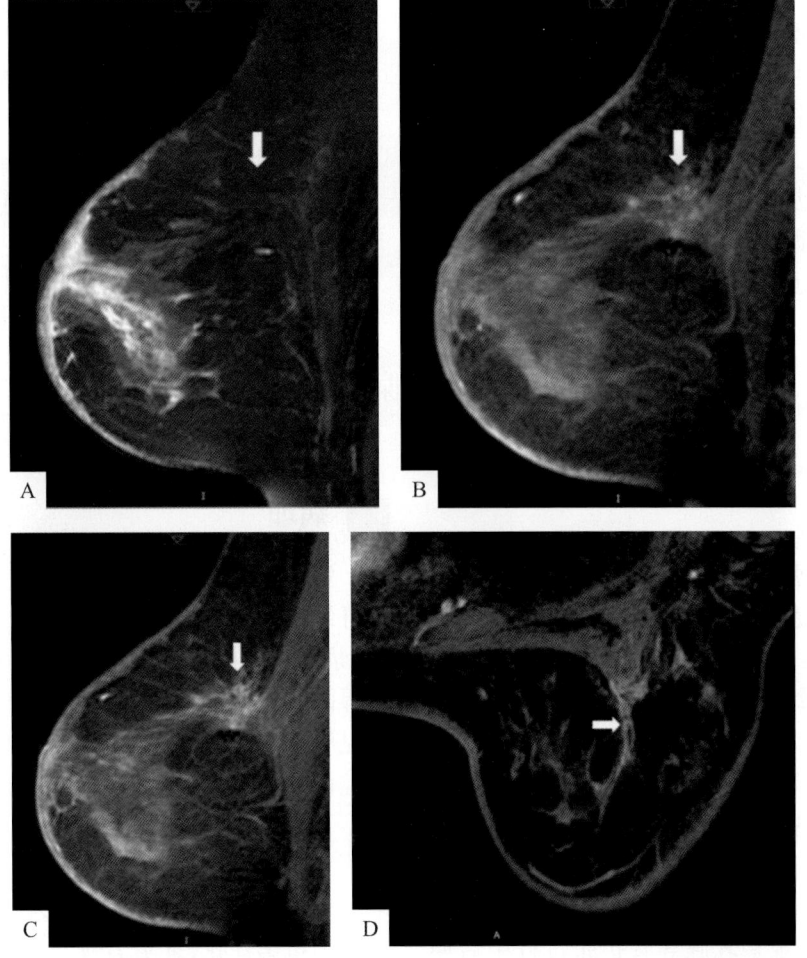

图 9-15-6　乳癌保乳术 1 年半　女,33 岁,右乳上份后部腺体区域内见结构紊乱区(箭),矢状位 T2WI(A)上呈低信号,皮肤弥漫轻度水肿增厚;T1WI(B)上呈斑片状等信号区,似毛刺状;动态增强扫描晚期(约 5 min)时相(C)可见强化;横轴位增强延迟期(D)可见病变呈长索条状而非占位,符合术后瘢痕。

术后瘢痕形态和动态增强 TIC 有时可极为类似恶性病变,或可能掩盖局部复发癌。MRI 对鉴别作用亦较困难,弥散加权成像可能有鉴别作用,因为相对瘢痕组织而言,通常癌灶的 ADC 值更低。

五、诊断要点

对手术瘢痕的诊断最重要的是了解患者既往史和对比既往影像资料,并要求放射技师在摄片时记录下任何瘢痕的存在及位置。这些信息提供给诊断医师,不难做出诊断。

影像上要确认所见阳性发现与手术皮肤瘢痕区域有关联,是诊断的最主要线索。若出现典型的脂肪坏死表现,也有助于诊断。在不同体位或切面,病变的表现差别很大,也是诊断瘢痕的有利征象。但同时要鉴别局部复发,或在无确定临床病史的情况下与腺体重叠、RS、浸润性癌等可以表现为结构扭曲的病变进行鉴别。

六、鉴别诊断

(一) RS/复杂硬化性病变

RS/复杂硬化性病变常表现为结构扭曲。X 线上的典型表现为结构扭曲的中心常为透亮、低密度而非实性肿物表现。相对常规乳腺 X 线,该征象表现在断层 X 线片中更易被发现。少见微钙化。一般不会伴皮肤增厚和回缩。MRI 可无强化,提示良性进程;或伴强化,提示潜在恶性。

(二) 浸润性癌(IDC 或 ILC)/局部复发

癌若出现在手术区容易被漏诊,与瘢痕征象重叠,需仔细对比既往影像资料,任何新出现的密度增高或轮廓异常或 MRI 上的异常强化等,均要考虑癌复发的可能。所有超声能够发现的瘢痕都应该确认其与皮肤瘢痕的关联性,如果肿物接近瘢痕但之间有正常组织分隔,要考虑癌可能性。无手术史的浸润性癌有时也表现为结构扭曲伴或不伴中心肿物,可能有可疑微钙化。

(三) 正常乳腺组织重叠假象

见于 X 线,为腺体压迫重叠后形成类似结构扭曲或异常纠集的表现,可以采用点压迫摄影来解决,也可参照超声或 MRI 所见进行辨别。

(四) 硬化性腺病

表现多样,无手术史时更难以与浸润性癌鉴别。大约一半的病例可能见到不定形、多形性或点状微钙化。

(曹 崑)

◆ 参考文献 ◆

[1] Brenner RJ, Pfaff JM. Mammographic changes after excisional breast biopsy for benign disease [J]. AJR, 1996, 167: 1047 - 1052.

[2] Rinaldi P, Giuliani M, Belli P, et al. DWI in breast MRI: role of ADC value to determine diagnosis between recurrent tumor and surgical scar in operated patients [J]. Eur J Radiol, 2010, 75(2): e114 - 123.

第十六节 乳腺导管扩张症

一、概述

乳腺导管扩张症(mammary duct ectasia, MDE)是一种病变复杂而多样化的慢性良性炎症性疾病,因以乳晕区集合管明显扩张、管周纤维化和多量炎细胞特别是浆细胞浸润为特征,一些学者也称之为浆细胞性乳腺炎、导管周围炎、粉刺性乳腺炎、闭塞性乳腺炎、乳腺分泌性疾病、乳腺静脉曲张瘤等。本病多发生在中、老年的经产妇女,并双侧发病,其发病率约占乳腺良性疾病的 4.5%。早期少有临床症状和体征,随着病程进展,导管壁增生及炎性浸润增厚,其炎症表现是乳腺导管扩张过程中后期的一个阶段的病变。

二、病理

病理变化为乳腺导管扩张、弯曲,管腔增粗,管壁纤维性增厚,管周组织坏死及炎症细胞(淋巴细胞、浆细胞和巨噬细胞)浸润。大体标本多呈乳晕下方界限不清质地较硬的肿块,切面灰白或黄白相间,可见明显扩张的导管及囊腔,内含棕黄色糊状物。囊腔内壁光滑,管内结缔组织增生而坚硬。

三、临床表现

乳腺导管扩张症由于病因、部位、范围不同,临床表现也多样化,乳头溢液、乳头内陷、乳晕下肿块、乳晕旁脓肿、乳晕部瘘管等为其主要表现。乳痛是常见的早期症状,乳头溢液为导管扩张症的最常见表现,多为浆液性,溢液多清亮,有时为黄色或浅褐色,血性少见。乳晕下肿块是导管扩张症的另一常见表现之一,常伴有疼痛,老年患者往往伴有乳头内陷,应注意与乳腺癌相鉴别。

四 影像学表现

(一) X线(图9-16-1)

乳腺X线表现多无阳性发现,随病程长短而不同,或乳晕后方类似乳腺增生表现、导管明显或伴有扩张,也可表现为局限性管状致密影或结构不对称,个别在DBT可以观察到以乳头为中心透亮的管状结构。钙化表现为沿导管走行指向乳头分布的粗糙不均质或圆形钙化,当管壁发生钙化则表现短棒状。

目前有学者认为远侧导管比乳头侧导管变粗时视为导管扩张,也有学者认为导管径达3mm或以上时视为导管扩张。伴有乳头溢液时,乳腺导管造影可表现为单支或多支导管呈中度或高度扩张,走行迂曲。根据形态学分为柱状、囊状、混合型扩张,少数表现为静脉曲张样扩张,以柱状扩张多见,管径宽约3~5mm,扩张明显时可达10~20mm或更宽,形成囊腔。扩张导管内如有脱落细胞碎屑或脂质类分泌物堵塞,则出现导管充盈缺损,往往远侧导管往往仍显影,近侧导管扩张不明显,应与良性肿瘤引起的近端导管明显扩张和恶性肿瘤引起的导管中断致远

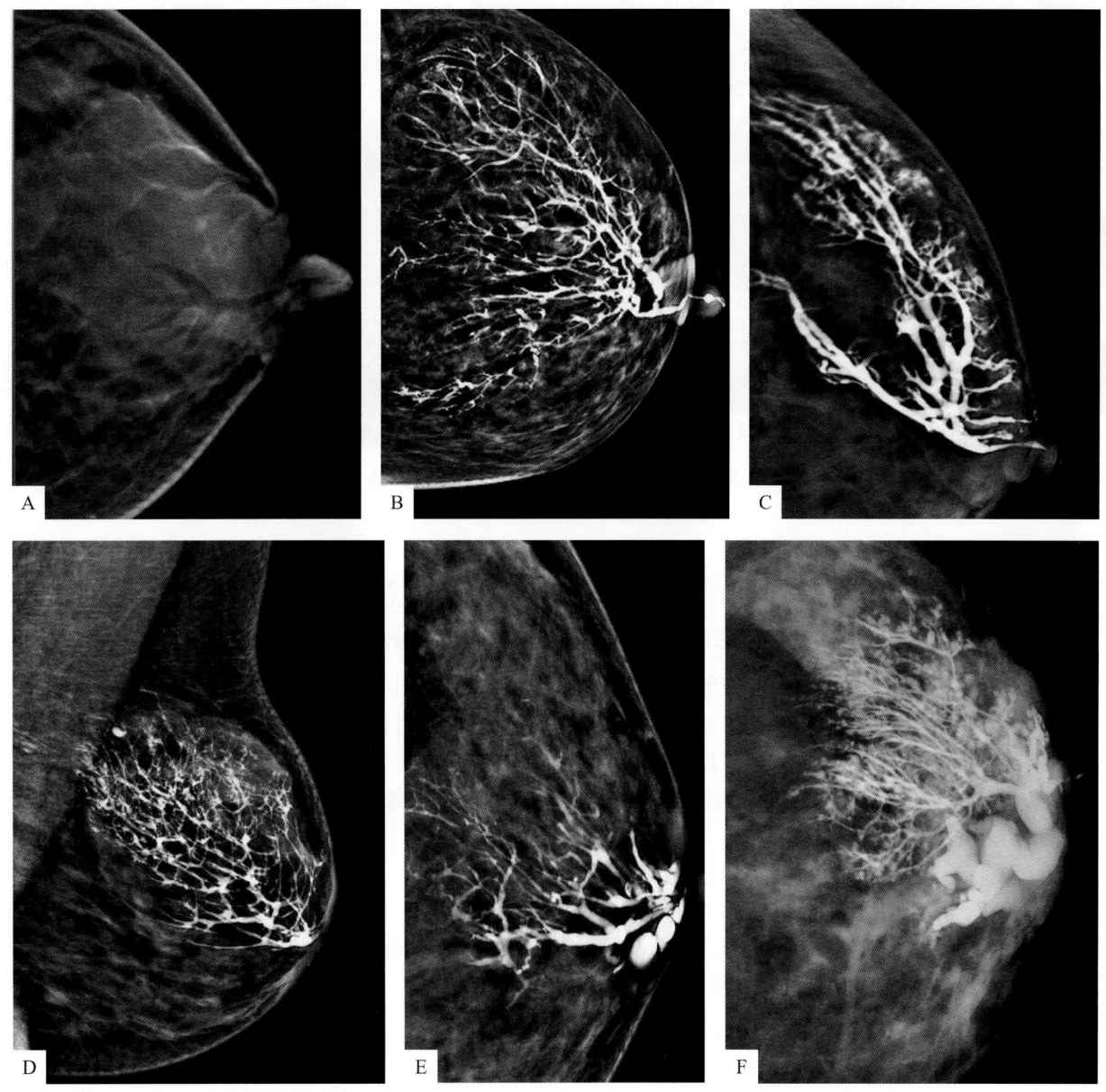

图9-16-1 乳腺导管扩张症导管造影 A. DBT,CC位可见以乳头为中心的透亮管状结构。B~F. DM乳腺导管造影:B. DM造影CC位,正常导管结构;C. DM造影CC位,主导管及分支导管柱状扩张;D. DM造影MLO位,近端、末梢导管囊状扩张;E. DM造影CC位,主导管串珠状扩张;F. DM造影CC位,主导管、部分段级导管静脉曲张样扩张。

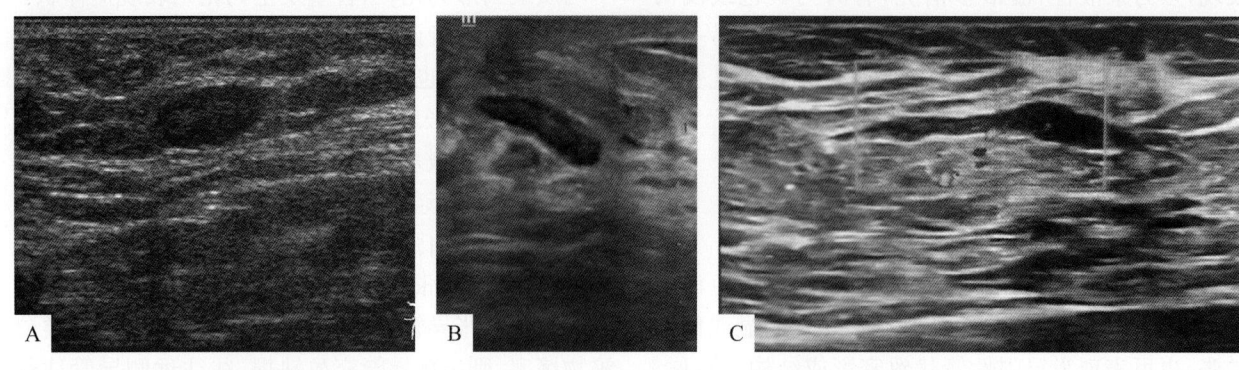

图9-16-2 乳腺导管扩张症超声声像图　A~C.分别显示自乳头呈放射状分布的扩张导管局部呈柱状、囊状,管壁呈强回声,管腔内呈无回声,部分扩张导管内有沉积物,周围有血流信号。(见彩色插页)

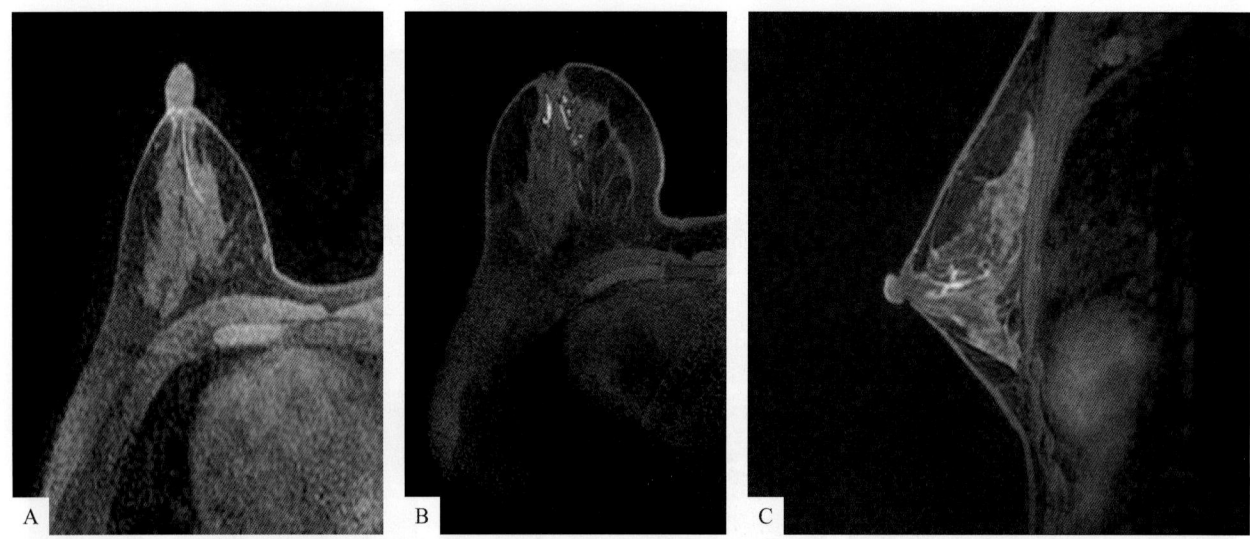

图9-16-3 乳腺导管扩张症动态增强MRI　A.正常导管结构,动态增强呈条状高信号影。B、C.动态增强显示乳晕后方中央区扩张的导管影,渐进性强化呈向乳头方向聚集的条状高信号影。

级导管不显影进行区分。

(二) 超声(图9-16-2)

超声主要表现为乳晕后方管样无回声结构,呈局部或广泛扩张,管壁回声增强,呈细的双线状较高回声,导管扩张明显时呈囊样表现,导管周围纤维化表现为导管周围的高回声带。当导管扩张合并炎症时,管腔内回声强弱不均,周围可见血流信号。

(三) MRI(图9-16-3)

导管扩张伴有乳头溢液时表现为乳晕下大导管呈分支样走行,向乳头方向聚集,扩张导管在T1WI和抑脂T2WI上呈高、低不等信号,T1WI上高信号提示导管内含蛋白质、血性液体或多种因素并存,导管内液体T2WI上通常为高信号。炎症期时主要表现为非肿块病灶,常位于乳晕下区域,部分病灶在平扫T1WI和抑脂T2WI表现不明显,增强后呈渐进性强化,病变范围和界限显示更明显。

五 诊断要点

乳腺导管造影可明确显示扩张的部位,以及导管扩张的范围等,如导管管径增粗迂曲,粗细不均,失去正常的树枝状走行,对本病具有很大的诊断价值。超声在导管扩张症临床病程的不同阶段有不同表现,早期声像图表现为导管扩张型,后期表现为实质团块型,处于急性期脓肿形成时可有典型的脓肿表现。MRI对于乳腺导管扩张症的临床分期、明确病变范围有很好的价值。脂肪抑脂T2WI上呈高、低不等信号,可提示扩张导管内含蛋白质或血性溢液及多种成分因素。

六 鉴别诊断

(一) 导管内乳头状瘤和导管内乳头状癌

导管内占位(乳头状瘤或乳头状癌)常伴有导管

扩张和溢液,多为棕褐色浆液性或血性。乳腺导管造影对伴有乳头溢液的导管内病变,诊断具有较高的价值。导管内乳头状瘤造影可显示导管内充盈缺损,边缘一般光滑呈"杯口"或"截断"样,近端导管明显扩张,远端导管也有少量对比剂充盈;导管内乳头状癌致导管破坏,则扩张程度不如导管内乳头状瘤明显(因导管破坏压力得到释放)。导管扩张症,溢液多清亮呈浅黄色,造影显示扩张导管连续性好,导管内无充盈缺损,伴有炎症时管腔内充满炎性分泌物,不规则形态的充盈缺损,需与导管内肿瘤谱系肿瘤或气泡造成的充盈缺损相鉴别。

(二)乳腺单纯囊肿

乳腺导管囊性扩张症应与单纯囊肿相鉴别,超声显示前者囊肿与扩张的腺管相连,囊壁增厚,回声增粗。而单纯囊肿孤立存在,未见与扩张的腺管相连,且囊壁光滑,囊内透声好,有侧方声影及后方回声增强。

(三)乳腺癌及其他

乳腺导管扩张症后期还需与浸润性或炎性乳腺癌、肉芽肿性乳腺炎等鉴别。正常变异、绝经后妇女双乳导管扩张无临床意义。

(曾 莉)

◆ 参考文献 ◆

[1] 鲍润贤.中华影像医学(乳腺卷)[M].2版.北京:人民卫生出版社,2010:106-108.
[2] 胡永生.现代乳腺影像诊断学[M].北京:科学出版社,2001:84-86.
[3] 刘佩芳.乳腺影像诊断必读[M].北京:人民军医出版社,2018:256-259.
[4] 刘万花.乳腺比较影像学[M].南京:东南大学出版社,2017:410-413.
[5] 曾莉.乳腺导管造影在溢液性乳腺疾病诊断中的价值[J].实用放射学杂志,2008,20(7):639-641.
[6] AI-Masad JK. Mammary duct ectasia and periducta mastitis in males[J]. Saundi Med J,2001,22(11):1030-1033.

第十七节 浆细胞性乳腺炎

一 概述

浆细胞性乳腺炎(plasma cell mastitis,PCM)又称乳腺导管扩张症,是一种非细菌性慢性乳腺炎症。临床上较少见,发病率占乳腺良性疾病的4%~5%,主要发生于非妊娠、非哺乳期的中青年女性。浆细胞性乳腺炎的发病机制目前不明确,研究报道可能与乳腺导管发育异常、乳头凹陷和自身免疫等因素有关。

二 病理

浆细胞性乳腺炎有两个显著的病理组织学特点,即局部导管扩张和小叶导管周围大量浆细胞浸润。中性粒细胞和淋巴细胞可有不同程度的浸润,但不如浆细胞明显。病理改变过程为初始时导管上皮不规则增生,分泌功能失常,乳头下的输乳管内有大量含脂质得分泌物积聚而引起导管扩张,此期没有明显的炎症反应,临床上可无症状;以后导管内容物分解,其产物化学刺激引起导管壁炎症浸润及纤维增生;刺激性物质穿破导管溢到管周和大量浆细胞浸润。

三 临床表现

临床表现不典型,大部分患者以乳腺肿块就诊,肿块多位于乳晕周围,边界欠清,活动度差,极易与乳腺癌相混淆。浆细胞性乳腺炎早期唯一症状可表现为乳头溢液,溢液可为奶油样、浆液性、清亮或浑浊等,少数可出现淡血性。大部分患者白细胞计数及体温均正常。

临床上分为三期。①急性期:约2周,类似急性乳腺炎表现,早期可乳头溢液,肿块周围皮肤因导管扩张而出现红、肿、热、痛,抗生素治疗无效。②亚急性期:约3周,乳房肿块伴炎症表现。③慢性期:持续存在的乳房肿块,常与皮肤粘连,乳头内陷,肿块质地中等,不及乳腺癌质硬及固定。经抗炎治疗后肿块可缩小,但可反复。如有腋下淋巴结肿大,不硬,有压痛,边缘常较光滑、边界清晰,治疗后可消失临床上有时不易与乳腺癌区别。

四 影像学表现

(一)X线

X线诊断浆细胞性乳腺炎需密切结合临床病史及体征,有以下几个特点。

(1)浆细胞性乳腺炎病变局限,肿块部位多位于乳晕后方。

(2)病变表浅,大多数有皮肤增厚的改变,局限在乳晕周围,可造成单侧乳头内陷,排除先天性,应考虑为本病所致。

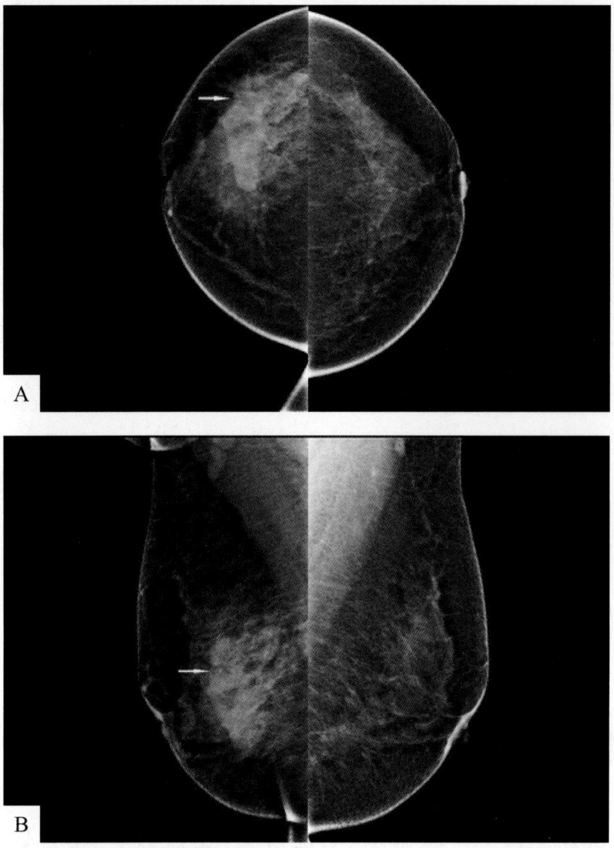

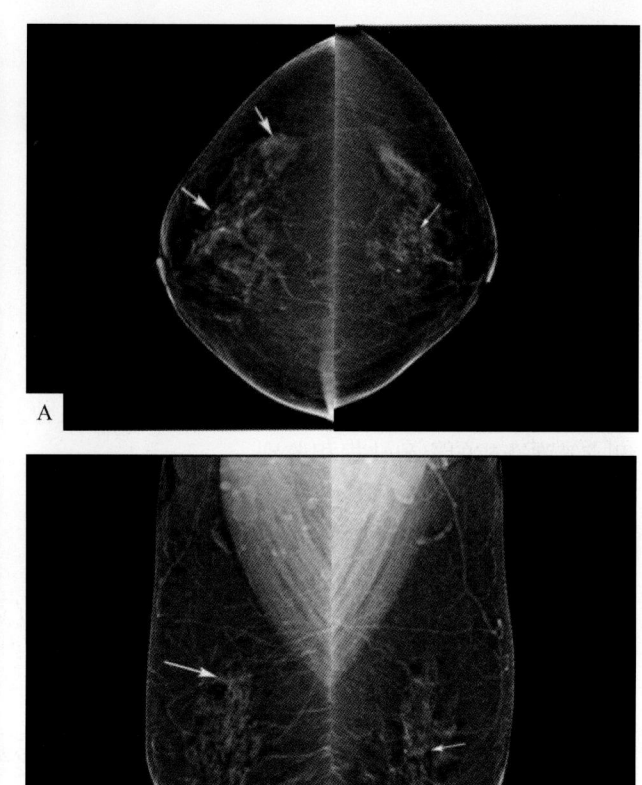

图9-17-1 浆细胞性乳腺炎 A、B.分别为乳腺X线双乳CC位(A)和MLO位(B)。女,34岁,发现右侧乳腺肿块3个月余,临床触诊右侧乳腺外下象限8点可及4cm及6cm×4cm肿物,质地坚硬,表面不光整,界限尚清。乳腺X线CC位及MLO位均显示右乳外上象限可见不对称密度增高影(箭),与正常腺体界限不清。

图9-17-2 浆细胞性乳腺炎 A、B.分别为乳腺X线双乳CC位(A)和MLO位(B)。女,42岁,右乳疼痛1个月余,临床未触及明显肿块,但有压痛。右乳MLO位示外上象限见不规则肿块影,边界欠清;CC位示病灶周围可见扩张的导管影;左乳MLO位及CC位示乳晕后区局限性密度增高,与正常腺体界限不清。

(3) X线征象为乳晕后区局限性密度增高,与正常腺体界限不清,其间夹杂条索状影,与周围乳腺小梁纠集时,形成根尖一样粗的"假毛刺"影(图9-17-1)。

(4) 乳头或乳晕下区附近大导管、血管明显增粗,一般3~5mm(图9-17-2)。

(5) 浆细胞性乳腺炎:由于导管内凝聚的为脂肪物质,常不发生钙化,因此本病的钙化比较少见,为沙砾状粗钙化或圆形中空钙化斑,分布较散。

乳腺导管造影对本病有很大的诊断价值,造影时可见数支大导管呈中度或高度扩张。扩张明显者可略扭曲。当扩张的管腔内充满黏稠分泌物时,可造成不规则形态的充盈缺损,此时须注意与乳头状瘤或气泡造成的充盈缺损鉴别。

(二)超声

根据病灶的不同形态主要表现为3种类型。

1. **肿块型** 病灶为局限性团块,形态不规则,内部回声不均,无明显包膜,呈星角状,与周围组织分界清晰,边缘呈强回声;彩色多普勒显示血流信号多位于病灶周边,阻力指数<0.7,均为低阻型。同侧腋下淋巴结肿大,皮质增厚,多数可见门样结构(图9-17-3A)。

2. **弥漫型** 病变区结构紊乱,回声减低,尚可见腺体样结构,与正常腺体界限模糊,回声不均匀,以斑片状低回声为主,内见条带状中强回声;彩色多普勒显示血流信号稀疏,同侧腋窝淋巴结不大(图9-17-3B)。

3. **管道型** 腺体内见多条走行不规则的条形低回声,病灶间可见正常腺体结构;彩色多普勒显示腺体内血流信号未见增多。以上3型病灶不局限于腺体层,其前缘可穿过脂肪间隙,向浅层脂肪层延伸,可累及乳头、皮下,皮肤可见瘘口,所有病灶均未累及肌层(图9-17-3C)。

浆细胞性乳腺炎是一种慢性过程,常缺乏特异性表现,单纯依靠常规超声诊断困难。近几年发展起来的超声新技术,如超声弹性成像(ultrasonic elastography, UE)、超显微血管成像（superb microvascular imaging, SMI）等，在常规超声的基础上可明显提高对浆细胞性乳腺炎的诊断准确性。有研究报道浆细胞性乳腺炎患者的彩超诊断符合率可达96%。

（三）MRI

MRI具有较高的软组织分辨率，且可以多角度、多参数成像，对多中心、多灶性病变有较高检出率。对病变累及乳后间隙的显示及乳腺深部病灶的显示较其他影像检查方法有优势。弥散加权成像（DWI）可反映自由水的运动，与表观弥散系数（apparent dispersion coefficient, ADC）值联合应用可评估肿块的良恶性。DWI可观察浆细胞性乳腺炎病变内脓肿形成情况，动态增强检查可清晰显示病变的形态学及血流动力学特点。

浆细胞性乳腺炎的MRI表现可归纳为以下4期。

1. Ⅰ期（炎症型） 病变呈区域性或局限性分布，累及乳晕区或单象限。病变与周围正常组织分界不清，T1WI上呈等低信号，T2WI上呈等高信号，增强后病变因炎性充血可呈明显强化。

2. Ⅱ期（脓肿期） 病变累及范围增大，呈大片状长T1、长T2信号，典型者病变内可见单发或多发大小不等的类圆形或不规则形脓腔形成，部分呈蜂窝状改变，在T1WI上呈低信号、T2WI上呈高信号；增强后脓肿壁呈环形强化，中央脓液无强化。部分患者可见粗大扭曲的引流静脉（图9-17-4）。

3. Ⅲ期（瘘管期） 此期脓肿破溃形成窦道，皮肤表面可见瘘口或渗液，增强后典型者可见"双轨征"。

4. Ⅳ期（混合期） 病灶包括脓肿及瘘管，病变累及范围相对较广泛。TIC主要表现为渐进型和平台型。T1WI上呈高信号、脂肪抑制T2WI上呈低信号的"扩张导管征"。

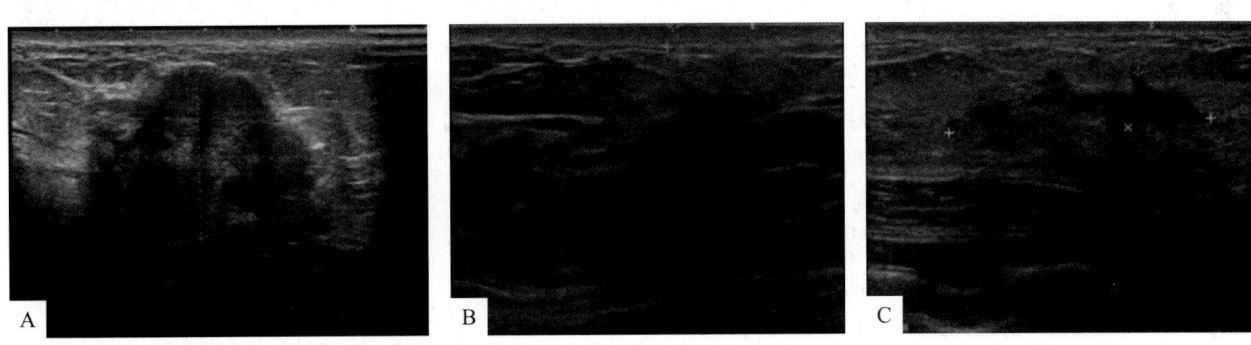

图9-17-3 浆细胞性乳腺炎超声表现 A.肿块型。右乳内可见两枚边界清晰的低回声肿块。B.弥漫型。右侧乳腺内可见低回声无边界结节影，与周围组织分界不清。C.管道型。左乳腺体内可见条带状低及无回声影，部分向体表破溃。

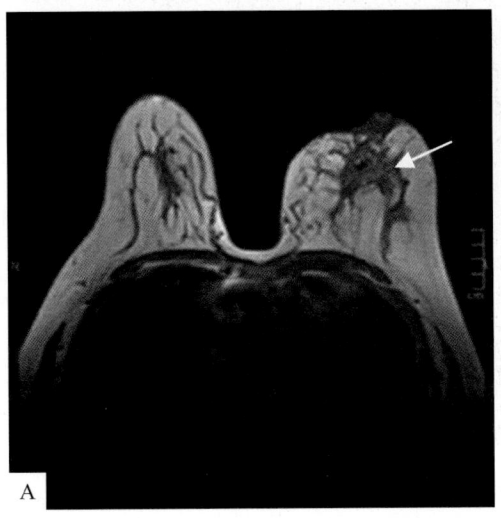
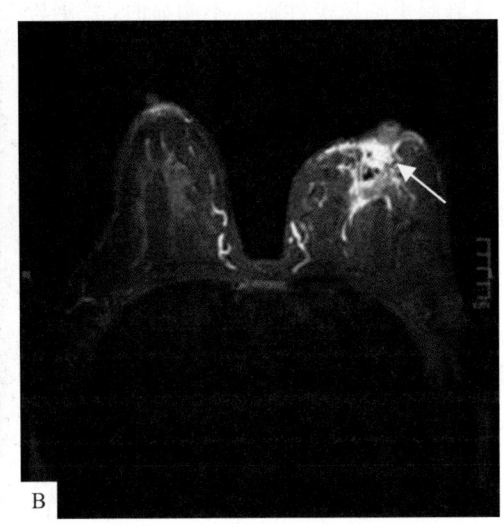

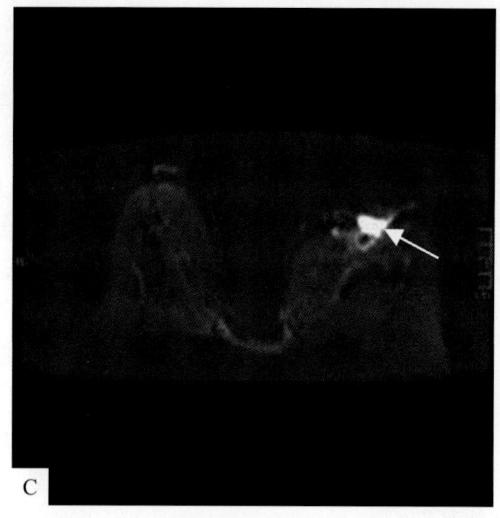
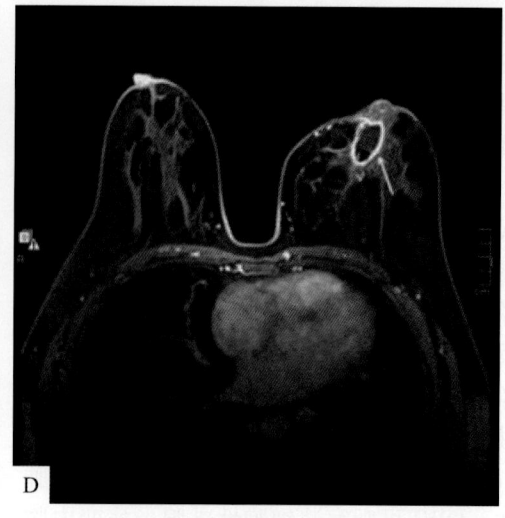

图 9-17-4　浆细胞性乳腺炎　女,36 岁,临床触诊左乳后方 2 cm×3 cm 肿块,质地柔软,无压痛,活动性欠佳。A、B. 分别为 T1WI 和 T2WI,显示左乳 12 点方向见团片状异常信号影,T1WI 上呈等低信号,T2WI 上呈高信号,形态不规则,边界欠清。C. MRI-DWI,显示病灶呈高信号。D. MRI 增强,病灶呈明显不均匀环形强化,并可见脓腔形成。

五　诊断要点

浆细胞性乳腺炎的诊断要点是:①主要发生于非妊娠、非哺乳期的中青年女性。②临床表现不典型,大部分患者以乳腺肿块或乳头溢液就诊。③X 线表现为乳晕后区局限性边界模糊的密度增高影,有时可见"假毛刺"影。④超声表现内部不均匀低回声、无包膜肿块,导管扩张呈囊状。⑤MRI 表现为乳晕下大导管扩张呈 T2 高信号影,部分导管内见脂肪信号。MRI 增强表现为渐进性强化的不规则肿块。

六　鉴别诊断

(一) 乳腺癌

浆细胞性乳腺炎临床炎性症状不明显时,需要与乳腺癌鉴别。乳腺癌多见于外上象限,浆细胞性乳腺炎以乳头后方多见;乳腺癌肿块密度一般较高;毛刺呈根粗头细的特点,而炎症为假毛刺,缺乏这样的特点;乳腺癌钙化多见,多为细小多形性钙化,浆细胞性乳腺炎的钙化多为圆形或粗棒状钙化;乳腺癌表现皮肤增厚多位于肿块局部,炎性乳腺癌时,皮肤受累范围广泛,累及乳腺大部,而浆细胞性乳腺炎多位于乳晕周围。

(二) 导管内乳头状瘤

浆细胞性乳腺炎以乳头溢液表现为主时,需与导管内乳头状瘤鉴别,导管内乳头状瘤多无乳头凹陷,乳头溢液多为血性;而浆细胞性乳腺炎多伴乳头凹陷,乳头溢液多为淡黄色且多孔溢液为多。导管造影检查,乳头状瘤除导管扩张之外,还可见导管内充盈缺损,浆细胞性乳腺炎仅显示导管扩张。

(三) 急性乳腺炎

急性乳腺炎与浆细胞性乳腺炎 X 线表现有时很难鉴别,应密切结合临床,急性乳腺炎起病急,多发生于初产后及哺乳期,应用抗生素治疗肿块多可局限缩小或消失,不易复发,触诊边缘光滑,较少出现钙化。而浆细胞性乳腺炎好发于中年妇女,抗生素治疗无效,易反复发作。

(马彦云)

◆ 参考文献 ◆

[1] 鲍朝辉,孙昊鹏,齐治,等. 浆细胞性乳腺炎的超声分型与鉴别诊断[J]. 临床超声医学杂志,2019,21(8):637-638.
[2] 刘万花. 乳腺比较影像诊断学[M]. 南京:东南大学出版社,2017:384-389.
[3] 马风荣,袁惠书. 浆细胞性乳腺炎影像学研究进展[J]. 放射学实践,2019,34(8):925-929.
[4] 朱林波,李鹏飞,张鹏斌. 浆细胞性乳腺炎的诊断与治疗研究进展[J]. 浙江医学,2019,41(5):496-498.
[5] Jiao YC, Chang KX, Jiang Y, et al. Identification of periductal mastitis and granulomatous lobular mastitis: a literature review [J]. Ann Transl Med, 2023,11(3):158.
[6] Tan H, Li R, Peng W, et al. Radiological and clinical features of adult non-puerperal mastitis [J]. Br J Radiol, 2014, 86 (1024):221-225.
[7] Xu YJ, Da B, Zhao FX, et al. Corrective surgery for nipple depression in patients with plasmacytic mastitis-A single-center experience [J]. Front Med (Lausanne), 2023,10:1156628.
[8] Zhou Y, Xu ZF, Xing W, et al. Comparative study of ultrasound-guided microwave ablation and traditional surgery in the treatment of plasma cell mastitis: a multicenter study [J]. Quant Imaging Med Surg, 2023,13(3):1838-1848.
[9] Zhu YC, Zhang Y, Deng SH et al. Evaluation of plasma cell mastitis with superb microvascular imaging [J]. Clin Hemorheol Microcirc, 2019,72:129-138.

第十八节 肉芽肿性乳腺炎

一、概述

肉芽肿性乳腺炎（granulomatous mastitis, GM）是一种以乳腺小叶为中心的非干酪样坏死性肉芽肿病变，是非哺乳期乳腺炎中的一种。肉芽肿性乳腺炎又称肉芽肿性小叶性乳腺炎（GLM）、哺乳后瘤样肉芽肿性乳腺炎、特发性肉芽肿性乳腺炎等。近年来肉芽肿性乳腺炎发病率有上升趋势，占乳腺良性疾病的1.8%。地中海国家以及拉丁裔和亚裔女性更易患此病，具有一定的种族倾向。目前该病发病机制不明，普遍认为是一种自身免疫性疾病，也有学者认为与避孕药密切相关。

感染、异物及系统性自身免疫性疾病（结节病、韦格纳肉芽肿）等可导致乳腺内肉芽肿性反应。明确病因除了组织病理学评价外还需要做微生物和免疫学检查。

二、病理

肉芽肿性乳腺炎典型病理特点是非干酪性、非血管性、以乳腺小叶为中心的肉芽肿炎性反应，小叶内导管上皮变形、脱落，腔内有炎性渗出物或坏死物，壁内多种炎性反应细胞浸润，以中性粒细胞为主，可见单核细胞、淋巴细胞、上皮样细胞和多核巨细胞、嗜酸性粒细胞混杂其中，常伴有微脓肿形成。

三、临床表现

本病好发于育龄经产妇女，多发生在产后数月或数年，少数可见于妊娠期或哺乳期，平均年龄为32~34岁，常为单侧发病。临床表现缺乏特异性，多数患者表现为局部肿块，质地较硬，伴或不伴有疼痛，部分伴同侧腋窝淋巴结肿大、乳头凹陷等，很少有发热等全身症状，临床上一般以乳腺肿块而就诊。本病病程短，肿块常于短期内迅速增大，几天后皮肤发红形成小脓肿，破溃后久不愈合，后期可有溃疡或瘘管形成。部分患者有外伤、感染、应用避孕药史。抗生素治疗无效，手术切开脓不多，手术范围大，治疗难度大于浆细胞性乳腺炎。

四、影像学表现

（一）X线

肉芽肿性乳腺炎的X线表现缺乏特异性，通常表现为不对称局限性致密影或局限性结构扭曲（图9-18-1），多无钙化。少数表现为不规则肿块影，边缘不清、毛糙（图9-18-2）。部分患者可有伴随症状，如同侧腋窝淋巴结肿大、乳头回缩或内陷等。如治疗不及时，后期可有单发或多发大小不等的脓肿形成，呈圆形或椭圆形，脓肿破溃后腺体与皮肤相连形成窦道，X线表现为局限性皮肤缺损，亦可因纤维瘢痕而造成皮肤增厚、凹陷等改变。

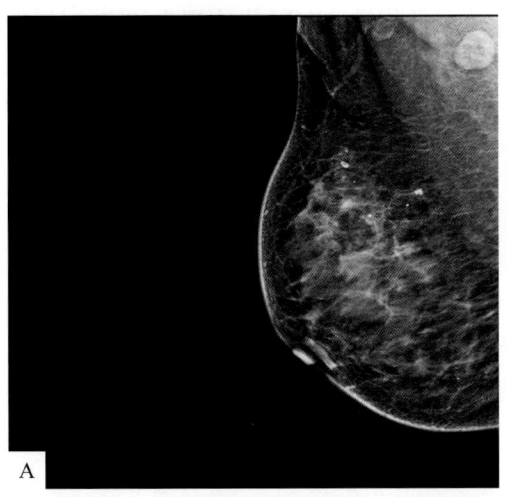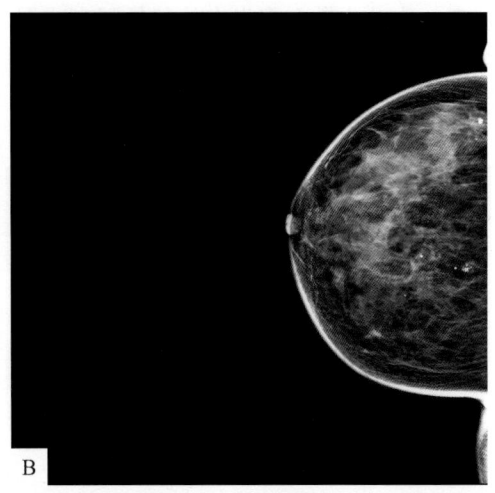

图9-18-1　右乳肉芽肿性乳腺炎　A.右乳X线内外侧斜位；B.右乳X线头尾位。右侧乳腺X线显示右乳外上象限局部腺体结构扭曲，周围见多个点状及粗大钙化，右侧腋窝见肿大的淋巴结影。

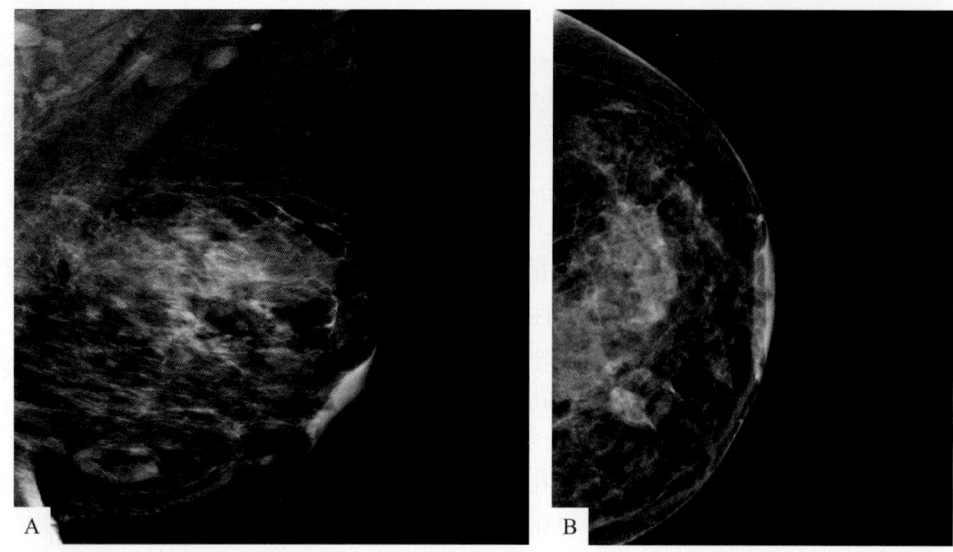

图9-18-2　左乳肉芽肿性乳腺炎　A.左乳X线内外侧斜位；B.左乳X线头尾位。左侧乳腺X表现为左乳后方近胸壁及外上象限多发不规则肿块影，边界不清楚，左乳内下象限类圆形肿块，边界清楚。

（二）超声

肉芽肿性乳腺炎超声表现多变，最常表现为不规则低回声，且彼此以窦道相通。根据不同时期疾病的表现可分为结节型、片状回声型、弥散型，其中弥散型病灶范围较大，结节型病灶直径相对较小，三者之间相互转化，也可同时存在。

1. 结节或肿块型　边界不清的低回声或混合回声结节或肿块，形态不规则，伴或不伴有液体无回声区，血供较少（图9-18-3A）。

2. 片状回声型　局限在一个象限内的片状低回声或混合回声，边界尚清，形态不规则，部分周边可见迂曲的小管状结构，内见液性无回声区，周围脂肪层回声增强，血供较少（图9-18-3B）。

3. 弥散型　小叶内散在多发大片状低回声或混合回声区，常跨越多个象限，无明显边界，多个低回声区之间由窦道相通，病变区域回声明显低于正常腺体组织且无正常腺体，周围脂肪层回声增强，血供较多（图9-18-3C、D）。

因部分浆细胞性乳腺炎也可表现为大片低回声或混合回声区，且可见窦道形成，仅从超声征象难以区分两者，需要结合临床、其他影像学检查鉴别诊断，必要时穿刺病理检查。

（三）MRI

X线、超声对于肉芽肿性乳腺炎的诊断均存在局限性，难以为肉芽肿性乳腺炎的定性诊断提供可靠参考。MRI对肉芽肿性乳腺炎术前乳腺受累的评估及治疗疗效方面具有较高的应用价值，可有效为临床提供帮助。在MRI平扫，多数肉芽肿性乳腺炎表现为边缘不清的片状非肿块病变，T1WI上表现为等或低信号，T2WI上表现为较高信号，信号欠均匀。动态增强MRI检查，依据其分布形态大致将病灶分为肿块样强化和非肿块强化病灶，以非肿块强化病

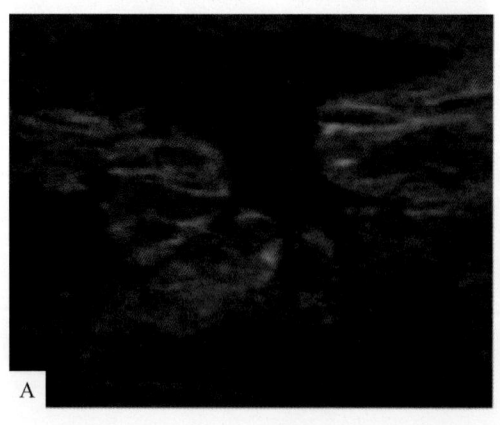
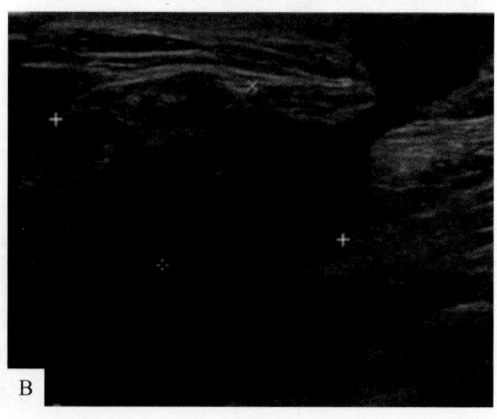

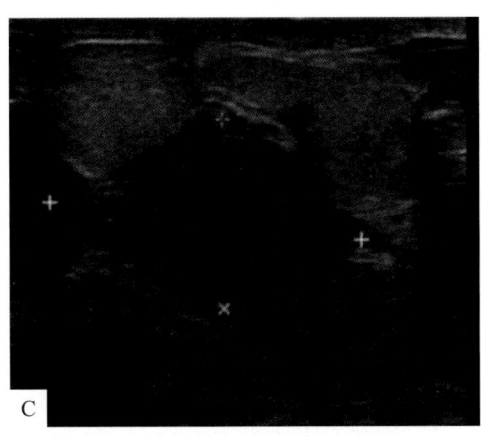
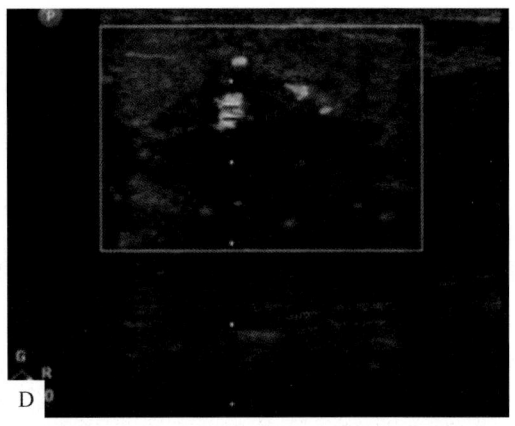

图 9-18-3　肉芽肿性乳腺炎超声表现　A.显示乳腺内低回声肿块,形态不规则,其内见点状强回声,周边见多发角状突起及小管状结构,周围脂肪层回声增强。B.显示乳腺内片状低回声,边界尚清,形态不规则,周边见多发角状突起及小管状结构,内见液性无回声区,周围脂肪层回声增强。C、D.同一患者左乳超声成像,超声显示左乳大片状低回声病灶,形态不规则,无明显边界,病变区域回声明显低于正常腺体组织且无正常腺体,周围脂肪层回声增强,其内及周边可见血流信号。(见彩色插页)

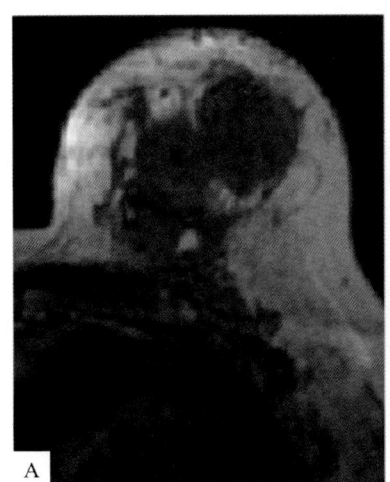
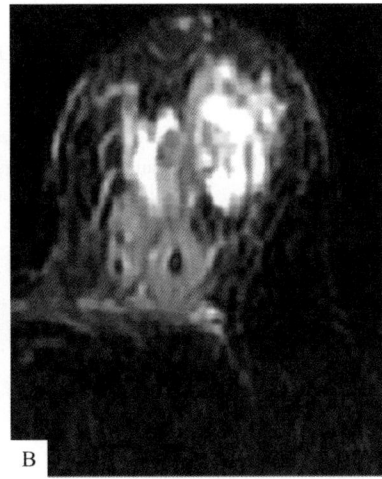
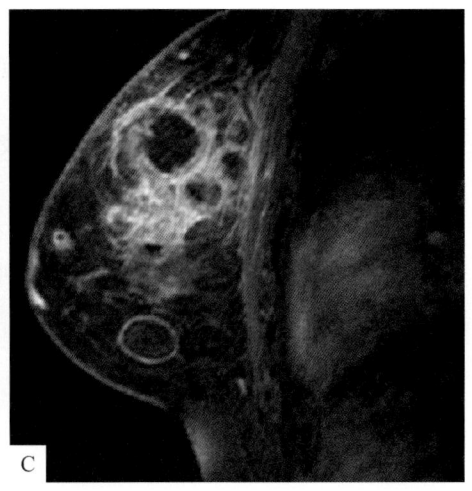

图 9-18-4　肉芽肿性乳腺炎　A、B 分别为 MR T1WI 和 T2WI,显示左乳外上象限团块状异常信号影,T1WI 上呈等低信号,T2WI 上呈高信号,边界尚清,形态欠规则。C.MRI 增强,显示病灶呈明显不均匀强化,并其内见脓肿形成,另外左乳下方可见小脓肿,边界清楚,形态规则。

灶多见。动态增强 MRI 以不均匀强化伴内部环形强化多见,肉芽肿性乳腺炎此强化特征的出现是与乳腺癌的重要鉴别点,其环形强化的病理基础为病变内部多发微脓肿形成,由于脓肿内炎细胞聚集、黏滞性较高导致水分子扩散受限,相应区域 DWI 上呈高信号,ADC 值降低图(图 9-18-4)。有作者认为由于病灶所处炎性反应时期的不同,肉芽肿性乳腺炎 TIC 各型均可见,不能作为良恶性鉴别的有效诊断依据,诊断价值不高。

五　诊断要点

肉芽肿性乳腺炎的诊断要点:①患者多为育龄经产妇女,多发生在产后数月或数年,临床上这一病史很重要。②临床表现及影像学检查无明显特异性,较易误诊为乳腺癌、浆细胞性乳腺炎等疾病,确诊依赖组织病理学。③X 线多表现为局部不对称或结构扭曲,多无钙化;超声多表现为不规则低回声或混合回声团块,内部有窦管形成。④动态增强 MRI 多表现为不均匀强化伴内部环形强化。⑤大多数患者较年轻,高密度腺体可掩盖病变检出,因此对于致密型腺体,超声和 MRI 更具有优势。⑥本病起病时间短、变化快,可短期内出现红肿热痛、溃烂、流脓等炎症表现,抗生素治疗效果不佳,易复发。

六　鉴别诊断

本病应与乳腺癌、浆细胞性乳腺炎等疾病鉴别。

(一)乳腺癌

当本病以肿块为主要表现时,酷似乳腺癌,主要掌握各自的临床、影像特点,一般不难区别。乳腺癌多见于40~60岁妇女,往往有较长的病程,一般以无痛性逐渐增大的肿物为特点,中晚期可见酒窝征、橘皮征。影像上多表现为不规则毛刺状肿块,肿块内可见沙砾样钙化,而肉芽肿性乳腺炎多见于年轻非哺乳期女性,罕见钙化,故可从该方面进行鉴别。动态增强MRI检查也有助于两者的鉴别,肉芽肿性乳腺炎发生于病变实质中,常呈多发环形强化,呈"葡萄样"表现,环通常较小,往往伴有多发微脓肿,故中心无强化;而乳腺癌多为不均匀强化,信号强度趋向于快速明显增高且快速降低,DWI上大多数乳腺癌 ADC 值更低。

(二)浆细胞性乳腺炎

本病与浆细胞性乳腺炎均多发生于非哺乳期年轻女性,多有哺乳经历,临床表现不典型,大部分患者以乳腺肿块就诊,仅通过影像鉴别有一定难度。浆细胞性乳腺炎发病位置特殊,主要累及乳晕区大导管,乳头溢液多见,肿块多位于乳晕区,多伴红肿痛及乳管扩张,而肉芽肿性乳腺炎好发于乳腺边缘区,主要累及小叶,以外上象限居多。动态增强MRI呈不均匀、渐进性强化伴多发环状微脓肿形成,此表现有别于浆细胞性乳腺炎。

(马彦云)

◆ 参考文献 ◆

[1] 陈艳,吴晓燕,张敏,等. 磁共振药代动力灌注扫描在鉴别段样强化肉芽肿性乳腺炎与浸润性导管癌中的价值研究[J]. 磁共振成像,2024,15(3):177-182.

[2] 杜楠楠,冯佳梅,吴雪卿,等. 肉芽肿性小叶性乳腺炎 MRI 表现与病理相关性分析[J]. 医学影像学杂志,2023,33(6):1003-1007.

[3] 刘鹏,于晓晶,李春志,等. 基于动态增强磁共振成像的影像组学模型对肉芽肿性乳腺炎与乳腺癌的鉴别诊断价值[J]. 中国医学影像学杂志,2024,32(2):144-149.

[4] 石俊华,马晨霞,来蕾. 肉芽肿性小叶性乳腺炎患者彩色多普勒超声的表现及诊断价值分析[J]. 现代实用医学,2018,30(11):96-97.

[5] 孙江宏,郝明珠,姜丹,等. 乳腺炎、良性增生及乳腺癌FFDM鉴别诊断思路[J]. 实用肿瘤学杂志,2019,33(2):139-142.

[6] 奚文静,武军,郭郡怡. 肉芽肿性乳腺炎与乳腺浸润性导管癌的磁共振鉴别诊断[J]. 现代仪器与医疗,2019,25(3):1-5.

[7] 赵祎学,周茹,梁汝娜,等. 基于临床及超声特征鉴别不同类型非哺乳期乳腺炎与乳腺浸润性导管癌[J]. 中国超声医学杂志,2023,39(11):1231-1235.

[8] Cui LY, Sun CP, Guo JR, et al. Pathological manifestations of granulomatous lobular mastitis [J]. Front Med (Lausanne), 2024, 11:1326587.

[9] Durur-Subasi I. Diagnostic and interventional radiology in idiopathic granulomatous mastitis [J]. Eurasian J Med, 2019, 51(3):293-297.

[10] Lin LS, Zheng ZF, Zhang JF, et al. Treatment of idiopathic granulomatous mastitis using ultrasound-guided microwave ablation: a report of 50 cases. [J]. Int J Hyperthermia, 2021, 38(1):1242-1250.

第十章

乳腺乳头状病变

第一节 乳腺导管内乳头状瘤

乳腺导管内乳头状瘤是发生于导管壁并由腺体和间质组成的肿瘤,常与不典型增生及导管原位癌共存。根据2019版WHO乳腺肿瘤分类,乳腺导管内乳头状瘤包括导管内乳头状瘤(intraductal papilloma, IDP)、IDP伴不典型增生(intraductal papilloma with atypical ductal hyperplasia, IDP with ADH)、IDP伴导管原位癌(intraductal papilloma with ductal carcinoma in situ, IDP with DCIS)及IDP伴小叶原位癌(intraductal papilloma with lobular carcinoma in situ, IDP with LCIS)。

● 导管内乳头状瘤 ●

一、概述

乳腺是最常见发生于乳腺导管上皮的良性乳头状病变,其在良性肿瘤中发病率仅次于乳腺纤维腺瘤。

二、病理

IDP是一种含纤维血管轴心的乳头状结构的上皮性肿瘤,表面覆盖上皮细胞和肌上皮细胞,发生于导管壁,向导管腔内凸出。根据肿块的位置,IDP可分为中央型(发生于乳晕后区的大导管)、周围型(发生于终末导管小叶单位)。IDP常有纤维化和瘢痕形成,有时是由自发性梗死造成的。无论纤维化轻微还是显著,都可以将IDP周围的腺体卷入其中并使之扭曲变形。

三、临床表现

IDP的发病率约占乳腺活检良性病变的10%,发病年龄以40~45岁居多。

中央型IDP常单发,多位于乳晕区,常表现为血性或清亮的乳头溢液。既往认为这类病变多见于绝经前患者,随着影像学检查技术的进展和广泛临床应用,IDP越来越多见于更年轻的无症状患者。周围型IDP常多发,乳头溢液较为少见,典型者可触及肿块。

大部分学者认为中央型IDP是良性病变,并不增加患乳腺癌的风险;对于外周型IDP,其生物学特性倾向于癌变,一般认为是癌前期病变。如术后病理证实为IDP,手术切除后即可达到临床治愈目的,复发率<10%。良性IDP经空芯针活检和真空辅助活检后,存在部分患者病理低估,是否需要手术切除仍存在争议。14G空芯针活检后,再进行手术切除,病理诊断升级为IDP伴不典型增生或恶性病变的概率为5%~44%。空芯针活检病理低估的常见因素:年龄超过50岁,伴乳头血性溢液或触及肿块,病灶>1.5cm,肿块形态欠规则,伴可疑形态钙化。

四、影像学表现

(一) 乳腺X线摄影

IDP病灶多数较小,在乳腺X线摄影上往往不能显示,特别是位于乳晕区的病灶易被腺体遮盖;较大一些的IDP则常表现为孤立的肿块影(图10-1-1A、B),较典型者位于乳晕后区,也可位于外周,边界清晰,呈圆形或卵圆形。乳晕后区大导管内的病灶可表现为圆柱形肿块影指向乳头。当IDP合并腺病或其他良性增生病变时,由于纤维化反应,可表现为伴结构扭曲或不对称。当肿块伴可疑形态钙化,提示IDP有恶变的可能。乳腺X线摄影诊断IDP的敏感性约为22%,特异性约为75%。

(二) 乳腺X线导管造影

乳腺X线导管造影对IDP具有一定的诊断价值,其诊断符合率约80%。IDP的乳腺X线导管造

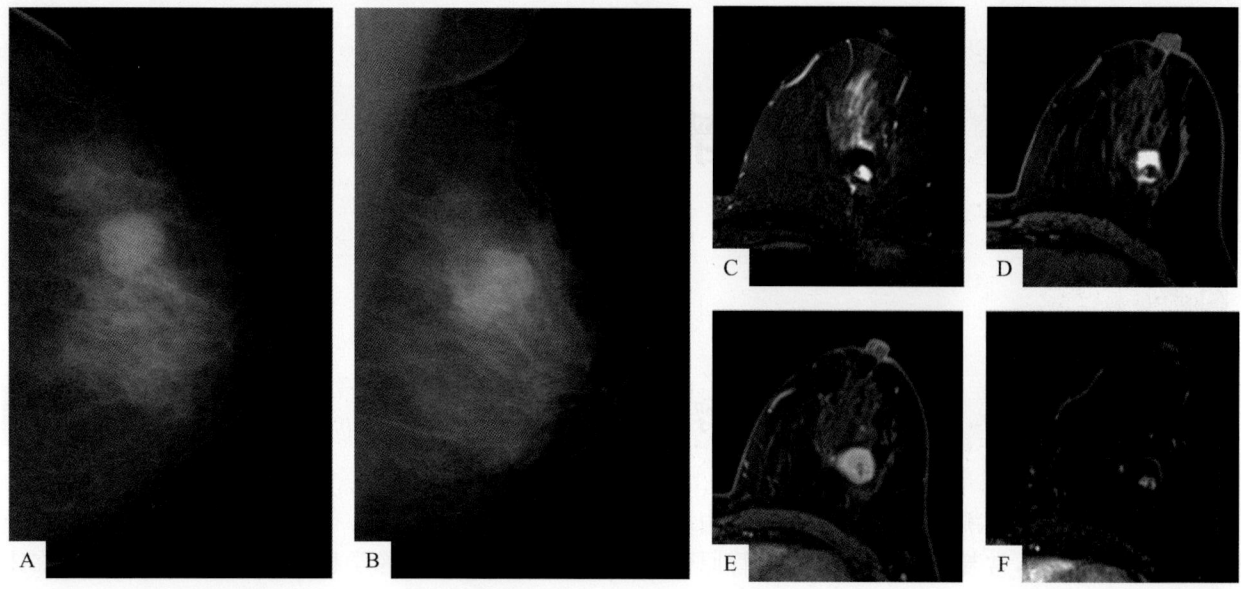

图 10-1-1　IDP　54岁，女性。A、B.乳腺X线左乳CC位、MLO位显示左乳外上象限高密度椭圆形肿块，边界清晰。C～F.分别为MR fsT2WI、T1WI、T1WI增强、减影图像，可见左乳头水平外侧圆形囊实性肿块，大小约2.4cm×2.1cm，边界清晰，囊性成分在fsT2WI上呈高信号，T1WI上呈高信号，实性壁结节在fsT2WI、T1WI上均呈低信号，增强后壁结节明显强化。

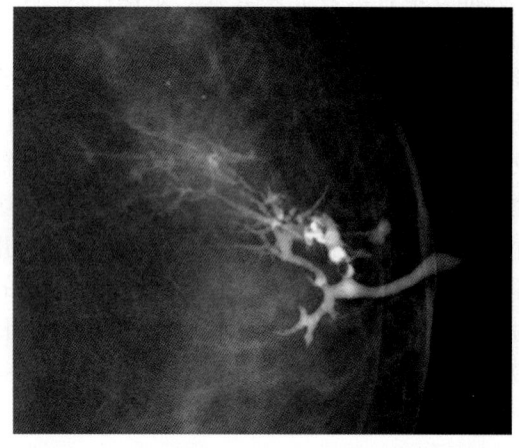

图 10-1-2　IDP　65岁，女性。乳腺X线导管造影显示左乳导管不同程度扩张，局部呈囊状改变，其一、二级分支腔内类圆形充盈缺损影，大小约3mm×2mm。

影常见表现依次为：导管内圆形/卵圆形/柱状充盈缺损、完全性导管阻塞、导管扩张、乳管结构不规则；导管壁多无破坏，但大的IDP也可造成导管壁破坏（图10-1-2）。对于特别小的病灶（直径<0.5cm），其检出率高于单纯X线摄影，约50%～60%。但很难评估IDP是否合并ADH病变或者癌变。目前随着MRI诊断技术的进步，其临床应用渐少。

（三）超声

IDP的超声表现因病灶大小、是否存在导管扩张及其分布、是否同时累及导管分支、是否形成包裹性囊肿等因素而不同。灰阶超声典型表现主要包括：①导管内实性肿块伴近端及/或远端导管扩张，肿块大多边界清楚，呈低回声或中等回声，体积较小者多呈椭圆形（图10-1-3），累及导管分支时表现为沿导管走行的长条状分叉样病灶。②实性肿块病灶为主（图10-1-4）：多呈边界清楚的类圆形、椭圆形或分叶状低回声肿块，周边不伴有或可见少许扩张导管；由于IDP内部易出血、坏死及并继发纤维化，同时周边乳腺组织的纤维化也可使病灶的边缘不清楚，因此少数IDP超声图像上表现为边缘不清楚、形态不规则的低回声病灶，不易与恶性病灶鉴别（图10-1-5）。③囊实性肿块（图10-1-6）：壁结节附着处囊壁常不规则向外突出，或局部缺乏薄而高回声的囊壁结构。彩色多普勒超声显示肿块内血流信号较丰富（图10-1-7）。经静脉超声造影时，IDP多呈非向心型的增强模式，达峰时肿块呈均匀增强或区域增强，周边可见线样增强的导管结构（图10-1-8）。根据Itoh评分法（5分法），IDP的弹性评分多为1～3分，质地中等或软（图10-1-9），这与其病理上质地软而脆相符。

超声不仅可以像导管造影一样发现单一导管内的多发乳头状瘤，还可以发现不同导管内的多发病变；超声发现无症状IDP比导管造影比例更高。

（四）MRI

IDP的典型MRI表现为沿扩张导管分布的小肿块，直径3～18mm，呈圆形或不规则形，血供丰富，时间信号-强度曲线呈平台型及流出型为主（图10-1-10）。fsT2WI可见乳头后方线样高信号的

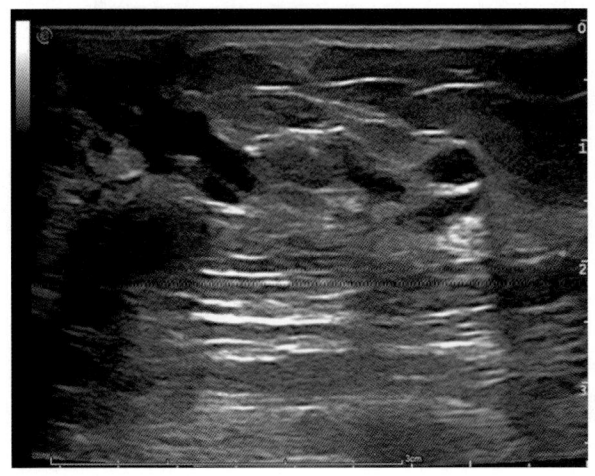

图 10-1-3　IDP　超声图像显示导管扩张伴扩张导管内椭圆形中等回声病灶，扩张导管与乳头相连。

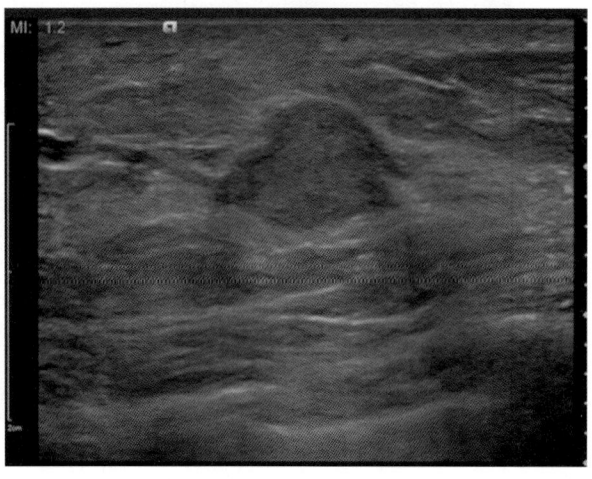

图 10-1-4　IDP　超声图像显示椭圆形中等回声病灶，其周边可见少许扩张导管与乳头相连。

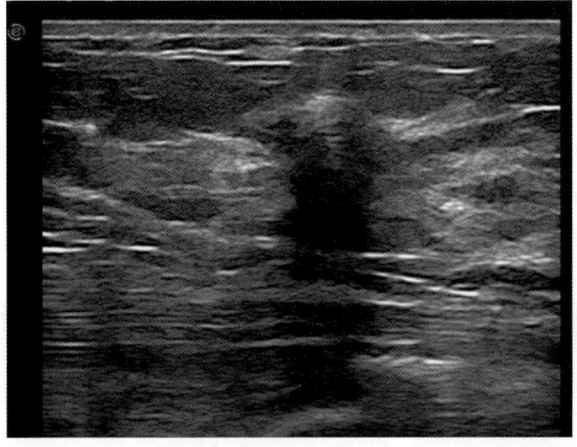

图 10-1-5　IDP　超声图像显示低回声肿块伴周边腺体纠集，病灶形态不规则，边缘成角，后方回声衰减。

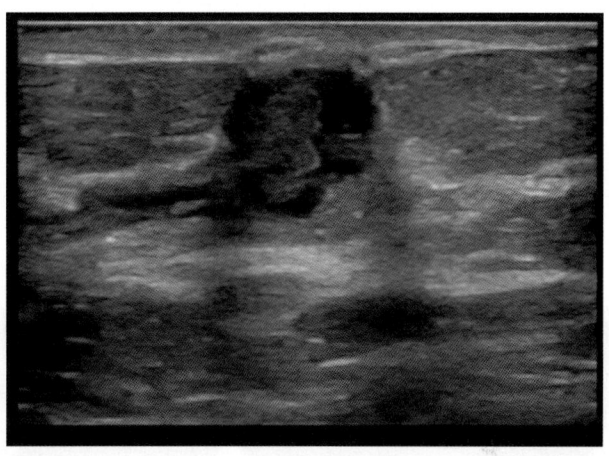

图 10-1-6　IDP　超声图像显示囊实性肿块伴周边导管扩张。

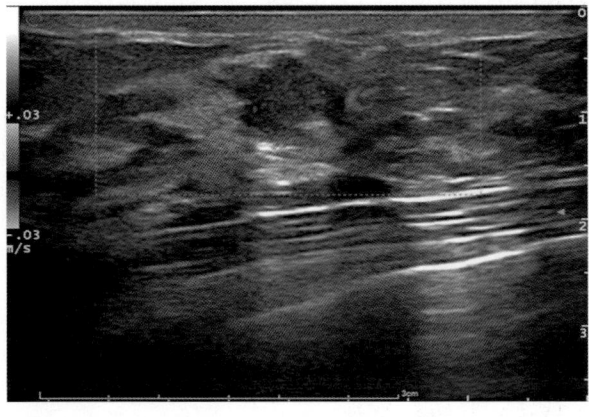

图 10-1-7　IDP　彩色多普勒显示肿块内血流信号较丰富。（见彩色插页）

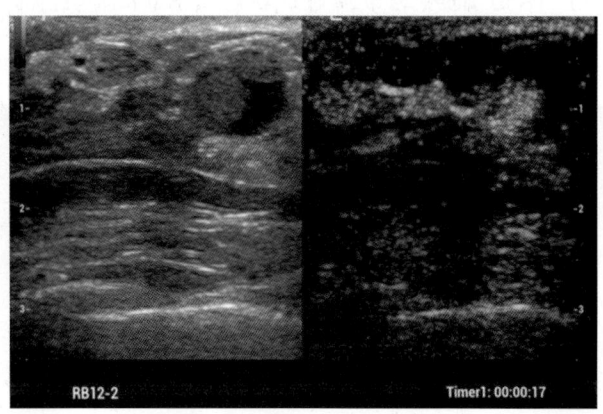

图 10-1-8　IDP　超声造影时肿块内实性部分呈均匀高强度灌注，周边可见长条状增强的导管结构。（见彩色插页）

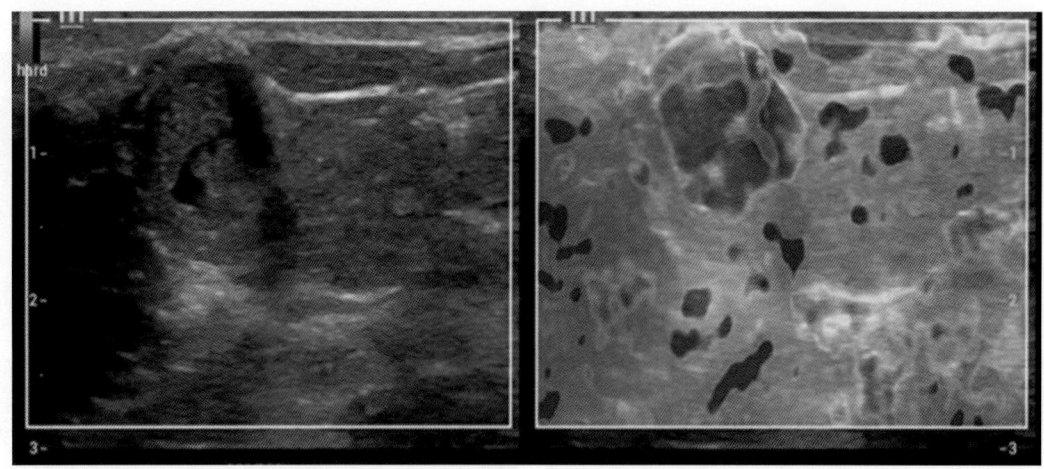

图 10-1-9　IDP 弹性评分　根据 Itoh 评分法,肿块静态超声弹性成像评分为 3 分。(见彩色插页)

扩张导管,管腔内液体含血性或蛋白质成分时呈 T1 高信号。T1WI 增强扫描后可表现为:①导管扩张伴线样、段样分布的集簇状非肿块强化。②当病灶过小时,仅见导管扩张伴管腔强化,未见明显肿块。③扩张导管远端的富血供肿块,位于腺体深部(图 10-1-11)。④不均匀强化的囊实性肿块,伴或不伴导管扩张(图 10-1-1C~F)。⑤腺体深部的富血供肿块,不伴导管扩张。在 DWI 上,IDP 由于肿瘤细胞密度较高,故易显示扩散受限,ADC 值略低于良恶性阈值(1.5T MR 扫描机器 b 值取 50/800 s/mm², 阈值大约为 $1.20×10^{-3}$ mm²/s)(图 10-1-12)。MRI 检查在评估多发性 IDP 时更加有价值,可发现超声遗漏的病灶,并可评估病灶的范围,指导手术切除范围。MRI 诊断 IDP 的敏感性为 95%~99%,特异性为 28%~80%。IDP 在 MRI 上,较一般的良性肿瘤更易表现出一些恶性征象,如肿块形态不规则、早期强化明显、平台型及流出型曲线、扩散受限。在组织病理学上,IDP 常有纤维化和瘢痕形成,可能是

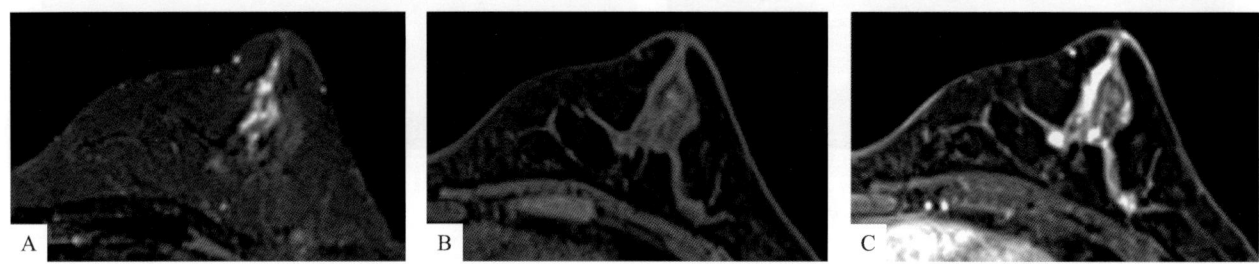

图 10-1-10　IDP　43 岁,女性。A~C.分别为 MR fsT2WI、T1WI、T1WI 增强图像,可见左乳导管扩张伴强化,沿导管分布小肿块。

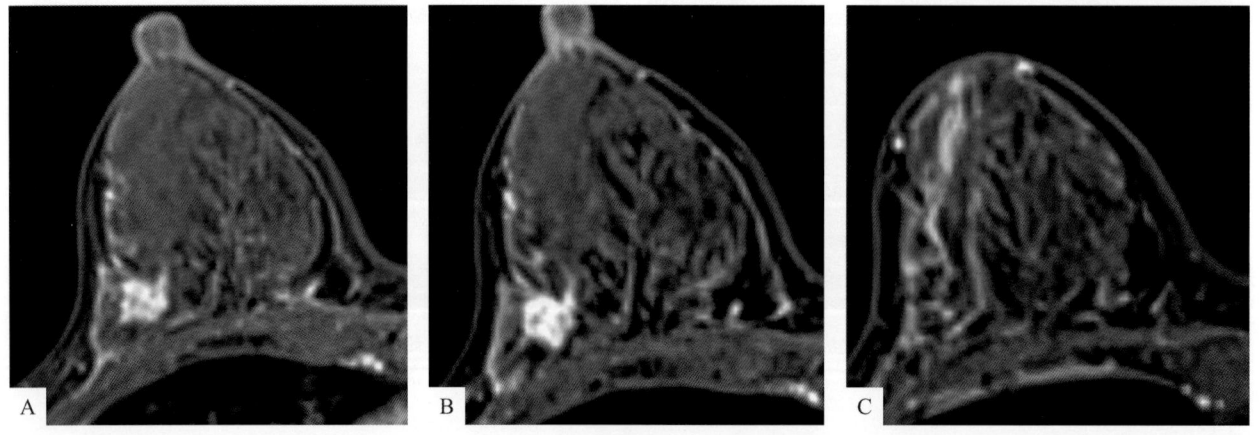

图 10-1-11　IDP　49 岁,女性。A~C.分别为 MR T1WI 增强不同层面图像,可见右乳头水平外侧不规则肿块伴结构扭曲,肿块与乳头间可见扩张导管伴强化。

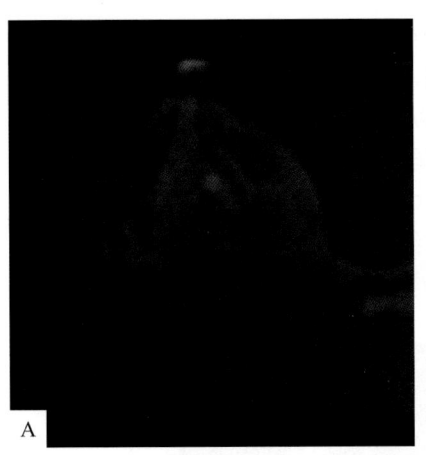 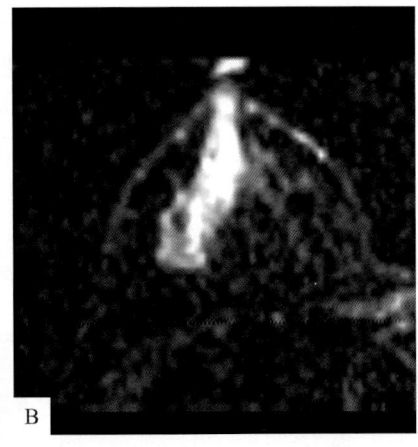 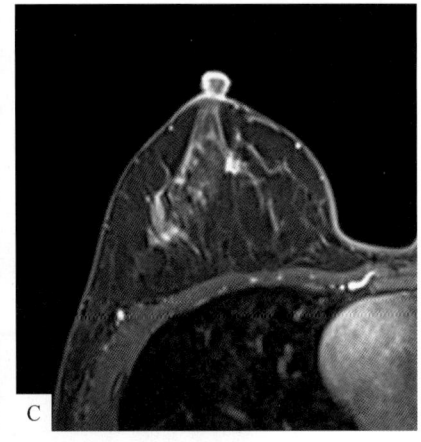

图10-1-12　IDP　40岁，女性。A~C.分别为MR DWI、ADC图、T1WI增强图像，可见右乳头水平内侧小肿块伴结构扭曲，增强后明显均匀强化，DWI上呈高信号，ADC图上信号减低，平均ADC值约 $1.00×10^{-3}$ mm²/s。

自发性梗死造成的，可将周围的腺体卷入其中并使之扭曲变形，形成"假性浸润"，从而造成形态边缘不规则。IDP有丰富的肿瘤血管和丰富的纤维血管间质，故易表现为早期强化显著的平台型及流出型曲线为主。

五 诊断要点

当MRI检查结果显示为直径1cm左右的富血供小肿块，呈圆形或欠规则，扩散略受限，ADC值约为良、恶性肿瘤的界值，则需考虑IDP可能，若病灶位于乳晕区和（或）伴导管扩张，诊断IDP的可能性进一步提高。

六 鉴别诊断

1. 纤维腺瘤　发病年龄更年轻。乳腺X线摄影典型表现可见圆形/卵圆形肿块伴爆米花样钙化。MRI上肿块形态更规则、边缘更光滑、体积可较大，大多不伴导管扩张，可见典型的内部低信号分隔，时间信号-强度曲线多呈上升型，早期强化不及IDP显著，无明显扩散受限。

2. 炎症　通常伴脓肿，MRI增强图像表现为不均匀强化、环形强化囊性灶，囊腔内成分不强化但可见扩散受限，囊壁实性成分明显强化但扩散受限不明显。

3. 腺病及其他良性增生性病变　以集簇状非肿块强化多见，扩散受限不明显。

4. 乳头状癌（导管内乳头状癌、囊内乳头状癌、实性乳头状癌）　多见于绝经后妇女，常表现为血性乳头溢液，可触及肿块。肿块型病灶较IDP明显体积大，形态边缘不规则；非肿块型病灶范围较IDP大。扩散受限较IDP显著。

IDP伴不典型增生/导管原位癌

一 概述

临床研究表明，活检病理结果为良性IDP的病例存在不可避免的病理低估问题，表明IDP病灶区域内存在不同的疾病阶段，故检出其中的IDP伴发不典型增生/导管原位癌是影像检查的重要任务。

二 病理

IDP可伴有不典型导管增生或导管原位癌，其病理特征为存在局灶性的细胞形态及组织结构与低级别导管原位癌相似的单形性细胞团。在这些区域，肌上皮细胞缺乏或稀少。病变大小和所占比例都曾作为区分IDP伴ADH与IDP伴DCIS的标准，在IDP背景上不典型增生或低级别导管原位癌局部区域所占整个病变的比例≥整个病变的30%但＜90%，或病变范围最大径≥3mm，则称为IDP伴DCIS；该诊断标准有争议。2019年WHO工作组推荐以病变的大小作为判断标准，不典型增生的区域＜3mm时诊断为IDP伴ADH；不典型增生的区域≥3mm，则诊断为IDP伴DCIS。但工作组同时也强调，该标准只是一个实用性指南，尚缺乏科学的证据。当增生的上皮细胞显示中-高级别特点时，IDP伴DCIS的诊断不需考虑病变的大小。

三 临床表现

患者年龄较良性IDP偏大，常＞50岁，常表现为血性或清亮的乳头溢液，可触及肿块。伴不典型增生的IDP患者后续患乳腺癌的风险为不伴不典型增生IDP患者的5~7.5倍。粗针活检或真空辅助活检确诊 IDP 伴不典型增生后建议手术切除，其病理升级率 5%～44%。IDP 伴 DCIS 的临床预后尚较好，术后局部复发、远处转移或乳腺癌相关的死亡都很少见。

四 影像学表现

（一）X 线

IDP 伴 ADH/DCIS 在乳腺 X 线摄影检查中，除 IDP 的影像学表现以外，可疑形态钙化检出是提示恶变的重要表现。IDP 伴 DCIS 典型表现为肿块伴可疑形态钙化，以模糊不定形、细小多形性钙化多见，分布以集群、段样分布多见（图 10-1-13A），但是类似的钙化也可由于 IDP 的梗死、出血或者纤维化造成。乳腺 X 线摄影诊断 IDP 伴 DCIS 的敏感性为 55%～86%。

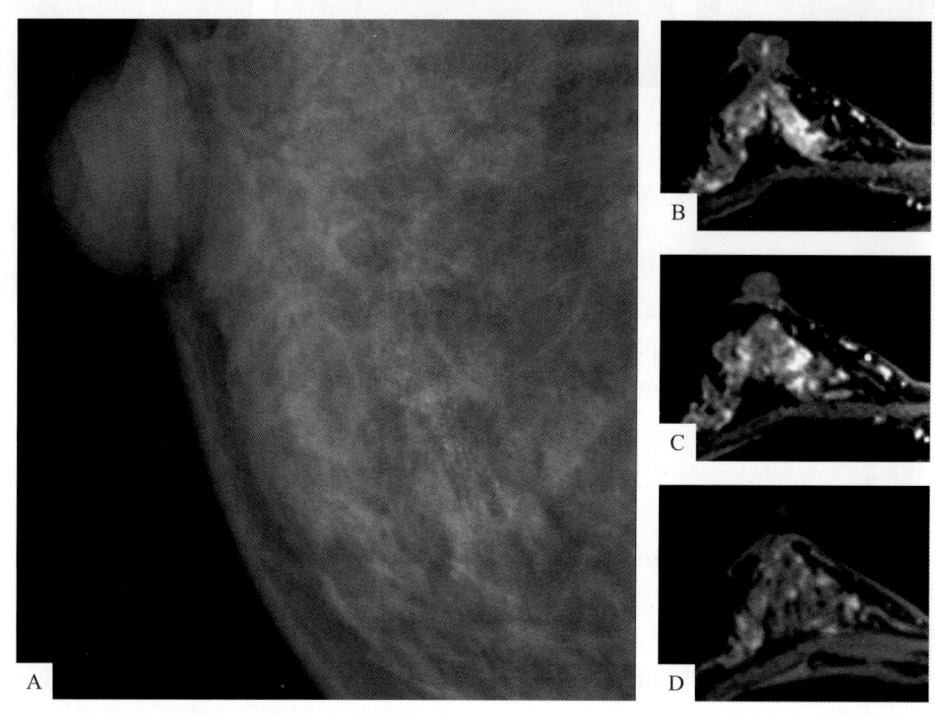

图 10-1-13　IDP 伴中-高级别 DCIS　36 岁，女。A. 乳腺 X 线摄影显示右乳内侧段样分布不定形钙化。B～D. 分别为 MR T1WI 增强不同层面图像，可见右乳头水平内侧段样分布集簇状非肿块强化。

（二）超声

IDP 伴 ADH 与 IDP 在常规超声表现上很难区分，亦可表现为导管内实性肿块（图 10-1-14），实性肿块不伴周围导管扩张（图 10-1-15）或囊实性肿块（图 10-1-16）。研究认为患者年龄≥50 岁，肿块最大径≥1cm 或距乳头≥3cm 时，CNB 活检证实的不伴 ADH 的 IDP 易出现病理诊断升级。此外，超声造影及弹性超声也有助于两者的鉴别。根据

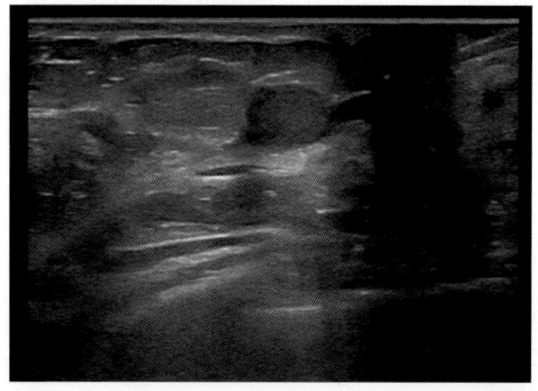

图 10-1-14　IDP 伴 DCIS　超声表现为导管内实性肿块，形态呈椭圆形，内部呈均匀中等回声，沿着扩张导管与乳头相连。

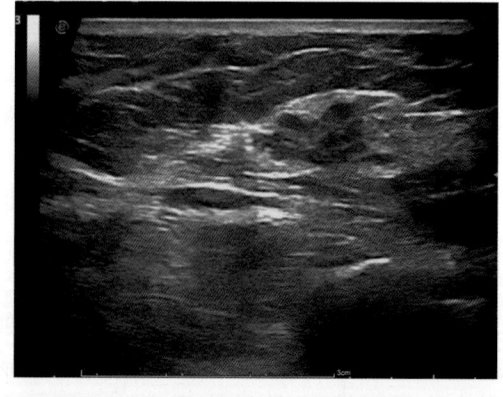

图 10-1-15　IDP 伴 DCIS　超声表现为不规则形肿块，边缘微小分叶，周边无明显扩张导管与之相连。

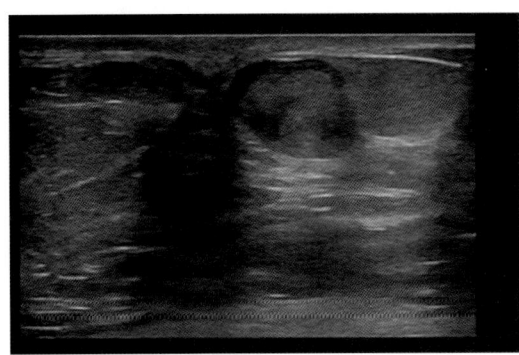

图 10-1-16 IDC 伴 DCIS　超声表现为囊实性肿块,边界清楚。

Itoh 评分法(5 分法),IDP 伴 ADH 较 IDP 稍硬,弹性评分多为 2～4 分,罕有弹性评分 1 分者。一些乳腺肿块超声造影的特征,如早期团块状增强、周围扭曲粗大血管、肿块内灌注缺损、消退期对比剂持续灌注等提示 IDP 内存在 ADH 或伴有恶性病灶。

(三) MRI

典型表现为:①导管扩张伴富血供不规则肿块。②较大范围的导管扩张伴线样、段样分布的集簇状或成簇小环状非肿块强化(图 10-1-13B～D,图 10-1-17,图 10-1-18),fsT2WI、T1WI 平扫可见乳头后方线样高信号的扩张导管。病灶通常早期快速强化,流出型时间-信号强度曲线。扩散受限,但 ADC 值较一般乳腺癌略偏高。

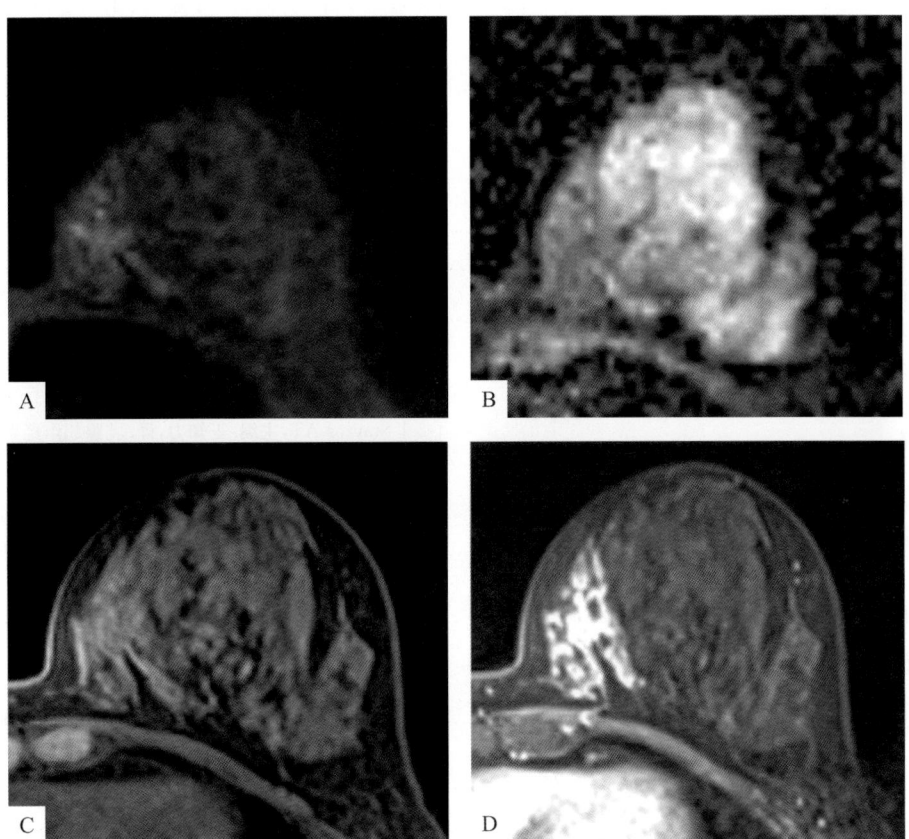

图 10-1-17 IDP 伴 ADH　40 岁,女性。A～D. 分别为 MR DWI、ADC 图、T1WI、T1WI 增强图像,可见左乳内下象限段样分布不均匀非肿块强化,DWI 上呈高信号,ADC 图信号减低,平均 ADC 值约 1.18×10^{-3} mm²/s。

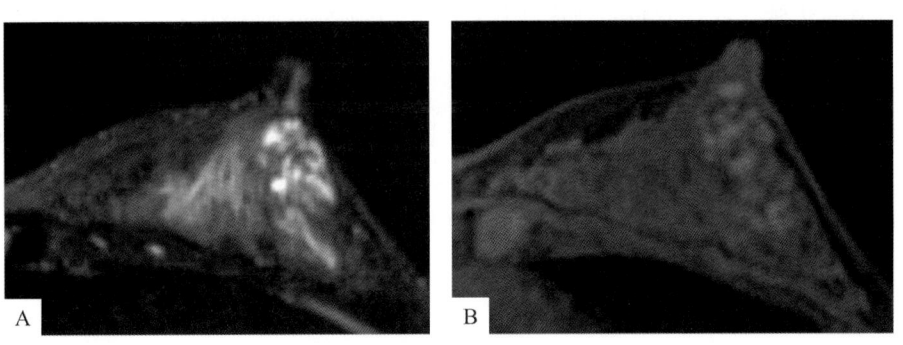

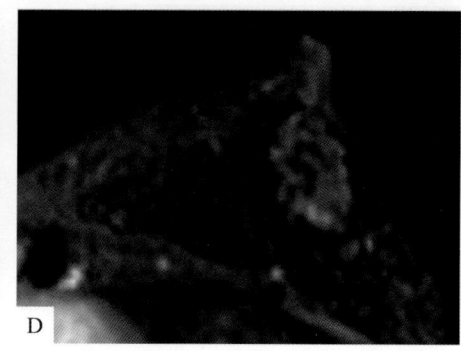

图10-1-18 IDP伴低级别DCIS A~D.分别为MR fsT2WI、T1WI、T1WI增强、减影图像,可见左乳外侧段样分布成簇小环状非肿块强化,伴导管扩张。

五 诊断要点

当乳腺X线摄影上肿块伴发可疑形态钙化;MRI上肿块形态边缘不规则、血供丰富,非肿块强化分布范围较大、呈线样或段样分布、内部呈集簇状或成簇小环状强化;或随访发现向上述方向变化,需警惕IDP伴不典型增生或恶变。影像检查的主要任务是提示IDP病灶可疑恶变区域,引导活检。但是毕竟在各种影像学检查上,IDP伴ADH/DCIS和良性IDP存在交集,在影像学上很难精确诊断,最终需要组织病理学诊断。

六 鉴别诊断

1. 良性IDP 通常良性乳头状瘤的肿块直径更小,大多在1cm以内,呈圆形或卵圆形,边缘光滑,大多位于乳晕区,伴有微钙化少见;MRI上可见扩张导管伴富血供肿块或者线样、段样分布非肿块强化。IDP伴不典型增生或导管原位癌与单纯IDP在临床及影像学表现上均很类似,在影像学上很难精确鉴别诊断。

2. 实性乳头状癌 实性乳头状癌是一种伴内分泌分化的导管癌,多见于绝经后妇女,常见血性乳头溢液、触及肿块。在乳腺X线摄影上典型表现为不规则肿块。在MRI增强图像上其主要表现为不规则富血供肿块,肿块较IDP伴ADH、IDP伴DCIS更大;其次可表现为导管扩张伴段样分布非肿块强化,病灶范围更大。

3. 硬化性腺病 可与IDP伴发;常见于绝经前及围绝经期女性。乳腺X线摄影上可表现为集群分布多形性/不定形/点状钙化;毛刺状/边缘模糊肿块;结构扭曲。MRI上约30%显示非肿块强化伴有结构扭曲,一般不伴导管扩张。

4. 导管原位癌 确诊时平均年龄约50岁。一般临床无症状,乳腺X线摄影发现可疑形态钙化(85%);部分临床可触及肿块(10%);乳头溢液(5%)。乳腺X线摄影典型表现为线样、段样、集群分布的细小多形性、细线分支状钙化。部分可表现为肿块伴钙化。MRI表现为线样或段样分布的集簇状、成簇小环状非肿块强化,时间信号-强度曲线多呈流出型或平台型。

(柴维敏 黎鑫乐 朱 樱 柴 丽)

◆ 参考文献 ◆

[1] 倪韵碧,谢文杰.乳腺乳头状肿瘤[J].中华病理学杂志,2013,42(11):721-726.

[2] Stavros AT,主编.王知力,译.乳腺超声经典诊断学[M].北京:科学出版社,2017:133-137.

[3] Holley SO, Appleton CM, Farria DM, et al. Pathologic outcomes of nonmalignant papillary breast lesions diagnosed at imaging-guided core needle biopsy [J]. Radiology, 2012, 265 (2):379-384.

[4] Itoh A, Ueno E, Tohno E, et al. Breast disease: clinical application of US elastography for diagnosis [J]. Radiology, 2006, 239:341-350.

[5] Jung MC, Woo KM, Nariya C, et al. Risk of carcinoma after subsequent excision of benign papilloma initially diagnosed with an ultrasound (US)-guided 14-gauge core needle biopsy: a prospective observational study [J]. Eur Radiol, 2010, 20(20): 1093-1100.

[6] Maxwell AJ, Mataka G, Pearson JM, et al. Benign papilloma diagnosed on image-guided 14 G core-biopsy of the breast: Effect of lesion type on likelihood of malignancy at excision [J]. Clinical Radiology, 2013, 68:383-387.

[7] Mercado CL, Hamele-Bena D, Oken SM, et al. Papillary lesions of the breast at percutaneous core-needle biopsy [J]. Radiology, 2006, 238(3):801-808.

[8] Sarica O, Ulac F, Abstract DT, et al. Magnetic resonance imaging features of papillary breast lesions [J]. Eur J Radiol, 2014, 83(3):524-530.

[9] Sibel K, Aysegul C, Etem A, et al. Contribution of diffusion-weighted imaging to dynamic contrast-enhanced MRI in the characterization of breast tumors [J]. AJR, 2011, 196:210-217.

[10] Sydnor MK, Wilson JD, Hijaz TA, et al. Underestimation of the presence of breast carcinoma in papillary lesions initially diagnosed at core-needle biopsy [J]. Radiology, 2007, 242(1): 58-62.

[11] Xia HS, Wang X, Ding H, et al. Papillary breast lesions on contrast-enhanced ultrasound: morphological enhancement patterns and diagnostic strategy [J]. Eur Radiol, 2014, 24 (12): 3178-3190.

[12] Youk JH, Kim EK, Kwak JY, et al. Benign papilloma without atypia diagnosed at US-guided 14-gauge core-needle biopsy: clinical and US features predictive of upgrade to malignancy [J]. Radiology, 2011, 258(1): 81-88.

第二节 乳腺导管内乳头状癌

一 概述

乳腺导管内乳头状癌（intraductal papillary carcinoma of the breast，IDPC）在2012年版WHO乳腺肿瘤分类中被定义为发生于乳腺导管-小叶系统管腔内具有乳头状结构特征的恶性、非浸润性、肿瘤性上皮增生病变，又称为乳头状导管原位癌、非浸润性乳头状癌。为乳腺癌中的少见类型，占乳腺恶性肿瘤的0.5%~1%，部分由IDP恶变而来。病变大多发生在大导管内，少数发生在中、小导管，病变局限于导管内，有时会向分支导管蔓延。

二 病理

IDPC肿瘤由管壁向管腔内凸出生长，似乳头状。乳头中心间质薄，仅有薄壁毛细血管，易出血。扩张的导管常伴有纤维化带围绕，阻止癌灶向邻近实质侵犯，乳头状的癌灶内可有钙化。镜下显示癌组织以乳头状结构为主，乳头轴心大多纤细，乳头中部可见纤维血管束，癌细胞异型明显，极性紊乱，核分裂增多，其特点是90%以上区域的肌上皮层完全缺失，且/或低级别导管原位癌（DCIS）占病变全部成分的90%以上。肿瘤既可以是囊内乳头状癌，为孤立性中央型病变，也可以是DCIS的乳头状型，为位于终末导管小叶单位（TDLU）内的多灶性病变。

三 临床表现

IDPC临床特点为好发于绝经期后的老年妇女。临床表现为乳房内肿块，可伴有乳头溢液（血性或浆液性）。部分可在局部扪及大小不等肿块或界限不清增厚的组织，病程较长，本病一般预后较好。

四 影像学表现

（一）X线

IDPC早期病灶较小，X线一般无特征性表现，病灶进一步增大可表现为卵圆形病灶，边缘清晰，微分叶（图10-2-1），与良性肿瘤极为相似，部分形态呈不规则形伴有不对称致密、毛刺、钙化等。伴有乳头溢液时，乳腺导管造影可表现为主导管内不规则充盈缺损，以及导管梗阻中断，断面不规则，管壁可破坏不完整，导管失去自然走行，外形僵硬，局部导管破坏时对比剂外溢，导管扩张不明显。

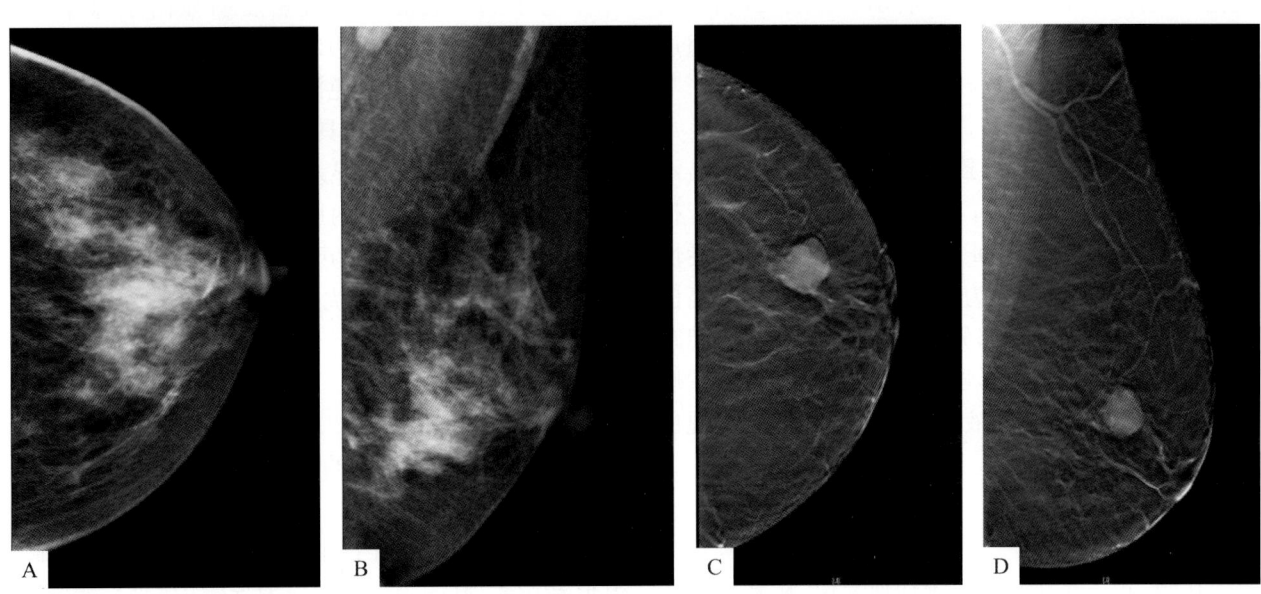

图10-2-1 乳腺导管内乳头状癌的乳腺X线摄影（DM/DBT），分别采用头尾位（CC）和内外斜位（MLO） A、B.DM，表现为囊实性卵圆形肿块，部分边缘遮蔽。C、D.DBT，表现为形实性肿块影，微分叶，可见短毛刺。

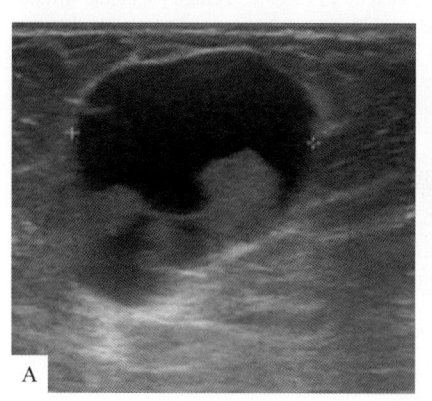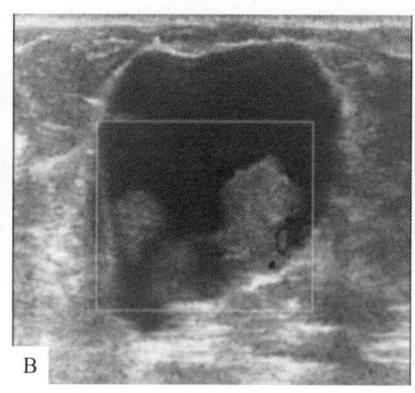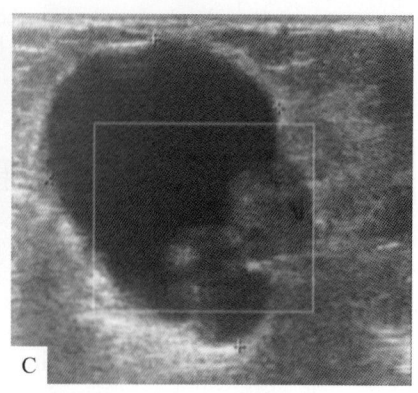

图10-2-2　导管内乳头状癌超声声像图　A.乳腺扩张导管内囊实性中低回声光团,内含宽基底乳头状肿瘤,伴有后方回声增强。B.瘤体内血流信号丰富。C.实性瘤体部分边缘不规则,呈"蟹足"样。(见彩色插页)

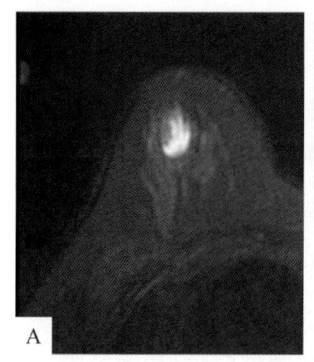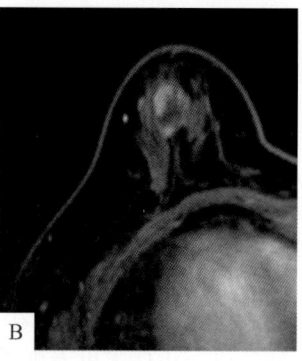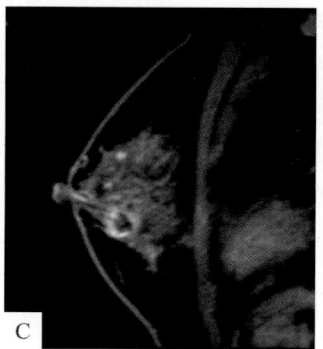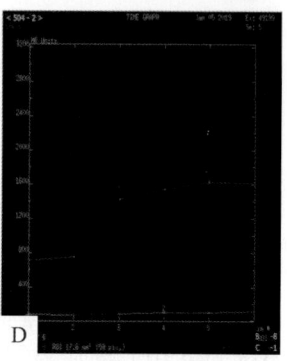

图10-2-3　动态MRI　A.横断位脂肪抑制T2WI显示左乳晕后下方类圆形囊实性肿块,中央囊性部分高信号,边缘实性部分等信号,厚薄不一。B、C.横断位和矢状位T1W Gd-DTPA增强显示病灶边缘实性部分明显强化,中央部分不强化,病灶轮廓不规则,边缘模糊。D.动态增强TIC为平台型。

(二) 超声

超声主要表现为乳腺导管扩张,内低及中低回声实性光团,形态不规则,呈"蟹足"样,内有微粒样钙化点,后壁常呈衰减暗区。叠加彩色血流,瘤体内血流信号丰富,为导管内乳头状癌较为典型的超声表现(图10-2-2)。

(三) MRI

MRI具有不受乳腺致密程度影响、可清晰显示病灶位置及形态等特点,且可观察是否伴随导管扩张,MRI可清晰显示IDPC的不同组织成分。囊性部分于平扫T1WI表现为低信号,T2WI表现为高信号,增强显示病灶中心部分早期明显强化,延迟期减退,病灶边缘明显呈环形强化(图10-2-3),当肿瘤伴有出血时导管内血性液体成分不同的信号表现也不同。

五　诊断要点

IDPC可发生于乳管系统任何部位,从乳头到终末导管。囊内乳头状癌多发生于乳晕后方大导管内。X线平片可见密度较高边缘清晰肿块、局限性结构紊乱伴大导管征,不对称高密度影伴钙化灶等,但往往缺乏特征性,边缘清晰易误诊为良性占位。对于老年妇女乳腺中发现密度明显高于腺体,直径>2cm的病灶,即使边缘光滑仍需要考虑本病的可能性,应高度重视以免漏诊。对于伴有乳头溢液的IDPC,导管造影诊断具有较高的价值,可见瘤体和扩张的导管,能清楚显示导管的各级分支及导管的形态结构,明确导管内肿瘤病灶的大小、部位、范围及导管外周情况。超声和MRI对瘤体内部囊实性成分的显示具有互补优势。

六　鉴别诊断

(一) 乳腺IDP

两者均可出现自发的、无痛性血性溢液,可扪及乳晕部肿块,按压肿块可有溢液溢出。故两者的临床表现及形态学特征都非常相似,鉴别较为困难。IDP造影表现(图10-2-4)为导管内圆形、卵圆形或不规则形充盈缺损,断面多呈光滑的杯口状或截断样,近侧导管扩张明显,导管外形自然,管壁光滑无扭曲等;IDPC则表现为充盈缺损或完全性梗阻,断面不整齐、扭曲、排列紊乱,导管失去自然外形、僵硬等,近侧导管扩张不明显。IDPC超声显示癌灶血流更为丰富,部分可测及高速、高阻血流。MRI在检测乳腺导管内乳头状病变囊内结节的变化上具有高度特异性,乳腺IDP的MRI表现可能包括囊实性肿块、囊壁结节和环形强化,形态学并不能有效地区分良性和恶性乳头状病,MRI弥散系数具有一定参考意义。

(二) 乳腺导管扩张症

导管扩张症肿块期可扪及乳晕下肿块,肿块质地硬,与皮肤粘连,常发生红肿疼痛,后期可发生破溃形成窦道,患侧淋巴结肿大等,需与本病鉴别。导管造影显示扩张导管粗细不均,连续性好,导管内无充盈缺损,伴有炎症时管腔内充满分泌物,可造成不规则形态的充盈缺损,但远侧导管往往仍显影,且近乳头侧导管一般不扩张,有助于两者的鉴别诊断。超声多表现为双侧多发大中导管扩张,管壁光滑清晰,管腔内无明显实性结节等以鉴别。

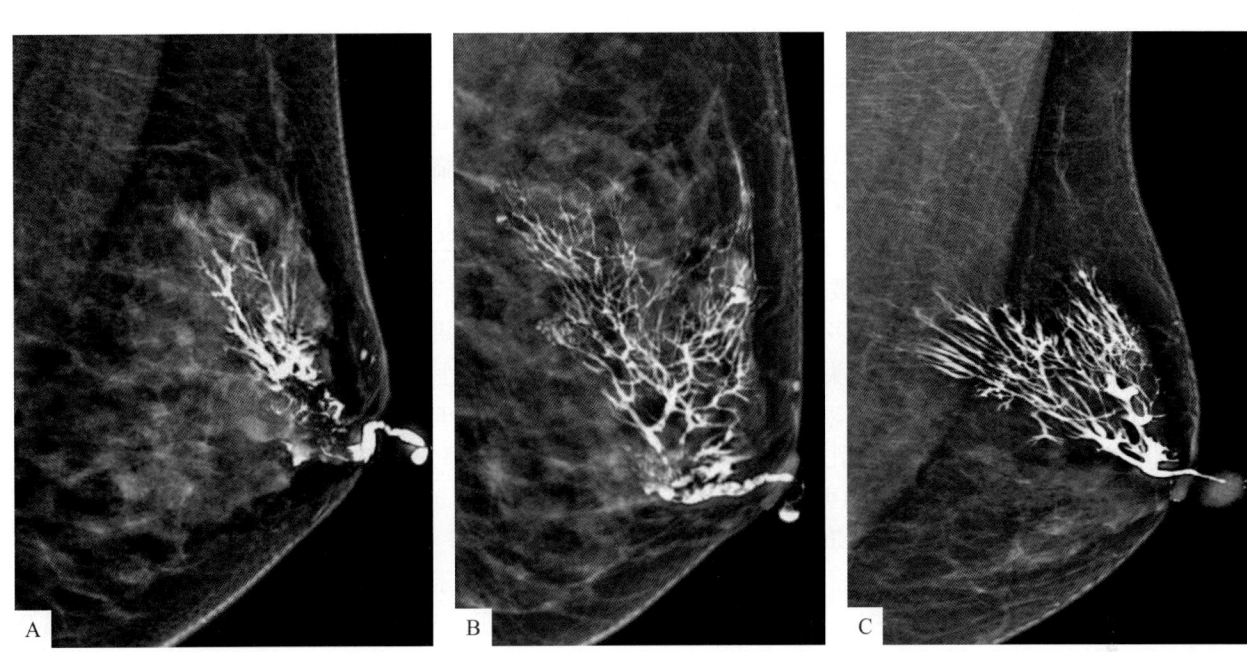

图10-2-4 乳腺导管造影 A～C均为内外斜位(MLO)。A.IDP恶变,表现为充盈缺损或完全性梗阻,断面不整齐、扭曲、排列紊乱,导管失去自然外形、僵硬破坏等。B.IDP,表现为导管内多发圆形、卵圆形充盈缺损,断面多呈光滑的杯口状或截断样,近侧导管扩张。C.导管扩张症,扩张导管粗细不均,连续性好,导管内无充盈缺损。

(三) 导管上皮非典型增生

上皮细胞异乎常态的增生,与乳内癌性病灶是移行关系。导管造影有米粒样充盈缺损,形态多样,难以鉴别,但宽基底充盈缺损,病灶边缘与管壁夹角呈钝角有利于与IDPC鉴别。超声显示双侧多条中小导管轻到中度扩张,腺体增厚,回声强弱不等、分布不均,与IDPC有明显区别。

(曾 莉)

◆ 参考文献 ◆

[1] 胡永升.现代乳腺影像诊断学[M].北京:科学出版社,2001:83-84.
[2] 刘佩芳.乳腺影像诊断必读[M].北京:人民军医出版社,2018:256-259.
[3] 刘万花.乳腺比较影像学[M].南京:东南大学出版社,2017:410-413.
[4] 徐开野,唐敖荣.乳腺疾病影像诊断与治疗[M].上海:上海科技教育出版社,1996:74-76.
[5] 曾莉,努尔别克,李先军,等.乳腺导管造影技术在乳头溢液疾病诊断中的质量控制[J].中华放射学杂志,2009,43(11):1219-1221.
[6] Georgian-Smith D, Lawton T.乳腺影像与病理——基于病例分析[M].罗娅红,主译.沈阳:辽宁科学技术出版社,2018:18-81.
[7] Darrell N, Smith MD. Breast uitrasound [J]. Radiology Clinics of Nerth America, 2001,39(3):485-197.

第三节 乳腺囊内乳头状癌

一 概述

乳腺囊内乳头状癌（encapsulated papillary carcinoma，EPC），又称包被性乳头状癌、包裹性乳头状癌、包膜内乳头状癌，过去认为是乳腺导管内乳头状病变的一个亚群，但 2012 年 WHO 乳腺肿瘤新分类中，将其从乳腺导管内乳头状病变分出，成为乳腺乳头状病变的一个亚型，占所有乳腺癌的 0.5%~1%，好发于老年女性患者，中位发病年龄为 69 岁，通常表现为惰性的临床过程并具有良好的预后。

二 病理

随着病理及免疫组化技术的发展，2012 版 WHO 乳腺肿瘤分类将乳腺 EPC 归为一类少见、特殊类型的乳头状肿瘤，存在浸润时被称为包被性乳头状癌伴浸润。大体上，乳腺 EPC 多表现为囊实性的肿块，实性肿块较少见，肿块呈乳头状或不规则形的实性部分，常以宽基底与囊壁相连。实性肿块呈圆形或卵圆形，边界可光滑或不规则。乳腺 EPC 切面常呈灰白或灰黄色，可见囊腔形成，囊内可有出血。

在镜下及免疫组化方面，乳腺 EPC 的病理特征是纤维包膜包裹的乳头状结构，肿瘤周缘及乳头轴心肌上皮细胞完全缺失或少量表达。肌上皮细胞完全缺失或少量表达是乳腺 EPC 重要的病理特点，CK5/6、P63 等是标记肌上皮的免疫组化指标。在临床病理分型方面，大部分的乳腺 EPC 是雌激素受体（estrogen receptor，ER）阳性、孕激素受体（progesterone receptor，PR）阳性、HER2 阴性的乳腺癌，说明乳腺 EPC 分化较好。

三 临床表现

乳腺 EPC 好发于老年女性，发病的中位年龄约 69 岁，较浸润性乳腺癌、IDP 及导管内乳头状癌的发病年龄晚 10 余年。

乳腺 EPC 既可以表现为乳房中可触及的肿块，也可以表现为由于乳房内存在巨大的囊性肿块而导致乳房肿胀；有时也可伴有乳头内陷或乳头溢液。有些乳腺 EPC 无明显的临床症状，由乳腺 X 线摄影偶然发现。

四 影像学表现

（一）X 线

乳腺 X 线摄影中，EPC 常表现为良性肿瘤的特点，易被误认为良性肿块。EPC 表现为：①类圆形或卵圆形肿块，可有分叶（图 10-3-1，图 10-3-2）；②大部分边界清楚，部分可有"晕征"（图 10-3-3），部分边界不规则；③等或稍高密度；④可伴散在多形态钙化。

（二）超声

超声易显示病灶内的囊性成分和实性成分，通常表现为：①单房性囊性肿块，可有分叶；②大部分边界清楚、光整（图 10-3-4）；③内部呈囊性和软组织回声，软组织形态不规则，伴后方回声增强（图 10-3-5）；④彩色多普勒血流显像(CDFI)可测得肿块

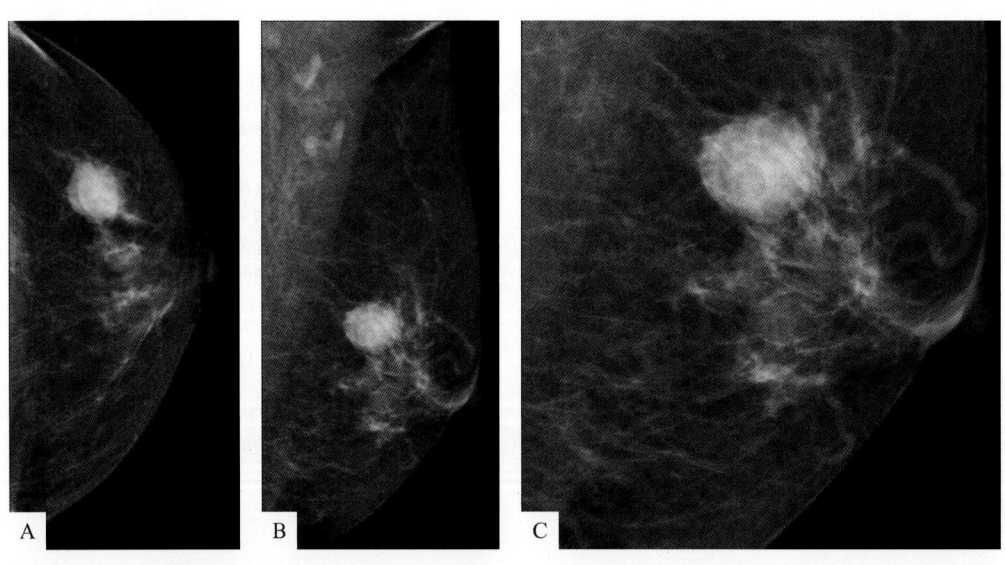

图 10-3-1 病理诊断左乳 EPC 女,66 岁。A~C. 分别为左乳 CC、MLO 及 MLO 放大图像，显示左乳外上象限类圆形高密度肿块,边界清楚。

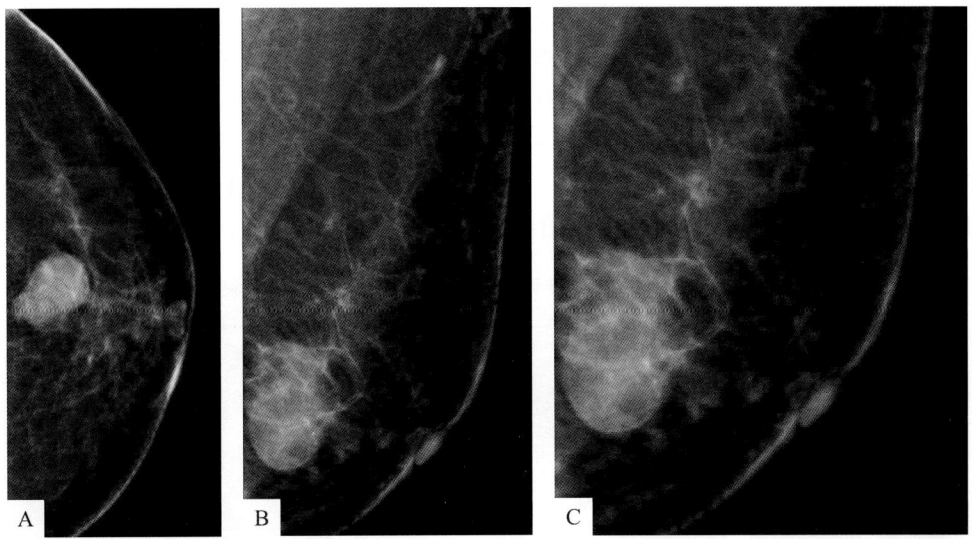

图 10-3-2　EPC　女，61岁，发现左乳肿物半月余，质硬，边界清楚，活动可，病理诊断 EPC。A~C. 分别为左乳 CC、MLO 及 MLO 放大图像，显示左乳 6 点见分叶状肿块，呈等密度，大部分边界清楚，部分与腺体遮挡显示欠清。

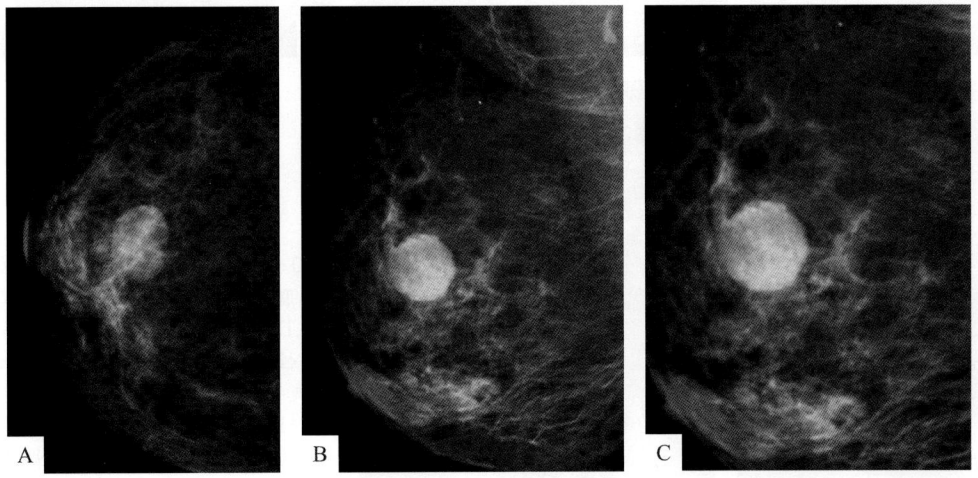

图 10-3-3　EPC　女，60岁，发现左乳肿物 1 年余，质硬，边界清楚，表面光滑，活动可，病理诊断 EPC。A~C. 分别为左乳 CC、MLO 及 MLO 放大图像，显示右乳 12 点见类圆形肿块，呈稍高密度，边界清楚，部分边缘可见"晕征"。

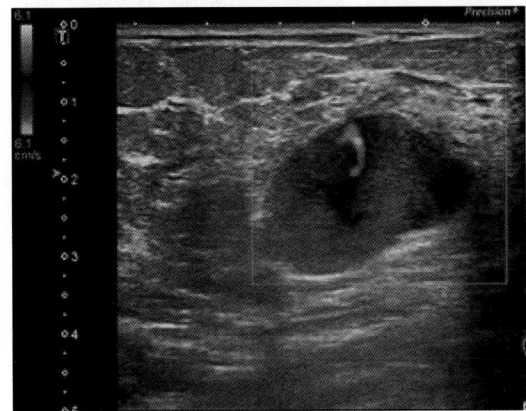

图 10-3-4　EPC　与图 10-3-3 为同一患者超声图像。超声显示卵圆形稍低回声肿块，边界清楚，形态规整，内部回声不均匀，可见少许不规则液性暗区，病灶内部可见不规则血流信号显示，超声诊断黏液癌。（见彩色插页）

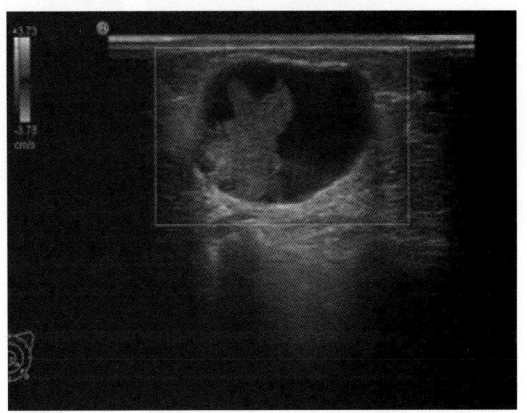

图 10-3-5　EPC　与图 10-3-2 为同一患者超声图像。超声显示卵圆形低回声肿块，边界清楚，形态规整，内部回声不均匀，见不规则液性暗区，后方回声增强。

实性部分及周围的血流信号,且血流信号明显,呈点条状。此外,当合并囊内出血时,在超声上表现为囊性回声内欠均匀,可伴有细点状强回声;若病灶出血出现分层致使回声复杂时,可通过改变患者体位进行分析。

(三) MRI

乳腺 MRI 与超声及 X 线摄影相比,肿块检出率更高,对病变的定性诊断也更为准确。乳腺 EPC 因有较厚的纤维包膜,在 MRI 上大部分表现为:①边界清晰的囊实性肿块,实性部分形态不规则、基底部较宽,少数可呈实性结构;存在浸润时,边界可模糊不清。②合并囊内出血时,病灶内可见液-液平(图 10-3-6)。③大部分乳腺 EPC 实性部分在脂肪抑

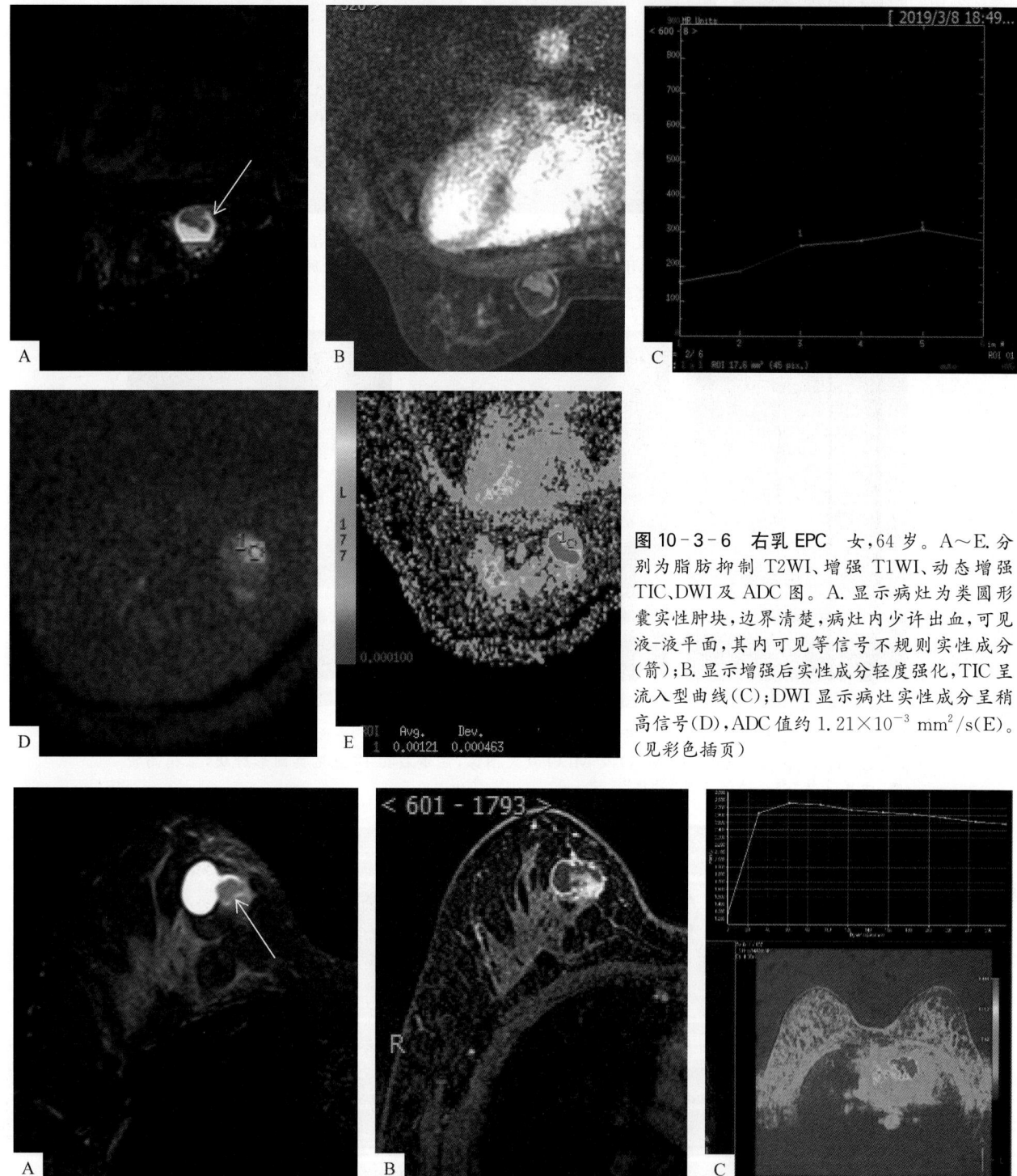

图 10-3-6 右乳 EPC 女,64 岁。A~E. 分别为脂肪抑制 T2WI、增强 T1WI、动态增强 TIC,DWI 及 ADC 图。A. 显示病灶为类圆形囊实性肿块,边界清楚,病灶内少许出血,可见液-液平面,其内可见等信号不规则实性成分(箭);B. 显示增强后实性成分轻度强化,TIC 呈流入型曲线(C);DWI 显示病灶实性成分呈稍高信号(D),ADC 值约 1.21×10^{-3} mm^2/s(E)。(见彩色插页)

图 10-3-7 EPC 伴局灶浸润 女,48 岁,右乳 EPC 伴局灶浸润,最大浸润灶直径约 0.15 mm。A~C. 分别为脂肪抑制 T2WI、增强 T1WI、动态增强 TIC。A. 显示病灶为分叶状囊实性肿块,边界清楚,其内可见等信号不规则实性成分;B. 显示增强后实性成分及囊壁较明显强化,TIC 呈流出型曲线(C),曲线下方伪彩图显示实性成分及囊壁呈红色(富血供)。(见彩色插页)

制 T2WI 上呈等、稍高信号，囊性成分呈高信号；当合并出血时，T1WI 囊液可呈高信号。④增强扫描，由于乳腺 EPC 的肿瘤细胞增殖较快，并且纤维血管轴心的存在，肿瘤血供较丰富，病灶囊壁及实性部分可见明显强化；实性部分 TIC 类型常为平台型、流出型，以流出型为多（图 10-3-7，图 10-3-8）。此外，病灶实性部分通常表现为弥散受限（图 10-3-9），ADC 值约为 1.1×10^{-3} mm^2/s，符合乳腺 EPC 低度恶性肿瘤。

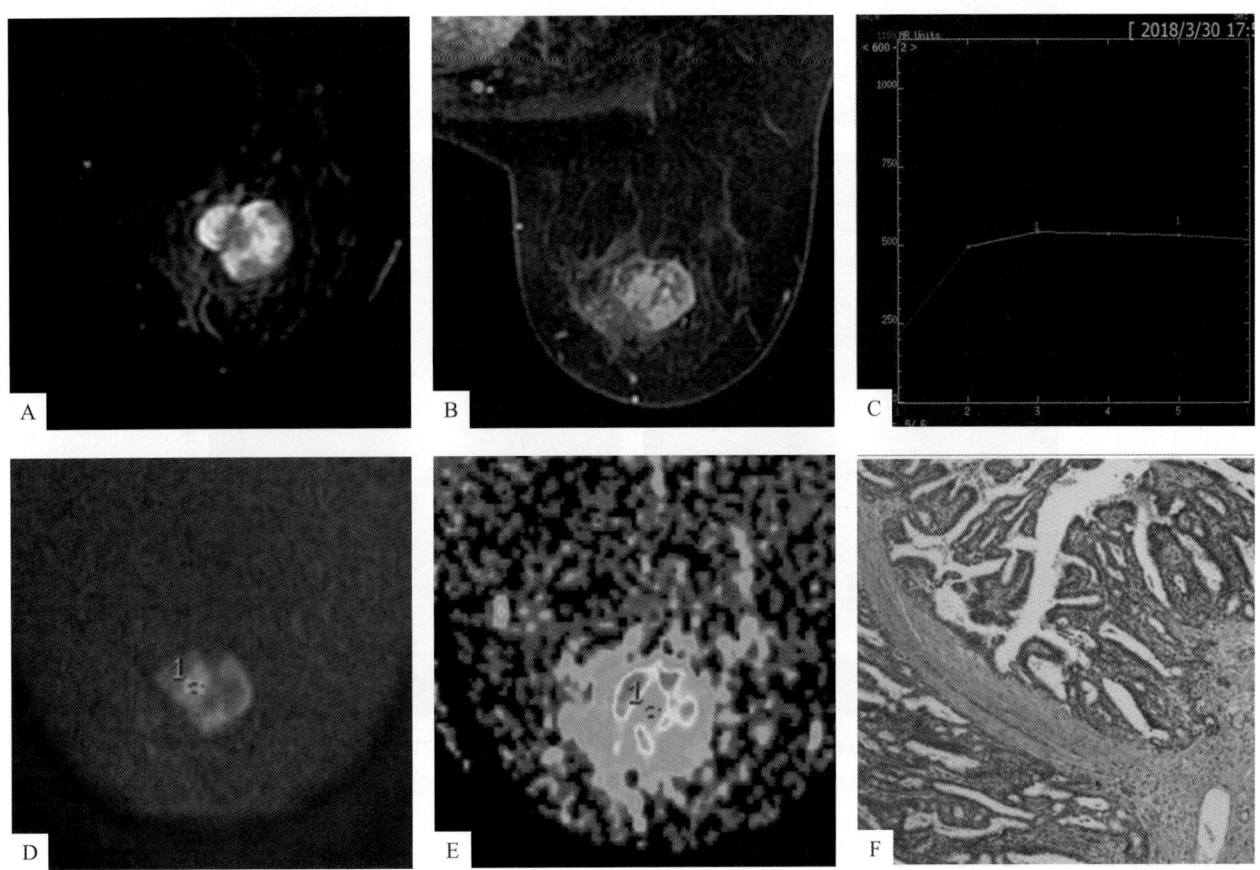

图 10-3-8　右乳 EPC　女，60 岁。A～F. 分别为脂肪抑制 T2WI、增强 T1WI、动态增强 TIC、DWI、ADC 图及 HE 染色（×40 倍）。A. 显示病灶为分叶状囊实性肿块，边界清楚，其内可见多发不规则等信号实性成分；B. 显示增强后实性成分及囊壁较明显强化，TIC 呈平台型曲线（C）；DWI 显示病灶实性成分呈稍高信号（D），ADC 值约 1.17×10^{-3} mm^2/s（E）；HE 染色（F）显示病灶周围纤维性包膜，肿瘤组织呈乳头状，乳头表面上皮增生，细胞趋于一致，排列呈实性或筛状。（见彩色插页）

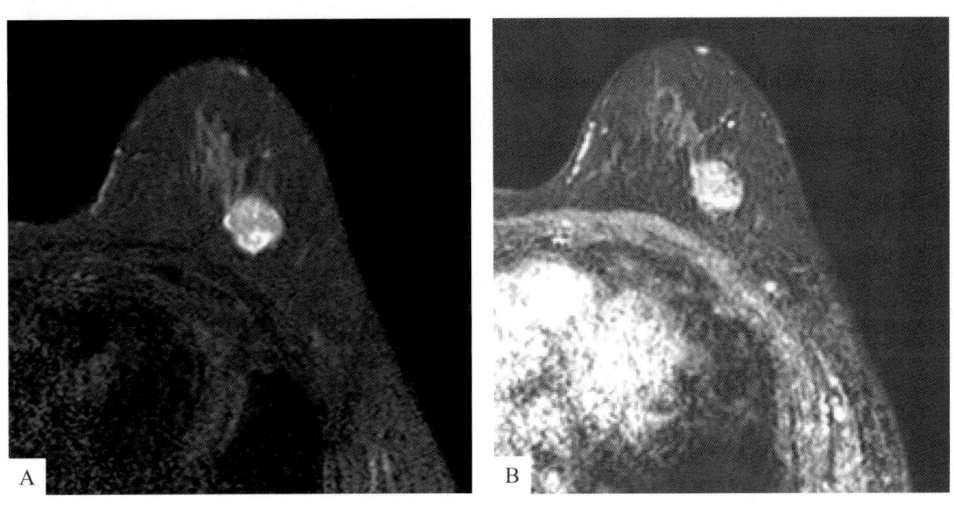

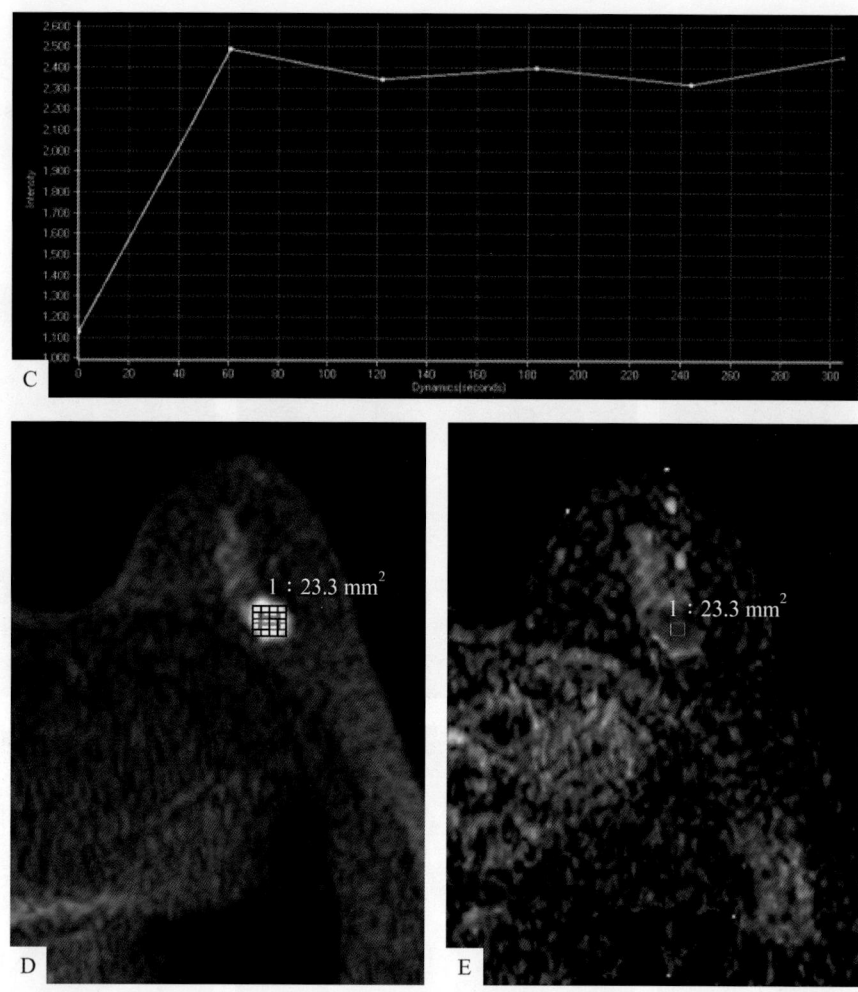

图 10-3-9 左乳 EPC 女,66 岁。A～E. 分别为脂肪抑制 T2WI、增强 T1WI、动态增强 TIC、DWI、ADC 图。A. 显示病灶为分叶状囊实性肿块,边界清楚,其内可见不规则等信号实性成分;B. 显示增强后实性成分及囊壁较明显强化;C. TIC 呈平台型曲线;D. DWI 显示病灶实性成分呈高信号;E. ADC 值约 0.85×10^{-3} mm^2/s。

五 诊断要点

乳腺 EPC 是一种预后较好的乳腺乳头状低度恶性病变,好发于绝经后老年女性,年龄通常较浸润型乳腺癌或 IDP 患者大。病灶通常呈囊实性改变,实性部分呈宽基底附着于囊壁,增强扫描实性部分和囊壁明显强化;合并囊内出血时,可见液平。

六 鉴别诊断

(一) 导管内乳头状瘤

乳腺 IDP 发生于乳腺导管上皮,中位发病年龄为 45 岁,临床主要表现为乳头溢液,其次为肿块。B 超及 MRI 常表现为导管扩张伴实性结节,其他特征包括囊内实性结节或者是边界清晰的实性结节。与 EPC 鉴别的主要要点:①发病年龄轻,中位年龄为 45 岁,明显早于 EPC(中位年龄 69 岁)。②IDP 经常表现为乳头血性溢液,而 EPC 表现为肿块。③IDP 通常发生于乳头后方中央区,MRI 表现为导管扩张,T2WI 上呈高信号,扩张的导管内可见等信号小结节;T1WI 上呈高信号(溢血)。④增强 MRI 显示扩张导管内可见明显强化小结节,动态增强 TIC 不具特异性,流入型、平台型、流出型曲线均可出现(图 10-3-10)。⑤当 IDP 表现为囊内实性结节时,难以与 EPC 鉴别,需要结合患者年龄及临床表现,ADC 值可能有助于两者的鉴别,IDP 的 ADC 值一般要高于 EPC(图 10-3-11)。

(二) 乳腺黏液癌

乳腺黏液癌(mucinous breast carcinoma, MBC)是浸润性乳腺癌的一种特殊类型,又称为胶样癌,常发生于绝经后女性,肿瘤中具有 50% 以上的黏液成分即可以定义为黏液癌。MBC 一般生长缓慢,病程较长,预后相对较好,10 年生存率超过 90%。因 MBC 内含大量的黏液且推压周围腺体,可形成类假包膜样改变,因此,X 线常表现为边界清楚的稍高密度肿块,难以与 EPC 鉴别。MRI 对 MBC 的诊断具有一定的特异性,与 EPC 的鉴别要点:①病灶内含大量黏液,T2WI 上呈明显高信号,其内可见低信号分隔。②增强后 MBC 呈渐进性强化,分隔可见强化,动态增强 TIC 一般呈流入型曲线。③MBC 特征性的表现为 DWI 上呈高信号,且 ADC 值较高,平均 ADC 值约 1.7×10^{-3} mm^2/s(图 10-3-12)。

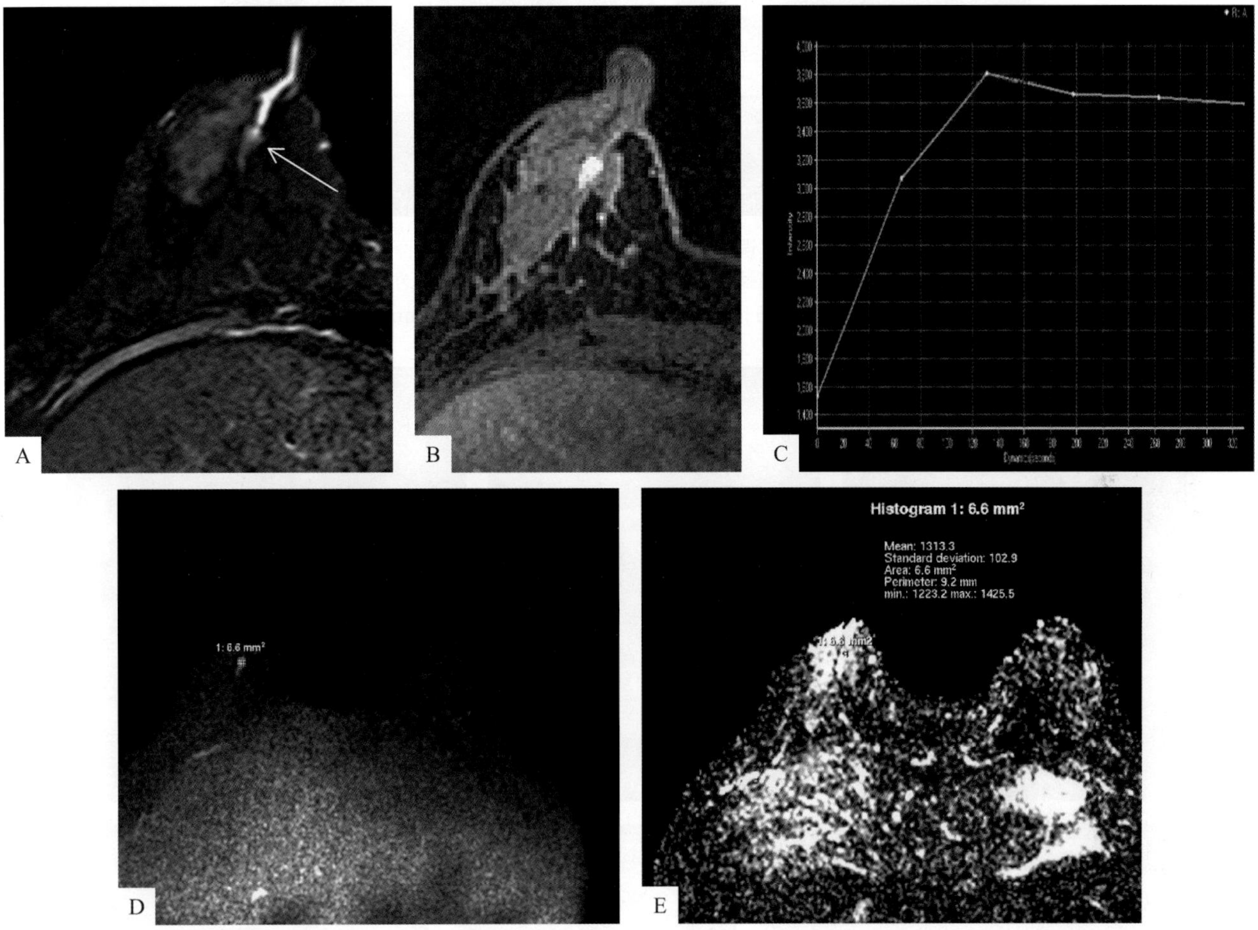

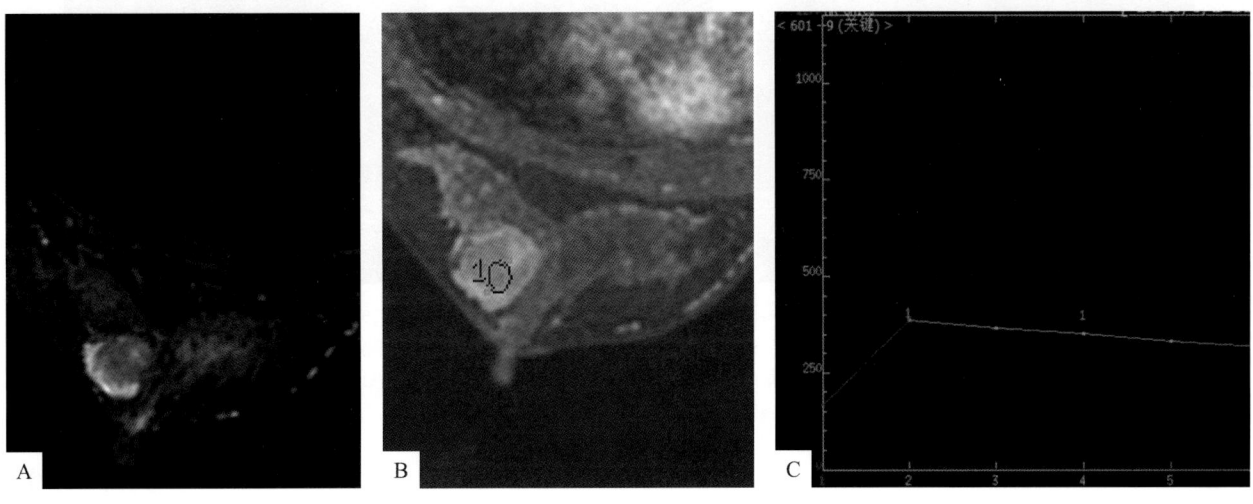

图 10-3-10 典型的 IDP 女,50 岁,右乳头溢液半年。A～E. 分别为脂肪抑制 T2WI、增强 T1WI、动态增强 TIC、DWI、ADC 图。A. T2WI 显示右乳头后方大导管扩张,呈高信号,于扩张的导管末端内可见等、稍高信号结节影(箭)。B. 显示增强后结节明显强化;C. TIC 呈平台型曲线;D. DWI 显示结节成分呈高信号;E. ADC 值约 1.31×10^{-3} mm^2/s。本例 ADC 值较高,可能有助于良性病变的诊断。

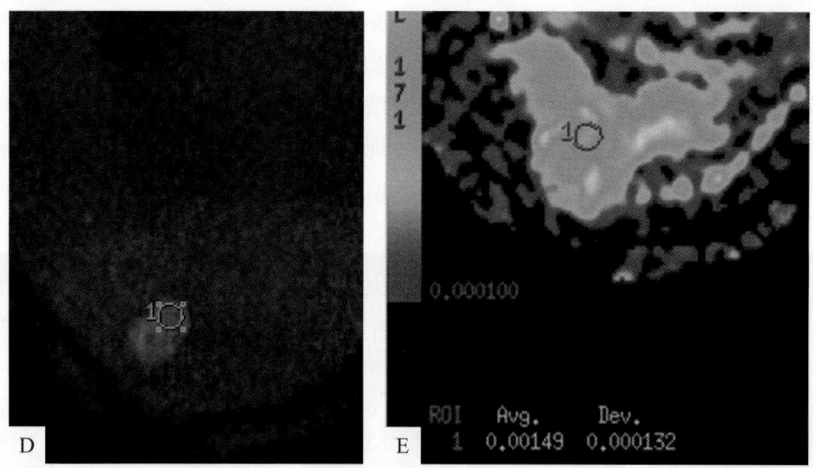

图10-3-11 左乳肿块,病理诊断乳腺IDP,MRI误诊为乳腺癌 女,43岁。A~E.分别为脂肪抑制T2WI、增强T1WI、动态增强TIC、DWI、ADC图。A.显示左乳孤立性囊实性类圆形肿块,以等信号实性成分为主;B.显示增强后实性成分明显强化;C. TIC呈流出型曲线;D. DWI显示结节成分呈高信号;E. ADC值约1.49×10^{-3} mm²/s。(见彩色插页)

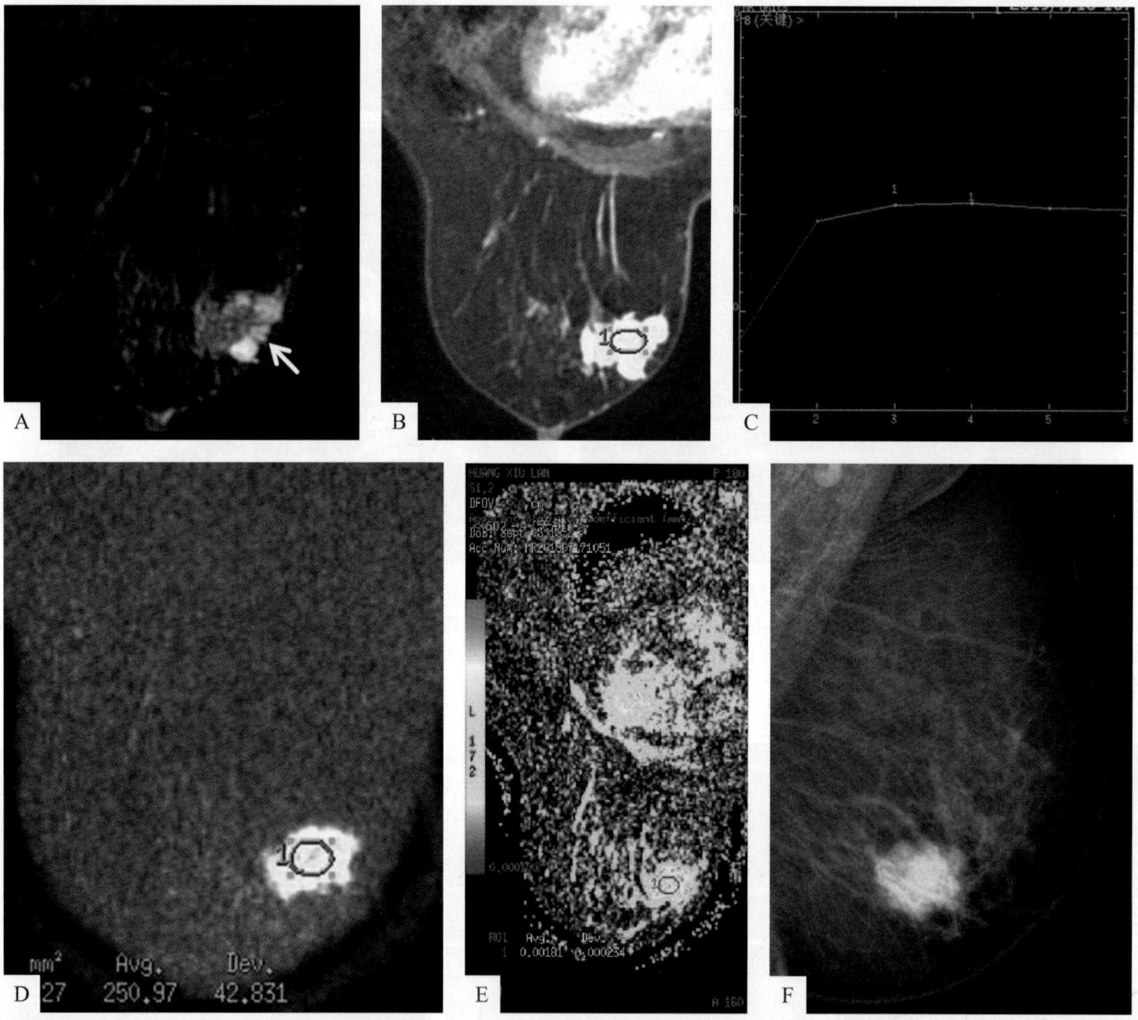

图10-3-12 左乳黏液癌 女,60岁。A~F.分别为脂肪抑制T2WI、增强T1WI、动态增强TIC、DWI、ADC图及X线MLO位。A.显示左乳囊实性肿块,实性部分呈稍低信号,其内并见低信号分隔影(白箭);B.显示增强后实性成分及分隔明显强化;C. TIC呈平台型曲线;D. DWI显示病灶呈高信号;E. ADC值约1.81×10^{-3} mm²/s;F. MLO位显示病灶呈高密度分叶状肿块,边界清楚。(见彩色插页)

(刘春玲)

◆ 参考文献 ◆

[1] 陈园园,王霞,饶金,等.乳腺包裹性乳头状癌的超声、MRI影像特征[J].中国CT和MRI杂志,2018,16(7):32-35.
[2] 祁永红,杨国财.乳腺包裹性乳头状癌的MRI表现与病理分析[J].实用放射学杂志,2019,35(2):216-219.
[3] 王泽坤,黄菠,罗娅红,等.乳腺包裹性乳头状癌的影像特点分析[J].2017,26(3):170-176.
[4] Akagi T, Kinoshita T, Shien T, et al. Clinical and pathological features of intracystic papillary carcinoma of the breast [J]. Surgery Today, 2009,39(1):5-8.
[5] Frank GA, Danilova NV, Andreeva II, et al. WHO classification of tumors of the breast, 2012 [J]. Arkhiv Patologii, 2013, 75(2):53-63.
[6] George K, Anna Z, Evanthia K, et al. Encapsulated papillary carcinoma of the breast: An overview [J]. Journal of Cancer Research & Therapeutics, 2013,9(4):564-570.
[7] Grabowski J, Salzstein SL, Sadler GR, et al. Intracystic papillary carcinoma: a review of 917 cases [J]. Cancer, 2008, 113(5):916-920.
[8] Rakha EA, Gandhi N, Climent F, et al. Encapsulated papillary carcinoma of the breast: an invasive tumor with excellent prognosis [J]. The American Journal of Surgical Pathology, 2011,35(8):1093-1103.

第四节 乳腺实性乳头状癌

一 概述

乳腺实性乳头状癌(solid papillary carcinoma, SPC)是一种特殊类型的乳腺癌,归属于乳腺导管内乳头状肿瘤,以致密排列、膨胀性生长、富于细胞的结节为特征。1995年由Maluf等首先描述,2003版WHO乳腺肿瘤分类将其列入导管内乳头状癌的实体变型,2012版WHO乳腺肿瘤组织学分类将该类肿瘤独立命名,将其分为两种类型,即原位实性乳头状癌和实性乳头状癌伴浸润。实性乳头状癌常伴有黏液和(或)神经内分泌特征。

二 病理

乳腺SPC大体检查表现为灰白或棕黄色界限清楚的结节,质软、质韧,大小从数毫米到数厘米。低倍镜下肿瘤表现为界限清楚的富于细胞的实性结节,结节包埋于致密的纤维间质中,可以连续或呈"地图样"分布。结节内细胞排列紧密,纤维血管轴纤细且不明显。肿瘤巢内缺乏肌上皮细胞,瘤巢周围可存在或不存在肌上皮细胞。若肿瘤巢呈现地图状、锯齿状不规则的边界,并且缺乏肌上皮细胞应将其视为浸润性SPC。SPC也可同时并存普通浸润性癌成分,这些浸润性成分可由浸润性导管癌组成,或为黏液癌和(或)神经内分泌癌,也可以是小叶和管状亚型组成的混合性组织学形态。SPC近一半病例通过嗜铬素、突触素免疫组织化学染色,可见神经内分泌分化证据,近年来有报道一种新的神经内分泌标记物胰岛素瘤相关蛋白-1(INSM1)被用于SPC神经内分泌分化的半定量研究。SPC肿瘤细胞激素受体呈弥漫阳性且HER-2阴性。

三 临床表现

乳腺SPC临床上少见,在乳腺癌中所占比例小于1%,多见于绝经后60~70岁的老年女性,临床进展缓慢,表现为乳腺肿块为主,常伴乳头溢液或溢血。血性溢液见于20%~25%的病例。目前SPC的生物学行为尚不完全清楚,一般而言,SPC表现为惰性临床过程,大部分无转移,预后良好,无浸润的原位SPC不发生转移,但文献报道少数没有明显浸润的病例也可发生转移。浸润性SPC具有侵袭性生长方式,有淋巴结转移和远处转移的可能,但预后通常好于非特殊类型浸润性癌。当SPC并存普通浸润性癌时,由浸润性癌的分级、分期决定临床预后。目前SPC的治疗方式以手术治疗为首选,原位SPC可按导管原位癌方式处理,可行保乳,术后辅以放疗,不需化疗;SPC伴浸润者应按浸润癌处理,需根据肿瘤的临床分期及分子分型进行以手术加辅助放化疗的综合治疗。由于SPC肿瘤组织高表达激素受体,需同时结合内分泌治疗。

四 影像学表现

(一) X线

乳腺SPC在X线表现上表现为类圆形或分叶肿块,单发或多发,病灶边界与非特殊类型乳腺癌相比,与周边腺体之间有较可辨的边界,表现为部分边缘的浸润(图10-4-1);在X线上也可表现为局灶的不对称致密,有时亦可呈阴性改变,X线上钙化出现率不如导管内乳头状癌高,少部分表现为肿块合并钙化或仅表现为成簇分布或沿导管走行分布的细小不定形或多形性钙化(图10-4-2,图10-4-3)。

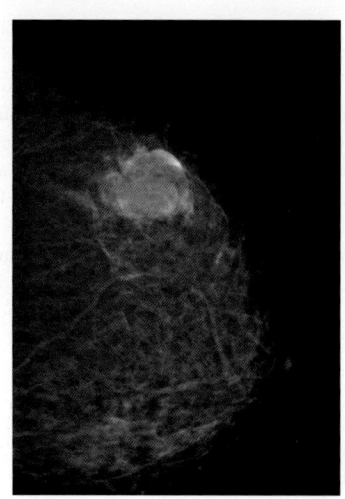

图 10-4-1 原位实性乳头状癌 左乳外侧分叶状高密度肿块,边缘部分浸润。病理:原位实性乳头状癌。

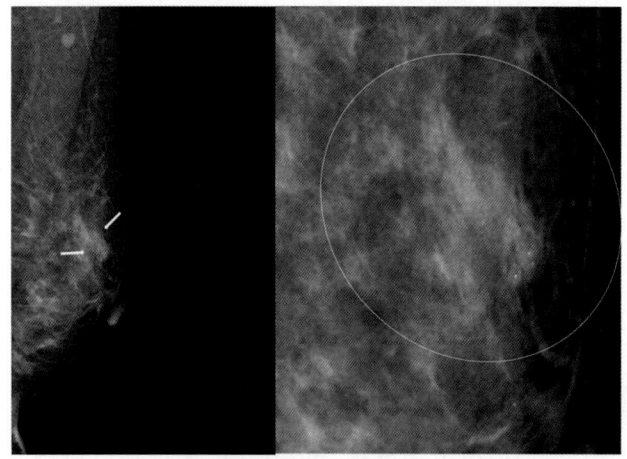

图 10-4-2 原位实性乳头状癌 左乳上方局灶性不对称伴不定形钙化。病理:原位实性乳头状癌。

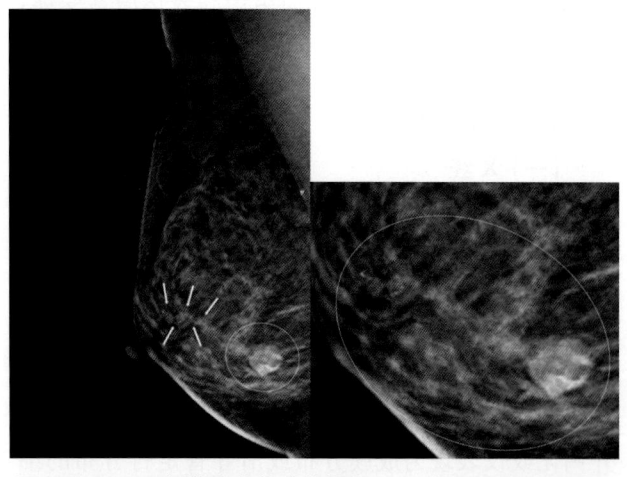

图 10-4-3 实性乳头状癌伴浸润 乳腺断层图像示右乳下方分叶高密度小肿块伴前方沿导管分布细小钙化。病理:实性乳头状癌伴浸润。

(二) 超声

实性低回声肿块,单发或多发,形态分叶,边缘模糊,无包膜回声,内部回声均匀或不均匀,肿块后方回声多无明显改变,也可表现为后方回声部分增强或呈混合回声(图10-4-4)。彩色多普勒显示肿块边缘和内部可见点样或条样血流信号,一些病灶也可探查不到明显血流。有时病灶周边可见迂曲扩张的导管(图10-4-5)。

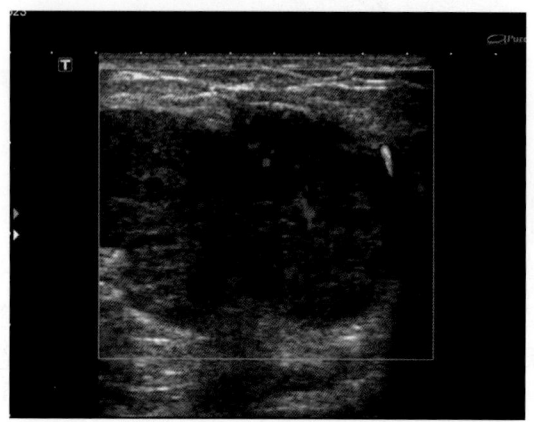

图 10-4-4 实性乳头状癌伴浸润 分叶低回声肿块,内部回声欠均匀,少许小条样血流信号,后方混合回声。病理:实性乳头状癌伴微浸润。(见彩色插页)

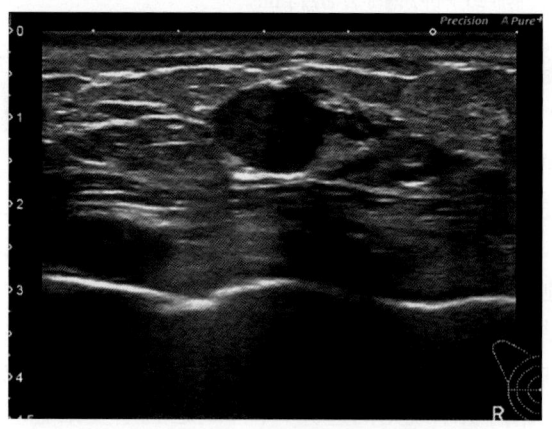

图 10-4-5 实性乳头状癌伴浸润 低回声肿块,边缘局部结节状凸起,后方回声部分增强,病灶周边见扩张导管声像。病理:实性乳头状癌伴浸润。

(三) MRI

乳腺 SPC 表现为单发或多发病灶,T1 稍低或等信号,有乳头溢液或溢血的病例可见病灶周边扩张导管的条样 T1 高信号或 T2 高信号;脂肪抑制 T2WI 上呈稍高信号或以高信号为主的混杂信号;增强扫描可呈肿块强化或非肿块强化,肿块强化表现为分叶肿块,或沿导管走行分布的多发结节病灶(图10-4-6,

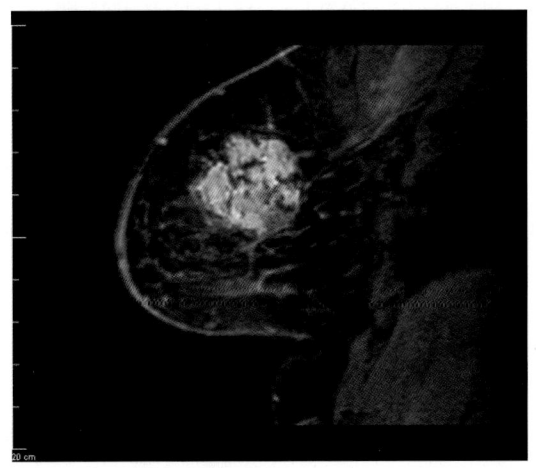

图 10-4-6 实性乳头状癌伴浸润 右乳分叶肿块,边界较清晰,内部强化不均匀。病理:实性乳头状癌伴浸润。

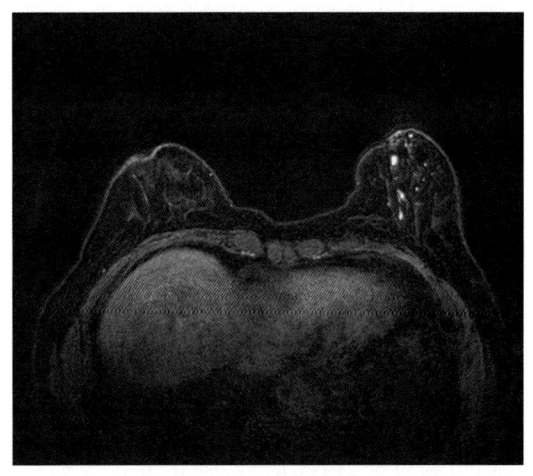

图 10-4-7 实性乳头状癌伴浸润 左乳内侧多发沿导管走行分布强化结节,形态欠规则。病理:实性乳头状癌伴微浸润。

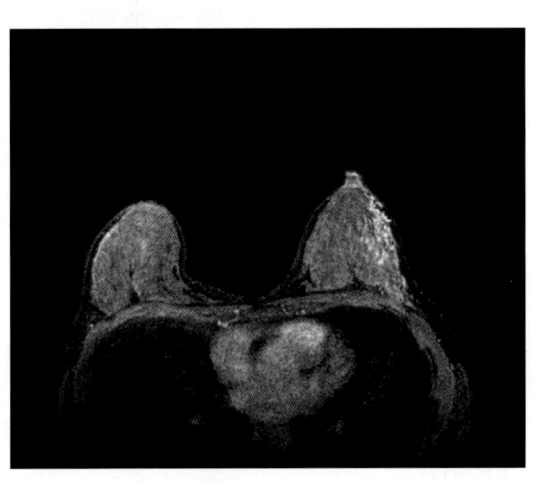

图 10-4-8A 实性乳头状癌伴浸润 左乳外侧段样分布集丛样强化。病理:实性乳头状癌伴浸润。

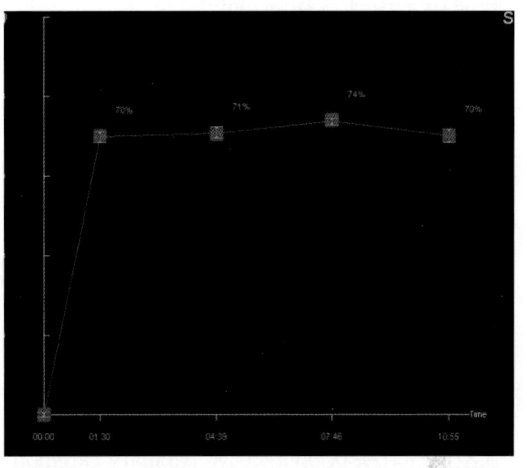

图 10-4-8B 实性乳头状癌伴浸润 增强 MRI TIC 呈速升平台型。

图 10-4-7),内部信号多不均匀;非肿块强化表现为内部集丛样或卵石样的线样或段样强化。血流动力学多变,仍然以倾向恶性的平台型或流出型 TIC 多见(图 10-4-8)。

五 诊断要点

以往认为 SPC 是导管内乳头状癌的实体变型,但其 X 线表现与导管内乳头状癌有所不同,微钙化发生率不如后者高,在 X 线上更易表现为边界部分清晰的肿块或局部结构的不对称,少部分可表现为合并或仅表现为微钙化。在超声上也相应表现为低回声肿块多见,根据笔者经验,与非特殊类型浸润性乳腺癌易形成明显衰减的病灶后方低回声不同,SPC 病灶后方回声往往无明显改变或部分增强,推测与病变内部黏液变性有关。实性区血供增加多表现为病灶内部或周边的点条样血流,少见形成火焰样或多发穿支样血流,这也一定程度提示了 SPC 相对惰性的生物学行为。MRI 更能追踪到溢液或溢血病例的导管扩张征象以及病灶的形态边缘特征,表现为边界不甚光整的肿块、多个沿导管分布或紧密相连的实性结节。SPC 由于细胞内外黏液致 T2 信号往往较非特殊类型浸润癌高,但病灶血供依然可找到支持恶性的特征,多表现为平台型或流出型 TIC。应该注意的是,影像学表现无法区分原位 SPC 和浸润性 SPC。

六 鉴别诊断

乳腺 SPC 影像学表现多样,缺乏特征性。首先需要与非特殊类型浸润性导管癌、特殊类型浸润性癌如髓样癌、黏液腺癌等鉴别,尤其是表现为单发肿块时，膨胀性生长方式所致相对规则的形态、毛刺少见、T2信号偏高、病灶周边易出现迂曲扩张的导管及乳头溢血病史等都是一些可找寻的鉴别点。SPC也需要与乳头状肿瘤谱系的IDP、导管内乳头状癌及包被性乳头状癌等鉴别，清晰的边界和内部均匀的强化更支持IDP的诊断，单发囊实性肿块表现时更需要与包被性乳头状癌鉴别，笔者认为实性成分的较大占比及实性部分的形态有可能是一个有价值的线索。MRI表现为线样或段样非肿块强化灶时，很难与导管原位癌鉴别。影像学表现为肿块的SPC还需要与一些良性疾病如纤维上皮性肿瘤、复杂囊肿等鉴别，边缘特征、内部信号、强化方式等都有助于定性诊断。综上所述，根据SPC的影像学特征，对该病不难做出恶性的判断，再结合临床病史包括患者年龄和(或)乳头溢液、溢血等信息，提示我们在形态学诊断时应考虑到该病的可能。

（张　嫣）

◆ 参考文献 ◆

[1] 尤超,顾雅佳,彭卫军,等. 乳腺实性乳头状癌的影像表现及病理特征[J]. 中华放射学杂志,2014,48(3):193-196.

[2] Lakhani SR, Ellis IO, Schnitt SJ, et al. World Health Organization classification of tumors tumors of the breast [M]. Lyon: IARC Press, 2012:108-110.

[3] Maluf HM, Koemer FC. Solid papillary carcinoma of the breast. A form of intraductal carcinoma endocrine differentiation frequently associated with mucinous carcinoma [J]. Am J Surg Pathol, 1995,19(11):1237-1244.

[4] Otsuki Y, Suwa K, Ohtsuka S, et al. A large-scale clinicopathological and long-term follow-up study of solid papillary carcinoma of the breast [J]. Virchows Arch, 2023, 482(4):687-695.

[5] Saremian J, Rosa M. Solid papillary carcinoma of the breast: a pathologically and clinically distinct breast tumor [J]. Arch Pathol Lab Med, 2012,136(10):1308-1311.

[6] Tan BY, Thike AA, Ellis IO, et al. Clinicopathologic characteristics of solid papillary carcinoma of the breast [J]. Am J Surg Pathol, 2016,40:1334-1342.

[7] Tavassoli FA, Devilee P. World Health Organization classification of tumors. Pathology and genetics, tumors of the breast and female genital organs [M]. Lyon: IARC Press, 2003:85-90.

[8] You C, Peng WJ, Shen XX, et al. Solid papillary carcinoma of the breast: magnetic resonance mammography, digital mammography, and ultrasound findings [J]. J Comput Assist Tomogr, 2018,42(5):771-775.

[9] Zhao H, Lou S. Clinicopathological characteristics and treatment of solid papillary carcinoma of the breast [J]. Asian J Surg, 2023, 46(8):3389-3390.

第五节　乳腺浸润性乳头状癌

一、概述

乳腺浸润性乳头状癌(invasive papillary carcinoma)是指浸润性癌中的乳头状结构大于90%。单纯性浸润性乳头状癌相当罕见，发生率约占浸润性乳腺癌的2%。

二、病理

1. 组织病理　浸润性乳头状癌境界较清楚，癌实质以有纤维脉管束或无纤维脉管束的乳头状结构为主。乳头纤细或粗钝，部分区域呈实性生长。肿瘤细胞核常为中等级别。大部分肿瘤中间质成分较少。

2. 镜下　扩张性生长的浸润性乳头状癌界限清楚，显示纤细或钝性乳头及局灶性实性生长区域。细胞胞质为典型双嗜性，有时可见大汗腺细胞，也可出现类似小管癌的"猪鼻样"胞质特征。核典型为中等级别，多数肿瘤组织学级别为2级。多数肿瘤间质并不一定丰富，偶见丰富的细胞外黏液。尽管影像学不明显，但在伴DCIS的病例中钙化较常见。>75%的病例伴有DCIS,且多为乳头型;1/3的病例有淋巴血管浸润。

3. 免疫组化　浸润性乳头状癌大多为ER阳性,PR阳性。

三、临床表现

浸润性乳头状癌好发于绝经后妇女。类似髓样癌，有相当比例的浸润性乳头状癌患者常有腋窝淋巴结肿大，但病理学检查为反应性改变，而非转移。

四、影像学表现

（一）X线

浸润性乳头状癌特征性表现为边界清楚的高密度肿块，常呈分叶状，可为多发(图10-5-1)。

（二）超声

超声检查为低回声实性肿块，分叶状，后部回声增强(图10-5-2);彩色多普勒可显示相关血流。有时其与囊内乳头状癌或伴浸润的囊内乳头状癌区分困难。

（三）MRI

MRI表现为边界清楚,不规则分叶状肿块，

T2WI 脂肪抑制相为高信号,弥散受限 ADC 图上为明显低信号,增强扫描边缘强化明显,强化模式 TIC 为流出型曲线(图 10-5-3)。

五 诊断要点

浸润性乳头状癌可由导管内乳头状癌或囊内型乳头状癌发展而来,由囊内型乳头状癌进一步侵犯更常见。22%～34% 的患者有血性溢液。影像学表现为圆形、卵圆形或分叶状外观的肿块,边界清楚或不规则,也可表现混杂密度或信号的肿块(伴有出血)。内部强化均匀或不均匀,有时伴有中央低信号区,TIC 为流出型曲线。

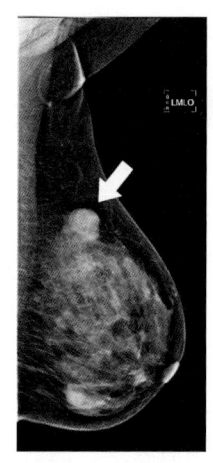

图 10-5-1 左乳浸润性乳头状癌 47 岁,女性,左乳数字乳腺 X 线摄影内外斜位(MLO)显示左乳上象限后 1/3 处卵圆形、边界清楚、高密度肿块影(箭),左乳下象限另可见一高密度肿块影(病理证实:纤维腺瘤)。

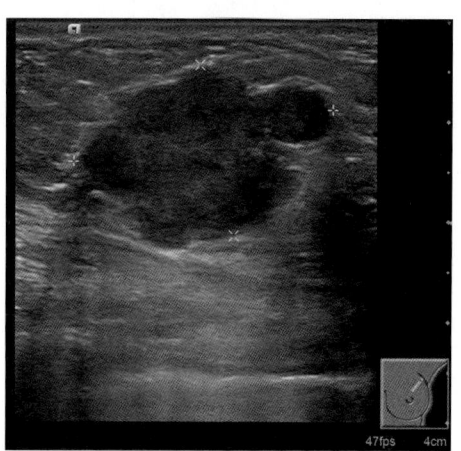

图 10-5-2 左乳浸润性乳头状癌 47 岁,女性,B 型超声纵向距离乳头 6cm 探及左乳外上象限 2 点位低回声实性肿块,形态不规则,边界不清,分叶状,后部回声增强。

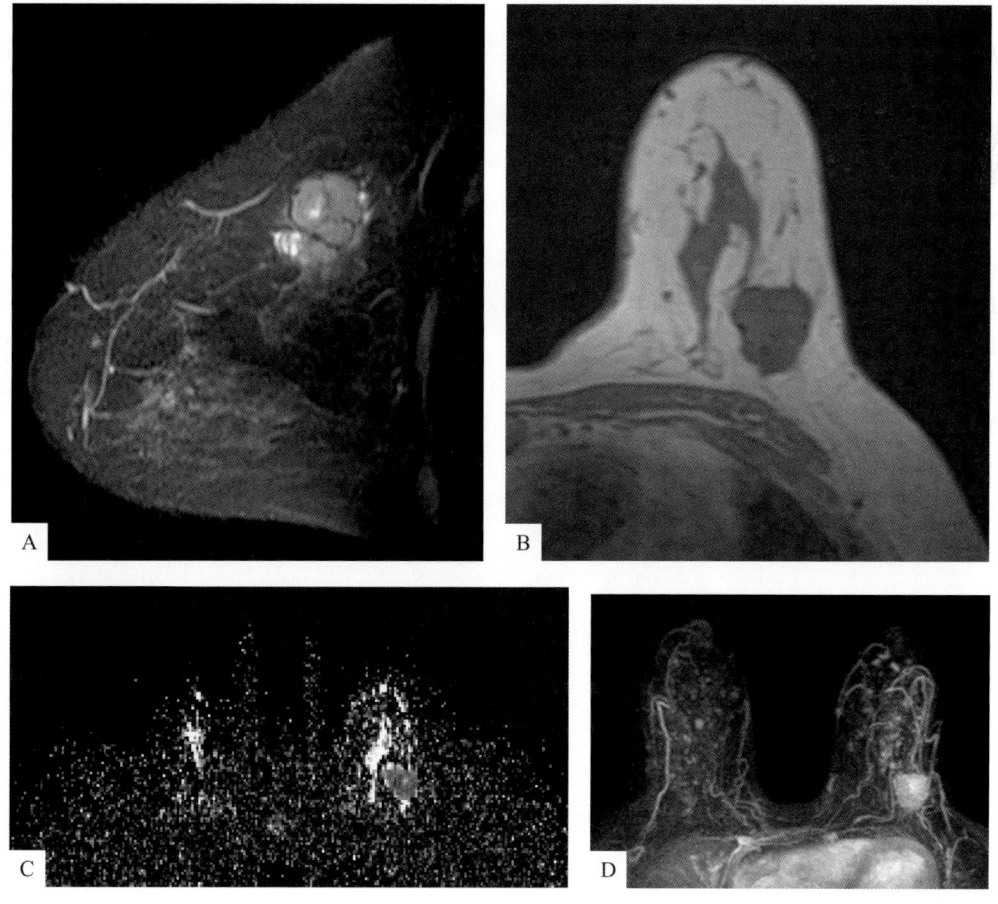

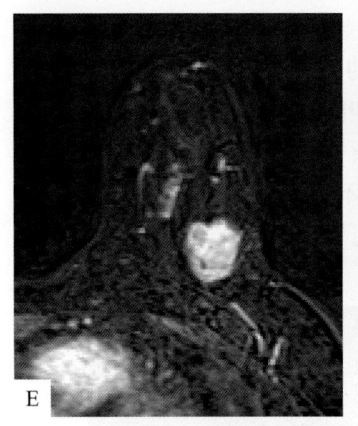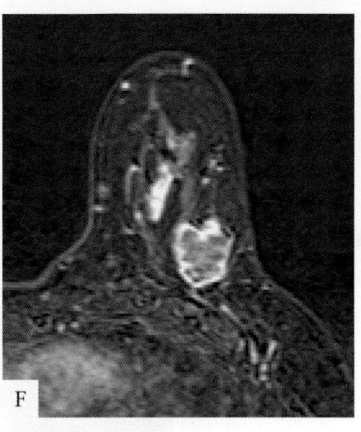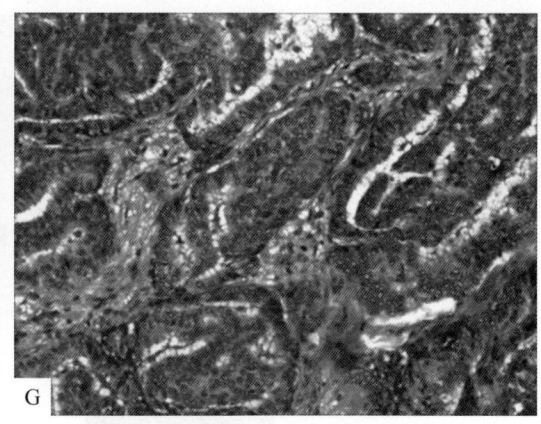

图 10-5-3 左乳浸润性乳头状癌的 MRI 平扫及增强表现　47岁，女性。A. 矢状位脂肪抑制 T2WI，左乳上象限肿块为不均匀高信号，其内可见低信号分隔。B. 横轴位 T1WI，左乳肿块显示为等信号。C. ADC 图上肿块表现为低信号，对应 ADC 值为 0.442×10^{-3} mm^2/s。D. 最大密度投影（MIP）显示肿块周围血管影较对侧明显增多。E. 增强后第2分钟的脂肪抑制 T1WI，显示肿块形态不规则，内部早期明显不均匀强化。F. 增强后第7分钟的脂肪抑制 T1WI，显示肿块内部强化不均匀，晚期肿块内早期强化的区域变暗，代表对比剂流出动力学。G. 手术后组织病理诊断（×10）：乳腺浸润性乳头状癌。（见彩色插页）

六　鉴别诊断

（一）纤维腺瘤

常见的良性肿瘤，在 MRI 上表现为圆形或卵圆形肿块，边界清楚光滑，增强扫描延迟期均匀强化，其内可见低信号分隔，增强模式 TIC 为流入型曲线。

（二）IDP

临床可触及肿块，多在乳头后大导管附近，乳头溢液表现为浆液性或血性。影像检查可见肿块，钙化少见，可伴有导管扩张。周围型 IDP 发生终末导管，多发，癌变风险高于中央型。

（三）髓样癌

少见肿瘤，占所有乳腺癌的不到5%，发病年轻，低于35岁患者中，髓样癌占所有乳腺癌的11%。影像学表现为圆形或卵圆形，边界清楚的实性肿块，内部强化均匀，弥散扩散受限，增强模式 TIC 为平台型曲线。

（四）黏液癌

少见的癌，占所有浸润性乳腺癌的1%～7%。通常发生在较大年龄组，在75岁以上的女性中，黏液癌的发生率高达所有乳腺癌的7%，而在35岁以下的女性中仅占1%。黏液癌生长缓慢，单纯型预后较好，混合型预后较差。因含有大量细胞外黏液，影像学表现为边界清楚的圆形肿块，T2WI 上为明显高信号，与内部黏液成分有关，增强扫描边缘强化，增强模式 TIC 为流入型持续性强化。

（五）浸润性癌非特殊型

最常见的乳腺恶性肿瘤，占乳腺癌的65%～80%，实性成分中的坏死提示快速生长和预后不良。影像学表现为圆形、卵圆形或不规则，T2WI 表现为等低信号，弥散扩散受限，增强扫描内部强化不均匀，增强模式 TIC 流出型曲线多见。

（周　娟　盛复庚）

◆ 参考文献 ◆

[1] Zhou J, Li M, Liu D, et al. Differential Diagnosis of Benign and Malignant Breast Papillary Neoplasms on MRI With Non-mass Enhancement [J]. Acad Radiol, 2023, 30 Suppl 2: S127-S132.

[2] Yoo JL, Woo OH, Kim YK, et al. Can MR Imaging contribute in characterizing well-circumscribed breast carcinomas? [J]. Radiographics, 2010, 30(6): 1689-1702.

第十一章

乳腺叶状肿瘤

一、概述

乳腺叶状肿瘤(phyllodes tumor)是较为少见的纤维上皮肿瘤,约占全部乳腺肿瘤的0.3%~0.5%,发病率约为2/1 000 000。早在1774年该肿瘤即被发现,并被描述为巨大纤维腺瘤,1943年有学者报道了该肿瘤的恶性生物学潜能。1981年世界卫生组织(WHO)正式将其命名为叶状肿瘤,并根据其组织学特征将其分为良性(约占35%~64%)、交界性及恶性。术前准确的病理诊断为精准手术方式的选择、避免二次手术提供依据。手术可选择扩大范围肿物切除或乳房切除,以确保切缘阴性。如果切缘小于1cm,良性叶状肿瘤可以随访,因为肿瘤局部复发与切缘阳性关系不大;但对于交界性和恶性叶状肿瘤则需考虑进行二次手术或乳房切除手术,以确保足够的切缘。NCCN(National Comprehensive Cancer Network)指南建议对于复发的恶性叶状肿瘤可进行辅助性放射治疗。

二、病理

乳腺叶状肿瘤由良性上皮和间质细胞两种成分构成,大部分起源于导管周围间质而非小叶内间质,很少含有小叶成分。大体病理上叶状肿瘤多体积巨大,肿块呈分叶状,质韧,边界清楚,多具有较完整的包膜。肿瘤切面呈灰白色或多种颜色相间。较小肿块多为实性,较大肿块内可见囊腔。瘤灶内常伴有出血、坏死或黏液样变。

多数乳腺叶状肿瘤以间质细胞密度的增加和扩充为特征,多数肿瘤可见被覆上皮的裂隙,裂隙明显扩张可形成囊肿和乳头状形态,即肉眼可见的囊叶状结构。叶状肿瘤的间质具有异质性。根据间质细胞的丰富程度和细胞异质性、间质过度生长、核分裂象及肿瘤边界等组织学特征分为良性、交界性和恶性(表11-0-1)。由于粗针穿刺活检样本不完全而造成肿瘤分类不准确,有时需要切除活检来对叶状肿瘤进行准确分级。

表 11-0-1 乳腺叶状肿瘤的组织学分类及特征

WHO 标准	良性	交界性	恶性
间质细胞密度及异型性	轻度	中度	明显
间质过度生长	轻度	中度	明显
核分裂数/10个高倍视野	0~4	5~9	≥10
肿瘤边界	外突边界清楚	肿瘤边缘微浸润	浸润性肿瘤边缘

良性乳腺叶状肿瘤的特征是少有或没有间质核分裂象,很少超过2个/10个高倍视野。间质细胞过度生长适中。可见不同程度的上皮增生,肿瘤边界多为包绕性而非浸润性。良性乳腺叶状肿瘤可以发生脂肪或骨化生,也可以存在多核、深染的间质细胞。

交界性乳腺叶状肿瘤具有显微镜下可见的浸润性边界,核分裂象5个/10个高倍视野,间质细胞丰富程度中等,常不均匀的分布在细胞稀少区域。

恶性乳腺叶状肿瘤的特征是间质过度增生十分严重,造成上皮成分显著隔离,间质有明显的增生活性(核分裂象超过5个/10个高倍视野),通常具有浸润性的肿瘤边界。病变中常见间质细胞多形性。

三、临床表现

乳腺叶状肿瘤发病年龄35~55岁,峰期为45~49岁(比纤维腺瘤发病年龄晚约20岁),较少见于年轻及老年女性,常表现为病程较长的临床无痛性良性肿块短期内迅速增大。部分肿块可存在数年后突然迅速增大。相当一部分患者有纤维腺瘤的病史。肿块中位直径约4cm,20%肿块直径可超过10cm(巨大叶状肿瘤)。病灶多位于外上象限,常单侧发病。肿块边界清楚、活动性好,也可与皮肤或胸壁固定。肿块表面皮肤可见静脉扩张,局部皮肤蓝染,但皮肤溃疡及乳头回缩罕见。10%~15%的病例可见腋窝淋巴结肿大,但仅有不到1%的病例为淋巴结转移。

交界性及恶性乳腺叶状肿瘤较良性乳腺叶状肿瘤体积更大(超过7cm的叶状肿瘤,其交界性及恶性的可能性更高)。恶性乳腺叶状肿瘤可出现血行转移。

四 影像学表现

(一) X线

典型乳腺叶状肿瘤X线表现为高密度或等密度的圆形或卵圆形肿块,可见2~3个深分叶,边缘光滑锐利,部分边缘可见透亮"晕征"(图11-0-1),部分因与周围正常乳腺实质重叠而模糊。乳腺叶状肿瘤因生长较快,较少伴有钙化,但也有报道可见粗大爆米花样钙化。

有些乳腺叶状肿瘤缺乏典型的良性特征,例如形状不规则、边界不清,但是形态学特征并不能准确地鉴别叶状肿瘤的组织学类型。尽管良恶性乳腺叶状肿瘤在形态上有较大重叠,但有文献报道直径>3cm的乳腺叶状肿瘤提示恶性可能。

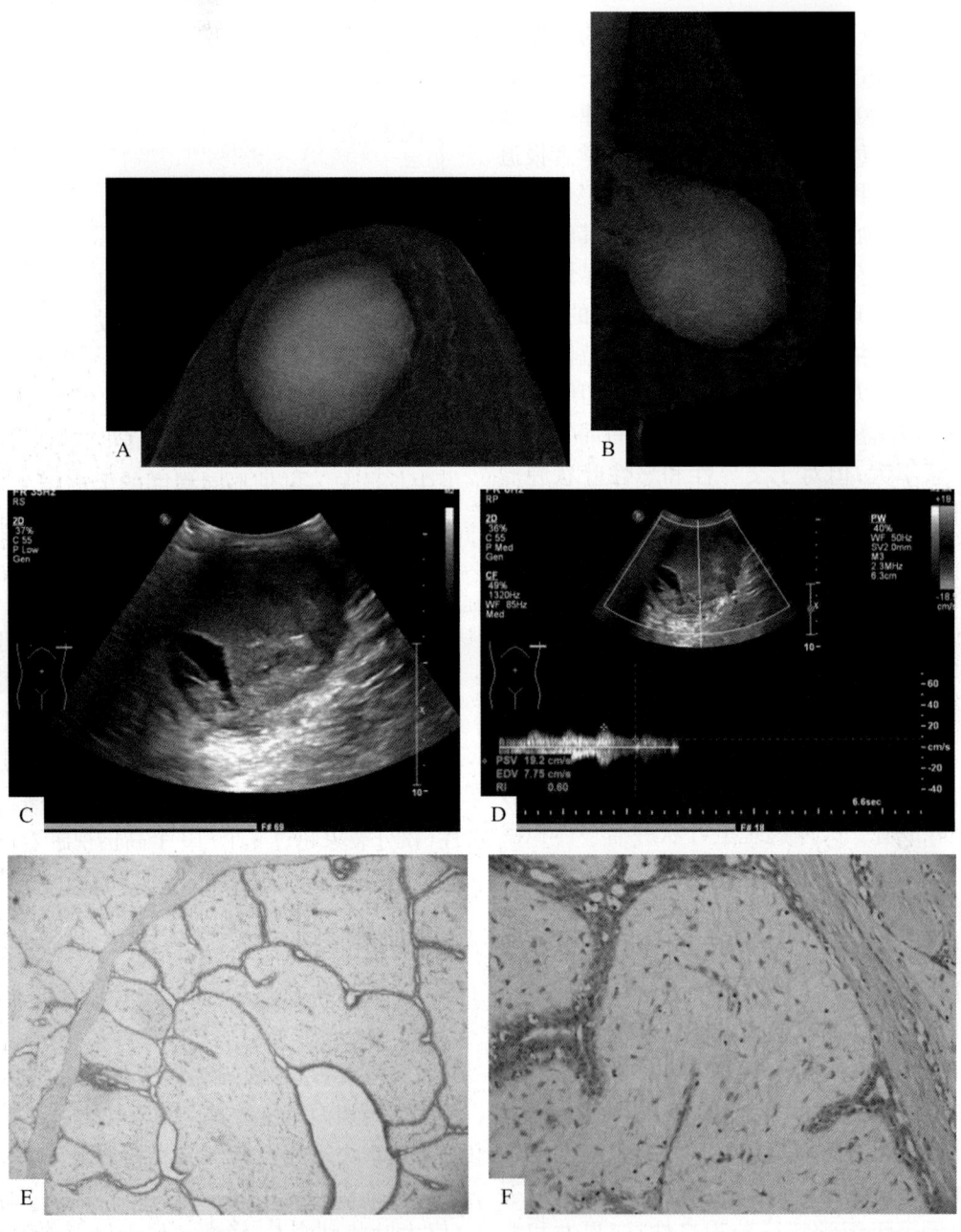

图11-0-1 良性叶状肿瘤 A、B.乳腺X线摄影CC位及MLO位,示左乳较大类圆形稍高密度肿块,边缘光滑锐利,可见晕征。C、D.二维超声及彩色多普勒,示左乳不均质低回声实性肿块,肿块内多发无回声区,边界清晰。多普勒未探及血流。E、F.病理示肿瘤边界清楚,由腺上皮及纤维间质增生组成,腺上皮增生被覆腔上皮-肌上皮双层细胞,形成裂隙样结构;纤维间质增生挤压腺体,形成叶片状结构,但细胞稀疏,基质黏液样变,核分裂象1~4个/2mm^2,未见坏死及其他间质成分。(见彩色插页)

(二) 超声

乳腺叶状肿瘤表现为横向生长的圆形或卵圆形实性肿块,边缘清晰,内部均匀低回声,微钙化较少见。如果肿块呈分叶状、内部出现囊性成分(图11-0-1)、后方声影增强(具有较好的穿透性)、在实性为主的肿块出现裂隙状无回声则高度提示乳腺叶状肿瘤,而非纤维腺瘤。

交界性及恶性乳腺叶状肿瘤更容易表现为体积较大的不规则肿块,肿块内囊性成分更多见。但在病灶边界、方位、内部回声及后方回声特征等方面良恶性叶状肿瘤之间无明显差异。彩色多普勒也很难鉴别其良恶性。近期研究发现弹性超声能够区分叶状肿瘤与纤维腺瘤,由于乳腺叶状肿瘤质间细胞更加丰富,因此其"硬度"高于纤维腺瘤,典型的乳腺叶状肿瘤可表现为中心弹性高于周围的"环征"。此外,弹性成像也可以帮助鉴别乳腺叶状肿瘤的良恶性,但由于病例较少,目前最终诊断还需要依靠穿刺病理。

(三) MRI

乳腺叶状肿瘤在MRI上的形态特征与超声相似,大部分表现为卵圆形边界清楚的肿块,病灶在T1WI上呈等信号,T2WI上为不均匀高信号,增强扫描不均匀高强化(图11-0-2,图11-0-3)。能与纤维腺瘤鉴别的典型表现包括分叶和囊性成分。有研究显示乳腺叶状肿瘤增强扫描更容易表现为不均匀强化,但与纤维腺瘤间并无显著差异。而TIC和ADC值不能鉴别两者。

MRI上单独的形态学特征很难区别乳腺叶状肿瘤的组织学级别,病灶内囊性改变伴不规则囊壁、T2信号低于或等于周围正常腺体组织、ADC值减低时提示组织学分级偏恶性。不规则囊壁可能与组织学出血性梗死及坏死相关,ADC值减低是因为恶性叶状肿瘤间质细胞密度增高(图11-0-4)。目前没有文献证实TIC、磁共振波谱成像(MRS)及弥散张量成像(DTI)等功能成像能够帮助鉴别肿瘤的组织学分级。

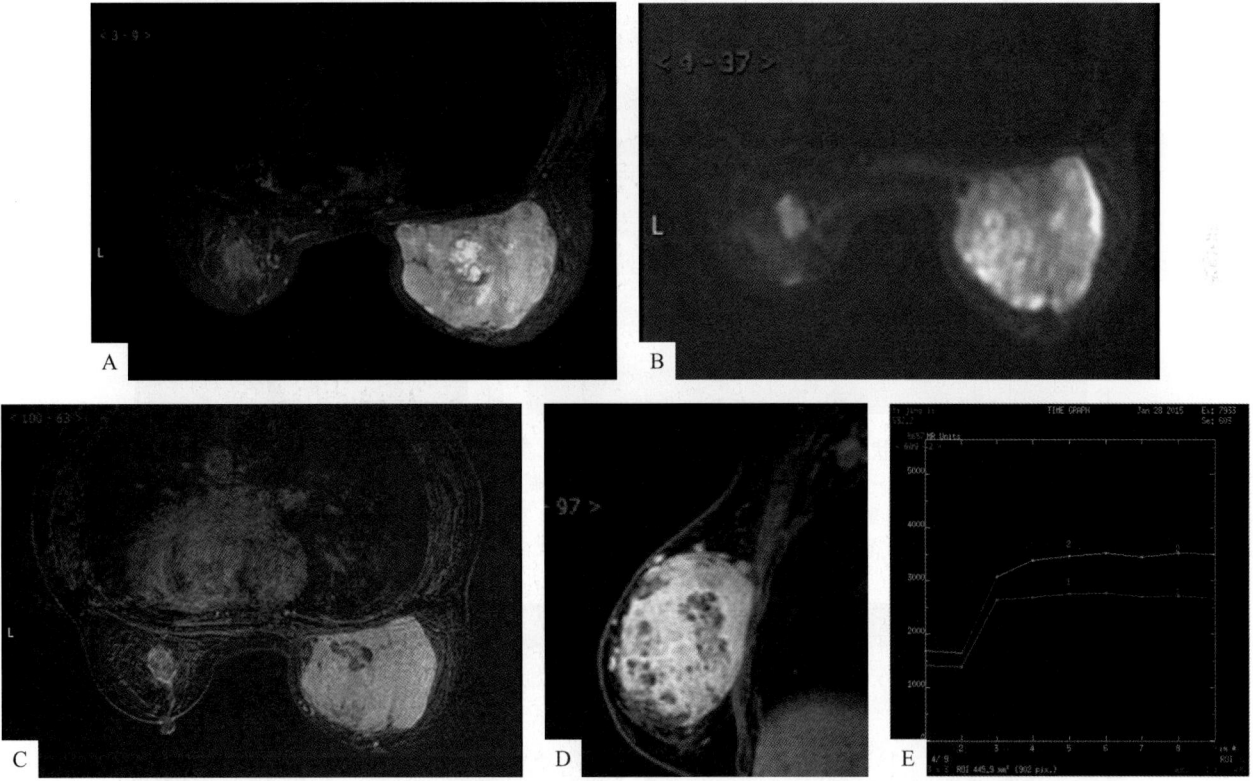

图11-0-2 右乳良性叶状肿瘤 A~E.分别为乳腺MR T2WI脂肪抑制(STIR)、DWI、早期增强减影轴位图像、延时期增强矢状位图像及TIC。MR图像示右乳较大类圆形肿块,可见分叶,边界光整,T2WI上稍高信号其内可见片状更高信号,DWI高信号,增强扫描不均匀强化,其内囊变区未见强化,TIC为平台型,病理证实为良性叶状肿瘤。左乳T2WI稍高信号不规则肿块,边界不规整,DWI上高信号,减影可见环形强化。病理证实为浸润性乳腺癌。

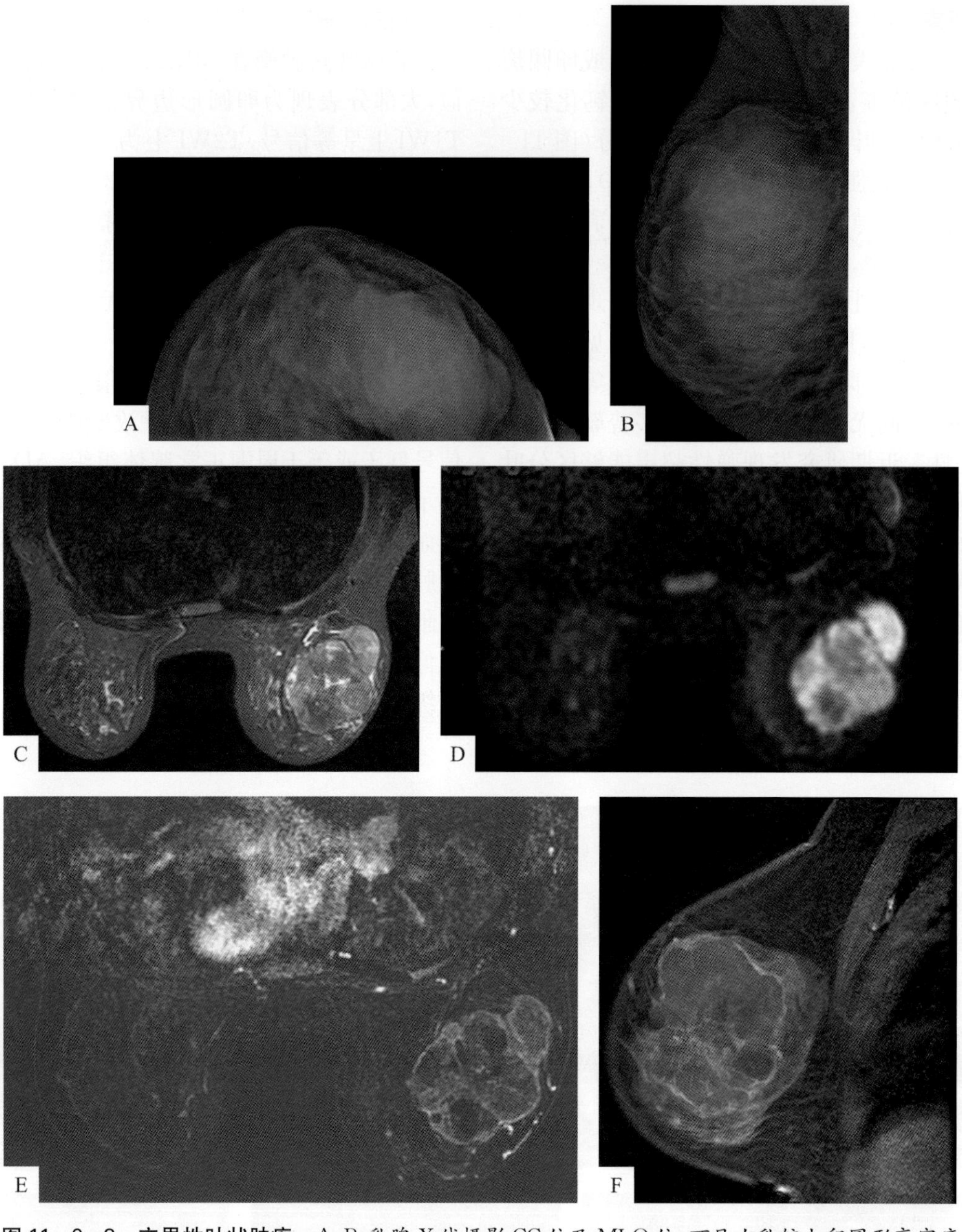

图11-0-3 **交界性叶状肿瘤** A、B.乳腺X线摄影CC位及MLO位,可见右乳较大卵圆形高密度肿块,部分边界模糊。C～F.分别为乳腺MR T2WI脂肪抑制(STIR)、DWI、增强早期减影轴位图像、增强延时期矢状位图像,显示右乳较大分叶状肿块,部分边界欠清,T2WI上不均匀稍高信号,DWI上高信号,增强扫描不均匀强化。病理证实为交界性叶状肿瘤。

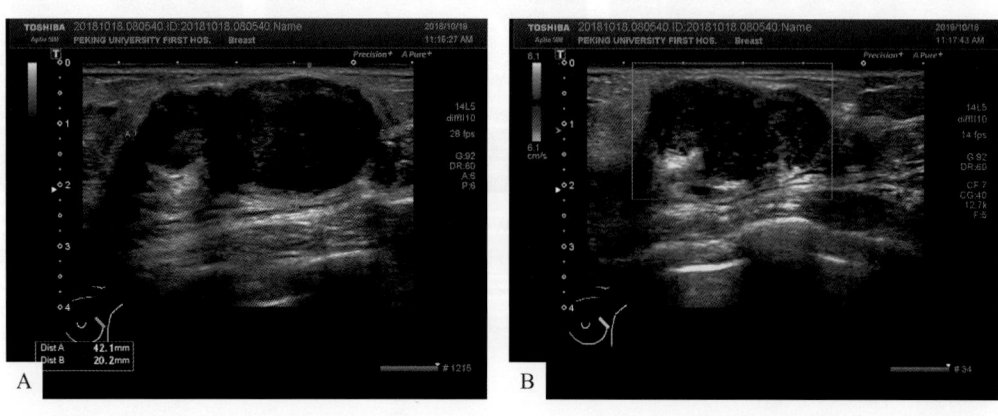

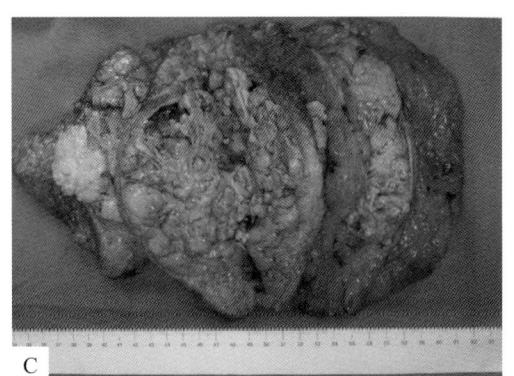
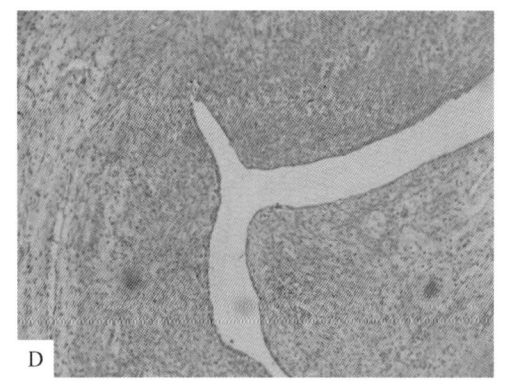

图 11-0-4　恶性叶状肿瘤　A、B. 分别为二维超声及彩色多普勒图像,显示左乳9点较大低回声肿块,形态欠规则,边界清晰。多普勒示其内可探及丰富血流。C、D. 分别为左乳术后大体及镜下病理,大体标本示肿块切面边界清楚,呈疏松实性为主,局部囊性。镜下可见由上皮及间叶双相性增生的肿瘤,间质成分呈梭形,细胞丰富、密集排列,细胞核呈中-重度异型,核分裂象多见(达 25 个/$2mm^2$),部分区域间质细胞过度生长,未见坏死及异源性成分。肿瘤大部分呈推挤性边界,局部浸润周围乳腺组织。(见彩色插页)

五 诊断要点

45～50岁中年女性短期内迅速增大的无痛性肿块,触诊肿块边界清楚、活动性好,尤其是既往曾有纤维腺瘤病史的患者应考虑到乳腺叶状肿瘤的可能性。

影像上表现为边界清楚、光滑锐利的分叶状肿块;超声示病灶后方声影增强、病灶内出现囊变或裂隙样改变;MR T2WI 上呈等或略低信号,增强扫描不均匀强化时,提示乳腺叶状肿瘤可能性较大。当病灶体积较大(直径>3cm),超声弹性成像示病灶硬度较高,MRI 上肿块内囊性灶囊壁不规则、ADC 值减低时,提示肿瘤具有恶性倾向。

乳腺叶状肿瘤的最终确诊及组织学分级还需要依靠病理诊断。但核芯针穿刺结果应与影像特征相结合:如果穿刺结果为纤维腺瘤,影像特征也提示纤维腺瘤,则可以常规随访;如果病理结果为纤维腺瘤而影像提示乳腺叶状肿瘤可能,则建议6个月短期随访或肿块切除活检;如果核芯针穿刺病理显示"富细胞性纤维腺瘤""富细胞性纤维上皮病变"或"不能除外叶状肿瘤",则应积极手术切除。

关于乳腺叶状肿瘤良恶性的鉴别,影像学特征只能给予提示,无法进行诊断;即使是核芯针穿刺活检也会因取材部位不同而不能准确评价;只有对完整切除的标本进行组织病理学检查,才能准确分级。

六 鉴别诊断

1. **良性病变与纤维腺瘤鉴别**　由于两种肿瘤起源相似,两者在临床、影像及病理方面的表现均很相似。通常乳腺叶状肿瘤发病年龄较纤维腺瘤晚,多见于中年女性,年轻女性较少见。肿块短时间内迅速增大应考虑乳腺叶状肿瘤可能。影像学上,肿块体积较大,分叶状形态,病灶内囊性变,病灶弹性较硬,呈"环形"改变时,应考虑乳腺叶状肿瘤可能,但最终确诊需要影像与病理相结合。

2. **良性表现的恶性肿瘤与边界光滑锐利的恶性肿瘤如三阴性导管癌、髓样癌、乳头状癌、黏液癌鉴别**　迅速增大的病史,典型的分叶状形态,后方声影增强,T2等或稍低信号,可以帮助鉴别。

3. **恶性叶状肿瘤需与乳腺癌鉴别**　肿块内部囊性变、增强扫描不均匀强化的恶性叶状肿瘤应与乳腺浸润性导管癌伴液化坏死相鉴别。乳腺叶状肿瘤多呈分叶状,边缘尚光整,肿块内囊腔或肿块边缘常见出血信号,而浸润性导管癌常表现为不规则肿块,边界不清或伴有毛刺,出血不常见。影像难以鉴别时还需穿刺病理进行鉴别。

(秦乃姗)

◆ 参考文献 ◆

[1] Adamietz BR, Kahmann L, Fasching PA. Differentiation between phyllodes tumor and fibroadenoma using real-time elastography [J]. Ultraschall Med, 2011, 32 Suppl 2: E75-79.

[2] Carlson RW, Allred DC, Anderson BO, et al. Metastatic breast cancer, version 1. 2012: featured updates to the NCCN guidelines [J]. J Natl Compr Canc Netw, 2012, 10(7): 821-829.

[3] Ditsatham C, Chongruksut W. Phyllodes tumor of the breast: diagnosis, management and outcome during a 10-year experience [J]. Cancer Manag Res, 2019, 11: 7805-7811.

[4] Guerrero MA, Ballard BR, Grau AM. Malignant phyllodes tumor of the breast: Review of the literature and case report of stromal overgrowth [J]. Surg Oncol, 2003, 12(1): 27-37.

[5] Li LJ, Zeng H, Ou B, et al. Ultrasonic elastography features of phyllodes tumors of the breast: A clinical research. PLoSone, 2014, 9(1): e85257.

[6] Liberman L, Bonaccio, E, Hamele-Bena D, et al. Benign and malignant phyllodes tumors: Mammographic and sonographic findings [J]. Radiology, 1996, 198: 121-124.

[7] Michael JP, Cara S, Hadi Y, et al. Phyllodes tumor: Review of key imaging characteristics [J]. Breast Disease, 2015, 35: 79-86.

[8] Shashi PM, Satyendra KT, Manjaree M, et al. Phyllodes tumor of breast: a review article [J]. ISRN Surg, 2013: 2013: 361469.

[9] Tse GM, Cheung HS, Pang LM, et al. Characterization of lesions of the breast with proton MR spectroscopy: Comparison of carcinomas, benign lesions, and phyllodes tumors [J]. AJR, 2003, 181(5): 1267-1272.

第十二章

乳腺恶性病变

第一节 乳腺导管原位癌

一、概述

乳腺导管原位癌（ductal carcinoma in situ，DCIS）是一种肿瘤性导管内病变，特征为上皮增生明显、轻至重度的细胞异型性，其范围局限于乳腺导管系统而未突破基底膜，属于非浸润性癌，具有发展成为浸润性导管癌的潜在可能性。

二、病理

在WHO乳腺肿瘤组织学分类标准2003版中，依据细胞核的异型程度、管腔内钙化、核分裂象和钙化，将DCIS分为3级，常有不同级别DCIS混合存在，在同一病例甚至同一管腔也常呈现不同的细胞形态。应当注意，3级分类系统并不意味着病变是从1级（高分化）向3级（低分化）进展。

低级别DCIS由小的单一性细胞组成，呈拱桥状、微乳头、筛状或实性排列，细胞核大小一致，染色质均匀，核仁不明显，核分裂象罕见，偶尔管腔内可出现脱落细胞，但无坏死和粉刺样组织。微钙化常呈沙砾体型。中级别DCIS由类似低级别DCIS的细胞构成，排列呈实性、筛状或微乳头状，部分导管腔内有坏死；有时核的改变呈中等级别，偶见核仁和粗大染色质，有或无坏死。无定型或片状微小钙化的分布与低级别DCIS相似，或呈现低级别DCIS和高级别DCIS两者的特点。高级别DCIS由排列成单层的高度异型细胞构成，呈微乳头状、筛状或实体状，具有高级细胞核，明显多形性，分化差，外形及分布不规则，染色质粗、不规则，核仁明显，核分裂象多见。管腔内有特征性的伴有大量坏死碎屑的粉刺样坏死。无定型微小钙化常见。

三、临床表现

临床上大多数DCIS患者（85%）触及不到肿块，仅由乳腺X线摄影发现特征性钙化而诊断；只有约10%的患者具有一些临床表现，表现为可触及的肿块、乳头溢液或Paget病等；5%的患者可以没有任何临床表现。DCIS可有多灶性、多中心性、隐匿性浸润等，腋窝淋巴结转移少见。目前DCIS的治疗包括局部治疗和系统治疗，在制订治疗计划时，建议应用Van Nuys预后指数（VNPI）指导治疗方法。全乳切除术对98%的DCIS患者是一种治愈性处理方法，其可有效降低局部复发率；有研究发现，肿块切除（不包括腋窝淋巴结清扫）加上全乳放疗与乳房切除术有相似的生存率；DCIS保乳手术后行全乳放射治疗可以降低约50%的同侧复发风险；部分回顾性研究结果显示，对临床医师评估为复发风险"低"的患者，可仅行保乳手术而不接受放疗，譬如低级别DCIS，符合VNPI低危组的患者。目前未见关于DCIS患者进行化疗的大规模临床试验报道，因此化疗未证明对于DCIS患者的临床管理有明确作用。接受保乳手术加放疗，尤其是ER阳性的患者以及仅接受保乳手术的患者，可考虑采用他莫昔芬治疗5年以降低保乳术后同侧乳腺癌复发风险。对于HER2阳性的DCIS患者，目前各指南均未推荐辅助抗HER2靶向治疗。

DCIS具有发展为浸润性癌的趋势，约14%~75%的DCIS会进展为浸润性乳腺癌，是一种高治愈率的疾病，10年生存率>97%，其恶性程度与病理类型及核级别相关。VNPI包括肿瘤大小、切缘距离、年龄、核分级和坏死。手术切缘状况是几乎所有研究提到的预后因素之一；复发与年龄有一定关系，年轻患者复发概率较老年人高，尤其是40岁以下的患者;DCIS 的肿块大小和组织学特征是局部复发的预后因素,但结论尚不统一。

四 影像学表现

(一) X 线

典型的 DCIS 在乳腺 X 线检查时多表现为不伴肿块的成簇微小钙化灶,恶性钙化还可表现为细小点样、线状、分支状钙化等。常见征象还有肿块、局灶性不对称及结构扭曲。

1. 钙化 DCIS 患者乳腺内钙化是由于导管原位癌中央发生不规则坏死,形成似粉刺样物质,从而引起钙盐在导管内沉积,或者由肿瘤细胞分泌而成。可表现为模糊不定形钙化、粗糙不均质钙化、细小多形性钙化及细线样或细小分支状钙化,呈成簇、线样或段样分布。有研究发现段样分布的细线样或细小分支状钙化常见于高级别 DCIS(图 12-1-1);单发或多发成簇分布的细小多形性钙化常见于中级别 DCIS(图 12-1-2);成簇分布的点状模糊不定形钙化常见于低级别 DCIS(图 12-1-3)。

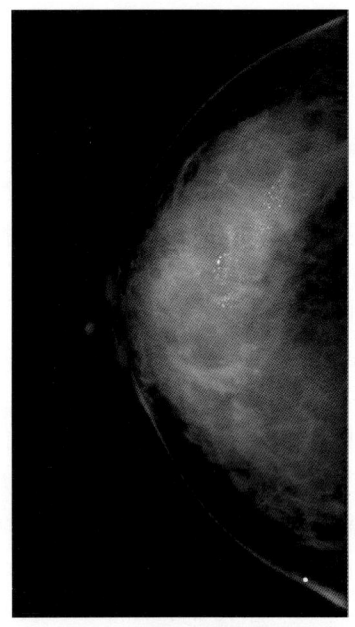

图 12-1-1 右乳高级别 DCIS 右乳 X 线摄影 CC 位显示右乳外上象限大量泥沙样、细线样、细小分支状及不规则钙化,沿导管呈段样分布至乳晕区。

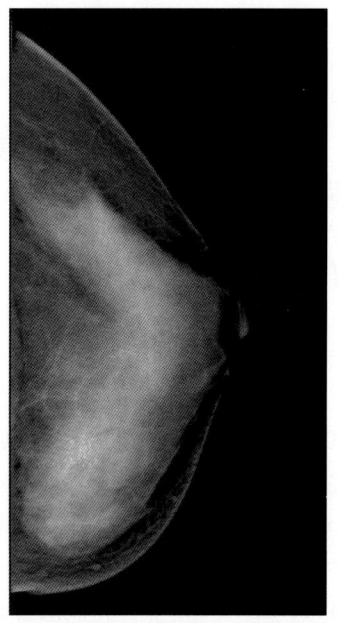

图 12-1-2 左乳中级别 DCIS 左乳 X 线摄影 CC 位显示左乳内侧点状、颗粒状及细小多形性钙化,成簇分布。

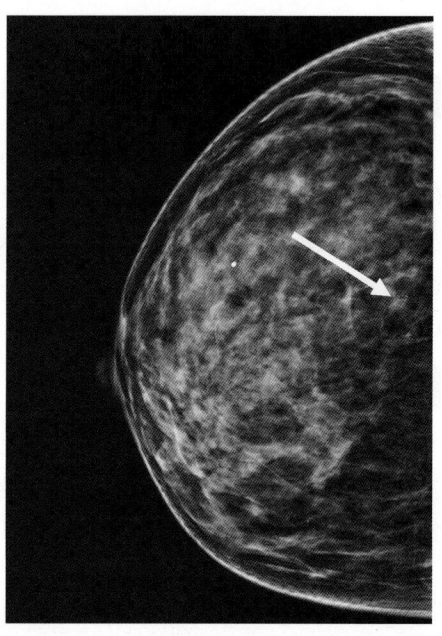

图 12-1-3 右乳低级别 DCIS 右乳 X 线摄影 CC 位显示成簇分布的点状及模糊不定形钙化(白箭)。

2. 肿块 表现为形状不规则、边缘模糊和等密度,与浸润性癌相似,但体积通常小于浸润性癌;也可以表现圆形、卵圆形肿块,边缘清晰,但不常见。

3. 局灶性不对称 DCIS 可表现为局灶性不对称,与既往影像学比较进展性不对称高度怀疑。可合并或不合并微钙化。

4. 结构扭曲 约 7%~13% 的纯 DCIS 表现为结构扭曲,表现为结构扭曲的 DCIS 中心常为高密度。结构扭曲与其合并的硬化性腺病或放射状瘢痕有关。

(二) 超声

DCIS 在超声多表现为边界不清的肿块,内部呈低回声,肿块内多具有弥漫或成簇分布的针尖样、颗粒状钙化,肿块内血流多较丰富。根据声像图表现可分为肿块、非肿块或肿块与非肿块并存。

1. 肿块 又分实性、囊实混合性及囊性,以实性肿块为主,多不规则,边缘不光整,有微小分叶,内部回声不均匀,部分可见钙化(图 12-1-4)。

2. 非肿块 分为低回声区、钙化、导管改变及结构扭曲。

(1) 低回声区:最常见,可表现为管状、局灶或节段样分布。

(2) 钙化:根据分布位置不同可分为肿块内钙化、肿块外钙化及导管内钙化,微钙化(<0.5mm)、多形性钙化具有较高的风险,分布密集呈簇状或呈线样、段样分布高度提示恶性病变(图 12-1-5)。

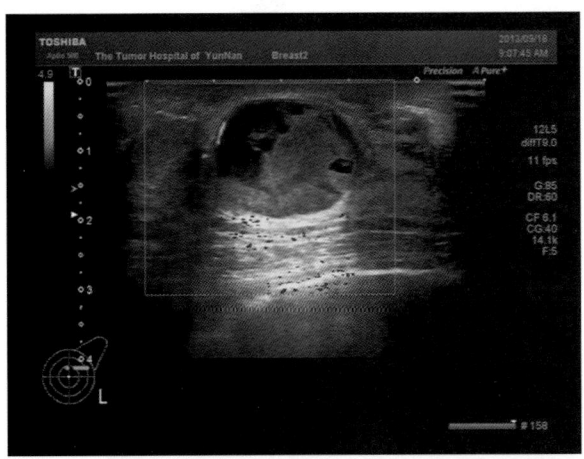

图 12-1-4　左乳高级别 DCIS　左乳超声图像显示左乳 10 点钟方向见一囊实混合性肿块，形状呈椭圆形，边缘尚光整，实性部分回声欠均匀，后方回声增强。

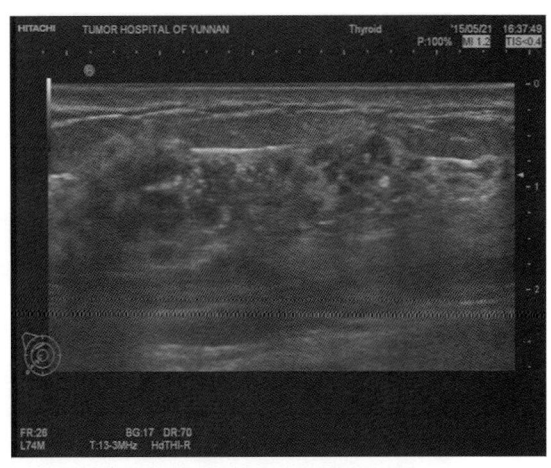

图 12-1-5　右乳低级别 DCIS　右乳超声图像显示右乳 11 点钟方向乳腺腺体内多发密集分布的点状强回声。

（3）导管改变：包括导管扩张、管壁增厚以及管腔内等回声或低回声充填，甚至伴有钙化。

（4）结构扭曲：表现为乳腺组织结构模糊、Cooper 韧带牵拉和截断、局限性腺体增厚、部分出现皮肤增厚。

（三）MRI

MRI 在 DCIS 诊断及病变范围评估方面的敏感性高于乳腺 X 线摄影检查。平扫 T1WI 上常呈等信号，T2WI 上可表现为段样或线样稍高信号，亦可表现为肿块。DWI 上常呈高信号或以高信号为主，ADC 值减低，但减低程度较其他恶性肿瘤不明显，因病灶中常夹杂正常的脂肪和腺体，导致 ADC 值偏高和离散。

DCIS 的典型 MRI 表现为段样、线样分布的成簇小环形强化及集簇状强化（图 12-1-6，图 12-1-7），也可表现为局灶性、区域性或弥漫性强化，孤立性或多发性肿块。肿块常表现为不规则肿块，边缘欠清或毛刺，见于 14%～83% 的病例。也可表现椭圆形、圆形和小叶肿块，但不常见，TIC 常不表现为廓清型，而表现为平台型或流入型。

五　诊断要点

本病多见于生育年龄妇女。临床触诊多无异常，往往通过 X 线检查发现钙化而确诊。在乳腺 X 线摄影中常表现为成簇分布、线样分布或段样分布的中间性及恶性钙化。MR T2WI 上可表现为段样或线样高信号。在 DCE-MRI 上 DCIS 多表现为非肿块强化，而其中最常见的是段样或线样强化，内部强化不均可呈成簇小环形及集簇状。部分分化良好的导管原位癌可表现为边界清楚的强化结节。TIC 多为流入型。

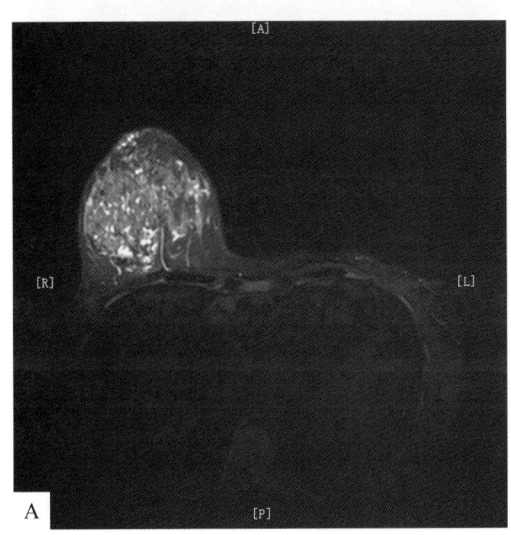

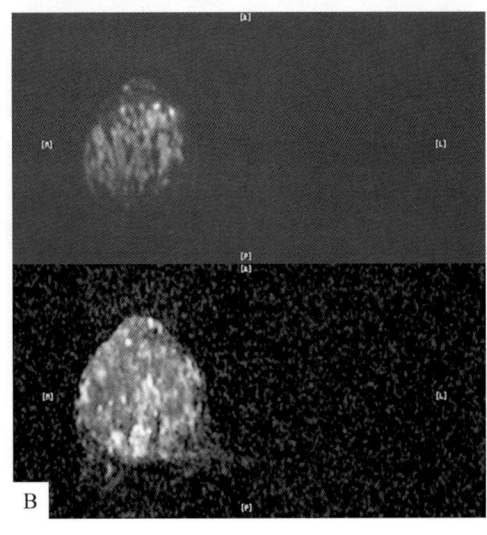

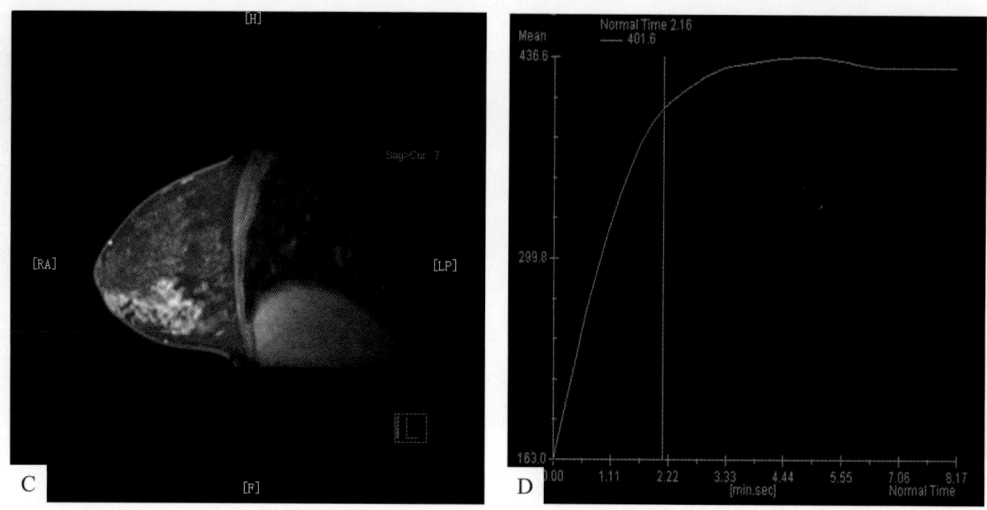

图 12-1-6　左乳癌术后，右乳低级别 DCIS　A. 右乳横断位 T2WI 平扫显示右乳外下象限局部腺体增厚，信号增高且不均匀。B. DWI 及 ADC 图显示病灶在 DWI 上呈稍高信号，ADC 图为低信号。C、D. 分别为矢状位增强 T1WI、TIC，显示病灶增强后呈成簇小环形不均匀强化，呈段样分布至乳头，TIC 为快速流入-平台型。

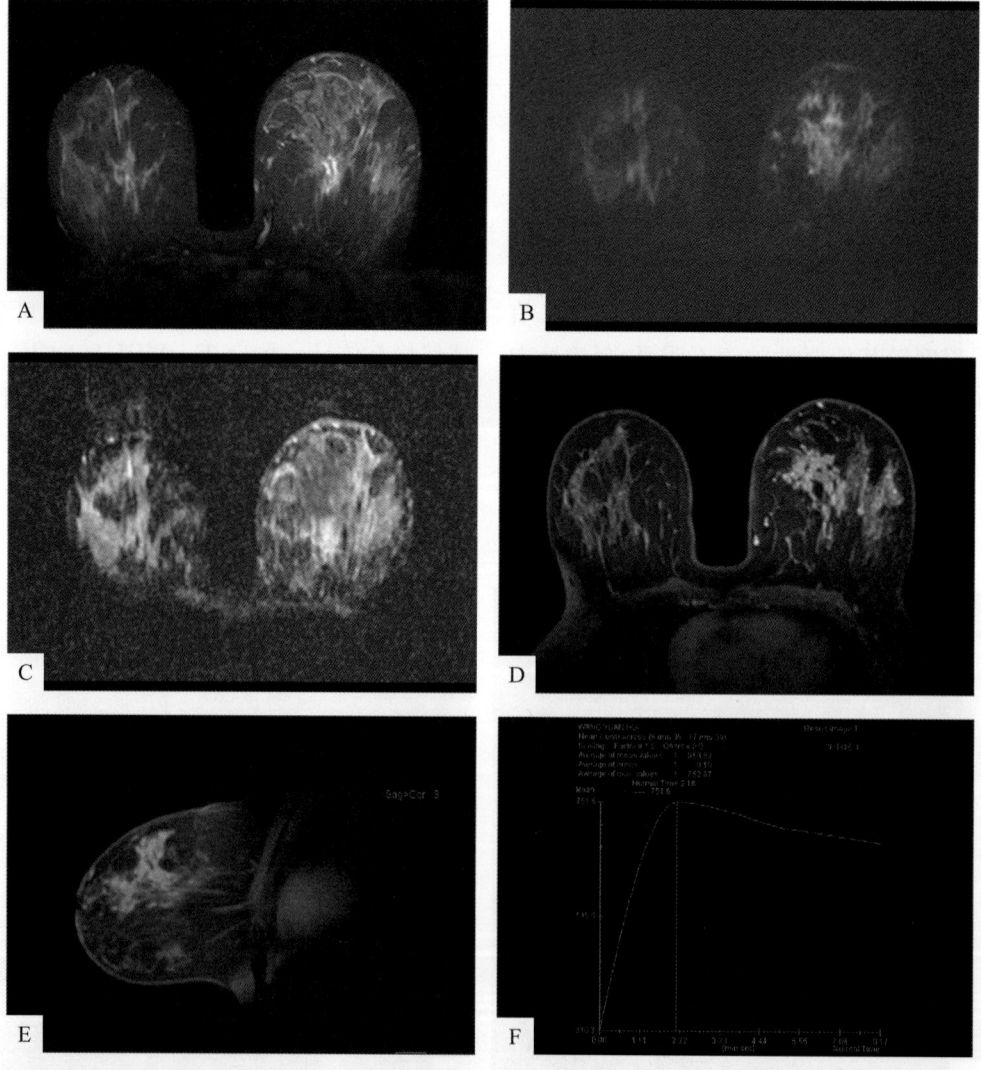

图 12-1-7　左乳低级别 DCIS　A. 双乳横断位 T2WI 平扫显示左乳内上象限局部腺体增厚，信号稍增高。B、C. 分别为 DWI 及 ADC 图，显示病灶在 DWI 呈高信号，ADC 图为低信号。D～F. 分别为横轴位及矢状位 T1WI 增强以及 TIC，显示增强后病灶呈区域性集簇状不均匀强化，TIC 为流出型。

六 鉴别诊断

1. 乳腺腺病 源于终末导管-小叶单位的乳腺上皮和纤维组织良性增生性病变。X线表现为典型良性钙化(点状、颗粒状)或模糊不定形钙化,且分布形式多为散在、区域性或成簇分布,少见段样分布。MRI动态增强后可表现为非肿块强化,如弥漫性分布、区域性、节段性的强化,亦可表现为点状强化,两者的血流动力学改变类似,有时难以鉴别,应结合其他检查。

2. 纤维腺瘤伴坏死 通常纤维腺瘤变性坏死钙化表现为粗糙或爆米花样钙化,需要鉴别的主要为不典型钙化,多数表现为点状、颗粒状及模糊不定形钙化,但钙化往往合并有边界清晰肿块,且随着时间推移钙化可向典型粗糙或爆米花样发展。

(丁莹莹)

◆ 参考文献 ◆

[1] 包凌云.乳腺导管原位癌的超声诊断[J].浙江医学,2019,41(11):1109-1112.
[2] 许晓琴,汪登斌,王丽君,等.乳腺导管原位癌MRI特征及其与病理分级的关系[J].中国全科医学,2019,22(18):2248-2252.
[3] 中国抗癌协会乳腺癌专业委员会.中国抗癌协会乳腺癌诊治指南与规范(2019年版)[J].中国癌症杂志,2019,29(8):652-655.
[4] 朱丽钰,娄鉴娟,王思奇,等.乳腺导管原位癌微钙化X线特征与病理的对照研究[J].放射学实践,2019,34(11):1237-1241.

第二节 乳腺Paget病

一 概述

乳腺Paget病(Paget's disease)由James Paget于1874年首先报道,故称乳腺Paget病,又称乳头乳晕湿疹样癌。乳腺Paget病是一种少见的特殊类型乳腺癌,发病率约占乳腺癌的1%~4%。

二 病理

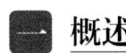

乳腺Paget病诊断依据是镜下发现乳头乳晕的皮肤内有Paget细胞。关于本病的起源有争议,一种学说认为本病起源于乳头乳晕的表皮细胞,向下侵犯乳头深部的导管,其依据是本病在显微镜下有与一般乳腺癌不同的形态,另外亦解释了极少数病例即使广泛取材仍然找不到乳腺内病变;另一学说认为本病是由导管内癌细胞沿着导管蔓延向前侵犯乳头表皮而形成,该理论可解释近乎所有的病例都伴有乳晕后导管原位癌或浸润性导管癌。对于部分管内癌细胞易侵入乳头表皮引发Paget病的原因,有学者解释为Paget病的管内癌细胞具有嗜表皮特性,因此,Paget病是乳腺导管内癌继发乳头湿疹样病变的一种综合征,它是乳腺癌的一个特殊类型。

三 临床表现

乳腺Paget病多见于40~60岁女性,临床主要表现为乳头反复潮红、糜烂、破溃、结痂,皮肤增厚、脱屑和瘙痒等症状,酷似湿疹,故又被称为湿疹样癌(eczematoid carcinoma)。严重者可出现乳头部分或完全缺损。乳头溢血是常见的伴随体征。也可同时伴有乳头乳晕下肿块,少数患者可只表现为乳腺肿块,而乳头、乳晕区皮肤无异常表现。本病发展较慢,病程较长,容易被误诊为乳头湿疹。对于Paget病,临床应行X线、超声、MRI等影像学检查以发现乳腺内是否有癌灶及其准确范围,以利于治疗方案的制定。

四 影像学表现

(一) X线

乳腺Paget病临床上主要以乳头改变为明显,另外近乎所有的病例都伴有乳头乳晕后导管原位癌或浸润性导管癌,因此,乳腺Paget病X线上表现除乳头改变外,其余表现与乳腺DCIS或浸润性导管癌相似,类型可多种多样。乳腺Paget病典型X线表现为乳头乳晕下沿导管走行方向分布的多发细小点状、细线样或分支状钙化,钙化可一直延伸至乳头(图12-2-1),钙化也可成簇或段性分布。乳腺Paget病在X线上还可表现为边缘不规则、形态各异的肿块,伴或不伴有细小钙化,也可仅表现为不对称致密、结构紊乱。这些表现既可单独存在,亦可同时出现。乳头表现因病期不同而不同,在较早期Paget细胞在乳头表皮内浸润常形成块状细胞团,伴发淋巴细胞浸润,使皮肤增厚,因此在X线上表现为乳头较健侧增大、密度增高,后期当乳头出现糜烂或溃烂时,X线上则表现为乳头内陷、乳头部分甚至全部缺损,乳晕皮肤增厚。

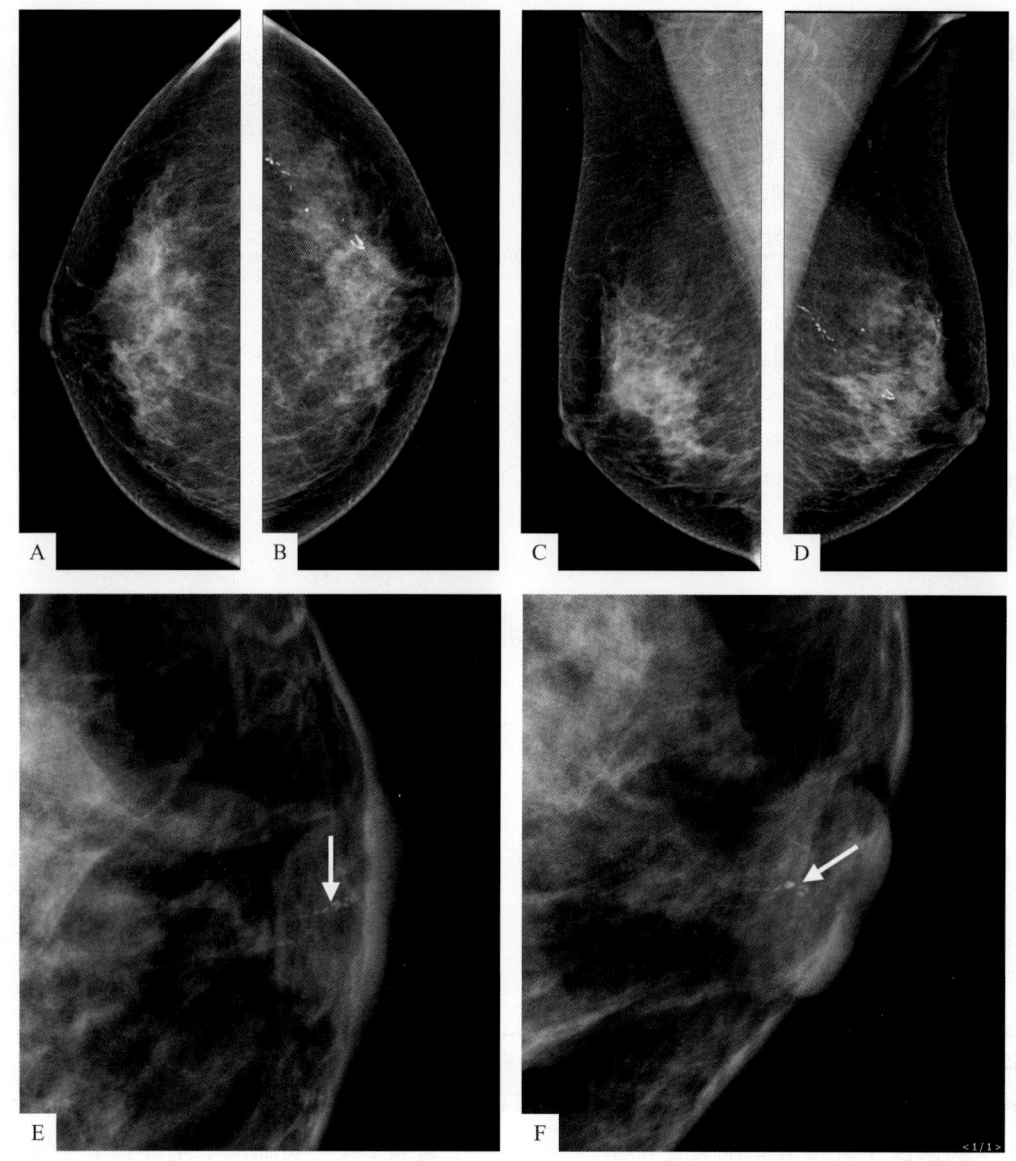

图12-2-1 左乳Paget病 A~D.分别为右乳及左乳X线头尾位及内外斜位；E、F.分别为左乳局部头尾位及内外斜位放大，显示左乳头后方沿导管走行方向呈线样分布的多发细线样钙化（白箭），左乳头形状不规则且凹陷。

（二）超声

临床上主要以乳头乳晕改变为明显者，超声上可表现为乳头乳晕回声减低，局部皮肤增厚，与皮下脂肪层分界不清。当伴有乳头乳晕后导管原位癌或浸润性导管癌时，其声像图表现类似DCIS或浸润性导管癌，可表现为乳头乳晕后方导管扩张，于乳腺实质内可见局灶性或多发不规则低回声区，结构紊乱，可见沿导管走行分布的多发细小强回声钙化，CDFI显示血流较丰富（图12-2-2）。特别强调的是超声检查中应注意与健侧乳房对比，更易发现不明显的病变，以避免漏诊。

（三）MRI

在MRI上多表现为患侧乳头乳晕呈不对称性明显强化，可呈结节状、盘状或不规则形强化，乳晕及其周围皮肤受累时也可出现明显强化，皮肤增厚，少部分在MRI表现正常。当乳头后方乳腺组织合并DCIS或浸润性导管癌时，其MRI表现类似DCIS或浸润性导管癌（图12-2-3）。在动态增强MRI上表现为沿导管走行方向不连续的点、线状或段性分布强化，伴周围结构紊乱，也可表现为不规则、边缘毛刺肿块，呈不均匀或边缘强化。对于X线上表现为单纯钙化病变，乳腺MRI检查虽然不能明确显示乳腺癌的微小钙化，但可显示肿瘤组织的情况，根据其强化的形态学、内部信号特征、强化特点以及DWI表现，同样可做出正确诊断，更重要的是可准确确定病变范围，并可显示X线、超声未检出的多灶、多中心病变。

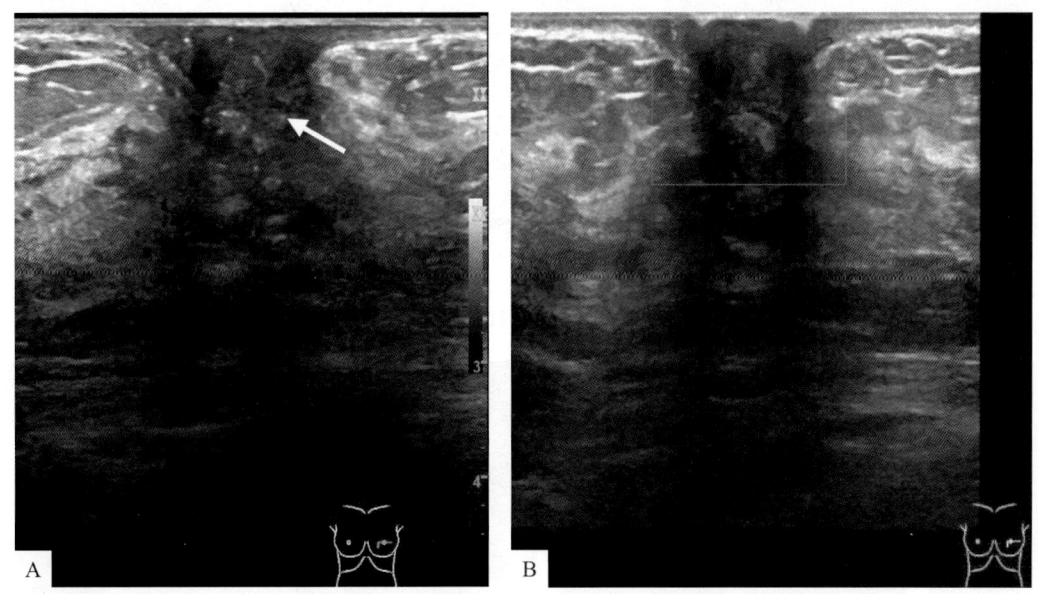

图 12-2-2 左乳 Paget 病 A. 左乳二维灰阶超声图；B. 左乳彩色多普勒血流图。显示左乳头、乳晕区域多发细小点状强回声钙化（白箭），彩色多普勒血流可见点状血流信号。

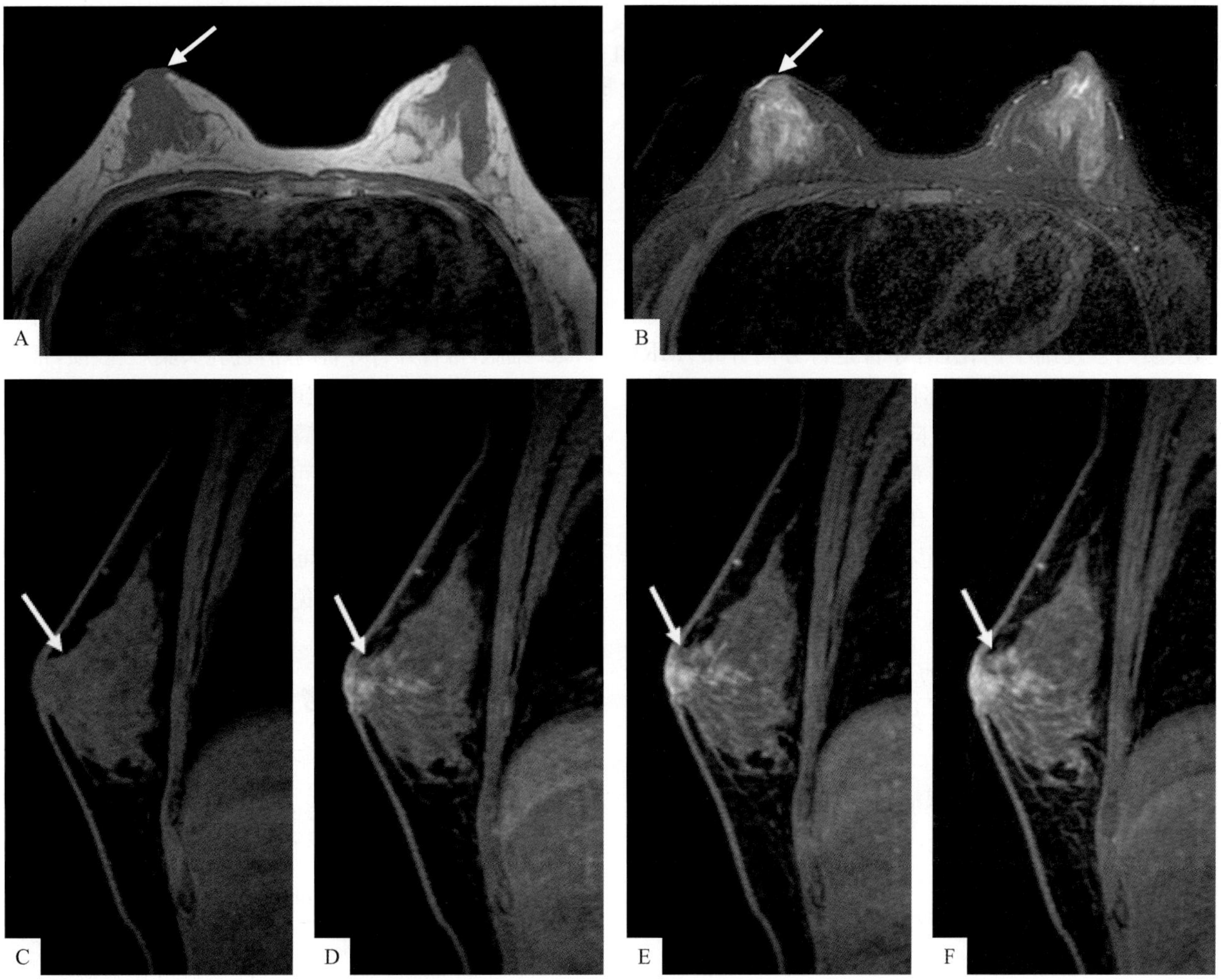

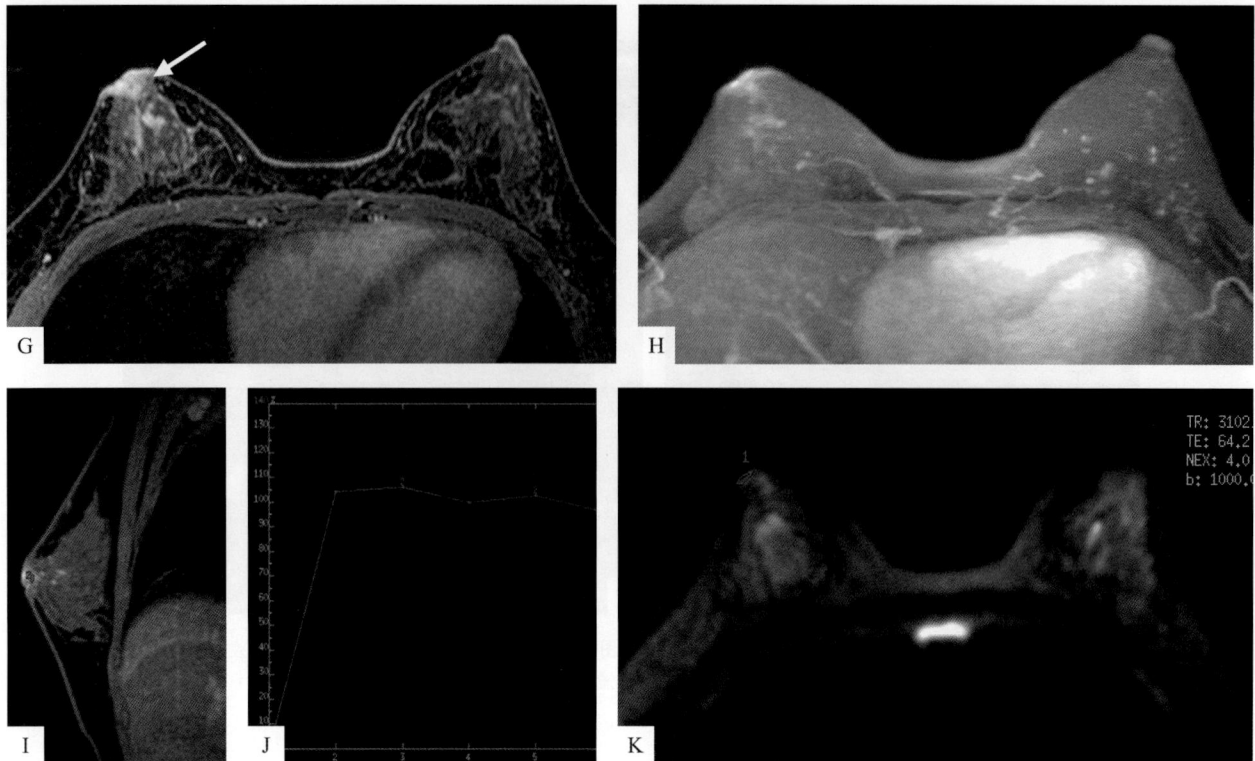

图 12-2-3 右乳 Paget 病 A、B. 分别为横断位 MR T1WI 及脂肪抑制 T2WI,右乳头形态不规则、凹陷。C~F. 分别为右乳矢状位 MRI 动态增强前和增强后 1 min、2 min、8 min。G. MRI 动态增强后延迟时相横断位 T1WI;H. MIP 图,双乳对比显示右乳头不规则、凹陷,乳头及乳头后方斑片状强化,部分呈沿导管走行方向分布(白箭)。I、J. 分别为病变感兴趣区及 TIC,显示病变 TIC 呈平台型。K. DWI 图,显示右乳病变呈高信号。

五 诊断要点

临床主要表现为乳头反复潮红、糜烂、破溃、结痂等湿疹样改变。X 线检查显示乳头乳晕及后方乳腺实质内多发细小钙化,沿导管走行方向分布;MRI 检查除患侧乳头呈不对称性明显强化外,乳腺内多表现为非肿块的沿导管方向分布的线样或段样异常强化。当临床考虑 Paget 病时,应行影像学检查以发现乳头乳晕后方是否存在乳腺癌及癌灶的准确范围,以利于治疗方案的制定。

六 鉴别诊断

1. 乳头湿疹　常为双侧对称性,瘙痒、水疱、糜烂、结痂,多见于哺乳期妇女,乳腺内无癌瘤存在,按照湿疹治疗后可好转,如症状无改善应行活检。

2. 乳头腺瘤　乳头腺瘤是由双层上皮细胞的小管致密增生所形成的病变,伴或不伴有腺上皮增生,位于乳头集合管周围,是一种较为罕见的良性病变。大体检查通常表现为乳头糜烂或界限不清、质硬的结节,镜下组织形态多样,特征性的表现是腺病样增生,其内增生的腺体从集合管伸出并挤压集合管,使之囊性扩张并形成孤立结节。当硬化及假性浸润特征明显时,乳头腺瘤与浸润性癌非常相似。当腺上皮延伸到乳头表面代替鳞状上皮形成乳头糜烂时可误诊为 Paget 病。对于乳头 Paget 病,病理上乳头和乳晕的表皮内有 Paget 细胞,常合并有导管内癌,且乳头糜烂、破溃,常累及整个乳头及乳晕区,甚至可侵犯乳晕周围的表皮。

3. Bowen 病　又称鳞状细胞原位癌,1912 年由 Bowen 首先描述而得名,可发生于全身各个部位,为淡红或暗红色斑疹、丘疹,表面覆少许鳞屑、结痂,少数可转为浸润癌并出现局部淋巴结转移,但发生于乳头乳晕区域极其罕见,免疫组化 CK7(-)。

(刘佩芳　孙淑萌)

◆ 参考文献 ◆

[1] 史军华,朱婷婷,张体江,等. 乳腺 Paget 病的 X 线与 MRI 表现[J]. 临床放射学杂志,2018,37(2):219-222.

[2] 詹小林,严昆,关瑞宏,等. 彩色多普勒超声诊断乳腺 Paget 病的价值及分析[J]. 中国超声医学杂志,2015,31(8):755-757.

[3] Lim HS, Jeong SJ, Lee JS, et al. Paget disease of the breast: mammographic, US, and MR imaging findings with pathologic correlation [J]. Radiographics, 2011, 31(7):1973-1987.

[4] Sandoval-Leon AC, Drews-Elger K, Gomez-Fernandez CR, et al. Paget's disease of the nipple [J]. Breast Cancer Res Treat, 2013, 141(1):1-12.

第三节 乳腺浸润性导管癌（非特殊型）

一、概述

乳腺非特殊型浸润性导管癌（invasive ductal carcinoma，not otherwise specified，IDC-NOS）是浸润性乳腺癌中最常见的类型，约占乳腺浸润性癌的65%~80%。浸润性导管癌包括了组织学特征和临床预后均不相同的一组肿瘤，因不具有典型的组织学特征而无法归入任何一种特殊类型癌，因此，WHO分类将其定义为非特殊型浸润性癌。

二、病理

乳腺浸润性导管癌的典型病理大体表现为质地坚硬，切面灰白到黄褐色，通常病变的外观和硬度取决于促结缔组织反应性间质而不是肿瘤细胞本身，以肿瘤细胞为主时浸润性导管癌大体呈黄褐色，质地则较软。镜下浸润性导管癌边缘可呈浸润性、推挤性、边界清楚或混合性。病理上根据腺管分化程度、核异型性和核分裂象情况，将浸润性导管癌分成Ⅰ、Ⅱ、Ⅲ级。

三、临床表现

乳腺癌好发于绝经期前后的40~60岁妇女，临床症状常为乳房肿块、伴或不伴疼痛，也可有乳头回缩、乳头溢血等。肿瘤广泛浸润时可出现整个乳腺质地坚硬、固定，腋下及锁骨上可触及肿大的淋巴结。乳腺浸润性导管癌异质性明显，其预后差异亦较大，并与多种因素有关，包括肿瘤大小、组织学级别、淋巴管血管侵犯情况、淋巴结状态和分子分型等。

四、影像学表现

（一）X线

乳腺X线摄影和超声检查为乳腺癌的主要影像学检查方法，尤其是乳腺X线摄影对显示钙化非常敏感。乳腺浸润性导管癌在X线上病变表现类型可多种多样，这与其病理上变化较多有关，浸润性导管癌在X线上可表现为钙化、肿块、肿块伴钙化、结构扭曲或结构扭曲伴钙化等。肿块是乳腺癌常见的X线征象（图12-3-1），其显示率因乳腺本身腺体类型及肿瘤病理类型而异，在脂肪型乳腺显示率高，而在致密型乳腺显示率则相对较低。肿块的形状多呈分叶状或不规则形；肿块密度通常高于同等大小的良性肿块，其内可有多发细小钙化；肿块的边缘多呈小分叶、毛刺或浸润，或兼而有之。钙化是乳腺癌另

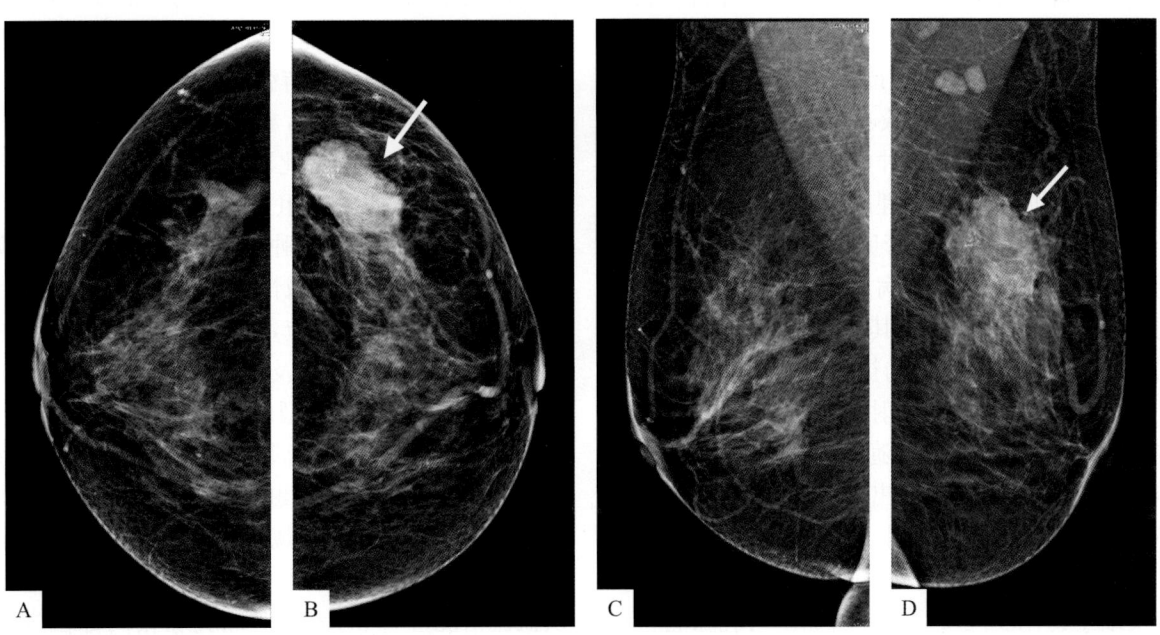

图12-3-1 左乳腺浸润性导管癌 A、B. 分别为右乳及左乳X线头尾位；C、D. 分别为右乳及左乳X线内外斜位，显示左乳外上方高密度肿物（白箭），形态不规则，边缘不光滑，其内可见成簇多发细小钙化，左腋下多个淋巴结。

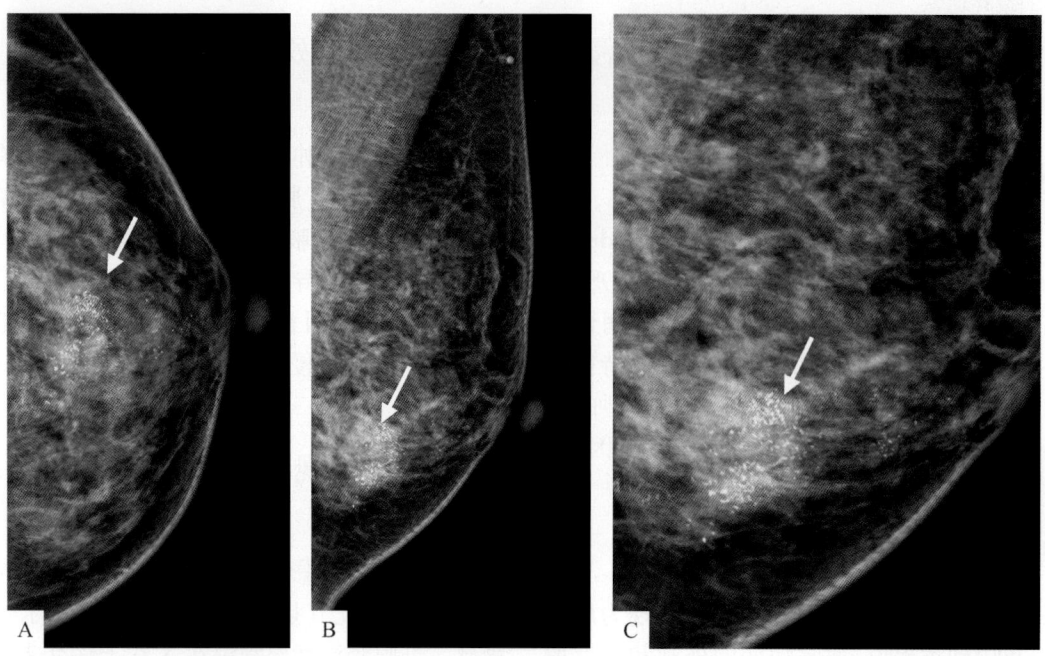

图 12-3-2　左乳腺浸润性导管癌　A~C.分别为左乳 X 线头尾位、内外斜位及左乳病变局部放大图，显示左乳腺内不规则肿块及位于肿块内、外的多发细小多形性钙化（白箭），部分钙化呈沿导管走行方向段性分布至乳晕下区域。

一个常见的 X 线征象（图 12-3-2），形态多呈细小砂粒状、线样或线样分支状，大小不等，浓淡不一；常成簇、沿导管走行方向线性或段性分布；钙化可单独存在，亦可位于肿块内或外。钙化的形态和分布是鉴别良、恶性病变的重要依据。大多数导管原位癌就是由乳腺 X 线检查发现特征性钙化而明确诊断，而临床触诊并无肿块。因部分浸润性导管癌是从导管原位癌逐步发展而来，因此有时这两者的 X 线表现具有相似性，即均以钙化改变为常见。导管原位癌是指癌变的导管上皮未突破基底膜，而浸润性导管癌则在间质中有广泛的肿瘤细胞浸润，相应的也会在间质中形成不同的病理改变，同时在有些浸润性导管癌中还可见部分导管原位癌。对于有钙化和无钙化的浸润性导管癌的病理改变，前者往往伴有较明显的导管原位癌成分，其他方面并无明显不同。结构扭曲是指正常乳腺结构被扭曲但无明确的肿块可见，包括从一点发出的放射状影和局灶性收缩，或者在乳腺实质的边缘扭曲，随着 DBT 技术应用逐渐增多，对结构扭曲征象的检出亦有所增多，但此征象容易被缺乏经验的影像医生忽视，结构扭曲可见于手术后瘢痕、放射性瘢痕、浸润性癌等，如结构扭曲伴多发细小钙化多为浸润性导管癌。与乳腺癌相伴随的异常征象包括导管征、血供增加、皮肤增厚和局限凹陷、乳头内陷和淋巴结肿大等。

（二）超声

乳腺浸润性导管癌在超声上可表现为肿块型病变（图 12-3-3）和非肿块型病变（图 12-3-4）。表现为肿块型者多形态不规则，纵径通常大于横径，与周围正常组织分界不清，边缘可表现为模糊、成角、微分叶或毛刺，肿块内部多为不均匀的低回声，如有钙化可表现为强回声光点，部分有声影，肿块后方回声衰减，肿块周边可伴有强回声晕。对于 X 线上以钙化表现为主的乳腺癌，超声对病变范围往往低估。CDFI 显示乳腺癌血流比较丰富，多数病变边缘、内部可见增粗、扭曲的高阻血流信号。部分患者可探及患侧腋窝回声较低的肿大淋巴结。乳腺癌表现为非肿块型者，病变呈区域性或弥漫性低回声区，无明确边界，无明显占位效应，结构紊乱，伴或不伴钙化，病变范围大者甚至可累及多个象限。临床实际工作中，对于表现为非肿块型的乳腺癌是超声诊断的难点，有时对乳腺癌、炎症性病变、局限明显增生性病变（腺病）之间的鉴别诊断存在困难，对于非肿块型病变的定性诊断应仔细观察病变内部是否伴有微小钙化及是否具有沿乳腺导管方向走行分布的趋势以及血流情况等，同时需与对侧乳腺相同部位进行比较观察。

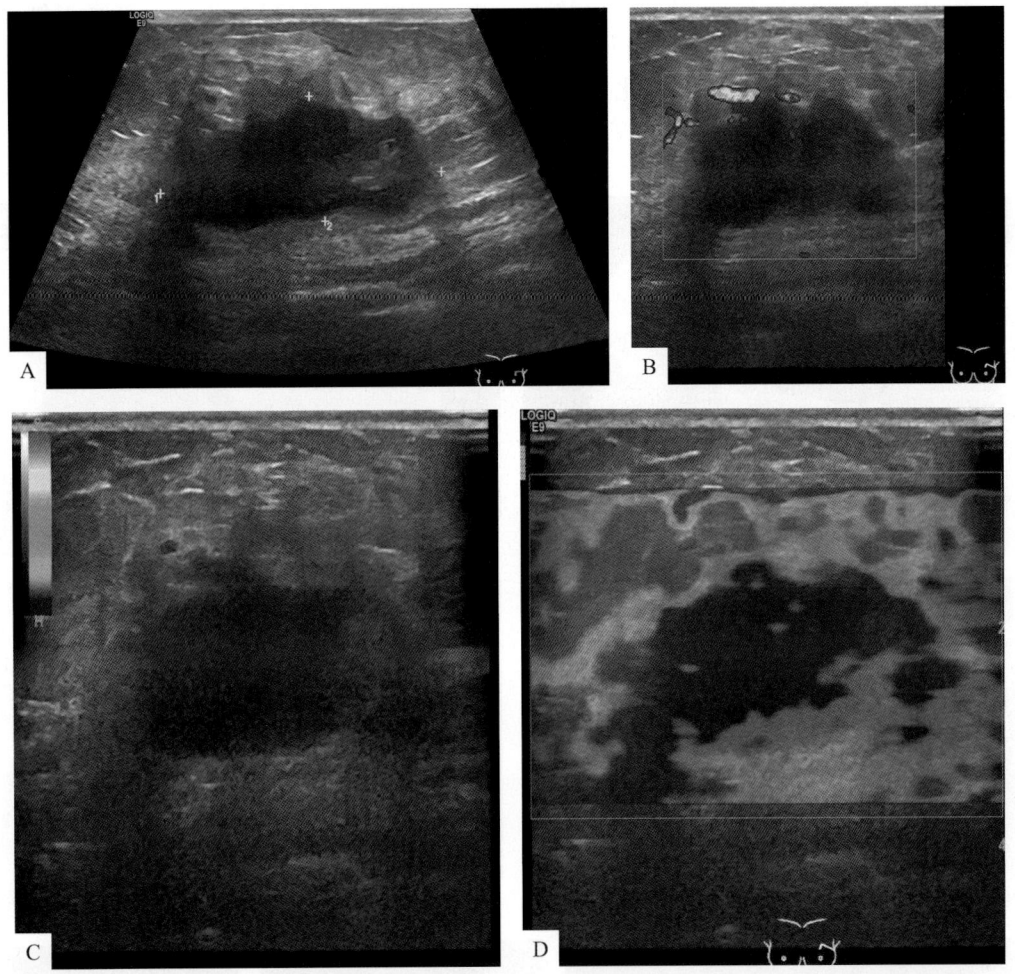

图12-3-3 左乳腺浸润性导管癌（与图12-3-1为同一患者） A.左乳肿物二维灰阶超声图，显示左乳外上方不规则低回声肿物，边缘不光滑，内部回声不均匀。B.左乳肿物彩色多普勒血流图，显示病变血流信号丰富。C、D.左乳肿物超声弹性成像双幅实时显示图，弹性评分4分，提示肿物质地较硬。（见彩色插页）

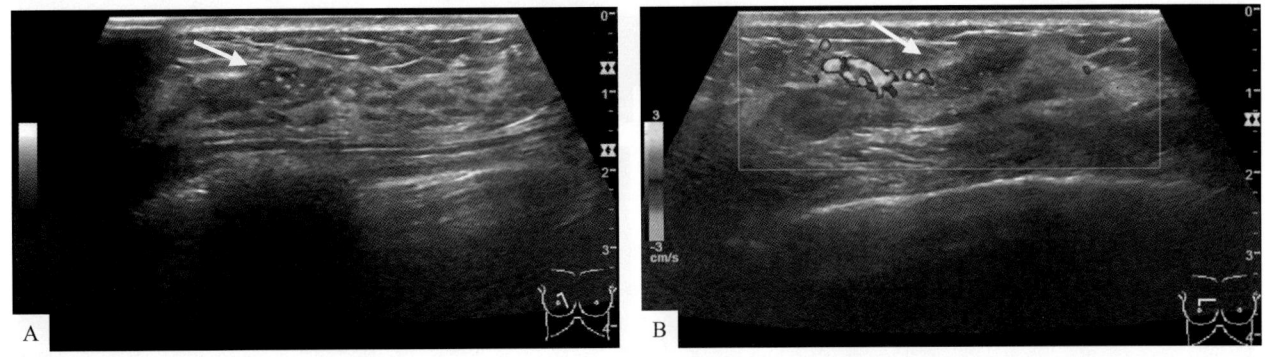

图12-3-4 右乳腺浸润性导管癌 A.右乳病变二维灰阶超声图，显示右乳内上方较大范围不规则低回声区（白箭），内部回声不均匀，可见多发细小强回声钙化，病变整体呈沿导管走行方向分布。B.彩色多普勒血流图，显示右乳病变血流信号丰富。（见彩色插页）

(三) MRI

乳腺浸润性导管癌在MRI上可表现为肿块型和非肿块型病变。肿块型病变通常形态不规则（图12-3-5），在平扫T1WI上，乳腺癌表现为低信号，当病变周围有高信号脂肪组织围绕时，则轮廓清楚，若周围为与之信号强度类似的腺体组织，则轮廓不清，形态呈星芒状或蟹足样，边缘可见毛刺。在T2WI上，肿瘤信号通常不均匀，信号强度取决于肿瘤内部成分。动态增强 MRI 检查时,乳腺癌信号强度趋于快速明显增高且快速减低的特点(TIC 呈流出型),且强化多不均匀或呈边缘强化,强化方式多由边缘强化向中心渗透而呈向心样强化。表现为非肿块型病变的乳腺癌,可呈沿导管走行方向的线性或段性分布强化(图 12-3-6)。在 DWI 上,大多数乳腺癌呈高信号,ADC 值较低。在 ^{1}H-MRS 上,部分乳腺癌于 3.2ppm 处可见胆碱峰。

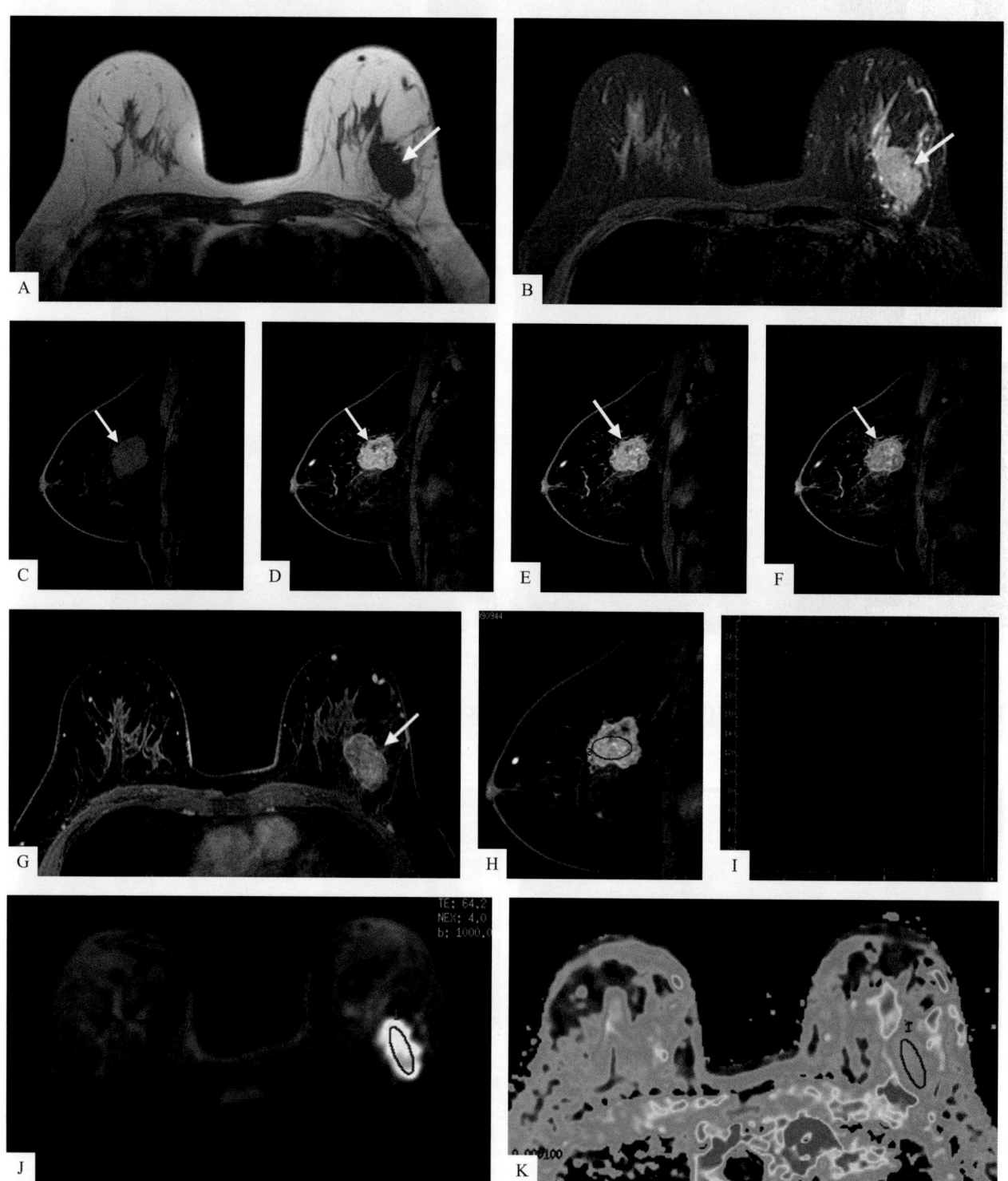

图 12-3-5　左乳腺浸润性导管癌(与图 12-3-1、12-3-3 为同一患者)　A、B. 分别为 MRI 平扫横断位 T1WI 及脂肪抑制 T2WI;C~F. 分别为左乳矢状位 MRI 动态增强前和增强后 1min、2min、8min;G. MRI 动态增强后延迟时相横断位 T1WI;H. 左乳病变感兴趣区(ROI)选取图;I. 病变的 TIC;J. DWI;K. ADC 图。显示左乳外上方不规则形肿物,边缘毛糙,平扫 T1WI 上呈低信号,脂肪抑制 T2WI 上呈较高信号,动态增强后肿物明显强化,TIC 呈流出型,DWI 呈高信号,ADC 值较低(b 值为 1000s/mm^2,ADC 值为 0.92×10^{-3} mm^2/s)。

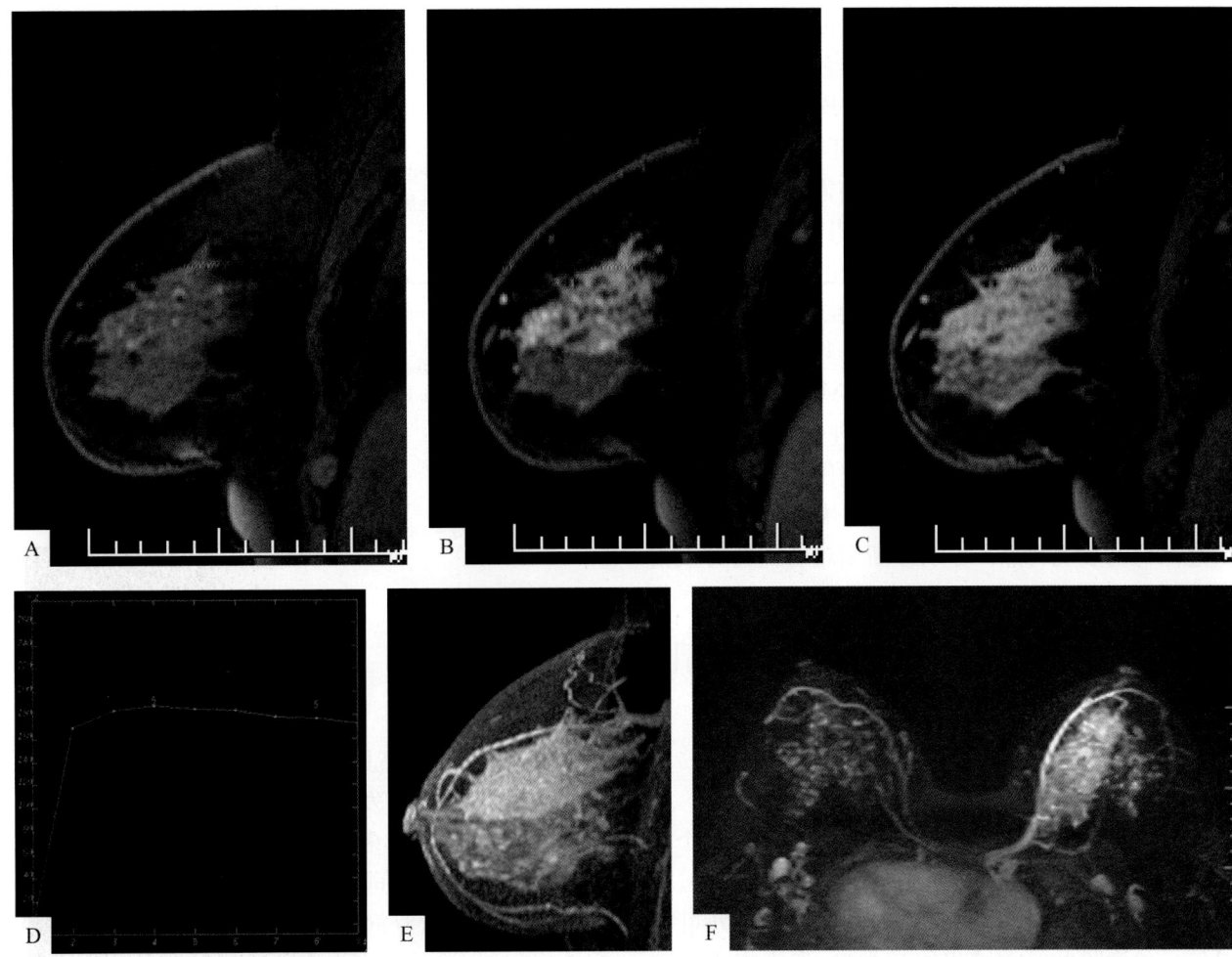

图12-3-6 左乳腺浸润性导管癌 A~C.分别为左乳矢状位MRI动态增强前和增强后1min和8min；D.动态增强后病变TIC；E.矢状位MIP图；F.横断位MIP图。动态增强MRI检查显示左乳内上方较大范围异常强化，整体呈段性分布，病变区TIC呈平台型，MIP图显示病变侧血管较对侧明显增粗、增多。

五 诊断要点

临床上患者多为40~60岁的妇女，有相应的临床症状。影像学上其形态学表现多呈恶性特征，形状不规则，边缘不光滑，多有小分叶或毛刺；钙化形态常表现为细小砂粒状、线样或线样分支状，大小不等，浓淡不一，常成簇或呈线性或段性沿导管方向走行；MRI动态增强检查，病变信号强度趋向快速明显增高且快速减低的特点，DWI上大多数乳腺癌ADC值较低。

六 鉴别诊断

对于表现为肿块型的乳腺癌需与常见的纤维腺瘤和乳头状瘤鉴别。纤维腺瘤患者多无明显症状，常为偶然发现；影像学表现为其形态学呈良性特征，即圆形、卵圆形肿块，边缘光滑、锐利；X线上密度均匀且近似正常腺体密度，部分可见粗颗粒状钙化；超声上肿块内部为均匀或比较均匀的低回声，肿块后方回声正常或增强，弹性成像提示肿物质地通常较软；MRI上，部分纤维腺瘤在T2WI上其内部可见低信号分隔，动态增强检查大多数纤维腺瘤表现为缓慢渐进性的均匀强化，或由中心向外围扩散的离心样强化，随时间延迟由不均匀到均匀，DWI上ADC值较高。

对于发生于乳晕区大导管的中央型乳头状瘤，临床上多表现为乳头溢液，影像学表现多与导管关系密切，典型的导管内乳头状瘤在超声上表现为在扩张的无回声导管腔内可见稍低或中等回声的实性结节，CDFI血流信号较丰富，弹性成像提示质地较软，与乳腺癌易鉴别。而对于导管扩张不明显或外周型导管乳头状瘤需与小乳腺癌鉴别，尤其是在MRI动态增强检查导管乳头状瘤的TIC亦多呈流出型,DWI 上多呈较高信号,ADC 值较低,这些征象与乳腺癌表现具有相似之处,但乳头状瘤形态学表现通常缺乏典型乳腺癌边缘毛刺、浸润征象,另外动态增强 MRI 检查趋向于由早期的均匀或欠均匀强化到延迟期呈"环形"表现,这一特征有别于乳腺癌。

对于表现为非肿块型的乳腺癌需与增生性等病变鉴别。局限增生性病变通常无明显血供增加、浸润及皮肤增厚等恶性征象,若有钙化亦多较散在、密度较高,而不同于乳腺癌的细小砂粒状、线样或线样分支状,大小不等,浓淡不一,分布上常成簇或呈线性或段性沿导管走行。动态增强 MRI 检查局限性乳腺增生的信号强度多表现为渐进性增加,于强化晚期时相病变的信号强度和强化范围逐渐增高和扩大,而乳腺癌的信号强度则常具有快速明显增高且快速减低的表现特点。鉴别诊断困难者需行穿刺活检或密切随诊复查。

(刘佩芳 路 红 李艳博)

◆ 参考文献 ◆

[1] 顾雅佳,周康荣,陈彤箴,等.乳腺癌的 X 线表现及病理基础[J].中华放射学杂志,2003,37(5):55-60.

[2] 刘佩芳,主编.乳腺影像诊断必读[M].2 版.北京:人民军医出版社,2018.

[3] Alduk AM, Brcic I, Podolski P, et al. Correlation of MRI features and pathohistological prognostic factors in invasive ductal breast carcinoma [J]. Acta Clin Belg, 2017,72(5):306-312.

[4] D'Orsi C, Sickles E, Mendelson E, et al. ACR BI-RADS atlas. breast imaging reporting and data system [R]. American College of Radiology, 2013.

[5] Kang DK, Jeon GS, Yim H, et al. Diagnosis of the intraductal component of invasive breast cancer: assessment with mammography and sonography [J]. J Ultrasound Med, 2007, 26(11):1587-1600.

第四节 乳腺浸润性小叶癌

一、概述

乳腺浸润性小叶癌是在纤维性间质中由单个散在或呈单行线状分布的非黏附性细胞所组成的、通常伴有小叶原位癌的一种浸润性癌。浸润性小叶癌是第二位常见的乳腺癌组织学类型,发生率占乳腺浸润性癌的 5%~15%。

二、病理

浸润性小叶癌细胞较小,肿瘤细胞间的黏附力、凝聚力差,在早期发育阶段常不损害内在解剖结构或引起基质的结缔组织反应。典型的浸润性小叶癌大体病理表现为不规则肿物,无明显界限,病变区域质地硬,部分病例肿物不明显,有砂粒感,还有部分病例大体改变不明显,易与良性病变混淆。依据浸润性小叶癌组织形态学表现可分为经典型和变异型,变异型包括实性、腺泡、多形性、管状小叶等亚型,通常经典型浸润性小叶癌预后好于变异型和浸润性导管癌。

三、临床表现

浸润性小叶癌好发于中老年女性,临床上患者多表现为可触及的病变,类似于浸润性导管癌,但浸润性小叶癌在查体时多表现为质地硬的增厚区或边界不清的肿块。与其他类型的浸润性乳腺癌相比,浸润性小叶癌具有更易表现为多灶或多中心病变以及双侧乳腺发病特点,文献报道约 44.7%的浸润性小叶癌为多灶性,约 30.4%的病例表现为多中心性,双侧同时性乳腺癌发生率为 6%~47%。目前对于浸润性小叶癌治疗与非特殊型浸润性癌相似,治疗原则大多取决于肿瘤的临床分期和其他预后预测指标的检查结果,但由于临床查体和常规 X 线及超声检查对浸润性小叶癌病变范围往往容易低估,临床准备行保乳手术治疗前建议行 MRI 检查。

四、影像学表现

(一) X 线

由于浸润性小叶癌病理上的特殊生长方式,在 X 线及超声上可仅表现为局部结构紊乱、扭曲,微小钙化少见,易漏诊和误诊,尤其是 X 线检查对致密型乳腺内不伴钙化的病变更易漏诊,文献报道影像学诊断浸润性小叶癌假阴性率可达 46%,DBT 技术有其明显优势。浸润性小叶癌在 X 线上显示的结构扭曲较浸润性导管癌的结构扭曲更不典型,它往往不显示或仅部分显示放射状收缩,常需与对侧乳腺进行对比,仔细观察方能发现。相对于乳腺癌的肿块和钙化征象,结构扭曲是乳腺癌中较少见的一个征象,但它却是浸润性小叶癌的一个常见征象(图 12-4-1)。

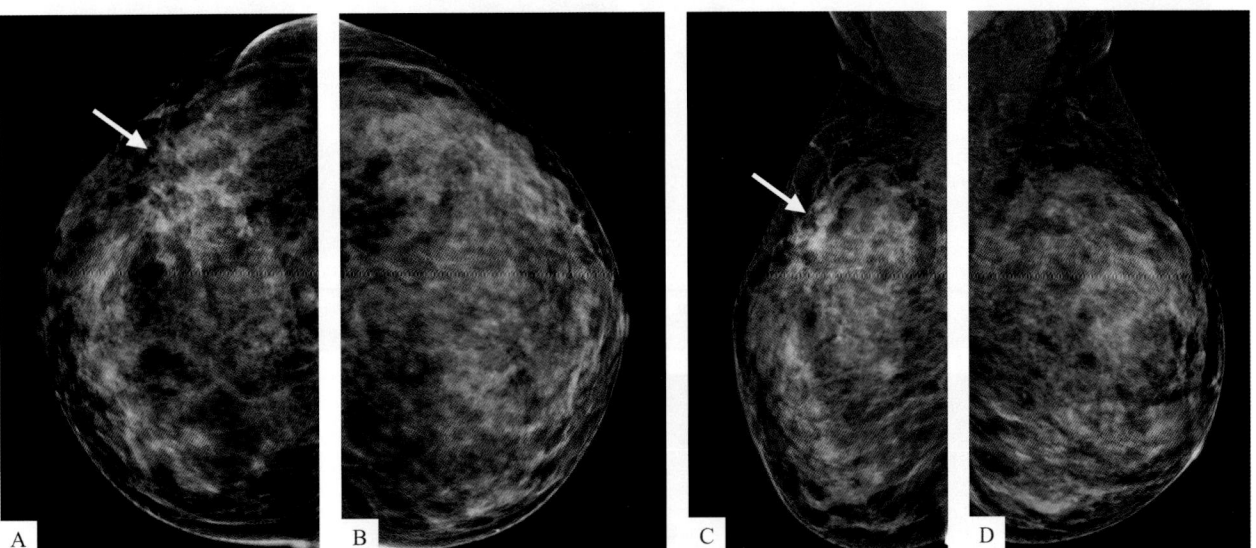

图12-4-1　右乳腺浸润性小叶癌　A.右乳X线头尾位；B.左乳X线头尾位；C.右乳X线内外斜位；D.左乳X线内外斜位。显示右乳外上方局限致密，结构纠集、紊乱（白箭）。（见彩色插页）

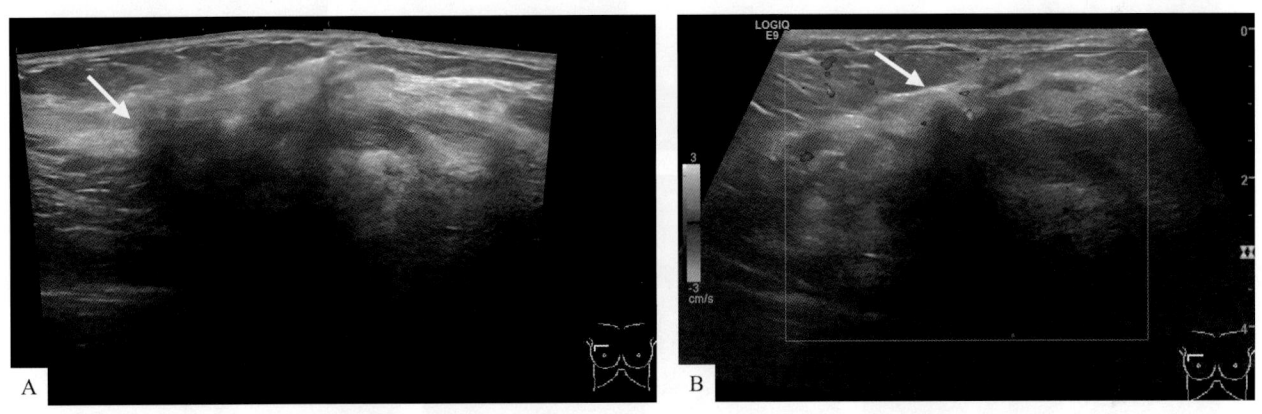

图12-4-2　右乳腺浸润性小叶癌（与图12-4-1为同一患者）　A.右乳肿物二维灰阶超声图；B.右乳肿物彩色多普勒血流图。显示右乳外上方不规则低回声区（白箭），周围结构纠集紊乱，内部回声不均匀，周围组织回声增强，后方回声衰减明显，CDFI显示血流信号较丰富。（见彩色插页）

（二）超声

浸润性小叶癌在超声上可表现为肿块或非肿块病变，病变形态不规则，内部呈低或极低回声，边界较浸润性导管癌更为模糊不清，周围组织结构扭曲、回声增强，病变后方回声衰减更为多见（图12-4-2）。非肿块型病变常表现为区域性结构紊乱，无明确边界，无明显占位效应。CDFI显示部分病变内部呈少血供，部分病变血供丰富，可见穿入性管径粗细不均的血流信号。弹性成像提示病变较硬。

（三）MRI

浸润性小叶癌形态学上可表现为结构纠集的非肿块强化（图12-4-3）或边缘毛刺的不规则肿块，平扫T1WI上呈低信号，脂肪抑制T2WI上呈等或低信号，浸润性小叶癌以多灶性、多中心性以及双侧性生长为特征。浸润性小叶癌除形态学上述表现特点外，MRI动态增强和DWI上征象基本与其他类型乳腺癌相似，病变TIC呈流出型或平台型，DWI上病变区域可呈较高信号，ADC值较低。因乳腺浸润性小叶癌生长方式的特性，在准确确定浸润性小叶癌病变范围方面，乳腺MRI检查明显优于临床触诊和其他影像学检查方法。在部分病例中，MRI发现的病变范围常大于临床触诊和X线及超声检查，在浸润性小叶癌中，因术前MRI检查而使临床医师改变手术治疗方案高达24%，常由原计划的乳腺局部切除术改为全乳腺切除术。

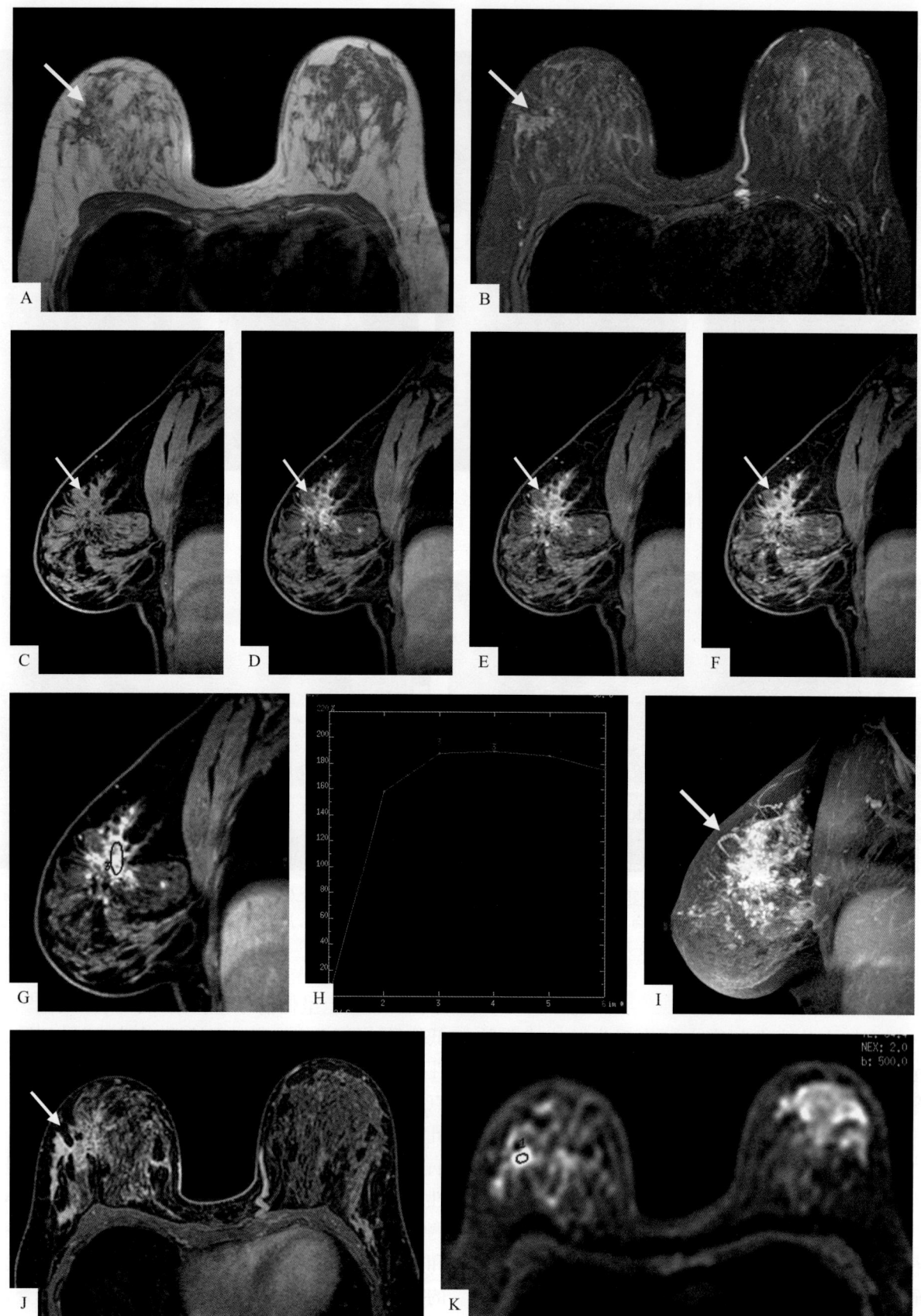

图12-4-3 右乳腺浸润性小叶癌(与图12-4-1、12-4-2为同一患者) A.横断位MRI平扫T1WI,右乳外上方结构纠集的非肿块病变,呈较低信号(白箭)。B横断位MR平扫脂肪抑制T2WI,右乳外上方病变呈稍高信号(白箭)。C~F.分别为右乳矢状位MRI动态增强前和增强后1min、2min、8min,显示较大范围异常强化病变(白箭),结构纠集。G、H.分别为右乳病变感兴趣区(ROI)选取图和TIC,显示病变TIC呈平台型。I.右乳MIP图;J.MRI动态增强后延迟时相横断位T1WI,延迟时相显示右乳不规则病变(白箭)。K.DWI图,DWI呈高信号,ADC值较低(b值为1 000 s/mm², ADC值为 $0.98×10^{-3}$ mm²/s)。

五 诊断要点

浸润性小叶癌形态学上可表现为结构纠集的非肿块强化或不规则肿块,浸润性小叶癌以多灶性、多中心性以及双侧性生长为特征。乳腺 MRI 检查在准确确定浸润性小叶癌病变范围和对侧乳腺情况方面明显优于临床触诊和其他影像学检查方法。X 线上多表现为乳腺结构紊乱、扭曲;超声上病变内部呈极低回声,周围组织结构扭曲、回声增强,病变后方回声衰减多见;浸润性小叶癌在 MR 平扫脂肪抑制 T2WI 上多呈低信号,动态增强和 DWI 上征象基本与其他类型乳腺癌相似,病变 TIC 呈流出或平台型,DWI 上病变呈高信号,ADC 值较低。

六 鉴别诊断

对于 X 线、超声或 MRI 上无明显肿块,仅表现为结构紊乱、扭曲的非肿块浸润性小叶癌,通常需与局限性腺病等增生性病变、炎症、手术后瘢痕、放疗后改变等良性病变鉴别。乳腺增生性或炎症性病变在超声上多表现为回声高低不均,病变质地较软且多伴压痛,而浸润性小叶癌内部回声呈低或极低表现,病变区域质地较硬不伴压痛。浸润性小叶癌在 MR 平扫脂肪抑制 T2WI 上多呈低信号,动态增强检查病变信号强度趋向于快速明显增高且快速减低,DWI 上 ADC 值较低。对于不伴恶性钙化的非肿块型乳腺癌通常是 X 线和超声上的诊断难点,必要时建议行穿刺活检或密切随诊复查。

(刘佩芳 赵 瑞)

参考文献

[1] 李崖青,郭晓静,刘芳芳,等. 乳腺浸润性小叶癌的研究进展[J]. 中国肿瘤临床,2012,39(03):56-59.
[2] 彭菲,姬瑶,杨艳芳,等. 不同分子亚型乳腺浸润性小叶癌的临床特征及其预后[J]. 肿瘤,2016,36(12):1369-1375.
[3] 宋萌萌,汪登斌,王丽君,等. 乳腺浸润性小叶癌的 MRI 表现及对比超声对多发病灶检出价值的研究[J]. 放射学实践,2015,11:1080-1084.

第五节 乳腺髓样癌

一 概述

乳腺髓样癌(medullary carcinoma)是由低分化瘤细胞组成的一种边界清楚的癌,是少见的浸润性乳腺恶性肿瘤。传统上髓样癌可分为典型和非典型髓样癌两种,典型髓样癌病理显示大量淋巴浆细胞浸润,预后良好。2012 年 WHO 乳腺肿瘤分类将典型髓样癌、非典型髓样癌及伴髓样特征的非特殊型浸润性癌统一归为一组肿瘤,统称为伴有髓样特征的癌(carcinoma with medullary features)。

二 病理
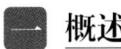

髓样癌肉眼下肿瘤多为圆形,边界清楚,切面呈褐色或灰色,质地较软,较大的肿瘤可伴灶性坏死和出血。典型髓样癌应包括以下组织学特征:①合体状的癌细胞占所有癌细胞总量的 75% 以上;②缺乏腺管和小叶结构;③有大量或中等程度的间质内弥漫淋巴细胞浸润;④癌细胞呈圆形,胞质丰富,核分裂象多见,核异型明显或中等程度;⑤肿瘤边界清楚,癌巢周边见被推挤的纤维结缔组织。非典型的髓样癌是指癌细胞呈明显的合体状排列,伴有其他 2～3 项形态学特征。实际应用中这些诊断标准的掌握存在差异,不同观察者间诊断不一致,因此 2012 年 WHO 乳腺肿瘤分类将其统一归为伴有髓样特征的癌。

三 临床表现

髓样癌是一种少见的乳腺恶性肿瘤,占所有乳腺癌的 1%～7%。临床发病年龄多见于 40～59 岁,比其他类型乳腺癌的发病年龄低。临床上多以触及乳腺肿块就诊,表现为边界清楚、质地较软、可活动的肿块,易与乳腺内良性肿块混淆。典型髓样癌的预后优于非典型髓样癌和非特殊型浸润性癌。

四 影像学表现

(一) X 线

髓样癌 X 线多表现为不伴钙化的肿块,肿块形状以圆形或分叶状最多见。尽管在大体病理上髓样癌常表现为边界清楚,但其 X 线上多表现为浸润或微小分叶状边缘(图 12-5-1),这与病理上淋巴浆细胞向邻近组织浸润相关;毛刺状边缘少见,部分可表现为边缘清晰的肿块,易与良性肿瘤混淆。髓样癌肿块在 X 线上多表现为高密度,这与其在病理上细胞成分多、间质含量相对较少相关。钙化在髓样

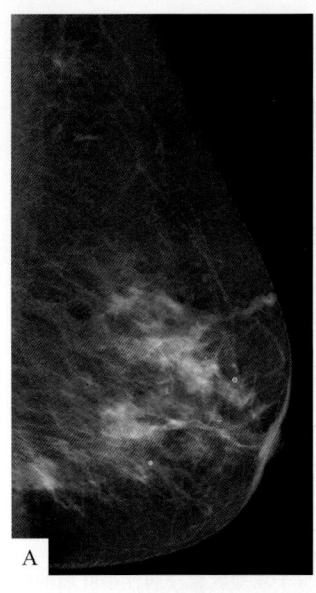 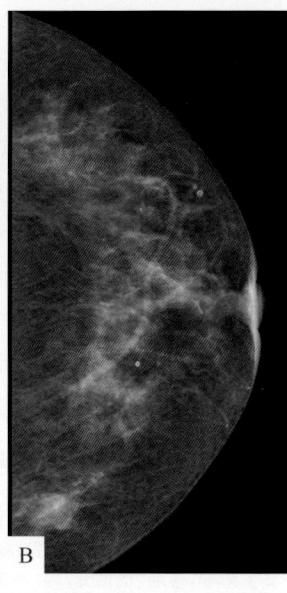

图 12-5-1 左侧乳腺伴髓样特征的癌 A. 左侧乳腺X线内外斜位；B. 左侧乳腺X线头尾位。显示左乳内下象限卵圆形肿物，中高密度，部分边呈浸润状，部分边缘清晰，未见钙化。

癌中少见，极少数髓样癌肿块可伴钙化，钙化数较少，均质，密度较淡，散在分布于肿块内，不具有特征性。较大肿块可推挤周围乳腺小梁移位及表面皮肤隆起，但无皮肤侵犯，仅少数可造成皮肤增厚和粘连固着。

（二）超声

在超声上髓样癌常表现为低回声肿块，其内部回声多低于一般实质性病灶。肿块呈圆形或分叶状，部分病灶边界清楚，边缘较光整，后方回声增强，类似良性肿瘤特征；部分形态不规则，局部可见边缘模糊或边缘角状突起。髓样癌无包膜，内部回声欠均匀、常可见囊性成分；有的肿块内或周边可检测到动脉血流信号，并可见粗大穿入性血流；有的病灶内部血流信号不明显（图12-5-2）。

（三）MRI

髓样癌在增强MRI上大部分表现为卵圆形或分叶状肿块，边界清晰。在T1WI上呈稍低信号，脂肪抑制T2WI上呈等或高信号，内部信号比较均匀。动态增强扫描可见早期快速不均匀强化，延迟期多表现为不均匀环形强化，TIC呈流出型或平台型曲线，部分肿块可伴内部分隔样强化（图12-5-3）。在DWI上，肿物呈明显高信号，ADC值减低，与其他常见的恶性肿瘤类似。部分髓样癌在MRI上也可表现为不规则形态和边界不清，与其病理上肿瘤表现为边界清楚不一致，这反映了MRI表现与肿瘤周边淋巴浆细胞炎性反应相关，而并非肿瘤浸润所致。

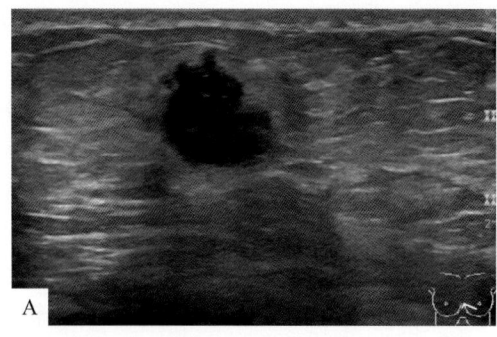 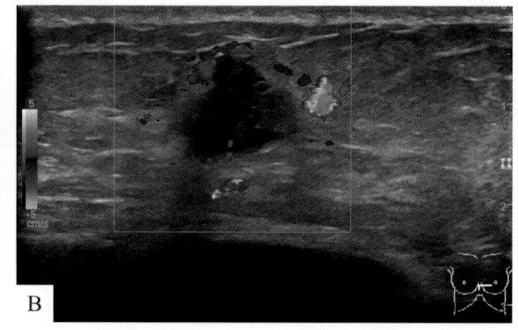

图 12-5-2 左侧乳腺伴髓样特征的癌（与图12-5-1为同一患者） A. 左乳肿物二维灰阶超声图；B. 左乳肿物彩色多普勒血流图。显示左乳内下方低回声肿物，形态不规则，边界欠清，边缘见小分叶及成角改变，内部回声不均匀，CDFI显示肿物周边血流丰富。（见彩色插页）

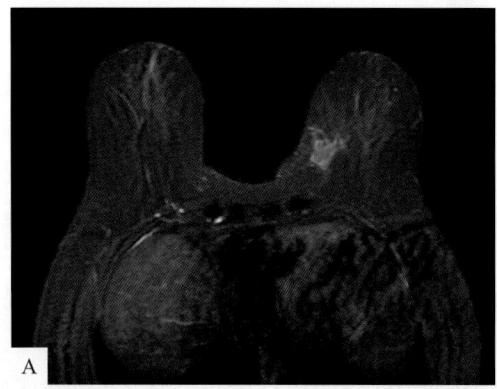 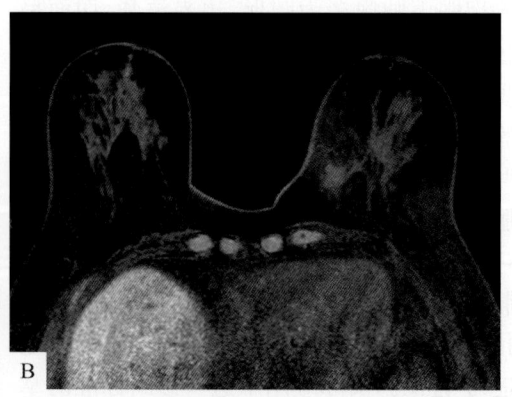

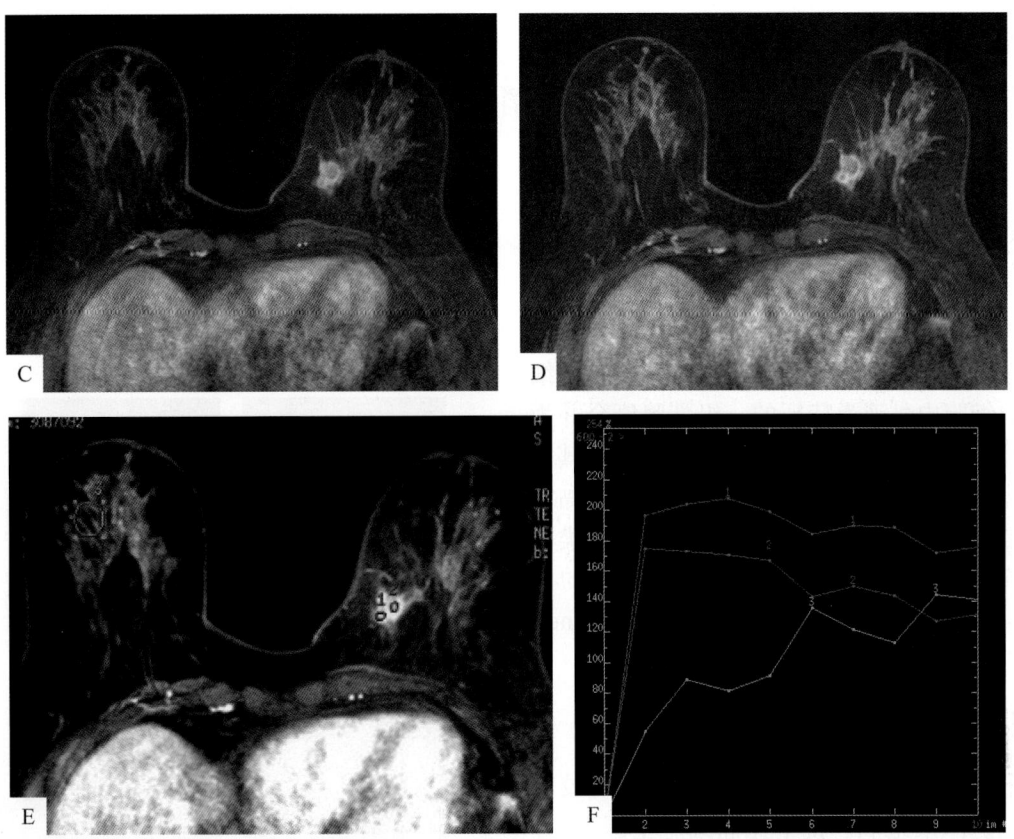

图 12-5-3 左侧乳腺伴髓样特征的癌（与图 12-5-1、12-5-2 为同一患者） A～F 分别为 MR T2WI/FS、蒙片、增强早期、延迟期、肿块 ROI 选取图和 TIC。显示左乳肿物，分叶状，部分边缘尚清、部分见小分叶，T2WI/FS 呈不均匀中高信号，蒙片呈等信号，增强早期明显不均匀强化，延迟期可见造影剂流出，呈不均匀环形强化，TIC 呈流出型曲线。

五 诊断要点

（1）髓样癌常见 X 线表现为圆形、卵圆形或分叶状肿块，边缘为浸润或微小分叶状多见，部分边界可较清晰。肿块的密度一般较高，钙化较少见。

（2）超声上表现为较低回声肿块，形态不规则多见，边缘可不规整，内部回声多不均匀，后方回声增强，肿物内部或周边可见血流信号。

（3）MRI 上多表现 T1 低或等信号、T2 等或稍高信号肿块，边界清楚，内部信号比较均匀，可类似良性肿瘤；但其增强扫描多表现为早期明显强化，强化多不均匀，延迟期不均匀环形强化多见，TIC 表现为流出型或平台型曲线，具备恶性肿瘤的特征。在 DWI 上表现为高信号，ADC 值减低，也提示其恶性特征。

六 鉴别诊断

髓样癌呈膨胀性生长，在病理上表现为边界清楚的肿块，临床上应注意与边界清楚的良性肿瘤如纤维腺瘤进行鉴别。

纤维腺瘤是最常见的乳腺良性肿瘤，多见于青年女性，临床查体可触及质中、边界清楚、活动的肿块。在 X 线上常见表现为圆形、卵圆形肿块，边缘光滑清楚，呈等或稍高密度，周围可有低密度晕环，部分病灶内可见粗大钙化。超声多可见光滑清晰的包膜回声，肿块后方回声正常或轻度增强，可见侧方声影，肿块内可见伴声影的粗大钙化。纤维腺瘤在 MRI 上表现形式较多样，T2WI 依肿瘤内细胞、纤维及水的含量不同而表现为不同的信号强度，动态增强扫描多为缓慢渐进性的均匀强化或中心向外周扩散的离心样强化，TIC 多为流入型曲线，这些强化特征有助于与髓样癌鉴别。

（李 静）

◆ 参考文献 ◆

[1] 李静，周纯武，宋颖，等.乳腺髓样癌的 X 线表现[J].癌症进展，2011,9(3):242-245.
[2] Jeong SJ, Lim HS, Lee JS, et al. Medullary carcinoma of the breast: MRI findings [J]. AJR, 2012,198:482-487.
[3] Pintican R, Duma M, Chiorean A, et al. Mucinous versus medullary breast carcinoma: mammography, ultrasound, and MRI findings [J]. Clinical Radiology, 2020,75(7):483-496.

第六节 乳腺黏液癌

一、概述

乳腺黏液癌（mucinous carcinoma，MC）是一种少见的特殊类型浸润性乳腺癌，约占所有浸润性乳腺癌的2%。2003年WHO分类将以产生丰富的细胞外和（或）细胞内黏液为特征的一组乳腺癌合并为"产生黏液的癌"（mucin producing carcinoma），其中包括黏液癌（胶样癌）、黏液性囊腺癌、柱状细胞黏液癌和印戒细胞癌。2012年版WHO乳腺肿瘤分类将该类肿瘤分类为"黏液癌和伴印戒细胞分化的癌（mucinous carcinoma and carcinoma with signet-ring-cell differentiation）"。

二、病理

肉眼下肿瘤呈类圆形或不规则肿块，外观胶冻状，推挤状边界，质地软。镜下见癌细胞呈圆形，排列呈簇状，漂浮在黏液湖中，黏液湖被纤细的纤维组织分隔。细胞簇大小和形状不一，有时可见腺管结构，少数病例见乳头状生长。细胞非典型性、核分裂和微钙化不常见。传统上黏液癌可分为单纯型和混合型两种，前者指肿瘤的主要成分为黏液，根据其细胞多少又分为富于细胞和少细胞两种；后者包含有明显的其他类型癌的成分，最常见的是与非特殊型浸润性癌成分混合。

三、临床表现

乳腺黏液癌发病年龄范围较大，发病率随年龄增加而增高，一般于绝经后达到高峰。中国医学科学院肿瘤医院的一组资料显示其发病年龄在32～77岁，中位年龄54岁。临床上多有可触及的肿块，单发多见。肿块质地中等或较软，若黏液含量较多时，可有囊性感。肿块境界清楚，活动性良好。肿瘤通常生长缓慢，预后与组织学结构有关，癌灶中含黏液成分越多，预后越好。单纯型较混合型预后好。黏液癌与非特殊型浸润癌混合存在时，预后与非特殊型浸润癌相同。

四、影像学表现

（一）X线

X线上黏液癌的表现可类似良性肿瘤，表现为圆形或卵圆形肿块，密度中等，边界清晰（图12-6-1）。但其作为浸润性癌的一种，仍可表现出浸润性生长的特性，在X线上常可显出微小分叶状边缘，部分可表现为不规则肿块、伴浸润状边缘（图12-6-2）。

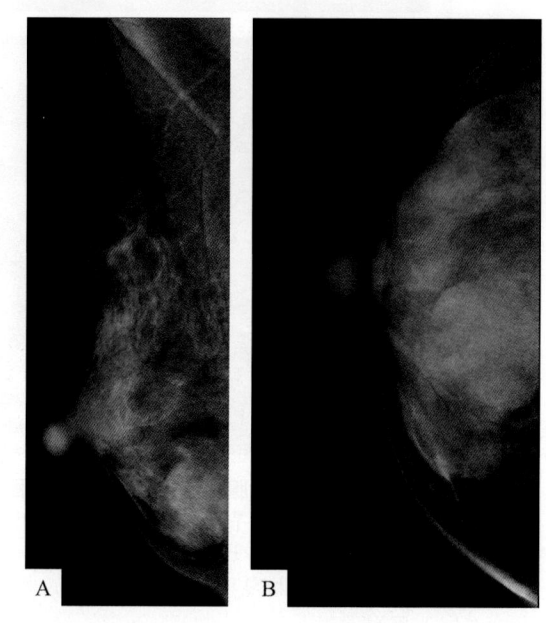

图12-6-1　右侧乳腺黏液癌　A.右侧乳腺X线内外斜位；B.右侧乳腺X线头尾位。显示右乳内下象限圆形肿物，高密度，内见细小钙化，边界清晰。

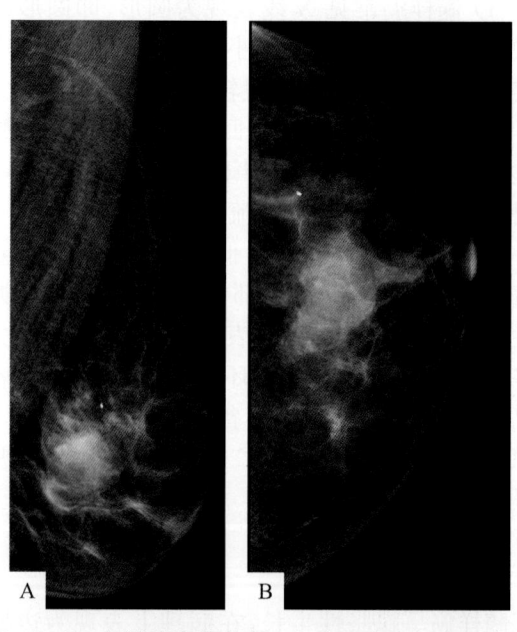

图12-6-2　左侧乳腺黏液癌　A.左侧乳腺X线内外斜位；B.左侧乳腺X线头尾位。显示左侧乳腺中央区肿物，稍高密度，部分边缘清晰，部分与邻近腺体重叠，边缘模糊。

因肿瘤含大量黏液,部分肿块密度可为等或稍低密度,若瘤内有出血,则密度可增高。若肿瘤发生在乳腺邻近皮肤部位,可见肿块突入皮下脂肪层、呈半圆形块影,可伴相邻皮肤受侵增厚。黏液癌的黏液间质内可发生钙化,钙化的颗粒比较粗大,形态不规则,可形似良性钙化。少数呈现为多形性细小钙化(图12-6-1)。

(二)超声

黏液癌在超声上多表现为低或中等回声肿块,超声表现与病理分型相关。单纯型黏液癌可表现为低回声肿块,边界清楚,形态规则,内部回声均匀;因其含较多黏蛋白成分,后方回声可增强,CDFI显示肿物无明显血流信号或边缘可有少量血流信号(图12-6-3,图12-6-4)。混合型黏液癌可具有浸润性生长特点,多表现为不均匀低至中等回声肿物,边界或部分边界不清楚,形态可不规则,边缘可见小分叶或成角改变,CDFI显示肿物内部或边缘可有少量或丰富血流信号。

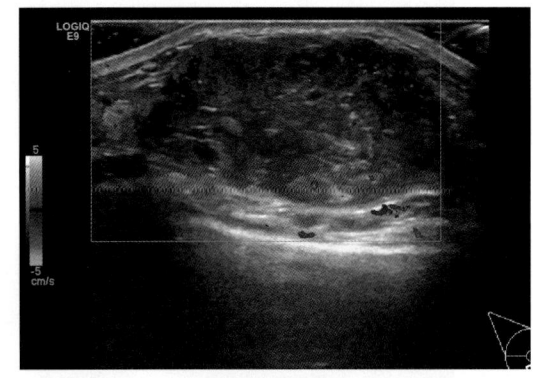

图12-6-3 右侧乳腺黏液癌(与图12-6-1为同一患者) 右侧乳腺超声图显示右乳低回声肿物,边界清晰,内部呈不均匀低回声,CDFI可探及少许血流信号。(见彩色插页)

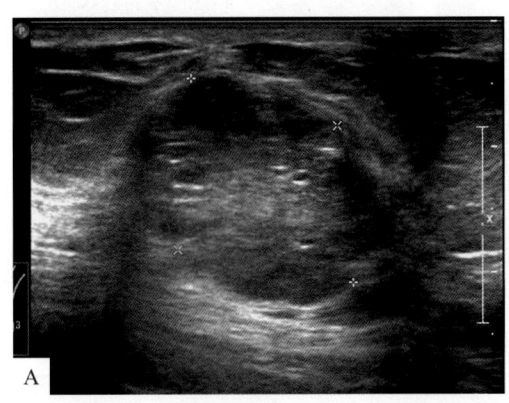 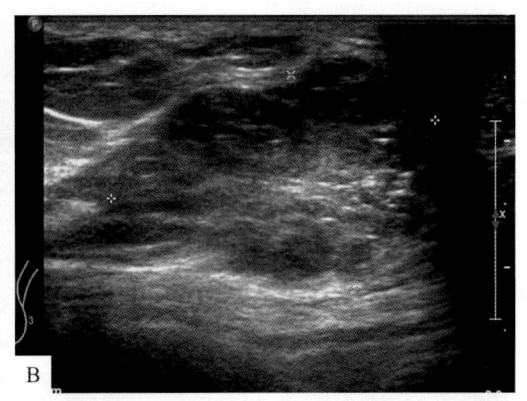

图12-6-4 左侧乳腺黏液癌(与图12-6-2为同一患者) A、B左侧乳腺超声图显示左侧乳腺肿块,不均匀中低回声,形态不规则,边缘清晰、部分呈分叶状。

(三)MRI

乳腺黏液癌由于其特殊的病理特点,在MRI上具有一定的特征性表现。单纯黏液癌的典型MRI表现为边缘清晰的肿块,脂肪抑制T2WI上呈明显高亮信号,多期动态增强扫描呈持续强化,TIC表现为良性病变多见的流入型,这些MRI特征使其可能和一些良性病变如纤维腺瘤、囊肿等难以鉴别。混合型黏液癌可具有更多恶性特征。

脂肪抑制T2WI上表现为明显高亮信号,是单纯型和混合型黏液癌的共同特征(图12-6-5)。单纯黏液癌肿瘤内几乎充满了黏液成分,肿瘤细胞分散在黏液湖中,黏液本身不含细胞成分,而是富含自由水,因此在脂肪抑制T2WI上呈较均匀的高亮信号。混合型黏液癌内部的实性成分在脂肪抑制T2WI上信号低于黏液成分,如果实性成分较少,其表现与单纯型类似。

弥散加权成像(DWI)是乳腺MRI重要的检查序列。在大多数的乳腺恶性肿瘤中,由于肿瘤细胞含量丰富,导致水分子扩散受限,在DWI上表现为较高信号和较低的ADC值。黏液癌含有大量的黏液,细胞含量较低,与其他恶性肿瘤相比,黏液癌不会引起扩散受限,测量其ADC值多高于正常腺体;但其在DWI上仍可表现为高信号,主要为T2效应所致。黏液癌的ADC值明显高于非特殊型浸润性乳腺癌,也高于大多数的乳腺良性病变如纤维腺瘤。

在多期动态增强MRI上,黏液癌增强早期多表现为边缘强化或不均匀强化,肿瘤内部呈轻度渐进性强化,强化方式呈由边缘向中心渗透趋势,且晚期多为不均匀强化(图12-6-5);TIC多呈流入型或平台型,少数也可呈流出型。

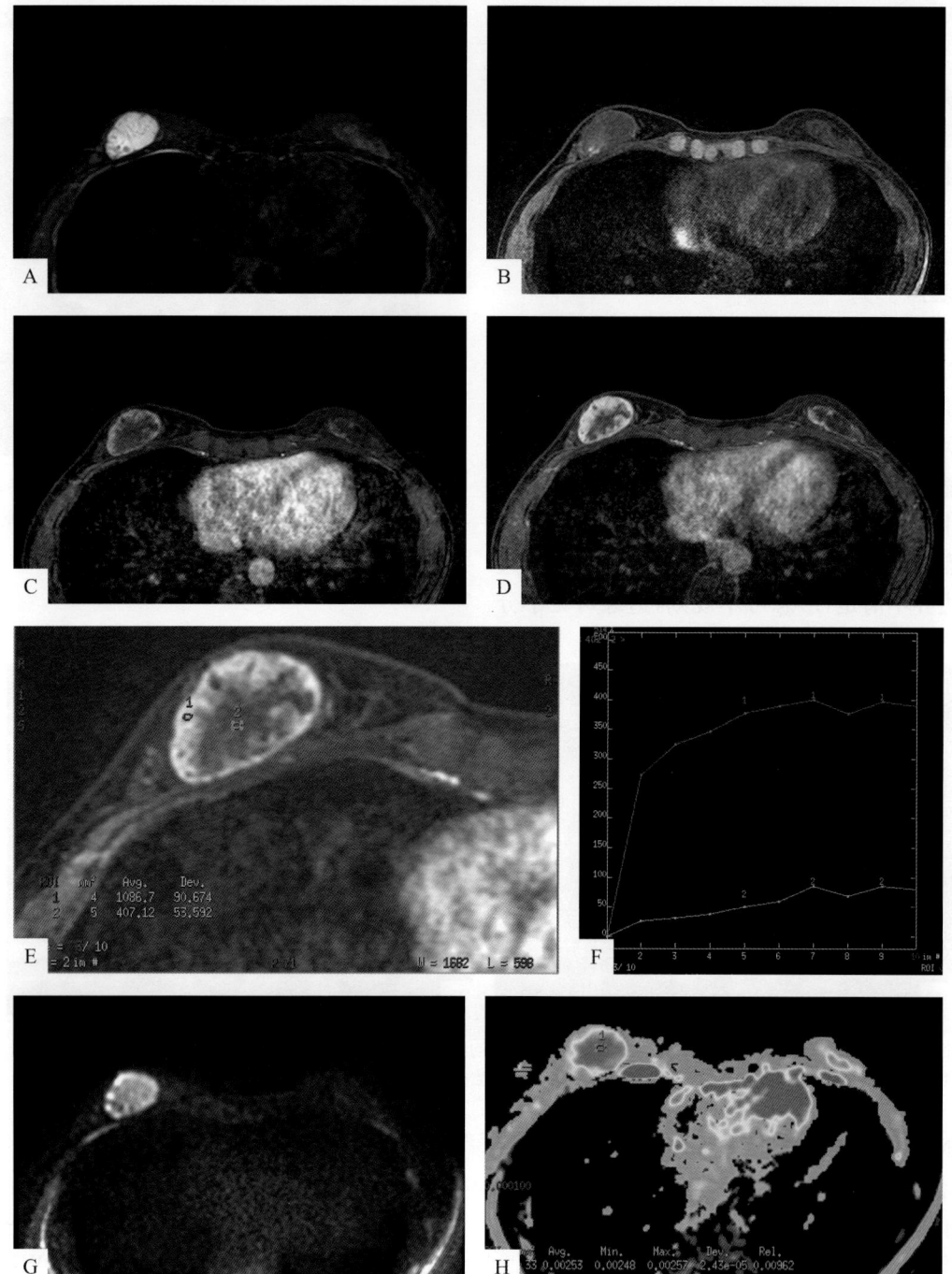

图 12-6-5 右侧乳腺黏液癌(与图 12-6-1、12-6-3 为同一患者) A~H 分别为 MRI T2WI/fs、蒙片、增强早期、增强晚期、肿块 ROI 选取图和 TIC、DWI 图、ADC 图,显示右乳肿物,分叶状,边界尚清,T2WI 上呈高亮信号,蒙片呈较低信号,增强早期不均匀边缘强化,延迟期可见自边缘向中心充填式强化,但仍不均匀,TIC 呈流入型曲线。DWI 上呈高信号,ADC 值 2.53×10^{-3} mm²/s。(见彩色插页)

五 诊断要点

(1) 黏液癌较为特征性的 X 线表现为边界清楚的圆形、卵圆形肿块,边缘清晰,部分可见微小分叶,若发生钙化多较粗大或不规则。

(2) 超声表现为等或低回声肿块,内部回声根据其成分不同可表现为均匀或不均匀,后方透声增强是其较常见的征象。

(3) MRI 特征性表现为脂肪抑制 T2WI 和 DWI 均为明显高信号的肿块,但 ADC 值升高;动态增强早期边缘强化或不均匀强化,强化方式呈由边缘向中心呈向心性渗透趋势,但增强晚期仍表现为不均匀强化；TIC 流入型和平台型曲线多见。

六 鉴别诊断

乳腺黏液癌临床多表现为单发、可触及的肿块，边界清楚，可类似良性肿瘤。在临床工作中应注意与乳腺良性肿瘤的鉴别，如纤维腺瘤特别是纤维腺瘤伴黏液变性。

在临床上黏液癌患者年龄常较大，纤维腺瘤常见于年轻患者；纤维腺瘤易双侧、多发，黏液癌多为单发。在 X 线上，黏液癌伴钙化的概率小于纤维腺瘤，边缘表现为微小分叶或浸润状较纤维腺瘤多见。在 MRI 上，黏液癌和纤维腺瘤黏液变性均可表现为 T2WI 上高信号，在 DWI 上黏液癌的 ADC 值较为特异，明显高于非特殊型浸润性癌，亦高于纤维腺瘤；与纤维腺瘤相比，黏液癌形态学上更不规则，增强早期易出现边缘强化，强化可逐渐向中心充填，延迟期呈不均匀或边缘强化，TIC 多为流入型；而纤维腺瘤黏液变性增强早期常呈中心不均匀强化，延迟期强化趋于均匀一致，部分可出现特征性的无强化分隔，TIC 多为平台型。

（李　静　郭　宁）

参考文献

[1] 郭宁,李静,张仁知,等. MRI 在乳腺黏液癌与 T2WI 高信号纤维腺瘤中的诊断价值[J]. 放射学实践,2019,34(6):629-634.
[2] 刘佩芳,主编. 乳腺影像诊断必读[M]. 2 版. 北京:人民军医出版社,2018.
[3] Bitencourt AG, Graziano L, Osorio CABT, et al. MRI features of mucinous cancer of the breast: correlation with pathologic findings and other imaging methods [J]. AJR, 2016, 206: 238-246.

第七节　乳腺浸润性筛状癌

一 概述

乳腺浸润性筛状癌（invasive cribriform carcinoma）是一种少见的浸润性癌，约占浸润性乳腺癌 1%～3.5%，浸润性筛状癌分化和预后较好。

二 病理

乳腺浸润性筛状癌的生长方式类似于筛状型导管内癌。在组织病理学上，以癌细胞排列成不规则的筛状结构为特征。浸润性筛状癌常与其他类型乳腺癌混合，特别是小管癌，可分为经典型和混合型。

三 临床表现

临床表现与常见的浸润性乳腺癌类似，但其表现常更不明显。浸润性筛状癌的淋巴结转移率较低，预后好于一般浸润性导管癌，而单纯性浸润性筛状癌比混有其他组织学类型者预后更好。

四 影像学表现

（一）X 线

乳腺浸润性筛状癌多表现为肿块型病变（图 12-7-1），在 X 线上呈高密度肿块，伴或不伴钙化。

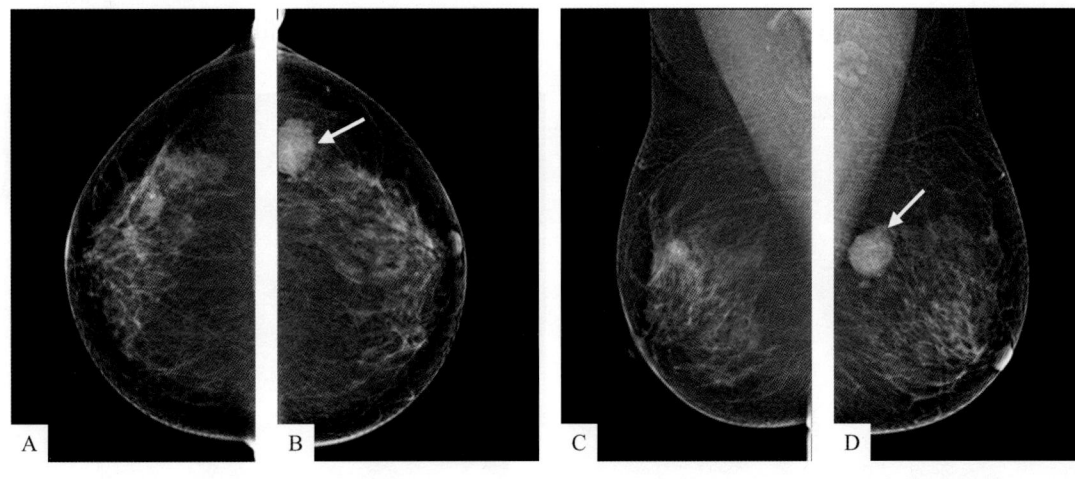

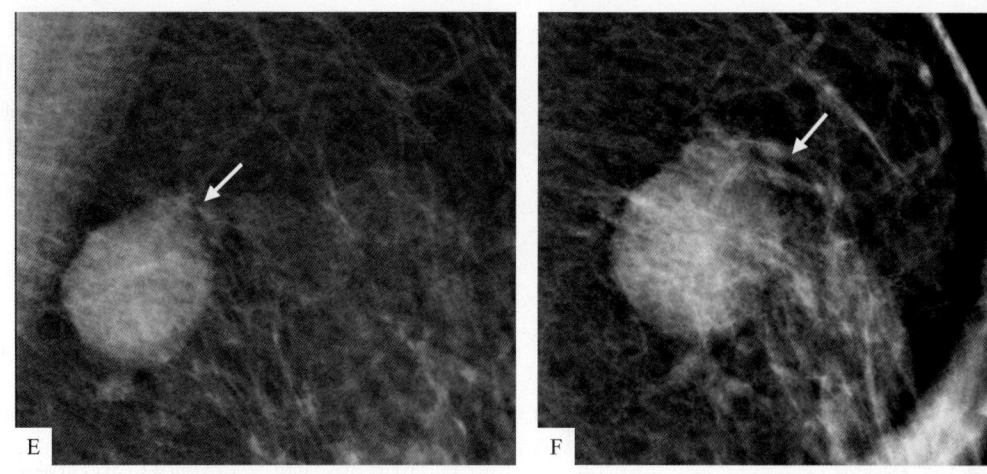

图 12-7-1　左乳腺浸润性筛状癌　A. 右乳 X 线头尾位；B. 左乳 X 线头尾位；C. 右乳 X 线内外斜位；D. 左乳 X 线内外斜位；E. 左乳内外斜位病变区局部放大图；F. 左乳肿物局部加压。显示左乳外上方类圆形高密度肿物（白箭），部分边缘毛糙，未见恶性钙化。

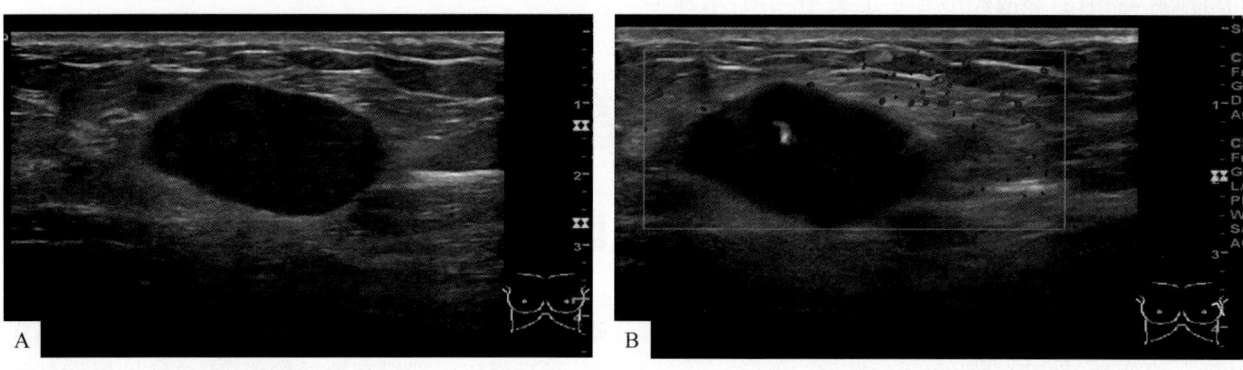

图 12-7-2　左乳腺浸润性筛状癌（与图 12-7-1 为同一患者）　A. 左乳肿物二维灰阶超声图；B. 左乳肿物彩色多普勒血流图。显示左乳外上方低回声肿物，边界清楚，边缘欠规则，内部回声不均匀，CDFI 可见粗大血流信号。（见彩色插页）

（二）超声

超声上表现为不规则低回声肿块（图 12-7-2），边缘可清楚或模糊，呈小分叶，质地硬。

（三）MRI

MRI 上表现为肿块型病变，动态增强检查肿物早期呈较均匀的明显强化，随时间延迟对比剂快速廓清，TIC 呈典型流出型，DWI 上 ADC 值减低（图 12-7-3）。

五、诊断要点

由于该病理类型较为少见，目前国内外文献对乳腺浸润性筛状癌的相关报道较少，对其相关影像

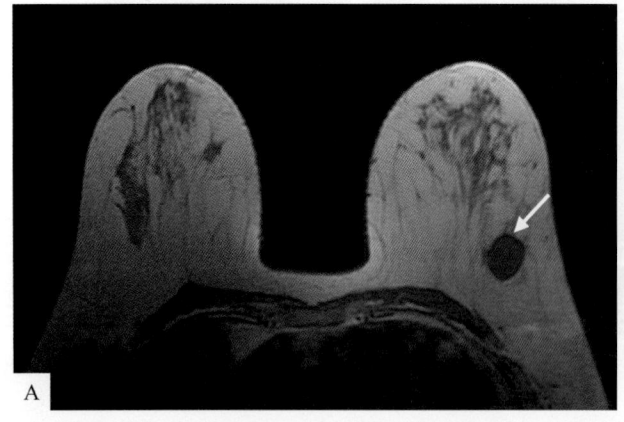

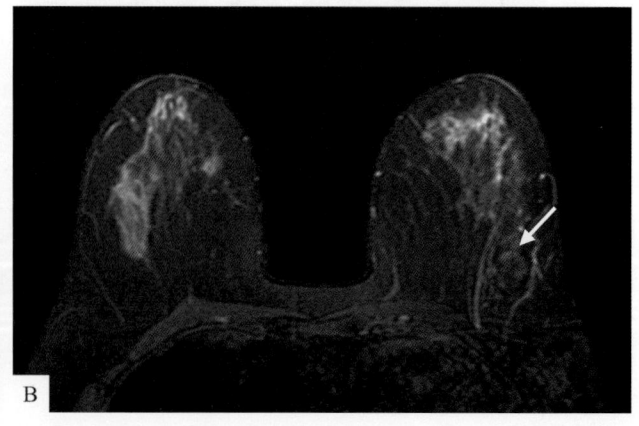

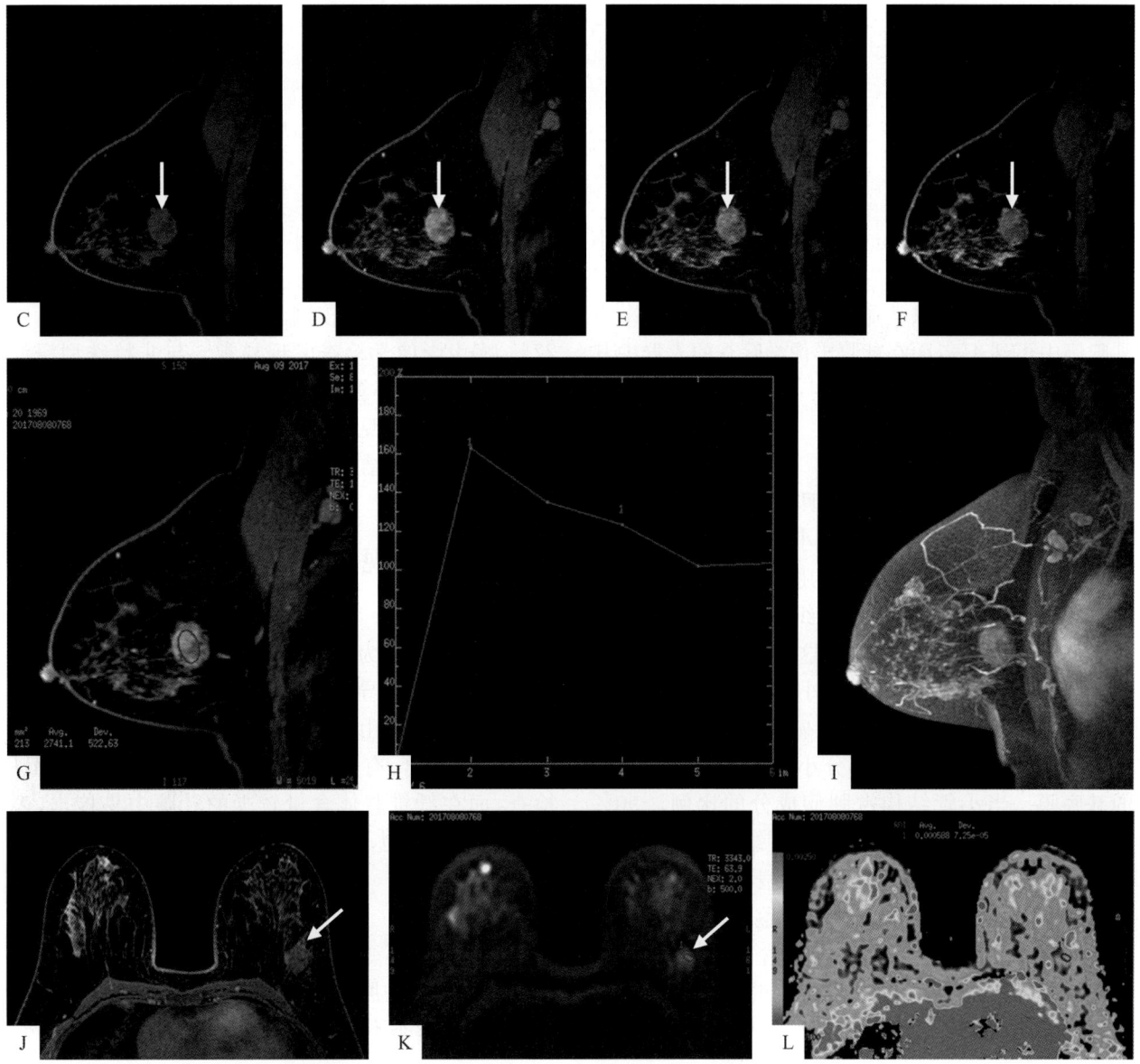

图 12-7-3　左乳腺浸润性筛状癌(与图 12-7-1、12-7-2 为同一患者)　A、B. 分别为 MRI 平扫横断位 T1WI 及脂肪抑制 T2WI,显示左乳外上方类圆形肿物,边界清楚,边缘欠光滑,于平扫 T1WI 上呈较低信号,脂肪抑制 T2WI 肿物内部呈不均匀等及稍低信号。C~F 分别为左乳矢状位 MRI 动态增强前和增强后 1 min、2 min、8 min;G. 左乳病变感兴趣区(ROI)选取图;H. 病变 TIC;I. 左乳 MIP 图;J. MRI 动态增强后延迟时相横断位 T1WI。显示动态增强后肿物呈明显强化,TIC 呈流出型。K. DWI 图;L. ADC 图。显示肿物于 DWI 上呈高信号,ADC 值低。

学特征尚缺乏深入认识。通常其影像学表现为肿块型病变,形态学和功能学参数具备恶性特征,可诊断为乳腺癌,但影像学无法依据其表现特征提示类似像黏液癌诊断的具体病理类型。

六　鉴别诊断

鉴别诊断大致同表现为肿块型的浸润性导管癌。

（路　红　张　迎　刘佩芳）

◆ 参考文献 ◆

[1] 刘佩芳,主编.乳腺影像诊断必读[M].2 版.北京:人民军医出版社,2018.

[2] 王海飞,王冠杰,曹云云,等.乳腺浸润性筛状癌的超声诊断与临床病理学对照分析[J].肿瘤影像学,2019,28(4):232-236.

[3] Balci P, Başara Akin I, Köremezli N, et al. Evaluation and comparison of radiologic-pathologic findings in invasive cribriform carcinoma of the breast. Turk J Med Sci, 2017, 47(3): 738-747.

第八节　乳腺小管癌

一、概述

乳腺小管癌（tubular carcinoma）是由高分化小管结构组成的预后非常好的一种特殊类型乳腺癌，在广泛开展乳腺影像学筛查之前，小管癌发病率占乳腺癌中不到4%，而在乳腺影像学筛查的人群中其发病率明显上升。

二、病理

病理上由衬附单层细胞、具有开放性管腔的高分化小管结构构成。大体检查小管癌通常表现为边界不清、灰白色、质地实或硬的肿物，与浸润性导管癌无法区分。小管癌镜下的组织病理学特征为分化良好的小管杂乱无章地排列，这些小管通常为卵圆形或圆形及呈角状混合存在，小管由单层上皮细胞组成，细胞小而规则、核仁不明显、缺少核分裂象，小管周围无肌上皮细胞，但部分小管周围可见不完整的基底膜。当小管结构占肿瘤成分的比例≥90%时，则分类为"纯型小管癌"；当小管结构占肿瘤成分的比例<90%时，则分类为"混合型小管癌"。在鉴别诊断方面，小管癌与微腺性腺病鉴别困难，通常后者的小管结构更圆、更规则，通常含有胶样分泌物，而小管癌则通常为有角小管，但有时仅依据其组织形态学表现很难区别，需结合免疫组化染色确诊。

三、临床表现

小管癌通常体积较小，临床上难以触及，故虽然在所有乳腺癌中的比例不到4%，却在乳腺癌影像学筛查的人群中占有较高比例，有报道为7.7%~27%，多由影像学检查发现异常。与非特殊型浸润性导管癌相比，小管癌直径较小、淋巴管血管浸润和淋巴结累及更少见，预后好。有研究认为小管癌患者即使发生淋巴结转移也不影响无病生存率和总体生存率。

四、影像学表现

（一）X线

影像学表现为肿块型病变，其肿物形态学表现与常见的浸润性导管癌无明显不同，然而体积小是其特点。X线上由于肿物小，在致密型乳腺常被遮蔽而难以检出，有时需结合肿物局部加压或DBT检查，而在纤维腺体含量较少的乳腺中易检出，表现为高密度肿物，边缘毛糙，伴钙化者少见（图12-8-1）。

（二）超声

超声检查不受乳腺致密程度的影响，小管癌超声表现同常见的肿块型浸润性导管癌难以鉴别（图12-8-2），形态不规则，边缘不光滑，内部呈低回声，

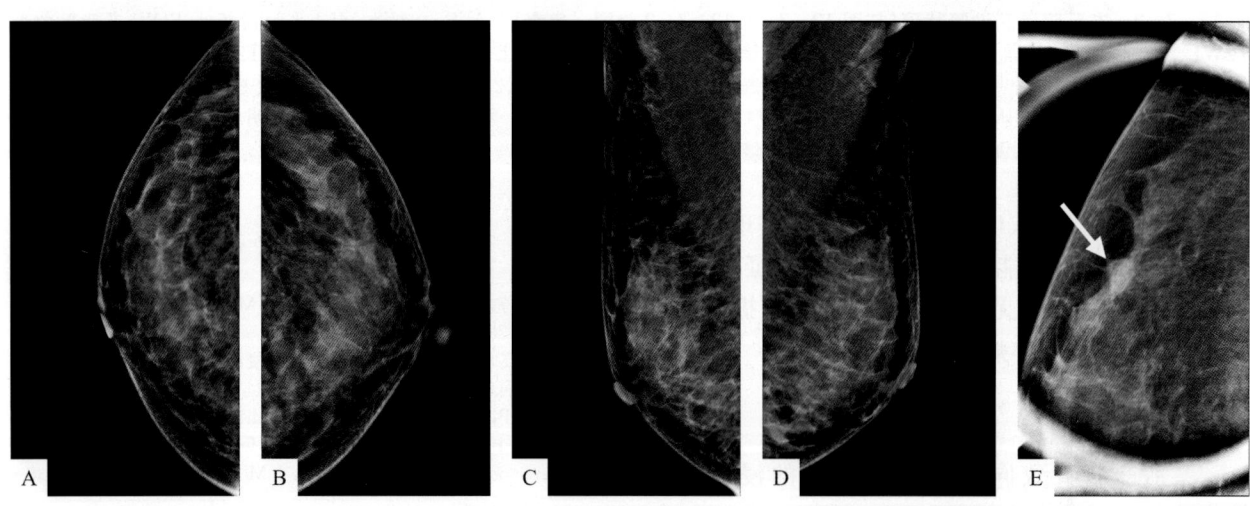

图12-8-1　右乳腺小管癌　A、B.分别为右乳及左乳X线头尾位；C、D.分别为右乳及左乳X线内外斜位；E.右乳肿物局部加压。右乳常规X线头尾位及内外斜位显示双乳呈不均匀致密型乳腺，未见明确肿物，行局部加压后显示右乳高密度肿物（白箭），形态欠规则，边缘不光滑，大小约0.9cm×0.7cm。

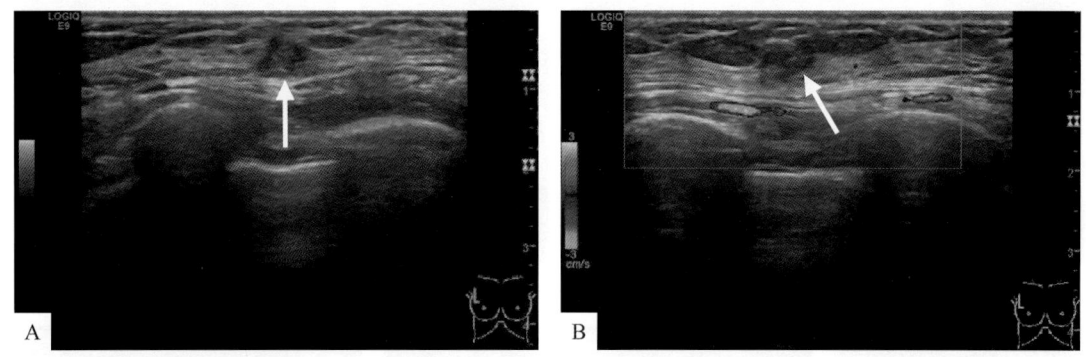

图 12-8-2　右乳腺小管癌（与图 12-8-1 为同一患者）　A. 右乳外上肿物二维灰阶超声图；B. 右乳外上肿物彩色多普勒血流图。显示右乳外上方 1.0cm×0.8cm×0.7cm 低回声肿物（白箭），边缘不光整，形态不规则，内部回声不均匀，CDFI 未见明显血流信号。（见彩色插页）

后方伴声影，纵横比＞1，彩色多普勒血流图像上具有较丰富的血流信号。需要注意的是由于小管癌通常病变体积较小，对于较大乳腺超声检查易漏诊。

（三）MRI

乳腺 MRI 检查对于小管癌的诊断一般能够比较准确地做出恶性诊断，但其与常见的浸润性导管癌表现缺乏特异性的不同，两者难以鉴别，需组织学检查才能确切区分。有学者报道小管癌 MR 平扫脂肪抑制 T2WI 呈环形较高信号，MRI 动态增强后肿物明显强化，TIC 呈流出型，DWI 上呈高信号，ADC 值较低（图 12-8-3）。

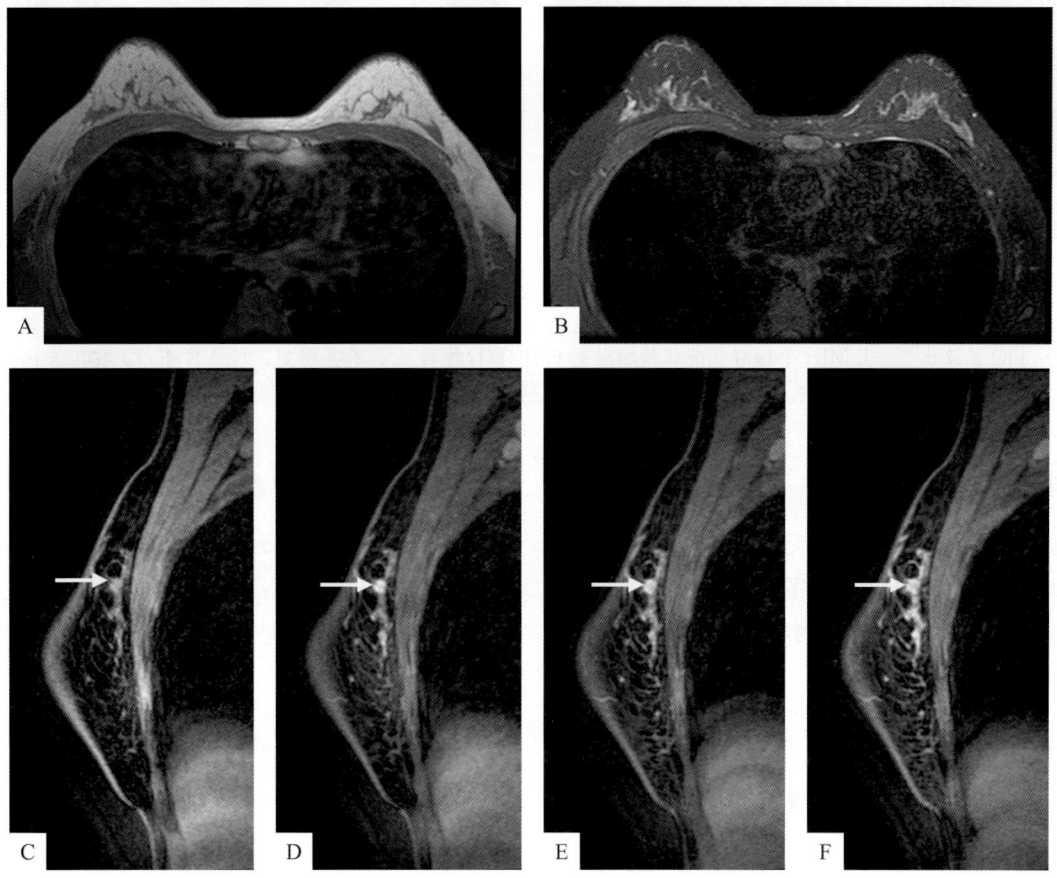

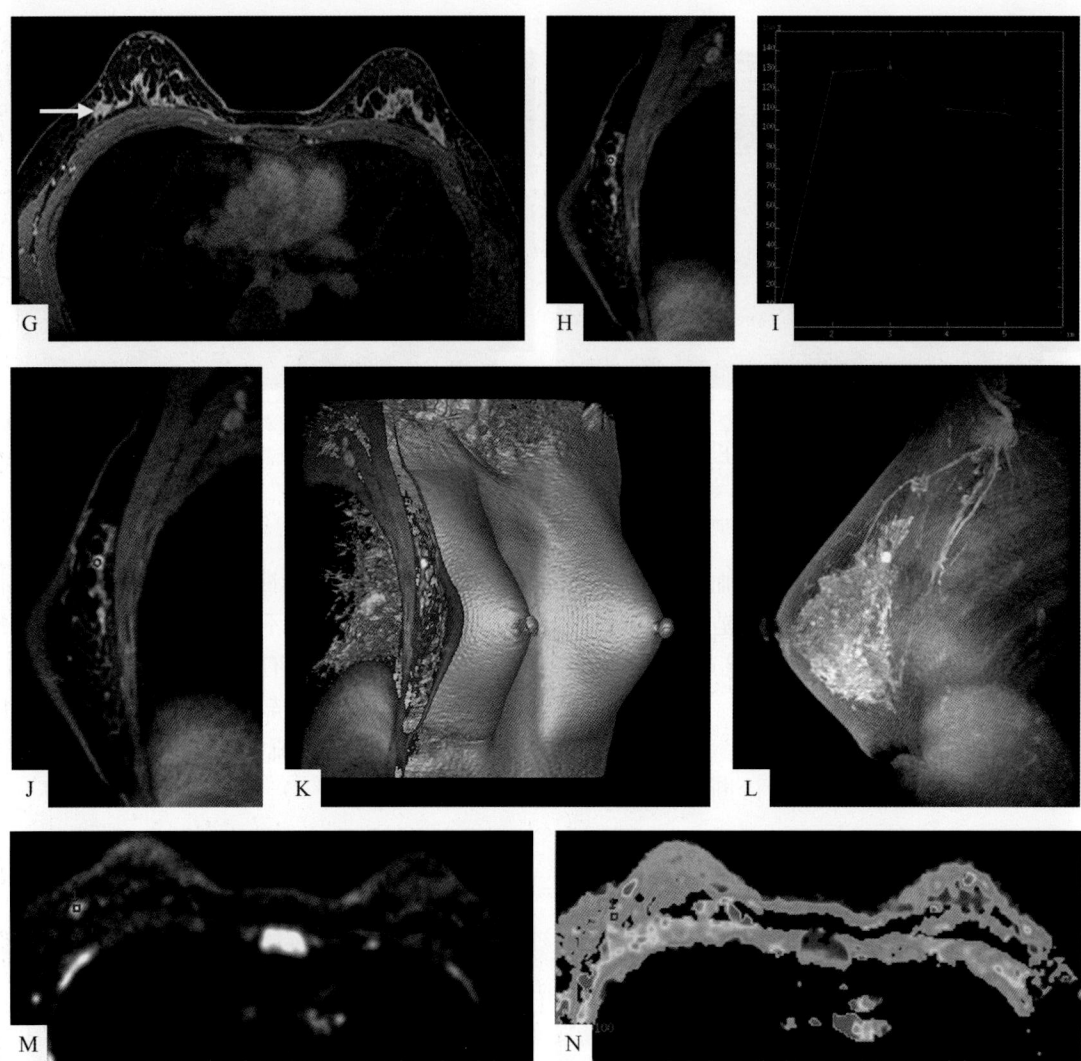

图12-8-3 右乳腺小管癌(与图12-8-1、12-8-2为同一患者) A. MRI 平扫横断位 T1WI；B. MRI 平扫横断位脂肪抑制 T2WI，平扫上肿物显示不明显。C~F. 分别为右乳矢状位 MRI 动态增强前和增强后 1 min、2 min、8 min；G. MRI 动态增强后延迟时相横断位 T1WI；H、I. 分别为右乳病变感兴趣区(ROI)选取图和 TIC。显示动态增强后右乳外上方肿物呈明显强化(白箭)，大小约 1.0 cm×0.8 cm×0.8 cm，形态呈类圆形，TIC 呈流出型。J. MRI 平扫右乳矢状位脂肪抑制 T2WI，肿物显示不甚明显。K. VR 图；L. 右乳矢状位 MIP 图，M. DWI 图；N. ADC 图。显示肿物 DWI 上呈较高信号。(见彩色插页)

五 诊断要点

影像学通常表现为小的肿块型病变，其形态学和 MRI 增强检查表现与常见的浸润性导管癌无明显不同。由于目前小管癌病例较少，有待今后进一步总结其影像学表现。

六 鉴别诊断

鉴别诊断同乳腺浸润性导管癌表现为肿块型病变。

(刘佩芳 李博鑫)

◆ 参考文献 ◆

[1] 郭冬梅,杨爱国. 乳腺小管癌钼靶摄影和超声的特征表现[J]. 中国医学影像技术,2009,25(S1):94-95.

[2] Cho W K, Choi D H, Lee J, et al. Comparison of failure patterns between tubular breast carcinoma and invasive ductal carcinoma (KROG 14-25) [J]. Breast, 2018, 4(38): 165-170.

[3] Gunhan-Bilgen I, Oktay A. Tubular carcinoma of the breast: mammographic, sonographic, clinical and pathologic findings [J]. European Journal of Radiology, 2007, 61(1): 158-162.

[4] Yilmaz R, Bayramoglu Z, Emirikci S, et al. MR Imaging Features of Tubular Carcinoma: Preliminary Experience in Twelve Masses [J]. European Journal of Breast Health, 2018, 14(1): 39-45.

第九节 乳腺浸润性微乳头状癌

一 概述

乳腺浸润性微乳头状癌（invasive micropapillary carcinoma，IMPC）是一种恶性程度高、有较强侵袭性、预后较差的特殊类型浸润性乳腺癌。IMPC 在 1980 年由 Fisher 等首次报道，直到 1993 年 Siriaunkgul 等学者才正式提出 IMPC 的概念，认为它是浸润性导管癌的一种少见变异亚型，可单独存在或与其他类型导管癌并存。2003 版 WHO 在乳腺肿瘤分类中新增加了 IMPC 这一肿瘤类型。

二 病理

乳腺浸润性微乳头状癌大体表现无特异性，与普通浸润性导管癌相似。切面可呈局限性、星芒状、蟹足样，肿瘤质地较硬。IMPC 有独特的组织病理学表现，其特征是立方或柱状肿瘤细胞排列成中空或桑葚样细胞团，缺乏纤维血管轴心，周围绕以没有内皮细胞被覆的间质空隙。肿瘤细胞的特征是极向反转，也称之倒置性生长，即肿瘤细胞顶端朝向间质空隙而非腺腔面。大部分 IMPC 伴浸润性导管癌或导管原位癌出现，也可伴其他类型的乳腺癌。ER、PR 阳性及 HER-2 过表达的比例与浸润性导管癌相似。IMPC 较非特殊类型浸润性癌更易出现淋巴-血管侵犯和淋巴结转移，提示 IMPC 预后不良的生物学行为。

三 临床表现

单纯的浸润性微乳头状癌很少见，占浸润性乳腺癌的 0.9%～2%。约 7.4% 的浸润性癌可出现微乳头状区域。IMPC 常见于中老年女性，发病平均年龄 50～62 岁，肿瘤大小 1.5～5.5cm，与浸润性导管癌在年龄及肿瘤大小方面无明显差别。IMPC 临床多表现为可扪及的肿块，质地较硬，活动度差，常伴有腋下淋巴结肿大。脉管侵犯多见，预后差，有学者认为无论肿瘤大小或浸润癌中 IMPC 成分所占比例多少，均具有低生存率和高复发率的特征。临床治疗需依据肿瘤的临床分期、组织病理学及分子分型等特点综合决策。

四 影像学表现

（一）X 线

通常显示致密的不规则肿块，边界不清，可见星芒状边缘，常伴有成簇分布的细小多形性钙化（图 12-9-1）。也可仅表现为边界不规则肿块或仅表现为细小钙化（图 12-9-2，图 12-9-3），结构扭曲

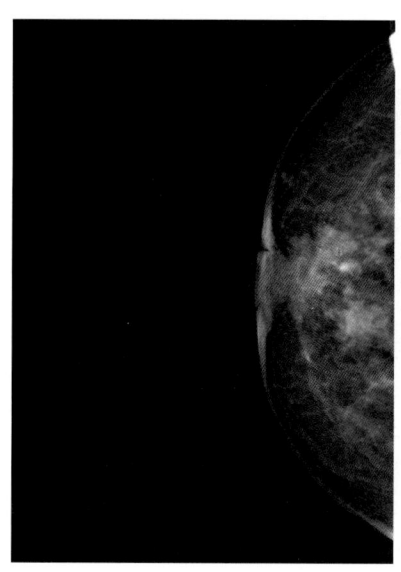

图 12-9-1 浸润性微乳头状癌，脉管内见癌栓 右乳CC位可见右乳中央区不规则稍高密度肿块，内可见多发细小钙化，右乳晕皮肤增厚及乳头内陷。

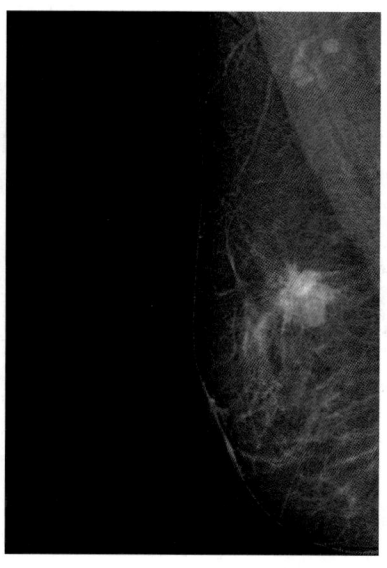

图 12-9-2 浸润性微乳头状癌伴黏液腺癌 两者各约占 50%。右乳 MLO 位可见右乳上方偏深部不规则肿块，呈不均匀高密度，肿块边缘见长短不等毛刺。

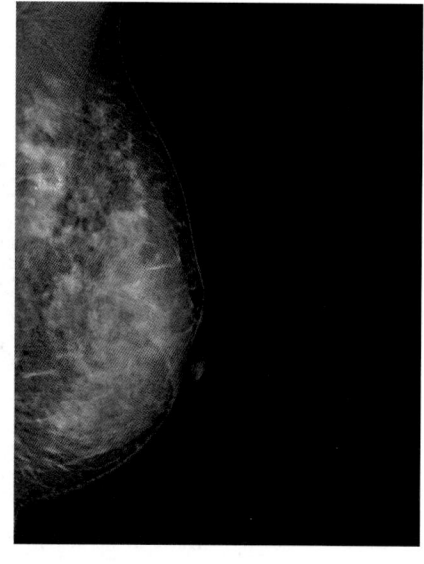

图 12-9-3 浸润性导管癌伴浸润性微乳头状癌 左乳 MLO 位可见左乳上方深部近胸壁局灶性斑片致密，内可见群集分布细小多形性钙化。

常可伴随肿块出现。腋下淋巴结肿大可见。近乳晕或位置较表浅病灶常可见乳头乳晕改变及皮肤增厚等表现。

(二) 超声

不规则或分叶状低回声肿块,边缘模糊,无包膜,内部回声均匀或不均匀,后方回声多有衰减,彩色多普勒可探查到丰富血流信号,常为 Adler Ⅱ 级以上的穿支血流(图12-9-4,图12-9-5)。现代超声的高分辨率探头常可探查到肿块内合并钙化,呈密集分布的强回声光点,同时可探及腋下肿大淋巴结回声。

(三) MRI

表现为肿块或非肿块强化,笔者收集的病例中,肿块型强化更多见,表现为不规则或星芒状肿块,可多灶性或多中心生长(图12-9-6,图12-9-7),病灶边界不清,T1WI 上呈低信号,脂肪抑制 T2WI 上呈等或稍高信号。有学者认为 IMPC 在脂肪抑制 T2WI 上可见条纹状高信号,笔者总结的病例中仅发现 2 例有类似影像表现(图12-9-8),均出现在非肿块强化的病例,但值得注意的是 2 例 T2 条纹状高信号的位置并非与病灶强化的区域所对应,而是出现在强化的周边区域,笔者认为此征象有可能是病灶周边导管扩张积液所致,并非为 IMPC 特征性表现,这一征象的临床意义还有待进一步明确。扩散加权图像上 IMPC 实性部分多有明显弥散受限,与浸润性导管癌难以鉴别。非肿块强化型 IMPC 表现为段样或区域样分布,内部强化不均匀或呈卵石样

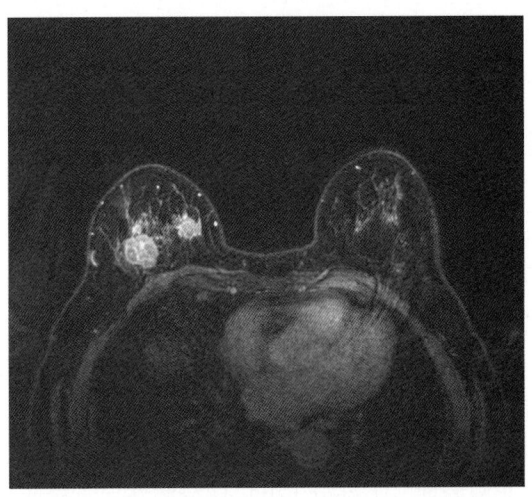

图 12-9-6 多中心浸润性微乳头状癌,周边见少许 DCIS 成分　动态增强 MRI 示早期右乳上方可见两个不规则环形强化肿块,肿块内部强化不均匀,见多发强化分隔,较大肿块前方可见多发斑点及小结节强化。

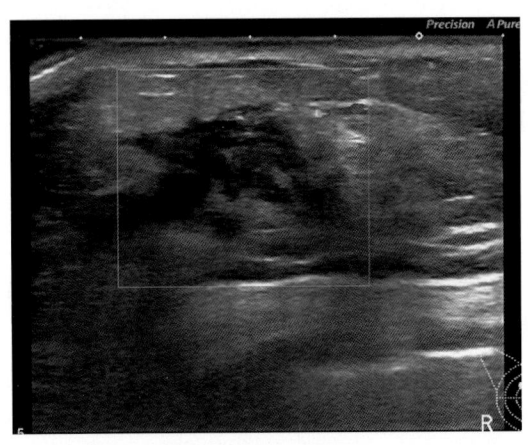

图 12-9-4 浸润性微乳头状癌　右乳 12 点近胸壁位置可见不规则低回声肿块,后方回声衰减,肿块周边可见条样血流信号,病灶后方乳后间隙不清。病理证实局部胸肌筋膜见癌累及。(见彩色插页)

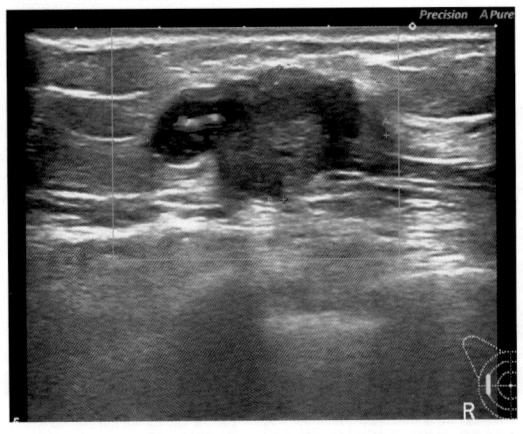

图 12-9-5 浸润性微乳头状癌伴黏液癌　右乳外侧 9 点位置可见分叶状肿块,内部回声不均匀,后方呈混合性回声,肿块内部见点状和穿支血流信号。(见彩色插页)

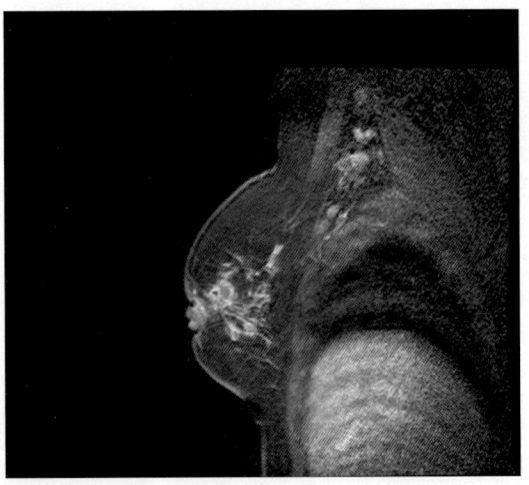

图 12-9-7 浸润性微乳头状癌　MRI 矢状位动态增强延迟期示右乳中央区多发不规则强化小肿块,乳晕增厚并强化,乳头内陷,同侧腋下见多发肿大强化淋巴结。病理证实腋下淋巴结见癌转移(17/17)。

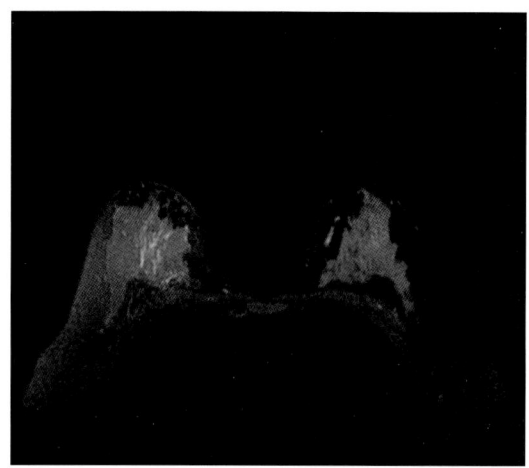

图 12-9-8 浸润性微乳头状癌 MR 平扫脂肪抑制 T2WI 示右乳内侧多发条纹状高信号改变,增强发现这些 T2 条纹状高信号位于强化病灶的周边区域。

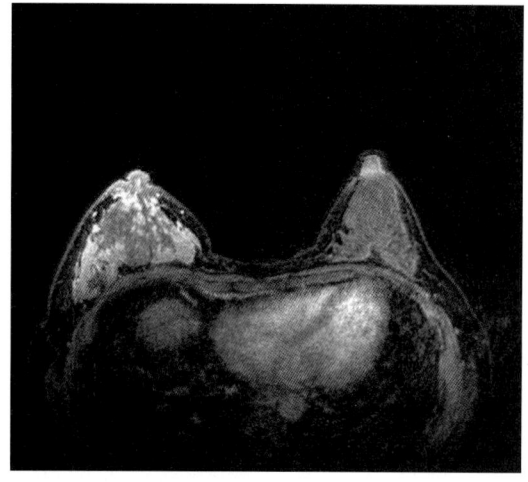

图 12-9-10 浸润性微乳头状癌 MRI 增强扫描示右乳多发散在分布非肿块强化,乳晕异常增厚并强化,乳头稍内陷。病理证实右乳癌灶弥漫散在分布,脉管内见广泛癌栓,乳头周围皮肤真皮层内见癌累及,腋下淋巴结可见转移(5/10),淋巴管见癌栓。

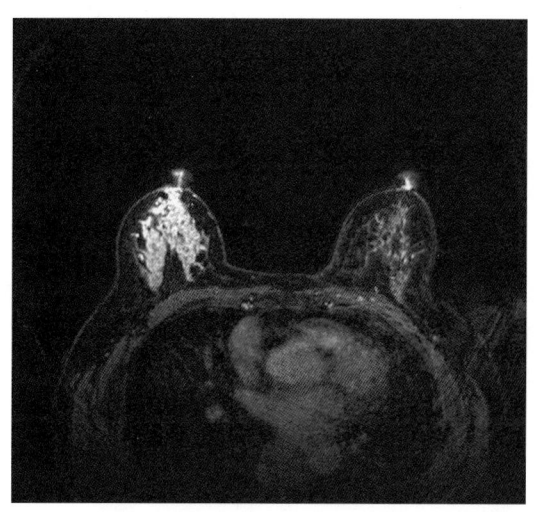

图 12-9-9 导管内癌伴浸润性微乳头状癌 MRI 增强扫描示动态增强早期可见右乳上方由乳晕后方至腺体深部的大范围段样分布非肿块强化,内部呈多发卵石样强化。

改变(图 12-9-9,图 12-9-10)。TIC 呈平台型或流出型。

五 诊断要点

IMPC 的 X 线、超声及 MRI 影像均无明显特征性表现,表现为类似非特殊类型浸润性导管癌的恶性表现,边界不规则或星芒状肿块,边缘浸润,伴或不伴钙化等。病灶呈多灶性或多中心常见,首诊时发现淋巴结转移的比例较高,这些影像特点均提示这是一种恶性度较高、预后较差的肿瘤。由于 IMPC 多合并浸润性导管癌或其他病理学类型共存,影像表现多样,无法从影像学角度判断 IMPC 成分,确诊依靠组织病理学检查。

六 鉴别诊断

主要需与浸润性导管癌、导管原位癌、浸润性小叶癌及一些易误诊为恶性病变的良性疾病如脂肪坏死、放射状瘢痕等鉴别。IMPC 与上述恶性肿瘤在影像学上难以鉴别,与表现不典型的脂肪坏死和放射状瘢痕在 X 线及超声影像上多有重叠,但 MRI 信号、强化方式及强化曲线各自有一定特点,不难做出良恶性的判断。

(张 嫣)

参考文献

[1] 陈园园,张嫣,王霞,等.乳腺浸润性微乳头状癌的 MRI 表现及临床病理特点[J].中国 CT 和 MRI 杂志,2018,16(4):80-82.
[2] 付丽.重视乳腺浸润性微乳头状癌的诊断[J].中华病理学杂志,2004,33(4):305-307.
[3] Adrada B, Arribas E, Gilcrease M, et al. Invasive micropapillary carcinoma of the breast: mammographic, sonographic, and MRI features [J]. AJR, 2009, 193: W58-W63.
[4] Fisher ER, Palekar AS, Redmond C, et al. Pathologic findings from the National Surgical Adjuvant Breast Projet(protocol no. 4). VI. Invasive papillary cancer [J]. Am J Clin Pathol, 1980, 73: 313-322.
[5] Lakhani SR, Ellis IO, Schnitt SJ, et al. World Health Organization classification of tumors of the breast [M]. Lyon: IARC Press, 2012: 108-110.
[6] Siriaunkgul S, Tavassoli FA. Invasive micropapillary carcinoma of the breast [J]. Mod Pathol, 1993, 6(6): 660-662.
[7] Tavassoli FA, Devilee P. World Health Organization classification of tumors. Pathology and genetics, tumors of the breast and female genital organs [M]. Lyon: IARC Press, 2003: 85-90.

第十节 乳腺大汗腺癌

一、概述

乳腺大汗腺癌（apocrine carcinoma）在 2003 年 WHO 乳腺肿瘤分类中被定义为 90% 以上的肿瘤细胞显示为大汗腺细胞的细胞学和免疫组化特征。2012 年新版 WHO 乳腺肿瘤分类将其重新定义为显示大汗腺细胞学特征的任何类型浸润性癌，并改用"伴大汗腺分化的癌（carcinomas with apocrine differentiation）"这一术语。所报道的乳腺大汗腺癌的发生率依据检查方法的不同而各异，局灶大汗腺分化是非特殊型浸润性癌及一些特殊类型癌的常见特征，而主要由大汗腺细胞构成的癌在所有浸润性癌中的比例约占 4%。大汗腺样分化可见于非特殊型浸润性癌及一些特殊类型癌，也可见于小叶原位癌和导管原位癌。

二、病理

大体病理学表现与非特殊型浸润性乳腺癌相似，无特异性，肿瘤内可有出血、坏死。有研究表明伴大汗腺分化的癌与同级别、同阶段的非特殊型浸润性癌在预后方面无显著差异。

三、临床表现

伴大汗腺分化的癌在临床和影像学表现与非特殊型浸润性癌无明显差异。临床上多数患者以触及无痛性肿块就诊，临床分期以Ⅱ期和Ⅲ期居多。

四、影像学表现

（一）X 线

乳腺大汗腺癌在 X 线上多表现为高密度肿物（图 12-10-1），边缘模糊不清，也可表现为局限致密、结构扭曲，部分伴微小钙化，无特异性征象。

（二）超声

超声表现与其他类型乳腺癌不易鉴别（图 12-10-2），但有报道认为肿块内部见双线样管壁结构回声时，提示大汗腺癌可能。

（三）MRI

MRI 上以肿块型病变多见（图 12-10-3），可表现为边界清楚，边缘毛糙，形态不规则，动态增强检查肿物明显强化，TIC 多为流出型或平台型，在 DWI 上肿瘤呈明显高信号，ADC 值较低。

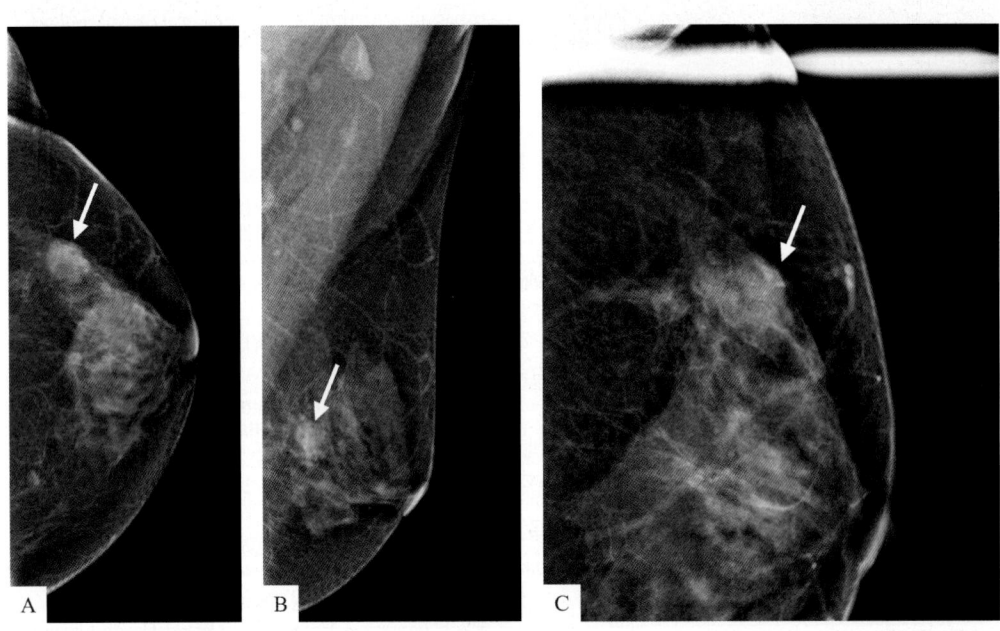

图 12-10-1　左乳腺大汗腺癌　A. 左乳 X 线头尾位；B. 左乳 X 线内外斜位；C. 左乳肿物局部加压。显示左乳中外不规则肿物（白箭），略呈分叶状，部分边界清楚，部分边缘模糊，未见恶性钙化，左腋下散在淋巴结。

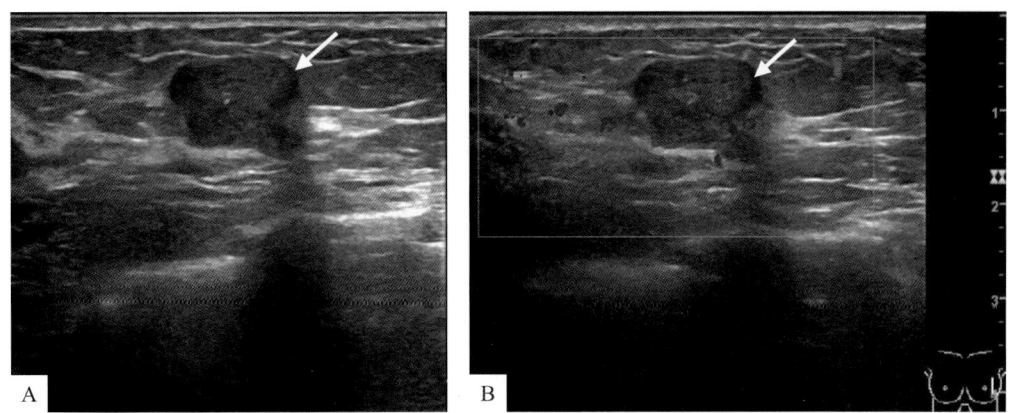

图 12-10-2 左乳腺大汗腺癌（与图 12-10-1 为同一患者） A. 左乳肿物二维灰阶超声图；B. 左乳肿物彩色多普勒血流图。显示左乳中外低回声肿物（白箭），形态不规则，边界尚清楚，部分边缘不光滑，内部回声欠均匀，CDFI 显示肿物边缘血流信号丰富。（见彩色插页）

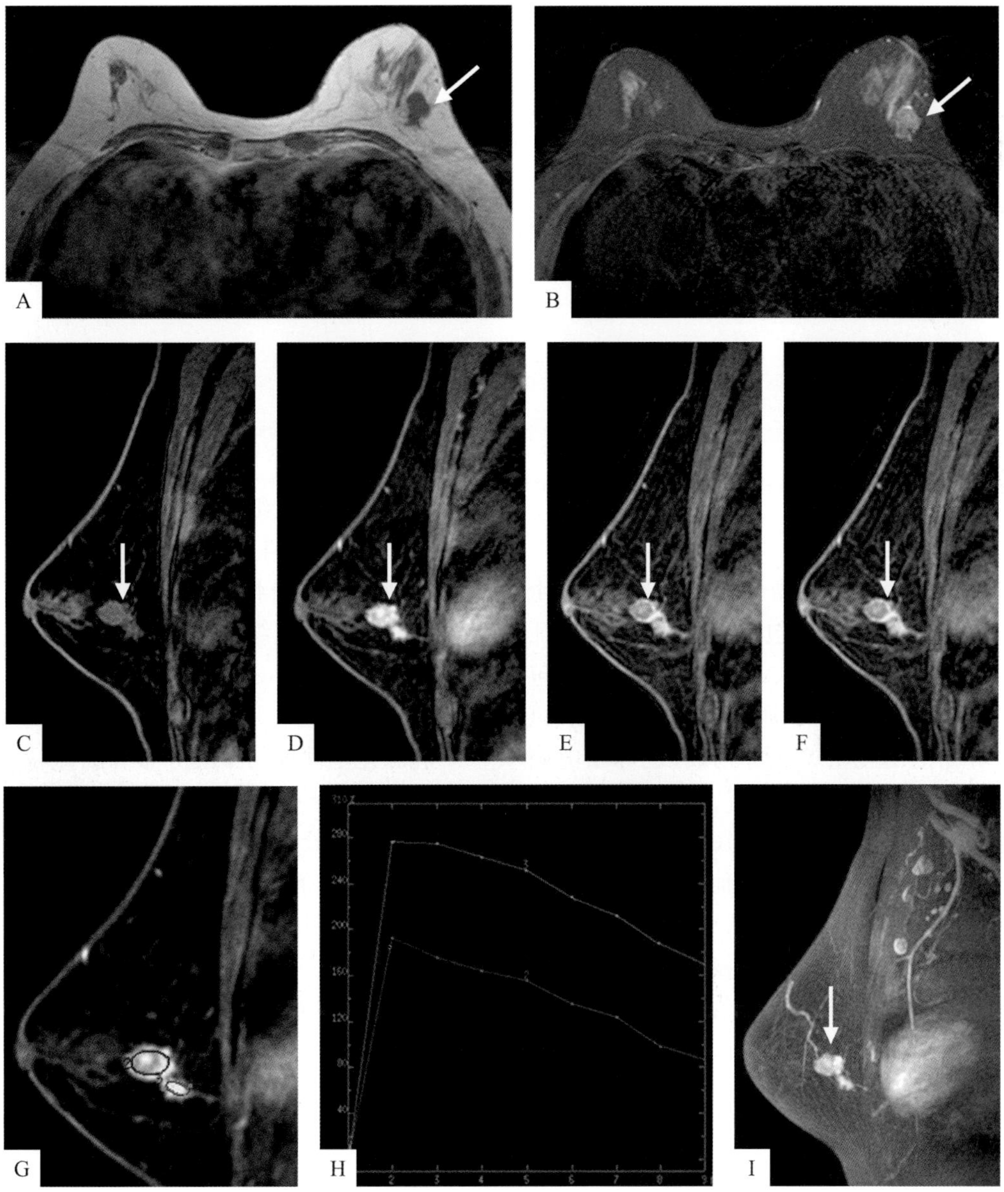

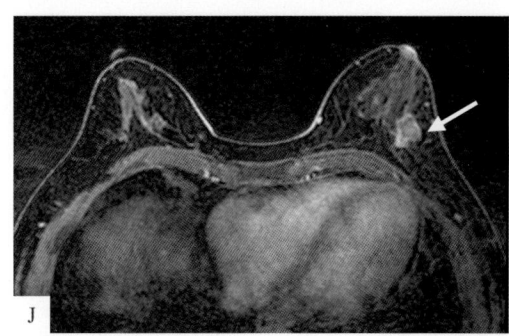 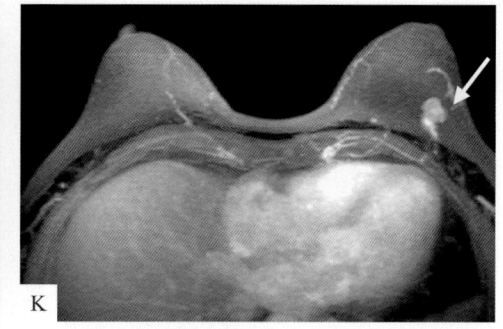

图12-10-3 左乳腺大汗腺癌(与图12-10-1、12-10-2为同一患者) A. MR平扫横断位T1WI;B. MR平扫横断位脂肪抑制T2WI。显示肿物于T1WI呈较低信号(白箭),脂肪抑制T2WI上呈稍高信号(白箭)。C~F.分别为MRI动态增强前和增强后1 min、2 min、8 min;G、H.分别为左乳病变感兴趣区(ROI)选取图和TIC;I.左乳矢状位MIP图;J.动态增强后延迟时相横断位T1WI;K.横断位MIP图。显示动态增强后肿物呈明显强化(白箭),TIC呈流出型,肿物形态不规则,边缘毛糙。

五 诊断要点

乳腺大汗腺癌临床和影像学表现与非特殊型浸润性癌无明显不同。

六 鉴别诊断

乳腺大汗腺癌影像学表现与非特殊型浸润性癌无明显不同,因此主要依靠组织病理学检查确诊。

(刘佩芳 李博鑫)

参考文献

[1] 王丽君,汪登斌,费晓春.乳腺大汗腺癌的影像学表现[J].肿瘤影像学,2013,22(2):116-120.
[2] 肖萍,薛玲,彭建军,等.乳腺大汗腺癌临床病理分析及鉴别诊断[J].实用诊断与治疗杂志,2008,22(4):272-273.
[3] Unal E, Firat A, Gunes P, et al. Apocrine carcinoma of the breast: clinical, radiologic, and pathologic correlation [J]. Breast Journal, 2007,13(6):617-618.

第十一节 乳腺化生性癌

一 概述

2012年版WHO乳腺肿瘤分类中定义乳腺化生性癌(metaplastic carcinoma)包括一组肿瘤,其特征为肿瘤性上皮向鳞状细胞和(或)间叶成分分化,包括但不局限于梭形细胞、软骨细胞、骨细胞和横纹肌细胞。肿瘤可完全由化生的成分构成,也可以由癌和化生成分混合构成,包括癌肉瘤、低级别腺鳞癌、纤维瘤病样化生性癌、鳞状细胞癌、梭形细胞癌、肌上皮癌、伴间叶分化(骨、软骨和其他间叶成分)的癌和混合性化生性癌等。由于不同研究采用的定义不同,报道的乳腺化生性癌占所有浸润性乳腺癌的0.2%~5%,若仅考虑伴间叶分化的肿瘤,则化生癌约占浸润性乳腺癌的1%。

二 病理

乳腺化生性癌大体表现无明显特征性,肿瘤可以界限清楚,也可以边界不明显,部分可见囊性变,尤其在化生性鳞状细胞癌中常见。免疫组化研究显示,90%以上的化生性癌ER、PR及HER2表达阴性,而CK5/6、CK14、EGFR及p63等表达阳性,有助于与其他间叶组织分化肿瘤的鉴别。

三 临床表现

乳腺化生性癌的年龄分布和临床特点与其他非特殊型浸润性癌相似,通常表现为可触及的肿物,可在短期内快速长大。与大小和级别相同的非特殊型浸润性癌相比,乳腺化生性癌的淋巴结转移较少见。与其他三阴性乳腺癌相比,乳腺化生性癌对常规辅助化疗反应较差,预后不良。但化生性癌作为一组病变,其预后差异较大。

四 影像学表现

(一) X线

乳腺化生性癌为一组包含不同组织成分的异质性肿瘤,影像学表现取决于其组织成分和类型,无特异性。X 线主要表现为高密度肿物,形态学表现可与良性肿物相似,也可呈典型乳腺癌表现(图 12-11-1)。Velasco 等分析了 12 例乳腺化生性癌的影像学表现,X 线主要表现为高密度肿物,形态不规则或呈分叶状,其中 3 例伴微小钙化(2 例为伴软骨化生的癌,1 例为鳞状细胞癌)。

(二)超声

超声表现为均匀或不均匀低回声肿物,内部呈实性或囊实性混合回声(如乳腺鳞状细胞癌病变部分可呈囊性),后方回声可增强或无改变,CDFI 显示血流信号丰富(图 12-11-2)。

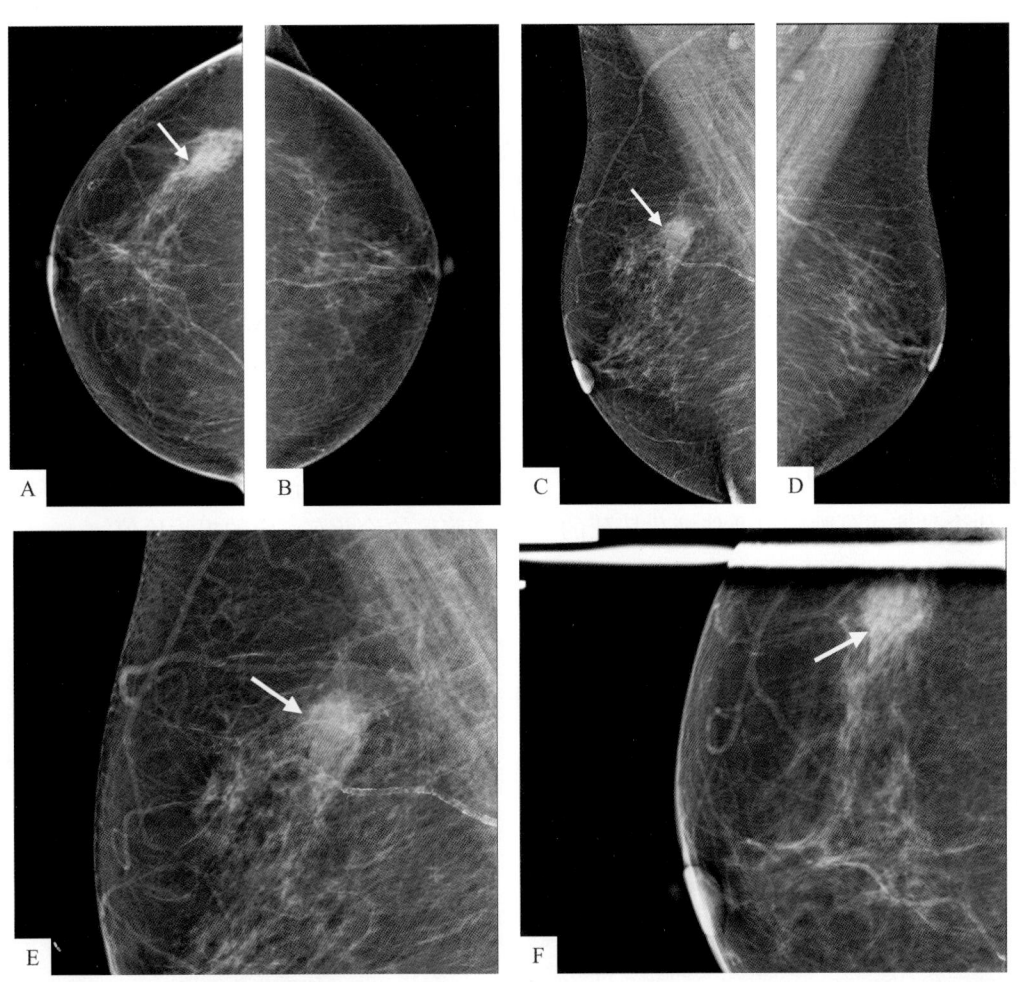

图 12-11-1 右乳腺化生性癌 A、B. 分别为右乳及左乳 X 线头尾位;C、D. 分别为右乳及左乳 X 线内外斜位;E. 右乳内外斜位病变区局部放大;F. 右乳病变局部加压。显示右乳外上方高密度肿物(白箭),形态不规则,边界不清,未见明显恶性钙化。

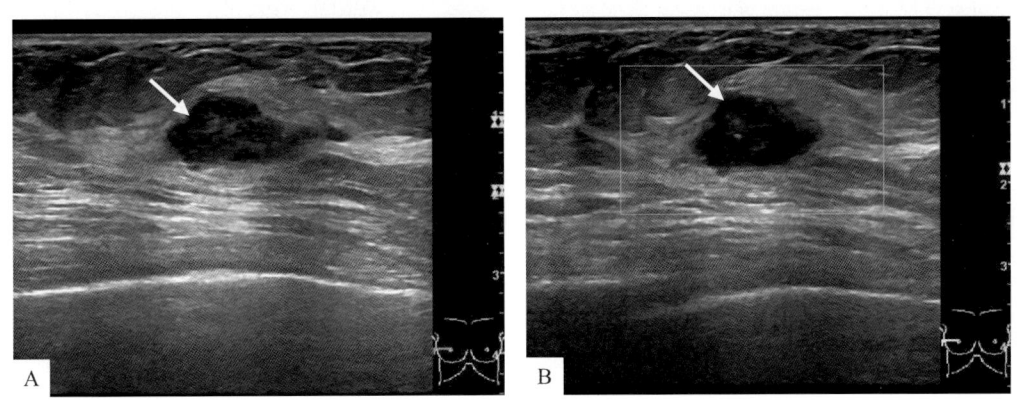

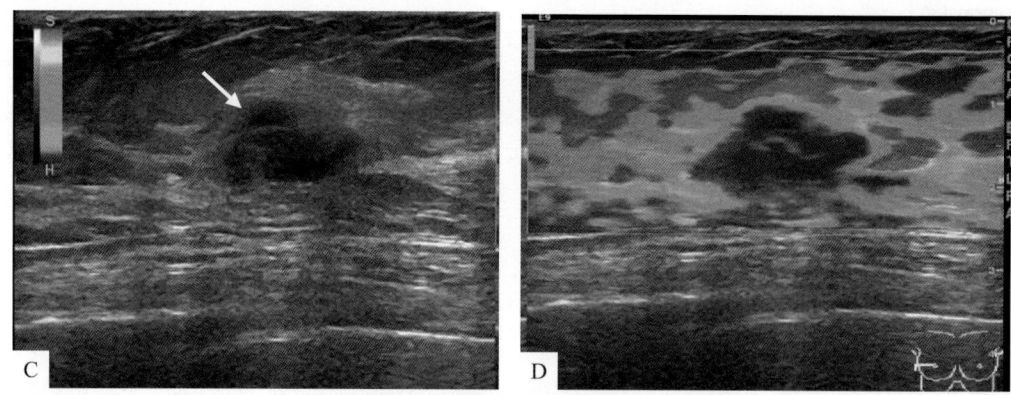

图 12-11-2 右乳腺化生性癌（与图 12-11-1 为同一患者） A. 右乳肿物二维灰阶超声图，右乳外侧稍偏上方形态不规则低回声肿物（白箭），边缘欠光整，内部回声不均匀，后方回声增强。B. 右乳肿物彩色多普勒血流图，可见粗大血流信号。C、D. 右乳肿物超声弹性成像双幅实时显示图，弹性成像提示肿物质地较硬。（见彩色插页）

（三）MRI

化生性癌 MRI 表现与非特殊型浸润性癌无明显差异（图 12-11-3），其 MRI 表现取决于化生性癌的组织成分和类型。MR 平扫 T2WI 上可表现为均匀或不均匀的高信号，具有一定特征性，但需要与黏液癌或其他含黏液成分肿瘤以及伴液化坏死的浸润性癌等鉴别，动态增强后呈不均匀或环形强化，TIC 呈平台或流出型。乳腺鳞状细胞癌病变部分可呈囊性，MRI 动态增强后肿物边缘和实性部分明显强化且 TIC 呈流出型，呈恶性肿瘤征象，而中心囊性部分无强化，病灶中出现坏死形成的囊性区对鳞状细胞癌的诊断有一定的提示价值。

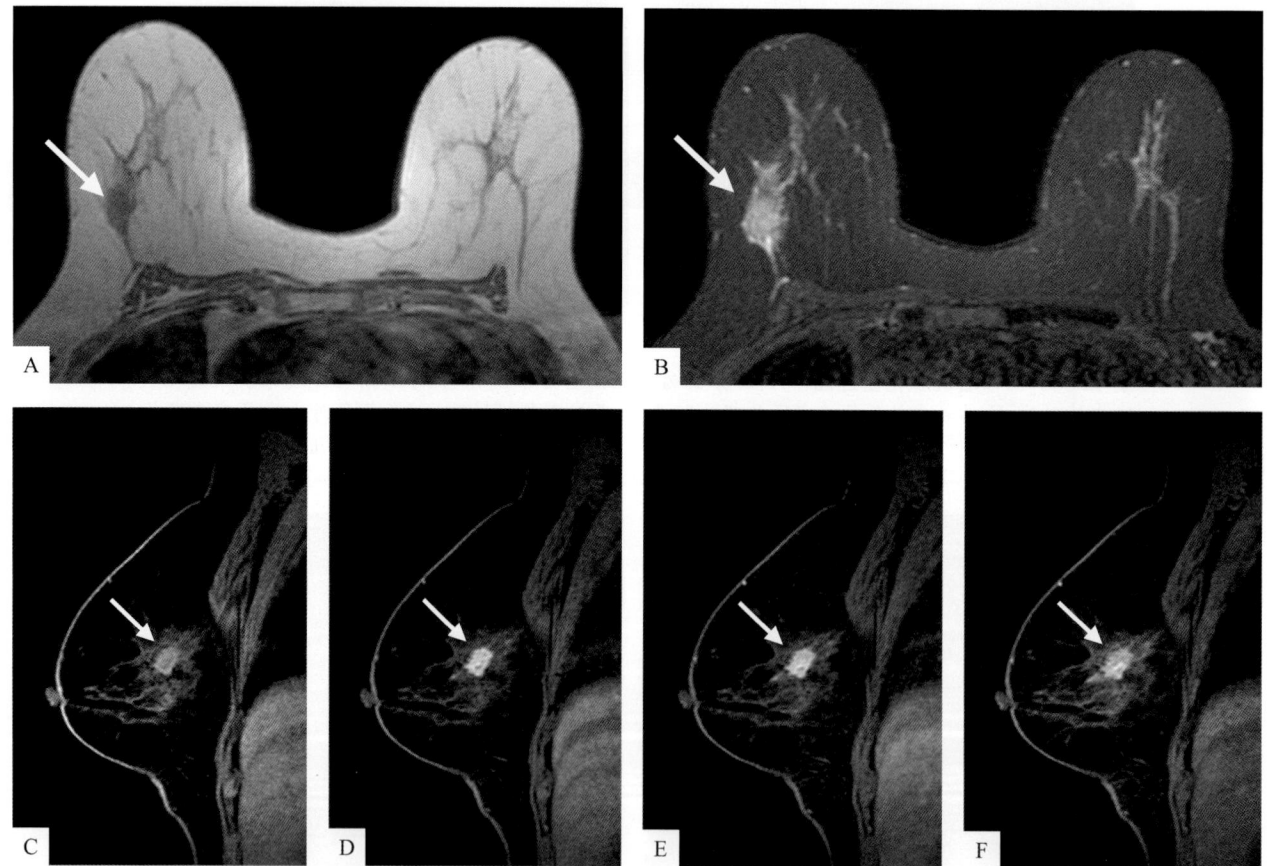

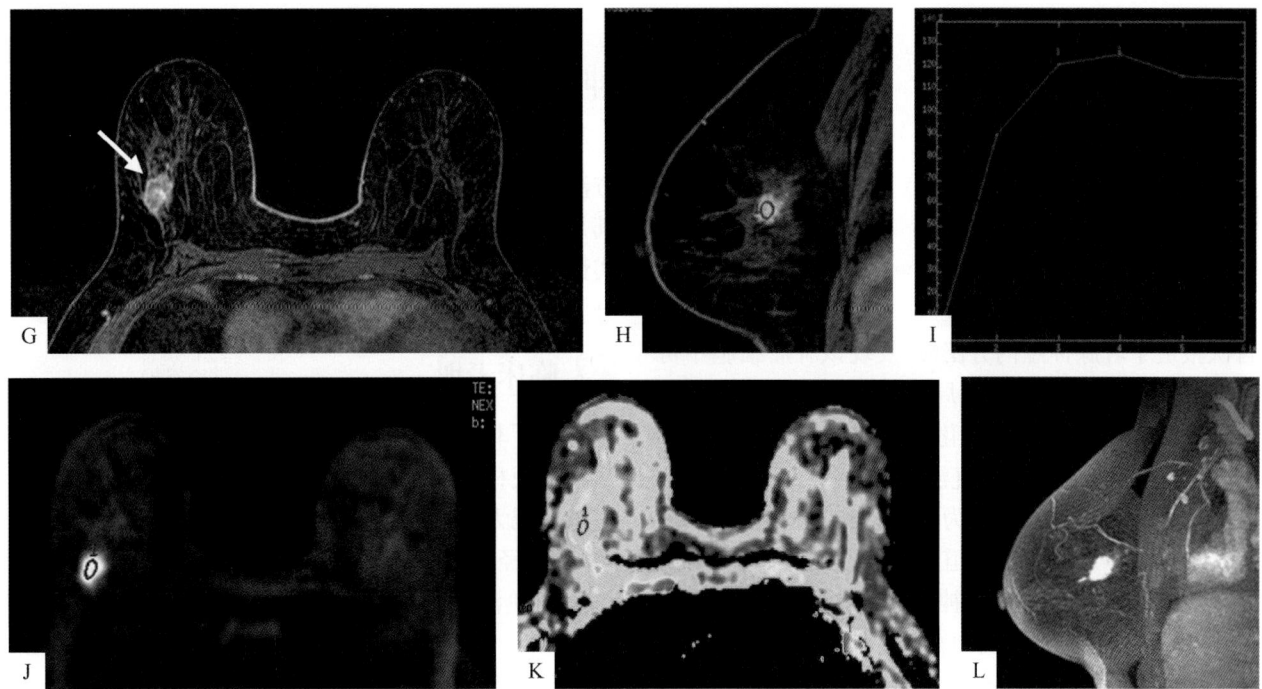

图12-11-3 右腺乳化生性癌(与图12-11-1、12-11-2为同一患者) A、B.分别为MR平扫横断位T1WI及平扫脂肪抑制T2WI,显示右乳外上方不规则肿物(白箭),边缘毛糙,平扫T1WI上呈稍低信号,脂肪抑制T2WI上呈较高信号。C~F.分别为右乳矢状位MRI动态增强前和增强后1min、2min、8min,肿物在动态增强后呈明显强化(白箭)。G.MRI动态增强后延迟时相横断位T1WI,肿物延迟时相强化不均匀。H.右乳病变感兴趣区(ROI)选取图;I.病变TIC,显示病变于动态增强早、中期呈渐进性强化明显,中、晚期呈廓清。J.DWI;K.ADC图。显示右乳肿物于DWI上呈高信号,ADC值较低(b值为1 000 s/mm^2,ADC值为0.82×10^{-3} mm^2/s)。L.右乳矢状位MIP图。(见彩色插页)

五 诊断要点

乳腺化生性癌作为一组病变,其影像学表现与常见的浸润性导管癌无明显不同,其具体影像学表现取决于化生性癌的组织成分和类型。如超声和MRI上提示病变部分呈囊性,肿物边缘和实性部分明显强化且TIC呈流出型,而中心囊性部分无强化,对鳞状细胞癌的诊断有一定提示。

六 鉴别诊断

鉴别诊断大致同乳腺浸润性导管癌表现为肿块型病变。如超声和MRI上提示病变部分呈囊性,需与叶状肿瘤特别是恶性叶状肿瘤鉴别,叶状肿瘤影像学上多表现为较大分叶状肿物,边缘清晰、光滑,如伴钙化多为粗大不规则的颗粒状或片状,肿物实性成分在动态增强MRI上不具有典型恶性肿瘤的流出型曲线强化方式,DWI上ADC值亦较高,一般不出现乳腺癌常见的间接征象,如皮肤增厚、乳头回缩和腋窝淋巴结肿大等。

(刘佩芳 蒋 颖)

◆ 参考文献 ◆

[1] 边甜甜,林青,吴增杰,等.乳腺化生性癌的影像学与临床病理特征[J].中华肿瘤杂志,2016,38(10):767-768.
[2] Bo BC, Kwang SS. Metaplastic carcinoma of the breast: multimodality imaging and histopathologic assessment[J]. Acta Radiologica, 2012,53(1):5-11.
[3] Cooper R, Rajak R, Valentine K, et al. Metaplastic carcinoma of the breast [J]. Diagnostic Histopathology, 2018,24(2):83-85.
[4] Rakha EA, Tan PH, Varga Z, et al. Prognostic factors in metaplastic carcinoma of the breast: a multi-institutional study [J]. British Journal of Cancer, 2015,112(2):283-289.

第十二节 乳腺神经内分泌癌

一 概述

乳腺神经内分泌癌(neuroendocrine carcinoma)是一种非常罕见的乳腺恶性肿瘤。1977年Cubilla等首次报道了乳腺神经内分泌癌,发现该肿瘤细胞中可见嗜铬蛋白及嗜银颗粒等局部超微结构。随后有学者通过分子学或免疫组织化学的方法观察其组织形态特点,但其诊断标准一直没有定论。2003年WHO乳腺肿瘤分类将其正式列为一种特殊类型的乳腺癌,定义为组织学形态与消化道或肺神经内分泌癌相似,且50%以上癌细胞表达神经内分泌标志的肿瘤。2012年新版WHO乳腺肿瘤分类将其改为"伴神经内分泌特征的癌(carcinomas with neuroendocrine)",并将其重新定义为具有与胃肠道和肺神经内分泌肿瘤类似的形态学特征,所有肿瘤均不同程度地表达神经内分泌标记,包括高分化的神经内分泌肿瘤、神经内分泌癌以及伴神经内分泌分化的浸润性癌。

二 病理

神经内分泌癌大体呈浸润性或膨胀性生长,具有黏液分泌的肿瘤质地软或呈胶冻状。伴神经内分泌分化的肿瘤在所有乳腺癌中所占比例<1%,由于在实性、腺泡状和巢状生长的乳腺肿瘤中,很少常规检测神经内分泌免疫组织化学指标等结果,其真实的发病率很难评价。通过组织化学和免疫组织化学方法,在非特殊型浸润性癌以及一些特殊类型癌(尤其是黏液癌)中,约30%可检测到神经内分泌分化。实性乳头状癌的原位和浸润成分亦通常显示神经内分泌分化。

三 临床表现

除了非常罕见的功能性神经内分泌肿瘤因分泌激素出现相应临床症状外,大多数神经内分泌癌的临床表现无特异性,主要表现为可触及的无痛性肿物,无神经内分泌综合征的表现。多数发生在50~70岁。血清学检查神经内分泌标记物如嗜铬素A可呈阳性。关于乳腺神经内分泌癌的预后,各项研究差异较大,多数研究认为组织学分级和分期是重要的预后指标。

四 影像学表现

(一)X线

乳腺神经内分泌癌的影像学表现文献报道相对较少,影像学表现与乳腺常见非特殊型浸润性癌难以区别,确诊需要组织病理学及免疫组织化学检查。复习文献乳腺神经内分泌癌在X线上多表现为高密度肿物或局限致密,恶性钙化征象少见。程玉书等分析了16例神经内分泌癌的X线表现,认为不伴钙化的类圆形肿块及局限致密是乳腺神经内分泌癌的主要表现(图12-12-1)。

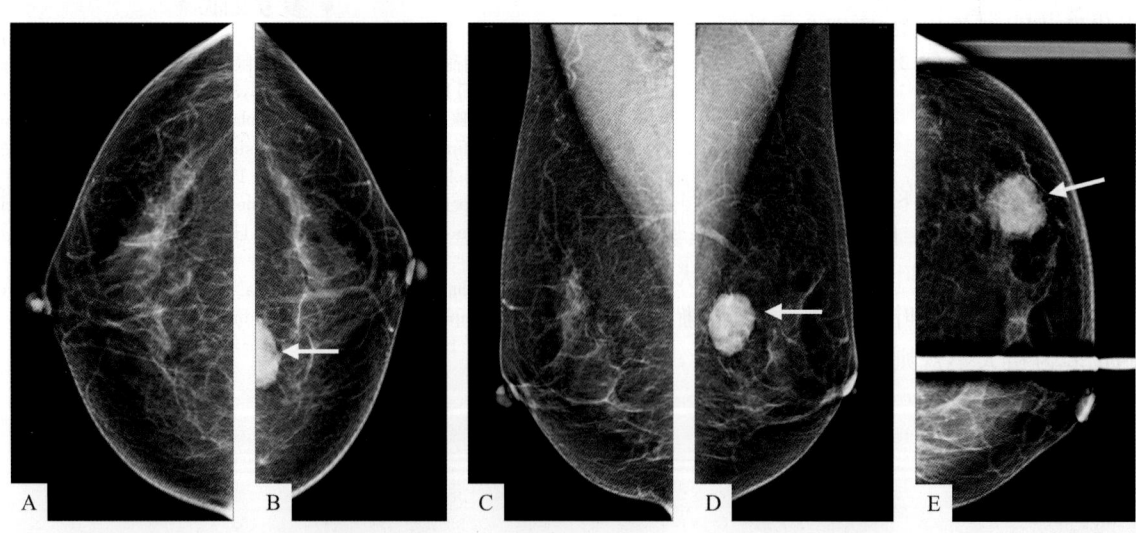

图12-12-1 左乳腺神经内分泌癌 A、B分别为右乳及左乳X线头尾位;C、D分别为右乳及左乳X线内外斜位;E.左乳肿物局部加压。显示左乳内上方类圆形高密度肿物(白箭),边界清楚,边缘欠光滑锐利,未见明显钙化。

(二) 超声

超声上多表现为实性低回声肿物,内部回声均匀或不均匀,向周围组织浸润性生长征象不如常见的非特殊型浸润性导管癌明显,一般无后方回声衰减,CDFI 显示多数肿瘤血流信号丰富(图 12-12-2)。乳腺神经内分泌癌与非特殊型浸润性导管癌在超声表现上的差异与其组织学特征密切相关,浸润性导管癌易出现毛刺、蟹足样浸润、强回声晕及后方回声衰减等典型恶性肿瘤特征。而乳腺神经内分泌癌细胞成分丰富,间质成分少,可呈膨胀性生长,故可表现为边界清晰的实性肿块。

(三) MRI

乳腺神经内分泌癌 MRI 表现类似非特殊类型浸润性导管癌,无明显特征性,在 MRI 上主要表现为边界清楚的肿块,在动态增强早期时相呈明显强化,TIC 多呈流出型,DWI 上呈较高信号,ADC 值较低(图 12-12-3)。

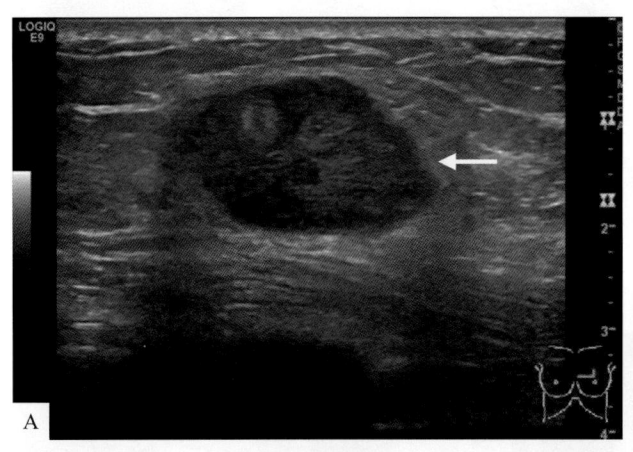
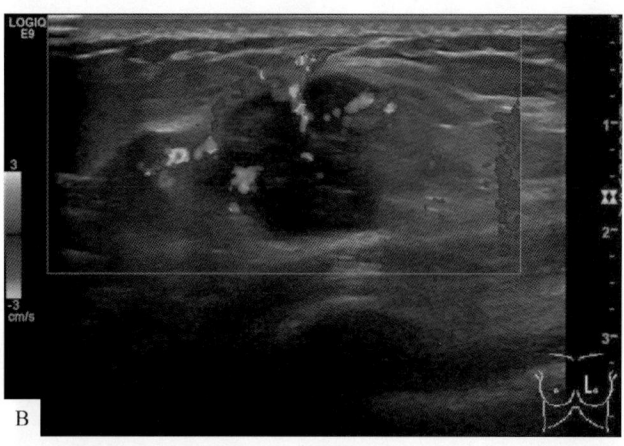

图 12-12-2 左乳腺神经内分泌癌(与图 12-12-1 为同一患者) A. 左乳肿物二维灰阶超声图;B. 左乳肿物彩色多普勒血流图。显示左乳内上方低回声肿物(白箭),边缘欠光整,形态不规则,内部回声欠均匀,CDFI 可见粗大丰富血流信号。(见彩色插页)

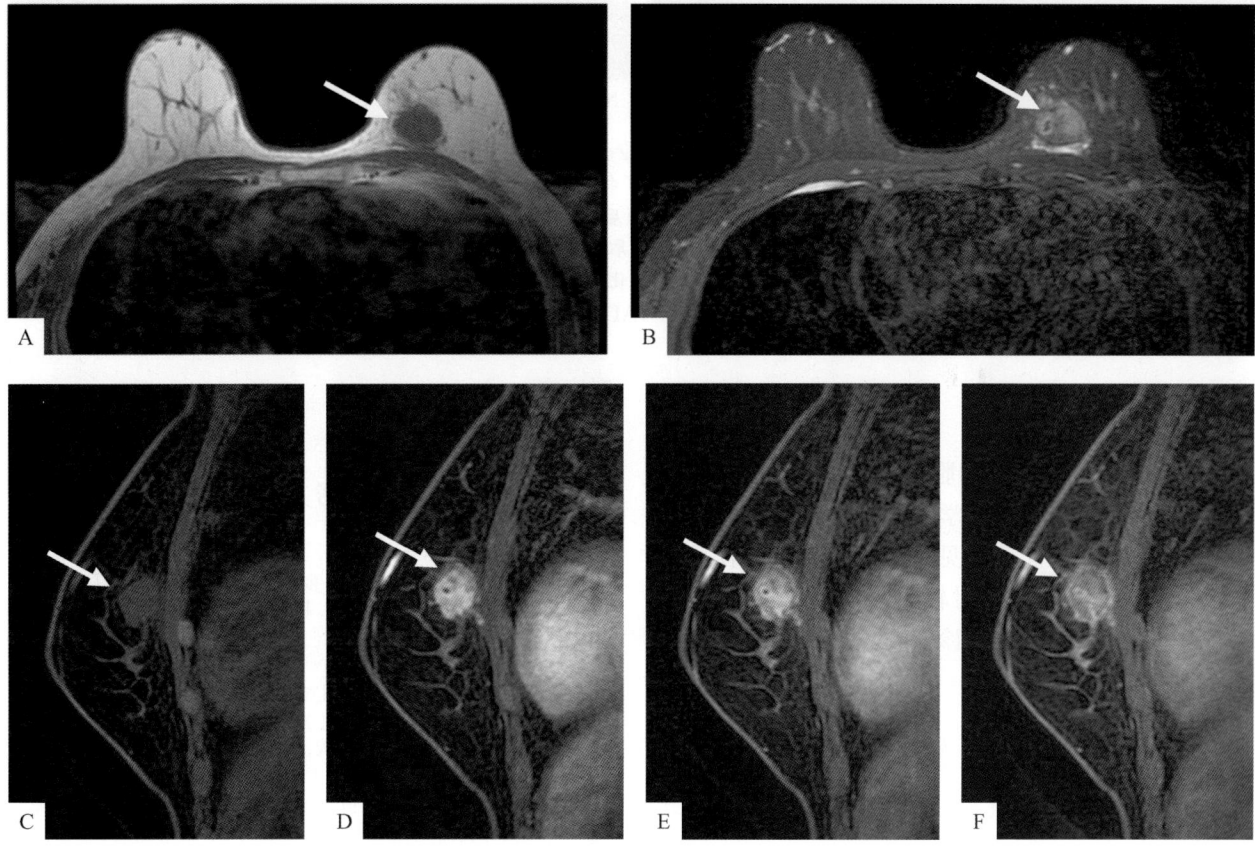

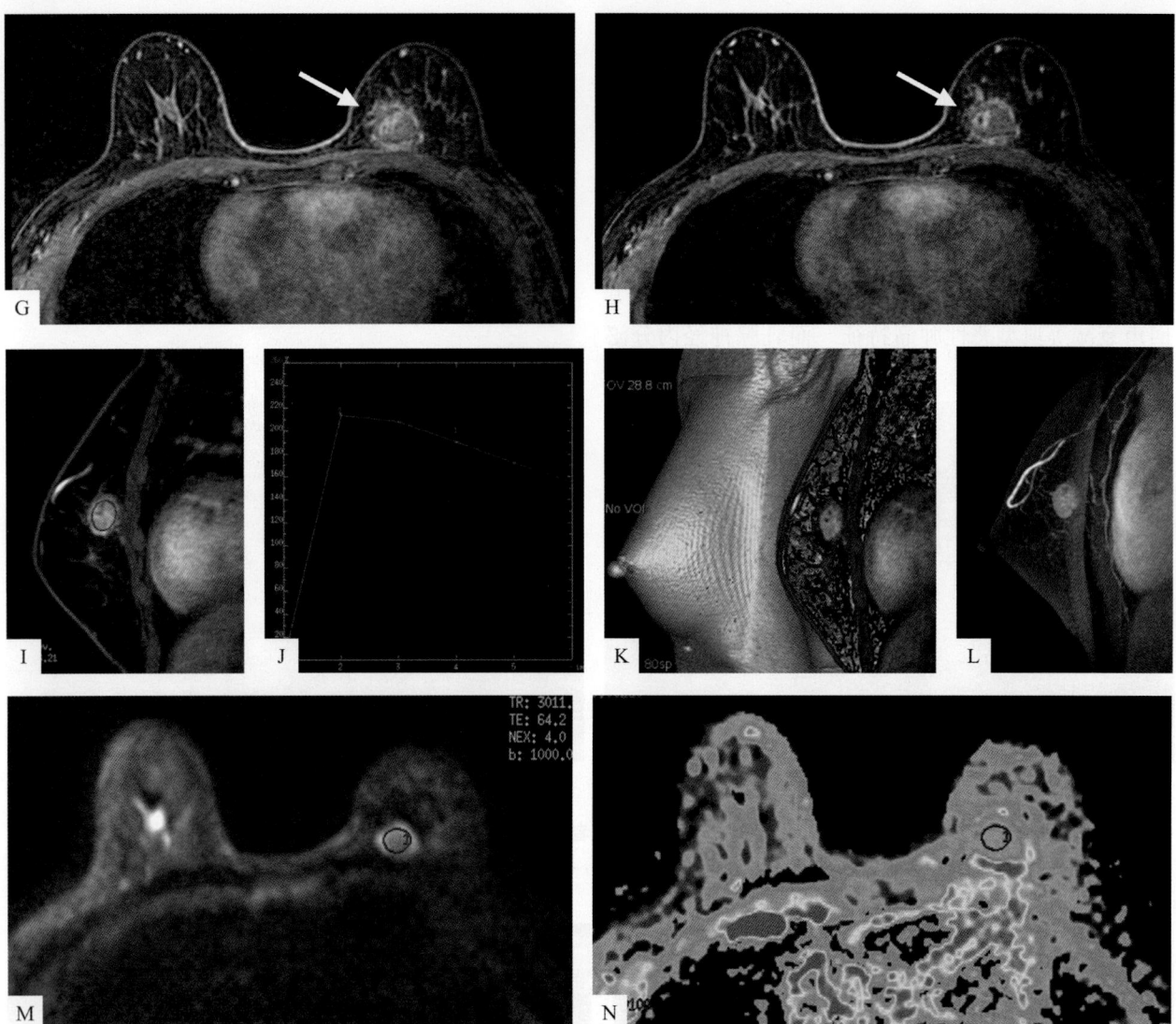

图 12-12-3　左乳腺神经内分泌癌（与图 12-12-1、12-12-2 为同一患者）　A. MR 平扫横断位 T1WI；B. MR 平扫横断位脂肪抑制 T2WI。显示左乳内上方肿物于 T1WI 上呈较低信号（白箭），于脂肪抑制 T2WI 上呈不均匀稍高信号（白箭），肿物信号不均匀。C～F. 分别为左乳矢状位 MRI 动态增强前和增强后 1min、2min、8min；G、H. 分别为 MRI 动态增强后延迟时相横断位 T1WI 不同层面；I、J. 分别为左乳病变感兴趣区（ROI）选取图和 TIC；K. VR 图；L. 左乳矢状位 MIP 图。显示动态增强后肿物呈明显强化（白箭），内部信号不均匀，延迟时相以边缘强化为著，病变的 TIC 呈流出型。M. DWI 图；N. ADC 图。显示肿物于 DWI 上呈较高信号，ADC 值较低（b 值为 1000 s/mm²，ADC 值为 $0.71×10^{-3}$ mm²/s）。

五　诊断要点

由于神经内分泌癌细胞成分丰富，间质成分少，多呈膨胀性生长，故影像学多表现为边界清晰的实性肿块，恶性钙化征象少见。乳腺神经内分泌癌的影像学表现文献报道相对较少，与乳腺常见非特殊型浸润性癌难以区别，确诊需要组织病理学及免疫组织化学检查。

六　鉴别诊断

鉴别诊断大致同乳腺浸润性导管癌表现为肿块型病变。

（刘佩芳　李博鑫）

◆ 参考文献 ◆

[1] 程玉书，周正荣，杨文涛，等. 乳腺神经内分泌癌的影像学表现和临床病理特征[J]. 中华肿瘤杂志，2012，34(12)：917-922.

[2] 李逢生，王云梅，韩丕华，等. 超声及钼靶 X 线检查对乳腺实性神经内分泌癌的诊断价值[J]. 中国超声医学杂志，2012，28(10)：945-947.

[3] 毛勤香，廖昕，徐维敏，等. 乳腺神经内分泌癌的临床、影像学表现及病理分析[J]. 临床放射学杂志，2017，36(2)：199-203.

[4] Park YM, Wu Y, Wei W, et al. Primary Neuroendocrine Carcinoma of the Breast: Clinical, Imaging, and Histologic Features [J]. AJR, 2014, 203(2): W221-W230.

第十三节 炎性乳腺癌

一、概述

炎性乳腺癌(inflammatory breast cancer，IBC)为临床诊断，又称急性乳腺癌或癌性乳腺炎，是一种较少见的乳腺癌，占所有乳腺癌的1%～6%。1924年Lee和Tannenbaum首先使用了炎性乳腺癌这一概念报道了24例患者，并认为是一类独特的、侵犯性的、致命的乳腺癌。炎性乳腺癌发病年龄早、核分化差、激素受体阴性、侵袭性强、进展快、恶性程度高、预后差，TNM属于T4d。

二、病理

炎性乳腺癌属于临床分类，病理并无特殊类型，均为浸润型且多呈弥漫性浸润。它不是一个独立的病理诊断类型，组织学可见于各种类型的乳腺癌，大部分为分化差的浸润性导管癌、单纯癌、硬癌、髓样癌等，其他如大汗腺癌、鳞状细胞癌、浸润性小叶癌等都有报道。病理特点主要是广泛的皮肤及皮下淋巴管癌栓形成，淋巴管因阻塞而扩张，淋巴液淤积，因而出现皮肤水肿、皮下脂肪层增厚。除了癌组织外，见皮肤淋巴管和毛细血管间质中伴有急、慢性炎性细胞浸润，但以淋巴细胞为主。因此，病变皮肤、皮下淋巴管有癌细胞浸润，是确诊炎性乳腺癌的主要依据。

三、临床表现

多发生于年轻、妊娠及哺乳期妇女，年龄范围28～60岁，中位年龄30～40岁。约20%发生于妊娠或哺乳期。起病急骤(病史多<3个月)，病变发展迅速，70%患者波及全乳，部分患者可扪及肿块，但是30%的患者不能扪及相应肿块，而是仅表现为乳腺弥漫性增大。典型病例可见局部皮肤发红且有明显的水肿，似急性乳腺炎或蜂窝状炎。开始皮肤呈较淡的粉红色，逐渐加深呈暗红色，有的呈丹毒样改变，伴有皮肤水肿者呈橘皮样改变，累及范围>1/3乳房皮肤(图12-13-1)，同时可伴乳房疼痛及触痛、皮肤温度升高、卫星结节和乳头内陷；没有畏寒、发热、白细胞升高等全身炎症反应；触诊乳房普遍坚实，腋下淋巴结经常受累肿大，常在早期发生转移，当淋巴结周围的臂神经、血管受累时，会出现腋窝疼痛和上肢水肿。

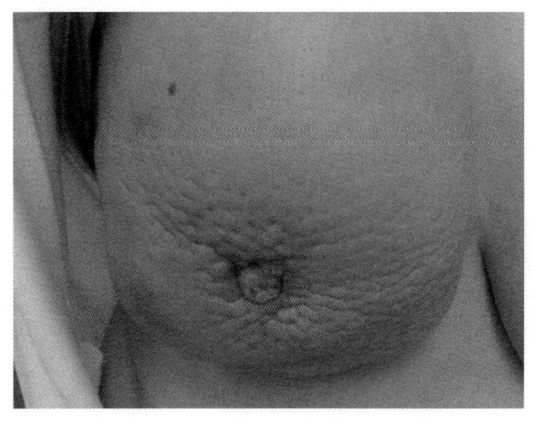

图12-13-1 右乳炎性乳腺癌 右乳体表外像，显示右乳增大，局部皮肤呈粉红色并橘皮样改变，乳头凹陷。

四、影像学表现

(一) X线

超过90%的病例表现为全乳弥漫性密度增高，也因此导致了X线对乳腺实质内肿瘤病灶显示的局限性而常表现伴或不伴肿块、钙化、非对称影及结构扭曲；皮下水肿、皮肤增厚，且81%的患者皮下可见细条索状与皮肤表面呈垂直走行的阴影，系癌性淋巴管炎所致；腋窝淋巴结肿大发生率为24%～58%(图12-13-2)，肿大的淋巴结密度较高，淋巴结门消失或局部皮质增厚；乳头凹陷的伴发率约为43%(图12-13-3A)。如上述典型征象同时合并乳腺内毛刺状肿块及微钙化，则高度提示炎性乳腺癌；如合并结构扭曲或非对称影，应进一步行MRI及超声检查，帮助诊断或排除炎性乳腺癌。因此，皮肤弥漫性增厚及皮下水肿是炎性乳腺癌常见表现，发生率为84%～100%。相比急性炎症所致皮肤增厚及皮下水肿，炎性乳腺癌累及范围广泛而严重，多累及1/3以上，厚度甚至可达4cm(图12-13-3B)。

(二) 超声

超声常见征象为皮肤、皮下水肿及乳腺实质回声增强、紊乱(图12-13-4A)，约占96%。由于广泛的皮肤及皮下脂肪内淋巴管癌栓形成及淋巴管因阻塞而扩张，形成特征声像图表现："卵石"或"龟裂状"结构，但该征象无特异性，同样见于其他水肿性病变；乳腺实质水肿及Cooper韧带增厚导致腺体层

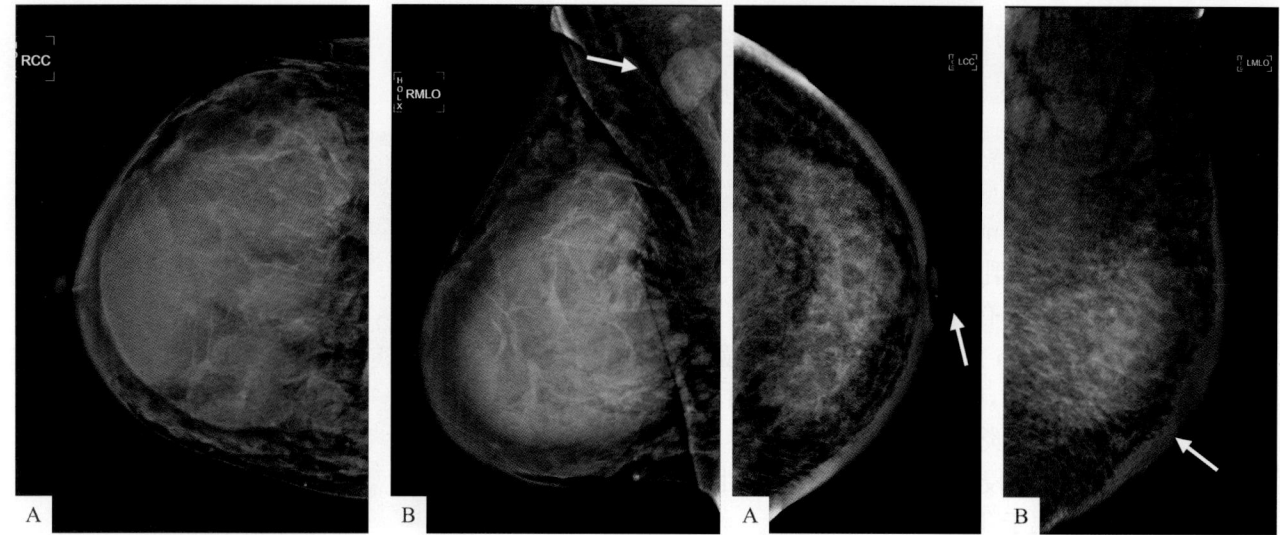

图12-13-2 右乳炎性乳腺癌 右乳X线头尾位(A)、右乳X线内外斜位(B)显示右乳弥漫性密度增高,皮下水肿,皮肤增厚,腋窝淋巴结肿大(箭)。

图12-13-3 左乳炎性乳腺癌 左乳X线头尾位(A)可见皮肤增厚,乳头凹陷(箭)。左乳X线内外斜位(B)可见皮肤增厚及皮下水肿,累及范围广泛(箭)。

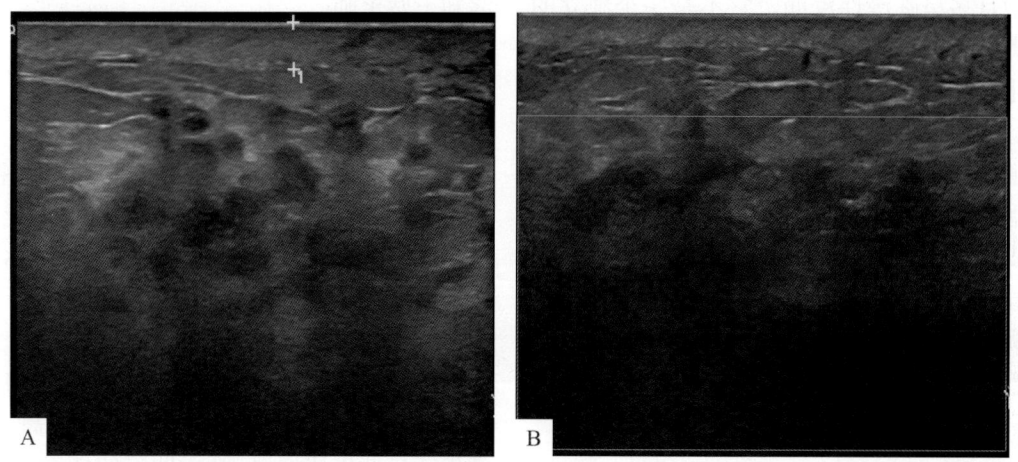

图12-13-4 右乳炎性乳腺癌 右乳病变二维声像图(A)、右乳病变彩色多普勒血流图(B)显示右乳皮肤及皮下脂肪层增厚、回声增强,腺体内可见大范围低回声区,呈弥漫性分布,边界不清,内部回声不均匀,可见点状血流信号。

增厚,正常解剖层次消失,回声增强并紊乱;超声对实质内肿块的显示优于X线,显示率约为80%,甚至能显示一些多灶及多中心病灶(约8%)。表现为单发或多发不规则低回声肿块(图12-13-5),可伴血流信号及后方声影(图12-13-4B);其他超声表现可能为异常回声区,无明显肿块特征。超声对淋巴结的探测率明显高于X线。对腋窝淋巴结的显示率约93%,同时可显示锁骨上、下及胸骨旁淋巴结。表现为孤立或融合的低回声肿块,长径/短径<2,淋巴门消失与偏移,周边及中央可探及血流信号。

(三) MRI

炎性乳腺癌又称弥漫性乳腺癌,肿瘤弥漫分布累及乳腺的大部或全部。MR平扫T2WI及STIR显示皮肤(皮肤累及超过1/3)、皮下及胸大肌内和周围广泛明显高信号,甚至延及到对侧乳腺,为炎性乳腺癌的重要特征(图12-13-6A);DWI上呈斑片状高信号,ADC值减低;动态增强扫描常表现为弥漫非肿块不均匀强化(图12-13-6B),部分呈类结节状表现,TIC多为流出型(图12-13-6C),MIP图显示病变丰富的血供(图12-13-6D),皮下点条状强化也是炎性乳腺癌诊断要点;同时腋下可见多发长T1、长T2肿大淋巴结影(图12-13-6E),动态增强扫描明显强化,DWI上呈高信号,ADC值减低。

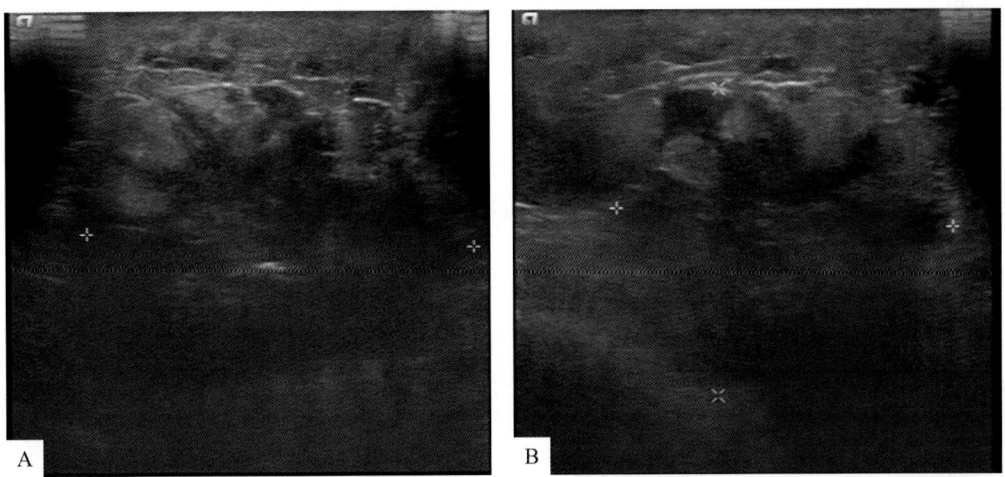

图 12-13-5　左乳炎性乳腺癌　左乳肿物不同切面二维超声图（A、B）显示左乳皮肤及皮下软组织增厚、水肿，腺体回声紊乱，内探及实性低回声肿物，形态不规则，边缘不光整，呈蟹足样，内部回声不均匀，可见点状强回声，后方回声衰减。

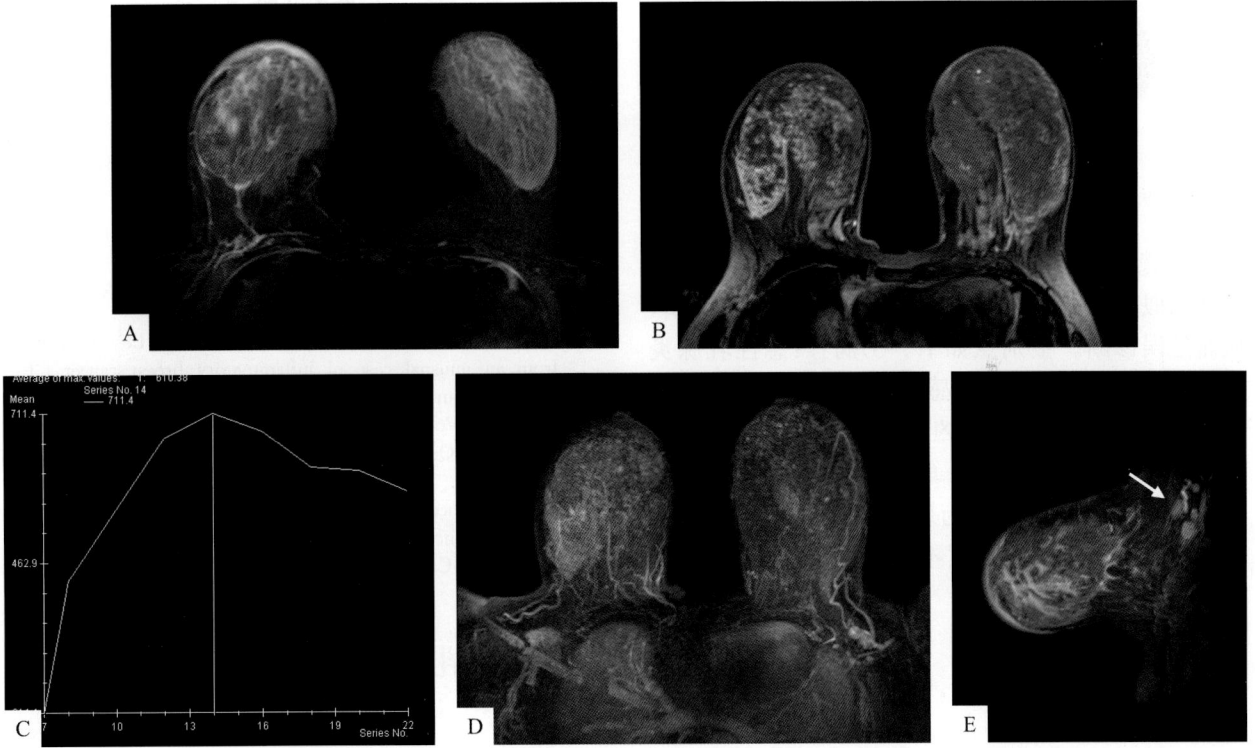

图 12-13-6　右乳炎性乳腺癌　MR 平扫轴位脂肪抑制 T2WI（A）显示右乳皮肤广泛水肿（累及超过 1/3）、增厚呈明显高信号并累及胸肌。MRI 动态增强（B）显示右乳病变呈弥漫非肿块不均匀强化。MRI 动态增强扫描后 TIC（C）呈流出型。MRI 双乳轴位 MIP 图（D）显示右乳病变血供丰富。MR 右乳平扫矢状位脂肪抑制 T2WI（E）显示右腋下多发肿大淋巴结（箭）。

五　诊断要点

炎性乳腺癌诊断标准专家共识：①快速发作的乳腺红肿热及橘皮样改变，伴或不伴乳腺内触及肿块；②病史少于 6 个月；③红肿范围＞乳腺的 1/3，抗炎治疗无效；④病理结果为浸润性癌。

无论哪一种影像检查方法，皮肤弥漫性增厚及皮下水肿是炎性乳腺癌最常见的表现，相比急性炎症所致皮肤增厚及皮下水肿，炎性乳腺癌累及范围广泛而严重、厚度深，因此，密切结合临床及多种检查方法联合以显示乳腺实质内典型恶性病灶是关键。

六 鉴别诊断

1. **局部进展期乳腺癌** 局部进展期乳腺癌 T4b 期代表肿瘤累及皮肤,表现为皮肤水肿、橘皮样变、皮肤炎症、发红、溃疡及皮肤的卫星结节,需要与炎性乳腺癌鉴别。T4b 期乳腺癌累及多为局部皮肤,呈局限性,一般限于乳内肿瘤附近皮肤(图 12-13-7)。而炎性乳腺癌累及范围广泛,明显超出乳内病灶范围,甚至全乳皮肤受侵。

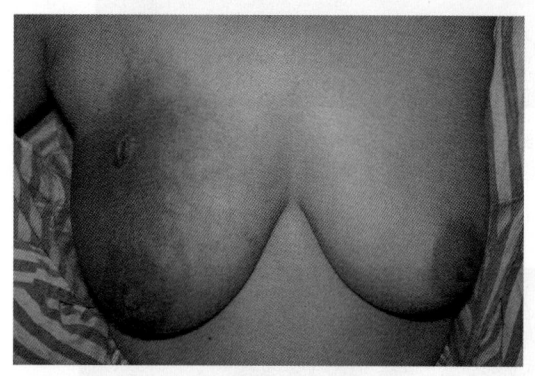

图 12-13-7 右乳局部进展期乳腺癌 乳腺体表外像,可见右乳皮肤红肿、肿瘤累及皮肤,形成溃疡及皮肤的卫星结节。

2. **急性乳腺炎** 炎性乳腺癌与急性乳腺炎临床表现相似,尤其发生于妊娠及哺乳期时,更易混淆,从而延误诊断。鉴别点如下。①病程:急性乳腺炎病程短,可短期内化脓,抗感染治疗有效,预后好,无远处转移;炎性乳癌病情凶险,抗炎治疗无效,预后差,可有远处器官的转移。②淋巴结改变:急性乳腺炎腋下淋巴结相对柔软,与周围组织无粘连,推之活动性好且淋巴结肿大程度不及炎性乳腺癌(包括局限皮质增厚、淋巴结大小及淋巴门消失或受压程度等);炎性乳癌腋下淋巴结质硬,与皮肤及周围组织粘连,用手推之不活动。③影像表现:乳腺炎症皮肤增厚、皮下水肿范围小,而炎性乳腺癌受累范围及程度十分明显。④MRI 动态增强扫描及功能成像可辅助诊断。

3. **乳腺恶性淋巴瘤** 原发乳腺恶性淋巴瘤少见,占乳腺全部肿瘤 0.1%~0.5%。以肿块为主要表现,少数淋巴瘤表现为乳腺弥漫肿大,类似炎性乳腺癌。

4. **转移性乳腺癌** 乳腺转移性癌少见。血行转移多表现为境界清晰的双乳或单乳多发肿块。而淋巴途径转移者,则表现为乳腺皮肤弥漫增厚,呈橘皮样改变,与炎性乳腺癌相似。

(刘 艳)

◆ 参考文献 ◆

[1] 付丽,傅西林,主编.乳腺肿瘤病理学[M].北京:人民卫生出版社,2008:101-103.
[2] 李树玲,主编.乳腺肿瘤学[M].2 版.北京:科学技术文献出版社,2007:220.
[3] 刘佩芳,主编.乳腺影像诊断必读[M].2 版.北京:人民军医出版社,2018:389-394.
[4] 刘万华,主编.乳腺比较影像诊断学[M].南京:东南大学出版社,2017:172-179.
[5] Alunni JP. Imaging inflammatory breast cancer [J]. Diagnostic and Interventional Imaging, 2012,93:95-103.
[6] Harrison AM, Zendejas B, Ali SM, et al. Lessons learned from an unusual case of inflammatory breast cancer [J]. Journal of Surgical Education, 2012,69:350-354.
[7] Levit A, Voci SL. Inflammatory breast carcinoma [J]. Ultrasound Quarterly, 2013,29:232-224.
[8] Uematsu T. MRI findings of inflammatory breast cancer, locally advanced breast cancer, and acute mastitis: T2-weighted images can increase the specificity of inflammatory breast cancer [J]. Breast Cancer, 2012,19:289-294.

第十四节 多灶性或多中心乳腺癌

一 概述

多灶性或多中心性乳腺癌(multifocal and multicentric breast cancer,MMBC)的定义在国际上尚未达成共识,目前认为多灶性乳腺癌是指单侧乳腺同一象限存在两个或两个以上独立的恶性肿瘤;多中心性乳腺癌是指单侧乳腺不同象限存在两个或两个以上的恶性肿瘤,病灶间有正常腺体和组织相隔。

二 发病机制及病理改变

关于多灶性、多中心性乳腺癌的起源与发展机制尚未完全清楚,多数学者认为:①在乳腺不同部位同时或异时上皮细胞出现癌变,各癌灶可能是不一样的组织学类型和(或)分子分型;②一个原发癌灶通过在腺体内转移形成多个癌灶,通常转移灶由侵袭性较强的癌细胞产生,更易有瘤间异质性。多灶性、多中心性乳腺癌较单灶性乳腺癌(unifocal breast cancer,UBC)具有更高的淋巴结转移率和侵袭性,恶性程度更高,预后更差。多灶性、多中心乳腺癌好发于年轻或绝经前女性,有乳腺癌家族史者患多灶性多中心癌概率增加。临床上多表现为乳房内多发肿块或乳头溢液,或以单发肿块就诊,检查过程中"意外"发现多个病灶。

病理上主要表现为多个导管为中心的病变。多灶性、多中心性乳腺癌最常见的病理类型是浸润性导管癌,其次是乳腺小叶癌及导管原位癌。

三 影像学表现

(一)乳腺X线摄影

乳腺X线检查仍是多灶性、多中心性乳腺癌检查的重要手段,影像表现与单灶(单发)乳腺癌影像表现无明显差异,主要表现为不规则形态肿块、结构扭曲及高度可疑钙化,两/多个病灶可以同时表现为相似的肿块、结构扭曲或钙化,也可以任意异常表现的组合,无明显规律可循(图12-14-1)。位于同一象限的多个恶性病灶,称为多灶性乳腺癌;非同一象限多发癌灶,称为多中心乳腺癌。随着乳腺X线摄影新技术的进展,发现多灶性多中心乳腺癌的概率也在增加,尤其DBT、数字乳腺对比增强X线摄影(contrast enhanced spectral mammography,CESM)临床应用。

(二)超声

乳腺超声对多中心、多灶性乳腺癌病灶的检出优于乳腺X线摄影,尤其年轻、致密乳腺患者,以肿块型为主的多灶性、多中心乳腺癌检出率明显高于单纯乳腺X线摄影,影像表现与单发乳腺癌相似,主要表现为不规则形态低回声肿块,伴/不伴后方声衰减;与皮肤垂直方向径线大于平行方向径线,边缘呈分叶、毛刺或"蟹足样"或强回声晕(图12-14-2)。高频超声可检出部分钙化灶,弹性成像及血流检测对病变的良恶性鉴别有帮助。

(三)MRI

推荐应用乳腺增强MRI检查,增强MRI对发现多中心、多病灶乳腺癌存在明显优势,尤其在以非肿块样强化为主的多象限病变时,明显优于乳腺X线及超声检查。影像表现与单发乳腺癌相似,不规则形态肿块、结构扭曲及非肿块样强化为主,多病灶可相似、可多征象组合(图12-14-3)。

MRI高敏感性检出的同时也可能提高了假阳性率,增加了全乳及病灶扩大切除机会,总的预后及生存率没有明显差异。

四 诊断要点与鉴别诊断

乳腺一个象限内两个或两个以上恶性病灶为多灶性乳腺癌,两个象限以上多病灶为多中心乳腺癌。

多灶性、多中心乳腺癌是保乳手术禁忌证,所以充分的影像检查对制订合理的个体化治疗方案意义非凡。

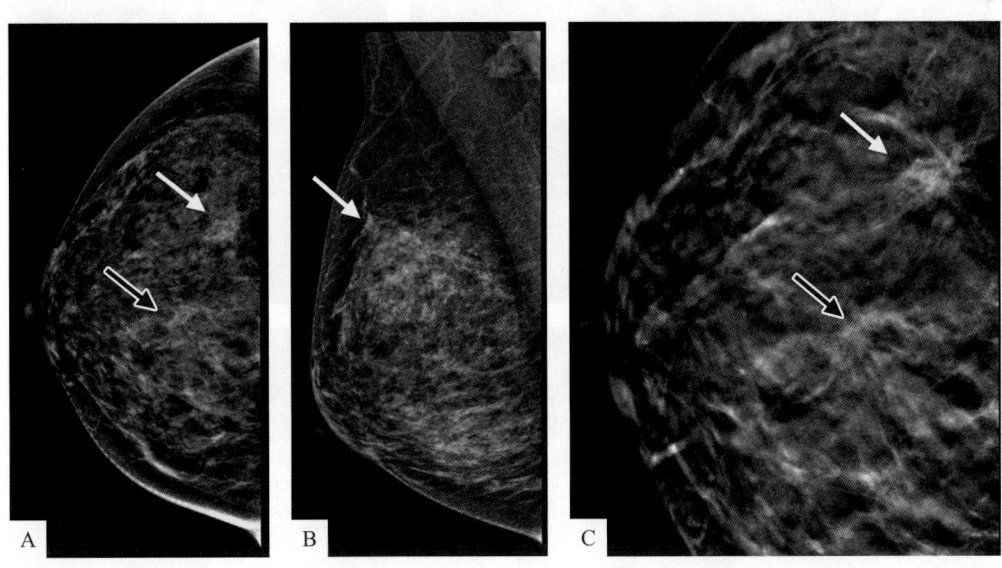

图12-14-1 多灶性乳腺癌 头尾位乳腺X线摄影(A)显示右乳外象限及乳头后方隐约可见的局灶致密影,内外斜位摄影(B)仅外上象限腺体边缘见局灶结构扭曲。右乳头尾位DBT(C)清晰显示右乳内两个病灶,其中外象限病灶表现为结构扭曲内分布、浅淡不定形钙化(白箭);乳头后方病变单纯结构扭曲,核心呈等密度(黑箭)。

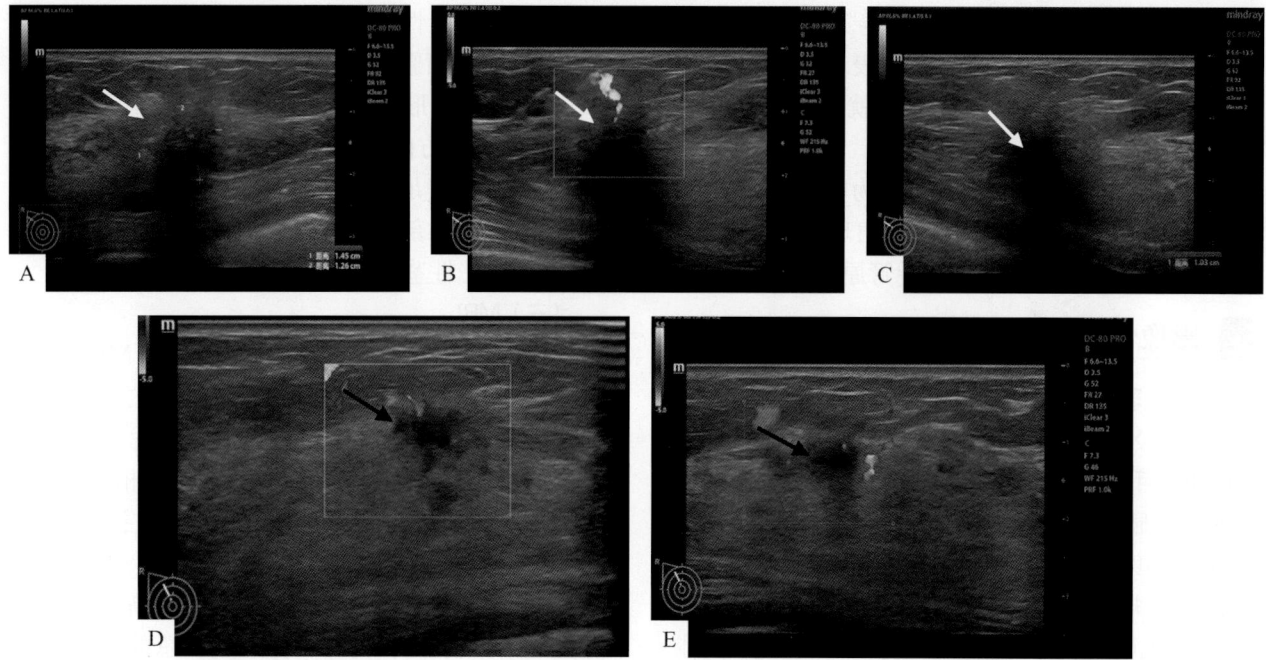

图12-14-2 多灶性乳腺癌(与图12-14-1为同一病例) A～C.显示右乳10点距乳头7cm处肿物,形态不规整,边界模糊,内呈低回声伴少许细小钙化点,CDFI显示较丰富血流信号(白箭)。D、E.示右乳11点钟距乳头4.0cm处肿物,形态不规整,边界模糊,内呈低回声,CDFI显示较丰富血流信号(黑箭)。(见彩色插页)

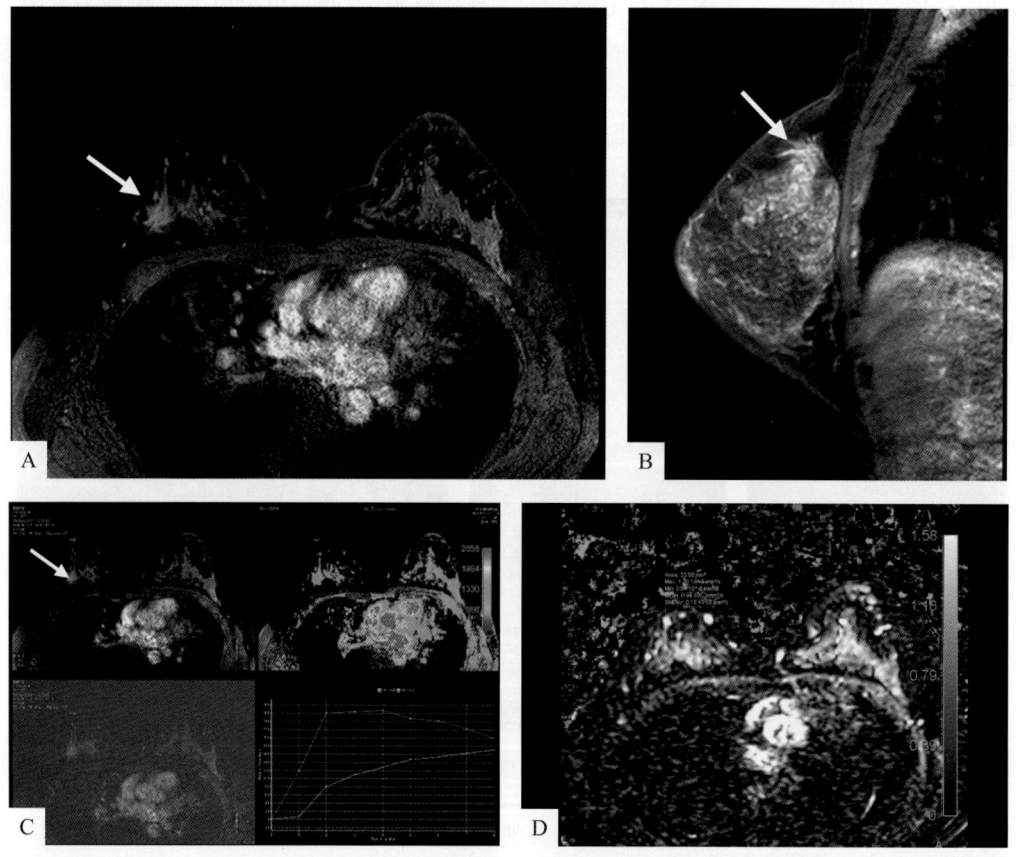

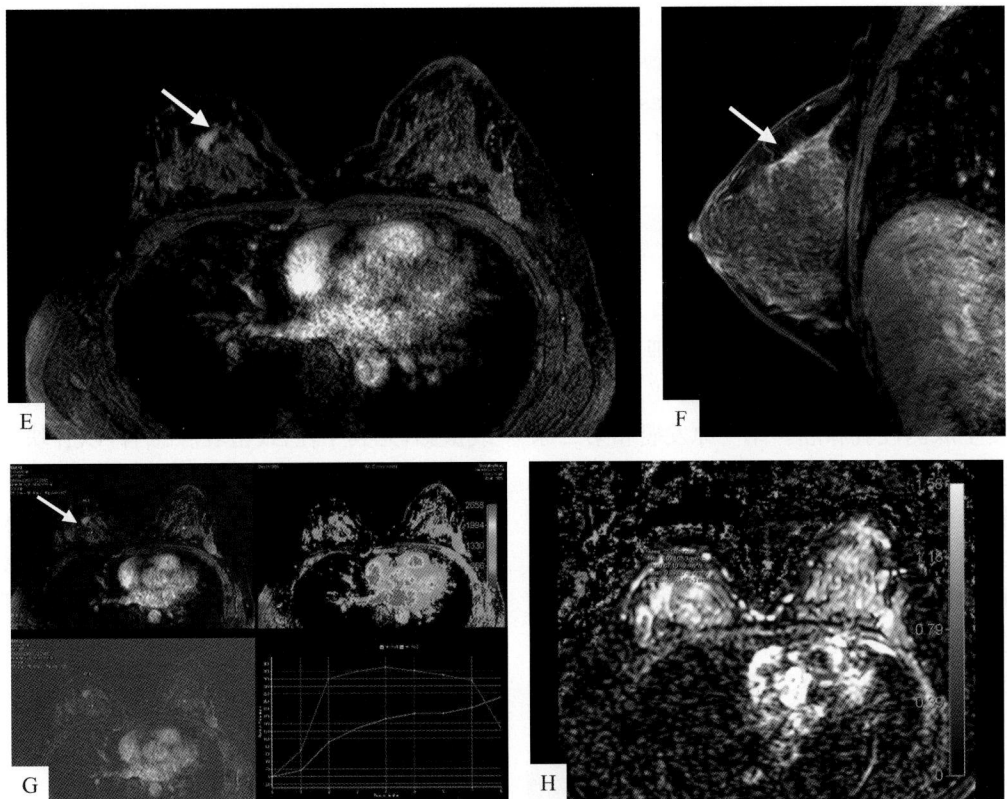

图12-14-3 多灶性乳腺癌(与图12-14-1、图12-14-2为同一病例) 乳腺增强MRI检查，A~D.病灶1(箭)，其中图A、B分别为右乳增强轴位和矢状位T1WI，显示病灶1位于外上象限，呈明显强化；C.病灶1 TIC，注药后早期强化快速，延迟期强化下降，曲线呈廓清型；D.病灶1弥散加权图像，呈高信号，测量ADC值约$0.94×10^{-3}$ mm²/s。E~H.病灶2(箭)，其中图E、F分别为右乳增强轴位和矢状位T1WI，显示病灶2明显强化；G.病灶2 TIC，注药后早期强化快速，延迟期强化下降，曲线呈廓清型。H.病灶2弥散加权图像，呈高信号，测量ADC值约$0.94×10^{-3}$ mm²/s。病理分别为乳腺高级别导管原位癌，伴局灶浸润(病灶1箭)及浸润性小叶癌(病灶2箭)。单乳两个恶性病变位于同一象限，诊断为多灶性乳腺癌。

乳腺X线摄影与乳腺超声结合是目前乳腺癌影像检查的主要手段，尤其检查新技术的开发应用，如DBT、CESM、增强MRI检查，尤其在乳腺X线摄影中表现为多象限可疑恶性钙化时有一定优势。

多中心、多灶性乳腺癌临床并不少见；影像特征与单发、单病灶乳腺癌相同；发现乳腺癌病灶时，应仔细观察乳腺腺体内有没有多病灶、多中心癌的存在。

(梁 畅 张 伟)

参考文献

[1] 王欣,黎庶,张立娜,等.全数字化乳腺摄影诊断同时性双侧原发性乳腺癌的价值[J].中国医学影像学杂志,2010,18(2):111-114.

[2] 张君丞,郑新宇.同时性原发性双侧乳腺癌32例诊治分析[J].中国实用外科杂志,2014,34(7):667-668.

[3] Santiago L, Whitman G, Wang C, et al. Clinical and pathologic features of clinically occult synchronous bilateral breast cancers [J]. Current Problems in Diagnostic Radiology, 2018, 47(5): 305-310.

第十五节 同时性双侧乳腺癌

一、概述

双侧原发性乳腺癌(bilateral primary breast cancer，BPBC)指双侧乳腺同时或先后发生独立的癌灶，是多中心癌的一种类型。根据发病间隔时间的长短可分为同时性与异时性两类。目前国内外多将双侧乳腺癌发生时间间隔≤6个月者称为同时性双侧乳腺癌，>6个月以上者称为异时性双侧乳腺癌。同时性/异时性双侧乳腺癌发病率较低,约占 1%～3%,家族遗传倾向高于单侧乳腺癌。同时性双侧乳腺癌(synchronous bilateral breast cancer, SBBC)好发于外上象限及乳晕区(腺体丰富和导管集中区域)。

二、发病机制及病理表现

同时性双侧乳腺癌发病机制尚未完全清楚。有学者认为乳腺是成对存在的器官,在生理和解剖上具有密切关系,暴露于相同水平的内分泌因素和致癌因素,会发生双侧性乳腺癌。第一原发癌和第二原发癌可以是相同或不相同的病理类型。当第一原发癌为小叶癌时,对侧癌的发病率较其他病理类型高,约增加 2～2.98 倍。同时性双侧乳腺癌病理类型呈多样性,导管原位癌、浸润性导管癌、浸润性小叶癌及混合型均可发生,其他少见类型也有报道。最常见的病理类型是浸润性导管癌(IDC)。与单侧乳腺癌表现相同,双侧或单侧同时可触及肿块,乳头溢液等。

三、影像学表现

(一) 乳腺 X 线摄影

与单侧乳腺癌表现相同;不同病理类型表现有所不同,双侧乳腺癌可以表现相似,也可以不同,都可以表现为肿块、结构扭曲及可疑恶性钙化等征象(图 12-15-1)。

(二) 超声

乳腺超声对双侧性乳腺癌病灶的检出优于乳腺 X 线摄影,尤其年轻、致密乳腺患者,以肿块型为主的乳腺癌检出率明显高于单纯乳腺 X 线摄影,影像表现与单发乳腺癌相似,主要表现为不规则形态低回声肿块,伴/不伴后方声衰减;与皮肤垂直方向径线大于平行方向径线,边缘呈分叶、毛刺或"蟹足样"或强回声晕。高频超声可检出部分钙化灶,弹性成像及血流检测对病变的良恶性鉴别有帮助(图 12-15-2)。

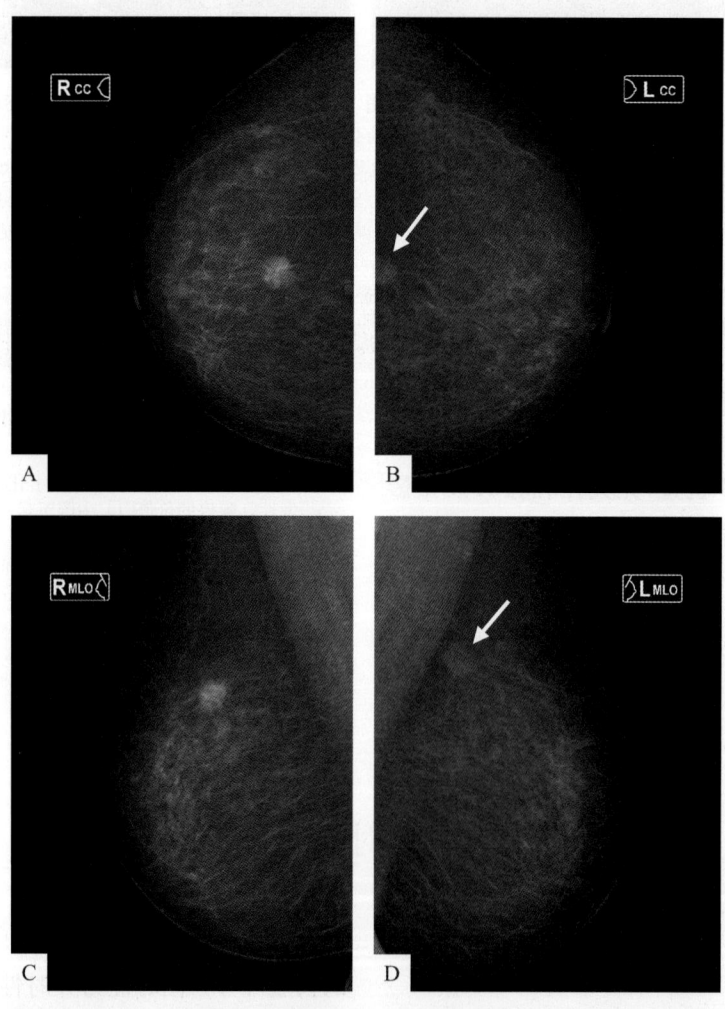

图 12-15-1 双侧同时性乳腺癌 右乳 X 线头尾位(A)、左乳 X 线头尾位(B)、右乳 X 线内外斜位(C)、左乳 X 线内外斜位(D)显示右乳外上象限卵圆形高密度肿块,边缘模糊、毛刺;左乳外上象限卵圆形等密度肿块,边缘模糊、毛刺。

(三) MRI

乳腺增强 MRI 对于双侧同时性乳腺癌有较高的敏感性,可以发现乳腺 X 线及超声未能发现的乳腺癌,影像表现与单发乳腺癌相似(图 12-15-3)。

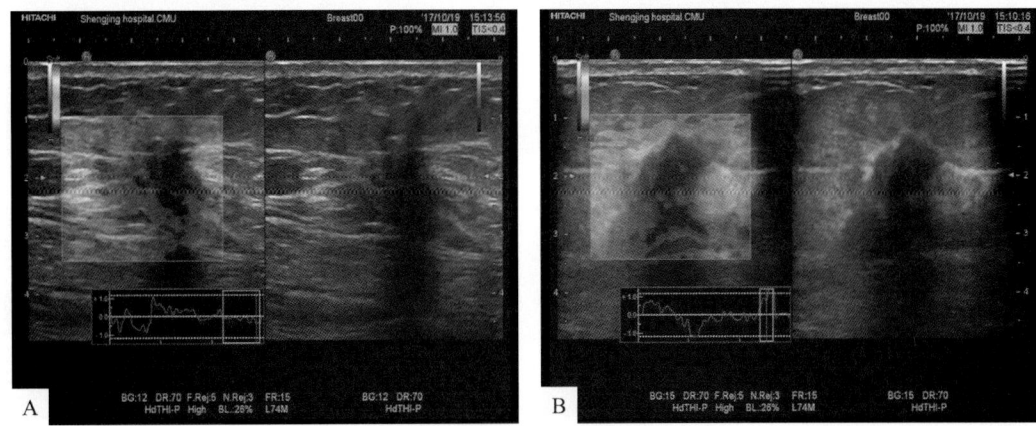

图 12-15-2 双侧同时性乳腺癌 右乳超声检查图(A)显示右乳 12-1 点钟腺体边缘实性肿物,边界模糊,形态不整,内部呈低回声,CDFI 可检出血流信号。左乳超声检查图(B)显示左乳 11—12 点钟腺体边缘实性肿物,边界模糊,形态不整,内部呈低回声,CDFI 可检出血流信号。(见彩色插页)

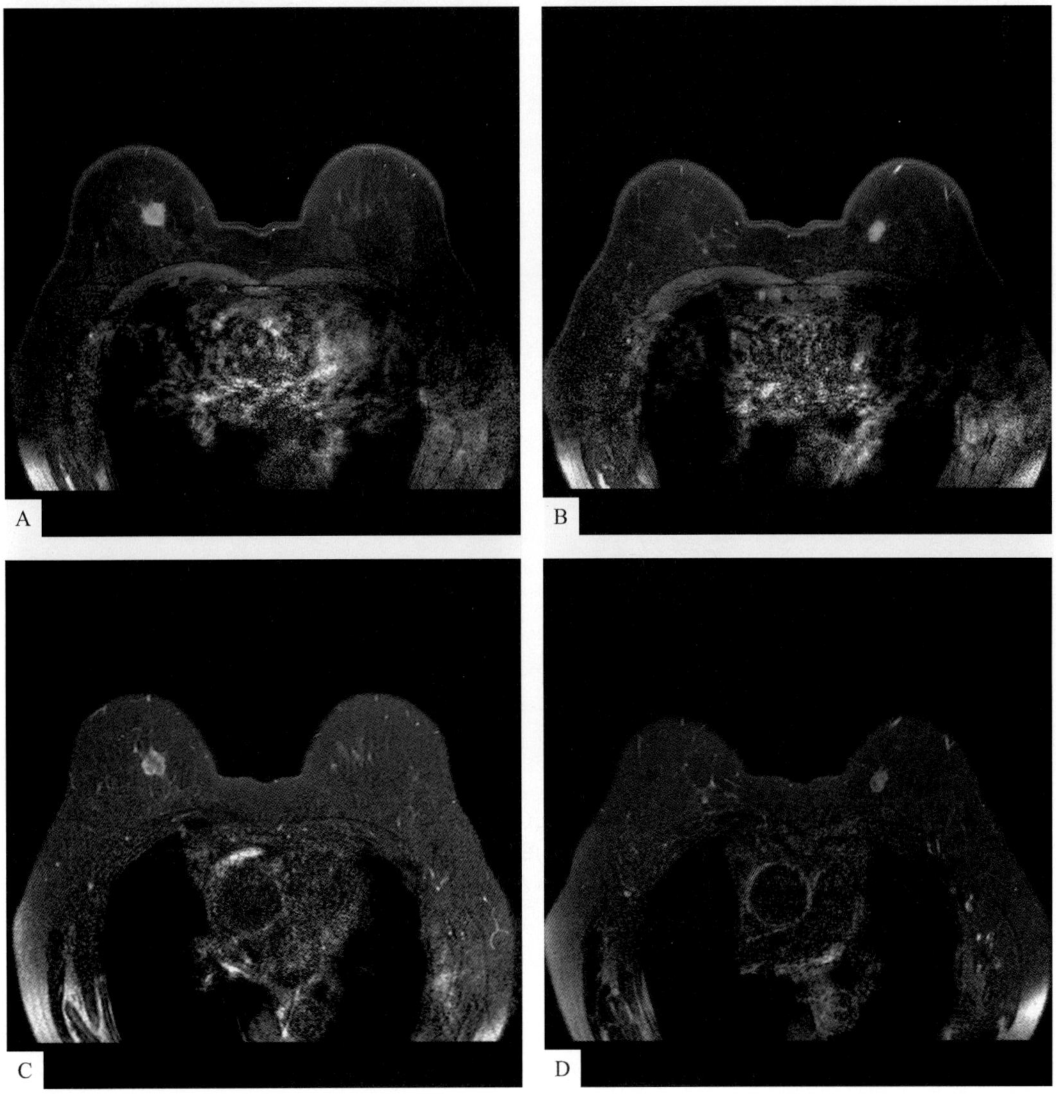

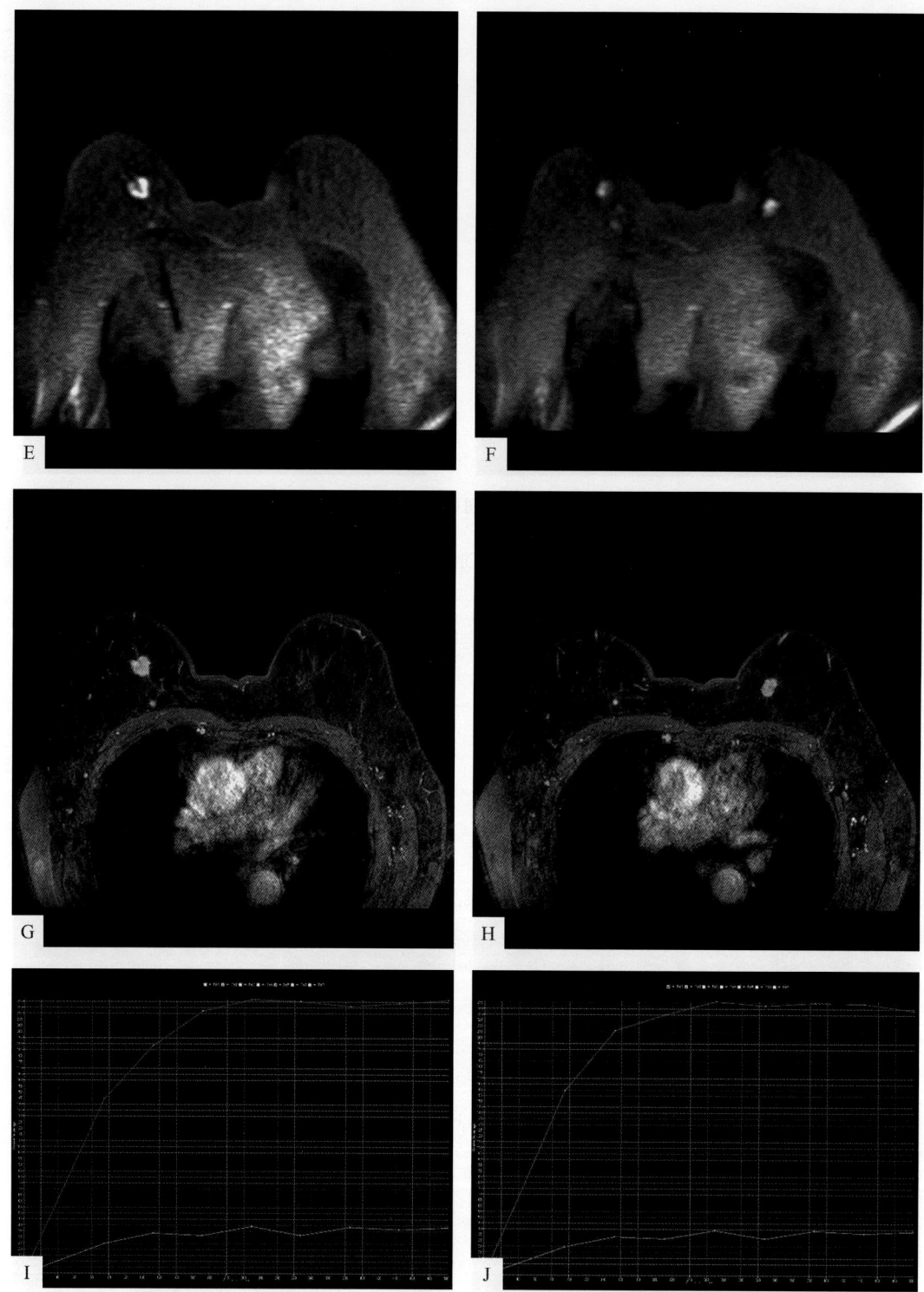

图 12-15-3 双侧同时性乳腺癌　右乳(A)和左乳(B)T1WI显示双乳肿块呈高信号。右乳(C)和左乳(D)T2WI显示为高信号。右乳(E)和左乳(F)DWI图像显示为高信号,提示弥散受限。右乳(G)和左乳(H)增强扫描T1WI显示病灶明显强化。右乳(I)和左乳(J)动态增强TIC显示注药后肿块早期强化快速,延迟期平稳强化,TIC呈平台型曲线。

四 诊断要点与鉴别诊断

影像学检查对同时性双侧乳腺癌的检出明显优于外科体格检查,对称器官的同时检查、双侧对比增加了异常病变的检出率,尤其是第二原发癌,乳腺增强MRI具有更高的敏感性,同时性双侧乳腺癌影像学表现与单灶性乳腺癌具有相似的影像学特征,都可以表现为肿块、结构扭曲及可疑恶性钙化等征象。

往往第二原发癌肿小于第一原发癌而在检体时被忽略,在影像检查时被"意外"检出,也偶有第二原发癌影像征象不典型被漏诊。对于乳腺癌患者影像检查时,除了重点关注第一癌外,建议同时关注对侧,减少漏诊发生。

(梁 畅 张 伟)

参考文献

[1] 王欣,黎庶,张立娜,等.全数字化乳腺摄影诊断同时性双侧原发性乳腺癌的价值[J].中国医学影像学杂志,2010,18(2):111-114.
[2] 张君丞,郑新宇.同时性原发性双侧乳腺癌32例诊治分析[J].中国实用外科杂志,2014,34(7):667-668.
[3] Santiago L, Whitman G, Wang C, et al. Clinical and pathologic features of clinically occult synchronous bilateral breast cancers [J]. Current Problems in Diagnostic Radiology, 2018, 47(5): 305-310.

第十六节 异时性双侧乳腺癌

一、概述

目前通常将两侧乳腺癌发生时间间隔大于6个月者称为异时性双侧乳腺癌(metachronous bilateral primary breast cancer, MBPBC)。其发病率较低,但近年来有逐渐增高的趋势。受年轻者激素水平影响,其发病年龄小于单灶性乳腺癌。

二、发病机制与病理表现

异时性双侧乳腺癌发病机制尚未完全清楚。乳腺是成对存在的器官,暴露在相同的激素水平以及机体内、外环境中,也与乳腺小叶癌史以及家族遗传史有关,一些报道中提出,可能还与口服避孕药、良性乳腺肿瘤史等因素有关,目前尚未得到证实。异时性双侧乳腺癌的诊断可以具有相同的病理组织学类型,也可以不同。与单侧乳腺癌表现相同,表现为可触及的肿块、乳头溢液等,两个病变发现间隔在6个月以上。

三、影像学表现

同时性双侧乳腺癌与异时性双侧乳腺癌影像相似,缺乏特异性,与单乳性乳腺癌也具有相似的影像学表现,都可以表现为肿块、结构扭曲及可疑恶性钙化等征象,两癌发病间隔6个月以上。

(一) X线

与单侧乳腺癌表现相同。不同病理类型表现有所不同,双侧乳腺癌可以表现相似,也可以不同,都可以表现为肿块、结构扭曲及可疑恶性钙化等征象(图12-16-1)。

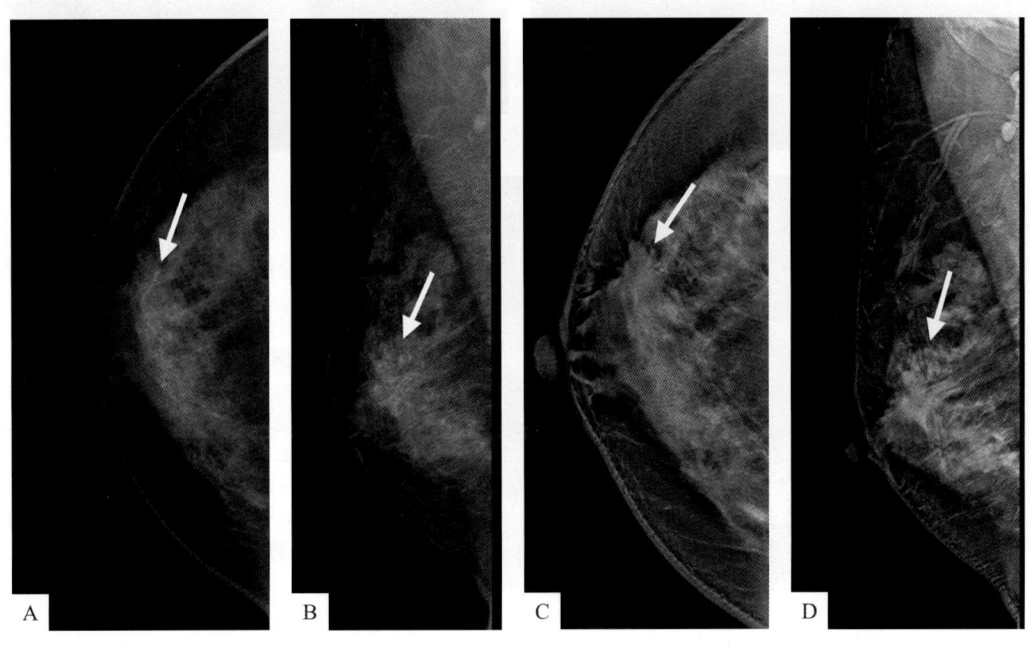

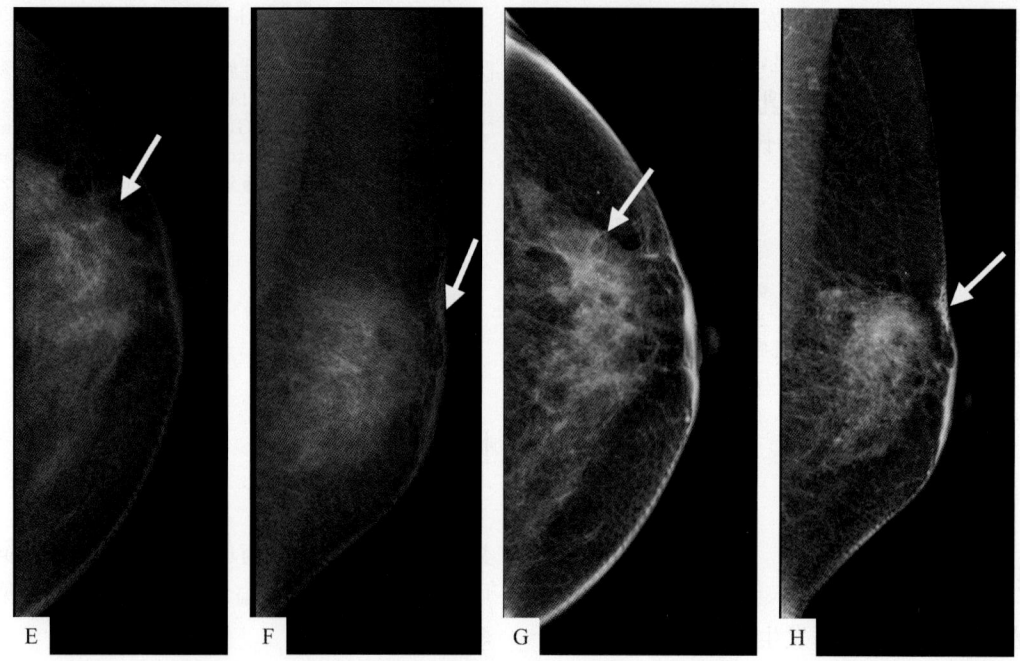

图 12-16-1 双侧异时性乳腺癌 右乳数字乳腺 X 线摄影 CC(A)、MLO 位(B)示右乳外上象限局灶致密。右乳数字乳腺断层摄影 CC(C)、MLO 位(D)示右乳外上象限局部不规则形态肿块(箭),边缘毛刺。病理为乳腺浸润性导管癌(Ⅱ级)。右乳术后 6 个月复查,左乳乳腺 X 线摄影(E、F)显示左乳外上象限结构紊乱,局部皮肤凹陷。右乳术后两年半、左乳发现结构扭曲 2 年后复查乳腺摄影(G、H)显示左乳外上结构紊乱较前明显,局部出现肿块,皮肤凹陷较前进展。病理为乳腺浸润性导管癌(Ⅱ级)。

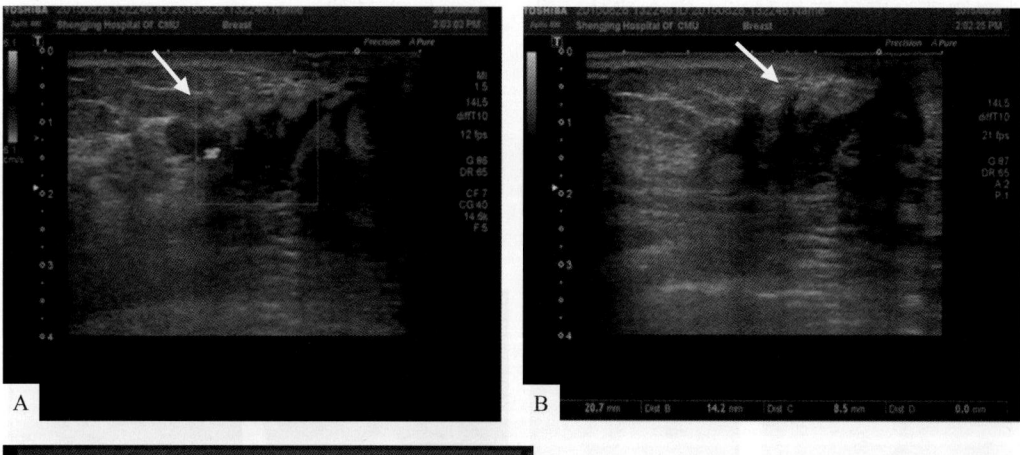

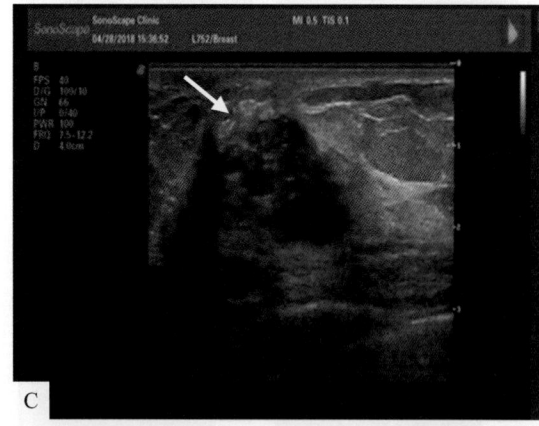

图 12-16-2 双侧异时性乳腺癌(与图 12-16-1 为同一病例) 右乳超声检查(A、B)示右乳腺 10 点钟肿物,边界模糊,形态不规则,内呈低回声,CDFI 可检出血流信号。右乳术后两年半左乳超声检查(C)显示左乳 2—3 点钟方向边界模糊、形态不规则低回声肿块。双乳间隔两年半发生的双侧乳腺癌(浸润性导管癌)。(见彩色插页)

(二) 超声

乳腺超声对双侧性乳腺癌病灶的检出优于乳腺X线摄影，尤其年轻、致密乳腺患者，以肿块型为主的乳腺癌检出率明显高于单纯乳腺X线摄影，影像表现与单发乳腺癌相似，主要表现为不规则形态低回声肿块，伴/不伴后方声衰减；与皮肤垂直方向径线大于平行方向径线，边缘呈分叶、毛刺或"蟹足样"或强回声晕。高频超声可检出部分钙化灶，弹性成像及血流检测对病变的良恶性鉴别有帮助（图12-16-2）。

(三) MRI

乳腺增强MRI对于双侧同时性乳腺癌有较高的敏感性，可以发现乳腺X线及超声未能发现的乳腺癌。影像表现与单发乳腺癌相似。

四 诊断要点与鉴别诊断

如果同时性双侧乳腺癌，因第二原发癌很小，检体及相关检查被忽视，第一癌术后化疗或新辅助治疗后，第二原发癌得到相应的控制，被诊断为"单乳腺癌"；如果与第一原发癌存在病理组织学差异或肿瘤异质性较大，未得到"合理"治疗而缓慢增大，成为"异时性"双侧乳腺癌。

但是异时性乳腺癌的第二原发癌往往缺乏典型恶性表现，或受第一原发癌的后续治疗影响，失去原发癌典型征象，表现为肿瘤治疗后的特征。

单侧乳腺癌的术后或后续复查中，注意对侧乳房变化，警惕异时性乳腺癌的发生。

（梁 畅 张 伟）

◆ 参考文献 ◆

[1] 谢波,钱军,喻大军.异时性双侧原发性乳腺癌的危险因素分析[J].齐齐哈尔医学院学报,2018,39(6):629-632.
[2] Ozturk A, Alco G, Sarsenov D, et al. Synchronous and metachronous bilateral breast cancer: A long-term experience [J]. J BUON, 2018, 23(6):1591-1600.

第十三章 腋窝区病变

腋窝区主要包括皮肤及附属结构、血管、淋巴管、神经、淋巴结、脂肪和肌肉组织等，此外部分女性的腋窝区域存在副乳腺组织，以上组织结构均可发生良性或恶性病变。

临床上患者常以腋下触及肿物就诊。影像学检查可明确病变位置、范围、与毗邻组织关系等，在一定程度上可提示病变起源并进行诊断和鉴别诊断，但整体上影像学检查对其准确诊断较为困难，需要影像医师了解临床表现、病理学特点、影像学特征及治疗等方面的知识综合判断，为临床进一步诊治提供信息。

第一节 副乳腺病变

一、概述

副乳腺是胚胎发育过程中外胚叶细胞局部增殖而形成的乳房始基退化不全、发育而成，可发生于腋窝至腹股沟"原始乳线"上的任何部位，以腋部、前胸部及外阴部多见，偶见于面颊、耳、颈、臂、肩胛区、腹壁、臀部和大腿，部分可见乳头。女性腋下副乳腺的发生率为2‰~6‰。副乳腺和正常乳腺一样，在内分泌影响下也可显示周期性变化，可具有泌乳功能及随月经周期变化而出现胀痛，也可发生各种病变，如副乳腺体增生、副乳腺良性肿瘤及副乳腺癌等，任何引起乳腺癌的因素都可引发副乳腺的癌变。文献报道副乳腺癌的发生率约占全部乳腺癌的0.2%~0.6%。

二、病理

发生于副乳腺病变病理表现与发生于乳腺本身病变无特殊。通常诊断副乳腺癌的条件包括：①组织学检查必须见到与正常乳腺部位无关的副乳腺组织，即不是正常乳腺的延续，而是一个独立结构；②肿瘤位于副乳腺内；③组织学检查除见乳腺癌组织外，在癌组织周围须见到腺小叶或腺管结构；④组织学检查需除外来源于其他组织的癌，如皮肤附件的大汗腺癌等。

三、临床表现

副乳腺肿瘤患者临床上多以腋前区肿块就诊，可伴有局部胀痛，也可无伴随症状。因副乳腺存在于皮下及皮肤真皮组织内，所以副乳腺癌多位于腋下浅表部位，可凸出于皮肤表面并与之粘连，甚至破溃，质地较硬，边界不清楚。副乳腺癌在治疗上与乳腺癌相似，即采用以手术为主的综合治疗，术后可根据病理类型及免疫组化结果选择进一步放、化疗和（或）内分泌治疗方案。

四、影像学表现

（一）X线

副乳腺增生（图13-1-1）、副乳腺良性肿瘤（图13-1-2）及副乳腺癌（图13-1-3）除发病部位这

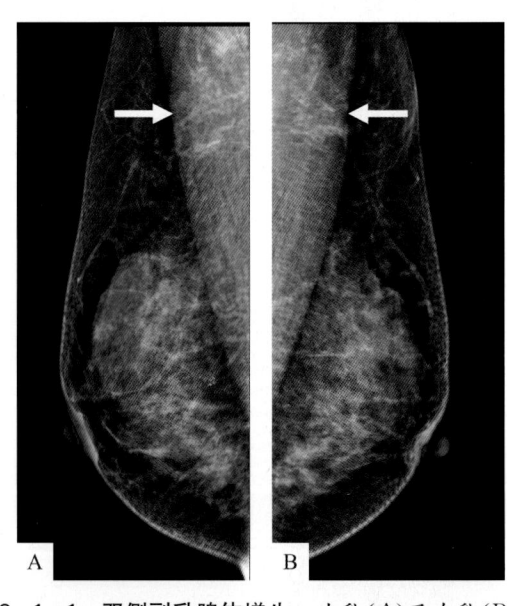

图13-1-1 双侧副乳腺体增生　右乳（A）及左乳（B）X线内外斜位显示双腋前区斑片状和条索状影（白箭），其密度与乳腺纤维腺体大致相同。

一特殊性外,其病变本身影像学表现与发生于乳腺内的良、恶性病变表现基本相同,如影像学上于腋前区副乳腺部位可见少量纤维腺体组织,或发病前患者已知有副乳腺史对副乳腺病变诊断价值较大。

(二)超声

副乳腺病变除病变发生部位外,其超声表现与发生于乳腺内的良、恶性病变表现基本相同(图 13-1-4~图 13-1-7)。

图 13-1-2　右侧副乳腺纤维腺瘤　右乳(A)及左乳(B)X线内外斜位显示双腋下少许片状影,其密度与乳腺纤维腺体大致相同(黑箭),其中右侧可见一大小约 2.0 cm×1.6 cm 较高密度肿物(白箭),形态规则,边缘光滑。

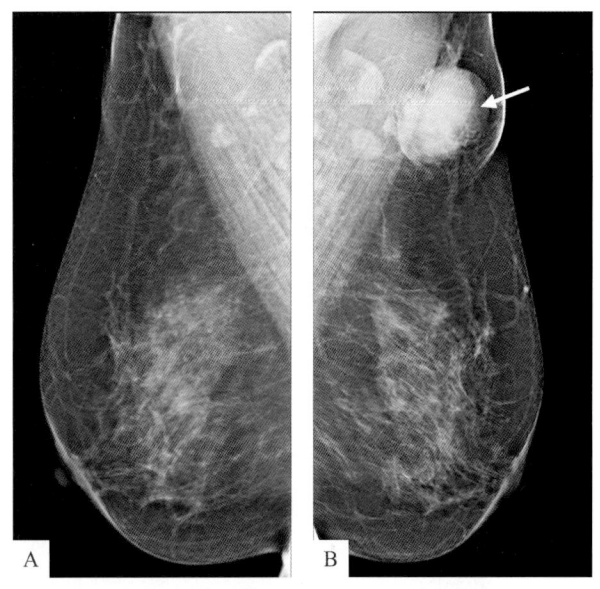

图 13-1-3　左侧副乳腺癌　右乳(A)及左乳(B)X线内外斜位显示左侧腋前区可见条索状副乳腺组织,左腋下副乳腺区高密度肿物(白箭),边缘不光滑,其后方多个淋巴结,部分淋巴结皮质增厚。

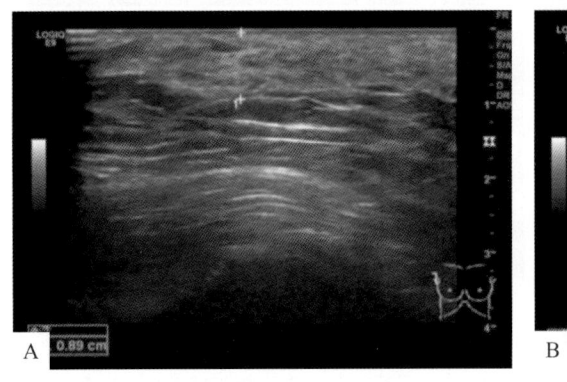 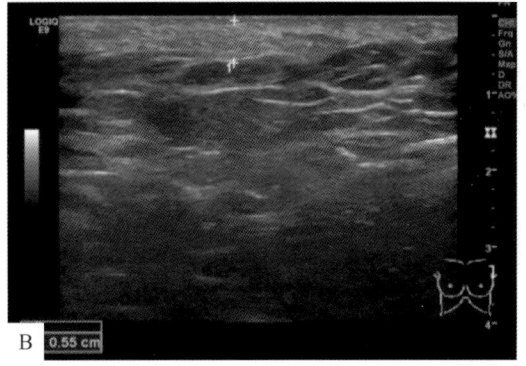

图 13-1-4　双侧副乳腺体增生　右侧(A)及左侧(B)副乳腺二维灰阶超声图显示双腋下片状腺体组织影,回声不均匀,右侧厚度 0.89 cm,左侧厚度 0.55 cm。

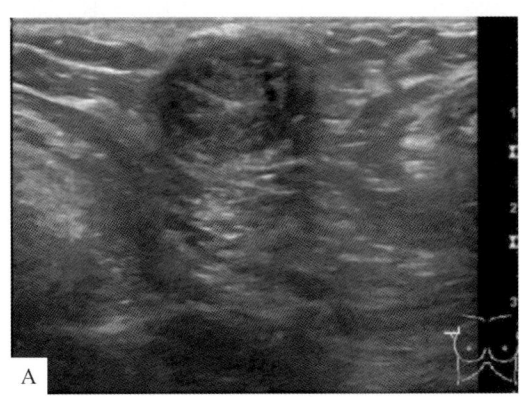 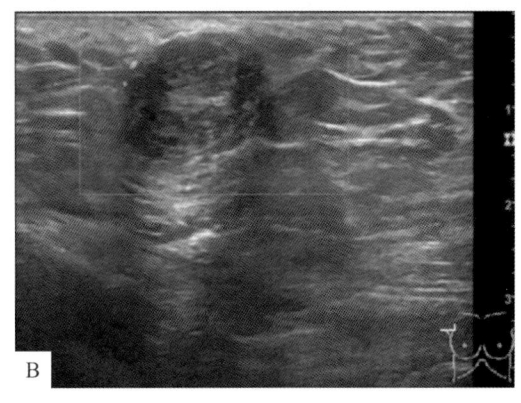

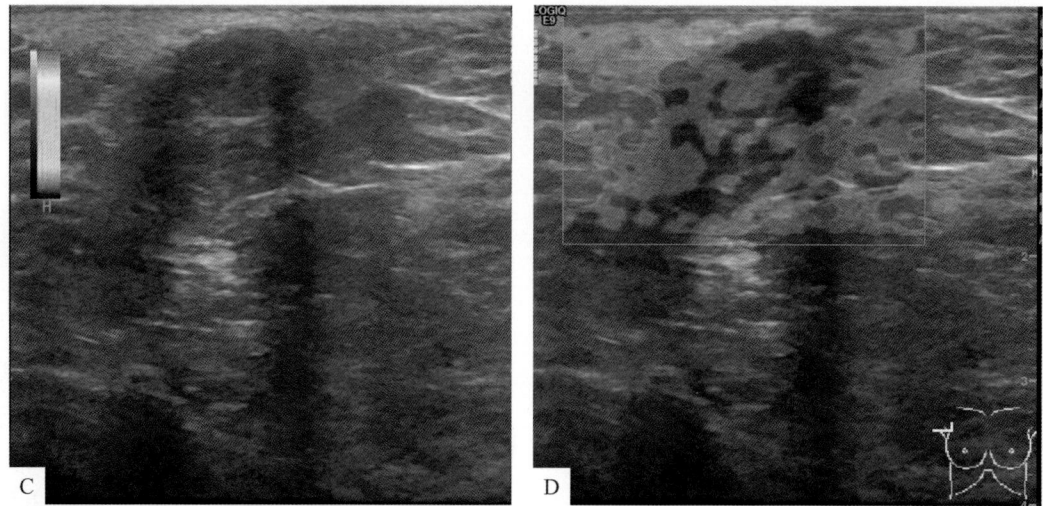

图 13-1-5　右侧副乳腺纤维腺瘤　A.右腋下肿物二维灰阶超声图;B.右腋下肿物彩色多普勒血流图;C、D.右腋下肿物超声弹性成像双幅实时显示图。显示右腋前副乳腺区低回声肿物,形态规则,边界清楚,内部回声欠均匀,后方回声增强,彩色多普勒血流图显示边缘点状血流信号,弹性成像评分:2分。(见彩色插页)

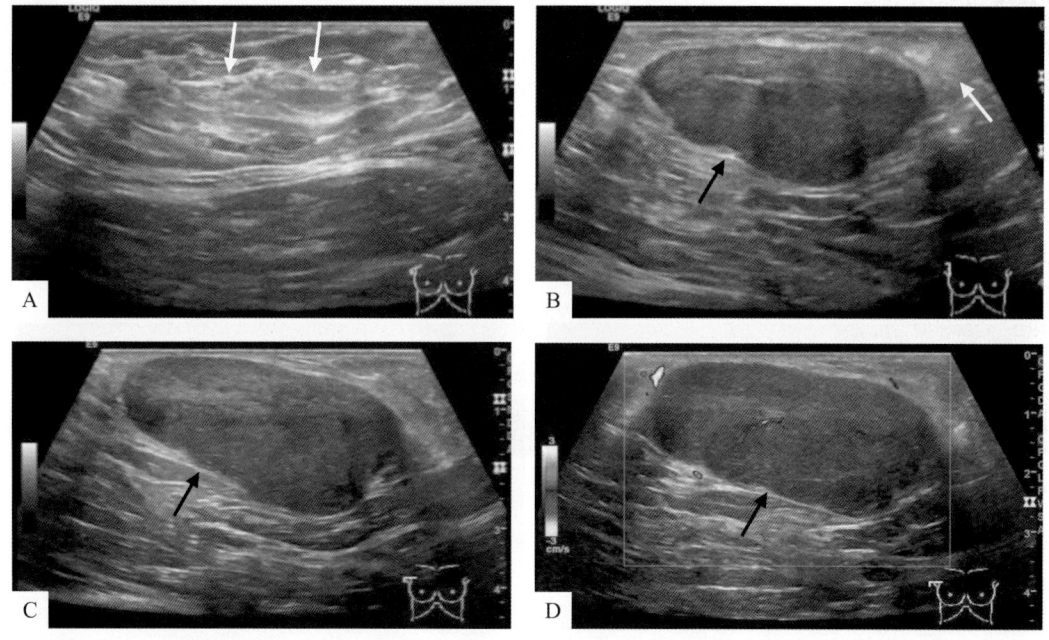

图 13-1-6　右侧副乳腺良性叶状肿瘤　A.右侧副乳腺区二维灰阶超声图;B、C.右侧副乳腺区肿物二维灰阶超声图;D.右侧副乳腺区肿物彩色多普勒血流图。显示右腋下可见纤维腺体组织回声(白箭),并可见一卵圆形低回声肿物(黑箭),边缘清晰光整,彩色多普勒血流图显示病变边缘及内部血流信号。(见彩色插页)

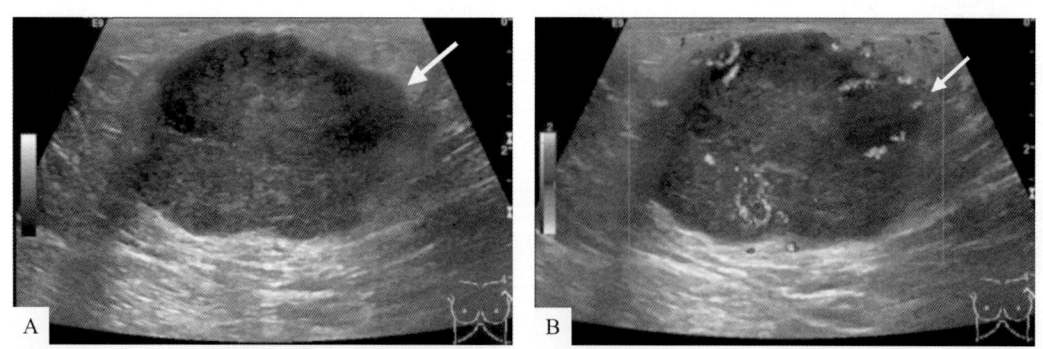

图 13-1-7　左侧副乳腺癌　A.左腋下肿物二维灰阶超声图;B.左腋下肿物彩色多普勒血流图。显示左腋下不规则低回声肿物(白箭),边缘不光滑,内部回声不均匀,彩色多普勒血流图显示病变血流信号丰富。(见彩色插页)

（三）MRI

副乳腺病变除病变发生部位外，其 MRI 表现与发生于乳腺内的良、恶性病变表现基本相同，但 MRI 多方位、多参数以及动态增强检查对病变定位和定性更有帮助（图 13-1-8～图 13-1-10）。

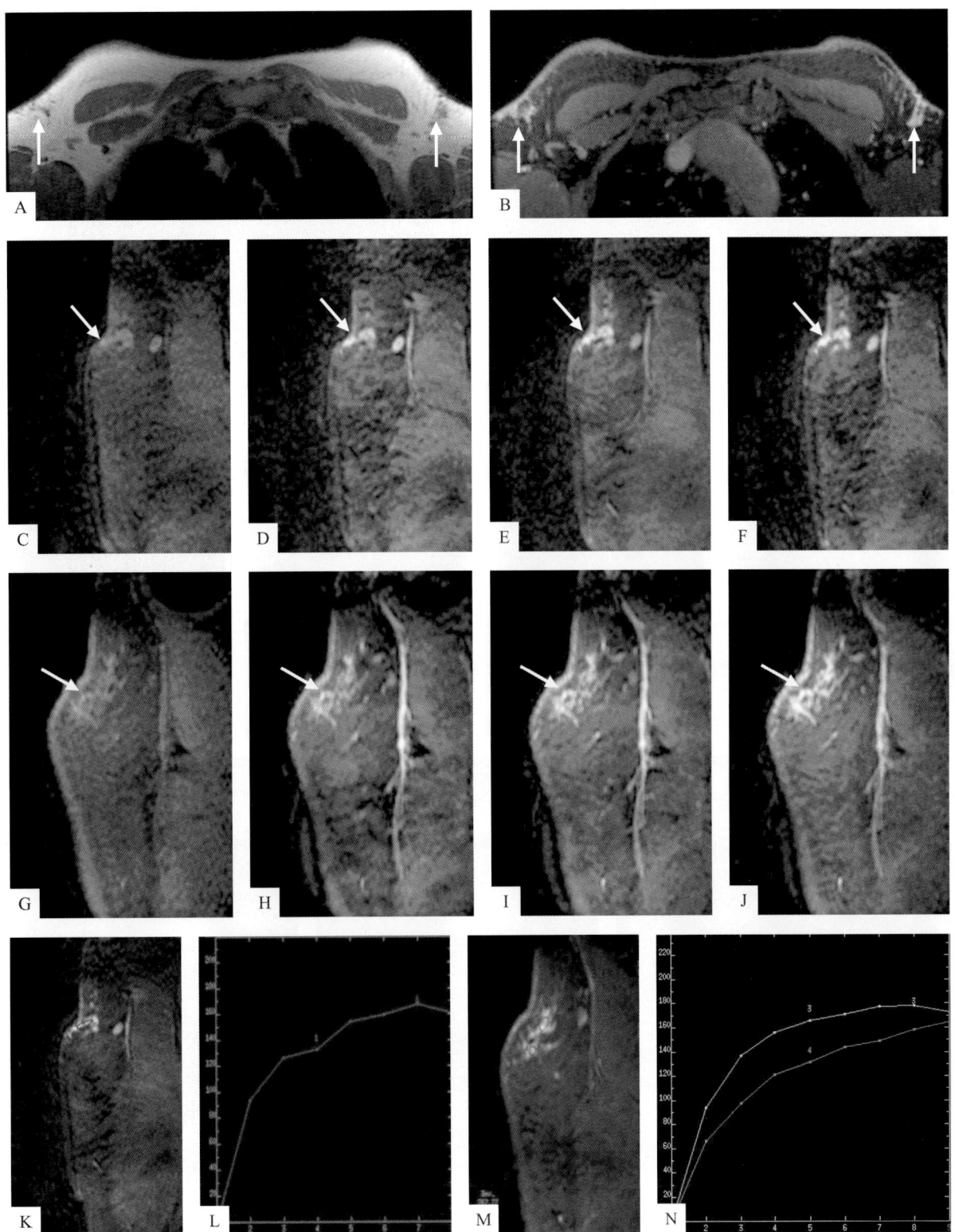

图 13-1-8 双侧副乳腺体增生 A. 横断位 MR T1WI；B. 横断位延迟期强化脂肪抑制 T1WI；C～F. 分别为左侧副乳腺 MRI 动态增强前和增强后 1 min、2 min、8 min；G～J. 分别为右侧副乳腺 MRI 动态增强前和增强后 1 min、2 min、8 min；K、L. 动态增强后左侧副乳腺感兴趣区（ROI）选取图和 TIC；M、N. 动态增强后右侧副乳腺 ROI 和 TIC。显示双侧腋前区皮下脂肪层内可见斑片状影（白箭），其平扫和动态增强后表现与乳腺内腺体一致，TIC 呈渐增型曲线。

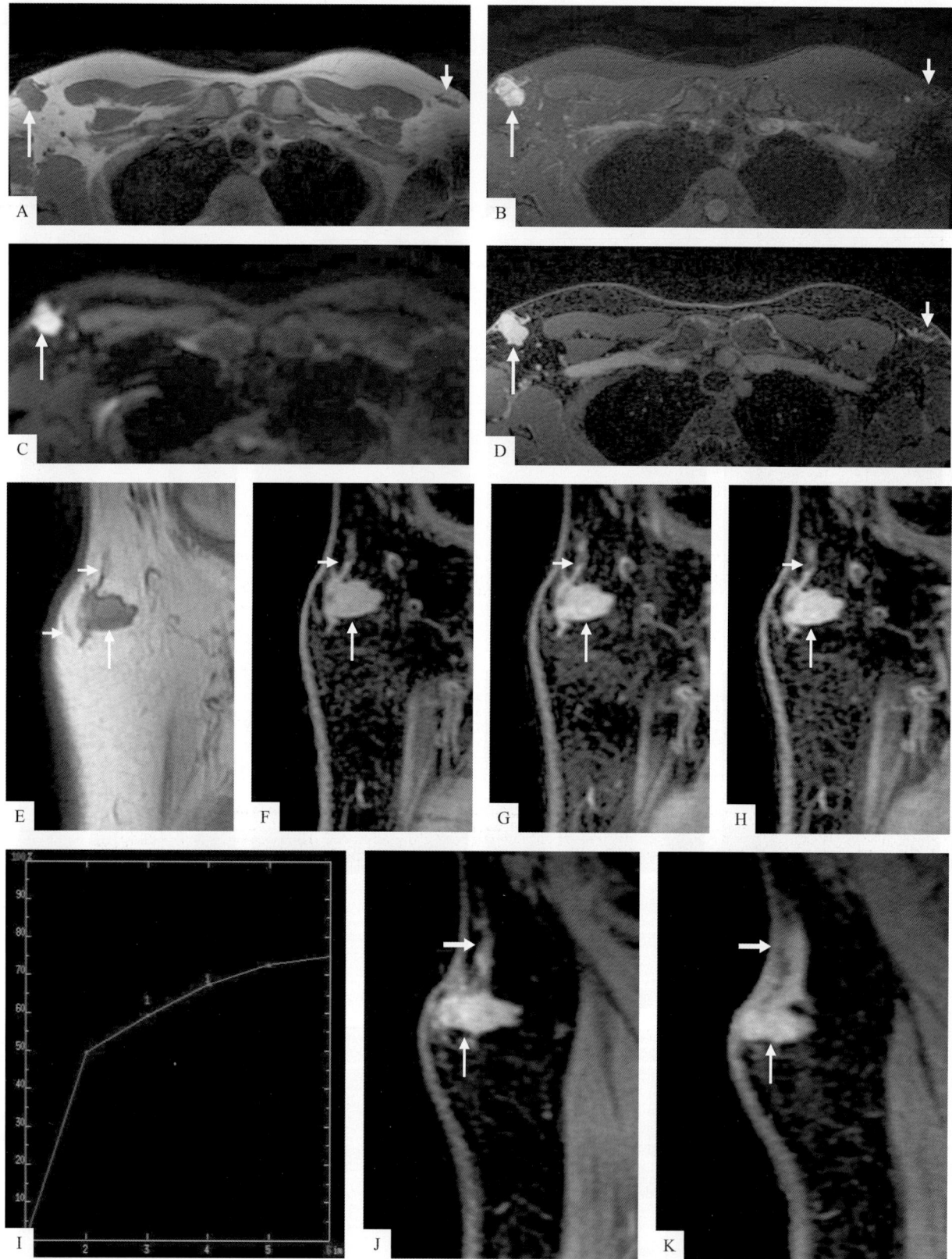

图13-1-9 右侧副乳腺纤维腺瘤 A.横断位 MR T1WI;B 横断位 MR 脂肪抑制 T2WI;C.右腋下肿物 DWI 图(b 值为 1000 s/mm^2);D.增强后延迟时相横断位 MR T1WI;E.矢状位 MR T1WI;F~H.分别为矢状位 MRI 动态增强前和增强后 1.5 min、7.5 min;I.右腋下肿物时间-信号强度曲线图;J、K.分别为动态增强后 3 min 右腋下肿物不同层面。显示双腋下可见多发条索影,其平扫及强化后表现与乳腺腺体一致(短白箭),其中于右侧该区域可见一肿物,边界清楚,于平扫 T1WI 上呈较低信号(长白箭),脂肪抑制 T2WI 上呈较高信号(长白箭),动态增强后呈明显强化,TIC 呈渐增型曲线,相应 DWI 上呈较高信号,ADC 值较高(b 值为 1000 s/mm^2,ADC 值为 1.84×10^{-3} mm^2/s)。

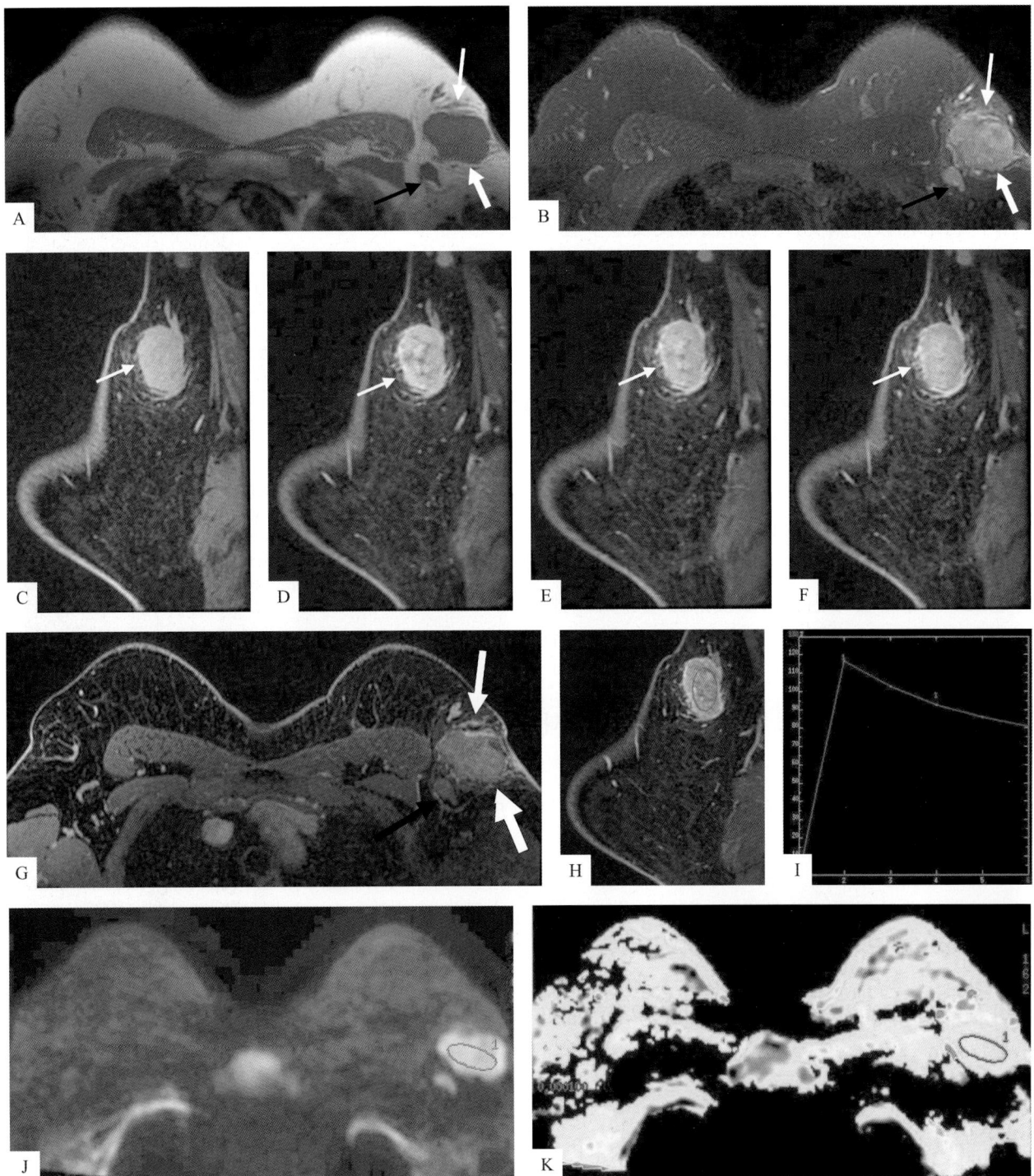

图13-1-10 左侧副乳腺癌 A.横断位MR T1WI;B.横断位MR脂肪抑制T2WI;C~F.分别为左侧副乳腺区矢状位MRI动态增强前和增强后1min、2min、8min;G.动态增强后延迟时相横断位MR T1WI;H、I.分别为左侧副乳腺病变ROI和TIC;J. DWI图;K. ADC图。显示左侧副乳腺区条索状纤维腺体影(细白箭),另可见一不规则肿物(粗白箭),T1WI上呈较低信号,脂肪抑制T2WI上呈较高信号,动态增强后肿物呈明显强化,TIC呈流出型,相应DWI上呈较高信号,ADC值较低(b值为1000 s/mm², ADC值为 0.95×10^{-3} mm²/s),该肿物内后方可见肿大淋巴结(黑箭)。

五 诊断要点

副乳腺病变发生于与正常乳腺部位无关的副乳腺组织,而不是正常乳腺的延续,副乳腺体增生、良性肿瘤及副乳腺癌的影像学表现与发生于乳腺内的良、恶性病变表现基本相同,如影像学上于腋前区副乳腺部位可见少量纤维腺体组织,或发病前患者已知有副乳腺史对副乳腺病变诊断价值较大,否则需与发生于该部位的常见病变,如乳腺腋尾部乳腺癌、腋下淋巴结转移性病变、恶性淋巴瘤及发生于腋下的原发性病变等相鉴别。

六 鉴别诊断

副乳腺癌需与发生于乳腺腋尾区的乳腺癌鉴别,乳腺腋尾区是正常乳腺组织的延续,而副乳腺与正常部位乳腺组织无关,如病理上在癌旁的乳腺组织中见到大导管应考虑为发生于副乳腺的乳腺癌,因乳腺腋尾部区域已不具有大导管。

副乳腺癌需与乳腺癌腋窝淋巴结转移鉴别,乳腺癌腋窝淋巴结转移者大多数乳腺内可见癌灶,转移癌组织位于淋巴结内且为多发淋巴结肿大,周围无副乳腺组织,此时诊断较为肯定。但有时转移性淋巴结完全被低分化腺癌组织取代,淋巴结结构不再存在,而乳腺内原发病灶又不显著时,病理诊断也难以区分该区域病变是来源于乳腺癌淋巴结转移还是副乳腺,需结合临床情况综合考虑。总之,影像学上诊断副乳腺肿瘤的关键点是在肿瘤周围可见副乳腺组织,相比而言,在乳腺X线、超声和MRI检查方法中,MRI检查可提供更有价值的信息。

(刘佩芳 路 红 孙淑萌 张 迎)

◆ 参考文献 ◆

[1] 高兴,谢景来,邱珺,等. 腋下副乳腺超声声像图与病理对照分析[J]. 中国实用医药,2020,15(7):4-6.

[2] 李波,张承圣,文飞. 腋窝副乳腺纤维腺瘤二例[J]. 中华乳腺病杂志(电子版),2018,12(3):191-192.

[3] 张硕,汪孟森,于甬华. 副乳腺癌诊治研究[J]. 中华肿瘤防治杂志,2014,21(15):1208-1212.

[4] Gajaria PK, Maheshwari UM. Fibroadenoma in axillary ectopic breast tissue mimicking lymphadenopathy [J]. J Clin Diagn Res, 2017,11(3):ED01-02.

[5] Kuritzky A, Walheim L, Khakpour N. Cancer identified in accessory breast tissue within the mid axilla [J]. The Breast Journal, 2018,24(3):414-415.

[6] Patel BK, Jafarian N, Abbott AM, et al. Imaging findings and management of primary breast cancer in accessory axillary breast tissue [J]. Clinical Breast Cancer, 2015,15(4):e223-e229.

第二节 淋巴结反应性增生

一 概述

淋巴结反应性增生为各种损伤和抗原刺激引起淋巴结慢性非特异性增生性改变,淋巴结内的淋巴细胞和组织细胞反应性大量增生而使淋巴结肿大。病因不明,细菌、病毒、代谢的毒性产物、变性的组织成分及异物等都可成为抗原或致敏原刺激淋巴组织引起反应。

二 病理

淋巴结反应性增生镜下表现为淋巴结内淋巴细胞、单核巨噬细胞反应性大量增生,淋巴滤泡增大,滤泡旁淋巴细胞增生,有时可伴有坏死。

三 临床表现

淋巴结反应性增生在临床并不少见,病因不明是误诊原因之一。患者年龄和性别无差异,以单侧或双侧多发常见。淋巴结比较光滑,活动度尚可,与皮肤无粘连,局部皮肤无红、热,全身脏器无明显异常。部分淋巴结轻度粘连,少数伴轻度触痛。淋巴结反应性增生可能是某些疾病的前期病变,对患者应予长期观察。治疗上无特效药,可应用抗生素,部分病例具有自限性。

四 影像学表现

(一) X线

由于乳腺X线投照技术原因,其对腋下淋巴结诊断价值有限,不作为常规检查方法,但有时在X线内外斜位上可显示淋巴结(图13-2-1)。

(二) 超声

淋巴结反应性增生常为多发,形态学表现为卵圆形,多与周围组织分界清晰,淋巴结皮质增厚,可见偏心的淋巴结门结构,皮质和髓质结构清晰,皮质呈低回声,髓质呈偏强回声,淋巴结门结构存在且门部可见血流,频谱呈低速、低阻力型(图13-2-2)。

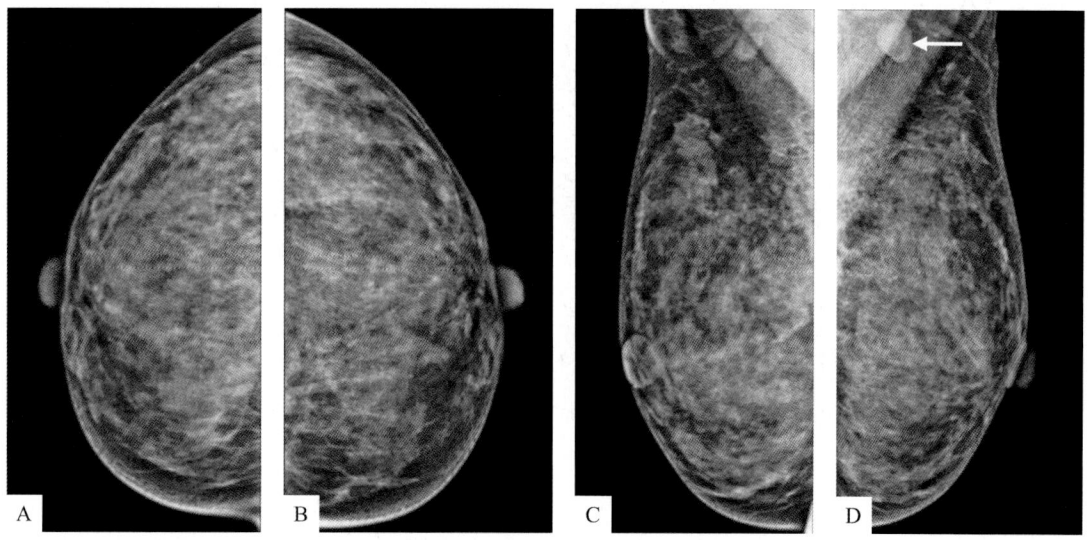

图13-2-1 左腋下淋巴结反应性增生　右乳(A)及左乳(B)X线头尾位、右乳(C)及左乳(D)X线内外斜位显示双腋下淋巴结,其中右腋下散在淋巴结可见呈低密度的淋巴结门结构;左腋下淋巴结增大、致密(白箭),大小约2.0cm×1.8cm,正常淋巴结门结构显示不清晰。

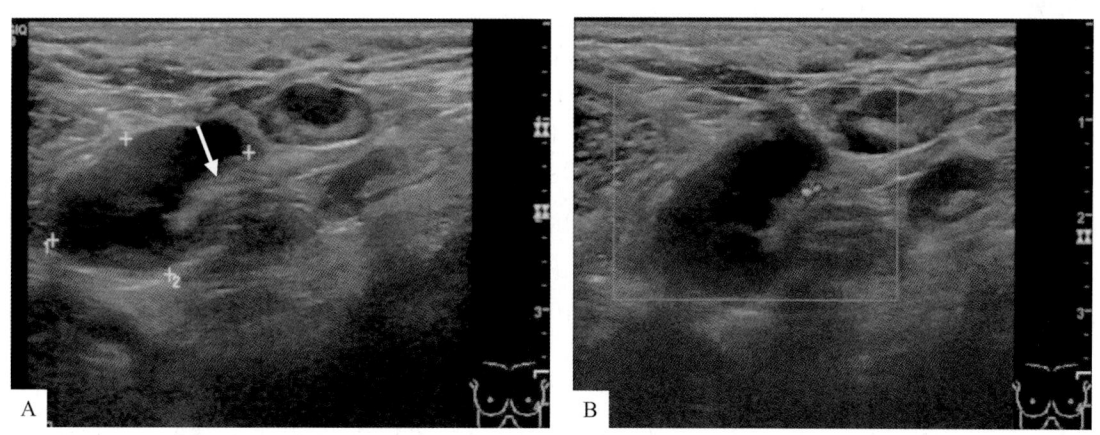

图13-2-2 左腋下淋巴结反应性增生　左腋下病变二维灰阶超声图(A)、左腋下病变彩色多普勒血流图(B)显示左腋下多发肿大淋巴结,形态饱满,界限清楚,皮质厚度增厚且不均匀,尚可见偏心、强回声淋巴结门结构(白箭),最大者2.4cm×1.5cm,彩色多普勒血流图显示淋巴结门区血流信号。(见彩色插页)

(三) MRI

MRI对于淋巴结反应性增生的诊断与超声具有相似之处,主要依赖于淋巴结的形态学表现,表现为皮质增厚,通常可见偏心的淋巴结门结构(图13-2-3)。

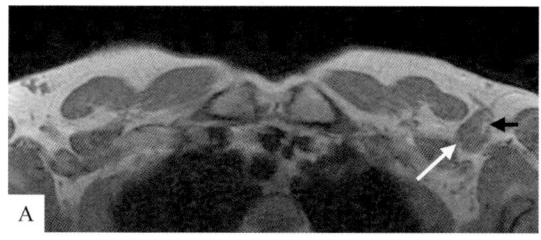
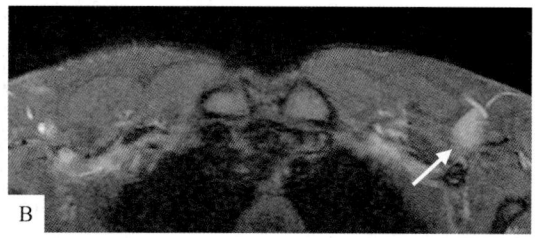

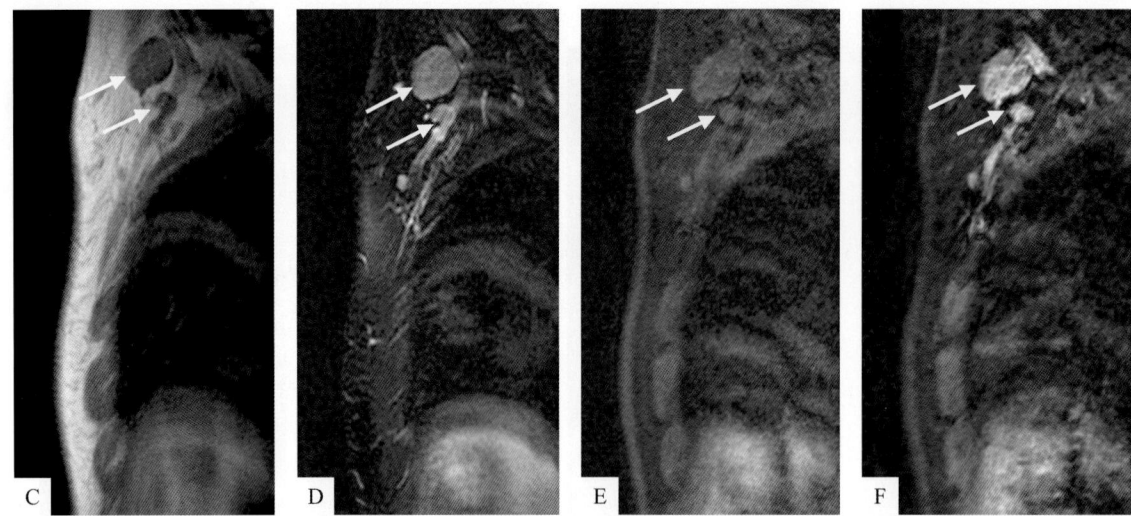

图13-2-3 左腋下淋巴结反应性增生 A.横断位MR T1WI;B.横断位MR脂肪抑制T2WI;C.矢状位MR T1WI;D.矢状位MR脂肪抑制T2WI;E、F.分别为矢状位MRI动态增强前和增强后1min时相。显示左腋下多发肿大淋巴结,边界清楚,其中最大者约2.4cm×1.5cm,T1WI上呈中等信号(白箭),其中可见偏心、信号较高的淋巴结门结构(黑箭);脂肪抑制T2WI上呈较高信号,内部信号欠均匀;动态增强后可见强化。

五 诊断要点

在影像学检查方法中,超声检查简便易行且对淋巴结病变诊断价值较大。超声和MRI检查对肿大淋巴结的良、恶性鉴别诊断主要依据淋巴结的形态改变、皮质和髓质表现特点、血流分布等指标,但对于淋巴结肿大最终确诊需依赖于组织病理学检查。

六 鉴别诊断

淋巴结反应性增生需与腋窝转移性淋巴结相鉴别。对于大多数腋窝转移性淋巴结患者,临床上同侧乳腺内多存在原发肿瘤,淋巴结门结构消失,当转移性淋巴结内部出现液化坏死时,增强检查呈不均匀强化。

(刘佩芳 邵真真 赵 瑞)

◆ 参考文献 ◆

[1] 陈荣恒,曾志超,林中矫.淋巴结反应性增生的临床诊断和病因研究[J].实用预防医学,2009,16(1):187-188.
[2] 丁莹莹,李鹍,汪永平.淋巴结反应性增生的CT诊断[J].实用放射学杂志,2006,22(5):77-79.
[3] 刘佩芳,主编.乳腺影像诊断必读[M].2版.北京:人民军医出版社,2018.

第三节 淋巴结结核

一 概述

淋巴结结核是由结核菌引起的特殊类型淋巴结感染,又称结核性淋巴结炎。结核菌来源可以是肺结核,也可以通过口腔、鼻咽腔、扁桃体等处经淋巴管进入淋巴结。腋窝淋巴结结核相对少见,可单发亦可多发。

二 病理

不同时期的淋巴结结核其病理表现特征不同,可表现为淋巴结皮质增厚,髓质破坏明显,组织学上形成结核肉芽肿为其特征,典型结核肉芽肿中心为干酪样坏死,环绕朗汉斯巨细胞、上皮样细胞和淋巴细胞。干酪样坏死为一种特殊的凝固性坏死,其细胞坏死彻底,无细胞甚至无核片。朗汉斯巨细胞是由上皮样细胞融合形成,具有强嗜酸性胞质,多个核沿细胞周边排列。结核痊愈病变可见纤维化和钙化。

三 临床表现

腋窝淋巴结结核通常以肿大淋巴结就诊,可伴触痛,起病隐匿,病程缓慢,可不伴典型的低热、盗汗、乏力、消瘦等结核病全身症状及体征,同时临床实验室检查往往缺乏结核的特异性特征。而对于女性患者出现的腋下淋巴结肿大,临床会考虑乳腺癌伴腋窝淋巴结转移的可能。淋巴结结核一旦确诊应先行规范的抗结核治疗,多数经治疗后可好转,少数药物无明显疗效的情况下可行外科手术切除。

四 影像学表现

(一) X 线

由于乳腺 X 线投照技术原因,其对腋下淋巴结诊断价值有限,但对于发生于低腋窝水平的淋巴结结核有时可见相互融合的多发肿大淋巴结,边界欠清,密度不均匀,其内可见多发大小不等粗大钙化(图 13-3-1),邻近皮下脂肪层混浊,局部皮肤增厚。X 线表现与全身其他部位淋巴结结核影像学表现相似,根据淋巴结结核发生发展的不同病理阶段,影像学表现亦不同。

(二) 超声

超声上多表现为腋窝单发或多发淋巴结肿大(图 13-3-2),形态不规则、边缘不光滑,并可相互融合,正常淋巴结门结构消失,内部回声不均匀,中心液化、坏死可表现为无回声,部分可见强回声光斑提示钙化,彩色多普勒显示病变周边可见血流信号。

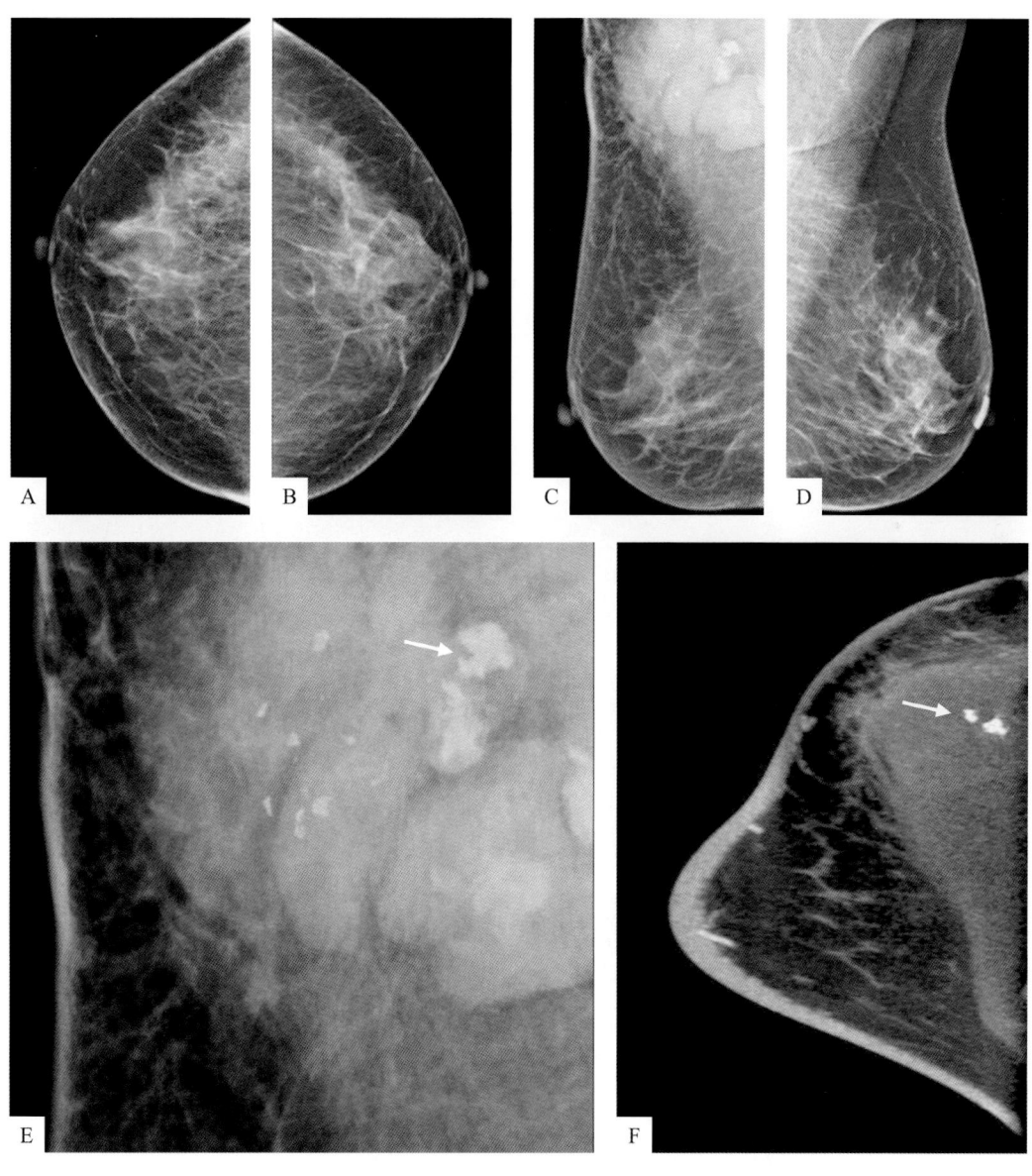

图 13-3-1 右腋下淋巴结结核 A、B. 右乳及左乳 X 线头尾位;C、D. 右乳及左乳 X 线内外斜位;E. 右乳 X 线内外斜位腋下肿物局部放大;F. 锥光束乳腺 CT 平扫(近右腋下层面)。显示右腋下多发肿大淋巴结,相互融合,部分边界欠清,密度不均匀,其内可见多发大小不等粗大钙化(白箭),邻近皮下脂肪层混浊,局部皮肤增厚。

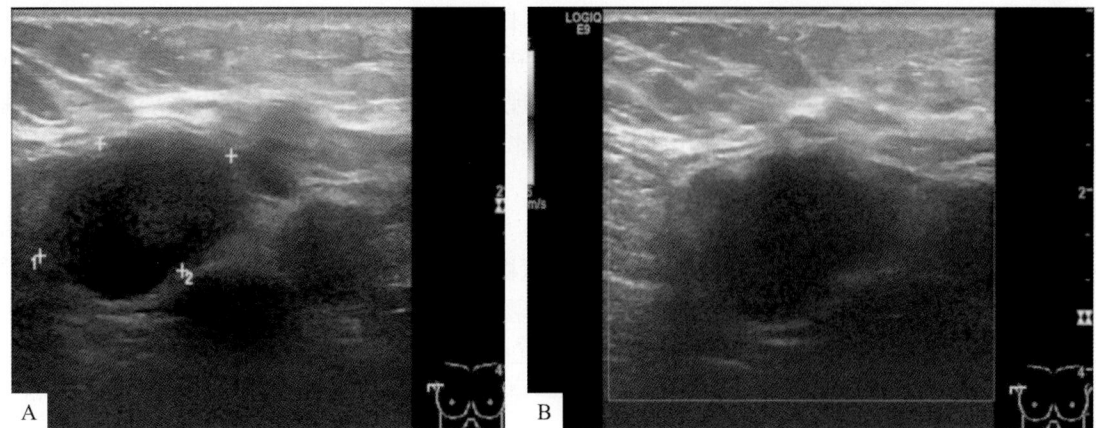

图 13-3-2　右腋下淋巴结结核　右腋下病变二维灰阶超声图(A)、右腋下病变彩色多普勒血流图(B)显示右腋下及腋前区多发肿大淋巴结,形态饱满,部分边缘欠清晰,淋巴结门结构显示不清楚,内部回声不均匀,其内似见低弱回声区,彩色多普勒血流图未见明显血流信号。

(三) MRI

MR 平扫 T1WI 上呈稍低信号,T2WI 上呈稍高信号,中心坏死区可表现为 T1 低信号、T2 高信号,动态增强检查常因内部干酪样坏死而呈薄壁或厚壁环形强化(图 13-3-3),即使小的淋巴结也容易出现中心坏死,表现为小环状强化,壁较均匀,中心坏死区无强化,相应 DWI 上呈高信号,ADC 值较低。

五 诊断要点

腋窝淋巴结结核相对少见,可单发亦可多发。影像学表现为相互融合的多发肿大淋巴结,边界欠清,密度不均匀,其内可见多发大小不等粗颗粒钙化,MR 平扫 T1WI 上呈较低信号,T2WI 上呈稍高信号,MRI 增强检查常因内部干酪样坏死而呈薄壁或厚壁环形强化,壁较均匀,中心坏死区无强化,邻近皮下脂肪层混浊,局部皮肤增厚。

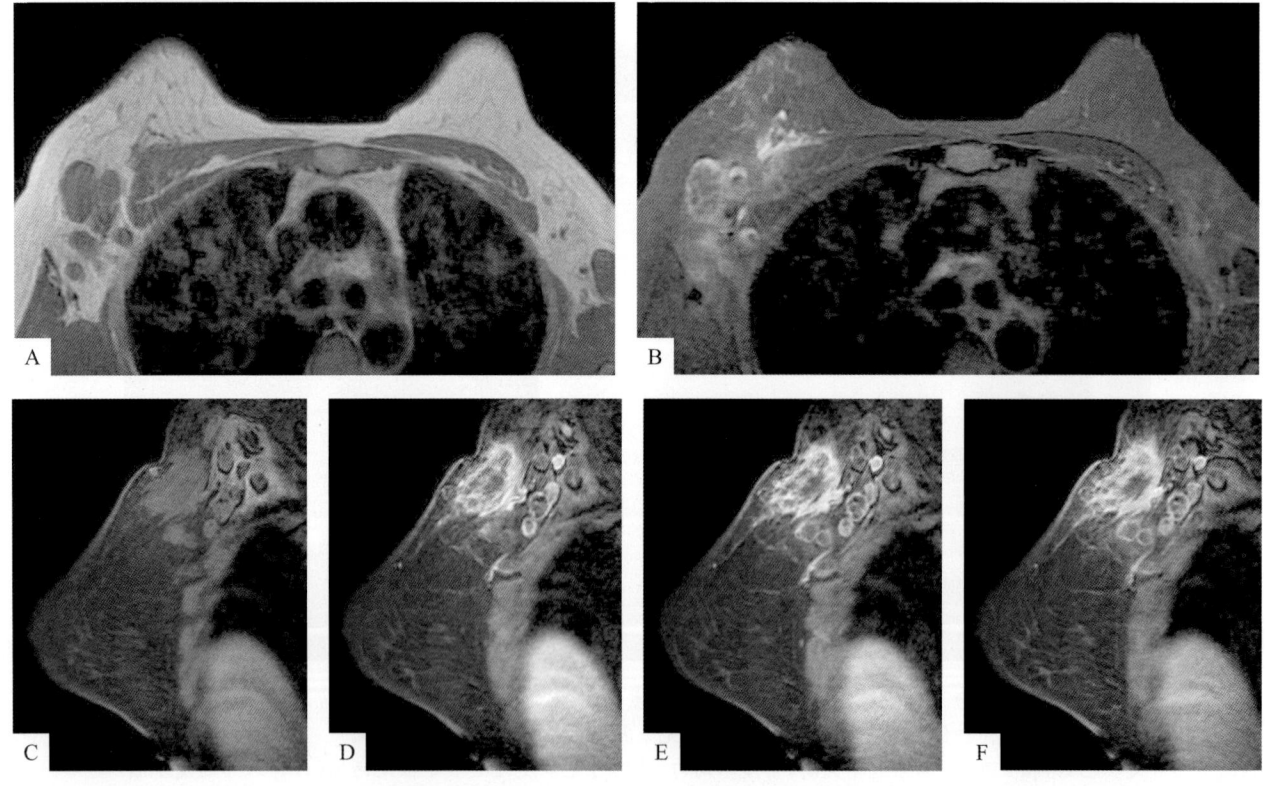

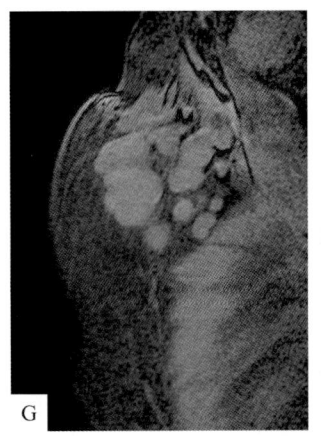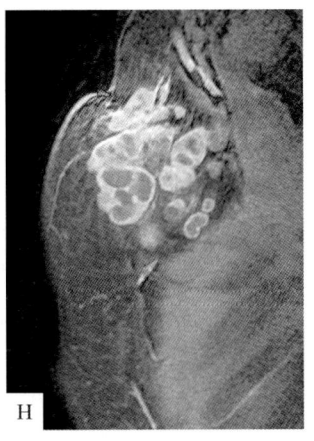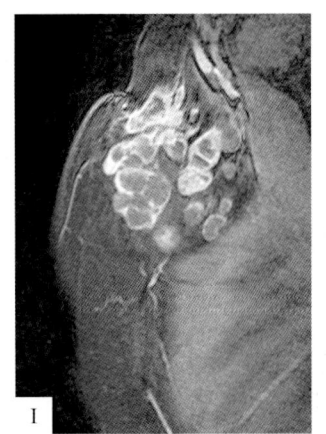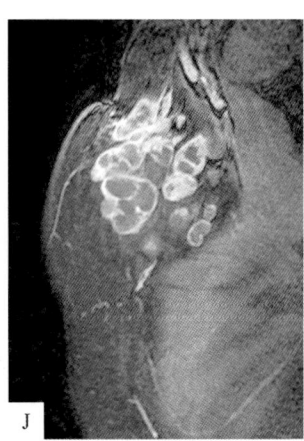

图13-3-3 右腋下淋巴结结核 A.横断位MR T1WI;B.横断位MR脂肪抑制T2WI;C～F.分别为矢状位MRI动态增强前和增强后1min,2min,8min;G～J.分别为矢状位MRI动态增强前和增强后1min,2min,8min(与C～F为不同层面)。显示右腋前区及腋下多发大小不等肿大淋巴结,部分呈融合状,病变于平扫T1WI上呈较低信号,脂肪抑制T2WI上呈不均匀稍高信号,动态增强后呈边缘强化,部分边界清楚,邻近皮下脂肪层混浊,皮肤稍增厚。

六 鉴别诊断

腋窝淋巴结结核需与转移性淋巴结、炎性淋巴结相鉴别。

转移性淋巴结特别是当内部出现液化坏死时需与淋巴结结核鉴别,对于大多数乳腺癌腋下淋巴结转移患者,临床上乳腺内多存在原发肿瘤,转移性淋巴结通常边界清晰,当转移性淋巴结内部出现液化坏死时,相应ADC值可较高,增强检查呈不规则强化;淋巴结结核MRI增强检查呈环形强化,壁较均匀,部分病灶可见多发大小不等粗颗粒钙化,邻近皮下脂肪层混浊,局部皮肤增厚等。

炎性淋巴结肿大通常表现为淋巴结皮质增厚,肿大的淋巴结内部可见偏心的淋巴结门结构,无钙化表现。

(刘佩芳 邵真真)

◆ 参考文献 ◆

[1] 陈菲.彩超与CT对浅表淋巴结结核诊断价值的对比研究[J].中国超声医学杂志,2020,36(3):283-285.

[2] 齐凤鸣,靳民路,陈丽花.腋窝淋巴结结核的外科手术治疗[J].山西医药杂志,2016,45(7):826-827.

[3] 徐林芳.腋窝淋巴结结核临床病理分析与探讨[J].临床肺科杂志,2014,19(6):1129-1131.

[4] 张海燕,刘安丽.腋窝淋巴结结核临床病理分析与探讨[J].中国实用医药,2010,5(5):65-66.

[5] Fontanilla JM, Barnes A, von Reyn CF. Current diagnosis and management of peripheral tuberculous lymphadenitis [J]. Clin Infect Dis, 2011, 53(6): 555-562.

第四节 Castleman病

一 概述

Castleman病(Castleman disease)又称巨大淋巴结增生症、血管滤泡型淋巴组织增生症、血管瘤性淋巴错构瘤等,它是一组较少见、发病原因不明的慢性淋巴组织增生性疾病,由Castleman于1956年首次报道,可发生于淋巴组织存在的任何部位,以纵隔多见,约占60%～70%,其次为颈部、腹部、盆腔、腋下等部位。

二 病理

病理上分为透明血管型(以滤泡间玻璃样变的小血管和散在淋巴滤泡增生为主)、浆细胞型(以滤泡间浆细胞浸润为主)和混合型(同时具有以上两者特点)。

三 临床表现

临床上根据病变累及范围将此病分为局灶型和多中心型,局灶型Castleman病全身症状不明显,以单一部位的淋巴结明显肿大为特征,而多中心型则往往累及多处淋巴结并伴有全身多系统异常。透明血管型最多见,临床上多为局灶型病变,手术切除后预后良好。浆细胞型少见,临床上常表现为多中心性或多系统性,部分病例预后不良,少数可发展为其他类型的肿瘤,如恶性淋巴瘤、浆细胞瘤、树突状网织细胞肉瘤等。

四 影像学表现

(一) X线

由于乳腺X线投照技术原因，其对腋下淋巴结诊断价值有限，不作为常规检查方法。

(二) 超声

Castleman病的影像学表现与其病理学特征密切相关。超声上多表现为单发或多发淋巴结肿大，直径一般在3cm以上，多呈圆形或卵圆形低回声，边界清晰，后方回声轻度增强，正常淋巴结门结构消失，彩色多普勒显示血流信号丰富(图13-4-1)。

(三) MRI

Castleman病于MR平扫T1WI多呈中等信号，脂肪抑制T2WI上呈较高信号，动态增强后呈明显强化，病变的TIC呈流出型(图13-4-2)。CT检查对腋窝区病变亦有较大诊断价值，CT平扫常表现为均匀或不均匀软组织密度影，钙化少见，增强检查早期呈均匀明显强化，延迟期仍持续强化，强化方式与大血管一致。另外，Castleman病极少伴有出血和坏死，可能与肿瘤血供丰富、侧支循环良好以及淋巴滤泡组织本身不易坏死的特性有关。

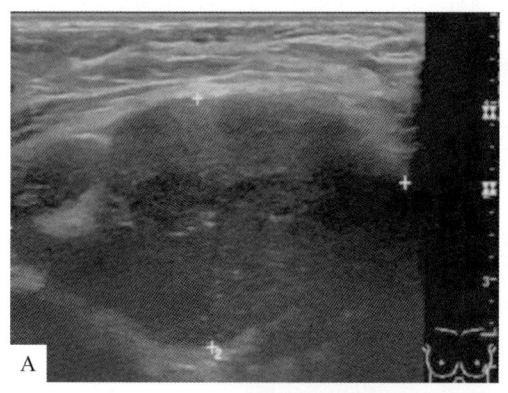
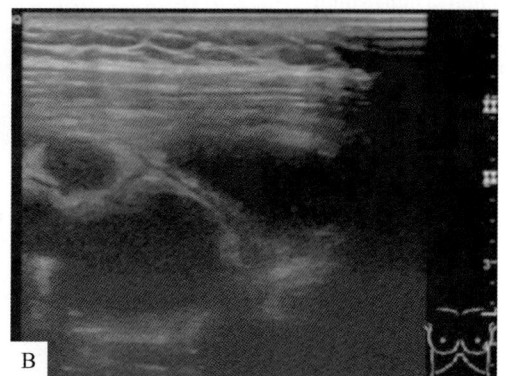
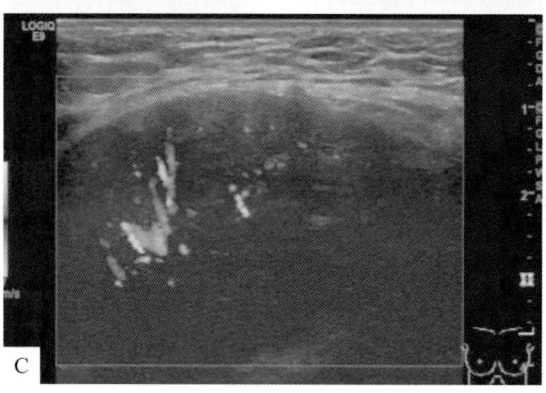

图13-4-1 左腋下Castleman巨淋巴结增生(透明血管型) 左腋下病变二维灰阶超声图(A、B)显示左腋下多发肿大淋巴结，界限清楚，形态饱满，部分呈融合状，内部回声欠均匀，正常淋巴结门结构消失，最大者约4.9cm×2.8cm。C.左腋下病变彩色多普勒血流图，显示病变内部血流信号丰富。(见彩色插页)

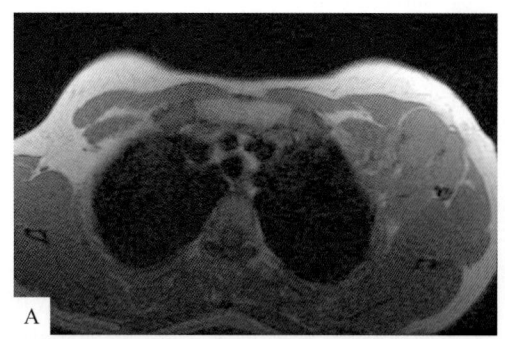
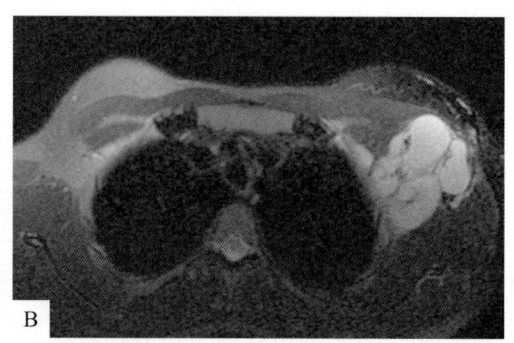

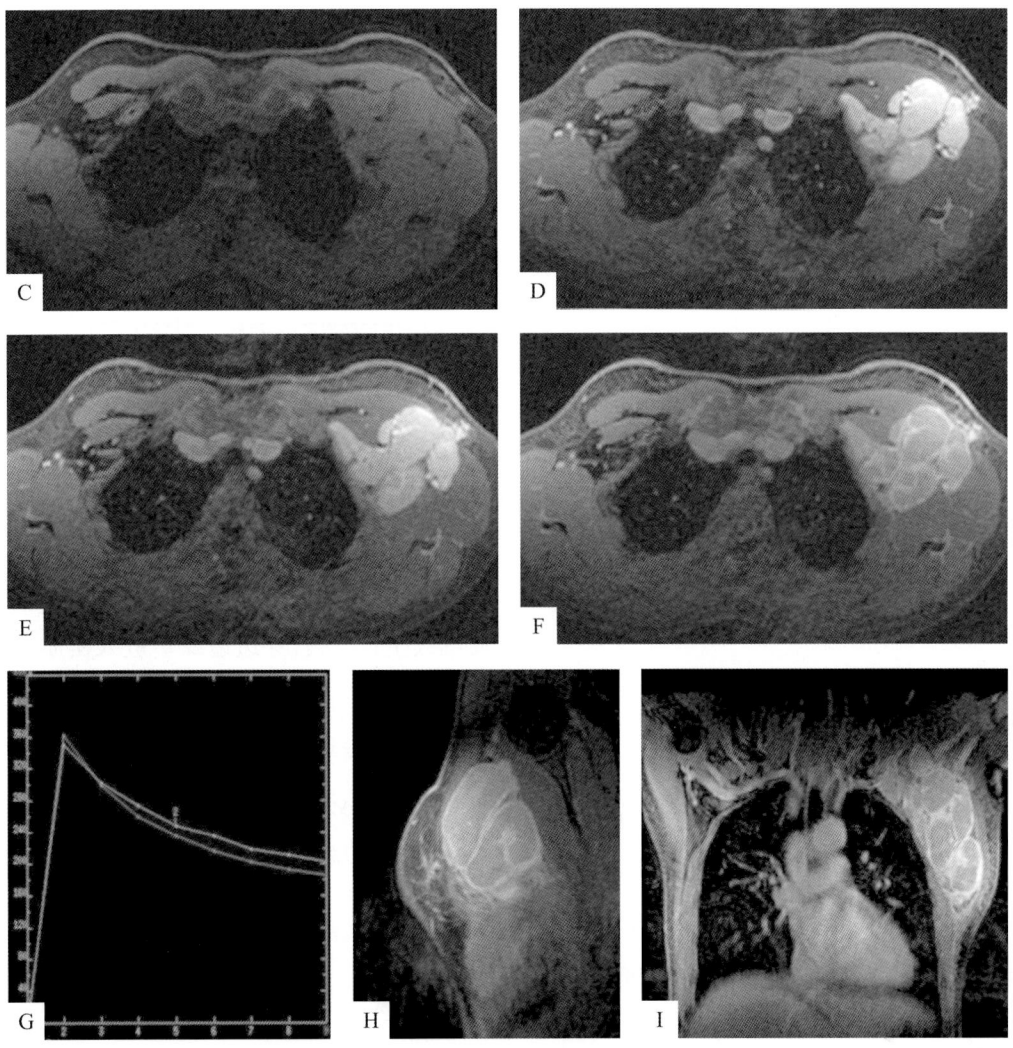

图 13-4-2　左腋下 Castleman 巨淋巴结增生（透明血管型）　A. 横断位 MR T1WI；B. 横断位 MR 脂肪抑制 T2WI；C～F. 分别为横断位 MRI 动态增强前和增强后 1 min、2 min、8 min；G. 左腋下病变的 TIC；H. 增强后延迟时相矢状位 MR T1WI；I. 增强后延迟时相冠状位 MR T1WI。显示左腋下胸大小肌外侧及胸小肌后方多发肿大淋巴结，部分呈融合状，边界清楚，其中较大者约 5.1 cm × 2.4 cm，正常淋巴结门结构显示不清，T1WI 上呈中等信号，脂肪抑制 T2WI 上呈较高信号，动态增强后呈明显强化，TIC 呈流出型，动态增强早期时相淋巴结内部信号较均匀，延迟时相以边缘强化为著。

五、诊断要点

Castleman 病的病因及发病机制尚不明确，发病部位不同，临床表现亦不同，早期诊断较困难，确切诊断依赖于病理组织学活检，但其病理改变并非特有，需排除其他原因的疾病。影像学检查可明确其病变部位及范围，但对肿大淋巴结的准确定性诊断较困难，需密切结合临床病史并进一步穿刺活检明确其性质。

六、鉴别诊断

Castleman 病需与转移性淋巴结、炎性淋巴结、富血供肿瘤如神经源性肿瘤、淋巴瘤等鉴别。

通常转移性淋巴结的正常皮、髓质结构显示不清，淋巴结门结构消失，MR 弥散加权成像上 ADC 值可明显低于正常淋巴结，亦可接近于正常值，具体情况取决于淋巴结受累程度，当淋巴结全部被肿瘤组织浸润时，ADC 值降低较为明显，而当淋巴结仅有小部分受累时，由于残留部分正常的淋巴结组织，ADC 值亦可无明显降低，如转移性淋巴结内部出现液化坏死时，相应 ADC 值可较高。另外，重要的一点是对于大多数转移性淋巴结患者，临床上同侧乳腺多存在原发肿瘤病史。

炎性淋巴结肿大通常表现为淋巴结皮质增厚，肿大的淋巴结内部可见偏心的淋巴结门结构。淋巴结结核表现为肿大的淋巴结边缘不清晰，密度不均匀，部分病灶可见钙化，增强检查常因内部干酪样坏死而呈环形强化，壁较均匀。

Castleman病还需与神经源性肿瘤、淋巴瘤等鉴别。神经源性肿瘤多沿神经或大血管走行分布，可表现为"神经出入征"，常伴坏死囊变，而Castleman病按淋巴分布，很少出现坏死囊变。Castleman病与淋巴瘤鉴别最为困难，两者均可表现为多发淋巴结肿大，内部回声/密度/信号较均匀，相关文献报道淋巴瘤在DWI上多呈高信号，ADC值明显低于其他病变，其原因可能由于淋巴瘤的肿瘤细胞排列紧密，核质比高，核异型性显著，而导致水分子扩散运动明显受限，因此当DWI上ADC值极低时，常提示有淋巴瘤的可能。

（刘佩芳 赵 瑞）

◆ 参考文献 ◆

[1] 边云,陈炜,史张,等.Castleman病影像学表现与病理对照分析[J].第二军医大学学报,2015,36(10):1143-1147.
[2] 丁重阳,李天女.局限性Castleman病的影像学表现[J].中国临床医学影像杂志,2014,25(7):515-518.
[3] 刘玲,杨群培,魏懿,等.颈部Castleman病影像表现及病理对照[J].中华放射学杂志,2010,44(3):323-325.
[4] Hill AJ, Tirumani SH, Rosenthal MH. Multimodality imaging and clinical features in Castleman disease: single institute experience in 30 patients [J]. Br J Radilo, 2015,88(1049):20140670.

第五节　腋窝淋巴结转移性癌

一 概述

原发肿瘤细胞经淋巴系统扩散至腋窝淋巴结，导致正常淋巴结结构被肿瘤细胞破坏取代。各种恶性肿瘤均可出现腋窝淋巴结转移，其中90%以上来自乳腺，此外还有小部分来自肺癌、卵巢癌、宫颈癌、结肠癌、胃癌、甲状腺癌以及头颈部鳞癌等。

二 病理

癌细胞侵入淋巴管随淋巴液引流到区域淋巴结。腋窝是乳腺淋巴引流最重要的途径，其大约收纳乳腺淋巴的75%，乳腺实质淋巴管网和乳晕下淋巴管丛皆注入该区，因此腋窝是乳腺癌淋巴道转移最早和最常见的部位，乳腺癌患者就诊时，腋窝淋巴结转移率高达50%~60%。

癌细胞到达腋窝淋巴结，先聚集于边缘窦，由于边缘窦内网状纤维的阻碍，停留在边缘窦，癌细胞在此继续生长分裂，穿透边缘窦进入实质，最终整个淋巴结被转移癌所取代。

三 临床表现

临床上多表现为腋下单发或多发肿块，质地硬，无痛，可推动或因与深部组织粘连而固定。当肿块压迫神经时可出现疼痛，腋静脉受压迫或腋窝主要淋巴管被大量癌细胞堵塞时可出现患侧上肢水肿。

四 影像学表现

（一）X线

正常淋巴结的一侧凹陷称为淋巴结门，此处有较疏松的结缔组织深入淋巴结内，血管、神经及淋巴管均由此进出淋巴结，在X线上表现为中心低密度（图13-5-1）。发生转移的淋巴结一般呈圆形或不

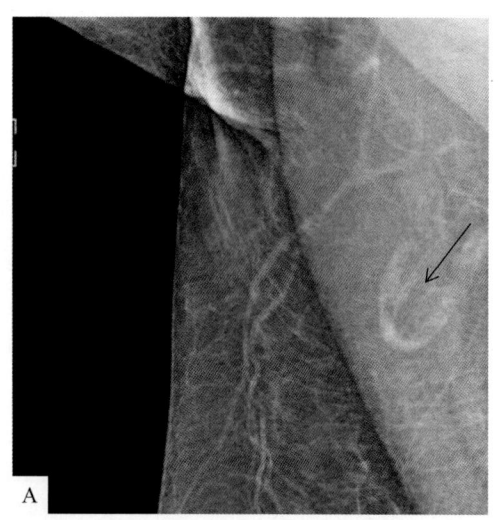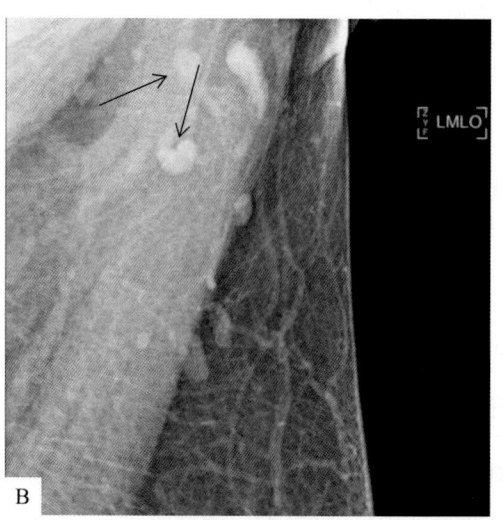

图13-5-1　正常腋下淋巴结X线表现　A.右乳MLO位；B.左乳MLO位。腋下正常淋巴结，淋巴结门一侧凹陷，在X线上表现为低密度（黑箭）。

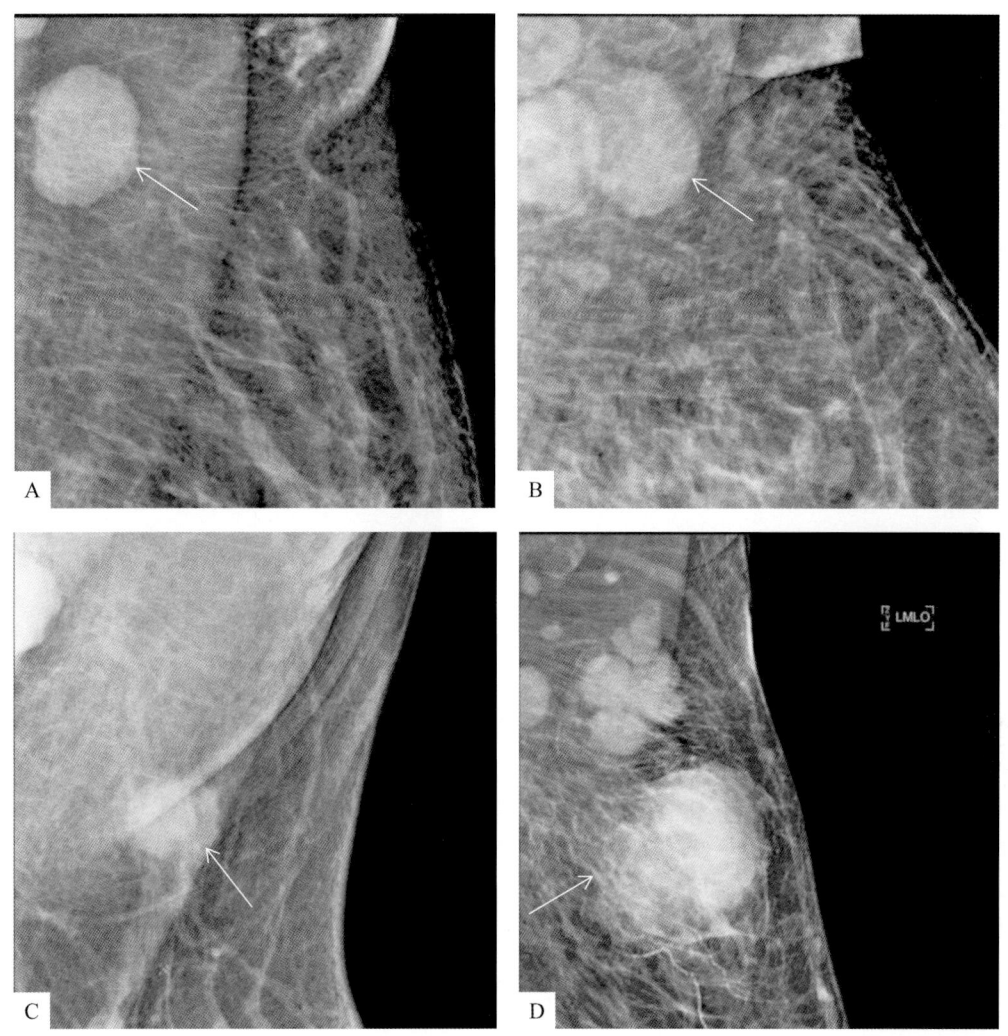

图 13-5-2 腋下转移淋巴结 X 线表现 A~D. 分别为 4 例患者乳腺 MLO 位，均经病理证实为腋下转移淋巴结，低密度的淋巴结门消失、实变，淋巴结呈圆形或不规则形，长径/短径<2，部分淋巴结边缘模糊，周围脂肪浑浊（白箭）。

规则形，长径/短径<2，低密度的淋巴结门结构消失、实变。对于淋巴结门存在但实质厚度不均匀时，亦应高度怀疑淋巴结转移癌。肿大淋巴结出现边缘模糊、邻近脂肪浑浊时提示淋巴结转移癌（图 13-5-2）。

（二）超声

相较于乳腺 X 线摄影，超声很容易探测到胸壁及腋下等深部结构，能有效观察腋下肿大淋巴结。转移性淋巴结在超声上常表现为回声减低、皮质不均匀增厚>3mm、淋巴结门结构消失或移位、长短径之比<2，彩色多普勒显示淋巴结周边血流增加，淋巴结门血管减少或消失（图 13-5-3～图 13-5-5）。

（三）MRI

腋窝淋巴结转移性癌常见的 MRI 征象有淋巴结体积增大、皮质增厚、淋巴结门结构消失、呈圆形或不规则状、长短径之比<2、边缘不清晰及淋巴

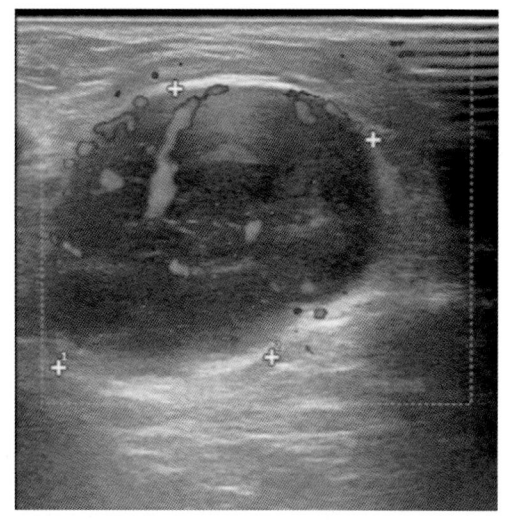

图 13-5-3 腋下转移淋巴结超声表现 女性，44 岁，无意中发现右腋下肿物，大小约 2cm，质地硬，固定，无压痛。超声显示右侧腋下淋巴结肿大，回声减低，淋巴结门结构消失，CDFI 示淋巴结周边血流丰富。右腋下淋巴结穿刺：淋巴结转移癌。（见彩色插页）

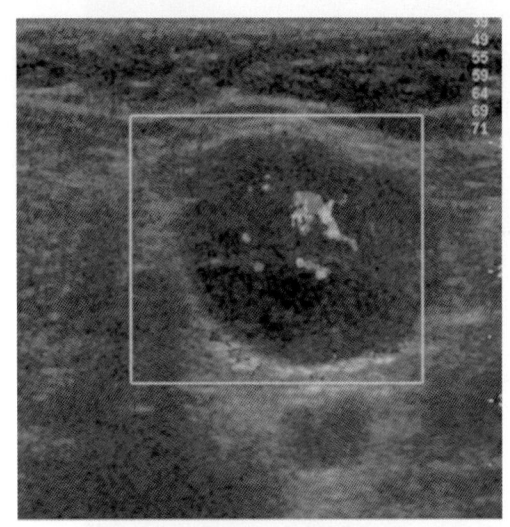

图 13-5-4 腋下转移淋巴结超声表现 女性，76 岁，无意中发现左腋下肿物。超声显示左腋下多枚淋巴结肿大，长短径之比＜2，淋巴结门消失，CDFI 示血流丰富。腋窝淋巴结穿刺：转移性低分化癌。（见彩色插页）

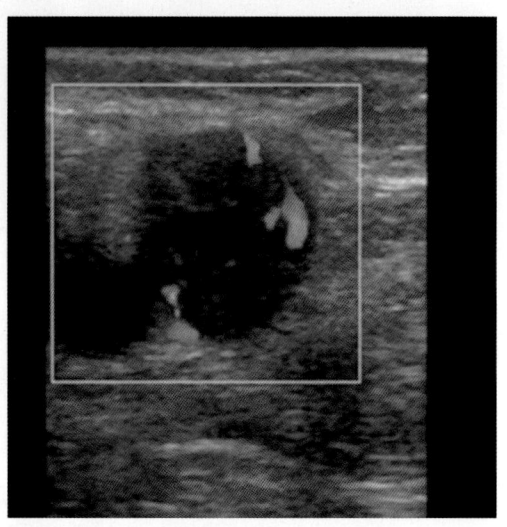

图 13-5-5 腋下转移淋巴结超声表现 女性，60 岁，无意发现左腋下肿块，偶感疼痛，触诊质硬，边界不清，活动度差。超声显示左腋下见多枚肿大淋巴结，长短径之比＜2，淋巴结门结构消失，回声减低，CDFI 检测见少量血流信号。左腋下穿刺：转移性腺癌。（见彩色插页）

周围水肿等；MRI 平扫多呈稍长 T1、稍长 T2 信号，若出现坏死呈长 T1、长 T2 信号，增强扫描呈不均匀强化或不规则环形强化；DWI 上呈高信号，ADC 值降低；转移淋巴结的 TIC 与原发肿瘤相似，以平台型、流出型曲线多见（图 13-5-6，图 13-5-7），但 ADC 值及 TIC 对于淋巴结良恶性鉴别价值有限。

五 诊断要点

(1) 腋窝淋巴结转移性癌表现为腋下单发或多发肿块，质地硬，无痛，可被推动或固定，腋窝不适、疼痛，有时可出现患侧上肢水肿。

(2) 转移淋巴结常体积增大、皮质增厚，呈圆形或不规则形，长径/短径＜2，淋巴结门结构消失、实变，周围脂肪间隙模糊。淋巴结门存在但皮质不均匀增厚＞3 mm 时，亦应怀疑淋巴结转移癌。

(3) 转移淋巴结在超声上回声减低，在 MRI 上呈稍长 T1、稍长 T2 信号，增强扫描呈不均匀强化或不规则环形强化，DWI 上呈高信号、ADC 值信号降低，TIC 以平台型、流出型曲线多见。

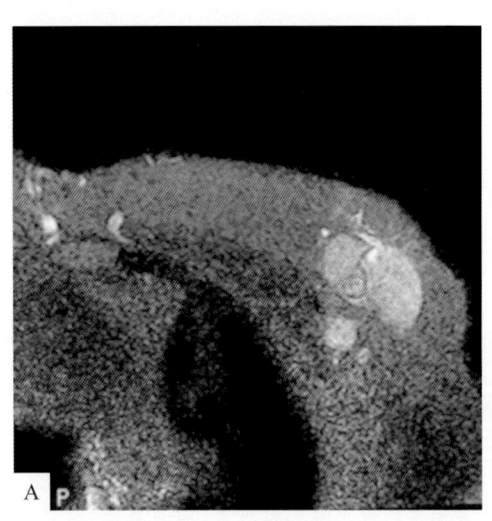
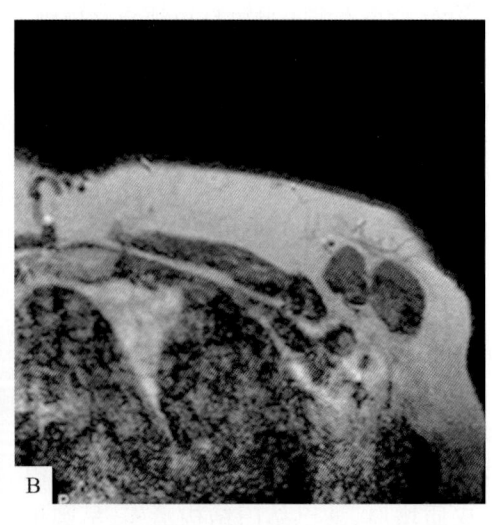

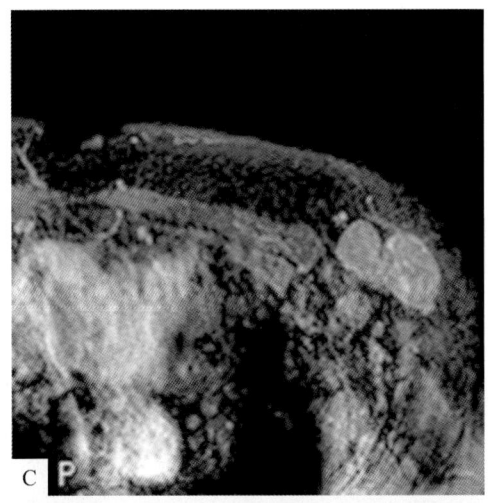
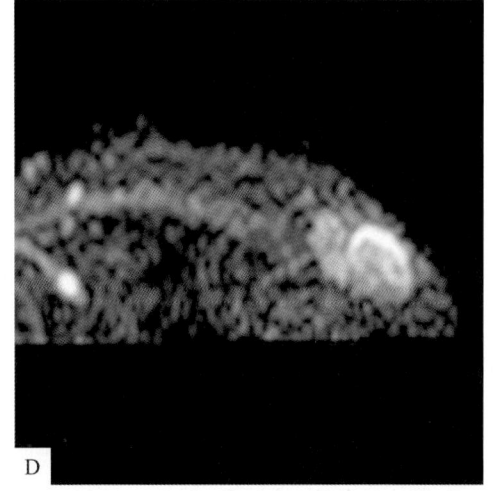
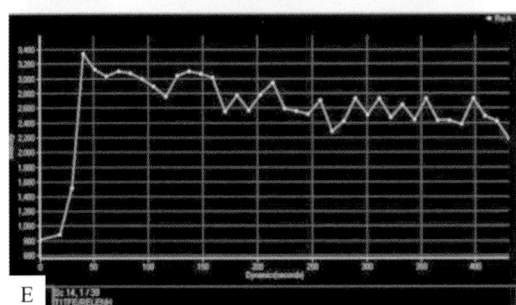

图13-5-6 腋下转移淋巴结MRI表现 女性，60岁，左腋下多发肿物2个月余。A. T2WI；B. T1WI；C. T1WI增强；D. DWI；E. TIC。MRI显示左腋窝多发肿大淋巴结，门结构消失，不均匀强化，TIC曲线呈速升流出型，DWI上呈高信号，ADC值 0.820×10^{-3} mm²/s。腋下淋巴结穿刺提示转移性腺癌，左乳切除术后病理大切片找到癌灶，为浸润性导管癌Ⅲ级。

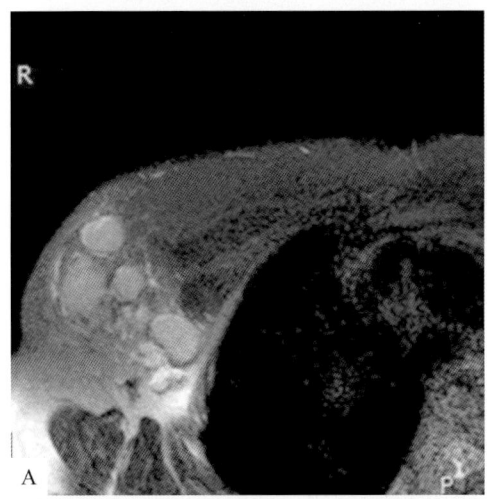
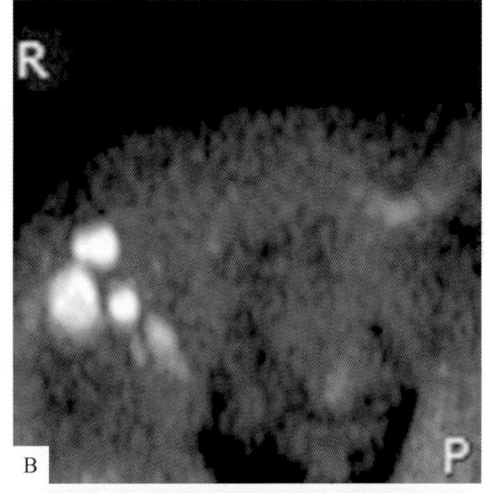
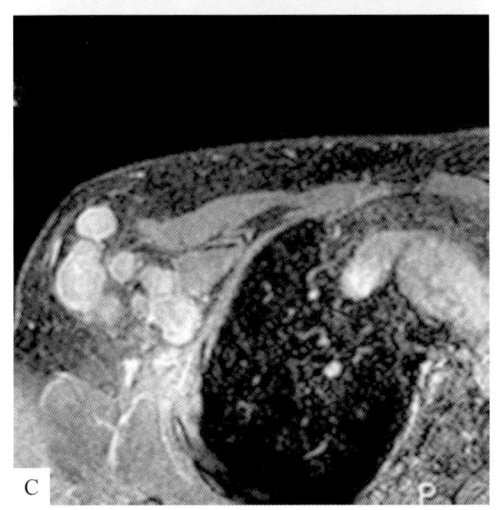

图13-5-7 腋下转移淋巴结MRI表现 女性，47岁，卵巢癌术后2年，发现右腋下多发肿物1周。A. T2WI；B. DWI；C. T1WI增强；D. TIC。MRI显示右腋窝多发肿大淋巴结，门结构消失，不均匀强化，TIC曲线呈平台型，DWI上呈高信号，ADC值 0.916×10^{-3} mm²/s。腋下淋巴结穿刺提示转移性腺癌。

六 鉴别诊断

1. **淋巴结反应性增生** 淋巴结密度、回声、信号均匀,边界清晰,门结构存在,增强扫描强化均匀(图 13-5-8)。

2. **淋巴结结核** 多表现为串珠样环形强化,淋巴结坏死较为彻底,即使小的淋巴结也容易出现中心坏死,表现为小环状强化(图 13-5-9)。

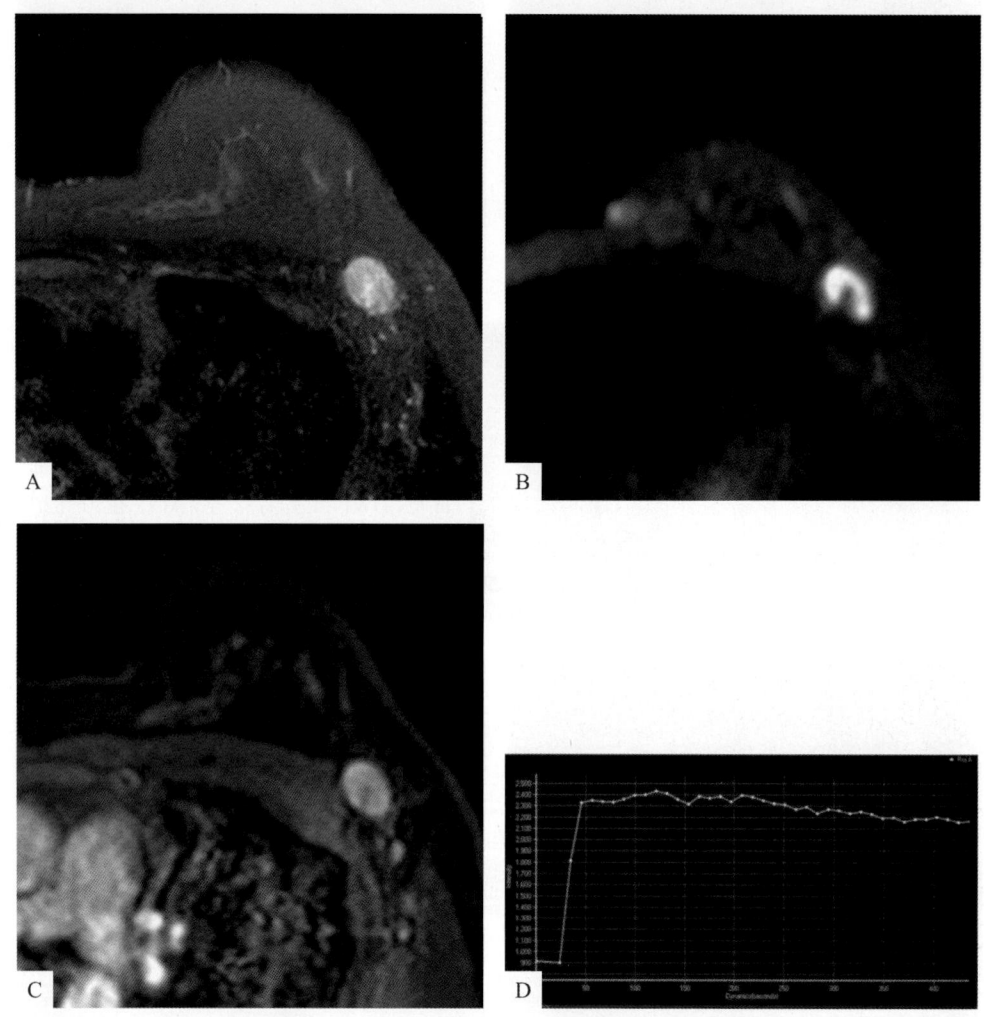

图 13-5-8 淋巴结反应性增生 女性,38岁,发现左腋下肿物3个月余。A. T2WI;B. DWI;C. T1WI 增强;D. TIC。MRI 显示左腋窝淋巴结肿大,DWI 示淋巴结门结构存在,ADC 值 1.217×10^{-3} mm^2/s,增强扫描呈均匀强化,TIC 呈平台型。腋下淋巴结穿刺:淋巴结反应性增生。

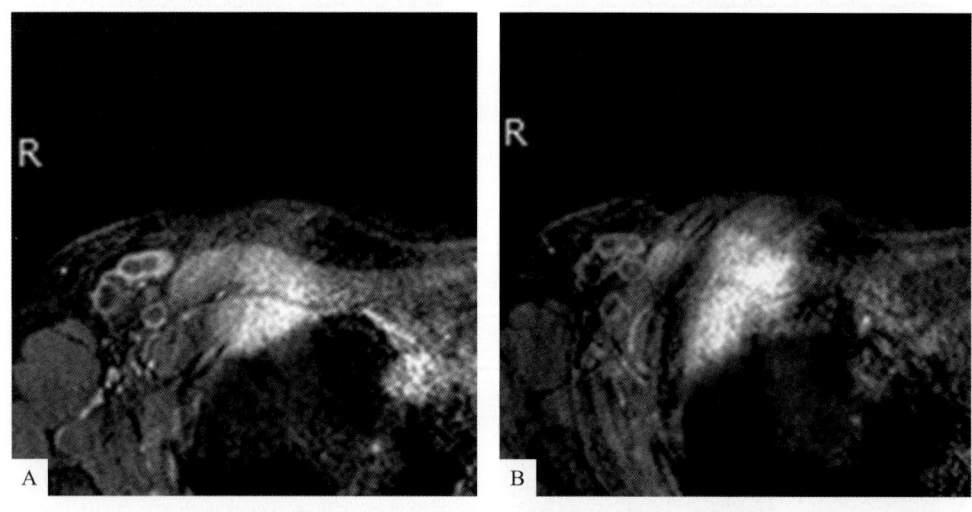

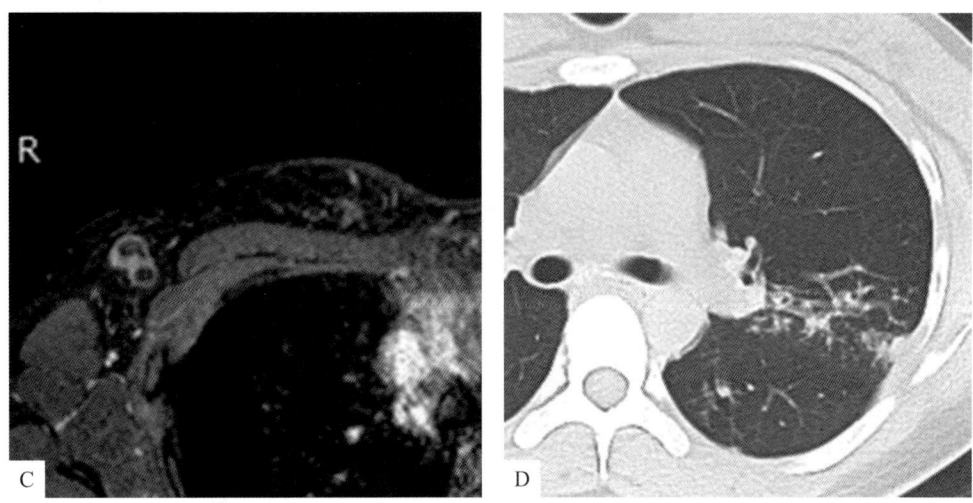

图 13-5-9　淋巴结结核　女性，23岁，发现右腋下多发肿物1个月余。A～C. T1WI增强；D. 胸部CT（肺窗）。MRI显示右腋窝多发肿大淋巴结，增强扫描呈串珠样环形强化（A～C）。胸部CT显示左肺上叶尖后段多发不规则小结节及索条影。腋下淋巴结穿刺：慢性肉芽肿性炎伴大片坏死，可见上皮样细胞结节及多核巨细胞，结合特殊染色结果：抗酸染色（＋），考虑结核。

3. 淋巴瘤　淋巴瘤多数强化较均匀，较少发生坏死。DWI弥散显著受限，ADC值明显降低，较具特征性（图13-5-10）。淋巴瘤为全身性疾病，单纯累及腋窝较为少见，多伴不同程度纵隔、锁骨上、颈部淋巴结肿大。

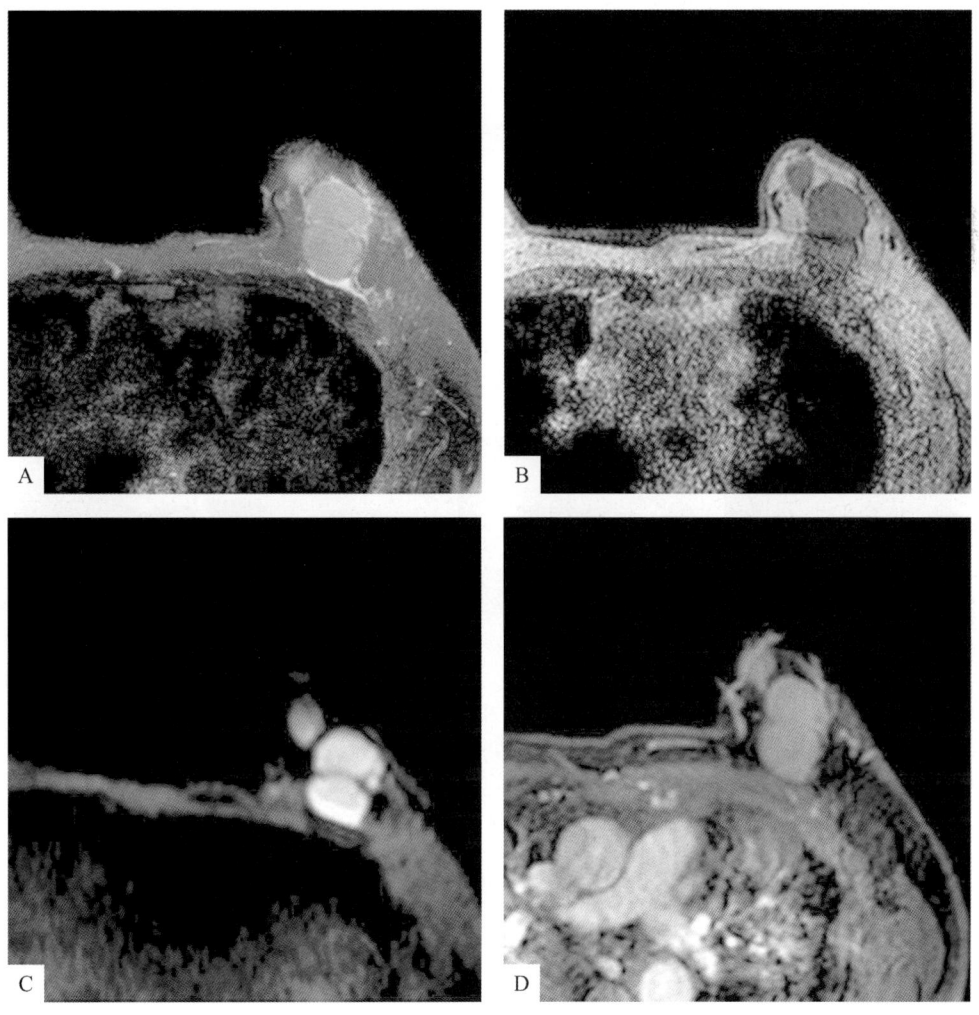

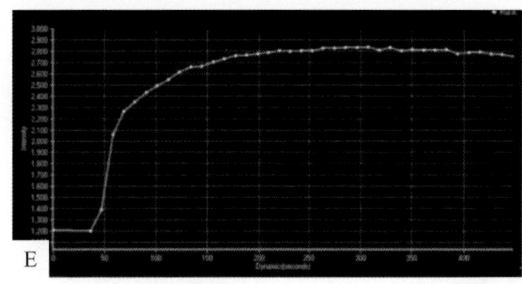

图 13-5-10 **淋巴瘤** 女性，62 岁，无意中发现左侧腋下肿物，伴乏力、盗汗。A. T2WI；B. T1WI；C. DWI；D. T1WI 增强；E. TIC。MRI 显示左腋下多发肿大淋巴结，门结构消失，强化较均匀，TIC 呈平台型，DWI 上呈高信号，ADC 值显著降低 0.491×10^{-3} mm^2/s。腋下淋巴结穿刺：弥漫性大 B 细胞淋巴瘤。

（杨晓棠　张俊杰）

◆ 参考文献 ◆

[1] 白连松,陈创,王冠楠,等. 超声与钼靶及二者联合检查对乳腺癌淋巴结转移的诊断价值[J]. 肿瘤学杂志,2012,18(9):43-46.

[2] 殷正昕,沈坤炜,李亚芬,等. 术前乳腺 B 超及 MRI 检查对乳腺癌患者腋窝淋巴结状态评估的准确性[J]. 中华普通外科杂志,2013,28(4):259-262.

[3] 周纯武. 中华影像医学(乳腺卷)[M]. 3 版. 北京:人民卫生出版社,2019.

[4] Chang JM, Leung JWT, Moy L, et al. Axillary nodal evaluation in breast cancer: state of the art [J]. Radiology, 2020,295(3):500-515.

[5] Scaranelo AM, Eiada R, Jacks LM. Accuracy of unenhanced MR imaging in the detection of axillary lymph node metastasis: study of reproducibility and reliability [J]. Radiology, 2012, 262(2):425-434.

第六节　腋窝淋巴瘤

一　概述

淋巴瘤是起源于淋巴结或结外淋巴组织的恶性肿瘤，为全身性病变。腋窝淋巴结是淋巴瘤最常累及的部位之一，各种影像学检查方法均可从不同侧面显示病变特征。

二　病理

病理上可分为霍奇金淋巴瘤和非霍奇金淋巴瘤两大类。

三　临床表现

临床上常以多发无痛性、进行性淋巴结肿大为典型表现，质地较软，随病情发展，多发肿大淋巴结可相互融合、固定。

四　影像学表现

（一）X 线

由于乳腺 X 线投照技术原因，其对腋下淋巴结诊断价值有限，不作为常规检查方法，但有时在 X 线内外斜位上可显示肿大淋巴结(图 13-6-1)。

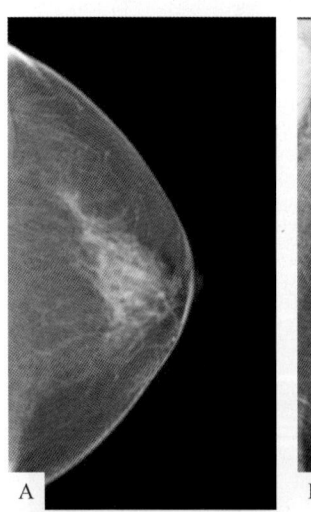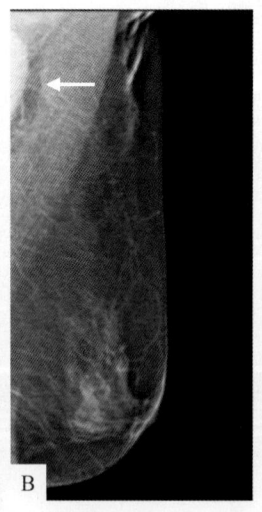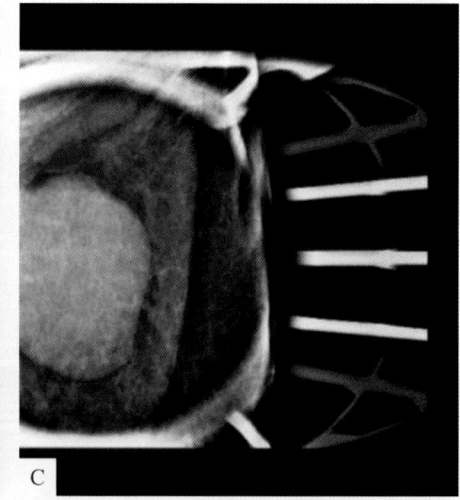

图 13-6-1 **左腋窝淋巴瘤** 左乳 X 线头尾位(A)、左乳 X 线内外斜位(B)、左腋窝肿物局部加压(C)显示左腋下高密度肿物，形态尚规则，所见边界清楚，边缘光滑，其内密度均匀，未见钙化(白箭)。

(二) 超声

超声上多表现为多发淋巴结肿大,呈大小不等的圆形、卵圆形或不规则形,边界清晰,部分病例可见多个淋巴结融合,内部呈低回声,皮、髓质结构不清,正常淋巴结门结构消失,CDFI 显示血流信号丰富,以淋巴门型和混合型血流信号多见,血管管径粗细不均,呈树枝状分布,血流速度增快(图13-6-2)。

(三) MRI

MRI 检查淋巴瘤病变内部信号多较均匀,一般无坏死和囊变,增强检查呈明显强化,MR DWI 上 ADC 值显著低于其他恶性病变(图 13-6-3),这一表现有助于淋巴瘤的诊断,其原因是淋巴瘤的肿瘤细胞排列紧密,核质比高,核异型性显著,而导致水分子扩散运动明显受限,因此当 DWI 上 ADC 值极低时,常提示有淋巴瘤的可能。PET-CT 具有全身成像优势,对淋巴瘤的诊断敏感性和特异性较高,对于淋巴瘤的治疗有重要指导价值。

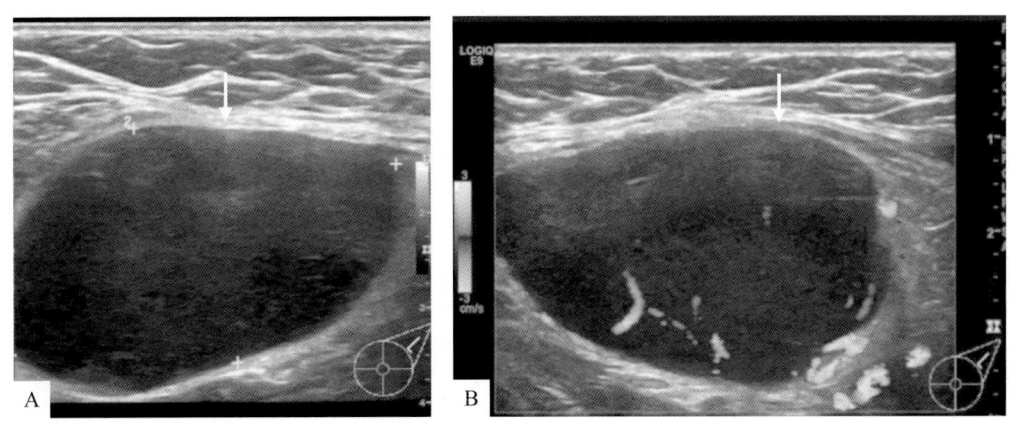

图 13-6-2 左腋窝淋巴瘤 A. 左腋下肿物二维灰阶超声图,显示左腋下低回声肿物(白箭),边缘清晰,未见明显淋巴结门结构。B. 彩色多普勒血流图显示丰富血流信号。(见彩色插页)

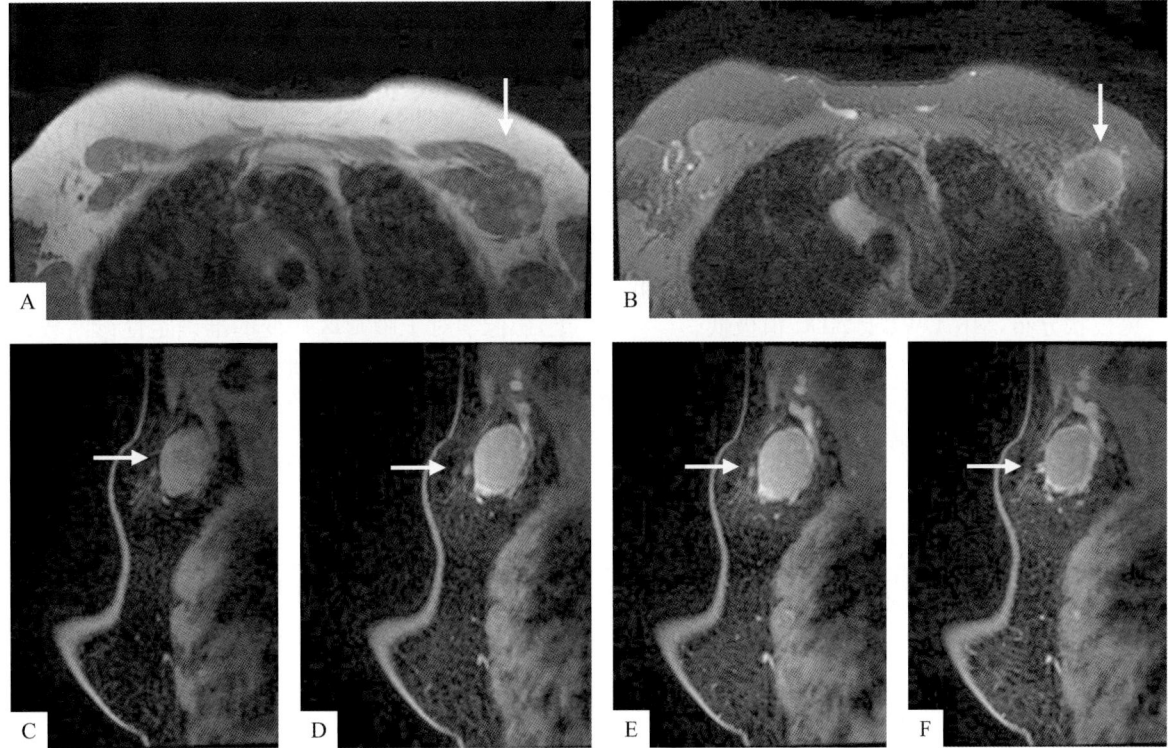

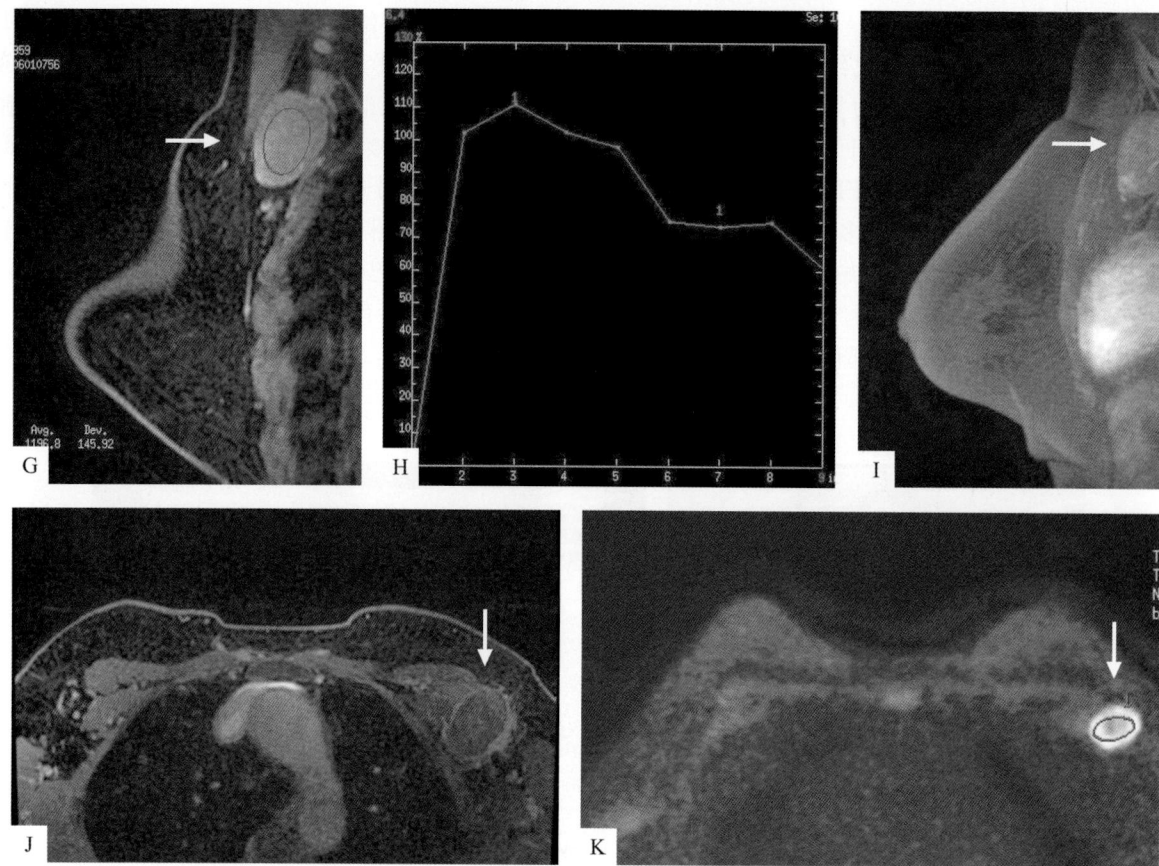

图 13-6-3 左腋窝淋巴瘤　A.横断位 MR T1WI,左腋下肿物呈较低信号(白箭)。B.横断位 MR 脂肪抑制 T2WI,左腋下肿物呈不均匀较高信号(白箭)。C~F.分别为左腋下矢状位 MRI 动态增强前和增强后 1 min、2 min、8 min,左腋下肿物呈较均匀强化,大小约 5.0 cm×3.7 cm×3.5 cm(白箭)。G、H.左腋下病变感兴趣区(ROI)选取图和 TIC,显示病变的 TIC 呈流出型曲线。I.左乳 MIP 图,显示病变较均匀强化。J.动态增强后延迟时相横断位 MR T1WI,显示左腋下肿物于动态增强延迟时相边缘强化较明显(白箭)。K.DWI 图,病变呈明显高信号(白箭)。

五 诊断要点

淋巴瘤多为全身性病变,腋窝淋巴结是淋巴瘤最常累及的部位之一。临床上常以多发无痛性、进行性淋巴结肿大为典型表现,超声上多表现为低回声多发淋巴结肿大,血流信号丰富,血管管径粗细不均,呈树枝状分布,MR DWI 上 ADC 值极低。

六 鉴别诊断

淋巴瘤多为全身性疾病,单纯累及腋窝较为少见,多伴有全身如纵隔、锁骨上、颈部等部位淋巴结不同程度肿大。对于仅表现为腋下区域多发结节的淋巴瘤诊断需与乳腺癌所致的腋下转移性淋巴结和炎性淋巴结鉴别,对于大多数乳腺癌腋下淋巴结转移患者,临床上乳腺内多存在原发肿瘤,转移性淋巴结通常边界清晰,当转移性淋巴结内部出现液化坏死时,相应 ADC 值较高,增强检查呈不规则强化;而淋巴瘤较少发生坏死,MRI 增强检查病变内部强化较均匀,MR DWI 上 ADC 值显著减低。对于表现为边界清楚的单发病变的淋巴瘤需与发生于副乳腺的纤维腺瘤和腋窝的原发肿瘤如纤维肉瘤、神经鞘瘤等鉴别,以上淋巴瘤诊断要点有助于其鉴别诊断。总体上,影像学对于腋窝区病变的准确定性诊断较困难,需密切结合临床病史并进一步穿刺活检明确其性质。

(刘佩芳　赵　瑞)

◆ 参考文献 ◆

[1] 陈卉,朱丹霞,李兆丽.多灶乳腺癌伴双侧腋窝淋巴瘤 1 例[J].中国医学影像学杂志,2015,23(3):192-194.
[2] 刘利新.双腋下非霍奇金淋巴瘤 1 例[J].中国误诊学杂志,2007,7(2):411.
[3] 岳兵,王学梅.超声引导下穿刺活检诊断腋窝淋巴瘤 1 例[C].中国超声医学工程学会第十一届全国腹部超声医学学术会议论文汇编,2016.

第十四章

男性乳腺病变

出生时,男女乳腺发育水平并无差异,均由乳腺叶组成,并经输乳管引流至乳头。青春期时,男性睾酮水平增加30倍,使得乳腺导管明显退化、萎缩;在女性,卵巢分泌的雌激素刺激导管增生、分支,黄体酮促进终末导管小叶单位发育。青春期初始,男性血清雌二醇水平的一过性升高可引起乳晕下导管与间质增生,但这种现象会随着睾酮增加、雌二醇的作用被抵消而自发缓解。

正常男性乳腺由皮肤、皮下脂肪、萎缩的导管及间质成分组成,以皮肤与皮下脂肪为主,且无Cooper韧带。乳腺小叶是由雌激素与黄体酮刺激发育而成,罕见于男性。因而,小叶增生性疾病,如纤维腺瘤、囊肿或纤维囊性改变,叶状瘤,浸润性小叶癌(invasive lobular carcinoma, ILC)与小叶原位癌(lobular carcinoma in situ, LCIS)在男性中极其罕见;而与导管及间质增生相关性疾病,如浸润性导管癌(invasive ductal carcinoma, IDC)、导管原位癌(ductal carcinoma in situ, DCIS)和乳头状瘤均可发生。

目前,关于男性乳房肿块的影像学检查流程尚无统一标准。男性乳腺癌发病率低,无进行乳腺X线筛查的必要。因此,男性乳腺影像学检查均为诊断性需求。

第一节 男性乳房发育

一 概述

男性乳房发育(gynecomastia),是男性乳腺最常见的异常改变。它是导管及间质成分的良性增生,可单侧,也可双侧发生。生理性男性乳腺发育可见于新生儿或婴儿期、青春期及老年期。婴幼儿时期的一过性男性乳房发育一般可以自行缓解,青春期轻度男性乳房发育一般随着青春期末期雄激素增高,也多可自行缓解。老年男性由于肥胖及雄激素水平的下降也容易出现男性乳房发育。病理性男性乳腺发育常见于以下情况:使用含有以下成分的药物或药品,如雌激素、大麻、合成类固醇、醋酸亮丙瑞林、噻嗪类利尿剂、三环类抗抑郁药、螺内酯、西咪替丁、维拉帕米、洋地黄;肝硬化;性腺功能减退,如克兰费尔特(Klinefelter)综合征、垂体功能减退;肿瘤性疾病,如生殖细胞瘤、间质细胞瘤、支持细胞瘤、肾上腺皮质肿瘤、睾丸及垂体肿瘤;甲状腺功能亢进;慢性肾病与透析;自发性原因。

二 病理

1. 早期或活动期 一般为发病后的前6个月,有广泛的导管上皮增生、导管增生和延长、导管周围水肿、基质成纤维细胞增殖、基质和导管周围结缔组织增加以及导管周围炎症细胞增殖。此期伴有疼痛和(或)压痛。

2. 晚期或静止期、纤维化期 在至少12个月后,乳腺组织进入此期。此时,导管数目略有增加,导管明显扩张,上皮细胞几乎没有增殖。基质量增加、基质纤维化以及炎症反应消失。这个阶段不常见疼痛和压痛。

三 临床表现

病理性男性乳房发育发生有两个高峰时期:青春期与50岁左右。临床上常表现为单侧乳房的疼痛、肿块或增大,少部分也可双侧同时发生。临床查体可发现乳晕下肿块,质软,可移动并压缩;但当临床表现为乳头内陷、出血或乳头分泌物时常提示乳腺癌或乳头状瘤。男性乳房发育不推荐常规行影像学检查,除非怀疑乳腺癌时[新发或快速生长的单侧、无压痛和(或)偏离乳晕的固定性肿块]。

四 影像学表现

常用的影像学检查是乳腺X线摄影和超声检查。

但若无显著男性乳房发育,很难进行乳腺 X 线摄影。

(一) X 线

依据乳腺 X 线摄影表现,男性乳腺发育可分为 3 种类型。

1. 结节型　见于男性乳房发育病史<1 年的早期或活动期患者。乳腺 X 线摄影时表现为扇形的乳晕下高密度影(图 14-1-1A),与周围皮下脂肪混合而边界不清。组织学上,可见导管内上皮增生、导管周围炎症细胞增殖及水肿。此期,若能及时消除刺激性因素,男性乳腺发育可逆转。

2. 树枝型　见于晚期或静止期、纤维化期。在组织学上有特征性的纤维间质形成及导管扩张。乳腺 X 线摄影呈乳晕下"火焰形"高密度影,从乳头至深部脂肪组织呈放射状改变(图 14-1-1B),甚至可达外上象限。由于在此期纤维组织已形成,患者的临床表现及影像学改变通常不可逆转。

3. 弥漫腺体型　常见于接受大剂量雌激素治疗的患者。乳腺 X 线检查乳腺呈不均质密度影,内含结节与树枝状成分,表现与女性乳腺非常相似(图 14-1-1C)。

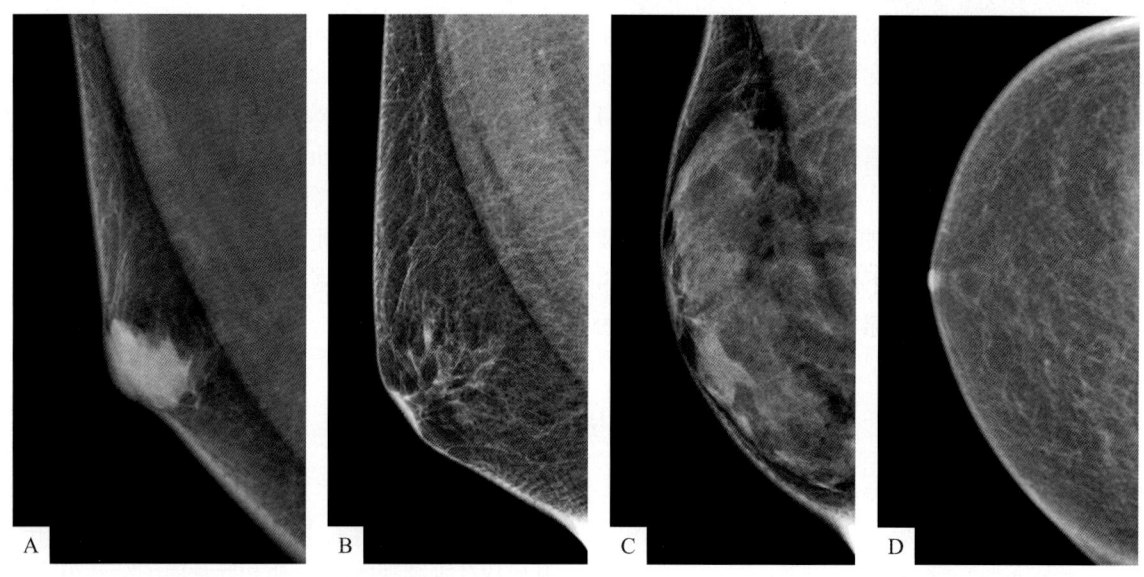

图 14-1-1　男性乳房发育与假性男性乳房发育　A~C. 依次为男性乳房发育的结节型、树枝型、弥漫腺体型的乳腺 X 线检查图像。A. 乳晕下方扇形高密度影,部分边界欠清;B. 可见乳头下的"火焰形"稍高密度影;C. 乳晕下见不均质的稍高密度影;D. 假性男性乳腺发育,乳腺 X 线检查仅见增生的皮下脂肪,未见明确的腺体成分。

(二) 超声

超声是评估男性乳房常用的影像学检查技术。男性乳房发育的超声检查表现为乳晕下的低回声区,形态可以多种多样,呈边界相对清晰卵圆形、边界模糊且无特别形态,或呈火焰样结构(指状延伸至周围组织中),其内可探及点状或条状彩色血流信号。部分结节型的乳腺发育难以与乳腺恶性疾病鉴别,需结合乳腺 X 线摄影与 MRI 检查。

(三) MRI

男性乳房发育通常通过临床即可诊断,辅以乳腺 X 线及超声检查,多无需进行乳腺 MRI 检查进行诊断。但 MRI 可以更直观地明确腺体和脂肪及两者含量的比例并进行分级,对手术有重要的指导意义。此外,MRI 还可用于男性乳房发育与其他乳腺良、恶性疾病的鉴别(图 14-1-2,图 14-1-3)。

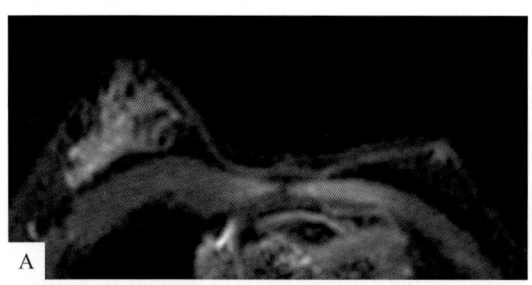
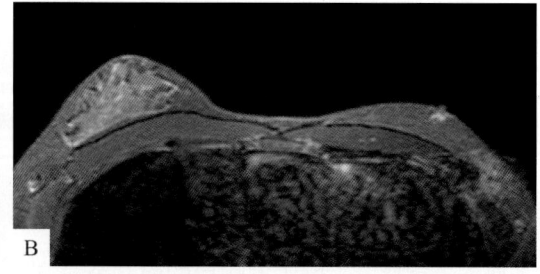

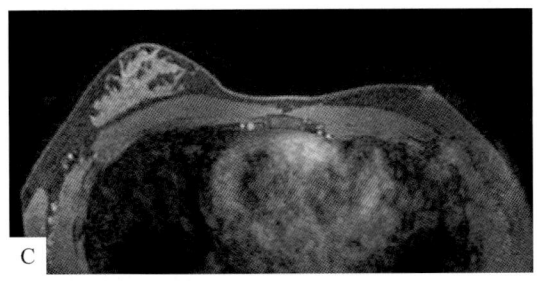
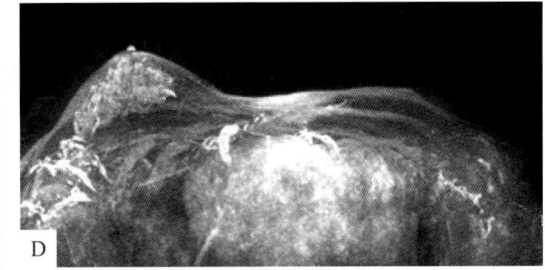

图14-1-2 男性乳房发育 35岁,男性,右乳单侧乳房发育。A. DWI;B. T2WI;C. T1WI;D. MIP。

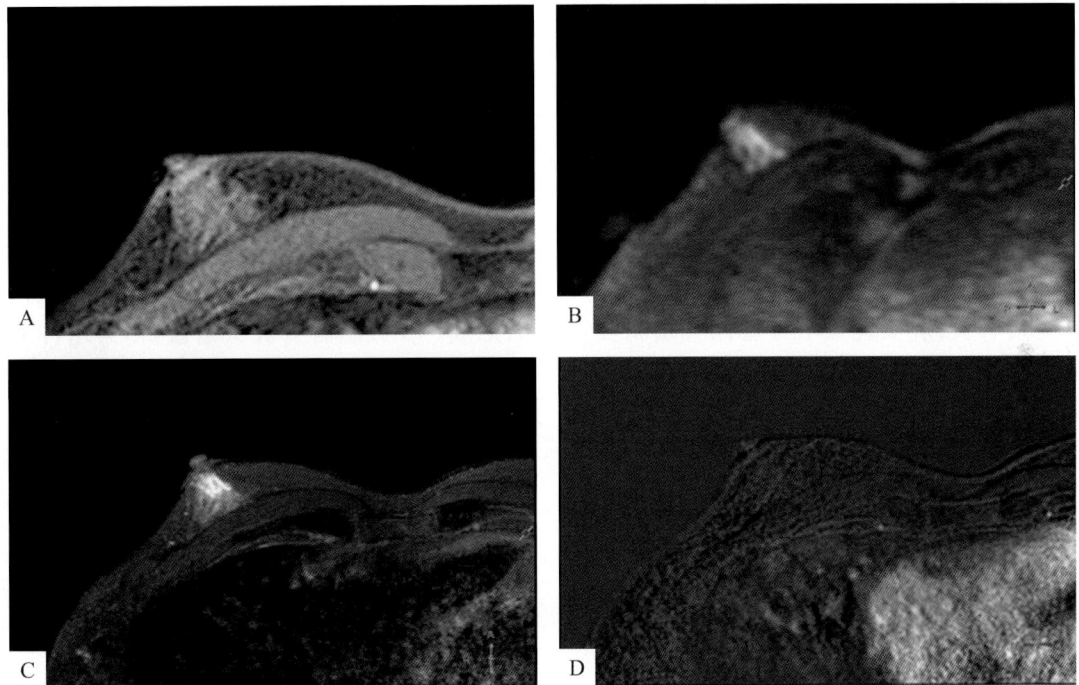

图14-1-3 男性乳房发育 59岁,男性,发现右乳增大1个月余。右乳腺体未见强化。A. T1WI;B. DWI;C. T2WI;D. T1WI增强减影。

五 诊断要点

青春期或50岁左右男性,有可引起体内雌/雄激素失调的病史,出现乳房体积增大、疼痛/压痛症状,临床查体发现质软、可移动的乳晕下肿块可提示此病。

六 鉴别诊断

1. 假性乳房发育(pseudogynecomastia) 通常见于超重或肥胖的个体。因其为皮下脂肪的良性、弥漫性增生,并无导管与间质成分的刺激性增多。乳腺X线摄影仅见增多的脂肪,而无腺体成分(图14-1-1D)。

2. 男性乳腺癌 发病年龄大,常>60岁,查体部分可见乳头内陷、皮肤增厚、腋窝淋巴结肿大。乳腺X线摄影常表现为偏心性肿块,乳晕下中央区较少受累,病变多散在分布,可见钙化。

(李金凝 张玉珍 汪登斌)

◆ 参考文献 ◆

[1] 陈凌枫,吴包金.男性乳房发育的分类与分级[J].中华整形外科杂志,2019,35(10):1045-1048.
[2] Billa E, Kanakis GA, Goulis DG. Imaging in gynecomastia [J]. Andrology, 2021,9(5):1444-1456.
[3] Chau A, Jafarian N, Rosa M. Male breast: clinical and imaging evaluations of benign and malignant entities with histologic correlation [J]. The American Journal of Medicine, 2016,129 (8):776-791.
[4] Jones KN. Imaging of the adolescent breast [J]. Seminars in Plastic Surgery, 2013,27(1):29-35.
[5] Nguyen C, Kettler MD, Swirsky ME, et al. Male breast disease: pictorial review with radiologic-pathologic correlation [J]. Radiographics: a review publication of the Radiological Society of North America, Inc, 2013,33(3):763-779.

第二节 男性乳腺炎症性病变

一、概述

乳腺炎症性病变在男性中较罕见，但可发生于各个年龄段。浆细胞性乳腺炎（plasma cell mastitis），又称导管扩张症（duct ectasia）或导管周围乳腺炎（periductal mastitis），是以导管扩张伴浆细胞浸润为特征的慢性非细菌性炎症。据文献报道，其发病率占乳腺良性疾病的4‰～5‰，主要发生于非哺乳期和非妊娠期的女性，但也有少数病例发生于男性。浆细胞性乳腺炎病因不明，大多数患者有长期吸烟史，因此推测吸烟与乳晕下导管损伤相关；继发组织坏死和后续感染也可能与乳头凹陷等发育不良因素有关；乳头乳晕下导管内大量脂类物质积聚，引起导管扩张，导管物质刺激周围组织引发炎症。有报道在21例男性浆细胞性乳腺炎中，18例存在乳头凹陷。

除浆细胞性乳腺炎外，男性乳腺炎症还可见于其他情况。发生于男婴的乳腺炎症可由乳腺导管梗阻、激惹或乳腺及周围胸壁的磨损引起，造成婴儿乳腺导管扩张与导管溃疡形成。乳腺炎在女婴中由革兰阴性菌感染引起，但在男婴中更常继发于葡萄球菌感染。跑步者乳头疼痛与出血在男性与女性中均有报道，主要与温度、湿度、衣物磨损有关。涂抹凡士林有预防作用，男士也可采用去除乳头表面衣物的方法。糖尿病性乳腺病占乳腺良性疾病的1%以下，但在胰岛素依赖者中发病率较高（13%）。有研究报道了10个病例，其中8例为女性，2例为男性，均为1型糖尿病患者。患者均表现为淋巴细胞性乳腺炎与乳腺纤维化。在男性中，该病影像学表现酷似于男性乳腺发育。

本节重点介绍浆细胞性乳腺炎的病理、临床及影像学表现、诊断要点及鉴别诊断。

二、病理

大体标本中，病变区域乳腺组织质硬，无明显界限，切面多为灰白相间或灰黄色，肉眼可见扩张、扭曲的导管，导管内可见灰黄色奶油状分泌物，管壁纤维化改变使得管壁增厚，严重者可见脓性分泌物及脓肿样坏死区。镜检显示扩张的导管上皮扁平、萎缩，可伴增生；管壁纤维组织增生，炎性细胞浸润；管腔内可见脂质、细胞碎屑及颗粒状、不定形物；炎症反应明显处可见管壁局灶性溶解坏死，其周围大量浆细胞、淋巴细胞和单核细胞等炎性细胞浸润；局灶性小脓肿形成，局部可形成肉芽肿性炎。

三、临床表现

浆细胞性乳腺炎好发于20～40岁男性，多数患者有乳头凹陷等乳腺发育不良或畸形病史与较长吸烟史。该病起病急、进展快，临床常表现为乳房局部疼痛不适，继发感染、脓肿形成时，可触及痛性肿块。脓肿多位于乳晕下，可在乳晕边缘自发破裂流脓，进而导致反复脓肿和乳晕下大导管与皮肤之间流脓瘘管形成。少数患者有乳头溢液，多为水样或血性物质。随疾病发展，临床表现分为三个阶段。①急性期：临床表现类似于急性化脓性乳腺炎，乳房局部可出现红、肿、热、痛，可伴溢液，乳腺内可有硬结形成，边界多不清，触痛较明显，但患者多为乳腺局部症状，无明显全身症状；②亚急性期：红、肿、热、痛症状明显改善，硬结缩小，血常规无异常；③慢性期：上述症状消失，仅表现为界限不清、轻触痛、质硬的包块或长期反复发作形成乳管瘘。

四、影像学表现

（一）X线

乳腺X线检查可见乳腺组织中不对称性密度增高，以乳晕后区多见，边界模糊。肿块常见于慢性期患者，表现为乳晕后方单发或多发的高密度或等密度肿块，边缘不规则，部分可呈毛刺状；极少见钙化。部分患者可伴有同侧腋窝淋巴结肿大、乳头回缩或内陷、局部皮肤增厚、皮下脂肪层呈网状密度增高、乳晕后血管增粗。但因乳腺X线检查会对乳房造成一定程度的压迫，导致脓肿加重，增加患者不适感，故临床怀疑浆细胞性乳腺炎进行此检查的患者较少。

（二）超声

彩色超声检查多数患者可探及乳晕区低回声，形态不规则，边界不清晰，内部回声不均匀，无包膜。低回声区可见部分高回声，导管呈囊性扩张，彩色多普勒血流显像未见血流信号。少数患者可伴有同侧腋窝淋巴结肿大。

(三) MRI

浆细胞性乳腺炎 MRI 检查示病变位于乳晕区，与周围正常组织分界不清，病变区呈 T1WI 等低信号、T2WI 等高信号，增强后因炎性充血可呈明显强化(图 14-2-1)。典型脓肿形成时病变内可见单发或多发大小不等的类圆形或不规则形脓腔，呈 T1WI 低信号、T2WI 高信号，脓腔 DWI 上呈高信号，增强后脓肿壁呈环形强化，中央脓腔无强化(图 14-2-2)。

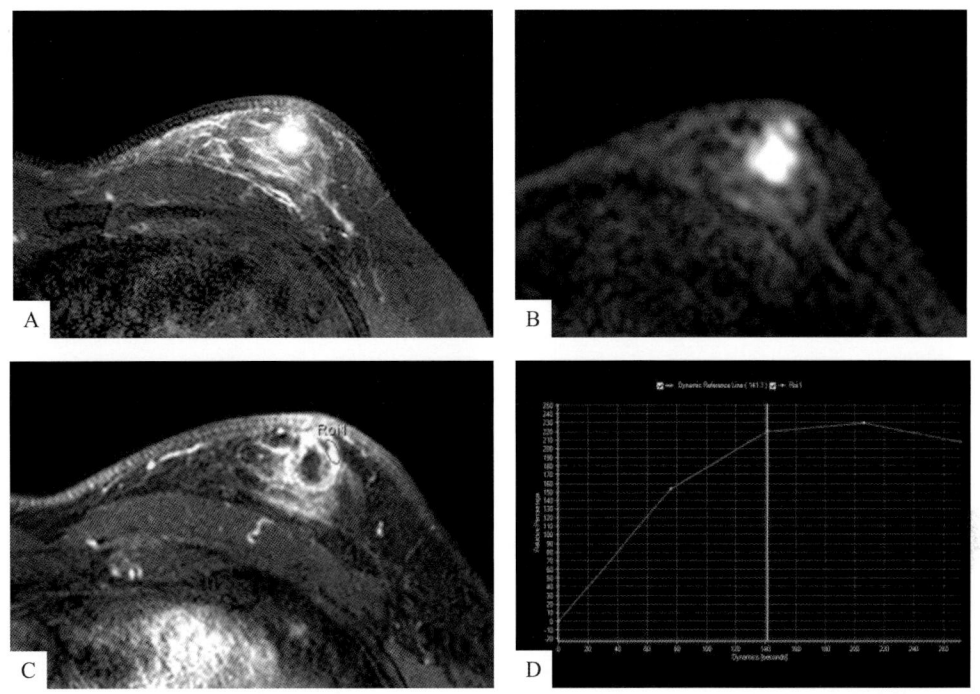

图 14-2-1　**男性乳腺炎性病变**　61 岁，男性，左乳红肿热痛伴乳头溢液 2 周余。A. 左乳晕后肿块，呈 T2WI 高信号，边界不清，左乳内见广泛水肿，呈弥漫条片状 T2WI 高信号。B. 肿块中央脓液 DWI 上呈高信号，ADC 值 0.83×10^{-3} mm²/s。C. 增强后脓肿壁呈环形、明显强化，伴周围条片状强化。D. 脓肿壁 TIC 为快速-平台型。

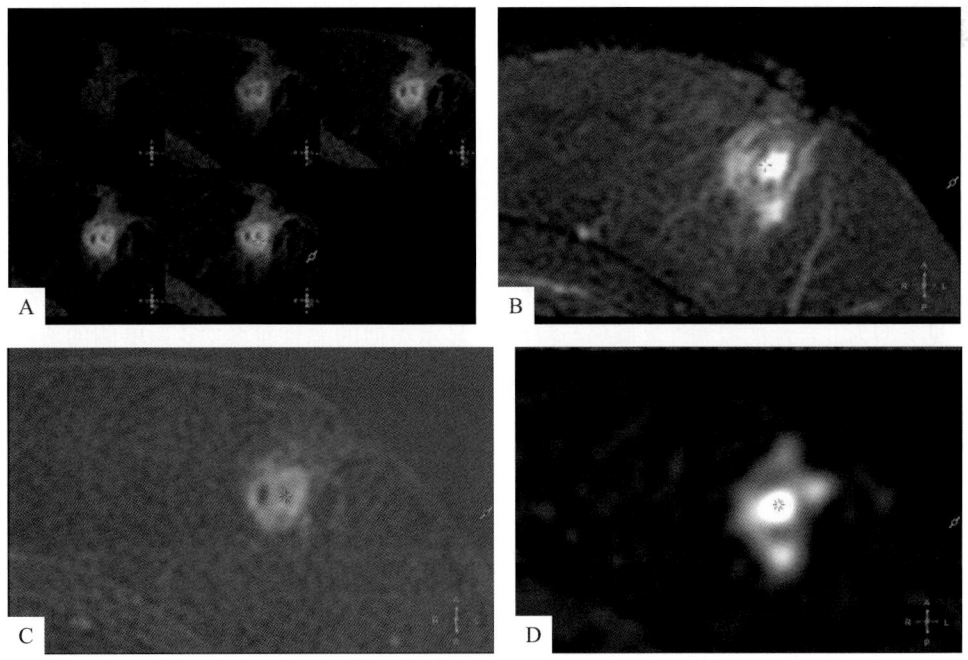

图 14-2-2　**男性乳腺炎性病变**　46 岁，男性，发现左乳肿块 8 个月余。A. 多期动态增强图像(A)、早期减影图像(C)显示左侧乳头凹陷，左乳晕后脓肿形成，脓肿壁明显强化。T2WI(B)、DWI(D)显示脓液在 T2WI 与 DWI 上明显高信号，ADC 值 1.1×10^{-3} mm²/s。

部分患者可见粗大扭曲的引流静脉。脓肿破溃形成窦道,皮肤表面可见瘘口或渗液,增强后典型者可见"双轨征"。

五 诊断要点

浆细胞性乳腺炎的诊断要点:好发于 20~40 岁男性,有乳头内陷、畸形、手术、外伤等病史;乳腺局部红肿;血常规白细胞计数及中性粒细胞比例正常;病变多好发于乳晕边缘,较小,可伴触痛,边界不清,生长缓慢;有长期吸烟病史。

六 鉴别诊断

男性乳腺癌有时呈炎症性改变,两者在临床上难以进行鉴别,乳腺影像学检查(X 线与 MRI)可提示诊断,确诊需依靠组织学活检。

(李金凝　张玉珍　汪登斌)

◆ 参考文献 ◆

[1] 马风荣,袁慧书. 浆细胞性乳腺炎影像学研究进展[J]. 放射学实践,2019,34(8):925-929.

[2] 吴畏,吴斌. 男性浆细胞性乳腺炎 21 例临床分析[J]. 中华乳腺病杂志(电子版),2013,7(6):449-450.

[3] Wise GJ, Roorda AK, Kalter R. Male breast disease [J]. J Am Coll Surg,2005,200(2):255-269.

第三节　男性乳腺癌

一 概述

男性乳腺癌发病率较低,约占所有乳腺癌的 0.7%,但在过去 30 年男性乳腺癌发生率增加了 26%。在男性一生中患乳腺癌的概率为 1/1 000,是女性的 1/100。患男性乳腺癌的危险因素有:年龄增大、直系亲属中有乳腺癌家族史,BRCA2 或 BRCA1 基因变异(BRCA2>BRCA1)、胸部放射治疗史、隐睾、睾丸损伤、慢性雌激素暴露史或伴有高雌激素血症的疾病(肝硬化、肥胖、克兰费尔特综合征)。有乳腺癌家族史可使发病率上升 2~4 倍。男性乳房发育本身不是乳腺癌发生的危险因素,但大多男性乳腺癌患者却伴有男性乳房发育。

二 病理

非特殊类型浸润性导管癌是男性乳腺癌最常见的病理类型,约占全部类型的 80%;其次为导管原位癌,约占 5%;其他少见类型为混合性的浸润性乳腺癌与浸润性乳头状癌。与女性相比,男性乳腺癌更可能为 ER 或 PR 阳性。乳腺外器官的肿瘤转移至乳腺者极为罕见。

三 临床表现

男性乳腺癌确诊平均年龄为 67 岁,比女性平均年龄晚 5~10 岁。同时,由于发现较晚,发现时乳腺癌的分级也较女性乳腺癌要高。据报道,50% 的男性乳腺癌患者在确诊时已有腋窝淋巴结转移。临床常表现为无痛的、可触及的肿块,也可有乳头溃疡或内陷、乳头血性分泌物、皮肤增厚或腋窝淋巴结肿大。

四 影像学表现

(一) X 线

乳腺 X 线摄影常显示单侧乳房的偏心性、不规则、高密度肿块(图 14-3-1)。微钙化发生率仅为 13%~30%,较女性乳腺癌要低,且钙化常表现得更为粗糙,线状钙化相对少见。

(二) 超声

男性乳腺癌的超声表现特点:①病灶位于乳晕区的偏心性肿块,位于乳头旁而非乳头的深方;②病灶外形不规则或欠规则、无包膜回声、内部回声不均、部分可伴钙化点、后方回声多有衰减;③超声对肿瘤大小的测量上往往比临床查体时要小,与查体时肿瘤浸润周围组织,肿瘤境界不清有关;④病灶与周围组织的相对活动度欠佳或不佳。

(三) MRI

男性乳腺癌的 MRI 表现与女性乳腺癌一致,常显示类似的恶性征象,多为单侧的乳头后方偏心性肿块影,大部分边缘光滑,部分边缘可呈分叶状或毛刺状。肿块较大时占据整个乳腺。肿块内部可出现囊变坏死,从而造成 MRI 上信号不均,增强后肿块不均匀明显强化或环形强化;部分肿块在 T2WI 上可见清晰的低信号包膜,但在增强后包膜变得不清晰或消失,或大部分边界清楚的肿块局部边缘呈毛刺状,此征象可能为特征性表现,提示肿块向周围浸润性生长。肿块内部因水分子弥散受限,ADC 值 $<1.2\times10^{-3}$ mm^2/s(图 14-3-2)。TIC 多呈快速流出型或快速平台型(图 14-3-3)。

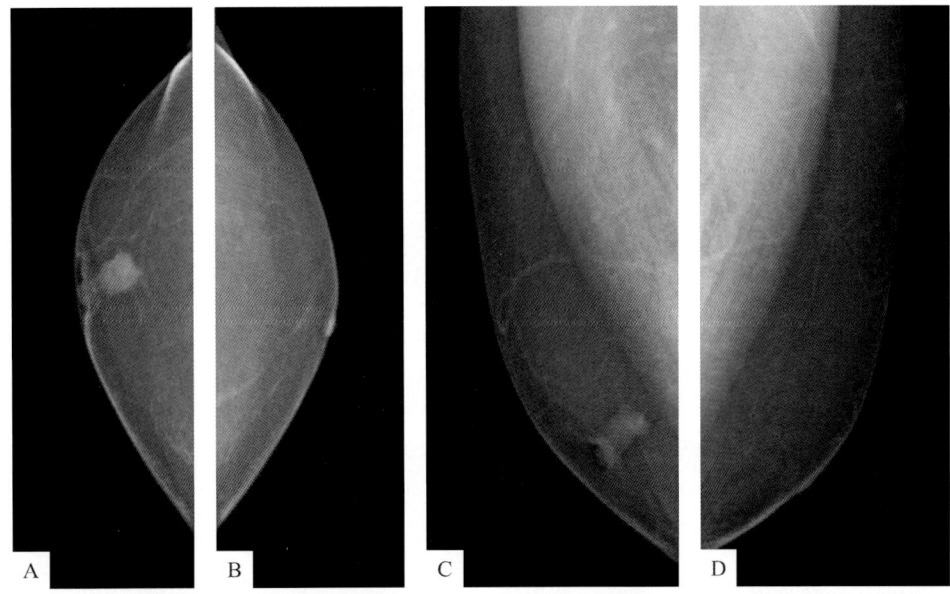

图14-3-1 **男性乳腺癌乳腺X线表现** 69岁,男性。A~D.分别为右乳头尾位、左乳头尾位、右乳内外斜位及左乳内外斜位乳腺X线摄影。右乳头略凹陷,乳晕后偏外侧见一枚高密度肿块,略呈分叶状,边缘不规则,肿块内未见明确钙化。右乳术后病理证实为浸润性导管癌。

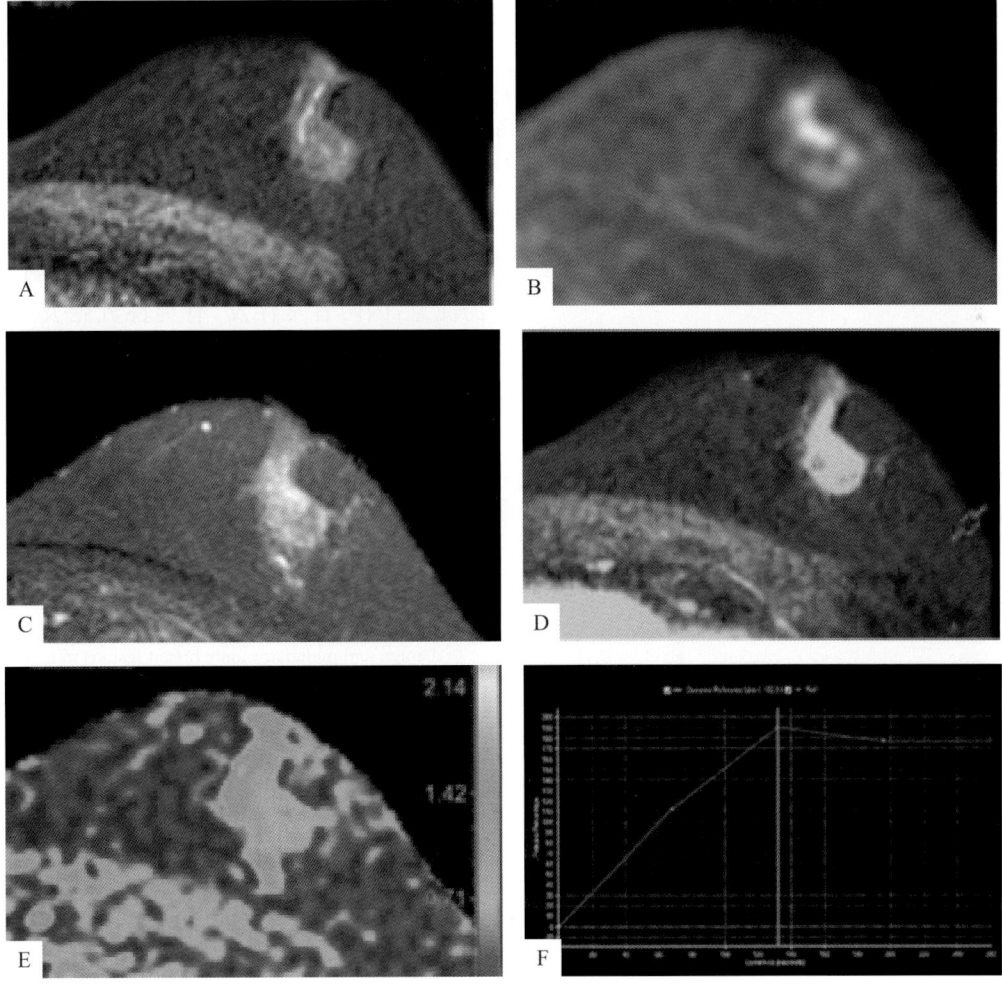

图14-3-2 **男性乳腺癌MRI** 60岁,男性,左乳触及肿块。A. T1WI,左乳头内陷,左乳头后方扩张导管呈T1WI上呈线样高信号,其外侧见等信号肿块。B. DWI、C. T2WI、D. T1WI增强、E. ADC图,左乳头后方偏外侧强化肿块,T2WI上呈等信号、DWI上高信号,ADC值为$(0.63\sim0.71)\times10^{-3}$ mm^2/s。T1WI增强(D)显示增强后肿块强化不均匀,内见小片状无强化影。肿块的TIC(F)呈快速-平台型。穿刺活检证实为浸润性癌。(见彩色插页)

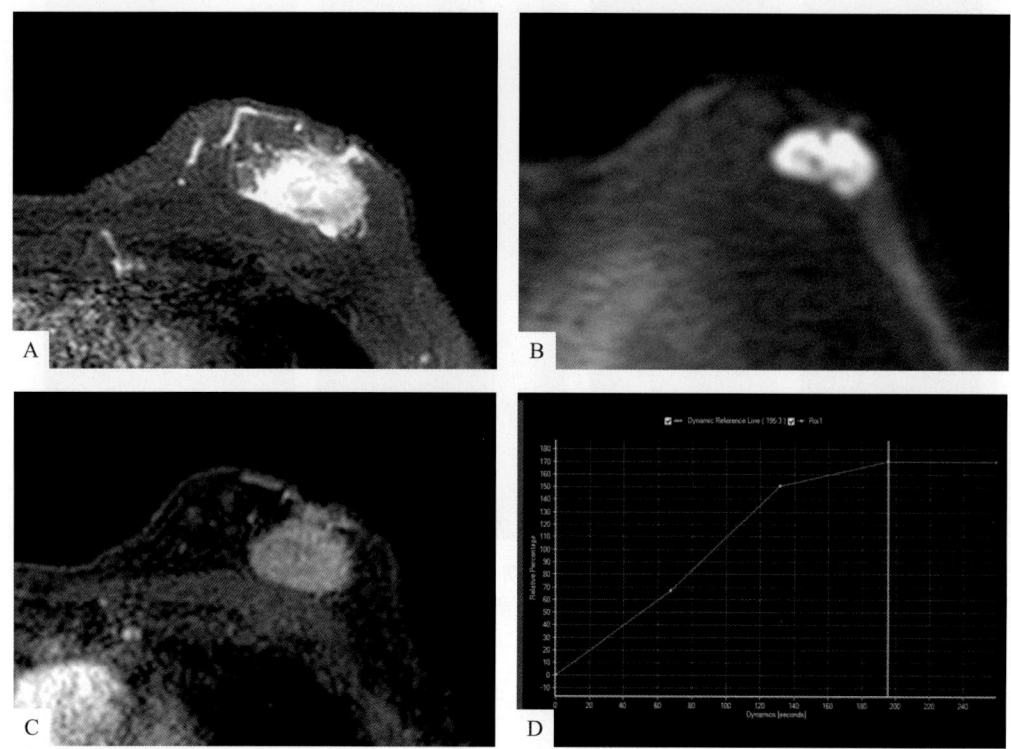

图 14-3-3 男性乳腺癌 MRI 79 岁，男性。A. T2WI、B. DWI，左乳头内陷，左乳头深方肿块，呈类圆形，边缘欠规则。肿块 T2WI、DWI 上呈明显高信号，ADC 值为 $(0.62 \sim 0.91) \times 10^{-3}$ mm^2/s。T1WI 增强(C)显示增强后肿块不均匀明显强化。TIC(D)呈快速平台型。手术病理证实为浸润性导管癌，伴少量导管内癌。

五 诊断要点

老年男性，乳房触及无痛性肿块，伴有乳头溃疡或内陷、乳头血性分泌物，局部皮肤增厚或腋窝淋巴结增大。影像学检查显示乳晕后偏心性、边界不清的肿块，部分病灶内见微钙化。MRI 表现为不均匀明显强化的肿块，ADC 值 $<1.2\times10^{-3}$ mm^2/s，TIC 呈快速流出型或快速平台型。

六 鉴别诊断

男性乳房发育发病年龄相对较轻，<30 岁者往往可诊断为男性乳房发育，查体无乳头内陷、皮肤增厚、腋窝淋巴结肿大、乳头血性分泌物等，乳腺影像学检查为乳头下、中央区的病变，无腋窝淋巴结肿大。男性乳房发育常可找到发病原因，仔细分析临床及影像学表现，密切关注患者治疗史，特别是药物服用史，可将男性乳房发育与恶性疾病相鉴别。但需注意，因两者常伴发，有男性乳腺发育表现，也不可排除伴有乳腺癌可能。

（李金凝　张玉珍　汪登斌）

◆ 参考文献 ◆

[1] 章萍，郑如华. 彩色多普勒超声对男性乳腺癌的诊断价值[J]. 医学影像学，2011,21(12):1829-1830.

[2] Fentiman IS, Fourquet A, Hortobagyi GN. Male breast cancer [J]. Lancet, 2006, 367(9510):595-604.

[3] Huang Y, Xiao Q, Sun Y, et al. Differential diagnosis of benign and malignant male breast lesions in mammography [J]. Eur J Radiol, 2020, 132:109339.

[4] Lattin GE Jr, Jesinger RA, Mattu R, et al. From the radiologic pathology archives: diseases of the male breast: radiologic-pathologic correlation [J]. Radiographics: a review publication of the Radiological Society of North America, Inc, 2013, 33(2):461-489.

[5] Morakkabati-Spitz N, Schild HH, Leutner CC, et al. Dynamic contrast-enhanced breast MR imaging in men: preliminary results [J]. Radiology, 2006, 238(2):438-445.

第十五章

乳腺及腋窝区少见病变

第一节 乳腺血管瘤

一 概述

乳腺血管瘤(breast hemangioma)是一种少见的乳腺良性肿瘤,占乳腺肿瘤的0.4%,其中海绵状血管瘤是最常见的类型。乳腺血管瘤多位于乳腺的皮肤和皮下,亦可见于乳腺腺体组织内。血管瘤多属先天性疾病,多见于婴幼儿,是由于胚胎期的血管母细胞异常脱离,局部增殖并互相吻合形成血管腔。乳腺血管瘤患者年龄平均约60岁,发生原因尚不清楚,可能与组织损伤后的反应性增生有关。

二 病理

乳腺血管瘤根据其病理特征可分为毛细血管瘤、海绵状血管瘤、蔓状血管瘤等,根据受累的范围分可为局限性和弥漫性。病理上血管瘤表现为扩张的血管腔内充满红细胞,血管腔通常相互独立,缺乏侧支吻合。血管瘤间质内常伴有钙化。

三 临床表现

患者通常无明显临床症状,体检发现或触及肿块就诊,部分由于血管瘤合并感染或血栓形成而出现疼痛。肿块呈卵圆形、分叶状,边界清楚、质软,有波动感,动度良好,通常与皮肤无粘连。少部分肿块触诊质地较实、境界不清。各种刺激因素可造成肿块短时间迅速增大。

四 影像学表现

(一) X线

乳腺血管瘤的X线摄影表现缺乏特异性。局限性血管瘤常见于皮下,表现为境界清楚的卵圆形等密度肿块,可伴有分叶、钙化,可能与静脉石有关。少部分血管瘤钙化表现为细小多形性或不定形钙化时,需要与恶性肿瘤鉴别。弥漫性血管瘤累及乳腺大部,表现为大片高密度影或多发结节、肿块影,密度不均,边界不清。

(二) 超声

血管瘤由扩张的毛细血管和少量动静脉构成,扩张的毛细血管被纤维结缔组织分隔,常伴有钙化。超声表现为边界清楚的低回声或混合回声肿块伴后方回声增强,内伴点状强回声。彩色多普勒显示血管瘤周围丰富的迂曲管状血流信号,对比增强超声检查显示早期快速强化,晚期持续增强。

(三) MRI

典型的乳腺血管瘤在T1WI上呈等信号,T2WI由于血管腔内血流缓慢呈高信号,周围的纤维结缔组织及钙化呈线样及点状低信号,合并血栓或静脉石则T2WI上表现为低信号。增强后局限性血管瘤早期均匀强化,TIC曲线通常呈快速上升型,也可表现为快速流出型。弥漫性血管瘤多表现为不均匀强化,内部可见多发T2WI低信号分隔,增强后强化(图15-1-1)。

五 诊断要点

超声表现为边界清楚的低回声或混合回声肿块伴后方回声增强,内伴点状强回声。彩色多普勒显示血管瘤周围丰富的迂曲管状血流信号。MR T1WI上呈等信号,T2WI由于血管腔内血流缓慢呈高信号,周围的纤维结缔组织及钙化呈线样及点状低信号。增强后局限性血管瘤早期均匀强化,TIC为快速上升型曲线。

六 鉴别诊断

乳腺血管瘤需与血管肉瘤相鉴别,后者乳腺X线摄影表现为不规则肿块、边界不清,不伴钙化。超

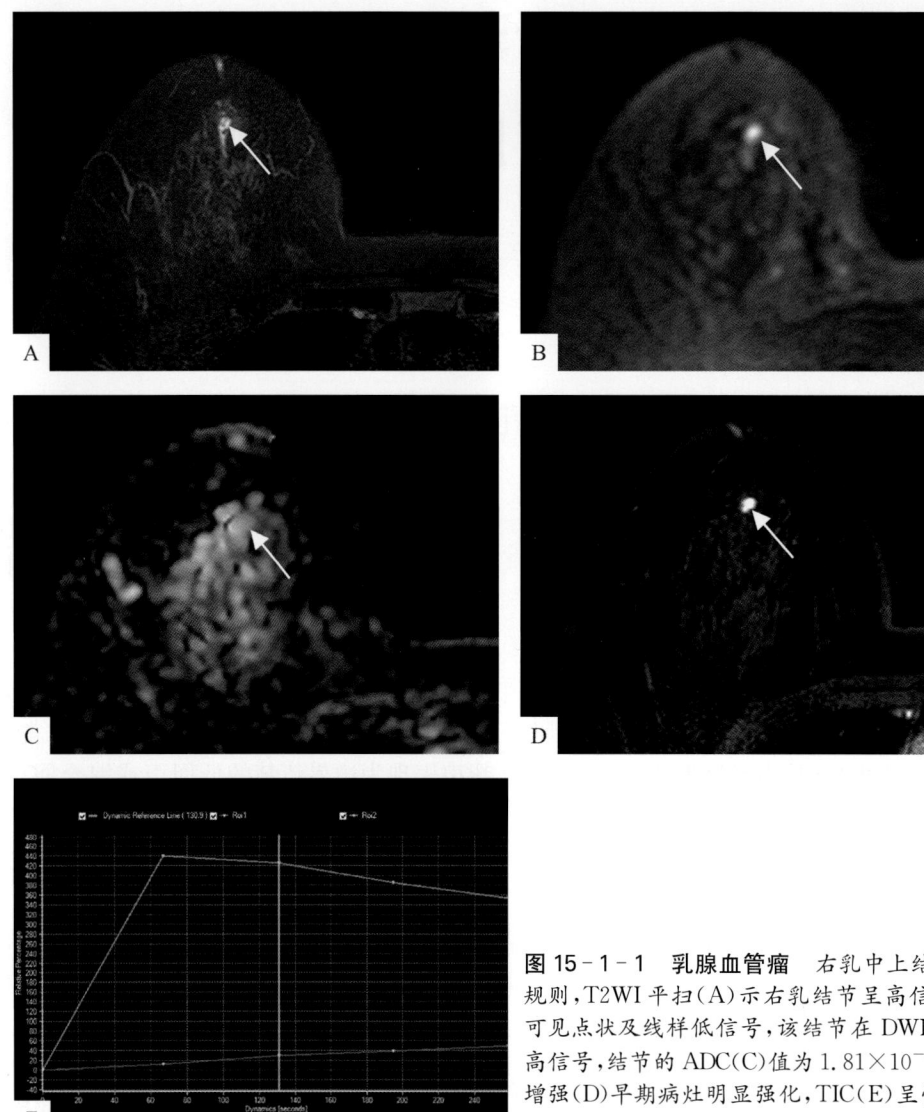

图 15-1-1 乳腺血管瘤　右乳中上结节，边缘规则，T2WI 平扫（A）示右乳结节呈高信号，内部可见点状及线样低信号，该结节在 DWI（B）上呈高信号，结节的 ADC（C）值为 $1.81\times10^{-3}\,\mathrm{s/mm^2}$，增强（D）早期病灶明显强化，TIC（E）呈快速流出型。病理结果：乳腺毛细血管瘤。

声多呈不均匀低回声，MRI 增强后早期不均匀强化。

（吴晨青　张玉珍　汪登斌）

◆ 参考文献

[1] Aslan Ö, Oktay A, Serin G, et al. Breast Hemangioma evaluation with magnetic resonance imaging: a rare case report [J]. Eur J Breast Health, 2022, 18(2): 190-194.

[2] Berg WA, Zhang Z, Cormack JB, et al. Multiple bilateral circumscribed masses at screening breast US: consider annual follow-up [J]. Radiology, 2013, 268(3): 673-683.

[3] Chou CP, Huang JS, Wang JS, et al. Contrast-enhanced ultrasound features of breast capillary hemangioma: a case report and review of literature [J]. J Ultrasound, 2022, 25(1): 103-106.

[4] Jesinger RA, Lattin GE, Ballard EA, et al. Vascular abnormalities of the breast: arterial and venous disorders, vascular masses, and mimic lesions with radiologic-pathologic correlation [J]. Radiographics, 2011, 31(7): 117-136.

[5] Leung JW, Sickles EA. Multiple bilateral masses detected on screening mammography: assessment of need for recall imaging [J]. AJR, 2000, 175(1): 23-29.

第二节　乳腺型肌纤维母细胞瘤

概述

乳腺肌纤维母细胞瘤（myofibroblastoma of breast，MFB）是一种来源于原始间叶组织，具有多种分化潜能，由肌纤维母细胞所组成的兼具有纤维母细胞和平滑肌细胞特征的良性肿瘤。临床非常罕见,主要发生在老年男性和绝经后妇女。但任何年龄均有发病报道,最小年龄为10个月。乳腺MFB患者的预后较好,极少出现复发和远处转移。

乳腺型肌纤维母细胞瘤(mammary-type myofibroblastoma,MTMF)是发生在乳腺外的梭形细胞肿瘤,组织形态完全和乳腺肌纤维母细胞瘤相似,好发于从腋窝至腹股沟中部的胚胎"乳线"部位,如阴囊、外阴以及腹股沟区,可能起源于副乳腺组织。罕见的部位包括肢体、躯干以及后腹膜等深部软组织。在细胞遗传学方面,MTMF是"13q/Rb肿瘤家族"的一种,其特征为13q14缺失或重排,导致抑癌基因Rb蛋白的表达缺失。

二 病理

在大体标本上,乳腺MFB表现为边界清楚、无包膜、膨胀性生长且无浸润周围乳腺组织的肿物;切面呈灰黄色,无囊性变、出血及坏死区。光镜下可见:簇状分布的梭形肌纤维母细胞被玻璃样胶原束所分隔,胶原纤维可出现玻璃样变或黏液样变,并有岛状分布的分化成熟的脂肪细胞;缺少乳腺导管及小叶,核分裂象较少。

免疫组化检查可见:乳腺MFB常表达SMA、Vimentin、Desmin、MSA、BCL2和CD-34等,而S-100及CK等则一般不表达。

三 临床表现

患者往往表现为单发的无痛性、活动度良好的质韧肿块,一般<4cm,无皮肤及胸肌侵犯。极少位于乳头乳晕区,无乳头溢液。绝大部分的乳腺MFB生长缓慢,病程往往长达数月至数年;偶见短期内生长迅速的肿块。

四 影像学表现

影像学检查往往无特异性表现。

(一) X线

乳腺MFB表现为边缘清楚的高密度分叶状肿块影,一般不伴钙化,无边缘浸润、毛刺及邻近皮肤增厚、乳头回缩、周围结构扭曲等类似乳腺癌的恶性征象。

(二) 超声

乳腺MFB超声常表现为均匀的边界较清的低回声结节,形态不规则,内部有分隔者回声不均匀;在多普勒彩超检查中可发现血流信号。

(三) MRI

乳腺MFB在MR平扫上表现为T1低信号,T2高信号、内有低信号分隔;在动态对比增强MRI检查中,肿块早期快速强化、TIC呈平台型,其内可见与MRI平扫一致的线样无强化分隔。DWI显示高信号,但ADC值与正常乳腺纤维腺体组织的ADC值相近。

五 诊断

MFB的诊断主要依靠术后石蜡病理及免疫组化检查的结果。

六 鉴别诊断

1. 纤维腺瘤 该肿瘤特征性T2低信号分隔与MFB一致,但是血供丰富的纤维腺瘤多见于育龄期女性,发生于老年妇女的富血供肿瘤一般不考虑纤维腺瘤(图15-2-1)。

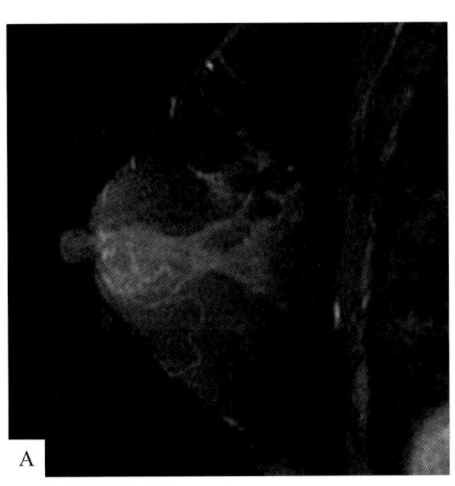
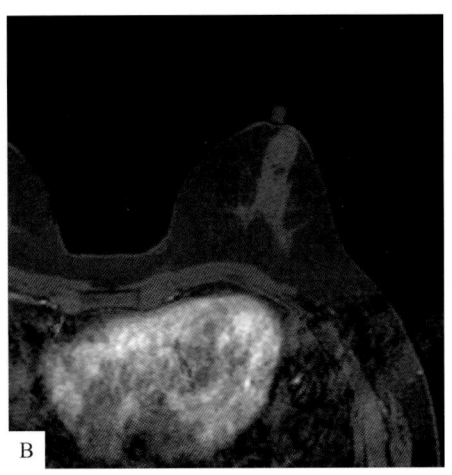

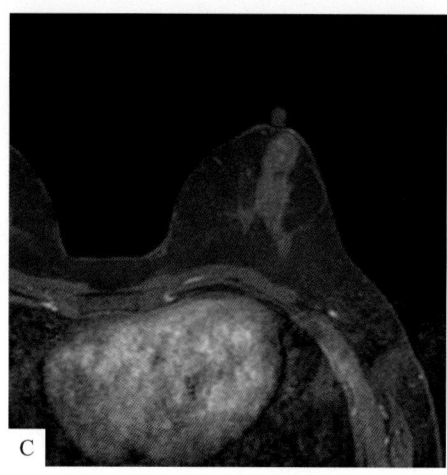
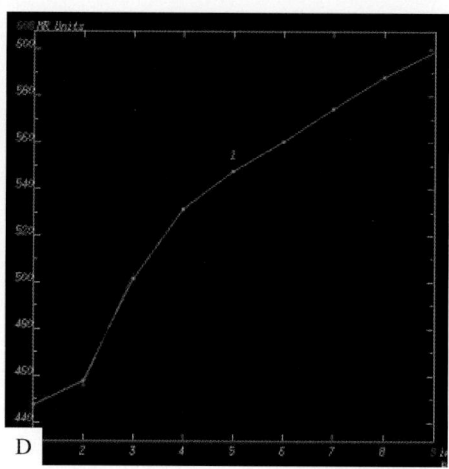

图 15-2-1　左乳肌纤维母细胞瘤　45 岁，女性，发现左乳肿块就诊。A. 矢状位 T2WI 显示左乳水平前部见稍高信号类圆形肿块。B. T1WI 显示肿块呈等低信号。C. 增强后不均匀强化，边缘清楚。D. TIC 为快速上升型。

2. 假血管瘤样间质增生（pseudoangiomatous stroma hyperplasia，PASH）　PASH 多见于绝经前或围绝经期女性，影像学上表现为边缘清楚的类圆形肿块，超声上呈低回声，内部可伴小囊样无回声区，乳腺 X 线摄影可伴点状钙化。

3. 叶状肿瘤　该肿瘤多发于老年女性，临床特点为快速增大的单发肿块，超声或 MRI 内部可见特征性的裂隙状囊腔，内部可见囊变及坏死，具有鉴别意义。

（陈艳虹　罗　冉　汪登斌）

◆ 参考文献 ◆

[1] 郝玉娟,徐熠琳,刘君君,等. 乳腺区域纤维母细胞和(或)肌纤维母细胞良性病变的影像特征分析[J]. 中华放射学杂志, 2018,52(10):770-773.

[2] Kuyumcu G, Rubin BP, Winalski C. Imaging features of mammary-type myofibroblastoma of soft tissue: a case series with literature review [J]. Skeletal Radiol, 2017,46(9):1283-1291.

[3] Omar LA, Rojanapremsuk T, Saluja K, et al. Radiologic and histologic presentation of male mammary myofibroblastoma [J]. Proc (Bayl Univ Med Cent), 2016,29(3):321-322.

[4] Wickre M, Valencia E, Solanki M, et al. Mammary and extramammary myofibroblastoma: multimodality imaging features with clinicopathologic correlation, management and outcomes in a series of 23 patients [J]. Br J Radiol, 2021,94(1120):20201019.

[5] Yoo EY, Shin JH, Ko EY, et al. Myofibroblastoma of the female breast: mammographic, sonographic, and magnetic resonance imaging findings [J]. J Ultrasound Med, 2010,29(12):1833-1836.

第三节　乳腺纤维瘤病

一、概述

乳腺纤维瘤病又称硬纤维瘤、侵袭性韧带样瘤，属于中间型纤维母细胞或肌纤维母细胞起源的间叶源性肿瘤，由轻度异型的梭形细胞及其产生的大量胶原构成。通常发生在腹壁或四肢，乳腺罕见，发生率约为所有乳腺肿瘤的 0.2%。2019 版 WHO 乳腺肿瘤诊断标准中指出，乳腺纤维瘤病可起源于乳腺实质和胸肌腱膜层，后者多见。发病年龄范围较大，可见于 13～80 岁（平均年龄 46 岁）的妇女，雌激素可能起到了某种调节作用，因此育龄期妇女比绝经期后的妇女更多见；偶见于男性。

乳腺纤维瘤病目前病因不清，可能的病因包括遗传[如家族性腺瘤性息肉病（familial polyposis coli，FPC）]、创伤、激素、手术史、假体植入等。目前认为部分病例与 APC/β-catenin 基因异常以及 Wnt 信号通路异常激活有关。

二、病理

大体检查典型病变为边界不清的结节，无包膜，直径 0.3～15 cm，切面质硬，切面呈灰白色编织状。

显微镜下可见病变由梭形的纤维母细胞或肌纤维母细胞构成，可见丰富的胶原纤维，有程度不同的玻璃样变，细胞数量不等，一般而言，病变不具有有丝分裂率高、细胞异型性、坏死或血管侵犯等恶性特征。瘤细胞呈浸润生长，可侵及周围正常组织。边缘常可见淋巴细胞浸润，偶尔伴淋巴滤泡形成。

乳腺纤维瘤病在组织学上与其他部位起源于筋膜或肌肉腱膜的纤维瘤病相似，具有同样的免疫表型。具有核阳性的β-catenin表达、阴性CD34和角蛋白染色，有助于其诊断，但乳腺纤维瘤病没有特定的免疫标记。

三 临床表现

典型症状为单侧乳腺触及孤立性、无痛性、质地较硬的肿块。双侧乳腺同时发病者罕见，约占4%。通常伴有皮肤或乳头皱缩，但乳头溢液、淋巴结肿大罕见；晚期胸壁受累时，可出现疼痛症状。

四 影像学表现

(一) X线

乳腺纤维瘤X线上表现为高密度肿块，病灶边缘不光滑，伴结构扭曲，部分病灶可见长短不一的毛刺。当病变位于乳腺后区时其前缘呈分叶状、与周围组织分界清晰，肿块后缘可伴毛刺、与周围组织结构分界不清，可见"彗星尾"状结构向胸壁方向延伸（图15-3-1）。罕见钙化。

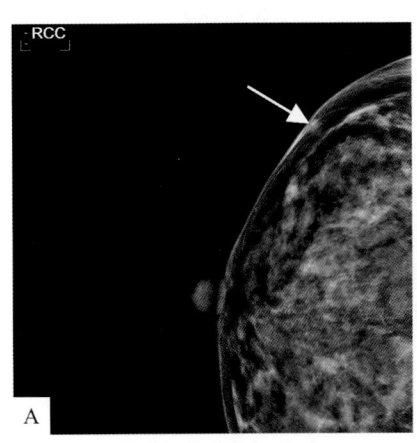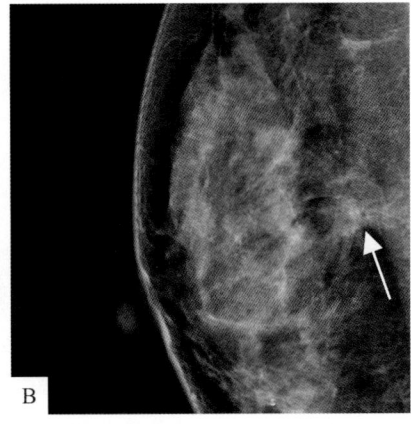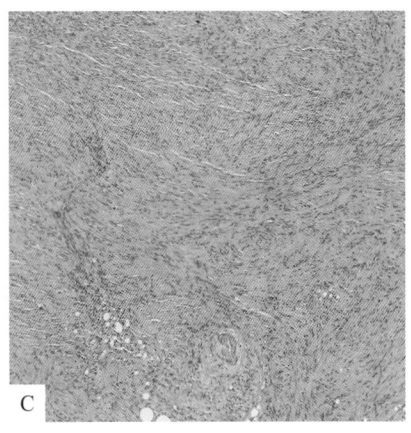

图15-3-1 乳腺纤维瘤病 A.女性，49岁，发现右乳肿块10d。无疼痛、皮肤改变以及乳头溢液。右乳外侧象限皮下结节状高密度影（A，白箭），边界欠清（0.8cm），邻近皮肤略增厚。B.女性，39岁，发现双乳肿块2年，缓慢增大，无肿痛，无乳头凹陷、糜烂及溢液。右乳外上象限后部腺体处见高密度结节影（0.8cm×1.0cm）（B，白箭），周围腺体呈聚集改变，胸大肌受牵拉。C.术后病理诊断为乳腺纤维瘤病，病理可见梭形细胞及胶原纤维（HE染色，×200）。（见彩色插页）

(二) 超声

乳腺纤维瘤超声表现为低回声或类环形回声肿块，边界多不规则，内部回声不均，后方回声衰减。Cooper韧带可见扭曲、牵拉改变。

(三) MRI

乳腺纤维瘤T1WI上呈混杂低信号，T2WI上呈混杂高信号或等高信号改变，其间可夹杂带状低信号，边缘不清伴"毛刺"，MRI可清晰地显示病灶边缘的爪状浸润。病灶在T2WI上显示不同的信号强度，是由于肿块内胶原或黏液样基质数量的变化所致，以细胞为主而胶原成分少的病灶在T1WI上与肌肉相比呈低信号，在T2WI上呈高信号；以胶原成分为主而细胞成分少的病灶在T1WI和T2WI上均呈略低信号。动态增强MRI显示肿块渐进性/持续性的中度至明显的不均质强化（图15-3-2，图15-3-3）。多数专家认为MRI是外科手术前评估肿瘤程度、胸肌受累和胸壁受累的最佳影像学技术。

五 诊断要点

乳腺纤维瘤病是临床罕见的良性肿瘤，临床触诊或传统影像检查难以与乳腺恶性肿瘤相鉴别。但是，乳腺纤维瘤病钙化极其罕见。MRI检查中T2高信号病灶中间可夹杂带状低信号是较特异性改变，增强后渐进性强化方式以及ADC值倾向良性病变对诊断有较大帮助。确诊需依靠组织病理及免疫组化结果。

六 鉴别诊断

1. 乳腺癌 多呈分叶状，周围伴"毛刺"，易伴发钙化，对周围组织侵袭性强，可见淋巴结或远处器官转移。

2. 乳腺纤维腺瘤 好发于青年女性，形态规则，与周围组织分界清晰，不具有侵袭性。

3. 慢性炎性病变/不典型脓肿 边缘渗出更显

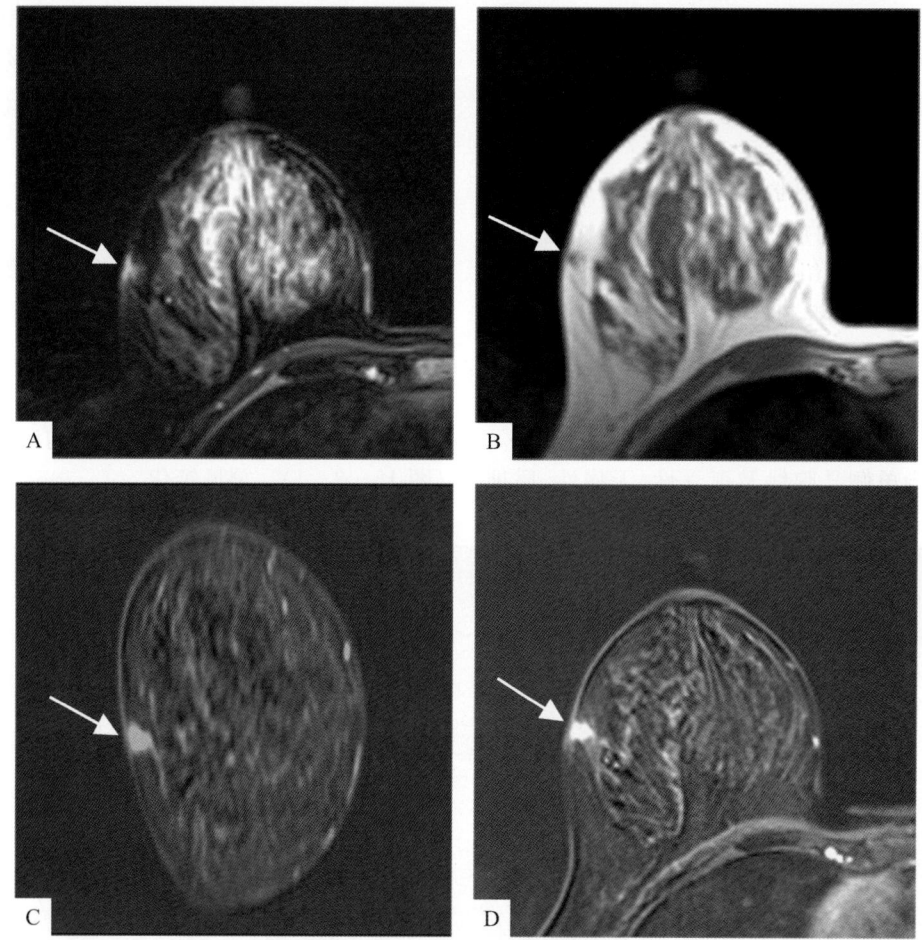

图 15-3-2　乳腺纤维瘤病　女性,49 岁,发现右乳肿块 10d。无疼痛、皮肤改变以及乳头溢液。右乳外侧象限皮下见结节状长 T1 略长 T2 信号影(A、B,白箭),边界欠清,增强后呈明显强化(C、D,白箭)。

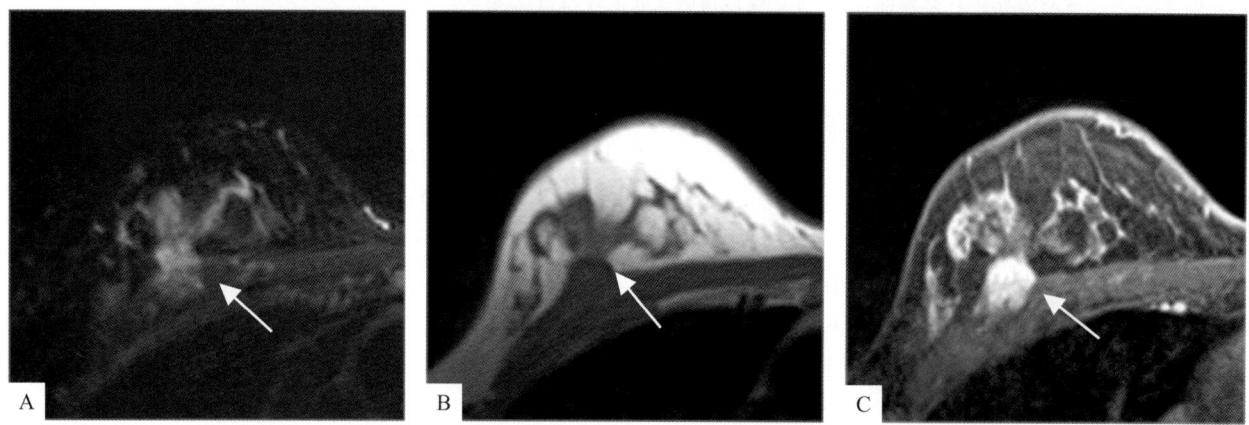

图 15-3-3　乳腺纤维瘤病　女性,39 岁,纤维瘤病术后 1 年半,发现右乳肿块、逐渐增大半年。右乳外上象限可见等 T1、等 T2 信号结节(A、B,白箭),约 1.6cm×1.2cm 大小,形态不规则,境界尚清,与胸大肌分界不清,邻近结构纠集,可见长毛刺,增强后明显强化(C,白箭),TIC 以流入型为主。

著,病变与正常组织结合带宽。MRI 弥散序列脓肿内部受限改变有助于鉴别。超声呈不均质回声肿块、中央呈无回声改变,有助于鉴别诊断。抗炎治疗随访观察,炎性病变将逐步吸收变小。

七　治疗与预后

乳腺纤维瘤病具有局部侵袭性、浸润性和局部复发倾向,但无远处转移。20%～30%的乳腺纤维瘤病患者可出现局部复发，年龄越小、肿瘤越大，局部复发的风险越高。复发通常发生在首次术后3年内，因此推荐其在保证生活质量前提下，治疗采用扩大切除术，并密切随访。但对于无症状患者，欧洲肿瘤内科学会（ESMO）并不推荐手术治疗作为其首选方案。

有专家建议无论切缘如何，术后均进行放疗，术后放疗优于单纯手术治疗，并且切缘阴性患者的初次手术后放疗比复发后再次手术加放疗效果好。其他辅助治疗还包括抗雌激素受体治疗、非甾体类药物以及细胞毒性药物治疗，其作用机制尚不明确，疗效也有待进一步观察。

（史佳培　李爱静　郑建军）

◆ 参考文献 ◆

[1] 陈艳虹,王丽君,汪登斌,等.乳腺纤维瘤病的MRI特征及文献复习[J].国际医学放射学杂志,2020,43(5):603-607.
[2] 李雄雄,朱丽喆,周灿,等.复杂乳腺纤维瘤的诊断及治疗[J].中华普通外科学文献(电子版),2018,12(1):61-64.
[3] Colombo C, Miceli R, Le Péchoux C, et al. Sporadic extra abdominal wall desmoid-type fibromatosis: Surgical resection can be safely limited to a minority of patients [J]. European Journal of Cancer, 2015, 51(2):186-192.
[4] Crago AM, Chmielecki J, Rosenberg M, et al. Near universal detection of alterations in CTNNB1 and Wnt pathway regulators in desmoid-type fibromatosis by whole-exome sequencing and genomic analysis [J]. Genes Chromosomes Cancer, 2015, 54(10):606-615.
[5] Desmoid Tumor Working Group. The management of desmoid tumours: a joint global consensus based guideline approach for adult and paediatric patients [J]. Eur J Cancer, 2020, 127(3):96-107.
[6] Eastley N, McCulloch T, Esler C, et al. Extra-abdominal desmoid fibromatosis: A review of management, current guidance and unanswered questions [J]. Eur J Surg Oncol, 2016, 42(7):1071-1083.
[7] Ghanta S, Allen A, Vinyard AH, et al. Breast fibromatosis Making the case for primary vs secondary subtypes [J]. Breast J, 2019, 20(8):697-701.
[8] Ghanta S, Allen A, Vinyard AH, et al. Breast fibromatosis: making the case for primary vs secondary subtypes [J]. Breast J, 2020, 26:697-701.
[9] Lorenzen J, Cramer M, Buck N, et al. Desmoid type fibromatosis of the breast: ten-year institutional results of imaging, histopathology, and surgery [J]. Breast Care, 2021, 16(1):77-84.
[10] Magro G, Salvatorelli L, Puzzo L, et al. Practical approach to diagnosis of bland-looking spindle cell lesions of the breast [J]. Pathologica, 2019, 111(4):344-360.
[11] Ng WL, Teoh SY, Se e MH, et al. Desmoid type fibromatosis of the breast masquerading as breast carcinoma: value of dynamic magnetic resonance imaging and its correlation [J]. Eur J Breast Health, 2021, 17(2):197-199.
[12] Pankratjevaite L, Cesleviciene I, Poskiene L, et al. A case report of desmoid type fibromatosis of the breast [J]. Lietuvos Chirurgija, 2019, 18(2):107-111.
[13] Ping H, Li-Gang C, Yu-Tao L, et al. Ultrasound elastographic findings of mammary fibromatosis [J]. Case Reports in Radiology, 2015, 2015:1-4.
[14] WHO classification of tumours editorial board. Breast tumours [M]. 5th ed, vol 2. Lyon: IARC Press, 2019.
[15] Wuyts L, De Schepper A. Desmoid-type fibromatosis of the breast mimicking carcinoma [J]. J Belg Soc Radiol, 2019, 103(1):13:1-3.

第四节　乳腺Mondor病

一、概述

乳腺Mondor病是乳腺区域浅表性血栓性静脉炎，是一种非常罕见的良性自限性疾病，多为单侧发病。该病由法国外科医生亨利·蒙多尔（Henri Mondor）于1939年首次描述。文献报道的平均发病年龄为35±14岁，女性发病率约是男性的3倍。多数是特发性的，也可能与乳房外伤、手术、活检或中心静脉导管插入的病史有关，少数病例报道与乳腺癌相关。Mondor病是自限性的，可在4～8周内完全缓解。

二、临床表现

临床上表现为浅表单个或多个线性或分支的可触及的条索状肿物，多伴有自发性疼痛、牵扯痛或局部压痛，部分伴有局部皮肤变色，呈紫色或淡红色。最常受累的静脉是胸腹静脉，它从乳房下外侧向下延伸至腹部。严重者也可能观察到皮肤回缩。

三、影像学表现

（一）X线

静脉血栓形成的表现为浅表的、串珠状的管样或线样高密度，与临床上可触及的柔软的带状乳房肿块相对应。

（二）超声

紧贴皮下的长管状无或低回声区，呈串珠状，即存在多个狭窄区域。加压探头，管腔不变扁，部分病变后方回声稍增强。与周围组织分界清晰。彩色多普勒超声检查可见与动脉直接相邻的不可压缩的管状结构，且内部无任何动脉或静脉血流信号。

四 诊断与鉴别诊断

超声检查是首选的诊断方法,乳腺X线检查对于致密型乳腺的病例诊断困难。该病变需与以下疾病鉴别。

1. 导管扩张　好发于乳头乳晕区的大导管扩张,超声可见管腔透声差,形成脓肿时,加压探头可见流动感。

2. 乳腺导管内乳头状瘤　临床症状常表现为乳头溢液,超声表现为乳腺中央区单支乳腺导管扩张,扩张导管近端见条状弱回声充填或乳头状弱回声。

3. 胸壁血肿　有外伤病史,超声表现为皮下低-无回声结节,边界清晰,无包膜,压之可见形状改变。

(陈艳虹　罗　冉　汪登斌)

◆ 参考文献 ◆

[1] 李漪,龙滨,陈志刚,等. 高频彩超在Mondor病诊断中的应用价值[C]. 2018中国西部声学学术交流会论文集,2018.
[2] Salemis NS, Merkouris S, Kimpouri K. Mondor's disease of the breast. A retrospective review [J]. Breast Dis, 2011, 33(3):103-107.
[3] Shetty MK, Watson AB. Mondor's disease of the breast: sonographic and mammographic findings [J]. AJR, 2001, 177(4):893-896.
[4] Yanik B, Conkbayir I, Oner O, et al. Imaging findings in Mondor's disease [J]. J Clin Ultrasound, 2003, 31(2):103-107.
[5] Yamaguchi T. Mondor disease of the breast [J]. Cleve Clin J Med, 2022, 89(7):371-372.

第五节　乳腺颗粒细胞瘤

一 概述

颗粒细胞瘤(granular cell tumor, GCT)是一种少见的软组织肿瘤,近年来通过免疫组化检查和电镜观察,认为其来源于神经鞘的施万细胞,免疫组化肿瘤细胞S-100强阳性表达是其神经源性起源的有力证据。GCT可发生在机体的任何部位,约50%以上病例发生于皮肤和皮下组织,近1/3病例发生于舌,发生于乳腺者约占5%~15%。GCT平均发病年龄约53.5岁,罕见于男性及儿童。乳腺GCT绝大部分为良性肿瘤,预后较好,目前治疗手段主要采用局部扩大切除,必要时加前哨淋巴结活检或腋窝淋巴结清扫。仅约2%的GCT为恶性,进展快,预后差,化疗及放疗效果尚不明确。

二 病理

乳腺GCT大体标本表现为灰白色或灰褐色质硬肿块,边界清楚或呈浸润性生长,切开时可有沙粒感;镜下病变界限不清,肿瘤细胞呈明显均匀一致的形态,浸润性生长,这种生物学特征在其他类型的肿瘤中常提示为恶性肿瘤,但在乳腺GCT中并不适用。颗粒细胞瘤表达S-100蛋白(图15-5-1C),D-PAS反应阳性(图15-5-1B),不表达CK、ER和PR。肿瘤细胞排列成巢状或小梁状,具有明显的颗粒状嗜酸性胞质(图15-5-2F),电镜证实颗粒为次级溶酶体。

三 临床表现

乳腺GCT罕见,绝大多数为女性患者,发病年龄在15~63岁,绝经前发生较多。好发于乳腺内上象限,这与锁骨上神经支配乳腺的范围一致,反映其可能来源于锁骨上神经的施万细胞。多数情况下表现为乳腺单发性不规则质硬肿块,亦可为多中心或多灶性病灶,生长缓慢,少有触痛,最大直径通常<3cm。GCT可表现为皮肤的凹陷、橘皮样改变、乳头的回缩,为肿瘤伴有被覆上皮的棘层肥厚或假上皮瘤样增生所致;位于乳腺深部的肿瘤可继发累及胸壁筋膜;部分肿块具有较差的活动度;易误诊为乳腺癌。

四 影像学表现

(一) X线

乳腺GCT常表现为非钙化性等密度结节或肿块,边界清或不清,常伴毛刺,也可表现为不伴有钙化的星芒状结构改变(图15-5-1A),此影像学改变的病理基础是GCT呈浸润性生长伴瘤巢周围纤维结缔组织增生。当伴发皮肤增厚或乳头回缩时,可表现出类似乳腺癌的特征。

(二) 超声

GCT通常表现为低回声肿块,形状不规则、边界不清楚,与周围正常组织分界不清,周边可见成角及毛刺状回声;CDFI示肿块周边探及少许点状血流信号,供养血管不明显;应力式弹性成像示肿块区域

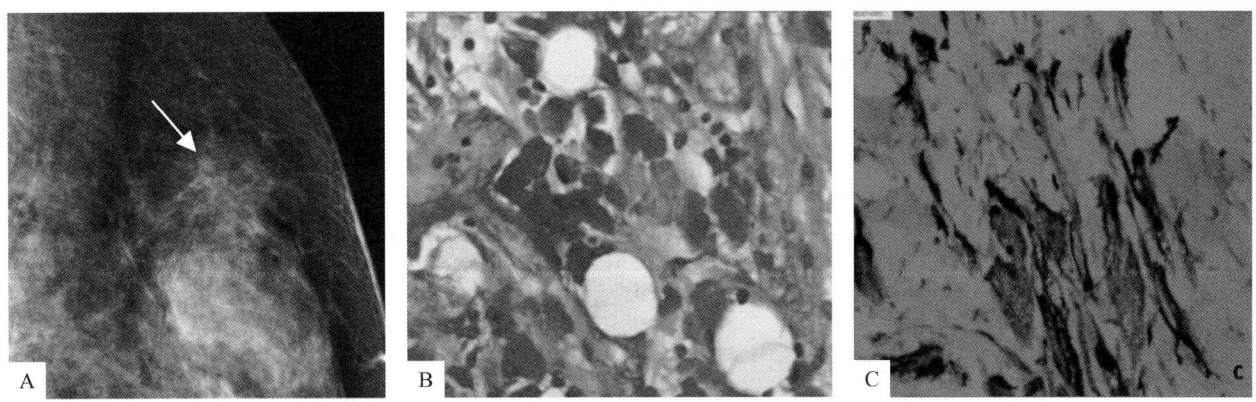

图 15-5-1 乳腺颗粒细胞瘤 女,41岁,左乳内上象限占位(A,白箭),呈稍高密度,边界不清,伴毛刺,未伴钙化。B. D-PAS 染色阳性(D-PAS 特殊染色,×100)。C. 肿瘤细胞 S-100 阳性(S-100 免疫组化染色,×400)。(见彩色插页)

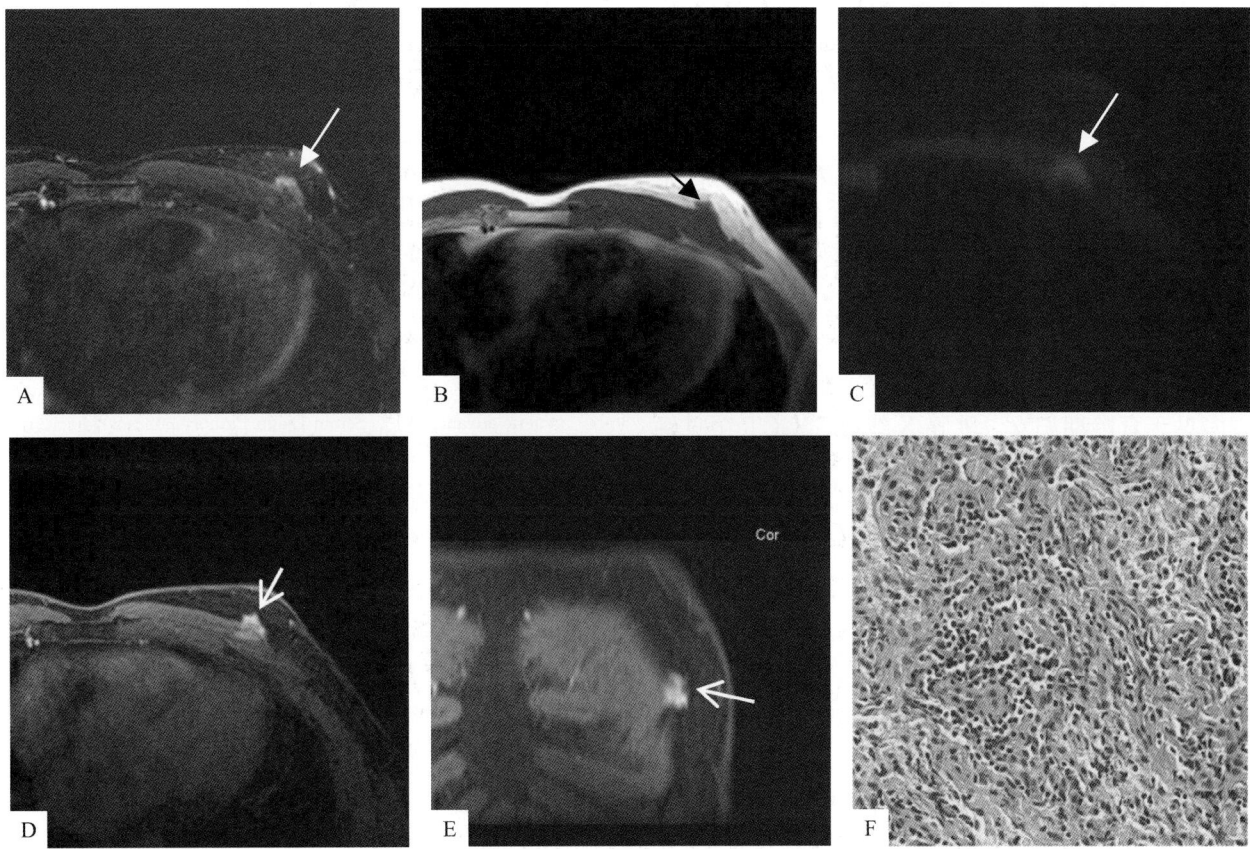

图 15-5-2 乳腺颗粒细胞瘤 男,51岁,无意中发现左侧乳房肿块3d,约黄豆大小,无其他不适。左乳12点钟肿块,边缘不规则,可见分叶及毛刺,T2WI(A,白箭)上高信号,T1WI(B,黑箭)上等信号,DWI(C,白箭)上弥散略受限,增强后横断位、冠状位(D、E,白箭)示病变明显强化。病理示染色肿瘤细胞排列呈巢状,具有明显的嗜酸性(F,HE 染色,×200)。

质地较硬;与乳腺癌难以鉴别。

(三) MRI

GCT MRI 表现为 T1 等低信号、T2 高信号的不规则肿块,边缘可见毛刺;DWI 示肿块内部扩散受限,ADC 值较恶性肿瘤高,与恶性肿瘤区分具有一定的鉴别意义;动态增强后呈均匀、不均匀强化或边缘强化表现,TIC 呈流入型或流出型(图 15-5-2)。

五、诊断要点

无论从临床表现、影像学检查,还是穿刺标本或术中冰冻诊断,乳腺 GCT 都很容易被误诊为浸润性癌。位于乳腺内上象限占位,MRI 显示 ADC 值较高的富血供肿块,边缘见毛刺,但乳腺X线摄片未见恶性钙化征象,应考虑到乳腺GCT的可能。最终诊断需依赖于术后病理检查,要注意结合免疫组化CK、CD68、S-100,以明确诊断,S100免疫反应性为GCT的诊断提供了重要的依据,细胞角蛋白的阴性则有助于排除乳腺癌。

六 鉴别诊断

(一)乳腺浸润性癌

乳腺GCT极易被误诊为浸润性癌,两者在临床表现及影像特征方面具有相似之处。GCT易发生在内上象限,而浸润性癌易发生于外上象限。两者在乳腺X线摄片中均常表现为毛刺肿块,然而,GCT罕见钙化,而浸润性癌常伴泥沙样、不定形钙化灶。MRI上,两者均可表现为富血供的毛刺肿块,GCT的ADC值较浸润性癌高,具有一定的鉴别意义。最终诊断需依赖术后病理检查,如果在病变中发现导管内癌的成分应考虑大汗腺癌,免疫组化标记物CK和EMA阳性支持癌的诊断,而GCT缺乏上皮性标记(CK),ER阴性,S-100蛋白强阳性表达。

(二)乳腺纤维腺瘤

当GCT表现为边界清楚的肿块时,需与乳腺纤维腺瘤鉴别。GCT常发生于绝经前妇女,而纤维腺瘤多见于育龄期妇女。乳腺X线摄片GCT罕见钙化,而纤维腺瘤常伴粗大规则的钙化灶。MRI上,纤维腺瘤常表现为渐进性强化,TIC多为流入型,与GCT不同。

(李婷婷 李爱静 郑建军)

◆ 参考文献 ◆

[1] 邓亚兰,刘莉.乳腺颗粒细胞瘤的影像学表现及临床病理学特征分析[J].肿瘤影像学,2023,32(5):411-416.
[2] 冯轲昕,杨召阳,刘嘉琦,等.乳腺颗粒细胞瘤1例并文献回顾[J].癌症进展,2021,19(11):1186-1188.
[3] 刘新丽,杨聪颖,张昶,等.乳腺颗粒细胞瘤临床病理学特征及生物学行为[J].中华内分泌外科学杂志,2019,13(3):237-240.
[4] 王丽君,汪登斌,柴维敏.2例乳腺颗粒细胞瘤的MRI表现[J].放射学实践,2013,28(12):1302.
[5] 吴汤娜,胡洁,符少清,等.乳腺颗粒细胞瘤的超声表现与病理特征对照分析[J].中国超声医学杂志,2021,37(4):470-472.
[6] Bosmans F, Dekeyzer S, Vanhoenacker F, et al. Granular Cell Tumor: A Mimicker of Breast Carcinoma [J]. J Belg Soc Radiol, 2021,105(1):181-183.
[7] Corso G, Di NubilA B, Ciccia A, et al. Granular cell tumor of the breast: molecular pathology and clinical management [J]. Breast J, 2018,24(5):778-782.
[8] Fancellu A, Porcu A. Granular cell tumor of the breast: It is time to attach importance to this rare but insidious disease [J]. J Belg Soc Radiol, 2015,99(2):113-114.
[9] Lara M C, Herrera A M, Cardoso R T, et al. Granular cell tumor in breast: a case report [J]. Breast Cancer-Targets and Therapy, 2017,9:245-248.
[10] Meani F, Di Lascio S, Wandschneider W, et al. Granular cell tumor of the breast: a multidisciplinary challenge [J]. Crit Rev Oncol Hematol, 2019,144:102828.
[11] Wei S. Update on selective special types of breast neoplasms: Focusing on controversies, differential diagnosis, and molecular genetic advances [J]. Semin Diagn Pathol, 2022,S0740-2570(22)00021-1.

第六节 乳腺腺样囊性癌

乳腺腺样囊性癌(adenoid cystic carcinoma of breast,ACCB)是一类罕见的乳腺恶性肿瘤,约占所有乳腺肿瘤的0.1%~3.5%。虽然乳腺腺样囊性癌属于三阴性乳腺癌的亚型之一,但其生物学行为较为惰性,淋巴结受累少见,预后良好,5年生存率可达98%,与浸润性导管癌等亚型存在明显的生物学行为及临床特征差异。乳腺原发性腺样囊性癌多发生于30~90岁女性,中位发病年龄在50~60岁,在男性患者中偶有报道。

一 病理

乳腺腺样囊性癌呈与涎腺腺样囊性癌相似的形态学谱,其特征是双相(导管和肌上皮)分化,具有管状、筛状或实体型生长模式,多表现为上述模式的混合。其中以筛状结构最具特征性也最常见,包括富含胶原样物的假性腺腔及含中性黏液的真性腺腔。根据结构和细胞学特征,肿瘤可细分为3种组织学亚型,即经典型、实体-基底样,以及伴有高级别转化的乳腺腺样囊性癌。经典型乳腺腺样囊性癌组织细胞形态以梁-管状、筛状生长为主,细胞轻度异型性;实体-基底样腺样囊性癌以巢团状、实性生长为主,细胞中-重度异型性,可见坏死及较多的核分裂象;腺样囊性癌伴高级别转化在乳腺中仅有个别报道,表现为经典的腺样囊性癌伴有明显的低分化或未分化区域。

二 临床表现

本病临床症状无特异性,常表现为边界清、质地韧、活动度较好、无触痛或轻触痛的单发肿块,极少情况下呈多灶性,病灶多位于乳晕周围,邻近大导管,乳头溢液较少见。乳腺腺样囊性癌预后通常较好,邻近结构侵犯(乳头、皮肤、胸大肌)少见,肿瘤切除后原位复发少见,淋巴结及远处转移少见。目前主张对乳腺腺样囊性癌进行单纯切除术或肿块切除辅以放射治疗,而不主张进行腋下淋巴结清扫术,这也是正确诊断乳腺腺样囊性癌的意义所在。

三、影像学表现

(一) X 线

ACCB X 线多表现为规则或浅分叶状单发肿块,密度较高,边界相对清晰,钙化罕见。既往文献报道肿瘤大小在 0.4~10 cm(平均为 3 cm)(图 15-6-1A~D)。部分病灶可仅表现为局灶不对称病变,是本病诊断的难点,常需与既往 X 线片比较或结合局部加压摄影、DBT 等进一步分析。结合超声和 MRI 检查综合分析有助于诊断与鉴别诊断。

(二) 超声

ACCB 超声表现为乳腺内低回声肿块,后方有声影。肿块为囊实性时可表现为混合性回声,肿块形态相对规则,边缘可呈浅分叶状,边界较清晰。超声彩色多普勒血流显像表现无特异性,弹性成像评分对此病诊断意义不大。

(三) MRI

ACCB MRI 多表现为圆形或椭圆形肿块,因病理亚型不同表现各具有一定的特征性。筛状结构可在影像学上表现为微囊样改变;组织学上无论是假性还是真性腺腔,内部都富含分泌黏液,因此 T2WI 上通常表现为高信号,不同于一般乳腺癌的 T2WI 上稍低信号。典型病例由于肿瘤富含基质成分,中心强化通常较晚,加之微囊样形态,在增强上可表现为环形强化。管状-小梁及实体结构为主的亚型 T1WI、T2WI 上均呈低等信号,增强后病变表现为由边缘向中心渐进性强化,中心强化较晚。TIC 类型可表现为上升型、平台型、流出型任意一种,无明显特征性(图 15-6-1E~H)。

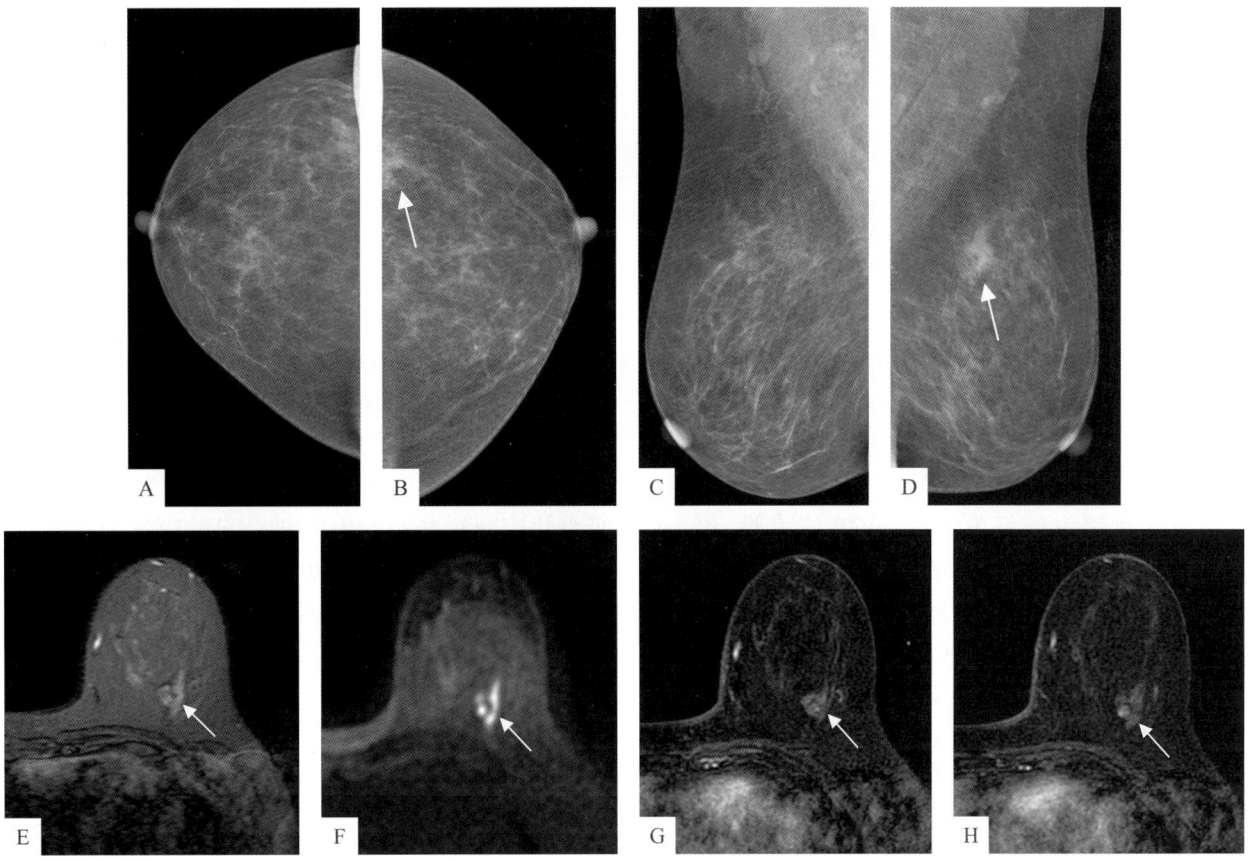

图 15-6-1　左乳腺样囊性癌　女,78 岁,乳腺 X 腺摄影(A~D)显示左乳外上局灶不对称。乳腺 MRI 所示左乳外上局灶强化,T2WI(E)上呈稍高信号,DWI(F)上呈高信号,ADC 值为 1.17×10^{-3} mm^2/s,增强不同层面图像(G,H)显示左乳外上局灶强化,内部强化特点为成簇环形强化,TIC 呈上升型。

四 诊断要点

乳腺腺样囊性癌较少见,其影像学特征可能与良性病变相似,诊断难度较大。综合诊断要点,如根据临床特征考虑恶性病变,影像学表现提示BI-RADS 4类,结合病灶大、病程长,且无淋巴结转移等特征分析,可考虑为特殊或罕见类型乳腺癌,再结合T2WI上高信号及MRI增强特征,可考虑腺样囊腺癌可能。

五 鉴别诊断

1. 叶状肿瘤　多见于中老年女性,多有乳腺肿块短期内迅速增大的病史。乳腺X线摄影上边缘清楚的分叶状肿块,内部未见可疑恶性钙化;MRI上边缘清楚的肿块,内部信号不均,伴有出血及囊变,TIC为上升型或平台型。

2. 黏液癌　多见于中老年女性,多呈缓慢生长,乳腺X线上多表现为边缘清楚的圆形肿块,类似良性肿瘤,MR T2WI上呈高亮信号且不均匀,增强呈持续性强化,以边缘强化向心填充为主,DWI上呈明显高信号,ADC较高。

3. 三阴性浸润性导管癌　多表现为边缘清楚肿块,T2WI上多呈稍低信号,含坏死成分时,坏死区T2WI上呈高信号,肿瘤周围可见水肿,ADC值减低,TIC以流出型多见,肿块较大时淋巴结转移多见。

(王彦姝　王丽君　汪登斌)

◆ 参考文献 ◆

[1] 张淑平,青春,韩敏,等.乳腺原发性腺样囊性癌的影像学表现[J].中国肿瘤临床,2019,46(13):661-664.

[2] Guldogan N, Esen G, Kayadibi Y, et al. Adenoid cystic carcinoma of the breast: multimodality imaging findings and review of the literature [J]. Acad Radiol, 2023,30(6):1107-1117.

[3] Rypel J, Kubacka P, Mykała-Cieśla J, et al. Locally advanced adenoid cystic carcinoma of the breast — A case report with a review of the literature [J]. Medicina (Kaunas), 2023,59(11):2005.

[4] Treitl D, Radkani P, Rizer M, et al. Adenoid cystic carcinoma of the breast, 20 years of experience in a single center with review of literature [J]. Breast Cancer, 2018,25(1):28-33.

第七节　乳腺血管肉瘤

一 概述

乳腺血管肉瘤(breast angiosarcoma)是一种少见的乳腺非上皮恶性肿瘤,起源于血管内皮细胞或向血管内皮细胞分化的间叶细胞,分为原发性及继发性,原发性更为罕见,约占所有血管肉瘤的20%,低于所有恶性肿瘤的0.4%,病因尚不明确。继发性血管肉瘤多发生于行保乳手术后接受放疗的乳腺癌患者,平均发病时间为术后5~6年。

乳腺血管肉瘤好发于30~40岁女性,6%~12%为妊娠期妇女,可能与雌激素水平有关。临床表现无特异性,通常表现为短期内迅速增大肿块,可伴或不伴有疼痛,少数病例无明显肿物,仅表现为弥漫性全乳腺肿大或持续性皮下出血。原发性乳腺血管肉瘤以外上象限较多见。若肿瘤位于表浅,可使皮肤呈紫蓝色或紫红色。少数可伴有腋窝肿大淋巴结、乳头内陷或表面皮肤橘皮样变。

二 病理

肿瘤表现为大量血管增生、相互吻合,部分区域出血明显。根据分化程度将其分为3级。Ⅰ级(高分化):乳腺小叶间质及脂肪组织内见弥漫增生的、开放的吻合状脉管,部分宽大的肿瘤性薄壁脉管内可见红细胞。没有或少见乳头状结构,多数瘤细胞轻度异型,核分裂罕见。Ⅱ级(中分化):至少75%的Ⅱ级肿瘤中存在Ⅰ级成分,可见散在的更富于细胞的区域和乳头状或花蕾状增生的内皮细胞突入血管腔。核染色质深,核仁突出,可见核分裂,可有类似于血管外皮瘤样结构。Ⅲ级(低分化):呈明显的恶性肿瘤图像。虽然仍可见高分化或中分化区域,但低分化成分常占1/2以上,即凸出的内皮细胞簇,实性丛状、乳头状结构,常见核分裂、坏死和因出血形成的"血湖"。

三 影像学诊断

(一) X线

乳腺血管肉瘤X线可表现为肿块,边缘呈分叶状;亦可表现为不对称致密影。

(二) 超声

乳腺血管肉瘤超声无特异表现,可单发或多发,边界局限或不清,可表现为低回声、高回声或非均匀回声,可表现为肿块或无典型包块占位效应,边缘与周围正常组织逐渐移行。超声造影显示病灶早期迅速见对比剂沿着粗大扭曲的血管充填整个病灶,呈"网格状"不均匀高增强。增强后病灶边界欠清晰,对比剂向周围渗透,范围明显增大。

(三) MRI(图 15-7-1)

乳腺血管肉瘤 T1WI 上呈低信号,部分内部可见点片状不规则高信号区;T2WI 上呈混杂信号,出现稍高信号内的低信号时,考虑为肿瘤内的含血液区,为乳腺血管肉瘤较特异性的 MRI 表现;DWI 上呈高信号,ADC 值降低;动态增强强化方式依据不同分化程度而不同,高级别早期明显强化,呈快速廓清型,而低级别者呈持续性强化。部分胸大肌可见侵犯。

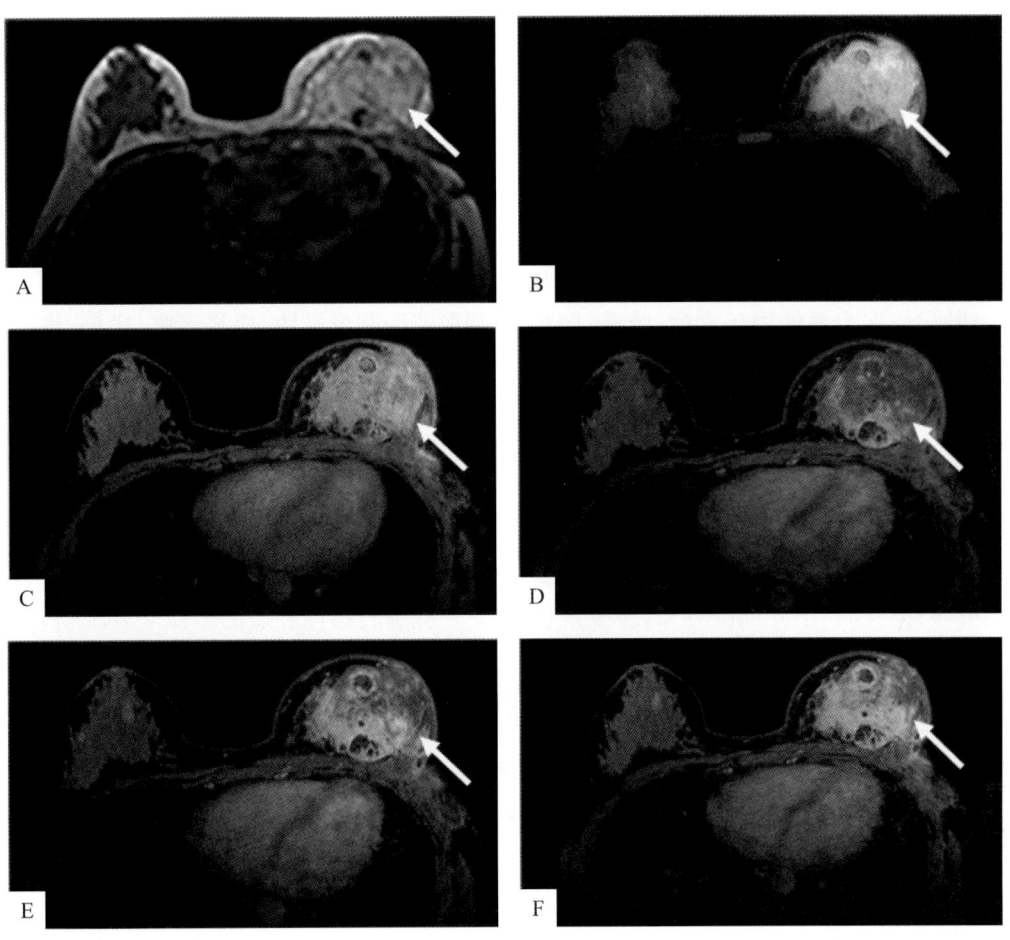

图 15-7-1 左乳血管肉瘤 女,16 岁,左乳血管肉瘤术后复发。横断位 T1WI(A)及脂肪抑制 T2WI(B)示左乳增大,乳晕及外侧皮肤增厚,左乳内见巨大不规则肿块,截面大小约 7.4 cm× 5.8 cm, T1WI 上呈低信号,T2WI 上呈高低混杂信号。T1WI(C)上肿块呈高低混杂信号,增强三期扫描(D~F)示肿块呈明显不均匀强化,内见多发大小不等环状、不均匀强化。(由上海市肿瘤医院放射科姜婷婷医生提供)

四 鉴别诊断

乳腺血管肉瘤需与乳腺炎性病变、乳腺癌等鉴别。①炎性病变:乳房局部出现红、肿、热、痛,病灶多边界模糊,伴有脓肿时可呈环形强化,多数病例伴有乳晕皮肤增厚、乳头凹陷等间接征象。②乳腺癌:多有钙化,形态不规则,边界不清,常呈分叶状,边缘见毛刺,MRI 增强多呈不均匀或环形强化,TIC 多呈流出型。

(刘欢欢 王丽君 汪登斌)

◆ 参考文献 ◆

[1] 韩鄂辉,吕志红,洪玮,等.乳腺血管肉瘤的超声造影表现1例.中国临床医学影像杂志,2014,25(7):527-528.

[2] 张姣,江岷芮.乳腺巨大高分化血管肉瘤一例[J].中华乳腺病杂志(电子版),2019,13(5):318-320.

[3] 赵弘,杜牧,郭吉敏,等.乳腺血管肉瘤的 MRI 及 X 线表现(附 2 例报告并文献复习)[J].临床放射学杂志,2010,29(12):1709-1712.

[4] 周卫平,昝星有,张盛箭,等.原发性乳腺血管肉瘤的影像表现[J].中华放射学杂志,2015,49(10):783-784.

[5] Abdelhady AM, Neamaalla S, Gittens AS, et al. Primary angiosarcoma of the breast: Case report of a rare vascular

tumor [J]. Radiol Case Rep, 2020, 15(4): 339 - 343.

[6] Abdou Y, Elkhanany A, Attwood K, et al. Primary and secondary breast angiosarcoma: single center report and a meta-analysis [J]. Breast Cancer Res Treat, 2019, 178(3): 523 - 533.

[7] Im S, Chae BJ, Kim SH, et al. Primary angiosarcoma of the breast: a case report [J]. Int J Clin Exp Pathol, 2019, 12(2): 664 - 668.

[8] Kapoor MM, Yoon EC, Yang WT, et al. Breast angiosarcoma: imaging features with histopathologic correlation [J]. J Breast Imaging, 2023, 5(3): 329 - 338.

[9] Rhoul C, Kharkhach A, Aabdi H, et al. Radiation-induced angiosarcoma of the breast: a case report [J]. Ann Med Surg (Lond), 2023, 85(10): 5047 - 5050.

第八节　乳腺转移性肿瘤

一 概述

乳腺富有纤维组织、血运差，因此转移性肿瘤极其少见，在所有乳腺恶性肿瘤中的占比不足2%。最常见的原发病灶为乳腺癌，常发生对侧乳腺转移，其他部位的原发肿瘤依次为恶性黑色素瘤、肺癌、卵巢癌、肾癌、甲状腺癌等。正确诊断乳腺原发性或转移性的恶性肿瘤对于采取恰当的治疗是极其重要的。

二 病理

病理诊断主要根据组织学特点及免疫组化染色。乳腺转移性肿瘤的病理表现包括不典型的组织学特征，瘤巢沿导管周围和小叶周围分布，多发淋巴管癌栓，乳腺导管上皮无异常增生现象，无弹力纤维增生。雌激素受体（ER）、孕激素受体（PR）、HER2、GCDFP15和GATA3的表达支持乳腺起源。但这些标记物并不完全特异，在乳腺转移性肿瘤和原发性乳腺癌鉴别上无单一标志物具有高敏感性和高特异性。因此，需联合利用一组抗体同时检测并结合临床病理特征综合分析。

三 临床表现

在临床表现上，乳腺转移性肿瘤与原发性肿瘤很难区分，但是当有恶性肿瘤病史的患者新出现乳腺肿块时，必须要考虑乳腺转移性肿瘤的可能。乳腺转移性肿瘤以血行转移最常见，多表现为增长迅速的无痛性乳腺肿块，质偏硬，其位置一般表浅，皮肤改变和血性乳头溢液非常罕见。单发肿块最为常见，好发于乳腺外象限，该象限的腺体和血运相对丰富。26%的患者为双侧或单侧乳腺多发肿块，有4%的患者表现为乳腺弥漫性改变。

四 影像学表现

（一）X线

乳腺X线摄影作为乳腺癌的常规筛查手段，在乳腺转移性恶性肿瘤中并不具有特异性，常表现为边界相对清楚、密度增高的单发或多发病灶，除卵巢来源恶性肿瘤外，极少出现钙化，易误诊为良性病变。

（二）CT

CT表现为新发的乳腺肿块短时间迅速增大，呈圆形或卵圆形肿块，边界清晰/模糊，增强可见强化，可伴有同侧腋窝淋巴结肿大。

（三）超声

乳腺转移性肿瘤大多为圆形或类圆形，边界清楚，边缘规则，低回声实性团块，少有钙化形成，团块后方可有回声衰减。

（四）MRI

乳腺转移性肿瘤的影像学表现与转移途径密切相关。①血行转移：单发或多发肿块，T1WI上呈等信号，T2WI上呈稍高或高信号，类似良性肿瘤，边界清楚或分叶状，多无毛刺，弥散受限程度较良性肿瘤明显，增强扫描早期环状强化，TIC为平台型或速升速降型（图15-8-1）。②淋巴转移：皮肤广泛增厚，腺体水肿明显，弥散受限程度较轻，多伴腋窝淋巴结肿大，类似乳腺炎或炎性乳癌。

五 诊断要点

对于已存在恶性肿瘤的患者新出现乳腺肿块应考虑乳腺转移的可能，临床和影像学检查对诊断有所帮助，病理细胞学结合免疫组化检查是确定诊断的最重要方法。需多个免疫组化指标联合检测。此外，仔细询问病史对正确诊断很关键。

六 鉴别诊断

（一）原发性乳腺癌

原发性乳腺癌是最常见的乳腺恶性肿瘤，肿瘤细胞呈浸润性无限增殖方式，肿块型乳腺癌通常形状不规则，边缘呈星芒状或蟹足样毛刺，且边界不清，中心可伴无明显强化的出血、囊变、坏死和纤维化。CK阴性可以除外乳腺癌。ER、PR的表达与

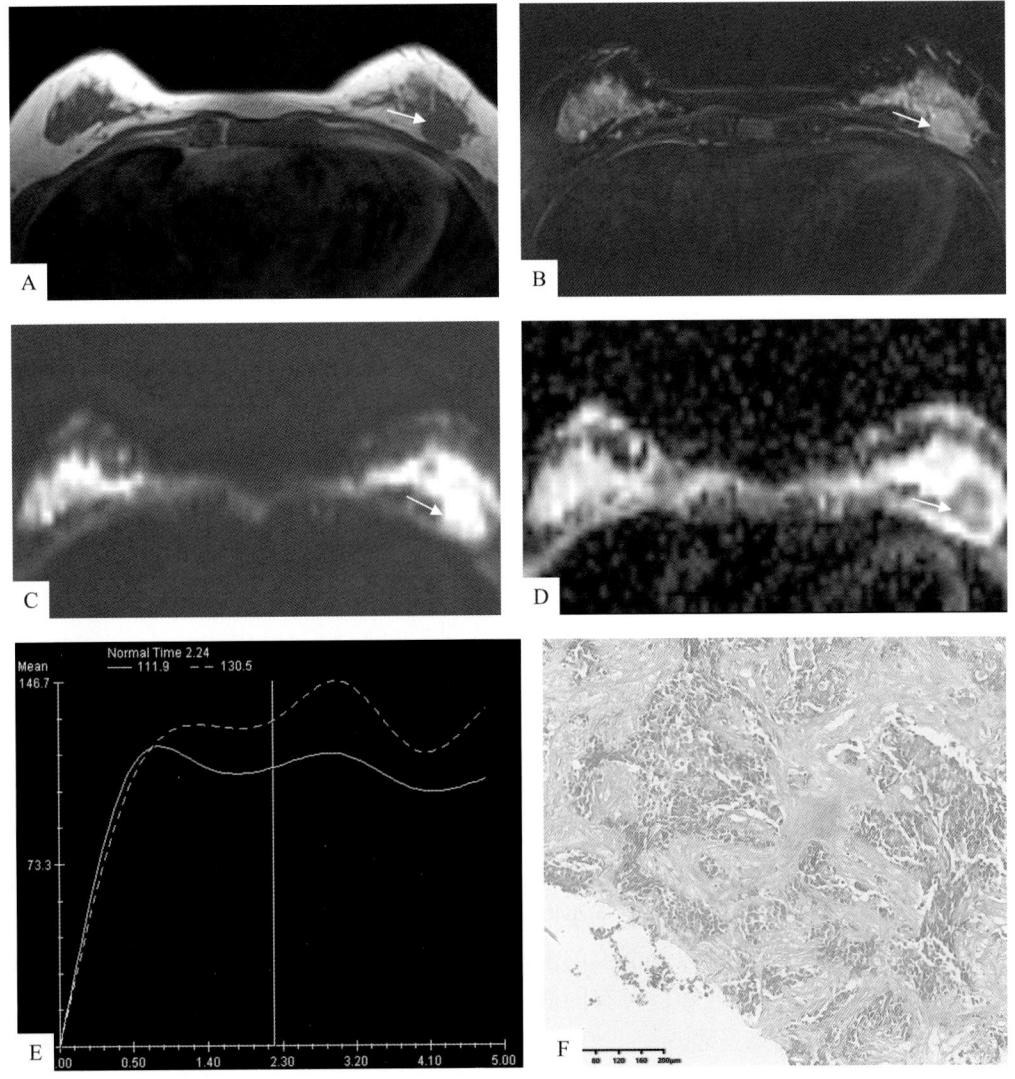

图 15-8-1 小细胞肺癌乳腺转移　患者,女,42 岁,发现左乳肿块 6 天就诊,既往有肺小细胞肺癌病史。左乳外下象限可见类圆形软组织肿块,大小约 2.0 cm×1.3 cm,横断位 MR T1WI(A)和脂肪抑制 T2WI(B)上呈 T1 等信号、T2 稍高信号,边界不清,DWI(C)上高信号,ADC(D)值低,TIC(E)呈平台型。病理(F)小细胞肺癌转移(HE 染色 10×20)。(见彩色插页)

乳腺癌的发生、发展关系密切,约 70% 的乳腺癌呈 ER/PR 阳性,因此当 ER/PR 阳性时对支持乳腺来源有很大帮助,可作为乳腺原发性与转移性肿瘤的诊断标志物。

(二) 乳腺纤维腺瘤

乳腺纤维腺瘤是最常见的乳腺良性肿瘤,由乳腺小叶内纤维组织和腺上皮增生而形成,增生的纤维组织围绕在腺管周围,可发生黏液样变性,或伴胶原化和玻璃样变性。MRI 检查多表现为边缘光滑锐利,边界清晰,内部信号均匀或不均匀。而转移瘤瘤体位置表浅及有原发癌病史,应注意鉴别要点。

(三) 原发性乳腺淋巴瘤

乳腺作为淋巴瘤临床首发部位,同侧腋窝淋巴结可受累,无其他部位淋巴结同时发生,且以往无乳腺外恶性淋巴瘤病史。影像学表现可单侧或双侧发病,肿块型或浸润型,病灶边界清楚,可融合,少毛刺。MR T1WI 上呈等或稍低信号,T2WI 上呈稍高信号;DWI 上信号显著增高,ADC 值显著降低;可伴有皮肤增厚,皮下水肿;增强后早期均匀强化,内部血管穿行,边缘血管贴边;TIC 为平台型或速升速降型。病理组织学检查是诊断的金标准。

(四) 乳腺炎及炎性乳癌

可有红、肿、热、痛病史,乳腺炎抗炎治疗病情好转,而炎性乳癌抗感染治疗无效,并且无乳腺外原发恶性淋巴瘤病史。需注意与淋巴道转移的乳腺转移性肿瘤鉴别。

(翟春丽　邱立艳　郑建军)

◆ 参考文献 ◆

[1] 罗扬,徐兵河,李青,等.乳腺外实体瘤乳腺转移患者的临床病理特征和预后[J].中华肿瘤杂志,2014,36(6):453-456.
[2] 单嫣娜,龚向阳,丁忠祥,等.动态增强MRI影像组学特征预测乳腺癌腋窝淋巴结转移的价值[J].中华放射学杂志,2019,53(9):742-747.
[3] 孙恒翠,郭依廷,姚刚,等.乳腺癌MRI动态增强征象与免疫组化指标间的相关性分析[J].医学影像学杂志,2022,32(7):1170-1174.
[4] 杨晶,杨国财,刘金昊.动态增强MRI定量参数与乳腺癌生物因子的相关性[J].中国介入影像与治疗学,2018,15(2):86-89.
[5] 张岩君,金木兰,吴莹莹,等.乳腺转移性肿瘤临床病理分析[J].诊断病理学杂志,2021,28(12):1012-1015.
[6] Albasri AM. Nasopharyngeal carcinoma metastasis to the breast [J]. Saudi Medical Journal, 2020,41(10):1130-1134.
[7] El Khoury M, Maietta A, Tran A, et al. Case 285: Primary breast lymphoma [J]. Radiology, 2021,298:231-236.
[8] Lee MI, Jung YJ, Kim DI, et al. Metastasis to breast from ovarian cancer and primary ovarian cancer concurrently diagnosis[J]. AME Publishing Company, 2021,10(5):1806-1811.
[9] Sanguinetti A, Avenia S, Pennella FP, et al. Metastases to the breast A clinical series from a single institution experience with review of the literature [J]. Annali Italiani Di Chirurgia, 2021, 92:141-148.
[10] Semba R, Horimoto Y, Arakawa A, et al. Metastatic breast tumors from extramammary malignancies: a case series [J]. Surgical Case Reports, 2021,7(1):154.
[11] Sippo D A, Kulkarni K, Carlo P D, et al. Metastatic disease to the breast from extramammary malignancies: A multimodality pictorial review [J]. Curr Probl Diagn Radiol, 2016,45(3):225-232.

第九节 乳腺淋巴瘤(原发性/继发性)

一、概述

乳腺淋巴瘤占乳腺恶性肿瘤的0.04%~0.5%。乳腺淋巴瘤可原发于乳腺,也可以继发于全身其他系统淋巴瘤。乳腺原发淋巴瘤的诊断一般采用Wiseman等在1972年提出的诊断标准:①乳腺病灶经病理学确诊为淋巴瘤;②镜下见乳腺导管及小叶浸润,乳腺上皮无恶变;③既往无乳腺以外部位的淋巴瘤病史;④乳腺为首发部位,同时或随后可有同侧腋窝淋巴结受累;⑤骨髓穿刺结果正常。

乳腺淋巴瘤在乳腺X线摄影(mammography,MG)上多表现为高密度肿块,边缘无毛刺,通常不伴有恶性钙化。在超声上,乳腺淋巴瘤多表现为边缘不清楚的低回声肿块,部分呈极低回声,后方回声增强,易被误认为乳腺囊肿。乳腺淋巴瘤在MG及超声上表现无特异性。乳腺MRI可提供多序列、多参数的成像,可对淋巴瘤的诊断及治疗评估提供较大的临床价值。

二、病理

2019年WHO乳腺肿瘤分类将乳腺淋巴瘤分为如下几种类型:黏膜相关淋巴组织淋巴瘤、滤泡性淋巴瘤、弥漫性大B细胞淋巴瘤、Burkitt淋巴瘤及乳腺移植物相关性间变性大细胞淋巴瘤,其中弥漫性大B细胞淋巴瘤最常见。乳腺淋巴瘤大体表现为界限清楚、大小不等的肿块,切面与其他部位的淋巴瘤相似,呈灰白鱼肉状,高级别肿瘤偶见出血坏死灶。虽然肉眼上界限清楚,但大多数乳腺淋巴瘤的镜下边界都呈浸润性,弥散至小叶和导管周围(图15-9-1)。

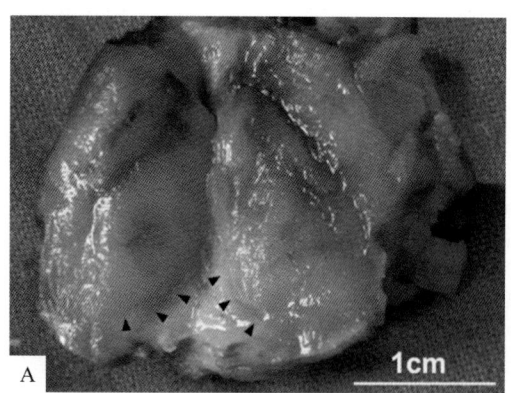
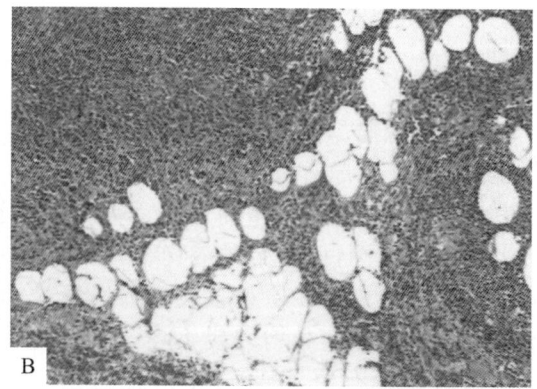

图15-9-1 乳腺淋巴瘤大体标本及镜下表现 弥漫大B细胞淋巴瘤,大体(A)可见乳腺肿块边缘清楚,呈灰白鱼肉状;镜下(B)可见肿瘤边缘不清楚,呈浸润性生长,浸润至边缘的脂肪组织(H&E染色,×100)。(见彩色插页)

三 临床表现

乳腺淋巴瘤多见于绝经后女性,发病年龄为 50~60 岁,男性及儿童罕见。Burkitt 淋巴瘤多见于妊娠期或哺乳期妇女,也可见于青春期女性。部分淋巴瘤与隆胸或乳腺癌术后乳房重建时使用的乳腺植入物有关,硅胶或盐水植入物均有报道,以硅胶植入物多见。乳腺淋巴瘤患者多表现为无痛性肿块,可为多结节性,部分可伴有局部红肿热痛、皮肤破溃及乳头增大,少数患者无临床症状,仅在影像学检查时被发现。Burkitt 淋巴瘤患者常表现为双侧乳腺进行性肿胀。文献报道乳腺淋巴瘤右侧多见,10% 患者双侧发病。50% 以上的乳腺淋巴瘤病例累及区域淋巴结。

乳腺淋巴瘤 5 年无病生存率为 53%,自发消退者罕见。乳腺淋巴瘤的治疗方式有手术治疗、放疗及化疗,其预后与淋巴瘤的组织学分型有关。原发性乳腺黏膜相关淋巴组织淋巴瘤预后良好。多数病例经放疗或手术切除等局部治疗有效。Burkitt 淋巴瘤预后较差。

四 影像学表现

(一) X 线

在乳腺 X 线摄影上,乳腺淋巴瘤多表现为肿块,少数表现为不对称病变(图 15-9-2),少数病例假阴性。肿块多呈卵圆形或类圆形,密度较周围腺体高或相等,内部基本不出现钙化;肿块边缘清楚,呈分叶状者较少见。肿块对周围浸润少,少数病例可见到邻近腺体结构扭曲。可伴有皮肤增厚和腋窝淋巴结肿大。

乳腺淋巴瘤在 X 线上的表现与其他乳腺良性及恶性肿瘤有重叠,需要进行鉴别:表现为边缘清楚的肿块,需要与乳腺纤维腺瘤、乳腺髓样癌鉴别,而少部分表现为边缘不清楚的肿块,需要与乳腺浸润性癌鉴别。乳腺淋巴瘤出现弥漫性浸润时,需要与乳腺炎症或炎性乳癌鉴别。

(二) 超声

在超声上,乳腺淋巴瘤多表现为边缘不清楚的低回声肿块,部分呈极低回声,后方回声增强,易被误认为乳腺囊肿。患侧腋下多可见肿大淋巴结,淋巴结门结构消失,部分淋巴结可融合。

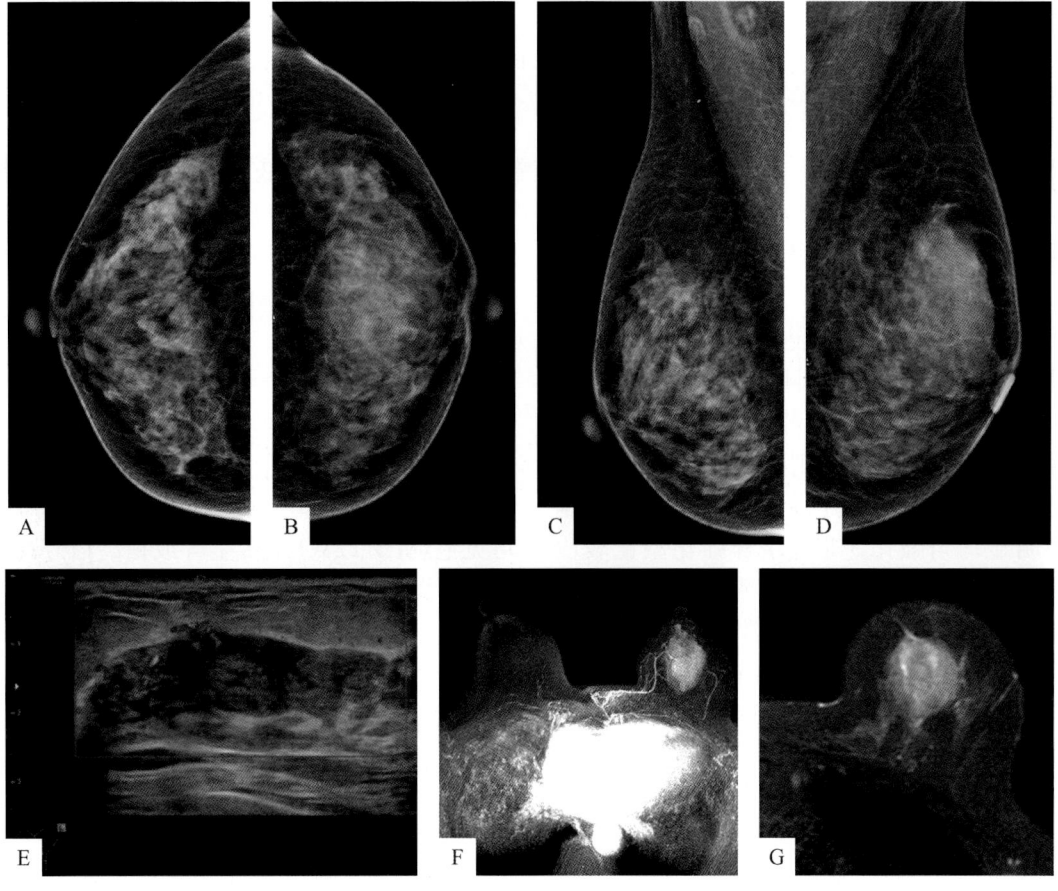

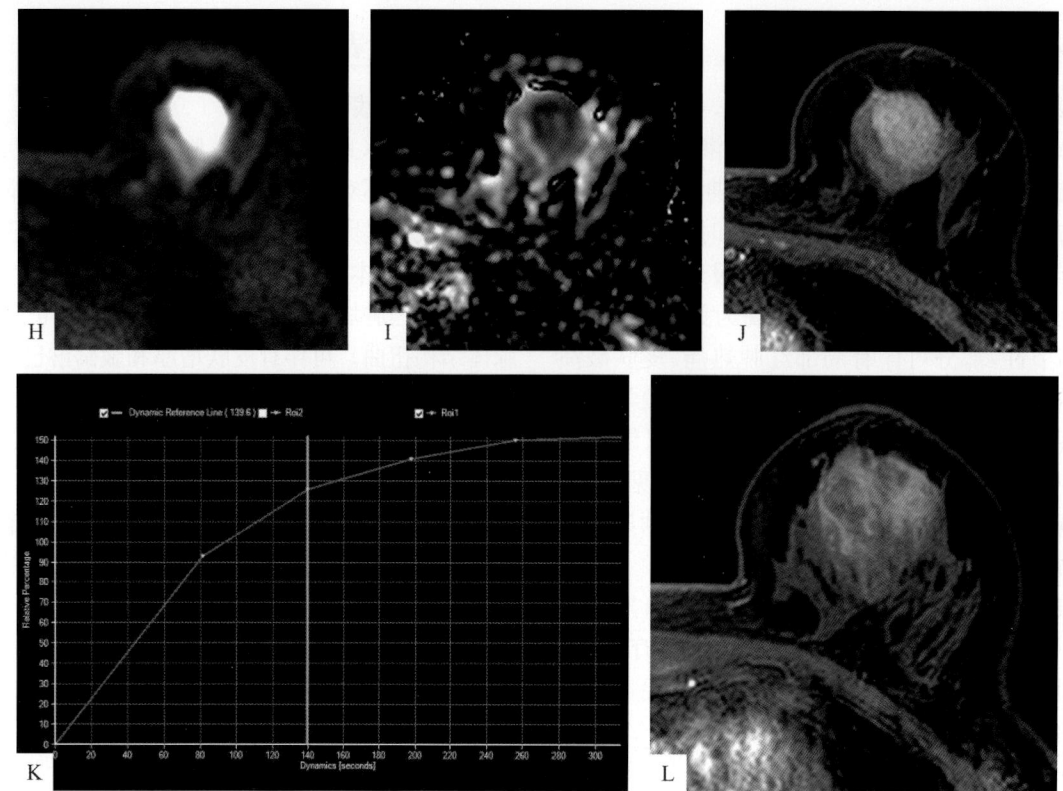

图 15-9-2 左乳弥漫大 B 细胞淋巴瘤影像表现　女,68 岁,体检发现左乳肿块 1 个月余,乳腺 X 线摄影(A~D)示左乳中上可见局灶不对称密度影,未见可疑恶性钙化。超声(E)显示左乳中上低回声肿块,内见血流信号。乳腺 MRI(G~L),减影 MIP 示(F)左乳上部见一枚类圆形肿块,左乳血管影增粗,左乳病灶在 T2WI(G)上呈等信号,DWI(H)上呈高信号,ADC 值(I)0.7×10^{-3} mm^2/s,增强(J)表现为均匀强化,TIC(K)呈快速上升型。病灶下部层面(L)强化不均匀,对应层面 T2WI、DWI 信号不均,ADC 值不均匀(未展示)。

(三) MRI

乳腺 MRI 较乳腺 X 线及超声更易发现多灶性、多中心性及对侧病灶。文献报道的乳腺淋巴瘤的 MRI 表现绝大部分为弥漫大 B 细胞淋巴瘤的 MRI 特征。乳腺淋巴瘤在 MRI 可表现为肿块型、非肿块型及弥漫型。肿块型多呈类圆形及不规则形,部分为多灶性或多中心性病灶,也可双侧发病。肿块边缘可光滑,但多数为局部不规则形,部分可表现为毛刺状,这与淋巴瘤浸润性生长方式有关。增强扫描病灶多呈明显均匀强化。非肿块样强化型比较少见,可表现为局灶性及区域性异常强化。少数乳腺淋巴瘤在 MRI 上表现为弥漫型,常累及整个乳腺,患侧乳腺弥漫水肿,增强呈弥漫结节状或斑片状异常强化。

乳腺淋巴瘤在 T1WI 上相对于正常乳腺实质多呈等信号或低信号,T2WI 上多呈等或稍高信号,在 DWI 上多呈均匀高信号,ADC 值约(0.5~0.9)×10^{-3} mm^2/s,治疗后 ADC 值可升高。乳腺淋巴瘤的 ADC 值与身体其他部位淋巴瘤 ADC 值相似,较乳腺浸润性癌 ADC 值低,这与淋巴瘤细胞密度较高有关。TIC 多表现为流出型或平台型,少数表现为上升型。部分患者患侧或双侧腋下淋巴结肿大,淋巴结门结构消失,部分淋巴结可融合。

五 诊断要点

乳腺淋巴瘤发病率较低。本病的诊断要点如下:①乳腺 X 线摄影上多为不伴钙化的高密度肿块,也可表现为不对称;②肿块边缘多不规则,少数边缘可见毛刺;③T2WI 上多呈等或稍高信号;④DWI 上呈明显高信号,ADC 值约(0.5~0.9)×10^{-3} mm^2/s;⑤增强扫描明显均匀强化,坏死、囊变、出血少见;⑥部分为多灶性或多中心性病灶,也可双侧发病。

六 鉴别诊断

1. 浸润性导管癌　浸润性导管癌内部常伴有明显的纤维结缔组织增生,肿块常较硬,T2WI 上呈稍低信号,边缘毛刺状;而淋巴瘤内部常无明显纤维结缔组织增生,细胞排列较密集,肿块常较软,T2WI 上呈等或稍高信号,边缘常可见肿瘤细胞呈浸润性生长,弥漫至小叶和导管周围,因此其边缘常呈不规则形,甚至毛刺状。乳腺淋巴瘤细胞密度较高,DWI 呈高信号,ADC 值约 $(0.5\sim0.9)\times10^{-3}$ mm^2/s,较浸润性乳腺癌 ADC 值更低,有助于鉴别诊断。浸润性导管癌可出现乳头凹陷,而淋巴瘤发生于乳头内或累及乳头时,很少出现乳头凹陷,多表现为乳头增大。

2. 乳腺炎　Burkitt 淋巴瘤多见于妊娠期或哺乳期妇女,常表现为双侧乳房进行性肿胀,极易误诊为乳腺炎。乳腺淋巴瘤弥漫浸润至整个乳腺时可出现乳房红、肿、热、痛等症状,患侧乳腺增大,皮肤水肿增厚,类似乳腺炎改变。但乳腺炎由于常伴有脓肿形成,在增强图像上多表现为环形强化肿块,DWI 上表现为脓腔高信号,ADC 值减低。乳腺淋巴瘤未经治疗时内部囊变坏死罕见,多表现为明显均匀强化的实质性肿块,DWI 信号均匀增高,ADC 值减低。病灶的增强方式及 DWI 表现有助于两者鉴别。妊娠期或哺乳期妇女出现双侧乳房进行性肿大时,应考虑到 Burkitt 淋巴瘤的可能性。穿刺活检对于疾病的确诊以及患者的治疗非常必要。

(王丽君　邬昊婷　汪登斌)

◆ 参考文献 ◆

[1] 范林音,邵国良,朱秀,等.原发性乳腺弥漫性大 B 细胞淋巴瘤的临床特点、MRI 表现、治疗方式与预后关系分析[J].医学影像学杂志,2020,30(8):1388-1393.

[2] 何慕真,张盛箭,马明平,等.原发性乳腺弥漫性大 B 细胞淋巴瘤 MRI 表现及与病理对照[J].放射学实践,2016,31(8):743-746.

[3] 黄玉明,覃罗平,邓祖群.原发性乳腺弥漫性大 B 细胞淋巴瘤的超声诊断及临床价值[J].影像技术,2023,35(6):52-56.

[4] 李孟磊,肖红涛,陈允志,等.原发性乳腺淋巴瘤的影像表现[J].医学影像学杂志,2023,33(6):1016-1019.

[5] 李雪,孙琨,柴维敏,等.原发性乳腺弥漫大 B 细胞淋巴瘤的 MRI 表现并文献复习[J].肿瘤影像学,2021,30(5):368-375.

[6] 汤子建,谢朝邦,李雪,等.6 例乳腺淋巴瘤影像学特征[J].中国医学影像技术,2023,39(5):792-794.

[7] 张建华,周世清.原发性乳腺弥漫性大 B 细胞淋巴瘤 MRI 表现与病理对比分析[J].影像研究与医学应用,2018,2(2):203-204.

[8] 张威,王尧,翁慧芳,等.乳腺淋巴瘤 16 例超声特征分析[J].实用肿瘤杂志,2022,37(6):549-555.

[9] 周晓蝶,戚荣鑫,余波,等.乳腺淋巴瘤 72 例临床病理分析[J].临床与实验病理学杂志,2023,39(8):925-930.

[10] Oya M, Hirahashi M, Ochi M, et al. Spontaneous regression of primary breast lymphoma [J]. Pathol Int, 2009, 59: 664-669.

[11] Raj SD, Shurafa M, Shah Z, et al. Primary and Secondary Breast Lymphoma: Clinical, Pathologic, and Multimodality Imaging Review [J]. Radiographics, 2019, 39(3): 610-625.

[12] Sharma B, Jurgensen-Rauch A, Pace E, et al. Breast implant-associated anaplastic large cell lymphoma: review and multiparametric imaging paradigms [J]. Radiographics, 2020, 40(3): 609-628.

[13] Wang L, Wang D, Chai W, et al. MRI features of breast lymphoma: primary experience with seven cases [J]. Diagnostic and Interventional Radiology, 2015, 21(6): 441-447.

[14] Wiseman C, Liao KT. Primary lymphoma of the breast [J]. Cancer, 1972, 29: 1705-1712.

[15] Yang WT, Lane DL, Le-Petross HT, et al. Breast lymphoma: imaging findings of 32 tumors in 27 patients [J]. Radiology, 2007, 245: 692-702.

第十节　乳腺包虫病

一 概述

乳腺包虫病(echinococcosis of breast)是棘球绦虫的棘球蚴寄生至乳腺所致,故又称棘球蚴病。该病为人畜共患病,人因误食虫卵成为中间宿主而感染此病。寄生于人体的有细粒棘球绦虫的幼虫(棘球蚴)和多房棘球绦虫的幼虫(泡球蚴)两种,引起细粒棘球蚴病和泡状棘球蚴病。我国以细粒棘球蚴病更为常见,主要以形成含囊液的囊肿,又称为囊型包虫病。泡状棘球蚴病较为少见,主要以外生性出芽形式繁殖,不断向外围组织浸润形成新的囊泡,类似恶性肿瘤,因此又称为虫癌,主要侵犯肝脏。包虫病常见于肝脏(占 70%)、肺脏(占 20%～30%),肌肉、心、脾、肾、脑、骨、眼眶等脏器少见(占 10%)。发生于乳腺的包虫病主要为细粒棘球蚴病,较为罕见(占 0.27%)。乳腺包虫病,全球均有零星发现,主要症状为乳腺肿块,多为单发,也可多发,早期无自觉症状,随着包虫囊肿逐渐增大而产生压迫症状。

二 病理

病理检查(镜检):囊壁由两层结构构成,外层为纤维结缔组织包膜,内层为囊皮样组织,无细胞结构,半透明角质,囊内有多个头节,囊肿角质膜为平行排列的板层结构,生发层由一排细胞组成,部分区域见腺体组织,间质伴灶性淋巴细胞浸润。陈旧的内囊皮因褪变伴钙盐沉积。

三 临床表现

乳腺包虫病以 26～66 岁女性多见,从感染至发病为 10～20 年或更长。乳腺组织松软,囊肿生长空间不受限制,故一般不引起明显压迫症状。包虫囊肿有完整的纤维性包膜,活动度大,与皮肤无粘连,乳头不内陷,腋窝淋巴结不肿大。包虫囊肿含囊液,张力大,囊壁衰老、变性、退化,可因外伤而破裂,囊液漏入周围组织后,因囊液含蛋白质,具有很强的抗原性,全身皮肤可出现大片红疹、瘙痒等过敏症状。体检时患乳内均可触及囊性包块,压痛不明显;如囊肿位置表浅,可有乳房表面静脉曲张,腋窝、锁骨上淋巴结不肿大;多数包虫囊肿触有囊颤感,血嗜酸性细胞增多。实验室检查包虫三项试验多呈阳性。

四 影像学表现

(一) X线

乳腺包虫病单发多见,也可多发,主要呈圆形或椭圆形,密度均匀、增高或减低,边缘光滑锐利,多发者(多囊重叠)出现"双边"影征。病程长短不同可出现囊壁周围钙化,呈典型的"蛋壳"状或弧线形钙化,囊内可见"囊沙"所致的斑点状钙化,病程越长,钙化越多见。如内外囊破裂,囊内张力减低,可导致形态改变,内外囊皱缩分离,可出现"日环蚀"征及薄壁空洞样改变(图15-10-1)。

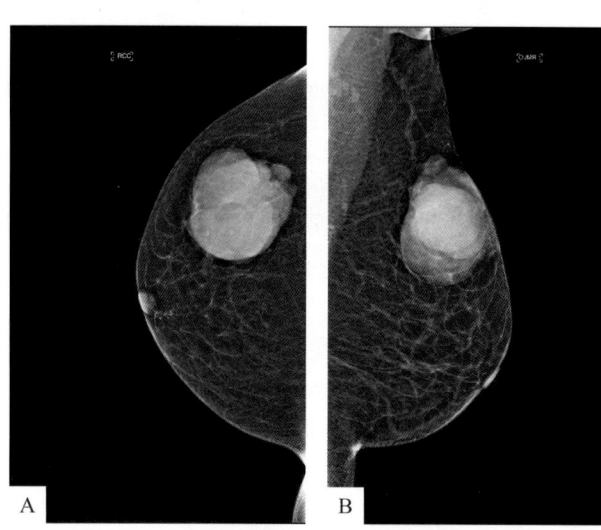

图15-10-1 乳腺包虫病(乳腺细粒棘球蚴病)乳腺X线摄影 A. 头尾位(CC)X线病灶显示为中低密度类圆形肿物影,边缘光滑,后上方一枚肿物内密集分布颗粒状致密影。B. 内外斜位(MLO)X线显示多囊重叠呈"双边"征和薄层弧线形钙化。

(二) 超声

乳腺包虫病超声显示液性暗区或不均质低回声团,边界清楚,形态较规则,回声不均匀,可见可移动的弱回声光点;内部呈多个融合囊样团块影,内见多不可数斑点、片状钙化及弧形钙化灶,团块伴有侧方声影,后方回声无衰减,团块内无血流信号。

(三) CT

乳腺包虫病CT表现为呈类似水样密度的类圆肿物影,边界光滑锐利,界限清楚,有完整(包膜)纤维环,囊内钙化多表现为斑点状钙化影,囊壁钙化多表现为"蛋壳"样或弧线形钙化。CT增强扫描后包虫囊肿不强化。

(四) MRI

在囊性包虫病诊断上,病灶表现为圆形或椭圆形在T1WI上呈低信号,在T2WI上呈高信号,在质子密度像上大部分呈低信号,部分呈等信号。包虫的囊壁在T1WI和T2WI上均表现为低信号,呈一圈连续光滑厚度均一2mm左右的低信号环。当包虫合并感染、外伤或老化等囊肿破裂,囊肿会塌陷变形,信号不均匀,囊壁不连续,在T1WI上呈等信号或稍高信号,在质子密度像上为等信号或高信号。

五 诊断要点

诊断本病主要依靠影像学及实验室检查,有边界光滑锐利、界限清楚、弧线形钙化等影像学特征性表现,如果包虫囊肿破裂感染或囊液外漏时,内外囊皱缩分离,可出现"日环蚀"征、"飘带"征及薄壁空洞样等典型征象时不难诊断,缺乏特征性表现时易引起误诊,应紧密结合临床。

六 鉴别诊断

临床上需与乳腺囊肿、囊型膜状脂肪坏死相鉴别。囊肿实验室检查囊壁一般无嗜碱性粒细胞浸润,囊内找不到半透明的粉皮状内囊皮;囊型膜状脂肪坏死其囊内为膜状物,镜下为伊红色无结构坏死物。而包虫的囊壁嗜酸性粒细胞常见,囊肿内囊皮为典型伊红色平行板层状结构,陈旧的内囊皮因褪变伴钙盐沉积而呈嗜碱性改变。肉眼还可见大小不等的半透明小球(子囊),镜下子囊结构为深伊红色为平行板层结构,并可见嗜碱性的颗粒层结构,故囊肿、囊型膜状脂肪坏死与包虫囊肿两者之间的鉴别较容易。影像学诊断一般具有特征性表现时不难做出诊断;CT增强扫描,对于细粒棘球蚴和泡状棘球蚴引起的包虫病,在注射对比剂后,病灶均不发生强化,这一点有助于包虫病的鉴别诊断。对于实变型乳腺包虫病,影像学诊断存在困难,需结合临床及流行病学资料、实验室检查可鉴别诊断。

(曾 莉 汪登斌)

◆ 参考文献

[1] 鲍吉光.乳腺包虫病(8例报告)[J].新疆医学,1981,6:180-181.
[2] 鲍润贤.中华影像医学(乳腺卷)[M].2版.北京:人民卫生出版社,2010:104.
[3] 曾莉,刘凡明,宫悦,等.乳腺棘球蚴病的影像学诊断及特征[J].中华放射学杂志,2012,41(2):127-129.
[4] Kural S, Tenekeci N, Topuzlu C. Case report: a unusual mass in zhe breast: zhe hydatid cyst [J]. Clin Radiol, 1995, 50: 869-870.
[5] Sagin HB, Kiraola Y, Aksoy F. Hydatid cyst of the breast diagnosed by fine needle aspiration biopsy [J]. Acta Cytol, 1993, 7: 965-966.

第十一节 腋窝猫抓病性淋巴结炎

一 概述

猫抓病(cat-scratch disease, CSD)是一种由汉塞巴尔通体(Bartonella henselae)感染,引起以浅表淋巴结肿大为主要临床表现的疾病,称为猫抓病性淋巴结炎,是一种亚急性、自限性疾病。猫抓病发现于1889年,1931年首次确定与猫之间的流行病学特征。该病传染源主要是带菌猫,尤其是1岁以内的幼猫。多数发病前有猫、狗等抓咬伤史或密切接触史,也有的患者无明确接触史,可通过皮肤损伤或刺伤而感染。巴尔通体存在于猫的口咽部,是一类革兰阴性、营养条件苛刻的需氧杆菌,潜伏期一般为10~30 d,少数可数月乃至数年。

二 病理

早期,镜下可见淋巴结内组织细胞及淋巴细胞增生,生发中心扩大;中期可见增生的组织细胞逐渐演变为类上皮细胞,并集聚成团,形成肉芽肿结构;晚期形成特征性的肉芽肿性微脓肿,中央为中性粒细胞及细胞核碎片,周围为栅栏状排列的类上皮细胞,其间偶见少量多核巨细胞。在肉芽肿外围常见较多淋巴细胞、浆细胞、免疫母细胞及纤维母细胞,并可见淋巴滤泡增生及小血管增生。用Warthin-Starry银染色显示在淋巴窦内及微脓肿周围的巨噬细胞质中,可见黑色的颗粒状或杆状细菌。

三 临床表现

本病全球散发,在温热带地区的秋冬季较多,常见于儿童及青少年。猫抓病的临床表现多种多样,以局部皮损及引流区域淋巴结肿大为主要特征,可伴发热、全身不适、局部疼痛,其严重程度主要取决于宿主的免疫状态。人被猫抓伤约2周后,在抓伤的皮肤周围可出现直径3~4 mm的红色丘疹。约4周后,在抓伤部位的近端出现淋巴结肿大,肿大淋巴结常见于颈前、腋窝、肘部、腹股沟,大约4~8周后消失。当淋巴结肿大时,猫抓伤的皮肤伤口已愈合,仅在皮肤表面留有灰白色纤维性瘢痕。由于此病为自限性疾病,多数患者于2~3个月内自愈,感染后终生免疫。目前,与猫抓病有关的疾病谱不断扩大,包括全身损害、心肌炎、心内膜炎、骨髓炎和脑膜炎,约10%的患者会出现肝脾脓肿。该病发病率低,潜伏期较长,与猫接触史常被忽略,容易误诊。

四 影像学表现

(一) X线

乳腺X线检查对诊断该病价值有限。

(二) CT

本病CT检查可表现为位于淋巴结引流区边界清楚的软组织结节或肿块,多为多发,可累及多个淋巴结引流区(图15-11-1)。增大淋巴结呈串珠样及团块样,部分病灶内可见低密度坏死区,并伴有局部区域的软组织水肿,多数病灶增强扫描可见明显强化。

(三) 超声

肿大淋巴结呈椭圆形,边界清楚,包膜回声强而厚,皮髓质可辨,皮质呈低回声,髓质呈条状高回声,周围可见多个小淋巴结呈卫星样分布,未见融合,CDFI符合淋巴结炎的血流变化。

(四) MRI

发病部位多为猫抓伤或咬伤区所属淋巴结,数目可为单发或多发,多发淋巴结间少见融合趋势;肿大淋巴结多呈类圆形,T1WI上呈等低信号,T2WI上呈高信号,增强后强化方式多样,早期多表现为均匀强化,中晚期多为不均匀强化,可表现为环形强化、核心强化或小囊状强化,有学者认为玫瑰样强化为猫抓病晚期特征性表现;周边广泛水肿改变,T2WI脂肪抑制序列显示最佳,表现为肿大淋巴结周边软组织内多发网格条状影,局部皮肤增厚水肿,其

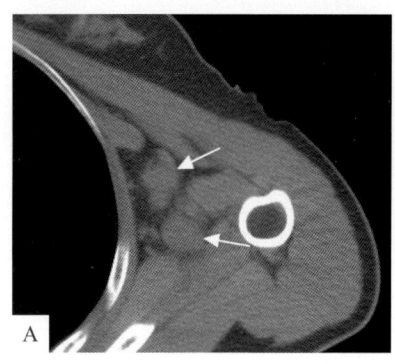
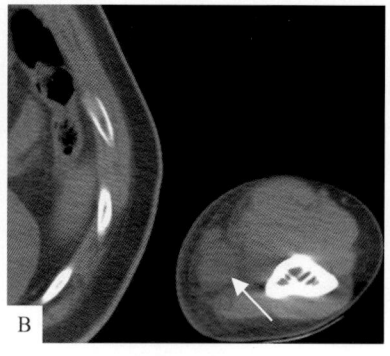
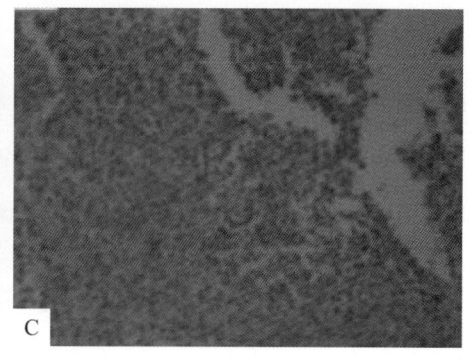

图15-11-1 腋窝猫抓病性淋巴结炎 女,52岁,因发现左肘部肿物两周就诊。触诊有压痛,质软,边缘光滑,局部无红肿。CT平扫横断位(A、B)左侧肘窝、腋窝多发大小不等类圆形软组织肿块,最大者约1.8cm×2.1cm,边缘稍模糊。病理(C)肉芽肿性炎,考虑猫抓病(HE染色,10×10)。追问病史,患者20d前左手掌被猫抓史。(见彩色插页)

病理基础为肿胀的纤维结缔组织,该征象被认为是鉴别其他疾病的重要依据。

五 诊断要点

具有下列四项中三项者,即可诊断猫抓病。①与猫或狗频繁接触或被抓伤,或有原发损害(皮肤或眼部);②特异性抗原皮肤试验阳性或特异性抗体检测阳性;③淋巴结活检示特征性病变;④饱和Warthin-Starry银染色找到多形革兰阴性小杆菌。其中详细病史的追问及淋巴结活检的病理结果至关重要。因为汉塞巴尔通体的培养条件极为苛刻,阳性率低,临床应用价值不高。

典型猫抓病性淋巴结炎临床表现为局部淋巴肿大疼痛,甚至化脓等。最常见于猫抓伤或咬伤区所属淋巴结引流区,以肘、腋、颈部及颌下居多。由于其发病特点以散发为主,影像学缺乏特异性表现,但具有炎性淋巴结的影像学特点,周边软组织内多发网格条状影,局部皮肤增厚水肿。

六 鉴别诊断

猫抓病性淋巴结炎在临床及病理诊断方面易与其他疾病混淆,发生在腋窝区病变注意与以下疾病进行鉴别。

(一)转移性淋巴结肿大

转移性淋巴结肿大多见中老年患者,临床上有原发肿瘤且缺乏猫、狗接触史。转移性淋巴结肿大周围少见渗出改变,具有融合趋势、易伴坏死,与猫抓病性淋巴结炎不同。CT/MRI检查显示密度/信号多不均匀,增强呈环形强化,^{18}F-FDG PET/CT成像呈环形或结节状高摄取。转移癌的病理切片可见成片、成巢的细胞分布于边缘窦或副皮质区,免疫组化染色CK(+)。

(二)组织细胞坏死性淋巴结炎

多见于青年女性,颈部浅表淋巴结多见,腋窝淋巴结少见,淋巴结呈轻至中度肿大,可伴发热及局部疼痛。临床缺乏猫狗接触史,没有皮肤病变病史。镜下淋巴结形成大小不规则的坏死区,呈"污秽样坏死",即中性粒细胞少见,以大量核碎片和吞噬核碎片的吞噬细胞为主;一般抗炎治疗常无效,糖皮质激素治疗有效。

(三)淋巴结结核

临床可出现低热、盗汗。镜下为中心干酪样坏死,周围绕以类上皮细胞、朗格汉斯细胞,抗酸染色阳性有助于诊断;抗结核治疗有效。CT检查特征性表现为多个淋巴结融合,形成多房性肿块伴内部及边缘环形强化,边缘常模糊,部分可伴钙化。在干酪样坏死期,超声检查亦有特征性变化,表现为淋巴结内部回声杂乱,皮髓质结构分界不清,既有低回声,又有无回声伴有光点样及光团样强回声。增强MRI可见明显环形强化或多房样强化,干酪样坏死区不强化,其环形或多房样强化特点较具特征性。腋下淋巴结结核干酪样坏死期表现具有特征性,容易与猫抓病性淋巴结炎鉴别,但疾病早期,表现无特异性,易误诊,需结合临床及病理综合判断。

(四)淋巴瘤

淋巴结进行性增大,局部症状轻微,无压痛,镜下表现为淋巴细胞的单克隆增生,影像表现为均质肿块,可融合,强化相对均匀,内部可见血管漂浮征。免疫组化、基因检测可明确诊断。

(翟春丽 邱立艳 郑建军)

◆ 参考文献 ◆

[1] 范品,俞波.猫抓病性淋巴结炎的超声表现与病理分析[J].浙江临床医学,2020,22(4):2.552-553.

[2] 齐文娟,许俊卿,赵华,等.猫抓病临床病理学观察并文献复习

[J]. 临床医学研究与实践,2019,4(28):11-13.
[3] 邱雷雨,龚向阳,葛祖峰.猫抓病的临床及磁共振表现[J]. 中国医师进修杂志,2015,38(4):278-280.
[4] 吴婷婷,张岑,陈雄. 成人猫抓病一例[J]. 中国临床案例成果数据库,2022,4(1):E01969-E01969.
[5] 张伟强,余日胜,陈英. 肘部猫抓病性淋巴结炎的MRI诊断[J]. 放射学实践,2008,23(7):788-790.
[6] Alfaro DPA, Michelle A-C, Ricardo A-V, et al. Hepatosplenic abscesses in an immunocompetent child with cat-scratch disease from Peru [J]. Ann Clin Microbiol Antimicrob, 2019,18:23.
[7] Charles RC, Sertic M, Neilan AM, et al. Case 11-2021: A 39-year-old woman with fever, flank pain, and inguinal lymphadenopathy [J]. The New England Journal of Medicine, 384(15):1448-1456.
[8] Ying C, Yan-Biao F, Xiu-Fang X, et al. Lymphadenitis associated with cat-scratch disease simulating a neoplasm: Imaging findings with histopathological associations [J]. Oncology Letters, 2018,15:195-204.
[9] Zangwill KM. Cat scratch disease and bartonellaceae: the known, the unknown and the curious. Pediatr Infect Dis J, 2021,40(5S):S11-S15.

第十二节　腋窝海绵状血管瘤

一、临床

海绵状血管瘤(axillary cavernous hemangioma)是由薄壁血管组成的海绵状异常血管团。乳腺海绵状血管瘤少见,腋窝海绵状血管瘤极为罕见,多为个案报道。其发病机制不明,可能与外伤有关。

二、病理

由较多扩张薄壁血管组成,少见血管吻合,没有乳头状或花蕾状结构。血管内充满红细胞;内壁的内皮细胞扁平,细胞无异型,可见钙化和血栓。

三、影像学表现

(一) X线

海绵状血管瘤X线上表现为等密度或高密度肿块,边缘可呈分叶状,内部可见细小或粗大钙化。

(二) 超声

海绵状血管瘤超声显示肿块形态规则或不规则,无明显包膜,内部呈网格状低回声,网格大小不等,分布不均匀,可伴有钙化。亦可表现为不规则的高回声肿块。超声加压试验阳性。

(三) MRI

海绵状血管瘤MRI表现为肿块边缘清晰,T1WI上呈等信号,T2WI上呈高信号,增强后强化方式多样,可呈动脉期边缘强化,延迟期向中央填充;可呈轻度强化或明显强化(图15-12-1)。

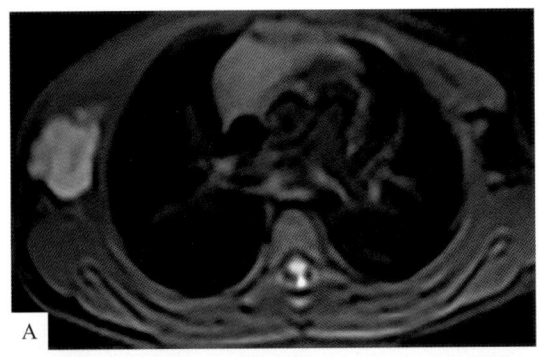
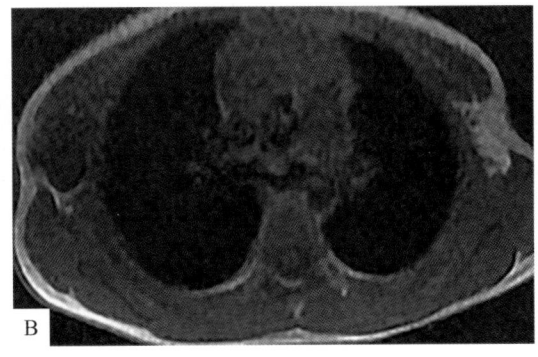
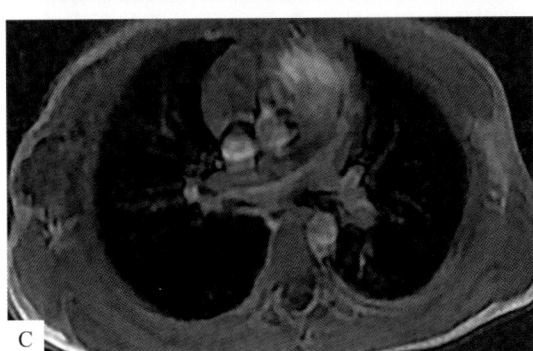

图15-12-1　右侧腋窝海绵状血管瘤　男,3岁,右侧腋窝海绵状血管瘤。横断位T1WI(A)及T2WI(B)显示右侧腋窝边界清楚、不规则肿块,T1WI上呈等信号,T2WI上呈相对均匀高信号。横断位T1WI增强(C)显示病灶中央不均匀条片状强化。

四 鉴别诊断

腋窝海绵状血管瘤需与血管肉瘤鉴别，后者直径常>2 cm，具有侵袭性的生长特征，边缘可见增粗、迂曲血管影。

（刘欢欢　王丽君　汪登斌）

参考文献

[1] 曹云峰,蒋凤军,张计华,等.左腋窝部海绵状血管瘤超声表现1例[J].中华超声影像学杂志,2005,14(1):73.
[2] 周彦君,陆肖玮.乳腺海绵状血管瘤一例[J].中华乳腺病杂志（电子版）,2016,10(1):61-62.
[3] Da Silva BB, Pires CG, Pereira-Filho JD, et al. Cavernous hemangioma in the axillary region mimicking malignant neoplasia [J]. South Med J, 2008, 101(10): 1051-1053.
[4] Lafcı O, Öztekin PS, Koşar PN. Cavernous hemangioma of the breast: Radiologic and pathologic findings [J]. Breast J, 2020, 26(3): 531-533.

第十三节　腋窝纤维肉瘤

一 概述

纤维肉瘤（fibrosarcoma）是一种罕见的软组织恶性肿瘤，来源于纤维结缔组织和未成熟的成纤维细胞或未分化的间变性梭形细胞，可分为低度恶性纤维黏液样肉瘤（low-grade fibromyxoid sarcoma, LGFMS）、硬化性上皮样纤维肉瘤（sclerosing epithelioid fibrosarcoma, SEF）等。LGFMS好发于青年人，以四肢深部软组织常见，发病率约占软组织肉瘤的0.6%，组织形态学常表现为良性，具有局部复发和远处转移的潜能，局部复发率为9%～64%。远处转移率为5%～41%，对放疗或化疗不敏感。SEF好发于成年人，高发年龄为30～60岁，常发生于四肢深部、肌肉组织内邻近筋膜或骨膜的区域，肿瘤局部生长缓慢，具有低度恶性，局部复发率约为53%，远处转移发生率约为43%。两者发生于腋窝者均极为罕见，目前多为个案报道，多表现为缓慢生长的无痛性肿块。

二 病理

LGFMS由黏液样区和胶原纤维区交替构成，瘤细胞为梭形或星芒状，呈束状、漩涡状排列。肿瘤细胞核深染，异型性小，核分裂少见。肿瘤组织中具有特征性的圆形或不规则形巨菊形团结构，伴有间质透明样变和胶原纤维呈嗜酸性红染。间质中见少量血管结构。免疫组化染色不具特异性，但多数肿瘤细胞MUC-4和vimentin(+)，SMA少量(+)，CD34(-)。SEF中央区细胞稀少，由大量深伊红染色、玻璃样变的胶原纤维构成，瘤细胞呈条索状分布于胶原纤维之间，周边肿瘤细胞丰富，由梭形细胞核和上皮样梭形细胞构成，常见核分裂。免疫组化染色vimentin、MUC-4(+)，EMA、CD34、S100呈局灶阳性或阴性，SMA个别细胞(+)。

三 影像学表现

目前腋窝纤维肉瘤的影像学表现多为个例报道，主要采用超声或MRI。

（一）超声

纤维肉瘤超声表现为边缘清晰，不均匀低回声肿块，部分病变内可见囊性回声病变，病灶内部见较丰富血流信号，周围可见完整包膜，可伴有同侧腋窝淋巴结肿大。

（二）MRI

纤维肉瘤MRI表现为T1WI上呈等信号、稍低信号或高低混杂信号，部分中央可见高信号区；T2WI上呈不均匀高低信号；病灶内出血、囊变、钙化少见，增强后呈明显不均匀强化，部分周围可见假包膜。

四 鉴别诊断

纤维肉瘤需与侵袭性纤维瘤病、低度恶性黏液样纤维肉瘤、恶性纤维组织细胞瘤等鉴别。①侵袭性纤维瘤病：多呈浸润性生长，易复发，但转移少见；T2WI上高信号中部分可见小条状低信号。②低度恶性黏液样纤维肉瘤：好发于老年人，多见于皮下软组织，复发多见，转移少见，影像检查鉴别困难。③未分化多形性肉瘤：以往称恶性纤维组织细胞瘤，好发于老年人，MRI平扫和T1WI显示低信号环及伪足样凸起。

第十五章 乳腺及腋窝区少见病变

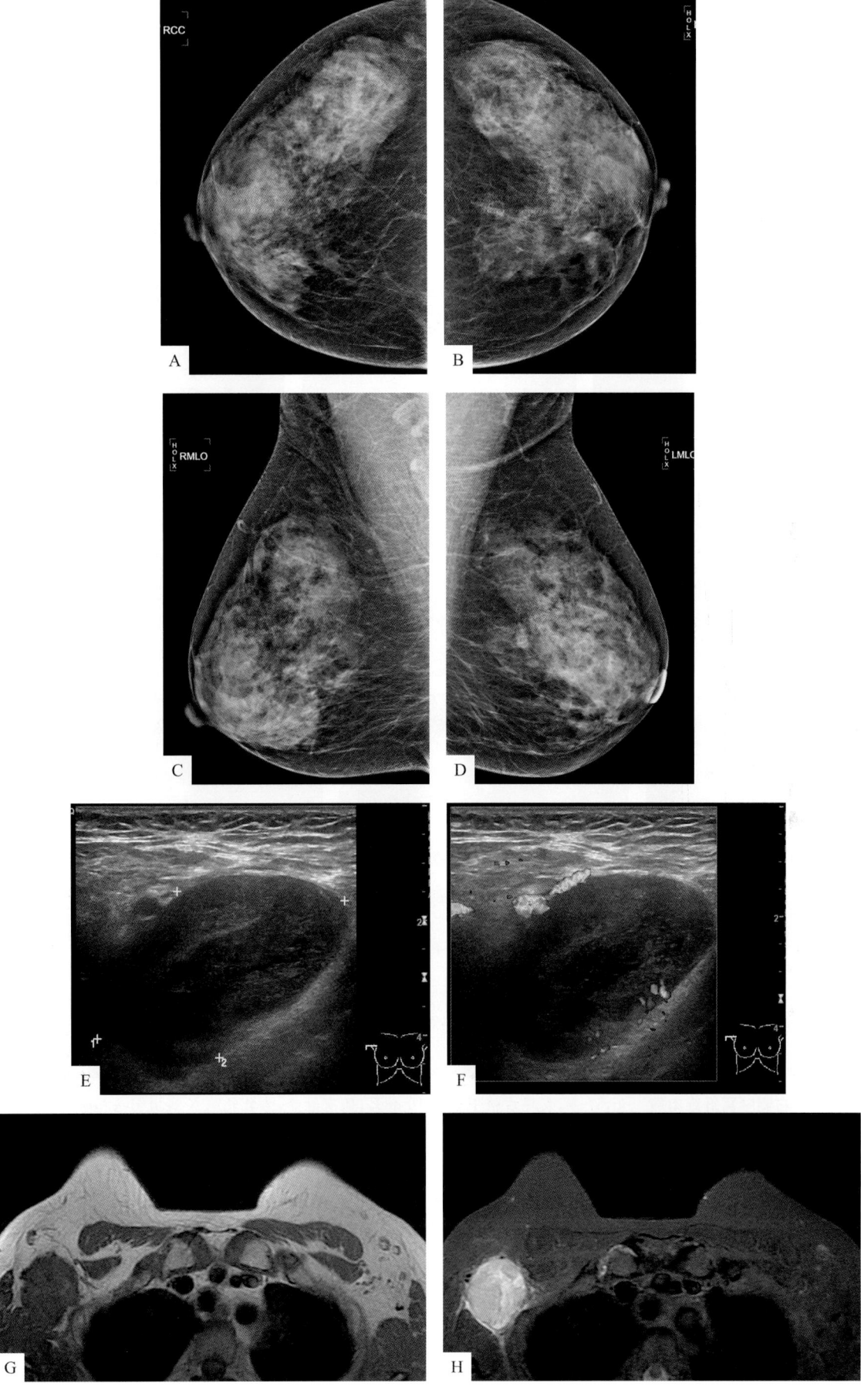

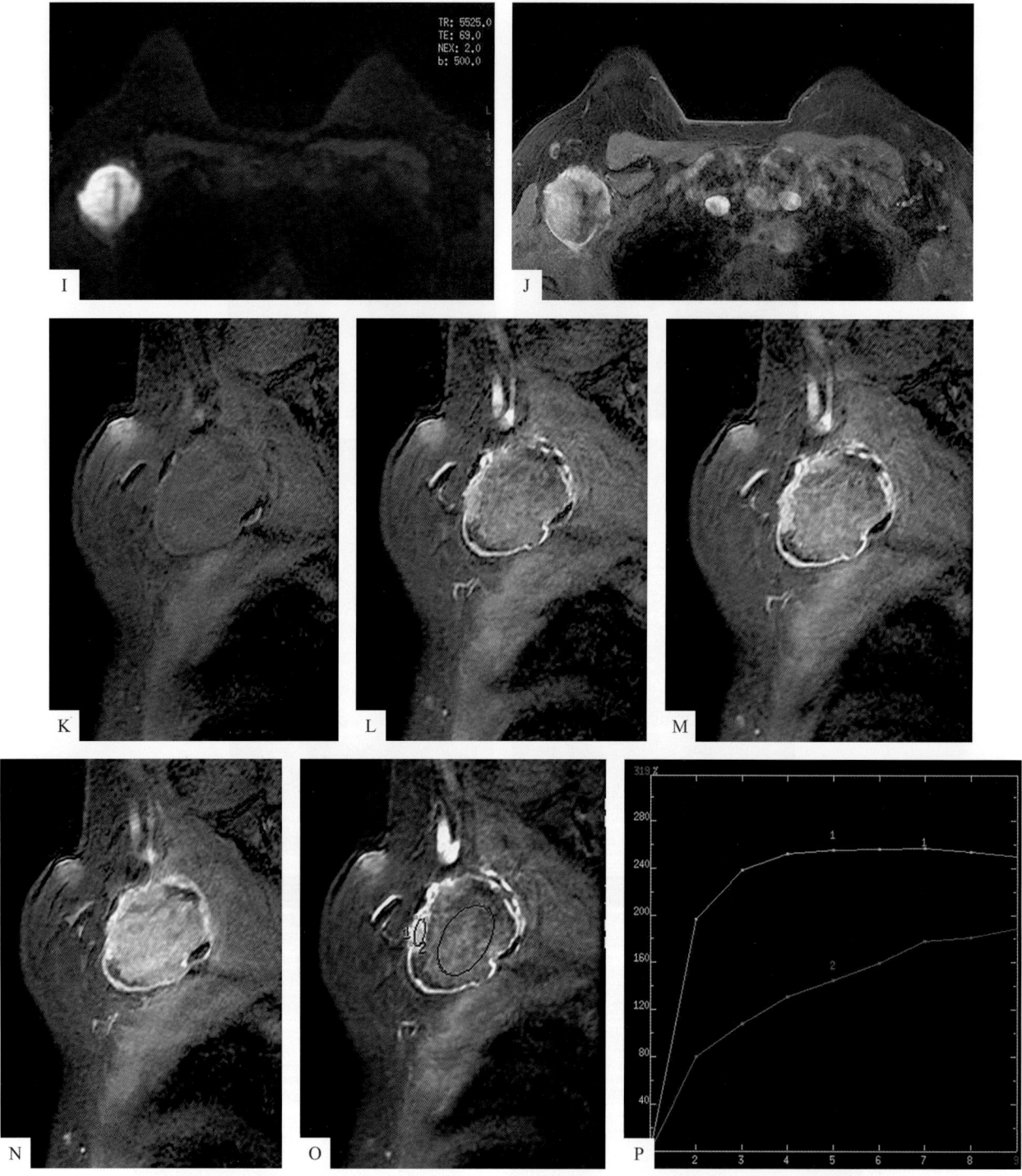

图 15-13-1　右侧腋窝纤维肉瘤　女,57岁,发现右腋下肿物10余天,偶有触痛,右乳乳腺X线摄影头尾位(A)及内外侧斜位(C)肿块未摄入,左乳乳腺X线摄影头尾位(B)及内外侧斜位(D)未见异常。病理诊断右腋下纤维肉瘤。二维超声成像(E)示右侧腋窝卵圆形肿块,边界尚清晰,周围可见包膜,肿瘤呈不均匀低回声。彩色多普勒超声成像(F)肿瘤周边可见血流信号。横断位T1WI(G)、T2WI(H)、DWI(I)示右侧腋窝边界清楚、卵圆形肿块,T1WI上呈等信号,T2WI上呈不均匀高信号,内部见片状稍低信号区,周围见低信号包膜,DWI上呈明显不均匀高信号。横断位T1WI增强(J)示病灶呈明显不均匀强化,周围包膜明显强化。矢状位T1WI平扫(K)示右侧腋窝边界较清楚肿块。三期矢状位增强(L、M、N)示肿块呈明显、持续性强化。TIC(P)肿块呈缓慢-上升型,周边包膜呈快速-平台型。(病例由天津医科大学肿瘤医院放射科刘佩芳主任提供)

(刘欢欢　王丽君　汪登斌)

◆ **参考文献** ◆

[1] 侯美蓉,谭相良,严承功,等.低度恶性纤维黏液样肉瘤的CT和MRI表现[J].中华放射学杂志,2015,49(12):941-943.

[2] 黄曦毅,蔡金辉,刘庆余,等.隆突性皮肤纤维肉瘤的CT和MRI影像学分析-附10例报道[J].罕少疾病杂志,2020,27(4):57-59,70.

[3] 张燕绒,许崇永,郑汉朋,等.软组织低度恶性纤维黏液样肉瘤的病理特征与MRI表现[J].中华放射学杂志,2015,49(12):889-894.

[4] Ferreira CR, da Fonseca LG, Piotto GHM, et al. Fibrosarcoma: a challenging diagnosis [J]. Autops Case Rep, 2013,3(3):21-29.

[5] Kim SY, Kim MY, Hwang YJ, et al. Low-grade fibromyxoid sarcoma: CT, sonography, and MR findings in 3 cases [J]. J Thorac Imaging, 2005,20(4):294-297.

[6] Liu W, Yan Y, Wu X, et al. Myxofibrosarcoma involving brachial plexus diagnoses by contrast-enhanced ultrasound: A case report [J]. Medicine (Baltimore), 2023,102(50):e36626.

[7] Yadav SK, Yadav J, Abhinav A, et al. Ulcerated primary fibrosarcoma of breast: case report and review of literature [J]. Breast Dis, 2015,35(1):41-44.

第十六章 乳房整形术

第一节 硅胶假体隆胸术

一、概述

硅胶假体（silicone implant）广泛用于乳房重建术或隆胸术，帮助乳房恢复或美化外观。硅胶假体乳房重建术可以在乳房切除术后即刻进行或择期进行，也适用于纠正先天性或外伤性原因造成的乳房缺损或不对称。仅在美国每年使用硅胶假体的手术病例就超过40万例，其中约3/4为隆胸术、1/4为乳房重建术。

二、假体构成

现代硅胶假体由硅胶外壳（内囊）及内部填充的硅凝胶构成。通过手术将假体置于乳腺腺体后方或胸大肌后方，随后由于机体的反应性作用，在硅胶假体表面形成纤维包膜（外囊）。

三、临床表现

硅胶假体是临床上使用最为普遍的一种乳腺假体，术后美观效果较好、并发症率相对较低，患者满意度较高；局部放疗可能会使假体变形，因此不适用于后续需接受局部放疗的患者。硅胶假体一般呈圆盘状，更新一代的假体也有水滴形（上薄下厚）。

由于曾出现对硅胶假体安全性的争议，FDA曾经在1992—2006年限制硅胶假体的使用。后经大量文献考据和调查研究，最终认为：手术或假体相关的局部并发症可能导致二次手术，假体植入可能与个别患者发生间变型大细胞淋巴瘤有关，此外暂无可靠的证据证明硅胶假体对患者长期健康有影响（包括无证据表明假体植入增加乳腺癌等恶性肿瘤或结缔组织疾病风险，无证据表明假体增加母乳风险）。

硅胶假体隆胸术的并发症发病率在10%左右，除了一般手术共有的风险，如感染、血肿、脂肪坏死等，还有假体相关的风险，如包膜挛缩、假体破裂、位置不正等。

四、影像学表现

（一）X线

尽管乳腺X线摄影评估硅胶假体的敏感性较低。由于乳腺X线摄影是乳腺癌筛查和临床诊断首选的影像学检查，因此实践中在乳腺X线摄影中看到硅胶假体的情况相当常见。正常的硅胶假体呈半圆形、边缘平滑光整的高密度影，位于腺体后方或胸大肌后方（图16-1-1）。如果假体表面凹凸不平（图16-1-2），或假体轮廓外（乳腺腺体内、腋下等）出现类似高密度，则提示假体破裂的可能，需要进一步评估。

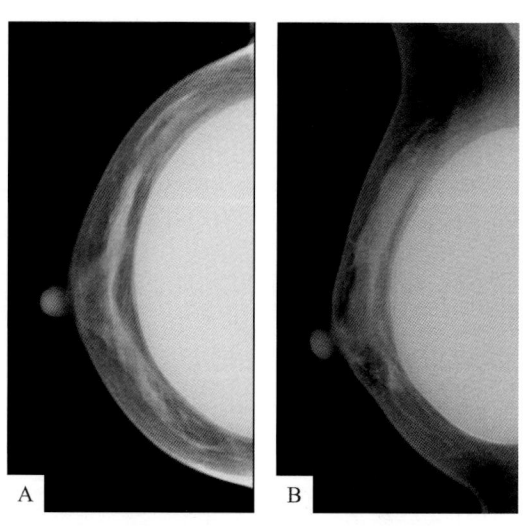

图16-1-1 乳腺X线摄影 右乳头尾位（RCC）（A）、内外斜位（RMLO）（B）示硅胶假体植入，假体呈半圆形、边缘光整、密度均一，RMLO位示假体位于胸大肌后方。

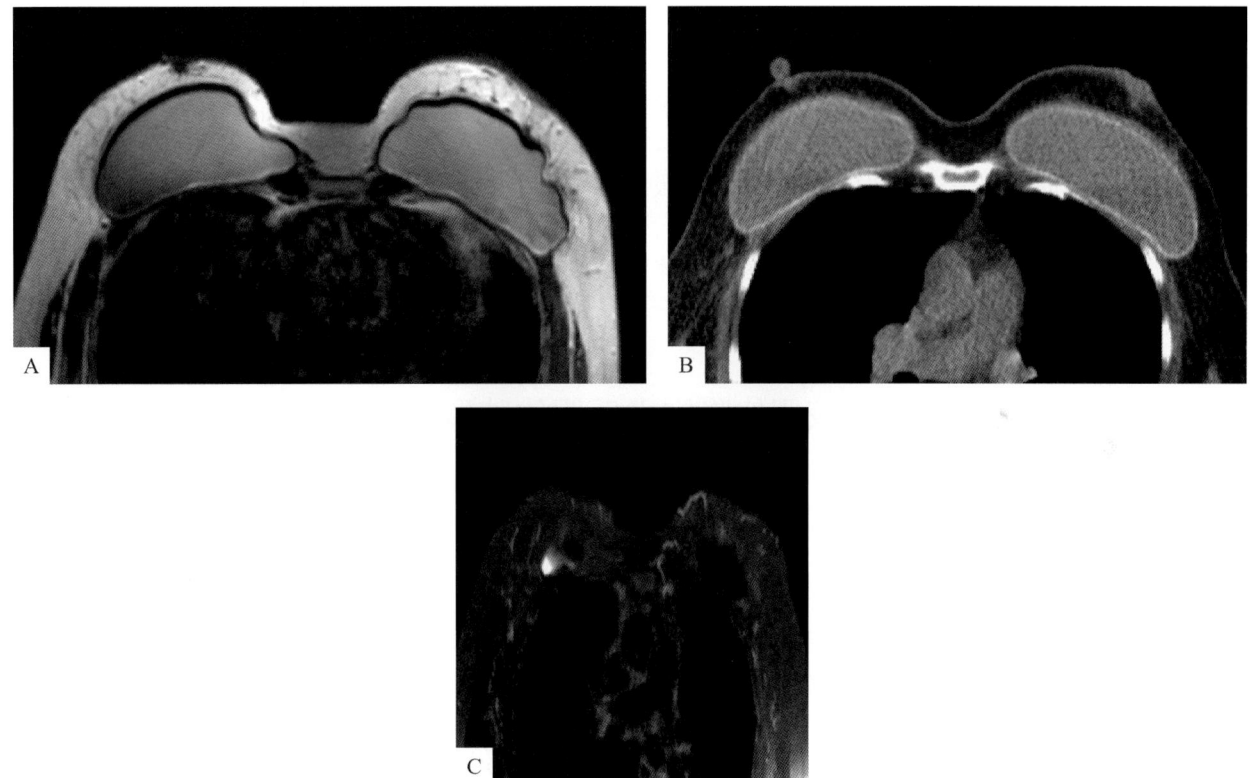

图 16-1-2 双乳假体植入后 12 年 52 岁,女性,左侧乳腺 X 线摄影 MLO(A)示假体前后径偏大、下缘局限性凹陷;胸部 CT 横断位(B)示左乳假体前后径增大,提示假体挛缩;同时右侧假体形态异常,两侧假体内部线样异常高密度,提示假体破裂可能,需进一步检查。

图 16-1-3 双侧乳腺癌假乳植入后 3 个月复查 53 岁,女性,胸部 CT 横断位(A)示双乳假体形态自然,呈扁椭圆形;乳腺 MR 横断位 T2WI(B)示两侧假体边缘略呈波浪状;脂肪抑制 T2WI(C)示假体边缘少量积液。

(二)超声

超声评估硅胶假体的敏感性介于乳腺 X 线摄影和 MRI 之间,正常的硅胶假体在超声上呈外形光滑的无回声区、边缘可见特征性的三层结构(反映硅胶假体的内囊-外囊复合体)。

(三)MRI

MRI 是评价硅胶假体完整性最佳的检查方法,敏感性、准确性均高于乳腺 X 线摄影和超声;FDA 建议临床无症状的假体植入患者,应在假体植入后 3 年时开始、随后每 2 年进行 1 次乳腺 MRI 检查评估假体完整性。MRI 扫描应当包括水成像序列和硅胶特异性序列,例如硅胶在 T2WI 上呈中等信号(高于腺体信号、低于水的信号)、假体内外囊呈低信号,在硅胶选择性抑制序列上硅胶呈低信号；通过不同序列组合的信号对比，可以帮助分辨假体包膜内外的成分，从而推断有无包膜破裂。

正常硅胶假体在 MRI 上呈卵圆形、边缘平滑，若假体前后径增大、接近左右径而呈类圆形，则提示假体挛缩。假体内部信号均匀，T1WI 上呈低信号、T2WI 上呈中等信号，假体包膜呈 T2 低信号。几乎所有假体边缘表现有 1 个或多个放射状褶皱（radial fold），在 MRI 上表现为由假体表面延伸至硅胶内的黑线，这是完整假体表面正常褶皱形成的（图 16-1-3）；当黑线末端表现为白球状时（锁眼征、泪滴征、绳套征）则提示假体包膜内破裂。假体周围少量液体（peri-implant fluid）也是常见表现，是假体植入后的反应性改变（图 16-1-3），有时可由出血或感染引起，此时应仔细分辨液体的信号特征及是否伴异常强化。

五 诊断要点

乳腺 MRI 是评价硅胶假体最佳的影像学方法，扫描时采用正确的序列是正确评估的关键；硅胶假体边缘常见放射状褶皱、少量积液。乳腺 X 线摄影、超声也能对硅胶假体做出一定评估，尤其是当假体形态改变、假体外出现游离硅胶时。

对假体进行影像学评估时不应当给予假体 BI-RADS 分类，而应当对假体的完整性、是否伴其他并发症（假体挛缩、移位、形态改变或感染等）作相应描述和诊断；对检查时发现的乳腺其他病灶分别给予适当的 BI-RADS 分类。

六 鉴别诊断

乳腺 X 线摄影上硅胶假体需要和体外物鉴别，腋下淋巴结和腺体内高密度的游离硅结节需要和乳腺癌鉴别；硅胶假体边缘的放射状褶皱、包膜外积液需要和假体破裂鉴别。

（罗 舟 王丽君 汪登斌）

◆ 参考文献 ◆

[1] Expert Panel on Breast Imaging, Chetlen A, Niell BL, et al. ACR Appropriateness Criteria® Breast Implant Evaluation: 2023 Update [J]. J Am Coll Radiol, 2023, 20(11S): S329-S350.

[2] Raj SD, Karimova EJ, Fishman MDC, et al. Imaging of breast implant-associated complications and pathologic conditions: breast imaging [J]. RadioGraphics, 2017, 37(5): 1603-1604.

[3] Rohrich RJ, Kaplan J, Dayan E. Silicone implant illness: science versus myth? [J]. Plastic and Reconstructive Surgery, 2019, 144(1): 98-109.

[4] D'Orsi C, Sickles E, Mendelson E, et al. ACR BI-RADS atlas, breast imaging reporting and data system [R]. American College of Radiology, 2013.

第二节 硅胶假体隆胸术后假体破裂（囊内/囊外）

一 概述

硅胶假体破裂是一种常见的并发症，其中 80% 以上为囊内破裂。硅胶假体植入后平均使用期限约 13 年，随着时间推移、假体破裂的可能性逐渐增高。

二 病理

硅胶假体破裂分为囊内破裂和囊外破裂。囊内破裂指假体的硅胶壳破裂而包裹假体的纤维囊完整，硅胶成分由囊内漏出至破裂的硅胶壳和纤维囊间；囊外破裂指假体的纤维囊破裂，囊内硅胶溢出至假体轮廓外，形成硅结节黏附于假体表面、导管内、邻近的腋窝淋巴结甚至肌肉组织内，囊外破裂通常伴随囊内破裂。

三 临床表现

不同于盐水假体破裂后外形突然坍塌变形，硅胶假体破裂通常较隐匿，缺乏明显症状，常是在影像检查中意外发现。偶尔有症状的患者可表现为患侧乳房形状或大小改变，乳腺或腋下触及肿块、疼痛，皮肤肿胀等。

四 影像学表现

（一）X 线

尽管曾有过进行乳腺 X 线摄影过程中假体破裂的个案报道，这与破裂的假体本身使用年数较长、假体较脆弱有关，总体来说植入假体的乳腺行 X 线摄影是安全的。但乳腺 X 线摄影对假体破裂的诊断敏感性不高，仅 11%~69%。正常的假体在乳腺 X 线摄影呈卵圆形、边缘光整、内部均匀的致密影；若在假体轮廓外，如腋尾区乳腺内出现高密度硅结节，则提示假体破裂（囊外破裂）；如果假体边缘呈波浪状或局部突出（图 16-1-2），则提示囊内破裂的可能性，需要进一步检查。

(二) 超声

超声诊断假体破裂的敏感性约 30%~75%，介于乳腺 X 线摄影和 MRI 之间。超声可以显示正常硅胶假体包膜的三层结构（内囊-外囊复合体）。当包膜结构改变，出现锁眼征、阶梯征等征象时，提示假体囊内破裂；泄漏到腺体内或淋巴结内的硅胶在超声上呈特征性的"暴风雪征"，提示假体囊外破裂（图 16-2-1）。

(三) MRI

MRI 是评价假体完整性最准确的影像学方法，敏感性、特异性分别约 72%~94% 和 85%~100%，高于乳腺 X 线摄影和超声。FDA 建议硅胶假体植入后无症状的患者使用 MRI 定期筛查，推荐从假体植入后 3 年开始，每 2 年一次。

正常的硅胶假体内部信号均匀，T1WI 上呈低信号、T2WI 上呈中等信号，内外囊紧贴在一起，呈线样 T2 低信号。MRI 对假体囊内破裂的诊断尤为敏感。随着假体植入时间累积，硅胶壳会出现小缺口，少量囊内硅胶漏出至硅胶壳（内囊）与纤维包膜（外囊）之间，集聚于放射状褶皱的尾端，称为"锁眼征""泪滴征"或"绳套征"，在 T2WI 上表现为假体边缘折叠的黑线末端填充稍高信号（图 16-2-2）。若硅胶壳缺口发生在放射状褶皱以外区域或缺口进一步扩大，漏出的硅胶在内外囊间积聚、内囊向内塌陷与外囊分离，表现为高信号假体内与包膜平行的低信号线影（"包膜下线征"），甚至多条扭曲的低信号线影（"意面征"）（图 16-2-3）。

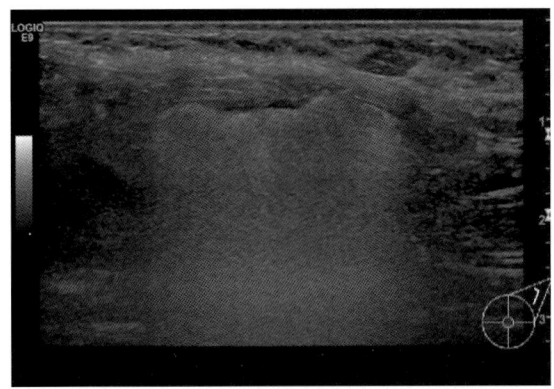

图 16-2-1 双乳假体植入，左乳假体囊内外破裂
44 岁，女性，超声示左侧腋下高回声肿块样影，呈"暴风雪征"，提示硅胶泄漏至腋下。

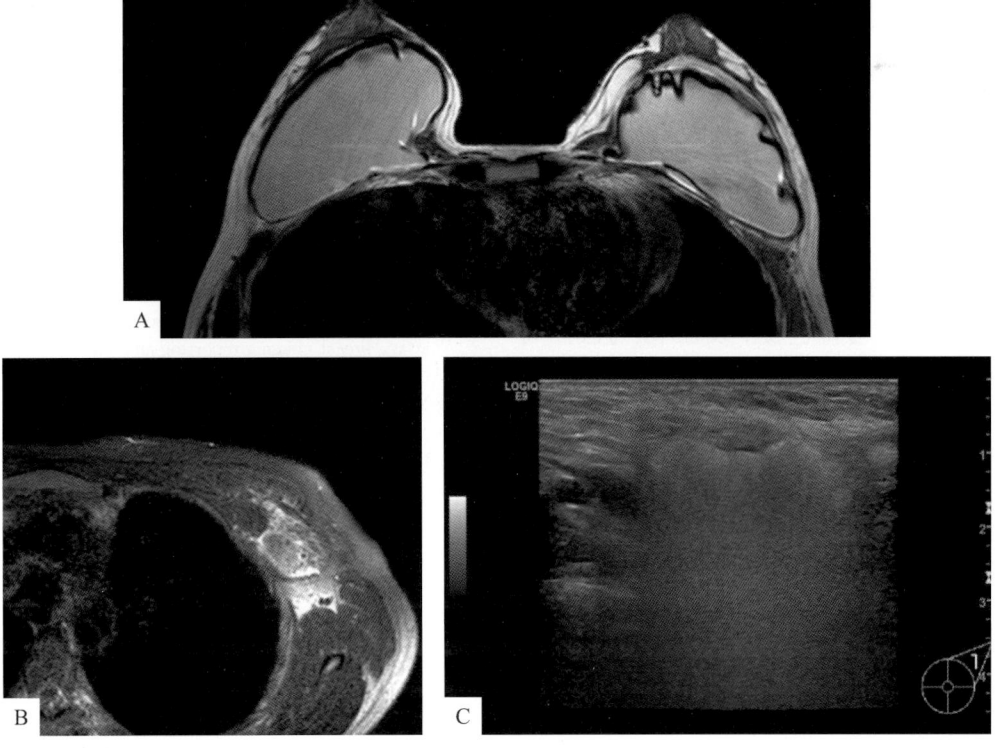

图 16-2-2 双乳假体植入 44 岁，女性，乳腺 MRI 横断位 T2WI(A)示左侧假体内锁眼征，包膜下线，提示囊内破裂；T2WI 左侧腋下(B)见异常信号结节；超声见左侧腋下异常信号结节(C)，呈"暴风雪征"，提示为硅结节。

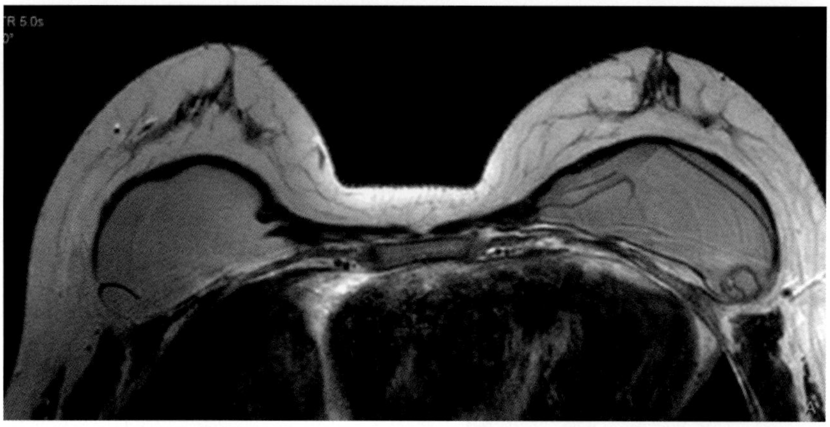

图 16-2-3 双乳假体植入 51岁,女性,左侧假体内见多发扭曲线样低信号影(意面征),提示囊内破裂。

假体囊外破裂时内外囊同时破裂,囊内硅胶漏出破裂的纤维囊进入周围乳腺腺体内或积聚于腋下淋巴结、甚至肌肉软组织内,在假体轮廓外能够看到硅胶信号(图 16-2-2)。

五 诊断要点

假体轮廓外发现硅胶是假体囊外破裂的可靠征象。乳腺 X 线摄影、超声发现假体边缘或包膜改变有一定提示作用。MRI 诊断假体囊内破裂的准确性高于乳腺 X 线摄影和超声。锁眼征、泪滴征、绳套征、包膜下线征和意面征是 MRI 诊断囊内破裂的征象。

六 鉴别诊断

MRI 提示假体囊内破裂的"锁眼征"(亦称"泪滴征"或"绳套征")需与正常的放射状褶皱鉴别,T2WI"锁眼征"末端包含球形稍高信号,提示硅胶集聚,放射状褶皱末端为低信号;"包膜下线征"须与假体周围积液鉴别,"包膜下线征"为塌陷的内囊,T2 低信号线影内外均为均一的稍高硅胶信号,假体周围积液则以低信号包膜为界,内外分别为硅胶和液体,在水成像序列液体信号高于硅胶。

另外,若仅在腋下淋巴结发现少量硅胶聚集,假体本身无其他囊内/囊外破裂征象,则考虑由硅胶溢出(gel bleed)引起。通常硅胶以多分子聚合物的形式存在于囊内,当硅胶脱聚合时,少量硅胶分子可以穿过假体包膜向外渗透,并通过淋巴系统迁移,聚集于淋巴结。这种情况下假体包膜是完整的。

(罗 冉 王丽君 汪登斌)

◆ 参考文献 ◆

[1] Expert Panel on Breast Imaging, Chetlen A, Niell BL, et al. ACR Appropriateness Criteria® Breast Implant Evaluation: 2023 Update [J]. J Am Coll Radiol, 2023, 20(11S): S329 - S350.

[2] Juanpere S, Perez E, Huc O, et al. Imaging of breast implants: a pictorial review [J]. Insights Imaging, 2011, 2(6): 653 - 670.

[3] Raj SD, Karimova EJ, Fishman MDC, et al. Imaging of breast implant-associated complications and pathologic conditions: breast imaging [J]. RadioGraphics, 2017, 37(5): 1603 - 1604.

[4] D'Orsi C, Sickles E, Mendelson E, et al. ACR BI-RADS atlas, breast imaging reporting and data system [R]. American College of Radiology, 2013.

[5] Yang N, Muradali D. The augmented breast: a pictorial review of the abnormal and unusual [J]. American Journal of Roentgenology, 2011, 196(4): W451 - W460.

第三节 硅胶假体隆胸术后并发乳腺癌

一 概述

硅胶假体植入不增加乳腺癌风险。针对隆胸患者,目前推荐的乳腺癌筛查或术前检查策略与一般人群没有区别,但是假体的植入有可能影响乳腺 X 线摄影诊断敏感性,需要擅长评估这类患者的放射科医生进行检查和解读报告,也可能需要进一步检查(超声、MRI 等),需隆胸患者和医生结合实际选择适当的策略。目前没有证据显示硅胶假体植入会增加乳腺癌的患病风险。

二 临床表现

尽管硅胶假体植入给乳腺 X 线摄影增加挑战,可能因假体遮挡、腺体压迫不足等造成乳腺 X 线摄影诊断敏感性下降,但隆胸患者在实际中通常可能接受更多体格检查,有利于检出可触及的乳腺癌;同时,不论是为了乳腺筛查或评估假体完整性,隆胸患者较一般人群更可能接受进一步检查(超声、MRI 等),从而有利于发现乳腺癌。

三 影像学表现

硅胶假体植入的患者,乳腺癌的影像表现与一般乳腺癌无明显区别。乳腺 X 线摄影可表现为肿块、不对称和(或)可疑钙化,超声上可以表现为肿块和(或)钙化,MRI 上可以表现为肿块、非肿块异常强化(图 16-3-1)。

四 诊断要点

评估带有硅胶假体的患者乳腺影像,除评估假体相关状态外,还应评估乳腺是否有其他病灶(包括良性与恶性病灶)。乳腺 X 线摄影、超声在评估带有假体的乳腺时对乳腺癌的诊断敏感性可能有所减低,增强 MRI 对乳腺癌的诊断敏感性不受假体影响。

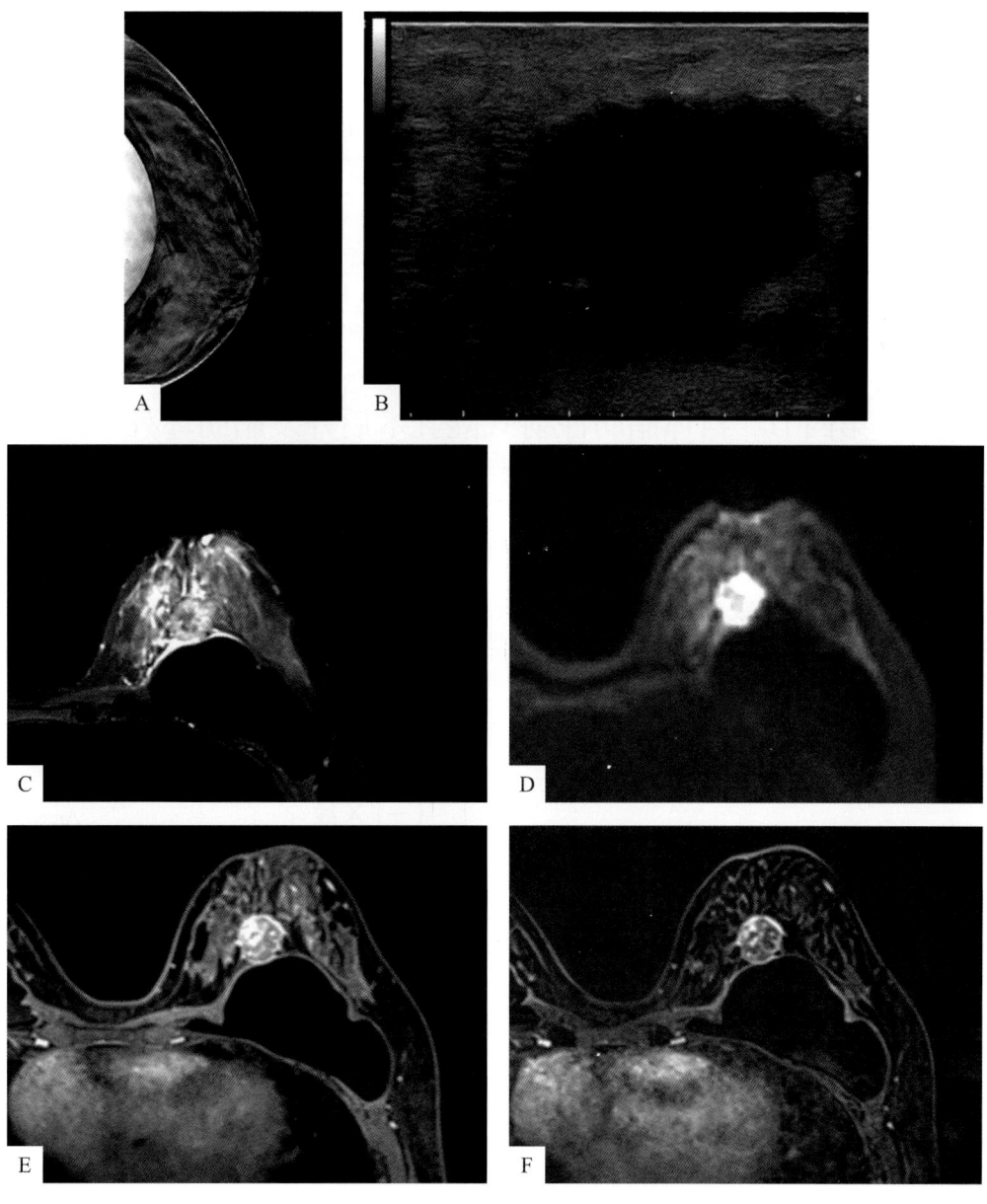

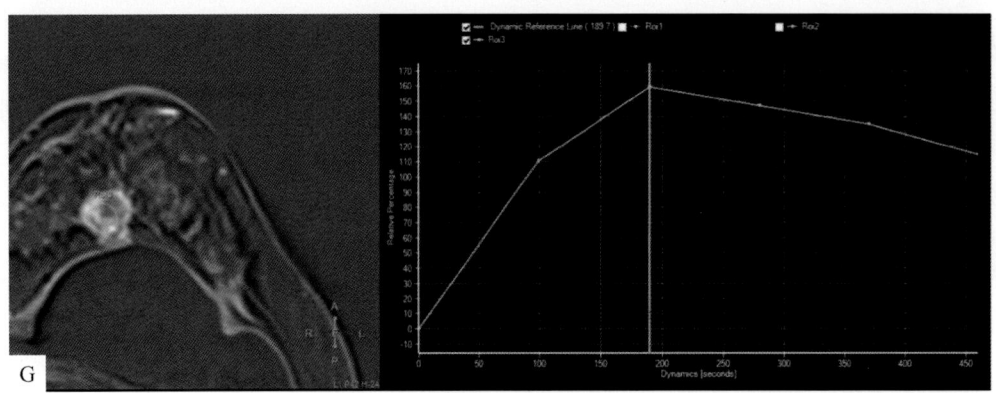

图 16-3-1 浸润性癌 47 岁,女性,X 线断层摄影(A)示左乳假体前方偏内侧高密度肿块(白箭),呈圆形、边缘不清楚;乳腺超声(B)示低回声肿块、边缘不清楚;乳腺横断位 MRI 示假体前方圆形肿块,脂肪抑制 T2WI(C)呈周围等、中央低信号,DWI($b=800$ s/mm^2)示肿块呈不均匀高信号(D),ADC 值为 0.97×10^{-3} mm^2/s;增强(E)及减影(F)示肿块边缘基本清楚,内部不均匀强化,TIC(G)呈快速流出型。手术病理:浸润性癌,Ⅱ级,Luminal A 型。

五 鉴别诊断

对于硅胶假体植入的患者诊断乳腺癌时,除一般的鉴别诊断外,还应当与假体囊外破裂时泄漏至腺体实质中的硅结节鉴别。

(罗 舟 王丽君 汪登斌)

参考文献

[1] Raj SD, Karimova EJ, Fishman MDC, et al. Imaging of breast implant-associated complications and pathologic conditions: breast imaging [J]. RadioGraphics, 2017, 37(5): 1603-1604.
[2] Juanpere S, Perez E, Huc O, et al. Imaging of breast implants: a pictorial review [J]. Insights Imaging, 2011, 2(6): 653-670.
[3] Yang N, Muradali D. The augmented breast: a pictorial review of the abnormal and unusual [J]. AJR, 2011, 196(4): W451-W460.

第四节 自体脂肪注射式隆乳术后并发脂肪坏死

一 概述

自体脂肪注射式隆胸是抽吸自体脂肪后,将纯化的脂肪颗粒注射入乳腺腺体后方间隙内的隆胸方法,具有无创、无免疫排斥反应、形体自然等优点。但大量移植的自体脂肪组织术后易发生液化坏死、纤维钙化,形成硬结,易与乳腺癌混淆。

二 病理

当注射入的脂肪团块过大、分布不均匀,注入的脂肪未能与周围组织建立足够的血液供应,可导致脂肪组织发生吸收、液化、钙化及坏死。脂肪坏死可分为超急性炎性期、急性炎性期、脂肪囊肿期、炎性肉芽肿期,不同时期病理改变不同。病变早期,脂肪组织被酯酶液化溶解,液化的脂肪与正常脂肪组织密度相近;随着病变进展,液化、坏死的脂肪周围形成结缔组织,包绕液化坏死的脂肪形成单发或多发脂性囊肿;之后,由于纤维组织不同程度增生,导致液化的脂肪组织部分或全部取代,形成肿物或结节。在病变后期,由于多核巨细胞吞噬作用导致部分病灶被分解吸收,部分或全部病灶被纤维组织取代,可引起周围腺体结构扭曲等改变。

三 影像学表现

(一) X 线

注射自体脂肪后,正常情况下在乳腺 X 线摄影中可见脂肪团块呈散在的类圆形低密度区,边界隐约可见,乳腺腺体后缘有弧形压迹,与注射脂肪交界处移行不自然。若发生脂肪坏死,则表现为类圆形或不规则形肿块,可单发或多发,肿块位置与自体脂肪注射部位相关,多位于乳后脂肪间隙或腺体周围脂肪层内,周围腺体可受压发生移位。肿块密度多为等密度,也可为低密度肿块,部分低密度区内还可有等密度结节影,为孤立的脂肪性小叶囊肿。低密度肿块边缘伴或不伴有钙化,被认为是脂肪坏死的特征性 X 线表现(图 16-4-1A)。钙化多为球形、弧形、蛋壳样或不规则斑片状粗大钙化,少数可表现为成簇、密度不均匀的细小多形性钙化,后者与乳腺癌较难鉴别。

(二) 超声

注射自体脂肪后当天,由于注射物总含有少量肿胀液,注射物回声低于正常脂肪回声。之后,肿胀液被逐渐吸收,乳腺后间隙内脂肪回声增强,稍高于正常脂肪回声,其内可有 3 种条状强回声。若出现脂肪坏死,超声上表现为囊性、形态规则、边界清楚的结节,边缘可见蛋壳样钙化,无声晕,内部无血流信号;如果为囊实性结节,其内结节成分随体位移动。

(三) MRI

自体脂肪注射隆胸在 MRI 上表现为正常脂肪组织信号一致的结节状影,无包膜结构。若发生脂肪坏死,病灶内部以脂肪信号为主:早期脂肪坏死在 T2WI 上呈不均匀稍低信号,T2 STIR 上呈中心等或略低信号,T1WI 上一般为不均匀稍低信号,若病灶内出血则可表现为高信号;脂肪坏死中后期,坏死的脂肪组织有 T1 及 T2 高或稍低信号,逐渐变为不同程度低信号,当病灶内发生出血、炎症反应时,T1WI 内可见点片状高信号,其内残留脂肪组织在 T2 STIR 上呈低信号。病灶周围可见囊壁,囊壁厚度均匀或不均匀,边界清晰,增强后囊壁明显强化,内部无明显强化(图 16-4-1B、C)。

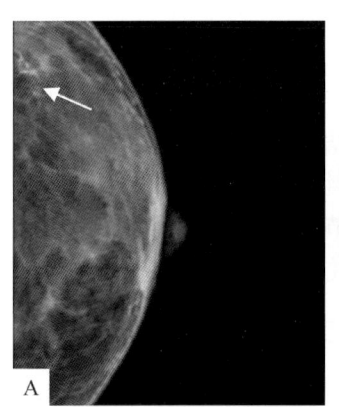
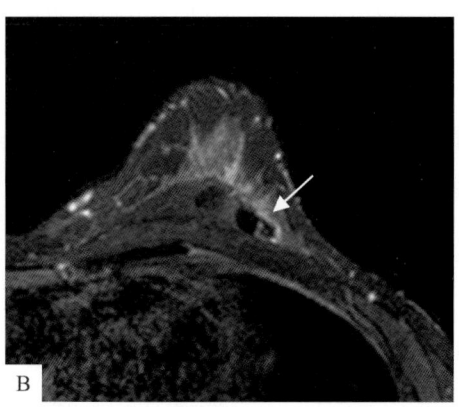
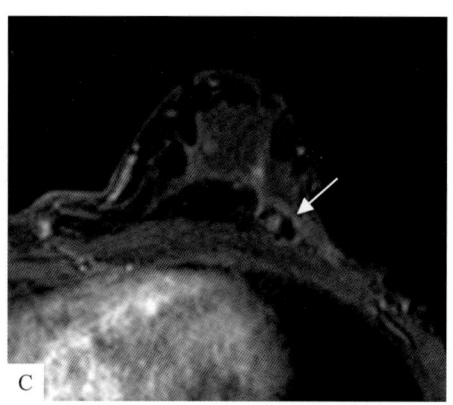

图 16-4-1 双乳自体脂肪注射隆胸术后,左乳脂肪坏死 A. 左乳 CC 位局部放大图可见位于左乳外侧多发低密度类圆形结节,伴蛋壳样钙化。B. 左乳脂肪抑制 T2WI 局部放大图可见位于左乳外侧多发低信号结节。C. 增强后可见结节呈环形强化,内部未见明显强化。

四 诊断要点

自体脂肪注射式隆乳术后并发脂肪坏死表现为单发或多发肿块,病灶位置与脂肪注射部位有关,多位于乳后脂肪间隙和腺体周围脂肪层内。乳腺 X 线摄影上特征性表现为低密度结节,即脂性囊肿,伴或不伴有钙化,钙化多为球形、弧形、蛋壳样或不规则斑片状粗大钙化;乳腺超声可表现为囊性或囊实性结节,内部无血流信号;乳腺 MRI 上,病灶内部以脂肪信号为主,可伴有出血、炎症,周围可见囊壁,增强后囊壁明显强化,内部无明显强化。

五 鉴别诊断

自体脂肪注射式隆乳术后并发脂肪坏死需要与乳腺癌进行鉴别。①病灶位置:乳腺癌多位于腺体内,而自体脂肪移植后发生脂肪坏死的位置多于注射部位有关,靠近脂肪层;②病灶形态、边缘:乳腺癌多呈不规则、分叶状、边缘伴有毛刺,浸润周围腺体组织;脂肪坏死边缘多清楚,对周围腺体组织多为推移,但后期纤维组织增生明显时,周围腺体也可出现结构扭曲;③病灶钙化:乳腺癌相关钙化多较细小、形态不规则、密度不均匀,呈簇状、线样或者段样分布,而脂肪坏死钙化较粗大,典型者呈"蛋壳样"钙化;④病灶信号与强化方式:不同病理类型乳腺癌 T2 信号不同,但病灶中坏死囊变成分信号多高于实性肿块,增强后实性成分多明显强化;脂肪坏死在 T2WI 上病灶中央多为低信号,增强后囊壁强化,而病灶内部无强化。

(邹昊婷 张征委 汪登斌)

◆ 参考文献 ◆

[1] 李俊,高茜,莫茵,等.乳房扩大整形术后相关合并症 MRI 影像学评价[J].实用放射学杂志,2019,35(12):1940-1943.

[2] 田涛(综述),陶晓峰(审校).乳房扩大整形术影像学评价[J].实用放射学杂志,2015,31(4):671-674,682.

[3] 张静,王振威,郭勇.自体脂肪移植隆胸术后脂肪坏死乳腺X线摄影及MR表现[J].中国医学影像技术,2016,32(4):539-542.
[4] 赵玉梅,张俊义.乳腺脂肪坏死的X线表现及病理对照研究[J].中华放射学杂志,2005,39(12):1281-1284.
[5] Veber M, Tourasse C, Toussoun G, et al. Radiographic Findings after Breast Augmentation by Autologous Fat Transfer [J]. Plastic and Reconstructive Surgery, 2011, 127(3):1289-1299.

第五节　其他假体隆乳术

一、盐水充填型假体植入

盐水充填型假体植入主要是利用腋下或乳晕周围、脐孔缘切口,将硅胶囊假体植入乳房的胸大肌上或下层,然后用生理盐水填充硅胶囊而隆胸。此种方法较硅胶更柔软、真实。手感好,但容易破裂。

在乳腺X线摄影上,表现于硅凝胶充填型相同,两者密度相近,较难区分。在MRI各个序列中,假体包膜均为低信号,填充物表现为T1低信号,在T2WI、STIR、脂肪抑制T2WI上均呈高信号,增强后包膜可见轻度强化,盐水假体容易外渗,外渗时假体周围可见液体信号。

二、聚丙烯酰胺水凝胶假体注入

医用聚丙烯酰胺水凝胶(polyacrylamide hydrogel, PAHG)是一种均质胶凝状化学聚合物,其中95%为水,5%为丙烯酰胺聚合体。PAHG具有见效快、创伤小的优点,但术后易出现硬结、疼痛、感染、血肿等诸多并发症,且术后不易取出。有研究表明,PAHG可损伤人体成纤维细胞的超微结构,2006年我国国家药监局颁令禁止PAHG用于乳房整形。

乳腺X线摄影中,PAHG注射后表现为位于乳腺后间隙的等、稍高或高于腺体密度影,与正常腺体分界较清楚,有透亮线影,且假体密度随时间推移而增高。若发生硬结时,表现为高于PAGH的异常密度影;当PAGH与腺体分界完全不清楚时,腺体密度欠均匀,可见不规则团块影,周围可见低密度包膜包绕,边缘不清楚。在乳腺MRI上,PAHG信号与水相似,表现为T1WI上稍低信号,T2WI上稍高信号,在脂肪抑制T2WI上为均匀高信号,周围可见低信号包膜与分隔,包膜与分隔在DWI上呈稍高信号,增强后包膜可见轻度强化,当PAHG游离形成硬结时,MRI较X线显示更清晰。在超声上,表现为乳腺后间隙内以乳头为中心的无回声水凝胶团,若形成异物纤维囊或硬结可表现为乳腺组织层次不清楚、结构紊乱,水凝胶由无回声变成夹杂点状、片状的中等回声及散在结节样、条索状低回声影。

（邹昊婷　张征委　汪登斌）

◆ 参考文献 ◆

[1] 陈文莉,李青峰,雷华,等.不同类型乳房假体隆乳术后并发症的临床分析[J].中华整形外科杂志,2005,21(3):172-174.
[2] 卢瑞梁,贺小红,蔡华清,等.不同MRI序列检出聚丙烯酰胺水凝胶注射隆乳患者乳腺病变效能的比较研究[J].国际放射医学核医学杂志,2016,40(6):435-441.
[3] 田涛(综述),陶晓峰(审校).乳房扩大整形术影像学评价[J].实用放射学杂志,2015,(4):671-674,682.
[4] 王奇,孙智音.隆乳术后并发症的超声诊断及其声像图表现的相关因素分析[J].中国美容医学,2011,20(9):57-59.
[5] 王强,朱浪涛,包相华,等.磁共振成像对隆乳材料鉴别及并发症处理的指导意义[J].中国美容医学,2013,22(10):1015-1019.
[6] 王晓,仇树林,王书霞.医用聚丙烯酰胺水凝胶对人体成纤维细胞影响的电镜观察[J].中华医学美学美容杂志,2010,16(4):256-258.

第六节　其他假体隆乳术后并发乳腺癌

乳房假体隆胸术不会增加罹患乳腺癌的风险。植入假体后利于体格检查时检出触及乳腺癌,因此隆乳术后,可能在早期检出隐匿性乳腺癌。

使用毛面假体的患者,发生间变性大细胞淋巴瘤(anaplastic large cell lymphoma, ALCL)的风险有所增加,尽管风险仍极低。但除使用毛面假体外,无法确定其他危险因素。

（邹昊婷　张征委　汪登斌）

◆ 参考文献 ◆

[1] Eva B, Kunwar S, Christopher M, et al. Breast implant-associated anaplastic large cell lymphoma: case report and review of the literature [J]. Case Reports in Hematology,

2018,2018:1-6.
[2] Jakubietz MG, Janis JE, Jakubietz RG, et al. Breast augmentation: cancer concerns and mammography — a literature review [J]. Plastic & Reconstructive Surgery, 2004, 113(7):117e-122e.
[3] Marra A, Viale G, Pileri SA, Pravettoni G, et al. Breast implant-associated anaplastic large cell lymphoma: A comprehensive review [J]. Cancer Treat Rev, 2020, 84:101963.
[4] Sharma B, Jurgensen-Rauch A, Pace E, et al. Breast implant-associated anaplastic large cell lymphoma: review and multiparametric imaging paradigms [J]. Radiographics, 2020, 40(3):609-628.

第七节 缩乳术

一、概述

缩小乳房手术是一种安全且流行的美容手术，可用于治疗与乳房肥大相关的症状。由于人种关系，欧美女性乳房肥大的情况多见，其中有相当数量的患者会选择做缩乳术。虽然亚洲妇女乳房肥大的比例相对较低，但越来越多的乳腺癌患者在保乳术后为了美观和生活质量，对侧乳房会进行缩乳手术。

二、影像学表现

常见乳腺X线摄影表现包括乳房轮廓改变，乳头升高，乳房实质移位，结构扭曲，皮肤增厚，瘢痕纤维化和脂肪坏死。

MRI和超声特征与乳腺X线摄影中的发现一致，主要包括乳腺实质重新分布，脂肪坏死和瘢痕形成。脂肪坏死常见于乳腺的下部及中央区。

三、诊断及鉴别诊断

首先需结合病史进行诊断。有学者建议在术后6～12个月重新进行乳腺X线摄影以重建基线，便于后续筛查。此时可以显示出手术引起的瘢痕和钙化，同时手术引起的皮肤增厚明显减少。乳腺术后的影像学表现常与乳腺癌等恶性病变有所重叠，需要仔细辨别。

（邹昊婷 张征委 汪登斌）

参考文献

[1] Danikas D, Theodorou SJ, Kokkalis G, et al. Mammographic findings following reduction mammoplasty [J]. Aesthetic Plast Surg, 2001, 25(4):283-285.
[2] Ortiz-Pomales YT, Priyanka H, Newell MS, et al. Reduction mammaplasty and breast cancer screening [J]. Clin Plast Surg, 2016, 43(2):333-339.

第十七章

乳房治疗后改变

第一节 保乳术后改变

一、概述

乳腺癌保乳手术(也被称为乳房肿瘤切除术,部分乳房切除术,或1/4切除术)大约在40年前被引入,通常用于那些肿瘤体积较小(最大径≤3 cm)的患者;部分较大肿瘤经过术前的新辅助化疗及内分泌治疗后,乳腺癌的临床分期降低,也可以列入保乳手术的适应证。乳腺癌的保乳手术是通过保留乳房、前哨淋巴结活检的手术方式,以及随后的放疗方式来综合治疗早期乳腺癌。这种手术方式在保全乳房功能同时,又可以保持体形美观,并且与乳腺癌根治及改良根治手术的治疗效果相当。因此,保乳手术一直被作为乳腺癌治疗的标准治疗措施。

保乳手术有多种技术,如保留皮肤或乳头技术,还可以同时进行乳房重建的手术。对于肿瘤>5 cm或有4个或更多淋巴结受累的乳腺癌患者,保乳术后要进行放疗;而对仅1~3个淋巴结受累的绝经前乳腺癌患者,保乳术后是否需要进行放疗是有争议的。

二、病理

保乳手术后短期内,术区可能会出现局部积液或(和)积血、积气以及邻近腺体水肿,通常还伴有切口处皮肤增厚及邻近皮下脂肪小梁增厚;在接下来的2~3周,术区的积血、和液及积气逐渐吸收,局部血管及肉芽组织生成;最终术区局部会被纤维坏死和瘢痕化取代,表现为血管化较差的致密纤维化,镜下可见不典型成纤维细胞。

乳房水肿、皮下脂肪小梁增厚以及皮肤增厚会在6个月达到最大程度,2~3年内逐渐下降。术后长期随访显示术区可能会出现脂肪坏死及肉芽肿形成,有时会伴有沙砾样钙化。

保乳术后恶性病变可以包括肿瘤残留、肿瘤复发或再燃。肿瘤残留一般发现于术后早期,因术前对病情估计不足,切除范围相对小,导致病灶残留。而肿瘤复发或再燃一般发生于术后半年以上,且原发病灶的手术切缘确诊为阴性。

三、临床表现

为了达到诊断或治疗的目的而进行的乳房局部切除手术时,外科医生会先在皮肤上开一个切口,切除带或者不带定位标志的肿块,然后关闭皮下组织和皮肤。当切缘为阳性时,会切除更多的组织以获得正常组织的边缘。

保乳治疗后复发率逐年上涨,2~6年达高峰;术后不行放射治疗的患者同侧乳房肿瘤复发率达25%~36%。若保乳术后5年内出现肿瘤复发,新病灶的位置及病理类型通常与原发灶相同;若保乳术后5年后出现肿瘤复发,新发病灶通常位于原发灶同侧乳腺其他象限或对侧乳腺。导致复发率增加的风险因素包括:患者年龄小于40~45岁,ER(−),淋巴血管间隙受累,距切缘<2 mm 的 DCIS,ER(+)乳腺癌未辅助内分泌治疗,浸润性癌手术区域未追加放疗,多灶性乳腺癌等。

保乳术后的局部异常是术后改变还是肿瘤的复发、再燃,是医生及患者关注的焦点问题。因此,寻求一种有效的手段对其进行鉴别诊断成为保乳术后跟踪随访的关键。术后每年行乳腺 X 线摄影监测可以提高生存率;每年增加超声及 MRI 监测可以提高肿瘤复发的检出率,但尚无证据表明可以提高生存率。

四、影像学表现

(一) X线

术后短期内不建议进行乳腺 X 线摄影检查,术区的积液、积血可以表现为圆形或类圆形的高密度肿块影或局部腺体密度增高。一般建议保乳术后5年内，每6～12个月进行随访复查以监测肿瘤是否复发。在对保乳术后患者的随访X线检查中，50%～55%的病例表现为术区积血、积液完全消失，邻近乳腺实质没有瘢痕或变形，只有与术前X线片比较才能明确局部乳腺组织的缺失。其他45%～50%的病例中，术区可见不对称性的结构扭曲、密度增加和实质瘢痕，与增厚及回缩的皮肤重叠。随着时间的推移，这些表现的严重程度逐渐减弱。3～5年后，在随访复查的X线检查中，这些表现应该是稳定不变化的。

保乳治疗后2～5年内，部分病例瘢痕区域会出现卵圆形、圆形或分叶状透亮肿块，提示术区出现脂肪坏死。部分脂肪坏死伴有营养不良性钙化灶，表现为弧形、圆形、粗大的、中央透亮的高密度影，随着时间推移钙化逐渐变粗糙。

对于术后肿瘤复发的情况，行保乳手术后与无乳腺癌病史的女性相比，乳腺X线摄影检查的敏感性下降（65% vs. 75%）。

(二) 超声

保乳术后早期术区水肿、血肿的超声影像特征多表现为无回声，随时间的推移，部分无回声内可出现点状强回声；也可表现为低回声，甚至可出现稍高回声等。水肿、血肿等早期并发症虽然表现多样，但其无明显占位效应，且内部多为无回声，容易鉴别。

术后稍晚期，术区良性并发症主要包括脂肪坏死或肉芽肿形成。脂肪坏死可表现为腺外和腺内两种类型，腺外型脂肪坏死位于皮下浅筋膜脂肪层中，表浅，常与皮肤粘连，超声检查肿块位于脂肪层，不易误诊；而腺内型脂肪坏死位于乳腺实质内，超声检查声像图表现多样，肿块边界不清晰，边缘可呈毛刺状，较大者甚至可见后方回声衰减，彩色多普勒可出现彩色血流信号闪烁伪像。因其特异性不明显、与乳腺癌表现相似，容易误诊。术区肉芽肿形成因其也具有占位效应，且部分可见沙砾样钙化形成，彩色多普勒可见少量血流信号，同样容易误诊为恶性病变。

保乳术后恶性并发症包括肿瘤残留、复发或新生物。恶性病变图像具有特征性表现，并可伴随转移性淋巴结的特征图像，可明确诊断。

(三) MRI

与乳腺X线检查相比，MRI的优势在于通过增强扫描显示乳腺的血供状况，有助于鉴别术后瘢痕组织或残留病变，亦能够敏感地诊断肿瘤的复发情况。MRI增强扫描尤其对于恶性病变有较高的阴性预测值（88%～96%）。肿瘤复发通常表现为注射对比剂后几分钟内病灶显著强化，而瘢痕组织表现为无对比剂增强，因此如果病灶无对比剂增强表现，则可以非常可靠地排除恶性肿瘤。与恶性病变不容易鉴别的主要是瘢痕组织内的局限性炎性过程，这类局限性炎症也会出现局部增强，类似于MRI上的恶性肿瘤表现。

保乳手术后MRI上可以有一些良性表现，如结构扭曲、术区水肿、脂肪坏死，还可以出现部分提示复发的可疑征象，包括不同形式的对比剂增强（如肿块样强化、非肿块样强化、局灶性强化）。MRI TIC及DWI检查对保乳手术后患者的可疑病变评估有很大帮助，可以依据BI-RADS分类情况为是否需要行穿刺活检提供有效依据。

BI-RADS 1类：注射对比剂后乳腺无局部异常强化，可能出现术区皮下脂肪少许条索影；建议常规随访。

BI-RADS 2类：在术后短期内MRI上，术区常会出现空腔，内部充盈着组织液渗出或血浆，局部积液在T2WI上呈高信号，如伴有积血则表现为脂肪抑制T1WI上高信号。一般情况下，术区的出血一年内基本吸收。保乳手术几个月后常见表现为：局部皮肤增厚，局部腺体结构扭曲、水肿，局部腺体信号缺失，术区积血吸收后含铁血黄素沉积（低信号环）。手术区金属夹通常表现为边缘强化，通过MRI上病灶周围出现磁敏感伪影能很好地区分。

上述征象大部分会在3年内逐步减轻、消退，但保乳手术后的术区水肿不会完全消退。约25%的保乳手术患者在术后第6年仍然存在不同程度的水肿。需要注意的是，当出现无明显诱因的水肿范围增大，则提示肿瘤复发可能。

BI-RADS 3类：对于小结节样强化灶，若其TIC为Ⅰ型，则考虑良性病变可能性大，恶性病变的可能性低于2%，需要6～12个月随访复查。对于非肿块样强化灶（细线样强化），可以术后18个月随访；这些强化表现可能是手术和放疗后引起的变化（图17-1-1）。

脂肪坏死的MRI表现有时与乳腺恶性肿瘤及肿瘤的手术后复发不易区分，需要穿刺活检证实。典型的脂肪坏死表现为均匀或不均匀的高信号，脂肪抑制序列上信号减低，类似于含油囊肿。其内部

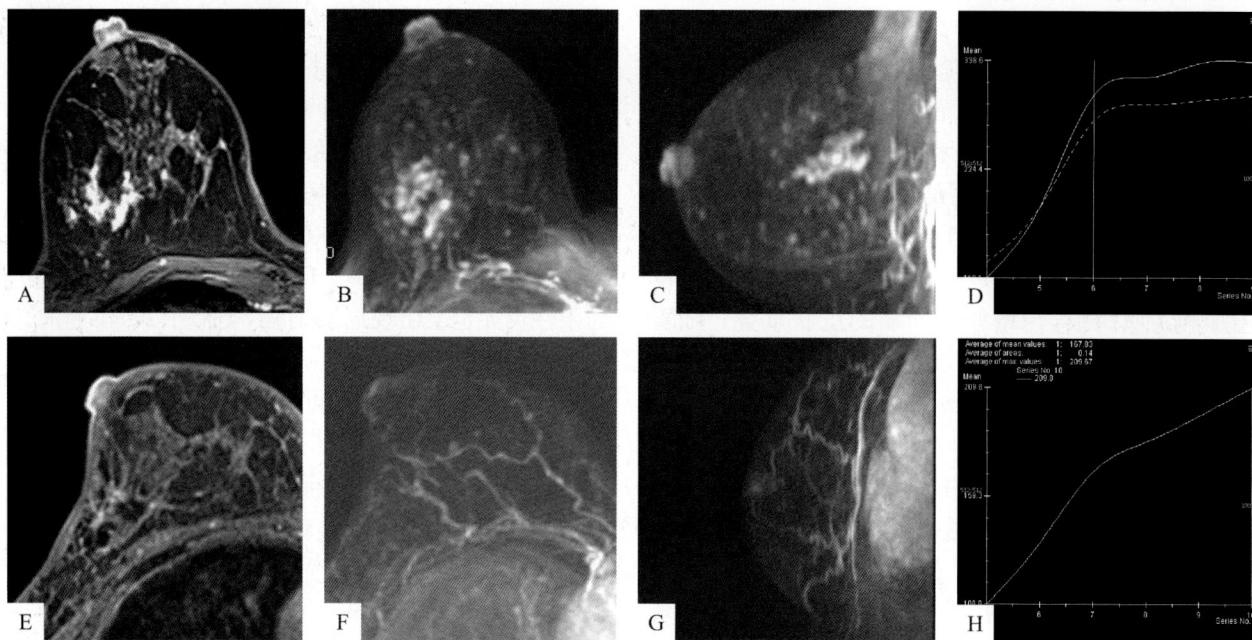

图 17-1-1 右乳肿块保乳手术前及手术后对比 A~D. 术前 MRI；E~H. 相应序列术后 MRI。乳房部分切除术后病理：(右乳)乳腺浸润性导管癌。T1WI 增强显示术前右乳外侧区可见不规则条片状强化灶(A)，术后该区域可见强化的纤维瘢痕(E)；增强减影(MIP)显示病灶有节段性分布趋势(B、C)，术后显示该区域未见显著强化(F、G)；术前病灶的 TIC 呈平台型(D)，术后瘢痕的 TIC 为流入型(H)。

可出现钙化，MRI 上呈低信号。增强扫描脂肪坏死呈环形强化、局灶性强化或弥漫性强化。对于明确的脂肪坏死，可以定为 BI-RADS 2 类；对于不确定的脂肪坏死，常归于 BI-RADS 3 类甚至 BI-RADS 4 类。

BI-RADS 4 类：任何肿块样强化和 >5 mm 的非肿块样强化均需怀疑肿瘤复发。沿导管节段性分布的非肿块样强化，同样需要高度怀疑恶性病变的可能。随访过程中出现强化病灶范围增大，也需排除恶性病变可能，建议归为 BI-RADS 4 类，并进行穿刺活检。

BI-RADS 5 类：保乳手术后出现新发病灶的形态学特征及强化表现与原发病灶类似，可以为局灶性或多发病变，早期快速强化，延迟期廓清。肿块形态不规则和毛刺征对于恶性肿瘤的阳性预测值达 84%~91%。保乳手术后多发病变也不少见，需要排除复发的可能性。病变边缘强化高度提示恶性肿瘤。

总之，MRI 检查可以尽早发现肿瘤有无复发和评估对侧乳腺情况。微小或局灶性强化、细线样强化在保乳手术后患者中并不少见，这种强化特征可以持续到手术后 18 个月或更久。MRI 虽然增加了肿瘤的检出，但并不是常规检查，目前没有证据证明 MRI 比其他检查更有益。

五 诊断要点

乳腺 X 线摄影中术后瘢痕区的不对称性致密影范围可随着时间缩小，同时因瘢痕收缩可能会变得更加致密。如果同时出现瘢痕区不对称性致密影范围增大、密度增高，应怀疑复发可能，MRI 可帮助进一步鉴别诊断。保乳治疗后患者术区钙化灶形成常与脂肪坏死有关，其典型表现为透亮肿块伴边缘弧形钙化。DBT 可以帮助显示隐藏的脂肪肿块，性质不明确时可以判定为 BI-RADS 3 类或 4 类。

六 鉴别诊断

1. **良性病变乳腺活检后** 乳腺 X 线摄影上 46% 出现结构扭曲，17% 出现皮肤增厚，15% 出现局灶性不对称，随时间逐渐好转。与保乳术后改变类似。

2. **单侧乳房水肿** 常见原因有上腔静脉或锁骨下静脉血栓形成、腋下淋巴结肿大引起的淋巴管闭塞、外伤、乳腺炎等，表现为皮肤增厚、皮下脂肪间隙及腺体水肿，保乳术后多表现为术区局部皮肤增厚及皮下水肿。

3. **肿瘤复发** 瘢痕区域非对称致密影范围增

大、密度增高,或出现新的肿块;出现新的钙化,钙化通常表现为细小多形性、不均质或细线样钙化灶,呈集群样或节段性分布;肿瘤复发最常出现于术后5年内,位于手术区附近;术后5年以后以对侧乳腺及远处复发更常见。

恶性病变的影像表现有时难以与脂肪坏死、肉芽肿等良性病变鉴别,可能的鉴别点包括:脂肪坏死随时间推移回声可减低,甚至可出现小片状无回声区;肉芽肿虽具有占位效应,但一般无明显血流信号,即使有血流信号,也为少量血流信号;且两者均不伴有淋巴结转移的声像图改变。

4. 放疗引发的肉瘤　潜伏期为术后5~7年,0.1%发生于放疗后5年,0.5%发生于放疗后15年。

(刘　洁　杨　帆)

◆ 参考文献 ◆

[1] 崔晓颖,盛李明,季永领,等.早期乳腺癌保乳术后未行放疗原因调查与分析[J].中华放射肿瘤学杂志,2019,28(6):421-424.

[2] 王前宏,刘俊彪,刘彦恒.早期乳腺癌患者保乳手术与改良根治术的疗效分析[J].内蒙古医学杂志,2015,47(12):29-31.

[3] Agarwal S, Pappas L, Neumayer L, et al. Effect of breast conservation therapy vs mastectomy on disease-specific survival for early-stage breast cancer[J]. JAMA Surgery, 2014, 149(3):267-274.

[4] Fisher B, Redmond C, Poisson R, et al. Eight-year results of a randomized clinical trial comparing total mastectomy and lumpectomy with or without irradiation in the treatment of breast cancer[J]. New England Journal of Medicine, 1989, 320(13):822-828.

[5] Heneghan HM, Prichard RS, Lyons R, et al. Quality of life after immediate breast reconstruction and skin-sparing mastectomy-A comparison with patients undergoing breast conserving surgery[J]. European Journal of Surgical Oncology the Journal of the European Society of Surgical Oncology & the British Association of Surgical Oncology, 2011, 37(11):940-943.

[6] Hwang ES, Lichtensztajn DY, Gomez SL, et al. Survival after lumpectomy and mastectomy for early stage invasive breast cancer[J]. Cancer, 2013, 119(7):1402-1411.

[7] Veronesi U, Saccozzi R, Del Vecchio M, et al. Comparing radical mastectomy with quadrantectomy, axillary dissection, and radiotherapy in patients with small cancers of the breast[J]. New England Journal of Medicine, 1981, 305(1):6-11.

[8] Wojcinski S, Hirschauer E, Degenhardt F, et al. Optimizing breast cancer follow-up: diagnostic value and costs of additional routine breast ultrasound[J]. Cancer Research, 2009, 69(24 Supplement):5027.

第二节　乳腺癌放疗后改变

一、概述

多学科综合治疗已成为近年来乳腺癌治疗的主流,放射治疗是乳腺癌综合治疗中的重要组成手段,根治术或改良根治术、保乳术术后辅助放疗可减低患者局部复发率,提高长期生存率。目前保乳手术加上术后辅助放(化)疗是Ⅰ~Ⅱ期乳腺癌标准治疗模式,能够达到与乳腺癌改良根治术相同的疗效,原则上接受保乳手术的患者均需要接受放射治疗。照射靶区应包括胸壁和区域淋巴结,其照射指征和靶区的设置应根据原发肿瘤和区域淋巴结情况决定。多年来,放射治疗的方式从传统的切线野为主到适形放疗,再到调强治疗,瘤床的补量也逐渐从全乳照射后序贯加量到全乳照射时同期推量。术后辅助放疗作为其辅助治疗手段又有其局限性,放疗不敏感是导致局部复发的重要因素,因此从提高放疗敏感性的角度降低其复发率是临床上亟待解决的问题。

二、病理

放射治疗的机制是通过对有机分子的电离辐射来增加氧自由基(ROS)的产生,并通过破坏DNA双链引起一系列的细胞内反应,引起碱基损伤和相关性基因突变等途径促进细胞凋亡,从而发挥治疗作用。研究表明,电离辐射诱导的DNA双链断裂可能是影响放疗敏感性的重要因素。肿瘤细胞经过一定剂量的辐射照射后,部分基因和蛋白质的异常表达与DNA损伤修复功能的障碍会引起放疗抵抗,最终导致肿瘤复发和转移。

临床三阴性型和HER-2过表达型患者临床放疗效果较差,复发率高,而促血管生成因子VEGF在这两种类型乳腺癌中的高表达可能与其预后不良、放疗抵抗紧密相关。VEGF介导的信号传导通路影响对放疗的敏感性,临床上或许可以将其作为一个经济有效的放疗增敏的靶点。此外,肿瘤生长微环境(癌细胞和基质细胞、细胞因子、趋化因子等)、BRCA1和BRCA2基因、BCL-2基因以及相关蛋白(Survivin蛋白、S100蛋白家族)等因子通过介导不同信号通路,均与肿瘤放疗抵抗相关,在乳腺癌术后放疗增敏中的作用值得进一步研究探讨。

三、临床表现

乳腺癌根治或改良根治术后放疗可以使腋窝淋

巴结阳性的患者5年局部区域复发率降低到原来的1/4～1/3。目前多数专家认为，普遍接受辅助性化疗或内分泌治疗的前提下，术后放疗主要适用于可能会局部和区域复发的高危患者，即T3期（原发肿瘤最大直径≥5cm，或肿瘤侵及乳房皮肤、胸壁）或腋窝淋巴结转移≥4枚患者。对于T1～2期或1～3枚腋窝淋巴结转移患者，如有其他危险因素（年轻、LVI阳性、3枚淋巴结转移、三阴性、原发病灶直径＞4cm、有皮肤或乳头侵犯），也需进行辅助放射治疗。具有全乳切除术后放疗指征的患者一般都有辅助化疗适应证，所以术后放疗应在完成末次化疗后2～4周内开始。由于胸壁和锁骨上是最常见的复发部位，约占所有复发部位的80%，所以这两个区域是术后放疗的主要靶区；但T3N0期患者可以考虑单纯胸壁照射。

保乳术后的患者原则上均需要接受放射治疗。无辅助化疗指征的患者术后放疗建议在术后8周内进行，接受辅助化疗的患者应在末次化疗后2～4周内开始。内分泌治疗与放疗的时序配合目前没有一致意见，可以同期或在放疗后开展。保乳术后进行部分乳房照射，照射范围为全乳腺体以1个图像为限，疗程为1～7周。术后辅助放疗模式有全乳照射加瘤床补量，加或不加区域淋巴结照射，靶区勾画方式根据有无瘤床金属标记，分为按标记勾画和按手术瘢痕勾画，放疗模式包括强调放疗瘤床同步推量或者常规放疗加后期瘤床电子线补量。临床发现保乳术后未经放疗的肿瘤复发90%发生于原瘤床附近。远离原发灶的肿瘤复发率约为10%，有研究表明此时的复发肿瘤为第二肿瘤，这部分患者保乳术后放疗是无效的。

对于某些早期乳腺癌患者，保乳术后行部分乳腺短程照射（accelerated partial breast irradiation，APBI）可能获得与标准的全乳放疗相当的局部控制率。APBI的优势在于可减少乳腺以及邻近正常组织的照射体积，缩短治疗时间。由于接受APBI治疗的患者要求在局部复发方面不应低于接受全乳放疗的患者，因此接受APBI治疗的患者仍然需要严格选择。对于符合美国肿瘤放射治疗协会（American Society of Radiation Oncology，ASTRO）2016年共识的低危人群，可以考虑部分乳房照射，标准包括：①年龄≥50岁；②无BRCA1/2基因突变；③直径≤2.0cm；④T1；⑤单中心单病灶；⑥未接受新辅助治疗；⑦至少2mm阴性切缘；⑧无脉管受侵；⑨无广泛导管原位癌成分；⑩激素受体阳性的浸润性导管癌或其他预后良好乳腺癌。纯的导管原位癌，需满足以下条件：筛查发现的；低中分级；直径≤2.5cm；阴性切缘≥3mm。

四 影像学表现

（一）X线

乳腺X线摄影既可以用于治疗前肿瘤的诊断，还可以用于治疗后监测。X线摄影上放疗后乳腺短期改变有全乳水肿，皮肤、小梁增厚，弥漫性腺体密度增高或腺体内局部非对称性致密影，常与治疗区域相吻合。以上表现随时间减轻，表现为术区瘢痕、积液，皮下脂肪间隙小梁增粗等；还可出现点状或营养不良样钙化灶（脂肪坏死），常出现于放疗后24个月后。

（二）超声

彩色多普勒超声不仅能对放疗前后病灶形态学的变化进行监测，还能够对乳腺癌病灶内细微的血流动力学变化进行检测，可以为评价乳腺癌放疗疗效提供直接依据。研究结果表明血管阻力指数（RI）及肿块内血流模式的改变是评价放疗疗效的重要指标，如果RI值有所降低，而且肿块内部的血流分级也有所下降，那么就认为放疗的疗效良好。

（三）MRI

放疗后短期内MRI上可见局部腺体结构扭曲、含铁血黄素沉积、皮肤增厚、照射区水肿等（T2高信号），还可能会出现术区的积血、积液。随着时间上述表现减轻，会出现局部皮肤及瘢痕强化（图17-2-1）。常规MRI和功能成像可以监测乳腺癌放疗后肿瘤的形态学及代谢变化，与新辅助化疗后改变类似，具体可见本章第3节。

五 诊断要点

根据病史，发现相应放疗区域的应激性改变，不难诊断。

六 鉴别诊断

1. **其他原因引起的单侧乳腺水肿** 包括乳腺炎、外伤（皮肤小梁增厚、受伤部位密度增高）、局部进展期乳腺癌或炎性乳癌、单侧血管或淋巴管阻塞、充血性心力衰竭引起的不对称性水肿等，需根据临床病史判断。

2. **复发或新原发乳腺癌** 可见局部腺体密度增高，出现可疑钙化（细小多形性、细线样）或局部可疑肿块。

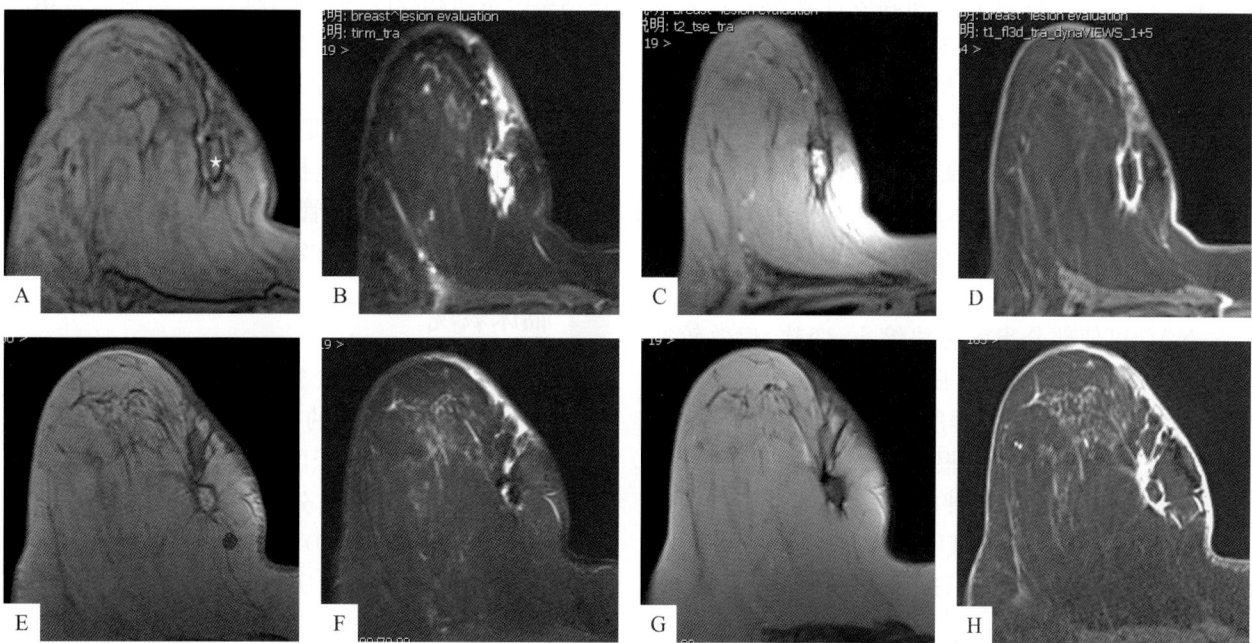

图17-2-1 右乳浸润性导管癌行保乳手术,术后辅助放射治疗 A~D.放疗后半年;E~H.放疗后3年。T1WI显示术区放疗后半年(A)类圆形高信号影(脂肪坏死,*),放疗后3年脂肪坏死(E)范围缩小;脂肪抑制T2WI示放疗后半年术区及照射区高信号水肿(B),放疗3年后相应区域水肿程度减轻(F);T2WI未脂肪抑制图像示术区局部(C)高信号脂肪坏死,放疗3年后范围缩小(G);脂肪抑制T1WI增强示放疗后(D)半年脂肪坏死呈边缘强化,放疗3年(H)脂肪坏死范围缩小,边缘强化(瘢痕形成)较前明显,邻近皮肤增厚强化较前显著。

(刘 洁 杨 帆)

◆ 参考文献 ◆

[1] 中国抗癌协会乳腺癌专业委员会.中国抗癌协会乳腺癌诊治指南与规范(2019年版)[J].中国癌症杂志,2019,29(8):609-80.

[2] Dent P, Yacoub A, Contessa J, et al. Stress and radiation-induced activation of multiple intracellular signaling pathways [J]. Radiat Res, 2003,159(3):283-300.

[3] Dinkelborg PH, Wang M, Gheorghiu L, et al. A common Chk1-dependent phenotype of DNA double-strand break suppression in two distinct radioresistant cancer types [J]. Breast Cancer Res Treat, 2019,174(3):605-613.

[4] EBCTCG; McGale P, Taylor C, et al. Effect of radiotherapy after mastectomy and axillary surgery on 10-year recurrence and 20-year breast cancer mortality: meta-analysis of individual patient data for 8135 women in 22 randomised trials [J]. Lancet, 2014,383(9935):2127-2135.

[5] Regini E, Bagnera S, Tota D, et al. Role of sonoelastography in characterising breast nodules. Preliminary experience with 120 lesions [J]. Radiol Med, 2010,115(4):551-562.

[6] Vila J, Gandini S, Gentilini O. Overall survival according to type of surgery in young (≤40 years) early breast cancer patients: A systematic meta-analysis comparing breast-conserving surgery versus mastectomy [J]. Breast, 2015, 24 (3):175-181.

第三节 乳腺癌新辅助化疗后改变

一、概述

自20世纪60年代开始,人们逐渐发现乳腺癌是一种全身性疾病,其治疗重点应该由传统的手术治疗转向早期全身治疗的新模式,局部手术治疗的过分扩大并不能改善预后。1982年由Frei等人提出新辅助化疗的概念,新辅助化疗(neoadjuvant chemotherapy, NAC)又称为术前化疗或诱导化疗,是指在手术治疗或放疗前进行的全身性、系统性的细胞毒性药物治疗。一些大规模的临床试验也肯定了新辅助化疗在乳腺癌全身性综合治疗方面的价值。

经过多年的研究和临床应用,目前NAC已被写入美国国家综合癌症网络(National Comprehensive Cancer Network, NCCN)乳腺癌诊断治疗指南。虽然其适用范围仍存在很多争议,一般来讲目前新辅助化疗在临床上主要用于不可手术的局部晚期乳腺癌(Ⅲ期,除外T3N1M0)和肿瘤较大的ⅡA、ⅡB、ⅢA(仅T3N1M0)期且有强烈保乳意愿的乳腺癌患者,甚至可用于炎性乳腺癌和隐匿性乳腺癌。大量文献证实乳腺癌 NAC 能够缩小肿瘤体积,降低其临床分期,利于肿瘤切除及增加保乳手术机会;NAC 还可直接观察化疗前后肿瘤的大小、病理学及生物学指标的变化,有助于了解肿瘤对化疗药物的敏感性和化疗方案的合理性;NAC 还可杀灭或减少乳腺癌早期微转移灶,降低肿瘤细胞活力,提高病理缓解率,从而提高患者生存率。

NAC 可使部分患者肿块缩小、变软,疗效较好的患者肿块可完全消失。临床上一般通过触诊及影像学来判断肿瘤缩小的程度。进行合理的 NAC 疗效评价意义重大,既可以根据疗效及时调整化疗方案,还可以做好肿瘤术前评估,准确确定肿瘤切除范围。NAC 疗效评估标准目前主要分为临床评价标准(包括影像学)和病理学评价标准。

二、病理

NAC 治疗后肿瘤细胞的退缩有两种模式。一种为向心性退缩,肿瘤缩小形成较原来肿块体积小的瘤灶,此时肿瘤大小据实测量;另一种为非向心性退缩,即肿瘤退缩呈散在多灶,大体上肿瘤范围可能与 NAC 化疗前没有明显差别或者略有缩小,但其中肿瘤细胞的密度发生了明显变化。

NAC 治疗后乳腺的病理组织学改变如下。①非肿瘤性乳腺组织的改变:正常终末导管小叶单位常出现不同程度的萎缩,改变不仅发生在肿瘤或瘤床附近,也广泛存在于整个标本中。②乳腺癌肿瘤实质的改变:残留癌组织表现为纤维间质内散在的呈条索状、巢状或单个的肿瘤细胞,有时未见浸润癌细胞残留,但存在导管原位癌。③乳腺癌组织间质的改变:表现为疏松的纤维黏液样间质,可见组织细胞、淋巴细胞以及钙化形成、含铁血黄素沉着,部分肿瘤坏死后可形成胆固醇结晶。④淋巴结的改变:转移性淋巴结化疗后的病理表现与肿瘤实质相似,表现为淋巴结中的癌细胞退变,被胶原化、纤维化组织或组织细胞代替。

关于 NAC 治疗效果的病理评价体系目前有数十个,大多将化疗后反应分为病理完全缓解(pathologic complete response,PCR)和非 PCR 两大类。PCR 的标准并不统一,主要争议在于是否允许存在导管原位癌以及成分是否评估淋巴结。由于多项研究显示仅存在导管内癌患者 NAC 预后良好,大部分评价系统建议将原发灶和区域淋巴结均无肿瘤细胞残留定义为 PCR。对于非 PCR 患者,不同的评估系统按缓解程度进一步分类。目前临床常用的 Miller & Payne 标准具体为:Ⅰ级,细胞基本变化不大;Ⅱ级,浸润癌细胞数量轻度减少,恶性程度仍较高;Ⅲ级,浸润癌细胞中度减少,但<90%;Ⅳ级,浸润癌细胞仍有存在但数量极少;Ⅴ级,浸润性癌细胞基本消失,只剩下少许导管内肿瘤细胞。其中,病理评估有效率Ⅳ和Ⅴ级为有效,其余为无效。

三、临床表现

临床评估 NAC 疗效多是根据触诊及影像学检查判断肿瘤体积和数量的变化,肿瘤体积是以肿瘤最大直径和最大垂直横径的乘积表示。目前有多种评价标准,但大都是将其分为完全缓解(CR)、部分缓解(PR)、疾病稳定(SD)和疾病进展(PD)四类,差异在于阈值不同。对于靶病灶,目前临床比较常用的是实体肿瘤治疗疗效评价标准(RECIST)。①CR:除结节性疾病外,所有目标病灶完全消失,所有目标结节须缩小至正常大小(短轴<10 mm)。②PR:所有可测量目标病灶的直径总和低于基线 30% 以上。③PD:以整个实验研究过程中所有测量的靶病灶直径之和的最小值为参照,直径和相对增加至少 20%(如果基线测量值最小就以基线值为参照);除此之外,必须满足直径和的绝对值增加至少 5 mm(出现一个或多个新病灶也视为疾病进展)。④SD:靶病灶减小的程度没达到 PR,增加的程度也没达到 PD 水平,介于两者之间,研究时可以直径之和的最小值作为参考。进展期乳腺癌(LABC)术前行 NAC 治疗,整体治疗有效率为 60%~100%,完全缓解率可达 10%~50%。

评估 NAC 疗效重要的预后及预测指标包括 NAC 是否有效、NAC 前及 NAC 后是否发生腋窝淋巴结转移、肿瘤生化标志物(ER、PR、HER2)等。多元研究表明不同受体亚型对 NAC 疗效不同,HER2(+)及三阴性乳腺癌(TNBC)的患者较 ER(+)的患者完全缓解率更高。

乳腺癌 NAC 治疗后的退缩模式主要有两种。一是向心性退缩,缩小后的病灶呈单一的肿块;另一种是蜂窝状或环形退缩,蜂窝状退缩表现为原发肿瘤分裂成多个小肿块,这些残余病灶仍聚集在肿瘤的初始生长部位而非聚集在整个乳房;环形退缩的病灶则中央区无强化,仅残留周边环形强化。蜂窝状及环形退缩均可能增加局部复发风险。向心性退缩的单灶病变且残余肿瘤的最大直径<3 cm 是乳腺癌 NAC 治疗后降期保乳的适应证。

四 影像学表现

(一) X线

乳腺癌在X线摄影上的主要征象包括肿块或结节、钙化、非对称性局限性致密影,间接征象包括乳晕增厚、乳头凹陷、皮肤增厚和水肿、乳腺结构扭曲变形以及腋窝淋巴结肿大等。上述征象中评价NAC疗效最常用的有肿块或结节大小、钙化数目范围、局部腺体致密程度和淋巴结肿大程度等。一般认为,肿块或结节体积缩小、密度减低、分叶变浅、毛刺缩短或消失、模糊边界变得清晰等是化疗有效的重要征象。

在NAC治疗过程中,出现肿瘤内部发生液化坏死但体积无明显缩小时,临床触诊测量的病灶体积无变化,而X线摄影可以提示肿块密度变化。但有研究表明近一半的乳腺癌NAC治疗后患者,在X线摄影上表现出的肿块大小明显大于病理检查确定的真正肿瘤残余,可能原因是X线不能很好区分化疗后肿瘤残存与间质纤维化或玻璃样变,往往高估残余病灶的大小。

乳腺X线摄影中钙化灶的出现对乳腺癌的诊断和鉴别诊断中具有重要意义。多项研究表明,乳腺癌NAC治疗后其钙化变化呈多样性,典型变化有钙化范围缩小、数量减少或钙化随肿块缩小呈集中趋势。大部分研究者认为不宜将钙化数量的变化作为化疗疗效评价指标。

总体来说,用乳腺X线摄影评估乳腺癌NAC疗效准确性较差,均存在一定的局限性,临床应用上一般和体检、超声联合应用作为初步评估手段。

(二) 超声

常规超声通过测量肿瘤最长切面监测NAC疗效,目前最常用的评价体系是RECIST标准,根据治疗前后所测肿瘤最长径变化程度分级。研究发现NAC2周期及4周期后肿瘤血流分级明显降低甚至消失,血流速度和阻力指数均有不同程度的降低。由于二维超声仅测量肿瘤最长切面,受操作医生影响大,且传统超声无法准确区分治疗后的组织坏死、纤维化成分以及残余病灶,需结合功能成像及其他影像学检查提高准确性。

相比常规超声,三维超声能更直观观察肿瘤形态,不规则体积测量技术(VOCAL)及自动乳房全容积成像(automated breast volume scanner, ABVS)能有效勾画并测量肿瘤体积,三维彩色多普勒成像(3D-CDI)和三维彩色血管造影(3D-CPA)可以更清晰地显示肿瘤内部和周围的血液供应情况,根据乳腺肿瘤外周血管分布、扭曲程度、穿透血管、病灶边缘灌注及瘤内灌注等情况获得三维超声综合评分,达到与DCE-MRI很好的一致性。然而化疗早期肿瘤微血管的减少往往先于形态学的改变,常规超声仅可通过彩色多普勒对粗大血管进行观察,难以准确发现及评估肿瘤内部的微血管变化。对于肿瘤内部的凝固性坏死尚未形成液化区时,声像图上往往难以辨别。以上原因均可以造成肿瘤对NAC疗效的误判或高估,从而影响患者的后续治疗。

超声造影(contrast-enhanced ultrasound, CEUS)是通过外周静脉团注微泡对比剂,利用气体反射、散射和折射等物理特性及与人体组织不同的声学特性,增加血流或病变与邻近组织之间的声阻抗差异,从而增强病变组织的显像。超声对比剂作为一种血池示踪剂,具有低弥散性,主要分布于血管中,通过显示肿瘤实质的微血管结构,定性评估肿瘤的灌注情况,获得组织血流灌注的定量参数,可实时、直观地评价肿瘤化疗效果。研究表明超声造影测量肿瘤的灌注范围明显大于常规超声,更接近于术后病理测值。NAC治疗有效的患者,肿瘤内部可发生常规超声无法发现的凝固性坏死灶,且瘤体内部微血管成分随着化疗的进行不断减少,超声造影上表现为治疗后TIC中的达峰强度较治疗前减小,达峰时间增加;超声造影的TIC曲线下面积也可以指导化疗预测。综上所述,超声造影既可以通过分析增强程度、达峰时间、曲线下面积等定量指标,又能通过测量其灌注范围变化对NAC疗效进行评估。

目前新兴的弹性成像技术,如实时剪切波弹性成像(SWE),不仅可以定性分析肿瘤硬度情况,还可以通过测量组织的杨氏模量,对弹性模量分布图进行评分来反映组织的弹性变化,还可以用于乳腺良恶性疾病的鉴别诊断,也可用于NAC疗效的评估。NAC治疗后乳腺肿瘤内部发生不同程度的坏死和组织纤维化。临床触诊可有不同程度变软,使肿瘤和正常组织区分困难。SWE能对NAC后肿瘤整体及局部软硬变化程度进行定量评估,是NAC疗效评估的重要补充手段。研究表明弹性成像可在NAC早期敏感地发现肿瘤硬度变化,并且对残余灶与纤维瘢痕灶的鉴别要优于常规超声。

(三) MRI

MRI评估乳腺癌NAC疗效主要通过形态学评估及功能学评估,前者包括肿瘤直径或体积的变化,后者主要包括DWI、动态对比增强MRI(dynamic contrast enhanced magnetic resonance，DCE-MRI）及 MRS。最新版的 NCCN 指南推荐，乳腺癌 NAC 治疗前要常规行乳腺 MRI 检查，用于明确诊断和化疗后疗效评价。MRI 还可以用于乳腺癌 NAC 治疗情况的监测，中国乳腺癌新辅助治疗专家共识建议 NAC 期间每两个疗程通过 MRI 或超声检查评估原发灶和区域淋巴结变化情况。

乳腺癌 NAC 治疗后，通过 MRI 监测肿瘤大小及体积变化情况，评估肿瘤应答效果，目前应用较为广泛的评价系统是"实体肿瘤治疗疗效评价标准"（RECIST）。根据 RECIST 标准，NAC 治疗后瘤体最大径缩小>30% 为治疗有效，瘤体最大径缩小<30% 或出现新病灶为治疗稳定或进展。还可通过肿瘤体积变化评价疗效，肿瘤体积缩小>65% 为治疗有效，缩小<65% 或较前增大、出现新病灶均为稳定或进展（图 17-3-1A～G，图 17-3-2）。MRI 对于无法达到 PCR 的残余病灶具有高敏感性、低特异性。值得注意的是，由于 NAC 中抗血管生成药物破坏肿瘤血管，肿瘤血管数量减少、管壁通透性下降，加上肿瘤细胞萎缩并纤维化，微血管密度同时减少，瘤灶在 MRI 增强扫描后强化减弱，使得部分残留微小病灶无法分辨。因此，即使手术切缘阴性，远离肿瘤中心的区域仍可能有残余病灶存在，从而导致复发。

DWI 可通过 ADC 的变化监测肿瘤微环境的变化，据此评估肿瘤细胞对 NAC 的早期反应。ADC 值与组织内细胞密度呈负相关，如果 NAC 治疗有效，肿瘤细胞密度减小，水分子运动的障碍也就减少，那么 ADC 值就会升高（图 17-3-1H～J）。研究表明化疗第一周期结束后肿块的 ADC 值即较治

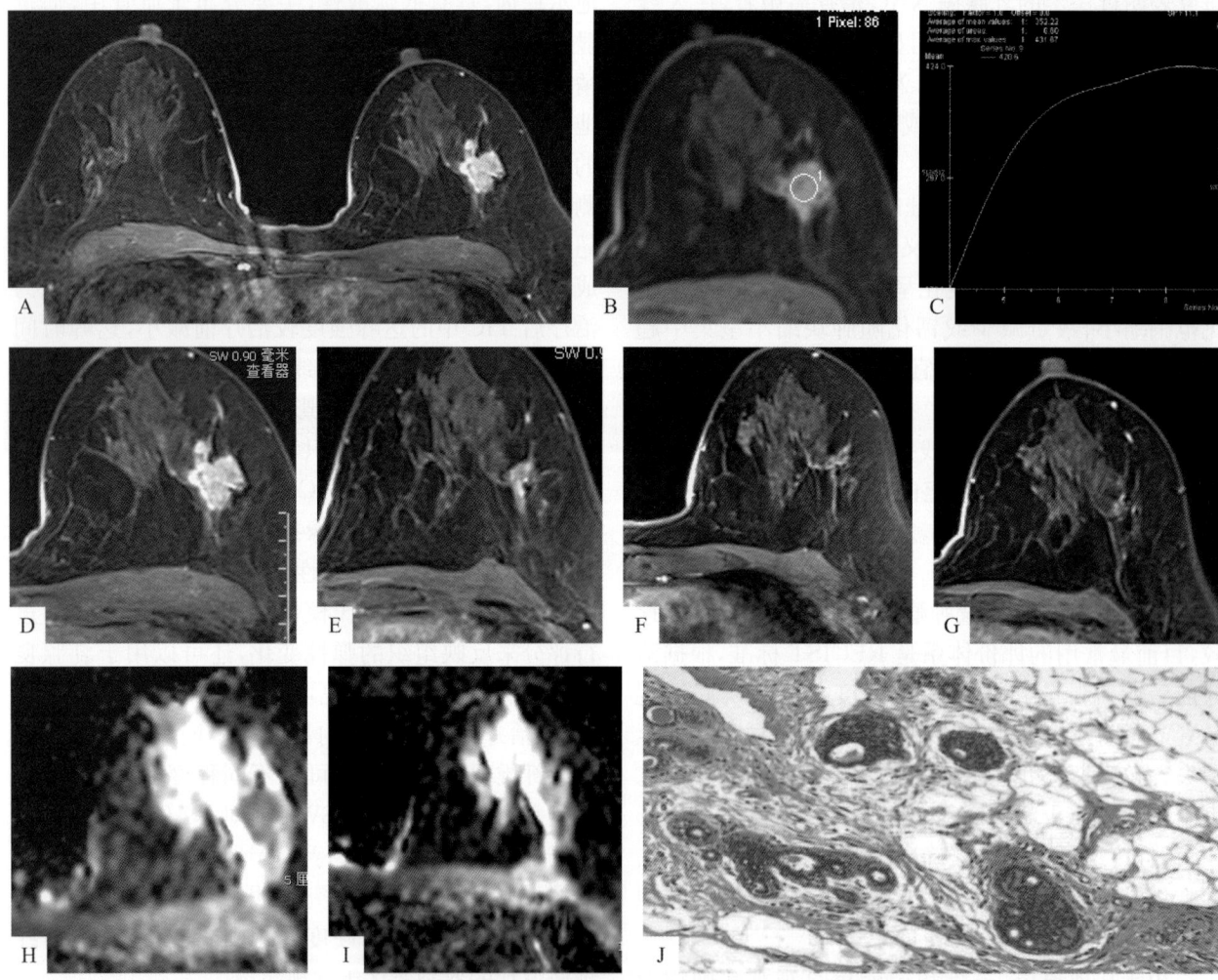

图 17-3-1 左乳肿块 NAC 期间多次对比 化疗前 T1WI 增强（A）可见左乳外侧区分叶状显著强化肿块伴毛刺征（1.7cm×1.8cm）；病灶 TIC（B,C）呈平台型；化疗前（D）、2 周期化疗后（E）、4 周期化疗后（F）及 6 周期化疗后（G）的 T1WI 增强示随着化疗进行，左乳病灶呈向心性退缩，体积逐渐缩小，强化程度减低；化疗前 ADC 值（H）约 0.000 867，2 周期化疗后 ADC 值（I）约 0.001 414，较化疗前回升；化疗后行左乳根治手术，巨检未见明显肿块及质硬区，HE 染色（×60）示（J）镜下腺组织广泛纤维化伴萎缩，仅单张切片见少量低级别导管原位癌组织，未见明确的浸润癌组织残留；化疗后改变符合新辅助化疗后 MP 系统的 G5。（见彩色插页）

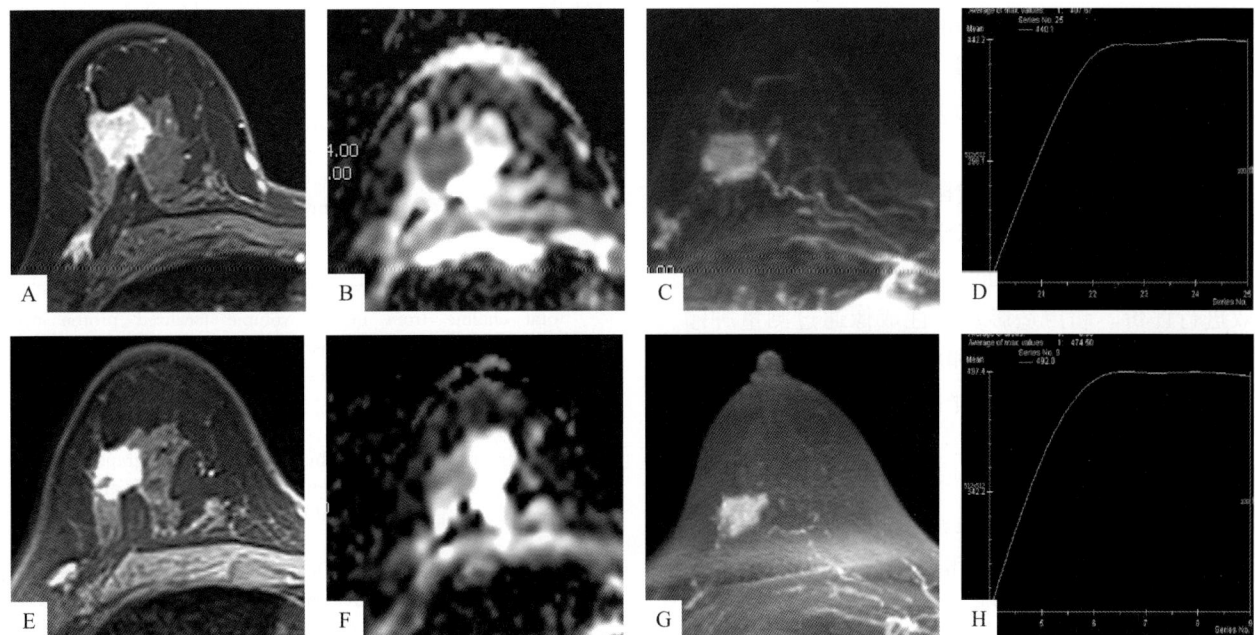

图 17-3-2 右乳肿块 NAC 前及 9 周期 NAC 后对比 NAC 后行右乳保乳手术，病理为乳腺浸润性导管癌，根据新辅助化疗病理 MP 评估系统，符合化疗反应 G1。A～D．NAC 前表现；E～H．9 周期 NAC 后相应序列表现。NAC 前 T1WI 增强（A）可见右乳外上不规则形显著强化肿块（2.1 cm×1.4 cm×2.3 cm），伴病灶外后方子灶形成；NAC 前右乳肿瘤 ADC 值约为 0.000 721（B）；MIP 可见 NAC 前病灶（C）呈分叶状，可见增粗血管与肿块相连；右乳肿瘤 NAC 前 TIC（D）呈平台型；9 周期 NAC 后 T1WI 增强（E）显示右乳肿瘤及子灶体积略有缩小；NAC 治疗后右乳肿瘤 ADC 值约为 0.001 235（F），较前回升；MIP 显示 NAC 后病灶（G）轻度向心性退缩，右乳增粗血管较前减少；右乳肿瘤 NAC 治疗后 TIC（H）呈平台型。

疗前显著提高，而肿块大小尚未观察到明显变化。可见，ADC 值的变化常较传统 MRI 所测得的肿瘤大小的变化更敏感，在化疗较早期就能发现肿瘤的改变。此外，研究显示治疗前肿瘤 ADC 值能预测治疗疗效并且呈负相关：即治疗前 ADC 越低，治疗后 ADC 值升高会越明显，疗效越好。这是因为 ADC 值与肿瘤分化程度呈正相关，即治疗前 ADC 值较低的肿瘤细胞密度高，生长代谢旺盛，导致理论上化疗药物在低 ADC 值肿瘤中分布浓度要高于高 ADC 值肿瘤，故而对 NAC 敏感性也要高于高 ADC 即分化好的肿瘤。

DCE-MRI 利用两室药代动力模型，通过测量容量转移常数 K^{trans}、速率常数 K_{ep} 和血管外细胞外间隙容积比例参数 V_e 等指标，精确地定量评价肿瘤组织微血管分布及血流灌注情况。乳腺癌 NAC 有效在组织病理学上表现为癌细胞发生崩解坏死、病理血管闭塞消退，病变血供减少，血管通透性减低，局部组织的微血管灌注降低，反映在 DCE-MRI 上即为灌注参数 K^{trans}、K_{ep} 的降低。对 NAC 有效的肿瘤组织，肿瘤微环境中的血管外细胞外间隙将明显增加。研究发现 V_e 值在 NAC 第 2 个疗程时较治疗前就有所上升，而在化疗结束时较治疗前降低，这可能与 V_e 在病变过程中稳定性较差，常受病变周围水肿的影响有关。

MRS 诊断乳腺癌主要依据是胆碱复合物（tCho）共振峰升高。癌细胞内胆碱激酶和磷脂酶 C 过度表达，导致细胞生长代谢旺盛、细胞膜合成明显增加，胆碱含量显著增高。而经 NAC 有效治疗后，肿瘤细胞生长代谢明显缓慢，细胞逐渐凋亡、坏死，细胞密度下降，tCho 的含量随之降低，表现为 MRS 谱线上的 tCho 峰相应降低。研究表明 NAC 治疗后早期胆碱代谢变化比肿瘤大小变化更显著，提示其可作为早期预测化疗疗效的指标。由于 MRS 在乳腺的临床应用中受信噪比、肿瘤位置大小的限制，因此它虽在监测乳腺癌方面具有可行性，但重复性和稳定性不及其他 MR 功能成像。

五 诊断要点

利用影像学手段评估 NAC 早期疗效对临床具有重要意义，既可以在体测量肿瘤的体积变化、有效评估瘤体内的生理生化代谢状况，又可动态重复监测。目前影像学评估肿瘤化疗效果主要依据 WHO 标准及 RECIST 标准，传统上以肿瘤大小作为疗效评估的指标，其中 PET-CT 和 MRI 评价 NAC 疗效的准确率较高。技术的进步可以使 NAC 疗效评估参数更加细化精确,新兴功能成像可以提供更加准确的生物学信息。如 DCE-MRI 可通过定量分析病灶化疗过程中的血流动力学变化,诸多参数对乳腺癌 NAC 进行疗效评价。DWI 通过 ADC 值反映活体组织水分子的扩散受限情况,PWI 通过评估病灶内的血流灌注情况,MRS 通过测量瘤体内代谢物的变化,真实反映肿瘤的生理病理变化,对 NAC 疗效进行评价。超声造影及弹性成像通过测量肿瘤大小、显示内部微血管成分和坏死区,以及早期肿瘤的硬度改变等,定性及定量评估 NAC 前后的疗效。

六 鉴别诊断

1. 新辅助化疗后纤维瘢痕形成　触诊时可能被误认为肿瘤残留,MRI 上可见增强。

2. NAC 治疗后肿瘤残留　残留癌常被病理证实位于瘤床内散乱的癌巢中。NAC 治疗后的肿瘤尽管有肿瘤细胞残留,在 MRI 上可表现为强化程度下降。

(刘　洁　杨　帆)

◆ 参考文献 ◆

[1] 《乳腺癌新辅助化疗后的病理诊断专家共识》编写组. 乳腺癌新辅助化疗后的病理诊断专家共识[J]. 中华病理学杂志,2015,44(4):232-236.

[2] 冯奉仪. 实体瘤新的疗效评价标准(解读 1.1 版 RECIST 标准)[R]. 第三届中国肿瘤内科大会教育集暨论文集,2009.

[3] 李卉,廖传贵,何小梅. 晚期乳腺癌新辅助化疗的临床报告[J]. 中国普外基础与临床杂志,2004,11(1):20-21.

[4] 马晓雯,罗娅红. MRI 对不同分子亚型乳腺癌 NAC 疗效评价的研究[J]. 放射学实践,2017,32(6):574.

[5] 苏琳,谭筱林,贾亦真. 超声在乳腺癌新辅助化疗疗效评估中的应用价值[J]. 临床超声医学杂志,2017,19(7):440-443.

[6] 张洪涛,赵一冰,宋培记,等. 钼靶乳腺摄像在乳腺癌新辅助化疗疗效评价中的应用[J]. 军事医学,2012,36(8):616.

[7] 张仁知,周纯武,李静,等. 154 例乳腺癌新辅助化疗后 X 线表现与病理对照[J]. 放射学实践,2010,25(7):53.

[8] 中国乳腺癌新辅助治疗专家组. 中国乳腺癌新辅助治疗专家共识(2019 年版)[J]. 中国癌症杂志,2019,29(5):390.

[9] Bahri S, Chen JH, Mehta RS, et al. Residual breast cancer diagnosed by MRI in patients receiving neoadjuvant chemotherapy with and without bevacizumab [J]. Annals of Surgical Oncology, 2009,16(6):1619-1628.

[10] Belli P, Costantini M, Ierardi C, et al. Diffusion-weighted imaging in evaluating the response to neoadjuvant breast cancer treatment [J]. The Breast Journal, 2011,17(6):610-619.

[11] Chevallier B, Roche H, Olivier JP, et al. Inflammatory breast cancer. Pilot study of intensive induction chemotherapy (FEC-HD) results in a high histologic response rate [J]. Am J Clin Oncol, 1993,16(3):223-228.

[12] Chumsri S, Jeter S, Jacobs LK, et al. Pathologic complete response to preoperative sequential doxorubicin/cyclophosphamide and single-agent taxane with or without trastuzumab in stage II/III HER2-positive breast cancer [J]. Clin Breast Cancer, 2010,10(1):40-45.

[13] Egner JR. AJCC cancer staging manual [J]. JAMA, 2010,304(15):1726-1727.

[14] Frei Iii E. Clinical cancer research: An embattled species [J]. Cancer, 1982,50(10):1979-1992.

[15] Gianni L, Baselga J, Eiermann W, et al. Phase III Trial Evaluating the Addition of Paclitaxel to Doxorubicin Followed by Cyclophosphamide, Methotrexate, and Fluorouracil, As Adjuvant or Primary Systemic Therapy: European Cooperative Trial in Operable Breast Cancer [J]. Journal of Clinical Oncology, 2009,27(15):2474-2481.

[16] Jagannathan NR, Kumar M, Seenu V, et al. Evaluation of total choline from in-vivo volume localized proton MR spectroscopy and its response to neoadjuvant chemotherapy in locally advanced breast cancer [J]. British Journal of Cancer, 2001,84(8):1016-1022.

[17] Jing H, Cheng W, Li ZY, et al. Early evaluation of relative changes in tumor stiffness by shear wave elastography predicts the response to neoadjuvant chemotherapy in patients with breast cancer [J]. Journal of Ultrasound in Medicine, 2016,35:1619-1627.

[18] Kulka J, Tokés A-M, Tóth AI, et al. Immunohistochemical phenotype of breast arcinomas predicts the effectiveness of primary systemic therapy [J]. Magyar Onkológia, 2009,53(4):335-343.

[19] Loo CE, Teertstra HJ, Rodenhuis S, et al. Dynamic contrast-enhanced MRI for prediction of breast cancer response to neoadjuvant chemotherapy: initial results [J]. AJR, 2008,191(5):1331-1338.

[20] McGuire KP, Toro-Burguete J, Dang H, et al. MRI staging after neoadjuvant chemotherapy for breast cancer: does tumor biology affect accuracy? [J]. Annals of Surgical Oncology, 2011,18(11):3149.

[21] Omarini C, Guaitoli G, Pipitone S, et al. Neoadjuvant treatments in triple-negative breast cancer patients: where we are now and where we are going [J]. Cancer Manag Res, 2018,10:91-103.

[22] Pickles MD, Gibbs P, Lowry M, et al. Diffusion changes precede size reduction in neoadjuvant treatment of breast cancer [J]. Magnetic Resonance Imaging, 2006,24(7):843-847.

[23] Rubovszky G, Horvath Z. Recent Advances in the Neoadjuvant Treatment of Breast Cancer [J]. J Breast Cancer, 2017,20(2):119-131.

[24] Saracco A, Szabo BK, Tanczos E, et al. Contrast-enhanced ultrasound (CEUS) in assessing early response among patients with invasive breast cancer undergoing neoadjuvant chemotherapy [J]. Acta Radiol, 2017,58(4):394-402.

[25] Shah SK, Shah SK, Greatrex KV. Current role of magnetic resonance imaging in breast imaging: a primer for the primary care physician [J]. J Am Board Fam Pract, 2005,18(6):478-490.

[26] Symmans WF, Peintinger F, Hatzis C, et al. Measurement of residual breast cancer burden to predict survival after neoadjuvant chemotherapy [J]. J Clin Oncol, 2007,25(28):4414-4422.

[27] Tozaki M, Sakamoto M, Oyama Y, et al. Predicting pathological response to neoadjuvant chemotherapy in breast cancer with quantitative 1H MR spectroscopy using the external standard method [J]. J Magn Reson Imaging, 2010,31(4):895-902.

[28] Wang Y, Huang W, Panicek DM, et al. Feasibility of using limited-population-based arterial input function for pharmacokinetic modeling of osteosarcoma dynamic contrast-enhanced MRI data [J]. Magnetic Resonance in Medicine, 2008,59(5):1183-1189.

[29] Wolmark N, Wang J, Mamounas E, et al. Preoperative

chemotherapy in patients with operable breast cancer: nine-year results from national surgical adjuvant breast and bowel project B-18[J]. JNCI Monographs, 2001, 2001(30):96-102.

[30] Zhang Q, Yuan C, Dai W, et al. Evaluating pathologic response of breast cancer to neoadjuvant chemotherapy with computer-extracted features from contrast-enhanced ultrasound videos [J]. Physica Medica, 2017, 39:156-163.

第四节 HIFU 治疗及冷冻治疗后改变

高强度聚焦超声(high intensity focused ultrasound, HIFU)是一种治疗实体性肿瘤的新兴微创技术，它通过利用超声波的可聚焦性和穿透性，将超声波聚焦于瘤灶，通过焦点区的瞬时高温效应、空化效应使肿瘤组织发生凝固性坏死，可以彻底破坏癌灶，适用于浅表肿瘤。它可以实现对乳腺癌原发灶的彻底灭瘤，而不影响乳房的外观及生理功能。HIFU 在乳腺癌患者中的适应证与传统保乳手术一致，适用于Ⅰ、Ⅱ期患者，对乳房较小者尤为适合。HIFU 联合腹腔镜技术进行腋窝淋巴结清扫，辅以术后放化疗等措施可取得良好效果，为乳腺癌患者提供一种优越的治疗手段。目前为止，对其疗效缺乏客观有效的评价方法。

超声引导冷冻消融技术通过形成冰晶破坏细胞，局部形成微血栓引起缺血梗死及血栓溶解后引起缺血再灌注损伤的作用来产生治疗效果。目前多用于良性乳腺肿瘤的治疗，在乳腺癌治疗中应用很少。

(刘　洁　杨　帆)

◆ 参考文献 ◆

[1] Kennedy JE, Ter Haar GR, Cranston D. High intensity focused ultrasound: surgery of the future? [J]. Br J Radiol, 2003, 76(909):590-599.

[2] Kaufman CS, Littrup PJ, Freeman-Gibb LA, et al. Office-Based Cryoablation of Breast Fibroadenomas with Long-Term Follow-up [J]. The Breast Journal, 2005, 11(5):344-350.

[3] Wu F, Wang Z-B, Zhu H, et al. Extracorporeal high intensity focused ultrasound treatment for patients with breast cancer [J]. Breast Cancer Research and Treatment, 2005, 92(1):51-60.

第十八章

乳 腺 介 入

第一节 乳腺介入简介

乳腺介入是指在医学影像设备引导下,经皮穿刺对乳腺疾病进行诊断和治疗的技术。依据引导方式可以分为超声引导下的乳腺介入、X线摄影引导的乳腺介入以及磁共振引导的乳腺介入。目前常用的技术包括细针抽吸活检(fine needle aspiration biopsy, FNAB)、导丝穿刺定位活检(needle localizd breast biopsy, NLBB)、空芯针活检、真空辅助活检(vacuum-assisted biopsy, VAB)等。

一、超声引导下的乳腺介入

超声检查具有无辐射、无创、经济便捷等特点,使其成为乳腺疾病诊疗的重要手段之一。介入超声(interventional ultrasound)是在超声引导下完成各种诊断和治疗的技术。针对超声显示的乳腺病变,在超声的实时引导下,直接经皮将穿刺针或导丝准确置入病变,切割组织或定位病变,以达到诊断或精准定位的目的。超声引导下乳腺介入技术具有操作简便快捷、实时显示、取材准确性高、费用低廉等优势,是目前临床常用的乳腺病变介入技术。

目前介入超声在乳腺的应用主要有:①细针抽吸活检;②导丝穿刺定位活检;③空芯针活检(core needle biopsy, CNB);④真空辅助活检。

(一)适应证(图18-1-1)

(1)超声检查提示可疑恶性的病变(BI-RADS 4、5类)。

(2)乳腺X线摄影或MRI显示的可疑恶性病变(BI-RADS 4、5类),第二眼超声下可清晰显示的病变。

(3)超声提示为良性或良性可能性大的病变(BI-RADS 2、3类),患者焦虑要求明确性质或切除,或临床需要治疗的病灶。

(4)乳腺病变外科切除前,由于病变无法触及或触摸不清,需要术前定位。

(5)外科手术前对置入的靶钉进行定位。

(二)禁忌证

(1)超声检查无法显示或显示不清的病变。

(2)存在基础疾病及心、肺、肝、肾功能等不全者,无法耐受整个操作过程。

(3)不可纠正的凝血机制障碍。

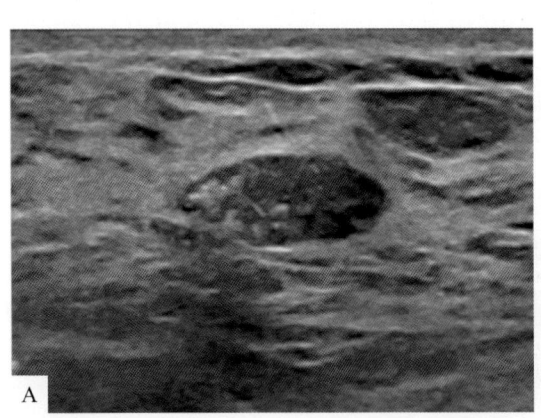
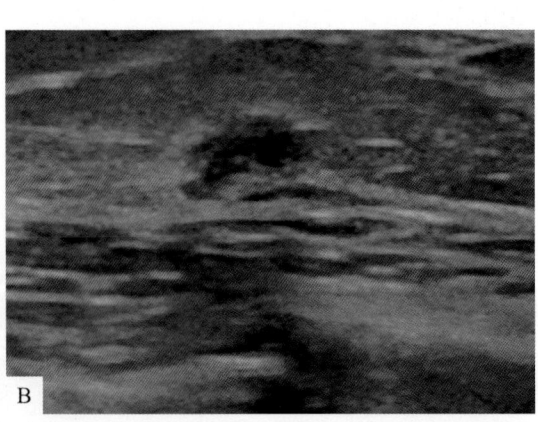

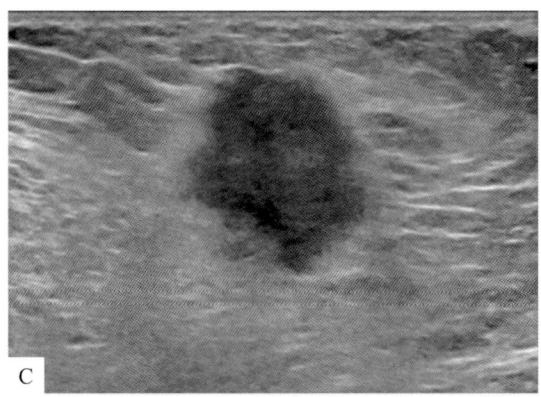
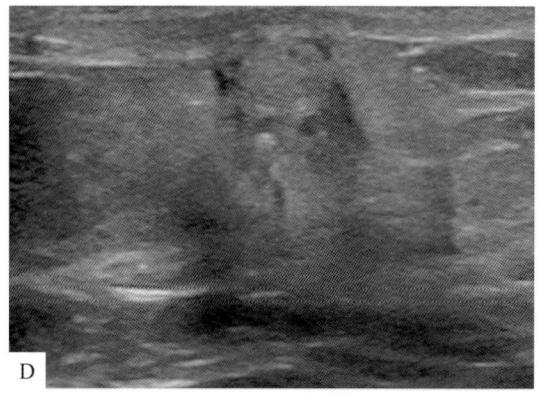

图 18-1-1 可行超声引导下介入诊疗的病变　A.超声影像学下 BI-RADS 4A 类肿块;B.超声影像学下 BI-RADS 4B 类肿块;C.超声影像学下 BI-RADS 5 类肿块;D.超声影像学下非肿块类病变。

二 X 线引导下的乳腺介入

X 线摄影引导下的乳腺介入诊疗是在乳腺 X 线摄影引导下对乳腺病变进行精准诊断及治疗的技术,包括 X 线引导下 FNAB、NLBB、CNB、VAB 及靶钉置入(clip marker placement)等。该技术具有精准、微创、操作简便等优势,在乳腺疾病诊疗中发挥着重要的作用。目前临床常用的 X 线引导包括三维立体定向引导及数字乳腺体层合成(digital breast tomosynthesis,DBT)引导,DBT 的广泛应用,使二维 X 线摄影显示不清的病变,如肿块及结构扭曲能够清晰显示,从而拓展了 X 线引导下的乳腺介入的疾病范围。近几年,对比增强乳腺 X 线摄影(contrast enhanced mammography,CEM)引导下的乳腺介入研究越来越多。

(一) 适应证

(1) 乳腺 X 线检查发现的可疑病变,BI-RADS 4A、4B、4C 及 5 类,常见的包括可疑钙化、钙化合并肿块、肿块、结构扭曲、钙化合并结构扭曲、局灶性不对称等(图 18-1-2)。

(2) 乳腺 X 线摄影发现的 BI-RADS 2、3 类病变,患者焦虑,要求明确性质或切除或临床需要治疗的病灶(包括钙化、肿块、结构扭曲、局灶性不对称、假体植入或注射式隆胸术后发现病变等)。

(3) 乳腺病变外科切除前,由于病变无法触及或触摸不清,需要术前定位。

(4) 外科手术前对置入的靶钉进行定位。

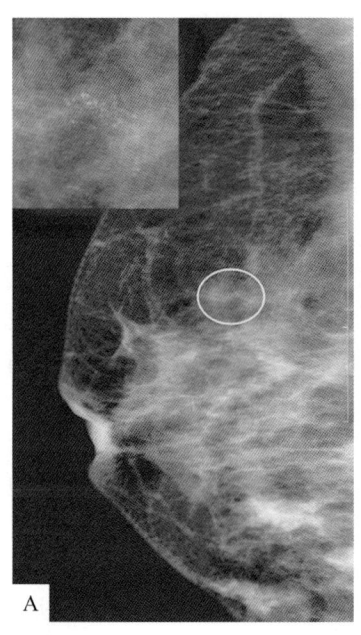
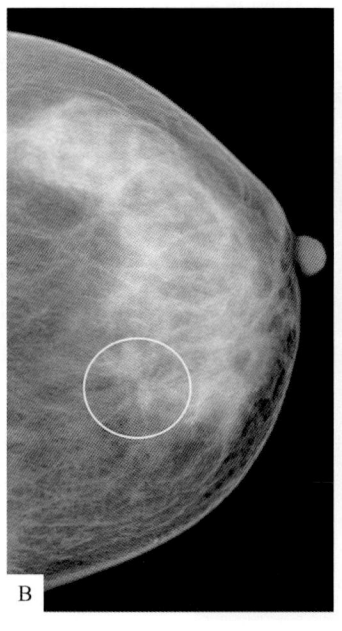
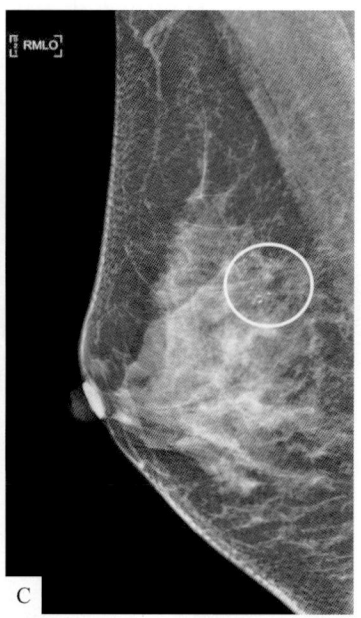

图 18-1-2 可行 X 线引导下介入诊疗的病变　A.可疑钙化;B.腺体结构扭曲;C.腺体结构扭曲伴钙化。

(二) 禁忌证

(1) X 线摄影检查无法显示或显示不清的病变。

(2) 因各种原因无法在 X 线穿刺系统进行固定、操作。

(3) 患有心、肺、肝、肾功能不全等疾病,无法耐受整个诊疗过程。

(4) 不可纠正的凝血机制障碍。

三 MRI 引导下的乳腺介入

乳腺 MRI 是一种重要的乳腺检查技术,相较于乳腺 X 线摄影及超声,MRI 敏感性更高,能够发现其他检查阴性的病变,用于乳腺病变的诊断、高危人群筛查、治疗评估等多方面。对于仅在 MRI 发现的病变,需要在 MRI 引导下进行活检、定位、靶钉置入等微创诊疗技术,即 MRI 引导下的乳腺介入。目前临床常用的技术包括 MRI 引导下的 FNAB、NLBB、CNB、VAB 及靶钉置入等。

(一) 适应证

(1) 仅在 MRI 检查发现的可疑病变(BI-RADS 4、5 类),在乳腺 X 线检查及乳腺超声不可见、显示不清或无法定位,例如可疑肿块、点状强化及非肿块样强化(图 18-1-3)。

(2) 乳腺 MRI 检查分类为 BI-RADS 2、3 类病灶,如果患者因焦虑或基于临床其他考虑,需要明确性质或治疗,也可考虑进行 MRI 引导下的介入诊疗。

(3) 乳腺病变外科切除前,由于病变无法触及或触摸不清,需要术前定位。

(4) 外科手术前对置入的靶钉进行定位。

(二) 禁忌证

(1) 具有 MRI 检查禁忌证,如装有非 MRI 兼容的心脏起搏器、磁性金属瓣膜、磁性金属支架等明确不能行 MRI 检查的置入物。

(2) MRI 检查无法显示或显示不清的病变。

(3) 因各种原因无法在 MRI 穿刺系统进行固定、操作。

(4) 患有心、肺、肝、肾功能不全等疾病,无法耐受整个诊疗过程。

(5) 不可纠正的凝血机制障碍。

需要注意的是若病变靠近乳头(<2 cm)、皮肤及胸大肌,或乳房内有假体时,需对介入检查的可行性、风险及获益进行评估,选择合适的介入方式并与患者进行充分的沟通和知情告知。

(三) 技术方法要点

(1) 推荐使用场强为 3.0 T 或 1.5 T 的全身磁共振进行乳腺 MRI 介入,使用介入型乳腺专用线圈。

(2) 使用加压固定装置,例如栅格、导槽、导柱等,固定乳腺并辅助定位。定位病变、设计进针点及路径可以采用简单的皮肤表面放置标记物(如维生素 E 胶囊),也可以借助计算机辅助定位系统完成。

(3) 扫描方案:多选用增强序列(T1 增强),使用顺磁性对比剂(钆剂),经肘静脉注射适量对比剂(0.2 mL/kg),部分病变在平扫序列,例如 T1WI、T2WI 或 DWI 能够显示,也可以依此来进行操作。

乳腺介入技术需要特别注意以下几点。

首先,在活检方式的选择上,超声引导下 FNAB 主要进行细胞学检查,已较少用于乳腺病变的活检,可应用于可疑淋巴结的活检;NLBB 主要用于辅助外科进行局部手术切除,包括穿刺活检确诊恶性或高风险病变,而临床触及不到或者触摸不清的病灶,以及乳腺癌置入靶钉,新辅助治疗后进一步外科切除。特别需要注意的是没有进行穿刺活检直接进行 NLBB 手术切除活检,由于术中冰冻活检假阴性率高,二次手术的可能性高,尤其是早期恶性病变,如导管原位癌,术中冰冻活检的准确率较低,手术损伤相对较大,因此国内外各大指南均不推荐此种方式,除非患者确实无法进行穿刺活检或穿刺活检后病理为良性,但存在影像病理不一致,即影像学仍旧怀疑恶性,可以采取 NLBB 手术切检。

其次,CNB 是乳腺活检最常用的方法,VAB 较 CNB 取材量更多,病理准确率高,假阴性率低,如果行 CNB 后病理为良性,但是存在影像病理不一致

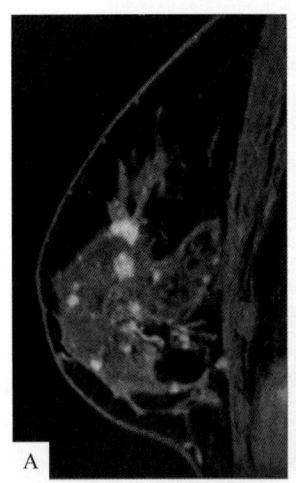
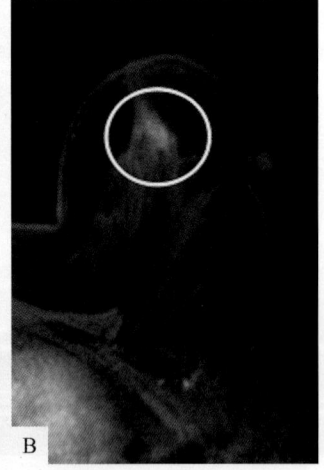

图 18-1-3 可行 MRI 引导下介入诊疗的病变　A. 可疑肿块;B. 可疑非肿块样强化。

时,可进一步行 VAB。X 线下可疑钙化、结构扭曲、MRI 引导下非肿块强化病变的活检更多推荐使用 VAB。VAB 对较小的良性肿块(直径<3 cm)可以达到切除的目的,对于可疑钙化以及恶性小病变是否能够获得完全切除,有待更多临床研究结果。

第三,活检后置入靶钉是很重要的流程,尤其对于小病变,如团簇分布的钙化,真空辅助活检后病变可能找不到,对后期的复查和局部外科切除造成困难。靶钉置入标记活检部位可以辅助后续复查和外科手术切除;如果同一侧乳腺同时进行多个部分的活检,通过置入不同形态的靶钉,以对应不同部位的病理。此外,乳腺癌新辅助治疗后部分病变在影像上已经无法显示或显示不清,对手术切除和精准病理造成困难,因此新辅助治疗前或初期可置入靶钉标记。

(陈宝莹　余建群　聂　品　周永刚　刘　莹)

◆ 参考文献 ◆

[1] Adrada BE, Guirguis MS, Hoang T, et al. MRI-guided breast biopsy case-based review: essential techniques and approaches to challenging cases [J]. Radiographics, Published Online: February 4, 2022.

[2] Asha A, Bhatt, Dana H, et al. Ultrasound-guided breast biopsies: basic and new techniques [J]. J Ultrasound Med, 2020, 40:40.

[3] Choudhery S, Anderson T, Valencia E. Digital breast tomosynthesis (DBT)-guided biopsy of calcifications: pearls and pitfalls [J]. Clin Imaging, 2020, 72:0.

[4] Horvat JV, Keating DM, Rodrigues-Duarte H, et al. Calcifications at digital breast tomosynthesis: imaging features and biopsy techniques[J]. Radiographics, 2019, 39(2):307-318.

[5] Rose R, Blanche TD. Evaluating breast biopsy practice and breast biopsy marker utilisation in the clinical setting [J]. J Med Imaging Radiat Oncol, 2023, 67:20-27.

[6] Santiago L, Candelaria RP, Huang ML. MR Imaging-guided breast interventions: indications, key principles, and imaging-pathology correlation [J]. Magn Reson Imaging Clin N Am, 2018, 26(2):235-246.

[7] Vijapura CA, Wahab RA, Thakore AG, et al. Upright tomosynthesis-guided breast biopsy: tips, tricks, and trouble shooting. [J]. Radiographics, 2021, 41(5):1265-1282.

[8] Wang M, He XN, Chang YP, et al. A sensitivity and specificity comparison of fine needle aspiration cytology and core needle biopsy in evaluation of suspicious breast lesions: A systematic review and meta-analysis [J]. Breast, 2016, 31:10.

[9] Yoo H-S, Kang W-S, Pyo J-S, et al. Efficacy and safety of vacuum-assisted excision for benign breast mass lesion: a meta-analysis [J]. Medicina (Kaunas), 2021, 57(11):1260.

第二节　超声引导下的乳腺介入

一、超声引导下细针抽吸活检

超声引导下细针抽吸活检是采用一次性注射器及针头,在超声引导下将细针刺入病变,进行多次抽吸以获得病理材料的一种细胞学检查。超声实时显像的监控下,可以持续观察针尖及病变位置,操作简单安全、并发症少。但因取材样本量较少,可能造成病理诊断困难,甚至误判,FNAB 目前一般用于腋窝淋巴结的活检,已较少应用于乳腺疾病的活检。

(一) 设备与材料

彩色多普勒超声诊断仪,高频乳腺探头,一次性注射器及针头。

(二) 术前准备

(1) 术前 7 d 内行血常规、凝血功能、传染病系列、心电图检查。

(2) 服用抗凝药物,如阿司匹林的患者需停药≥7 d。

(3) 详细告知患者可能出现的术中及术后并发症,签知情同意书。

(4) 设备质控,确保设备正常及所需耗材齐备。

(三) 操作步骤

(1) 核对患者信息,向患者介绍操作流程并指导如何进行配合,安抚患者情绪。患者取仰卧位,充分暴露乳房。

(2) 使用高频超声定位病变,明确拟穿刺病变的位置、形态、大小、内部特征,选择适当的穿刺点及穿刺路径。

(3) 常规消毒铺巾,探头涂抹耦合剂并使用无菌套膜包裹,将探头置于肿块正上方,在实时超声显像引导下将一次性针头斜穿至肿块内,核对针尖位置,借助注射器负压抽吸肿块组织。

(4) 退出针头前去除负压,对穿刺取出的乳腺组织学标本进行固定并送病理学检查。

(5) 术后乳腺穿刺点进行局部加压包扎。

(四) 注意事项

(1) 每个病变可行多点、多方向穿刺,以提高穿刺阳性率;必要时可对多个肿块进行穿刺;对囊性病变,抽尽囊液离心制片,并对边缘实性组织取样。

(2) 退针前要解除负压并迅速退针,借助空气压力将针芯或针管的标本喷至载玻片。

二、超声引导下导丝穿刺定位活检

超声引导下 NLBB 是指在实时超声图像引导下将定位针穿刺入病变处，随后释放导丝倒钩，外科手术医生沿导丝引导路径，完整地切除病变并送活检。超声引导下导丝穿刺定位有利于实时评估定位针路径，及时调整进针方向，操作便捷，定位精准。

(一) 设备与材料

彩色多普勒超声诊断仪，高频乳腺探头，乳腺定位导丝，盐酸利多卡因注射液(5 mL:0.1 g)。

(二) 术前准备

(1) 术前 7 d 内行血常规、凝血功能、传染病系列、心电图检查。

(2) 服用抗凝药物，如服用阿司匹林的患者需停药≥7 d。

(3) 详细告知患者可能出现的术中及术后并发症，签知情同意书。

(4) 设备质控，确保设备正常及所需耗材齐备。

(三) 操作步骤

(1) 核对患者信息，向患者介绍操作流程并指导如何进行配合，安抚患者情绪。患者取仰卧位，充分暴露乳房。

(2) 使用高频超声定位肿块，明确肿块位置、形态、大小、内部特征，选择适当的穿刺点及穿刺路径。

(3) 常规消毒铺巾，用 1%～2% 利多卡因行局部麻醉。探头涂抹耦合剂并使用无菌套膜包裹，将探头置于肿块正上方，在实时超声显像引导下将定位针斜穿至肿块内或肿块周围腺体内，核对针尖位置，原位释放导丝，使导丝末端倒钩打开并固定(图 18-2-1)。

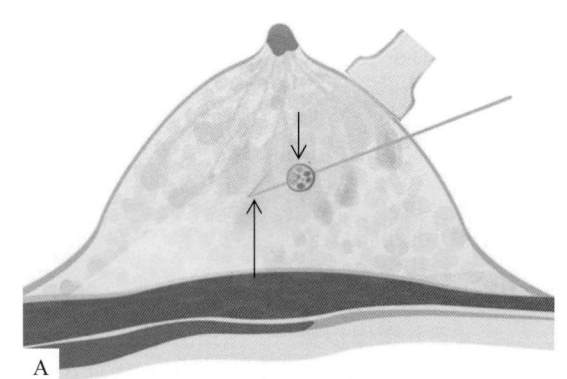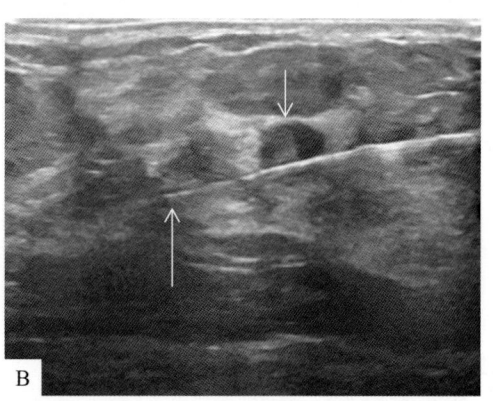

图 18-2-1 超声引导下导丝穿刺定位　A. 超声引导下导丝穿刺定位示意图，长箭为导丝，短箭为肿瘤；B. 超声引导下导丝穿刺定位声像图，长箭为导丝，短箭为肿瘤。

(4) 退出针鞘，将导丝末端留在体外，用无菌纱布盘住外固定导丝体表端，并对乳腺伤口进行包扎。

(四) 注意事项

(1) 探头置于肿块上方，定位针从探头窄边端进针，可以在超声监控下实时调整穿刺针路径，此过程应保持探头相对静止，且定位针与肿块应显示于同一平面，保证穿刺准确性。

(2) 防止导丝滑脱的技巧：<1 cm 的乳腺实性结节，导丝应穿过肿块固定于肿块远端腺体内；≥1 cm 的乳腺实性结节，导丝直接固定于肿块内部，尽量靠近肿块远端，不可刚一穿入肿块内就释放导线；囊实性结节导丝应固定于肿块边缘，不穿入肿块内，避免刺破囊性部分，保证肿物的完整性，于穿刺报告中描述导丝的位置。

(3) 当导丝到达合适定位位置时应将超声探头旋转 90°，从横切面观察针头的位置，避免穿导丝深方的结构被导丝影遮挡，进行切面扫查确保定位准确。

(4) 若导丝体外端过长可减去多余部分，使用无菌纱布包裹并固定体外尖端。

(5) 导丝穿刺定位后应尽快进行手术，以尽量减少导丝移位或脱落的可能性。

三、超声引导下空芯针活检

空芯针活检(CNB)已逐渐取代切除活检和细针针吸细胞学检查，成为乳腺病变病理取材的最常用方法。超声引导下空芯针活检是指在超声的实时监测下将空芯针准确导入靶目标，切割少许目标组织，进行组织病理学检查的过程。

(一) 设备与材料

(1) 高分辨率的彩色多普勒超声诊断仪，7～10 MHz 线阵探头，一次性无菌防护套。

(2) 器械针具：全自动活检枪，14～18G 组织切割空芯活检针，活检枪射程有 15 mm 和 22 mm 两档可调，一般常用 22 mm。

(3) 注射器及局麻药：常备 5 mL 或 10 mL 注射器 1～2 支，麻醉采用皮肤及皮下局部麻醉，麻醉药常用盐酸利多卡因注射液（5 mL：0.1 g）。

(二) 术前准备

(1) 术前 7 d 内行血常规、凝血功能、传染病系列、心电图检查。

(2) 服用抗凝药物或其他药物对操作可能存在影响时，评估停药与活检的获益及风险，与患者及家属充分沟通，签知情同意书，依据药物说明书要求停药，如服用阿司匹林的患者需停药≥7 d。

(3) 详细告知患者可能出现的术中及术后并发症，签知情同意书。

(4) 设备质控，确保设备正常及所需耗材齐备。

(三) 操作步骤

1. 穿刺前操作

(1) 核对患者信息，介绍操作流程，缓解患者紧张情绪，指导如何进行配合；患者取仰卧位，充分暴露乳房。

(2) 超声检查并确定肿块位置，根据后续拟采用的外科手术方式（保留乳房手术/改良根治术）设定穿刺点和穿刺路径，为了降低穿刺点及针道肿瘤种植转移的风险，穿刺点及针道设计在外科切口内。

(3) 评估穿刺风险，选择自由式或导向式超声引导技术，首选自由式引导技术。如肿瘤位置较深，与大血管关系密切，且穿刺径＞1.5 cm 时，可采用低频或高频探头配合穿刺架引导。

(4) 常规局部消毒铺巾，戴无菌手套，使用消毒探头或用无菌套包裹探头，装好穿刺针的活检枪用一次性无菌防护套包裹，检查穿刺针，打开保险备用。在穿刺点以利多卡因按穿刺方向行局部麻醉。

2. 穿刺取材

(1) 放置消毒探头于穿刺区域，固定探头，使其一端紧贴穿刺点。

(2) 持活检枪自穿刺点沿探头长轴进针，实时监控进针方向，将穿刺针前进至肿块活检区域侧方。

(3) 预测击发后穿刺针行针路径，评估击发后针尖所到部位的安全性，在满足既能获取肿块组织又能保证穿刺安全的情况下按压击发开关，迅速拔针，将组织条置于无菌滤纸上，放入小瓶，每例取材 3～5 针，用固定液固定，送病理组织学检查（图 18 - 2 - 2）。

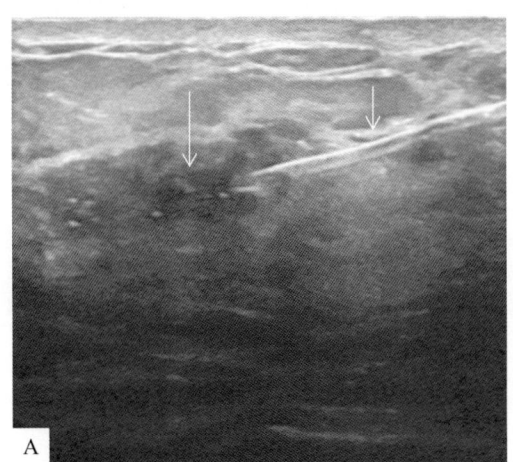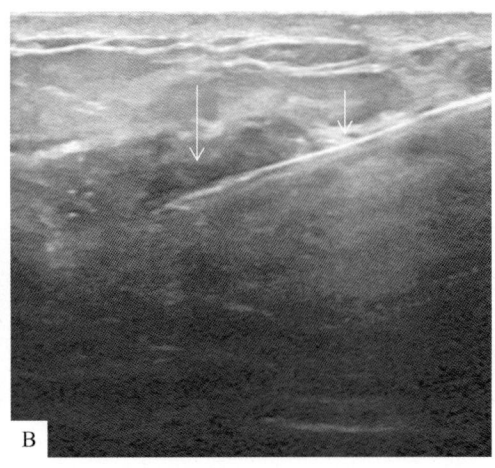

图 18 - 2 - 2 超声引导下 CNB 操作 A. 针进至目标区域旁声像图，长箭为穿刺目标区域，短箭为穿刺针；B. 穿刺针进入目标区域内声像图，长箭为目标区域，短箭为穿刺针。

(4) 建议于活检位置置入靶钉，为之后手术定位及影像学随访提供帮助。

3. 穿刺后处理

(1) 穿刺完毕后穿刺点消毒、纱布覆盖，嘱患者常规按压 15～20 min，并再留观 1 h，注意患者一般情况，观察穿刺部位有无活动性出血。

(2) 嘱患者仔细阅读《穿刺后注意事项》，内容包括：穿刺 2 d 内局部不要沾水，避免剧烈运动；有进行性局部疼痛或胸痛、气短、呼吸困难等症状应及时就医等。

(四) 注意事项

(1) 操作时必须严格遵守无菌原则。

(2) 为确保穿刺过程安全和有效，全程必须清晰显示针道；避开穿刺路径上的大血管和肿块周围的肋骨胸壁及植入的假体等组织结构。

(3) 活检时应尽量避开肿瘤中央坏死区,取材肿瘤实质部位。

(4) 如果肿块有恶性可能,穿刺针道的选择应设在拟行乳腺癌术式的切除范围内。

(5) CNB存在一定的假阴性率和组织学低估,CNB诊断为中重度不典型增生、导管内乳头状瘤伴有不典型性增生等具有风险的良性病理结果,应进一步做真空辅助旋切活检或手术切检。

四 超声引导下真空辅助活检

真空辅助活检(VAB)是在影像学引导下置入穿刺针,在真空辅助系统下多角度切取组织。

超声引导下VAB的优点:无需压迫乳房,患者更舒适,无辐射,价格低廉,操作简单、组织取样充分,病理准确性高。对于良性或良性可能性大的肿块(BI-RADS 2类或3类),直径<3 cm,可以达到完全切除的目的,避免了开放式手术,是临床常用的乳腺介入技术之一。

(一) 术前准备

1. 设备与材料

(1) 高分辨率的彩色多普勒超声诊断仪,7~10 MHz线阵探头,一次性无菌防护套。

(2) VAB设备,7G旋切针,使用一次无菌防护套套住手柄。

(3) 5 mL或10 mL注射器1~2支,长针头,盐酸利多卡因注射液(5 mL:0.1 g),肾上腺素注射液(1 mL:1 mg)。

2. 超声术前评估

(1) 评估肿块位置:采用时钟定位法,测量肿块距乳头、皮肤和胸肌筋膜的距离,做好体表标记,按照肿块位置由腺体内部至腺体边缘顺序进行手术。

(2) 评估肿块个数:确定术前肿块及手术拟切除的数目,避免漏切。

(3) 评估肿块性质:对于多发肿块,建议每个肿块使用单独的旋切针,鉴于经济费用,也可按照先做BI-RADS 3类(含3类)以下肿块,后做BI-RADS 4类(包括4A、4B、4C)肿块的顺序,4类肿块的针道设计需考虑后续的手术方式(可完整切除针道及考虑保乳的可能)和治疗方案。

(4) 评估肿块大小:指导选择针槽半开或全开,并按照"先小后大"的旋切顺序进行。

(5) 评估肿块内部及周围血流:CDFI评估肿块内部血供丰富程度及周围是否有供血动脉,对血供丰富者提前做好防范出血及术中止血预案;对周围有动脉血供者,制订合理穿刺方向以避免术中损伤动脉。

3. 术前准备工作

(1) 手术组成员通常3~4人,台上术者两人,采用介入超声医师或介入超声医师与乳腺外科医师共同组成,台下护士1~2人。

(2) 手术过程中,图像引导和监测十分重要,术中超声引导需由接受过专门培训的介入超声医师实施。

(3) 向患者解释有关VAB手术的过程,消除其顾虑;告知患者有关旋切的优点、局限性(包括术后残余,如为恶性需二次开放手术等)和并发症的风险及其预防措施;告知出现风险的备选方案(包括术中转开放手术),并签知情同意书。

(4) 对于术前评估有恶性可能的患者,可联系好术中冰冻病理检查;术中冰冻病理结果提示恶性倾向者及时中止旋切治疗,按恶性肿瘤进行外科手术。

(二) 操作步骤

1. 体位 患者的体位以超声检查时能清楚显示肿块和便于医师操作为原则。一般选择仰卧位,对于乳腺较大的患者,可采用侧卧位。

2. 设置穿刺路径 依据超声探测乳腺肿块所在位置,预设最佳穿刺点和进针路径,当有多个肿块时穿刺点要兼顾较多的肿块(图18-2-3)。

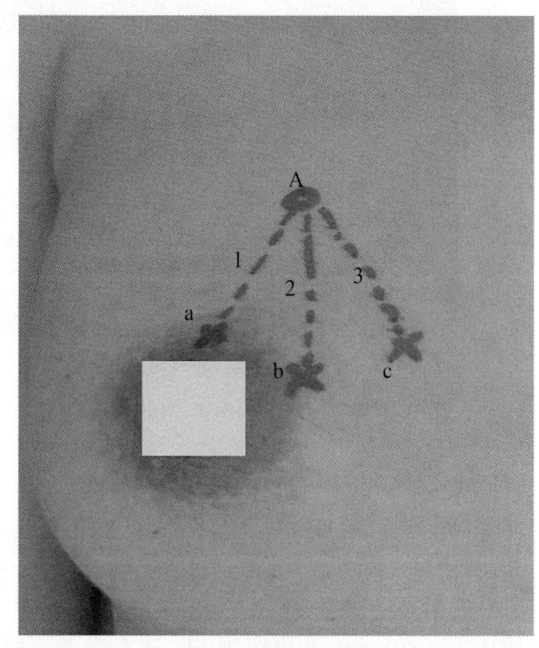

图18-2-3 乳腺多发肿块术前超声定位示意图
A为穿刺定位点,a、b、c为肿块位置,1、2、3为穿刺路径与方向。

3. 设备准备 使用消毒探头或用无菌套包裹探头,装好活检针的手柄用一次性无菌防护套包裹;准备旋切针,将刀槽置于生理盐水中,空旋 1~2 次,检测负压及传动装置。

4. 手术操作过程

(1) 消毒:常规消毒术野皮肤,消毒范围上至锁骨,下至肋缘,外侧界至腋窝中线,内侧界至对侧胸骨旁线,可用外科手术铺巾,或超声介入专用的洞巾。

(2) 麻醉:利多卡因进行局部麻醉。在超声引导下,从预穿刺点进针至乳腺肿块后,边进针边注射麻药,在肿块周围浸润,或直接注射在乳腺与胸大肌之间的间隙。麻醉范围应超过肿块远端 1~2 cm 的位置。

(3) 置入旋切针:用刀片在预穿刺点处做一个 3~4 cm 的切口,在超声检测下,将旋切针刀槽置于肿块后方,进针过程注意要轻柔,超声下显示刀槽包住肿块即可;对于较大的肿块,可按提前设计的旋切路径,置于肿块前半部分或后半部分。

(4) 活检或切除:确认定位无误后,调整收集槽在取样或活检状态,选择操作手柄或脚踏控制板控制设备,对肿块进行旋切。在超声的检测下,可以观察到肿块由大变小,由小变无的动态过程。对于较大肿块,可沿"之"字形路径进行旋切。

(5) 复检:切除操作结束时,超声多切面仔细检查确定无明显肿块时停止活检,在残腔内注射生理盐水,进一步检查有无肿块残留。

(6) 建议于活检位置置入靶钉,为之后手术定位及影像学随访提供帮助。

(7) 压迫止血:将残腔中的残留血液或生理盐水抽吸干净,自乳腺表面压迫残腔 10~15 min,确认无活动性出血后,穿刺点用创可贴黏合,垫少许纱布,随后用弹力绷带加压包扎 24~48 h。

(8) 送检:切除标本送病理学检查,操作过程见图 18-2-4。

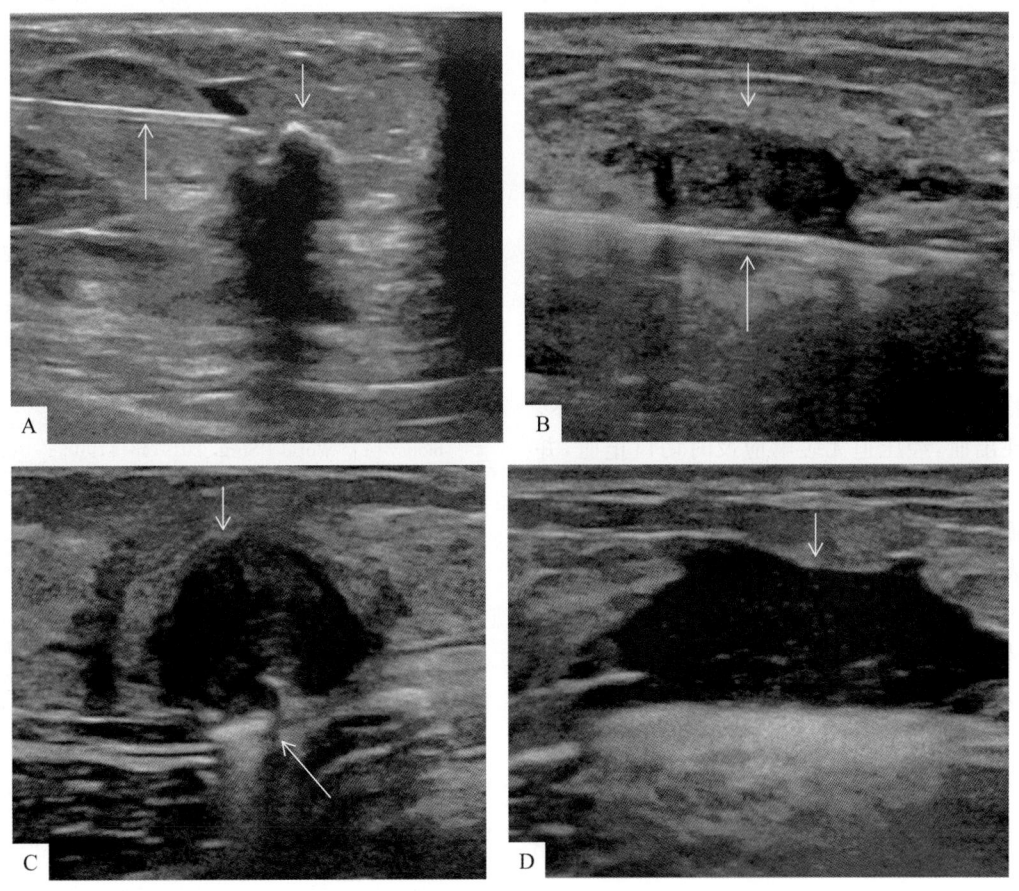

图 18-2-4 超声引导下 VAB 操作过程 A. 注射麻药过程声像图,长箭为麻药针,短箭为肿块;B. 超声引导纵切面声像图,长箭为活检针刀槽,短箭为肿块;C. 超声引导横断面声像图,长箭为活检针刀槽,短箭为肿块;D. 术后注射生理盐水检查有无肿块残留声像图,所示为注射残腔内的生理盐水。

(三) 注意事项

(1) 兼顾就近及美观原则,多发肿块应尽量减少切口。

(2) 注意局麻药物用量,利多卡因单次使用上限不超过 400 mg;局部浸润麻醉药物中可以按照 1∶200 000 或 1∶100 000 比例加入盐酸肾上腺素,以预防出血,有高血压、心脏疾病者应慎用。注射麻药时,对于紧邻皮肤的肿块,可在皮肤与肿块之间注射较多的局麻药和生理盐水,使皮肤与肿块之间形成隔离水带,可以较好地保护皮肤;对于紧邻后间隙的肿块,可以适当延长预穿刺点与肿块的距离,将麻药注射至乳腺后间隙。

(3) 对于乳腺较大的患者或活动度较大的肿块,可嘱助手全程固定乳腺及肿块。

(4) 超声全程的引导,可采用横切面与纵切相结合。以旋切针与肿块显示清晰为准。注射麻药及进针过程,为确保安全和有效,必须充分显示针尖及刀槽,做到不显示针尖不前进的原则。

(5) 对较大肿块进行切除手术时,推荐在肿块基底部逐步做扇形、旋转、多方位切割,使切割平面从底部逐步上移;并且注意仔细分辨切除标本与正常腺体的区别。

(6) 双侧乳腺肿块或多发性肿块应考虑意外恶性肿瘤引起的污染问题。禁止使用同一个旋切针切除双侧乳腺肿块。

(四) 并发症的防范与处理

1. 出血 出血是超声引导下 VAB 最常见的并发症,术中出血可用活检针吸出残余血肿,局部加压,直至超声下无明显活动性出血,再行后续手术。术后活动性出血,经压迫无缓解应及时切口止血,并清除血肿。

2. 皮肤、胸壁的损伤 皮肤和胸壁的损伤多因肿块位置表浅或紧邻胸大肌,VAB 会增加损伤皮肤和胸壁的风险。除了在肿块周围与正常组织之间注射局部麻药或生理盐水建立良好的隔离带之外,在手术时亦要特别注意,在紧邻皮肤时,动作轻柔,不要紧压探头;在紧邻乳腺后间隙时,注意活检针刀槽方向。

3. 感染 VAB 术后较少发生感染,术中需注意无菌操作;术后发现皮肤穿刺点红肿,可进行局部消毒和换药,如乳腺内形成感染性积液,可通过穿刺引流或者切开引流。

4. 气胸 气胸发生率极低,在操作过程中全程应在超声引导下谨慎进行,要做到不见针尖不进针的原则。

5. 肿块残留 对于较大的肿块,容易发生肿块残留,应严格掌握手术适应证,超声密切随访观察,必要时可再行旋切术。

6. 针道肿瘤的残留 经 VAB 确诊为乳腺癌的患者,有针道残留肿瘤细胞的可能。因此,穿刺路径应尽量设计在手术野内,便于进一步外科手术时切除穿刺针道。

7. 疼痛 术中疼痛时,可适量追加麻药;术后疼痛逐渐加重应警惕手术区血肿的可能,应及时查看伤口给予处理。

(周永刚 陈宝莹 聂 品)

◆ 参考文献 ◆

[1] 国家药典委员会. 临床用药须知:化学药和生物制品卷[M]. 北京:中国医药科技出版社,2011.

[2] 江华,刘发生,龙满银. 超声引导下导丝定位在触诊阴性的 BI-RADS 4 类及以上乳腺病变中的应用[J]. 影像研究与医学应用,2020,4(17):29-31.

[3] 杨丽,朱荔,刘紫滕,等. 超声引导下空芯针穿刺活检对乳腺癌的诊断价值[J]. 临床外科杂志,2021,29(3):231-234.

[4] 周永刚,段云友,赵华栋,等. 超声术前评估及精准定位在真空辅助微创旋切系统治疗乳腺多发良性包块中的应用[J]. 临床超声医学杂志,2019,21(3):212-214.

[5] Bennett IC, Saboo A. The evolving role of vacuum assisted biopsy of the breast: a progression from fine-needle aspiration biopsy [J]. World J Surg, 2019, 43(4):1054-1061.

[6] Field AS, Raymond WA, Schmitt F. The international academy of cytology yokohama system for reporting breast fine-needle aspiration biopsy cytopathology: recent research findings and the future [J]. Cancer Cytopathol, 2021, 129(11): 847-851.

[7] Van de Voort EM, Struik GM, Birnie E, et al. Implementation of vacuum-assisted excision as a management option for benign and high-risk breast lesions [J]. Br J Radiol, 2023, 96 (1147):20220776.

第三节 X 线引导下的乳腺介入

一、X 线引导下细针抽吸活检

FNAB 是采用一次性注射器及针头,在 X 线引导下将细针刺入病灶,进行多次抽吸以获得病理材料的一种细胞学检查。FNAB 的优点在于简单安全、并发症少,但取材样本量较少,可因取材量不足造成病理诊断困难,甚至出现假阴性,且 FNAB 的阳性率与操作者的技术和经验相关。FNAB 目前可用于淋巴结活检,但已较少用于乳腺病变的活检。

二 X 线引导下空芯针穿刺活检

X 线引导下 CNB 是指 X 线三维立体定向引导或乳腺 DBT 的定位引导下,采用不同规格的空芯针穿刺组织进行活检,快速、微创获得病理组织。与 FNAB 相比,CNB 获取的组织量更多,容易掌握且对术者的依赖性少,病理准确性高,但仍可能出现组织学低估、病理假阴性、肿瘤细胞种植等问题。

(一) 设备与材料

数字乳腺 X 线机及其配套数字化立体定位系统,活检枪,活检针(常用 14G、16G 两种规格),标本摄片设备、5 mL 注射器、利多卡因注射液(5 mL:0.1g)、100 mL 生理盐水、盐酸肾上腺素注射液(1 mL:1 mg)、组织固定液、加压绷带或加压背心(图 18-3-1,图 18-3-2)。

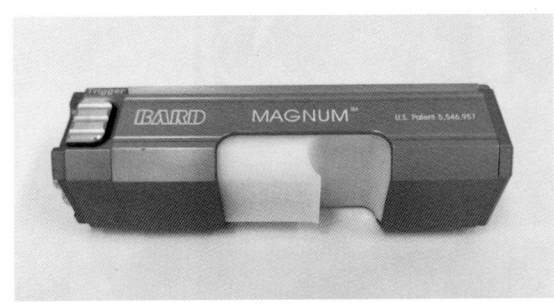

图 18-3-1 活检枪

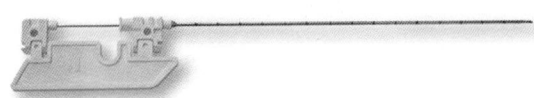

图 18-3-2 活检针

(二) 术前准备

(1) 了解患者临床情况、药物使用情况及一般状况,评估穿刺风险并设计穿刺方案。

(2) 术前 7 d 内行血常规、凝血功能、传染病系列、心电图检查。

(3) 服用抗凝药物或其他药物对活检可能存在影响时,评估停药与活检的获益及风险,与患者及家属充分沟通,依据药物说明书要求停药,如服用阿司匹林的患者需停药≥7 d。

(4) 详细告知患者可能出现的术中及术后并发症,签知情同意书。

(5) 设备质控,确保设备正常及所需耗材齐备。

(三) 操作步骤

(1) 启动乳腺主机,调节到活检状态,安装三维立体定位引导装置,安装活检枪支架。

(2) 核对患者信息,向患者介绍操作流程并指导如何进行配合,安抚患者情绪。患者取坐位、侧卧位或俯卧位,充分暴露乳腺拟穿刺部位,将其置于压迫器的穿刺框内,对乳腺组织进行适当加压固定。

(3) 在 needle 窗口中选择穿刺针规格及活检射程,多采用 14G 或 16G 空芯活检针,活检枪射程有 15 mm 和 22 mm 两档,根据病变大小、位置及乳房压迫厚度进行射程选择。

(4) 获取图像并选择穿刺目标点:目前常用的 X 线图像引导模式有两种,即三维立体定向引导及 DBT 图像引导。①三维立体定向引导:分别拍摄 0°、±15°图像,在图像上选择目标靶点,并将"十"字形标记放置于目标靶点,在 3 幅图像上确认目标靶点位于同一病灶,计算机自动计算出目标靶点的 X、Y、Z 三维坐标值(分别代表乳腺左右、前后及上下方向),并发送至穿刺面板。②DBT 模式下拍摄 3D 图像,选择病变所在层面进行目标靶点标记,计算机自动计算目标靶点的 X、Y、Z 三维坐标值并发送至穿刺面板。

(5) 常规消毒铺巾,针持到达目标点上方,将活检枪、活检针固定于针持上,1%~2%利多卡因在穿刺位置进行局部麻醉。穿刺点行小切口,置入活检针,再次行±15°(或 DBT 图像)摄影,确定针尖位置位于可疑病灶的内部或边缘,如果没有到达预定位置,则调整进针方向或深度,直至针尖到达目标位置,快速激发取出组织标本,根据需要进行多点多次取材。

(6) 穿刺取出的组织学标本进行 X 线摄片,明确组织中是否有目标病变,组织条置入固定液固定并送病理学检查(图 18-3-3,图 18-3-4)。

(7) 穿刺完毕后穿刺点进行消毒、纱布覆盖,局部加压包扎至少 24 h,伤口处禁水,隔天检查伤口,若出现淤血斑或血肿可延长包扎 1~2 d,一般 1~2 周后淤血、瘀斑或血肿可消退。

(8) 建议于活检位置置入靶钉,为之后手术定位及影像学随访提供帮助。

(四) 注意事项

(1) 术前与患者进行充分沟通,签知情同意书,安抚患者以消除紧张情绪;术中患者如有不适,应给予必要的解释和语言安抚,预防迷走神经血管反应。

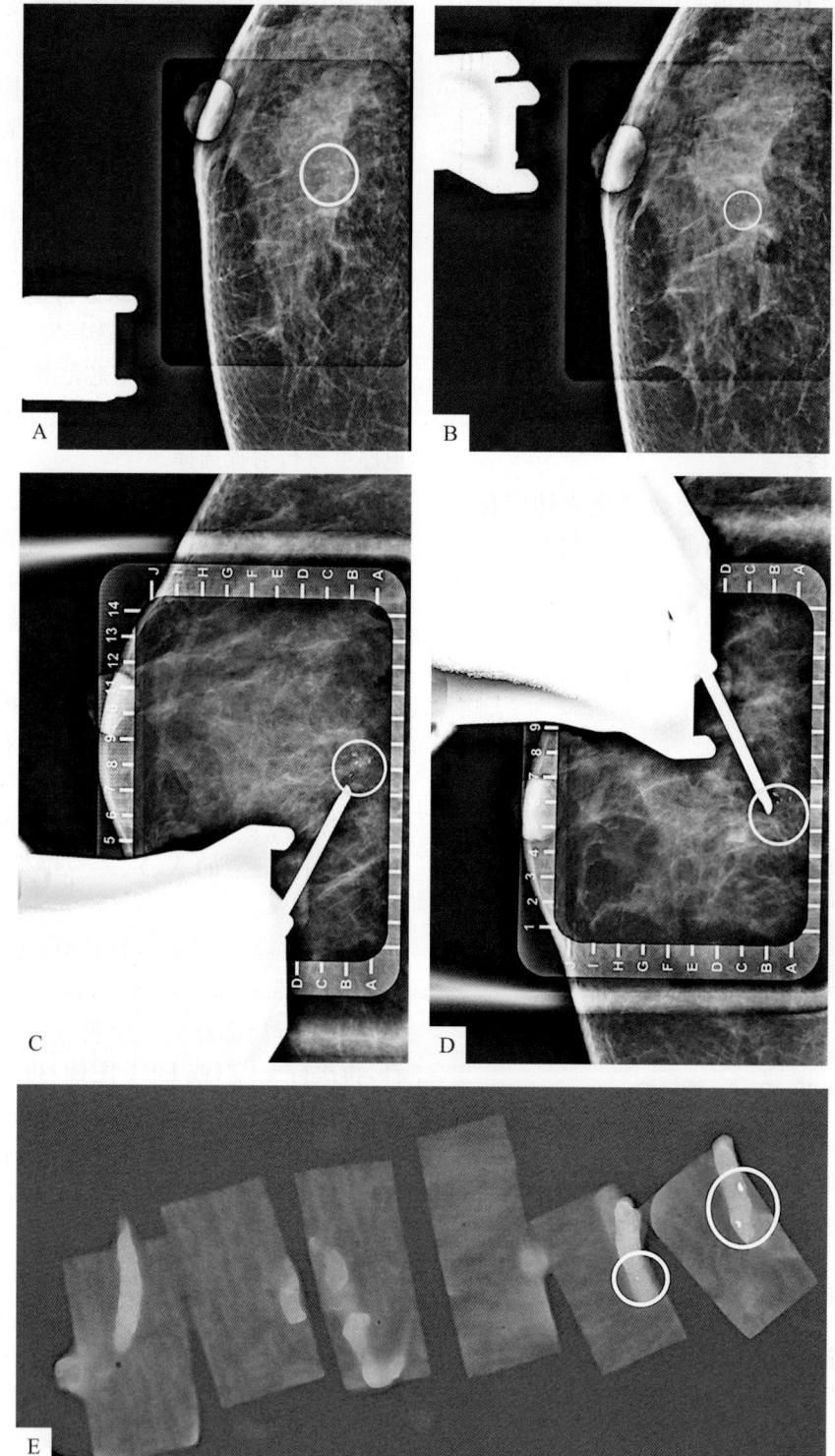

图18-3-3 三维立体定向引导下穿刺活检摄片 A、B. 穿刺进针之前,拍摄乳腺0°及±15°图像复核病灶位置;C、D. 拍摄乳腺±15°定位图像确认穿刺部位与穿刺针关系;E. 穿刺后标本机下摄片。

(2) 准确定位是穿刺成功的关键,定位摄片及定位穿刺均应保持体位不变。推荐使用侧卧位,为了使患者处于较舒适的位置,可以在患者的腰背部加用枕头等软物固定,以便能较长时间保持被动体位,配合操作。

(3) 可疑钙化灶伴或不伴肿块时应选择病灶中心及钙化最集中处为穿刺点,对于局部致密、结构紊乱或肿块病变建议选择病变中心为穿刺点。

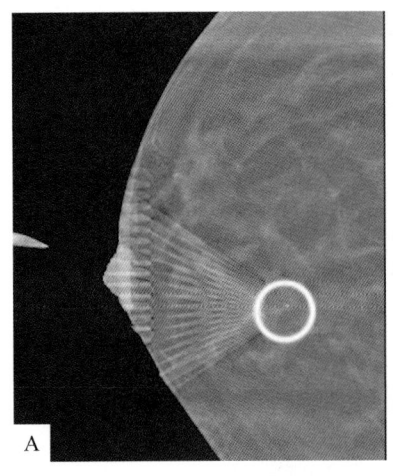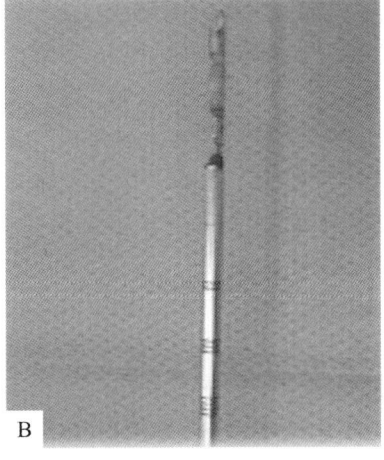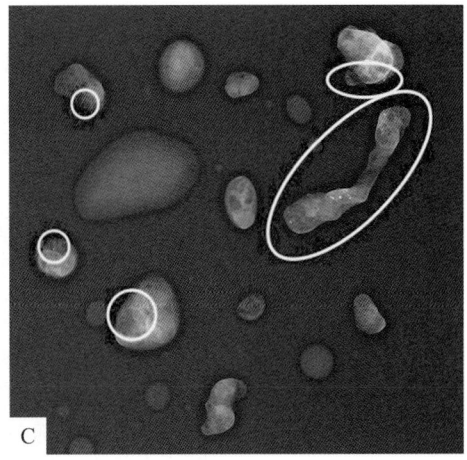

图18-3-4 DBT引导下穿刺活检 A.DBT模式下可以准确观察针尖与病变的关系；B.穿刺后组织；C.标本机下穿刺组织摄片。

(4) 对于钙化或伴有钙化的病变，取出的组织条必须进行X线摄片，确认组织条内有目标钙化，建议含钙化多的组织条可以分瓶进行固定、标记，送病理科。

(5) 进针途径应选择皮肤与病灶最近距离，尽量避开血管，注意进针深度，避免刺入胸腔或击穿乳房。如果考虑肿块有恶性的可能，穿刺针道的选择应设在乳腺癌拟行术式的切除范围内。

(6) 乳房较小的患者，压迫后较薄，可以选取短射程模式(如15 mm)进行穿刺活检，同时采取在病变与皮肤之间打隔离带的方式增加乳腺厚度。

(7) 定期检测、校对机器，保持其良好的功能状态及熟练掌握操作规程是定位准确无误的技术关键。

三 X线引导下真空辅助活检

X线引导下VAB通过X线三维立体定向引导或DBT定位，置入旋切活检针，在真空负压抽吸辅助下多角度切割病灶，通过活检针的传动装置，在不退出外套针的情况下，将切取的标本送出体外样本槽，仅需一次穿刺即可进行连续多次多角度切割，避免了多次穿刺形成的多个针道，肿瘤种植的可能性小。与CNB相比，VAB能获取大量的组织标本，病理准确性高、假阴性率低，尤其对乳腺X线摄影发现的可疑钙化及结构扭曲等，优先推荐使用VAB活检。近年来，乳腺X线对比增强(CEM)引导的出现使得真空辅助活检的疾病类型进一步得到拓展。

(一) 设备与材料

数字乳腺X线机及其配套三维立体定向引导或DBT定位系统，真空辅助旋切活检系统，标本摄片设备，生理盐水100 mL，5 mL注射器，盐酸利多卡因注射液(5 mL:0.1 g)，盐酸肾上腺素注射液(1 mL:0.1 mg)(图18-3-5)。

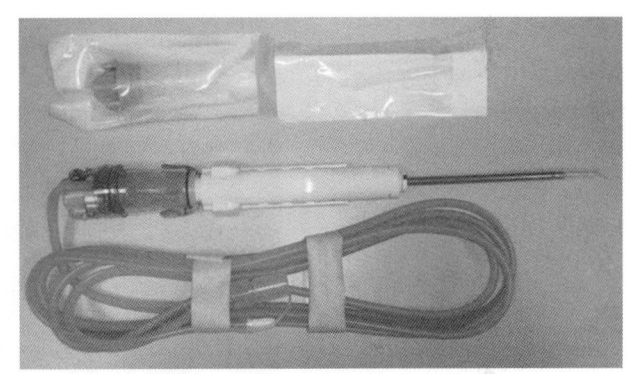

图18-3-5 乳腺VAB穿刺针

(二) 术前准备

(1) 了解患者临床情况、药物使用情况及一般状况，评估旋切风险并设计方案。

(2) 术前7 d内行血常规、凝血功能、传染病系列、心电图检查。

(3) 服用抗凝药物或其他药物对活检可能存在影响时，评估停药与活检的获益及风险，与患者及家属充分沟通，依据药物说明书要求停药，如服用阿司匹林的患者需停药≥7 d。

(4) 详细告知患者可能出现的术中及术后并发症，签知情同意书。

(5) 设备质控，确保设备正常及所需耗材齐备。

(三) 操作步骤

(1) 启动乳腺主机，调节到活检状态，安装三维立体定向引导装置，安装VAB适配器。

(2) 核对患者信息，向患者介绍操作流程并指导如何进行配合，安抚患者情绪。扎留置针建立液体通道,选择合适的体位,大多取侧卧位、坐位或俯卧位,充分暴露拟穿刺部位,将其置于压迫器的穿刺框内,适当加压固定。

(3) 在 needle 窗口中选择旋切针规格及活检射程,多采用 9~12G 旋切针,取材方式包括全槽和半槽两档,根据病变大小、位置及乳房压迫厚度进行选择。

(4) 获取图像并选择穿刺目标点:目前图像引导模式有两种,即 X 线三维立体定向引导及 DBT 图像引导。①X 线三维立体定向引导:分别拍摄 0°、±15°图像,选择目标靶点,并将"十"字形标记放置于目标靶点,在三幅图像上确认目标靶点位于同一病灶,计算机自动获得目标靶点的 X、Y、Z 三维坐标值(分别代表乳腺左右、前后及上下方向),并发送至穿刺面板。②DBT 图像引导:拍摄 DBT 图像,选择目标靶点并标记,计算机自动计算目标靶点的 X、Y、Z 三维坐标值并发送至穿刺面板。

(5) 穿刺区域常规消毒、铺无菌洞巾,按动定位方向键,定位装置自动移动至穿刺点,行局部麻醉,在进针点皮肤做一 2~3 mm 的切口,将旋切针沿持针器孔路径插入腺体内,发射弹射装置,将旋切刀垂直刺入病灶。

(6) 摄片确定活检针位置:①在三维立体定向引导模式下拍摄±15°图像,确认活检刀槽与病灶重合。②拍摄 DBT 图像,确认刀槽位于病变所在层面且位于病变处。

(7) 启动活检装置,进行多角度的切割与抽吸,并将所得组织标本置于标本 X 线摄影设备中进行摄片,确认目标病变位于活检组织内。

(8) 将残腔中的残留血抽吸干净,自乳腺表面压迫残腔 10~15 min,确认无活动性出血后,弹力绷带或弹力背心加压包扎 48 h,伤口处禁水,48 h 后检查伤口,若出现淤血、瘀斑或血肿可延长包扎 2~3 d,一般 2~4 周后淤血、瘀斑或血肿可完全消退。

(9) 取出的乳腺组织学标本进行固定,并送病理学检查(图 18-3-6)。

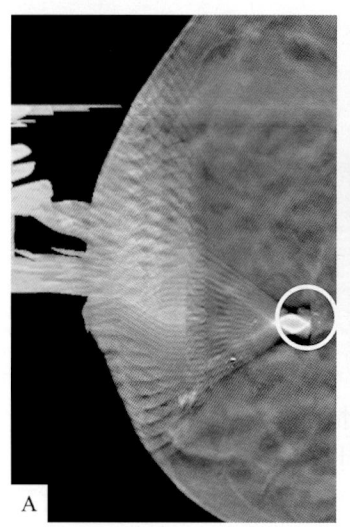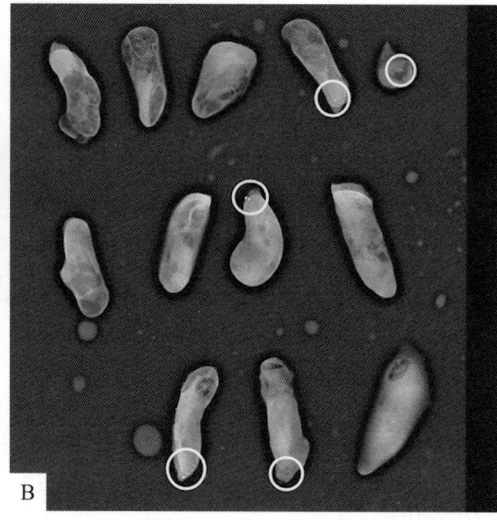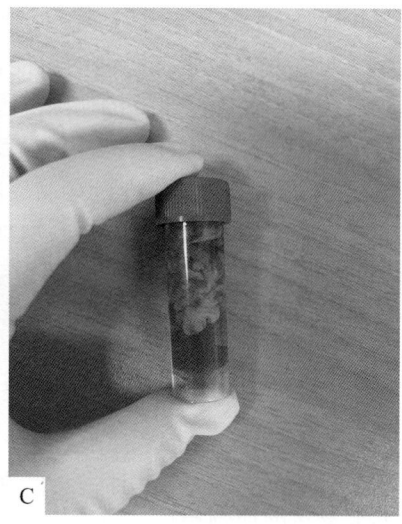

图 18-3-6 DBT 引导下乳腺病变真空辅助活检 A.DBT 模式下观察活检针与目标病变关系;B.标本机拍摄活检组织,明确目标钙化点位于活检组织内;C.活检组织。

(四) 注意事项

(1) 选择切口时按就近原则,同时注意乳腺美观,术后对切口进行细致处理。

(2) 对于邻近皮肤或紧邻乳后间隙的病变,可在病变与皮肤、病变与乳后间隙之间注射较多的麻药和生理盐水,形成隔离水带,从而保护皮肤或后间隙及胸大肌不受损伤。

(3) 紧邻乳头的病变(<0.5 cm),损伤大导管、乳头乳晕复合体的风险高,术后引起乳头坏死、乳头内陷、乳瘘及乳汁淤积等风险高,需把握好适应证,术前与患者充分沟通,签知情同意书,术中做好充分的水隔离。

(4) 紧邻胸大肌(<0.5 cm)的病变,损伤胸大肌的风险高,术前与患者充分沟通,签知情同意书,术中做好充分的水隔离。

(5) 多发病灶或双侧病灶,为了避免可能的肿瘤播散,避免使用同一个旋切针切取多个病灶,每个病灶旋切结束后建议置入靶钉,不同病灶选用不同形态的靶钉标记,以区分病灶。

(6) 乳房内有植入物的患者,需仔细设计进针路径及旋切角度,避免损伤植入物,或建议取出植入物后再行旋切。

(7) 对于钙化或伴有钙化的病变,取出的组织条必须进行 X 线摄片,确认组织条内有目标钙化,留存图像出具报告,建议将含钙化多的组织条分瓶进行固定、标记,送病理科。

(8) 操作时应确保患者体位及乳房的固定,推荐使用侧卧位或俯卧位,对患者进行充分固定,并嘱患者平静呼吸,避免咳嗽等可能导致目标点偏移的动作。

(9) 并发症的预防与处理和前述超声下真空辅助旋切基本一致,需要注意的是 X 线下的操作患者体位固定,乳房承受一定压力,预防出现迷走神经血管性晕厥,术前、术中做好心理的疏导,术前放置留置针,建立液体通道,术中使用眼罩,指脉氧监测,一旦出现迷走神经血管性晕厥立即停止操作,观察生命体征、对症处理。

四 X 线引导下导丝穿刺定位活检

X 线引导下导丝穿刺定位活检是指在 X 线引导下将定位导丝穿刺入病变处,由外科手术医生沿导丝引导路径,完整地切除组织并行病理检查。定位导丝分为单钩和双钩两种;定位方法包括 X 线二维引导下定位、X 线三维立体定向引导下定位及 DBT 图像引导下定位(图 18-3-7)。

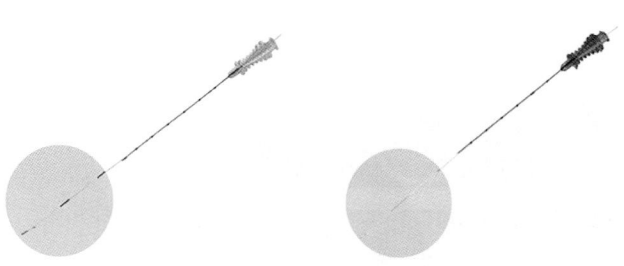

图 18-3-7 定位导丝(单钩与双钩)

(一) 设备与材料

1. 二维引导下定位 全数字化乳腺 X 线摄影机,配套的二维立体定位穿刺刻度压迫板,定位导丝。

2. 三维立体定向引导及 DBT 引导定位 全数字化乳腺 X 线摄影机,配套的三维立体定位系统及 DBT 定位系统、定位导丝。

(二) 二维定位的操作步骤

(1) 启动乳腺主机,调节到活检状态,安装导丝支架。

(2) 核对患者信息,向患者介绍操作流程并指导如何进行配合,安抚患者情绪。患者取坐位或侧卧位,充分暴露乳腺拟穿刺部位,将其置于压迫框内,适当加压固定。

(3) 摄取常规体位片(轴位、内外侧位或外内侧位),测量皮肤与病灶的距离,取其 1/2 值作为首次进针深度(Z 轴)的测量的预估值。

(4) 卸下常规压迫板及遮面板,解除自动压迫,安装上二维十字定位架及穿刺刻度压迫板。

(5) 机架旋转至穿刺体位,压迫乳腺并确保病变位于活检压迫板刻度窗的中央,摄片后移动二维十字定位标记线至定位点,获取 X、Y 轴刻度值。调节机架上二维定位金属十字线,使其投影到达相应位置。

(6) 在皮肤上做标记,确定进针点;定位区域消毒及局部麻醉,垂直进针,进针深度达到之前测量预估值。调节二维金属十字定位线,将其移至视野外,摄片确认针尖 X 轴、Y 轴的位置准确。

(7) 调节二维金属十字定位线,将其移至视野外。

(8) 拍摄 ±15° 定位图像确认导丝与病灶重合,释放导丝,退出针鞘,将导丝末端留在体外,用无菌纱布盘住外固定导丝体表端,并对乳腺伤口进行包扎。

(9) 卸下二维十字定位架及穿刺刻度压迫板,安装常规压迫板,并将机架旋转 90° 或 0° 压迫乳腺,摄片观察针尖位置,测量针尖到病灶距离,如有偏差,调整位置及进针深度。

(10) 定位结束后行乳腺常规体位质检片拍摄,并报告导丝位置。

(11) 在手术过程中,外科医生在导丝引导下将病灶完整切除,切除的标本送至乳腺摄影室再次摄片,确认病灶及导丝已完整切除。

(三) X 线三维立体定向引导或 DBT 引导的操作步骤

(1) 启动乳腺主机,调节到活检状态,安装三维立体定向装置,安装活检枪支架。

(2) 核对患者信息,向患者介绍操作流程并指导如何进行配合,安抚患者情绪。患者取坐位或侧卧位,充分暴露乳腺拟穿刺部位,将其置于压迫框内,适当加压固定。

(3) 目前临床常在 X 线三维立体定向引导或 DBT 定向引导下进行。①X 线三维立体定向引导:拍摄 0° 及 ±15° 图像,在 ±15° 图像上选取目标靶点,将"十"字形标记置于目标靶点,在0°图像上确认目标靶点位于同一病灶,计算机自动计算出目标靶点的 X、Y、Z 三维坐标值,并确定进针路径及深度。②DBT 引导:在 DBT 引导模式下拍摄 DBT 图像,在病变显示清晰的层面标记目标靶点,计算机自动计算目标靶点的 X、Y、Z 三维坐标值(分别代表乳腺左右、前后及上下方向),并确定进针路径及深度。

(4) 在 needle 窗口中选择导丝规格(包括选择垂直或水平进针类型)。点击 Send 键,将三维坐标轴数值发送到三维定位系统。

(5) 安装持针器,按动定位前进方向键,使定位装置自动移动至定位穿刺点,打开定位路径通道,限速器灯光在持针器孔的投影即为进针点,进行穿刺区域的常规消毒及局部麻醉,将定位针针鞘刺入病灶。

(6) 拍摄±15°定位图像,确认针鞘与病灶重合或拍摄 DBT 图像,确认针鞘尖位于病变处或略深于病变。释放导丝,退出针鞘,将导丝末端留在体外,对乳腺表面进针点进行包扎,固定体外导丝。

(7) 定位结束后取下三维定位装置,安装好拍摄设备,行质检片拍摄。

(8) 在手术过程中,外科医生在导丝引导下将病灶完整切除,切除的标本送至再次摄片,确认病灶及导丝已完整切除,并在标本上对病灶进行标记(图18-3-8)。

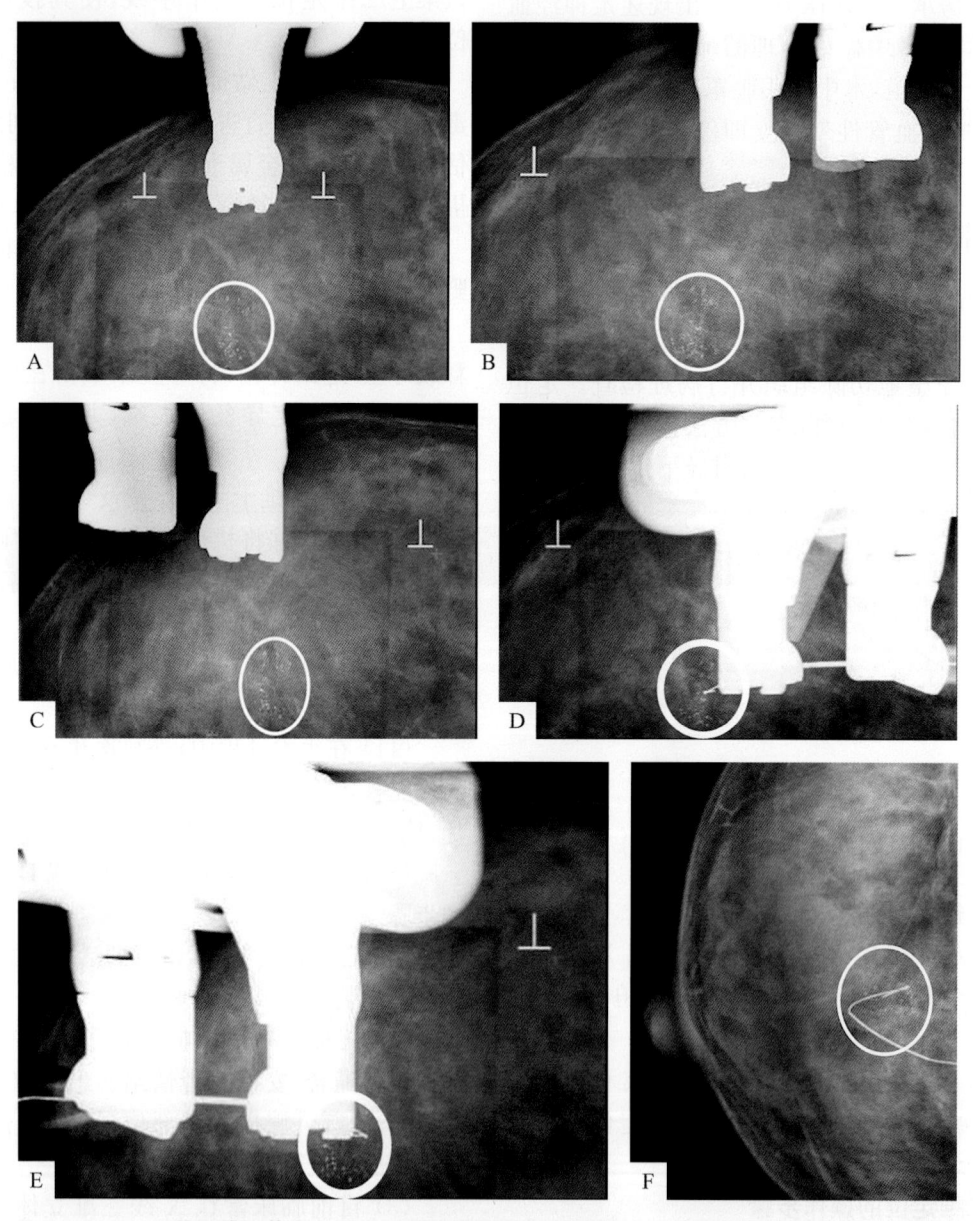

图 18-3-8　X 线三维立体定向引导下导丝穿刺定位活检摄片　A~C.导丝穿刺定位之前,拍摄乳腺 0°及±15°图像复核病灶位置;D、E.拍摄乳腺±15°定位图像确认导丝与病灶重合;F.定位导丝出鞘,导丝末端留在乳腺内,拍摄质检片。

(四)注意事项

(1) 导丝穿刺定位完成后应再摄片,以明确定位导丝与病灶的关系并进行记录,外科切下组织后需行组织标本X线摄片,明确目标病变是否完整切除,并标记病变,以指导病理科医师进行精准检查,降低假阴性。

(2) 定位完成后应轻柔包扎,以避免加压部位皮肤回弹造成的定位针移位。为避免导丝移位建议定位后尽快手术切除。

(3) 为了消除"手风琴效应"的影响,置入导丝时可适当加深进针深度。

(余建群 刘 莹 陈宝莹 聂 品)

◆ 参考文献 ◆

[1] 陈坍桃,李嫚婕,张雪琴,等. 乳腺X线立体定位置入导丝引导术针对乳腺微钙化的应用价值[J]. 四川医学,2020,41(9):980-983.

[2] 党艳莉,刘儒玫,聂品,等. 术中标本摄片用于乳腺可疑钙化病变组织活检[J]. 中国介入影像与治疗学,2023,20(3):161-165.

[3] 唐晓雯,赵玉年,王海彦,等. 三维数字断层引导下立体定位活检技术对隐匿性乳腺病变的应用价值[J]. 临床放射学杂志,2020,39(10):1946-1951.

[4] 王红彬,邓建红,柳杰,等. 乳腺X线三维立体定位真空辅助活检技术要点探析[J]. 肿瘤影像学,2020,29(3):209-213.

[5] 张贝,杨迪,聂品,等. 全数字化乳腺X线三维立体定位系统引导下的核芯针活检技术对乳腺病变诊断的临床价值[J]. 实用放射学杂志,2019,35(10):1654-1656,1675.

[6] 郑仲涛,康巍,苏丹柯. 不同影像学技术引导下乳腺癌穿刺活检研究进展[J]. 中国医学影像技术,2019,35(10):1590-1593.

[7] 周瑞,吴高松,侯晋轩,等. 乳腺X线三维立体定位真空辅助乳腺活检在乳腺X线可疑钙化诊断中的价值[J]. 中国微创外科杂志,2022,22(9):700-704.

[8] Ambinder EB, Plotkin A, Euhus D, et al. Tomosynthesis-guided vacuum-assisted breast biopsy of architectural distortion without a sonographic correlate: a retrospective review [J]. AJR, 2021, 217(4):845-854.

[9] Rochat CJ, Baird GL, Lourenco AP. Digital mammography stereotactic biopsy versus digital breast tomosynthesis-guided biopsy: differences in biopsy targets, pathologic results, and discordance rates [J]. Radiology, 2020, 294(3):518-527.

[10] Wang M, He X, Chang Y, et al. A sensitivity and specificity comparison of fine needle aspiration cytology and core needle biopsy in evaluation of suspicious breast lesions: A systematic review and meta-analysis [J]. Breast, 2017, 31:157-166.

第四节 MRI引导下的乳腺介入

乳腺MRI检查敏感性高,能够发现超声及X线摄影阴性的病变,尤其是随着高危人群MR筛查的逐步普及,越来越多的仅于MRI显示的可疑病变被发现,针对这类病变的诊疗需要借助于MRI引导下的微创介入技术,包括乳腺MRI引导下对病变进行穿刺活检、导丝穿刺定位活检、真空辅助活检等。

一、MRI引导下细针抽吸活检

MR引导下FNAB是在MRI引导下将细针刺入病灶,进行多次抽吸以获得病理材料的一种细胞学检查。FNAB优点在于简单安全,并发症少,损伤较小,促进癌细胞扩散的可能性小,但FNAB的阳性率与操作者的技术和经验相关,假阴性率较高,一般不推荐作为实性病变的定性诊断。FNAB目前仅用于淋巴结的活检。

二、MRI引导下空芯针活检

MRI引导下CNB是指在MRI定位技术辅助下使用不同规格的空芯针穿刺组织进行活检,能够快速、精准获得病理组织,结合同轴技术,一次进针可获取多条组织标本,避免了反复进针引起的并发症,损伤小,安全性高。

(一)设备与材料

(1) 3.0 T(或1.5 T)MR机及其配套定位系统,乳腺专用介入型线圈,多为介入型乳腺专用线圈,磁共振兼容的乳房固定、定位装置,例如栅格或固定导槽、导柱。

(2) 器械及药品:5 mL注射器1~2支,盐酸利多卡因注射液(5 mL:0.1 g),100 mL生理盐水,盐酸肾上腺素注射液(1 mL:0.1 mg)、钆对比剂(0.2 mL/kg)。

(3) MRI兼容的全自动活检针及配套的同轴针(常用14G全自动活检针及配套同轴针)。

(二)操作步骤

(1) 患者取俯卧位足先进体位,患侧乳腺放置于MRI专用介入型乳腺线圈内,使用专用固定栅格或导槽、导柱固定患侧乳房,使目标病变位于穿刺区域内,并适当固定患者,防止移位。

(2) 扫描并定位病变:进行轴位T1脂肪抑制序列扫描,注射钆对比剂,扫描轴位T1脂肪抑制增强序列,层厚3~5 mm,确定目标病灶所在位置,利用放置体表标记物的方法或者计算机辅助的方式对病变进行定位,确定进针位置、深度及角度。

(3) 局部皮肤消毒,利多卡因局部麻醉,专用手术刀做体表小切口,置入同轴定位针至合适深度,行 T1 脂肪抑制增强序列,确定同轴定位针位置,如位置不正确,调整至合适位置。

(4) 取出同轴定位针芯,置入穿刺活检针,进行多角度取材,一般取 4~6 根活检组织条。

(5) 行 MRI 扫描,确认穿刺组织无误,观察是否出现残腔出血。

(6) 建议于活检位置置入靶钉,为之后手术定位及影像学随访提供帮助。

(7) 从固定装置中释放乳房,局部加压包扎至少 24 h,伤口处禁水,隔天检查伤口,若出现淤血、瘀斑或血肿可延长包扎 1~2 d,一般 2~4 周后淤血、瘀斑或血肿可消退。

(8) 对穿刺取出的组织标本进行固定,并送病理学检查(图 18-4-1)。

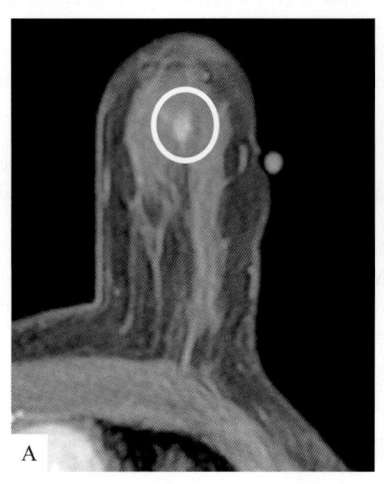
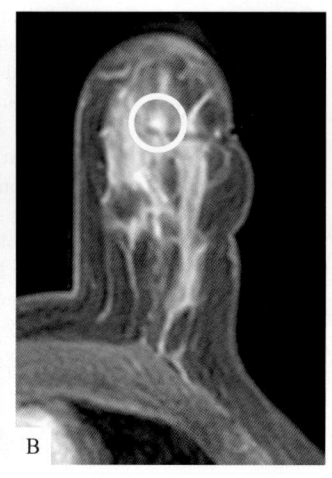
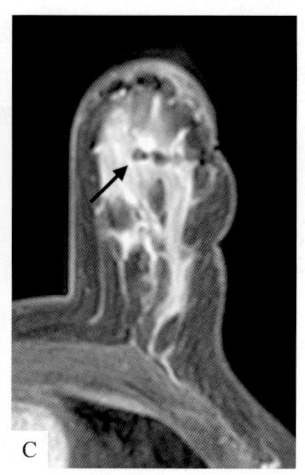

图 18-4-1 MRI 引导下穿刺活检 A. 压迫乳腺,行增强 MR 扫描,确定体表标记物与病变关系,明确进针点;B. 置入同轴定位针后,行 MRI 扫描,明确同轴定位针与病变的关系;C. 穿刺结束后行 MRI 扫描,确认病变内部可见穿刺后空腔改变。

(三) 注意事项

(1) 术前与患者进行充分沟通,消除紧张情绪;术中密切观测,如有不适,应给予必要的解释和语言安抚,预防迷走神经血管反应,必要时立即停止手术。

(2) 准确定位是穿刺成功的关键,为了使患者处于较舒适稳固的位置,可以用软物或真空垫固定患者,以便能较长时间保持被动体位配合操作。

(3) 扫描序列设计:如果病变只有增强后才能显示清晰,那么采用 T1 抑脂增强序列扫描,在确保图像具有一定空间分辨率的基础上,缩短每个序列的扫描时间;如果病变在平扫序列,如 T2WI 或 DWI 可以显示,也可以采用平扫序列进行定位。同时,利用床位记忆技术保证每次扫描具有相同定位线,每个序列的层面确保一致。

(4) 操作时应严格遵守无菌条件,避免患者伤口感染。

(5) 严格把握同轴定位针位置,对于较大的病变,建议同轴定位针位于病变内部,对于较小的病灶,同轴针可置于病变边缘,确定穿刺针激发后能够获得目标病变,而且不会造成重要脏器损伤后再进行组织穿刺操作。

三、MRI 引导下真空辅助活检

MRI 引导下 VAB 是针对 MR 显示的乳腺病变,在 MRI 图像引导定位下,采用磁共振兼容的旋切针、真空抽吸泵、控制器及相关软件,对病变进行真空负压抽吸,再借助内套针的运动将切取的标本送出体外。VAB 能够一次进针多角度切取组织,降低了针道种植的风险,获取的组织量充足,大大降低了病理的假阴性率。对于较小的良性病灶,MRI 引导下 VAB 既可以取出组织,明确病理性质,又可以达到切除的目的。

(一) 设备与材料

(1) 3.0 T(或 1.5 T)场强 MRI 机及其配套定位系统,乳腺专用介入型线圈,磁共振兼容的乳房固定栅格或固定导槽和导柱。

(2) 器械及药品:5 mL 注射器 1~2 支,1% 或盐酸利多卡因注射液(5 mL:0.1 g),100 mL 生理盐水,盐酸肾上腺素注射液(1 mL:0.1 mg)、钆对比剂。MRI 兼容的真空辅助活检系统及同轴定位针

(图18-4-2)。

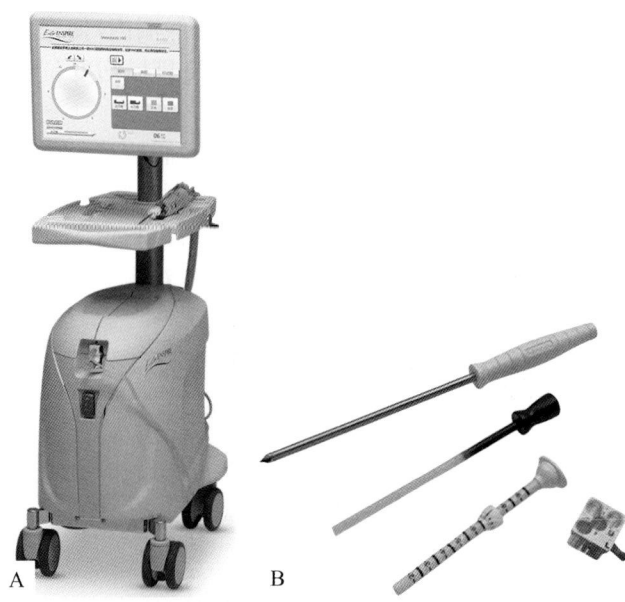

图18-4-2 真空辅助活检系统(A),同轴定位针(B)

(二)操作步骤

(1)患者取俯卧位足先进体位,适当旋转患者身体,使患侧乳房完全放入介入型乳腺线圈内,使用专用固定栅格或导槽固定患侧乳房,使目标病变位于穿刺区域内,并适当固定患者,防止移位。

(2)扫描并定位病变:行轴位T1脂肪抑制序列扫描,层厚3~5mm,注射钆对比剂,再次扫描轴位T1脂肪抑制增强序列,确定目标病灶位置,利用放置体表标记物的方法或者计算机辅助的方式对病变进行定位,确定进针位置、深度及角度。

(3)局部皮肤消毒,利多卡因局部麻醉,专用手术刀在进针点处做小切口,置入同轴定位针至合适深度,行T1脂肪抑制增强序列扫描,确定同轴定位针位置,如位置不合适,则进行调整。

(4)取出同轴定位针芯,置入旋切针,启动旋切装置按钮,进行多角度取材,再次进行MRI扫描,确认目标病变被有效切取。

(5)旋切活检结束后,建议于活检位置置入靶钉,为之后手术定位及影像学随访提供帮助。

(6)将残腔中的血抽吸干净或生理盐水冲洗抽吸干净,消毒穿刺点,用无菌伤口敷料黏合,垫少许纱布,用弹力绷带加压包扎48h,伤口处禁水,48h后检查伤口、换药,若出现淤血、瘀斑或血肿可延长包扎2~3d,一般2~4周后淤血、瘀斑或血肿可消退。

(7)将取出的乳腺组织学标本置于福尔马林液固定并送病理学检查。

(三)注意事项

(1)病变距离皮肤、胸大肌及乳头较近时,需要在病变与皮肤、胸大肌或乳头间做好水隔离。

(2)同侧乳房多个病灶或者双侧乳房多个病灶,需要根据病变具体情况,真空辅助活检与空芯针活检结合使用,或分次进行活检。一次手术进行多个位置活检时,建议空芯针活检放在前面,真空辅助活检放在后面,活检后立即加压包扎,避免局部血肿的形成。多个位置活检后,建议置入不同形态的靶钉进行标记。

(3)定位序列扫描后,如果目标病变无法显示,首先检查对比剂是否有效注入,线圈及序列是否正确,如果操作无误,那么降低乳房压迫力量,再次扫描,若仍没有显示病变,依据BI-RADS建议,3~6个月后MRI复查。

(4)根据乳腺病灶大小选择合适型号的活检针以及开槽的大小。

(5)严格把握同轴定位针位置,明确同轴定位针位置无误后再置入活检针,依据活检针与病变的相对位置关系,进行多角度切取操作(图18-4-3)。一般按照钟点位置取12条,对于小病灶,活检针可以置于边缘,根据图像定点方位活检。

(6)并发症的预防与处理和前述超声下真空辅助旋切基本一致,需要注意的是MRI引导下固定患者体位,乳房承受需一定压力且时间较长,预防出现迷走神经血管性晕厥,术前、术中做好心理的疏导,术前放置留置针,建立液体通道,术中指脉氧及心电监测,一旦出现迷走神经血管性晕厥立即停止操作,观察生命体征,对症处理。

四 MRI引导下导丝定位活检

MRI引导下导丝定位活检是指在MRI引导下将定位针穿刺入病变处,由手术医生根据导丝引导路径,完整地切除组织并送活检。对于仅在MRI显示的乳腺病灶,MRI引导下NLBB是一种安全、准确、可靠的方法。

(一)设备与材料

(1)3.0T(或1.5T)场强MRI机及其配套定位系统,乳腺专用介入型线圈,多为4通道、8通道或16通道,磁共振兼容的乳房固定栅格或固定导槽和导柱。

(2)器械及药品:5mL注射器1支,盐酸利多卡因注射液(5mL:0.1g),盐酸肾上腺素注射液(1mL:0.1mg)、钆对比剂。MRI兼容的乳腺专用定位导丝。

（二）操作步骤

（1）患者取俯卧位足先进体位，适当旋转患者身体，使患侧乳房完全放入介入型乳腺线圈内，使用专用固定栅格或导槽固定患侧乳房，使目标病变位于穿刺区域内，并适当固定患者，防止移位。

（2）扫描并定位病变：行轴位 T1 脂肪抑制序列扫描，层厚 3～5 mm，注射钆对比剂，再次行轴位 T1 脂肪抑制增强扫描，确定目标病灶位置，利用放置体表标记物的方法或计算机辅助的方式对病变进行定位，确定进针位置、深度及角度。

（3）局部皮肤消毒，利多卡因局部麻醉，置入定位导丝的针鞘，行 T1 脂肪抑制增强扫描，确定导丝针鞘位置，如位置不合适，则进行调整，直至针鞘到达目标位置后，推出并释放导丝，再次行 T1 脂肪抑制增强扫描，确认导丝位置是否合适，并进行记录。

（4）退出针鞘，将导丝末端留在体外，用无菌纱布盘住外固定导丝体表端并固定，对乳腺伤口进行包扎。

（5）定位结束后，及时反馈外科医生导丝与病变的关系，在手术过程中，外科医生依据 MRI 扫描图像，在导丝引导下将病灶完整切除（图 18-4-4）。

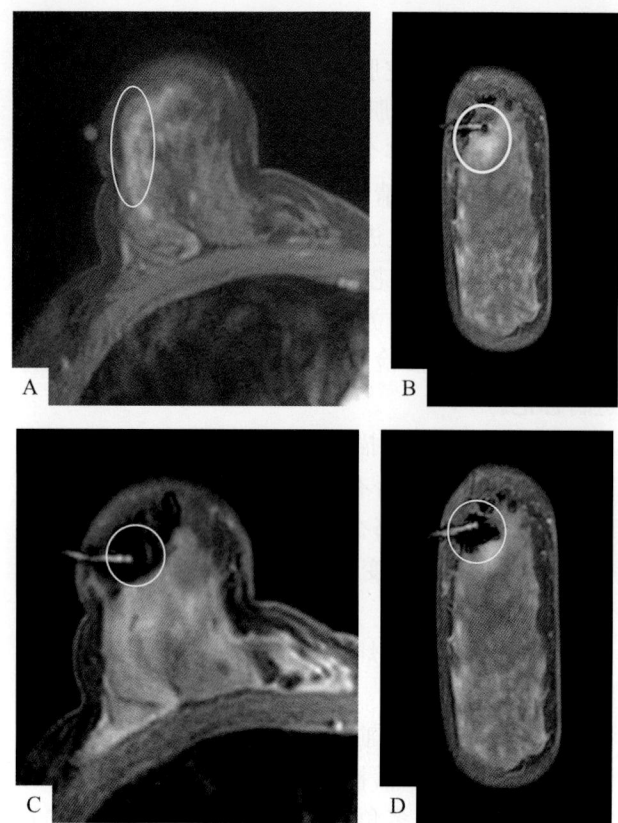

图 18-4-3　MRI 引导下真空辅助活检　A．压迫乳腺，行增强 MRI 扫描，确定体表标记物与病变关系，明确进针点；B．置入同轴定位针后，行 MRI 扫描，明确同轴定位针与病变的关系；C、D．活检后置入同轴定位针，明确目标病变内能看到空腔。

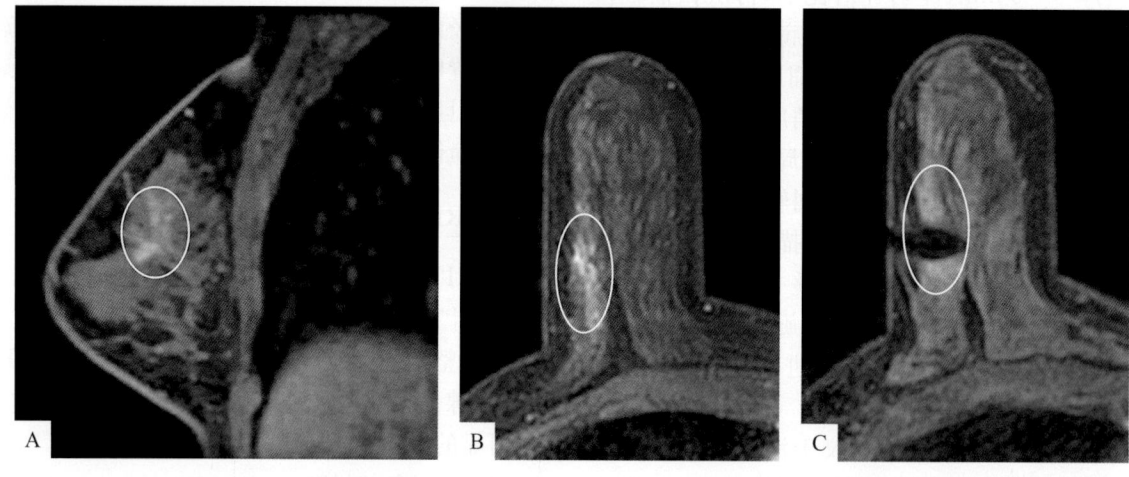

图 18-4-4　MRI 引导下导丝定位活检　A、B．预扫描确定病变位置；C．置入导丝后确定导丝与病变的关系。

（三）注意事项

（1）为防止导丝脱出及滑动，导丝末端设有"倒钩"，临床常用的有双钩导丝及单钩导丝，单钩导丝一旦释放，无法调整位置，因此只有当扫描后确认针鞘位于病变处，才可释放导丝、拔出针鞘。

（2）导丝的放置要求：导丝顶端位于病变内或距病灶＜10 mm 处，较小的肿块型病变（＜1 cm），导丝应穿过肿块固定于肿块远端腺体内，较大的病灶，导丝直接固定于肿块内部，尽量靠近肿块远端；囊实性的肿块，导丝避免刺破囊性部分，保证肿物的完整性。

此外需结合手术需求，如果外科医生需要导丝标记出病变范围,那么需在病变的边缘放置导丝,如病变最前方和最后方各放置一根导丝。

(3) 导丝的进针路径:导丝的路径即要兼顾距离尽可能短、导丝的稳定性,尽可能位于手术切口范围内,便于外科处理针道。

(4) 导丝放置前与放置后,均需要与外科充分沟通,明确导丝与病变的关系,同时存储图像,书写报告。

(5) 鉴于"手风琴效应",可以依据乳房的压迫程度、弹性及病变的硬度,适当加深针鞘的位置。导丝定位完成后应轻柔包扎,以避免导丝移位。手术同侧上肢应避免大幅度动作,防止导丝移位及脱出。为避免导丝移位,建议患者定位后尽快手术切除。

(聂 品 陈宝莹)

◆ 参考文献 ◆

[1] McGrath Anika L, Price Elissa R, Eby Peter R, et al. MRI-guided breast interventions [J]. JMRI, 2017, 46(3): 631-645.

[2] Myers KS, Kamel IR, Macura KJ. MRI-guided breast biopsy: outcomes and effect on patient management [J]. Clinical Breast Cancer, 2015, 15(2): 143-152.

[3] Niell BL, Lee JM, Johansen C, et al. Patient outcomes in canceled MRI-guided breast biopsies [J]. AJR, 2014, 202(1): 223-228.

[4] Noroozian Mitra, Gombos Eva C, et al. Factors that impact the duration of MRI-guided core needle biopsy[J]. AJR, 2010, 194(2): 150-157.

[5] O'Flynn EAM, Wilson ARM, Michell MJ, et al. Image-guided breast biopsy: state-of-the-art[J]. Clin Radiol, 2010, 65: 259-270.

[6] Papalouka V, Kilburn-Toppin F, Gaskarth M, et al. MRI-guided breast biopsy: a review of technique, indications, and radiological-pathological correlations [J]. Clinical Radiology, 2018, 73(10): 908. e17-908.

[7] Pinnamanen N, Moy L, Gao Y, et al. Canceled MRI-guided breast biopsies due to nonvisualization [J]. Acad Radiol, 2018, 25(9): 1101-1110.

[8] Price Elissa R. Magnetic resonance imaging-guided biopsy of the breast: fundamentals and finer points [J]. Magnetic resonance imaging clinics of North America, 2013, 21(3): 571-581.

[9] Raj Sean D, Agrons Michelle M. MRI-guided needle localization: Indications, tips, tricks, and review of the literature [J]. Breast J, 2019, 25: 479-483.

[10] Wang J, Song Y, Liu JQ, et al. Clinical application and feasibility of mri-guided breast biopsy of breast minimal lesions in chinese population[J]. Front Oncol, 2020, 10: 257.

第五节 病理诊断后的临床处理

一、影像病理对照

穿刺活检后必须进行影像与病理的对照,明确是否存在影像与病理的不一致,该不一致主要指活检前影像学诊断为 4 类(尤其是 4b、4c)或 5 类的患者,活检后为良性病变,或影像学的表现与期望的病理描述不一致。例如,对于肿块性病变,病理描述多期望是恶性肿瘤、纤维腺瘤、乳头状瘤、叶状肿瘤、肉芽肿性病变、淋巴结、脂肪坏死、腺病、假性血管瘤样间质增生等,如果病理是正常乳腺组织表现,那么就存在影像病理的不一致。如果影像学存在明确的导管扩张、钙化,活检病理没有描述,也属于影像病理不一致。有研究发现超声下使用 14G 活检针行空芯针活检的假阴性率为 $0.1\% \sim 2.5\%$,11G 或 8G 的针进行真空辅助旋切活检的假阴性率为 $0.1\% \sim 1.0\%$。针对 MR 引导的活检,由于术中无法实时监测针的位置,有研究发现 MR 活检的影像病理不一致为 $7\% \sim 9\%$,需要进一步活检或手术切检。

当存在影像与病理不一致时,首先需要明确活检病理学结果与影像结果是否有相关性,也就是说需要再次进行相应的影像学检查,与活检前的图像进行比对,明确是否存在活检没有取到病变、仅取到部分病变的情况,例如,仅仅取到病变边缘的少部分组织,可能导致活检病理的假阴性,如果存在这些情况则需要再次活检或手术切检。如果通过活检前后影像学的比对,确定活检取到了足量的有效组织,则需要病理科医生重新阅片,如病理科医生再次阅片后活检病理结果并没有变化,那么仍然建议再次活检或手术切检,但是短期内的随诊观察也可以接受。

为了降低影像病理的不一致性,操作中需多次确认针与病变的关系,组织取出后再次探测术区,取出的组织条可以肉眼观察,例如恶性肿块的活检组织多较硬,呈白色,脂肪组织则为黄色。如果含有钙化的病变,取出组织后必须行标本 X 线摄片,确认组织内含有足够多的目标钙化组织。

二、活检病理的风险评估及处置

影像与病理一致时,针对活检的良性病变需进行具体分析,以制订下一步的处理措施(表 18-5-1)。活检后良性病变(benign breast disease, BBD)包括很多病理类型,依据是否存在上皮增生以及增生的情况,BBD 可分为非增生病变(nonproliferative

表 18-5-1　活检后乳腺病变的处置

良性病变	处置	监测
不典型导管增生	外科会诊并手术切除	每 6~12 个月临床查体；每年的 X 线摄影
小叶肿瘤，不典型小叶增生（ALH）/小叶原位癌（LCIS）	外科会诊	每 6~12 个月临床查体；每年的 X 线摄影
平坦上皮不典型性	外科会诊	每 6~12 个月临床查体；每年的 X 线摄影
乳头状瘤	具有不典型性、>10 mm、多发或位于周围的乳头状瘤，建议手术	每 12 个月临床查体；每年的 X 线摄影
放射性瘢痕/复杂性硬化性病变	<10 mm；如果病变完全切除可以观察 >10 mm；外科会诊	如果切除，每年临床查体和 X 线摄影
纤维腺瘤	如果具有不典型性或增大，建议手术	每年临床查体和 X 线摄影
复杂纤维腺瘤	观察	每年临床查体和 X 线摄影
硬化性腺病	观察	每年临床查体和 X 线摄影
脂肪坏死	观察	每年临床查体和 X 线摄影
柱状细胞增生	观察	每年临床查体和 X 线摄影
叶状肿瘤	外科会诊	每 12 个月临床查体；每年一次 X 线摄影
硬纤维瘤/乳房的纤维瘤病	外科会诊	每 12 个月临床查体；每年一次 X 线摄影
假血管瘤样间质增生（PASH）	如果增大或有临床症状即进行外科会诊	每年临床查体和 X 线摄影
顶浆化生	如果存在不典型性或影像病理不一致即需要手术会诊	如果切除，其后每年进行临床乳腺检查和 X 线摄影

disease，NP），大约占 65%；增生病变（proliferative disease，PD），占 30% 左右；PD 伴有不典型改变，占 5%~8%。但是，一个活检结果经常既存在非增生病变（NP）又有增生病变（PD）。良性病变具有不同的潜在恶性风险，风险由高到低排列依次为：伴有不典型性的增生类病变、增生类病变（不伴不典型性）、非增生性病变。表 18-5-2 列出了 BBD 的乳腺癌风险、处置建议以及相应的 X 线摄影表现。

表 18-5-2　乳腺良性病变：相对恶性风险和 X 线表现

良性病变分类（相对恶性风险）	X 线表现
非增生病变（PR，1.2~1.4x）	
单纯囊肿	边界清楚的肿块
纤维化	肿块，局灶性不对称
纤维腺瘤（单纯性）	边界清楚的肿块
单纯性柱状改变	钙化
单纯性顶泌化生	肿块，局灶性不对称
轻度的导管增生	钙化
增生病变（PR，1.7~2.1x）	
普通型导管增生	钙化
硬化性腺病	钙化、局灶性不对称、结构扭曲
柱状增生	钙化
乳头状瘤	肿块，钙化
放射性瘢痕	结构扭曲
不典型性增生病变（PR，>4x）	
不典型小叶增生	无影像表现，钙化
小叶原位癌	无影像表现，钙化
不典型导管增生	钙化
风险不清楚的病变	
黏液囊性肿瘤	钙化、肿块
大汗腺非典型性	钙化、肿块
分泌性非典型性	钙化

部分病理医生会依据组织病理学结果给出 B 分类，具体类型包括 B1（正常；normal）、B2（良；benign）、B3（不确定恶性潜能，伴上皮不典型性；uncertain malignant potential with epithelial atypia）、B3（不确定恶性潜能，不伴有上皮不典型；

uncertain malignant potential without epithelial atypia)、B4(可疑病变；suspicious)、B5a(原位恶性病变；malignant in situ)、B5b(浸润性恶性病变；malignant invasive)、B5c(不可评估的恶性；malignant not assessable)。B4 类的病变需要获取更多组织明确性质，B5 类病变需要进行针对恶性病变的手术或新辅助治疗。B3 类病变主要包括不典型导管增生、扁平上皮不典型性、经典小叶瘤变、乳头状病变、良性叶状肿瘤及放射状斑痕。对于这类病变的处理是难点，存在一定的争议，有一部分需要进一步手术切检或真空辅助旋切活检，一部分可以进行 6 个月的影像学随访，建议影像医生、病理医生及外科医生进行 MDT 讨论，为患者制订个性化的处理方案。

随着影像引导下乳腺介入技术的不断发展，其精准性不断提升，但是研究证实活检组织的病理结果仍存在一定比例的低估，也就是部分活检为良性的病变经手术切除后存在一定比例病理结果的升级，如活检后为不典型导管增生(atypical lobular hyperplasia，ADH)，手术后病理为导管原位癌，或者活检病理为导管原位癌，手术后为浸润性癌，这种低估多见于具有风险的活检良性病变中，如活检病理为不典型导管增生性病变、多发乳头状瘤伴不典型性。有研究发现，超声下空芯针活检病理为高危病变，进一步手术后发现其病理低估率为 24.5%～65%，病理低估多集中在不典型导管增生性病变。由于获取的组织量差异，空芯针活检的病理低估可能性高于真空辅助旋切活检，尤其针对可疑钙化病灶以及 MRI 上的非肿块病灶。因此，针对活检的病理结果，应依据其风险及活检方式综合分析，确定是否需要进一步活检或手术切检，抑或影像学复查监测。

综上所述，活检后首先需要进行影像病理一致性分析，若存在不一致，需要分析原因，必要时再次活检或手术切检。如果影像病理是一致的，则要对活检良性病理进行具体分析，结合良性病变的恶性风险、升级风险、活检方式及影像学表现进行综合分析，确定后续处置方案。

乳腺介入技术是在影像引导下对病变进行诊疗的技术，主要包括细针抽吸活检、导丝穿刺定位活检、空芯针活检、真空辅助活检、靶钉置入等，影像学引导包括超声、X 线摄影（三维立体定向引导、DBT 引导）及 MR 引导，随着乳腺成像技术的发展，例如 CEM 的普遍应用，简化 MR、超快速 MR 的应用，都为乳腺介入的发展提供了更多精准引导的方式，拓展了病变类型，而且一些专业的 MR 介入序列的研发，如 MR 透视技术(MR fluoroscopy)的应用为实现穿刺的实时可视化监测提供了可能。此外，影像引导下病变的微创治疗技术，如消融（射频消融、微波消融、冷冻消融）、高强度聚焦超声治疗等的研究越来越多，更加丰富了乳腺介入技术种类。

在进行乳腺介入技术中，需要严格把握适应证及禁忌证，评估获益与风险，与患者做好充分的沟通及签知情同意书。做好各环节的质控，操作人员不断提高技术的精准度。此外，需要很明确每种技术的局限性，做好影像病理一致性分析，查找原因，给予恰当的处理。虽然技术在不断提升，但是，穿刺病理的假阴性及低估仍然存在，通过影像、病理、外科及肿瘤内科多学科 MDT 讨论，分析穿刺病理的风险、病变类型、穿刺技术等，为患者制订个性化的后续处置，是乳腺疾病精准诊疗很重要的环节。

(陈宝莹　聂　品)

◆ 参考文献 ◆

[1] Hartmann LC, Sellers TA, et al. Benign breast disease and the risk of breast cancer [J]. N Engl J Med, 2005, 353(3): 229-237.

[2] Huang ML, Hess K, Candelaria RP, et al. Comparison of the accuracy of US-guided biopsy of breast masses performed with 14-gauge, 16-gauge and 18-gauge automated cutting needle biopsy devices, and review of the literature [J]. Eur Radiol, 2017, 27: 2928-2933.

[3] Lewin AA, Heller SL, Jaglan S, et al. Radiologic-pathologic discordance and outcome after MRI-guided vacuum-assisted biopsy. AM J Roentgenol, 2017, 208(1): W17-W22.

[4] Mcgrath AL, Price ER, Eby PR, et al. MRI-guided breast interventions [J]. J Magn Reson Imaging, 2017, 46(3): 631-645.

[5] Michaels, AY, Ginter, PS, Dodelzon, K, et al. High-risk lesions detected by MRI-guided core biopsy: upgrade rates at surgical excision and implications for management [J]. AM J Roentgenol, 2021, 216(3): 622-632.

[6] Neal L, Sandhu NP, Nicole P, et al. Diagnosis and management of benign, atypical, and indeterminate breast lesions detected on core needle biopsy [J]. Mayo Clin Proc, 2014, 89(4): 536-547.

[7] Perry N, Broeders M, de Wolf C, et al. European guidelines for quality assurance in breast cancer screening and diagnosis [M]. 4th edn. Luxembourg: Office for Official Publications of the European Communities, 2006.

[8] Perry N, Broeders M, de Wolf C, et al. European guidelines for quality assurance in breast cancer screening and diagnosis. Fourth edition-summary document [J]. Ann Oncol, 2008, 19(4): 614-622.

[9] Rageth CJ, O'Flynn EA, Comstock C et al. First international consensus conference on lesions of uncertain malignant potential in the breast (B3 lesions) [J]. Breast Cancer Res Treat, 2016, 59(2): 203-213.

[10] Rochat, CJ, Baird, GL, Lourenco, AP. Digital mammography

stereotactic biopsy versus digital breast tomosynthesis-guided biopsy: differences in biopsy targets, pathologic results, and discordance rates [J]. Radiology, 2020, 294(3):518-527.

[11] Román, M, Louro, J, Posso, M, et al. Breast density, benign breast disease, and risk of breast cancer over time [J]. Eur Radiol, 2021, 31(7):4839-4847.

[12] Youk JH, Kim E-K, Kim M J, et al. Analysis of false-negative results after US-guided 14-gauge core needle breast biopsy [J]. Eur Radiol, 2020, 20(4):782-789.

[13] Youk JH, Kim E-K, Kim M J, et al. Sonographically guided 14-gauge core needle biopsy of breast masses: a review of 2,420 cases with long-term follow-up [J]. AJR, 2008, 190:202-207.

彩色插页

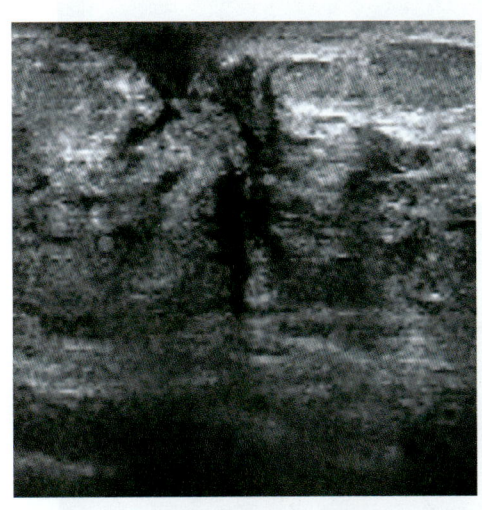

图3-0-9 乳腺纤维腺体层结构扭曲 53岁，女性，二维超声所见纤维腺体结构扭曲变形。

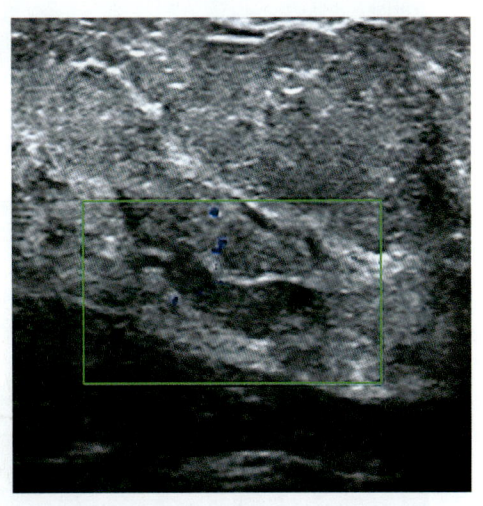

图3-0-10 导管改变 45岁，女性，超声探查左乳乳头后方见扩张导管断面，内不清晰，导管内可见低回声区，内未见明显血流信号显示。

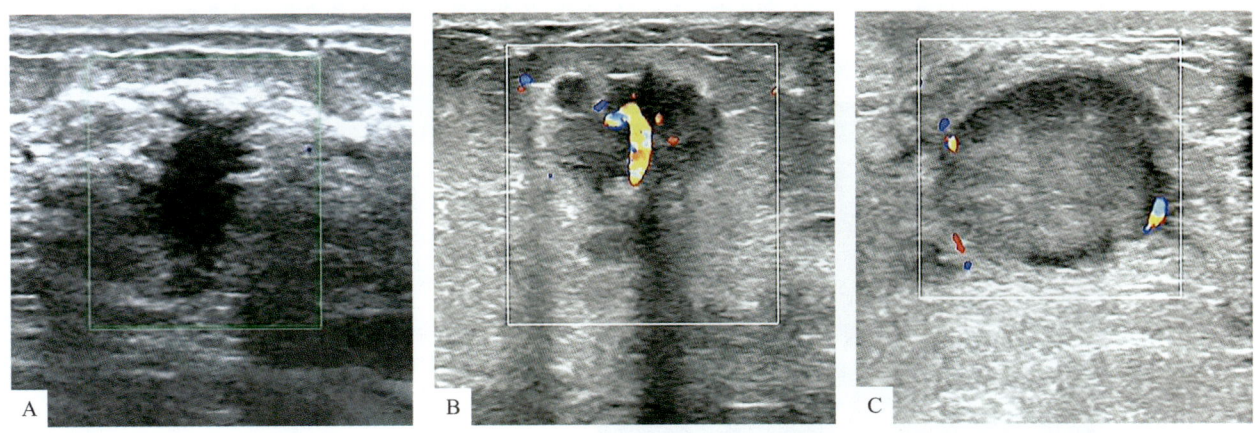

图3-0-14 乳腺肿块血流表现 A.肿块内无血流信号显示；B.肿块内可见穿支状血流信号显示；C.肿块周围可见环状血流信号显示。

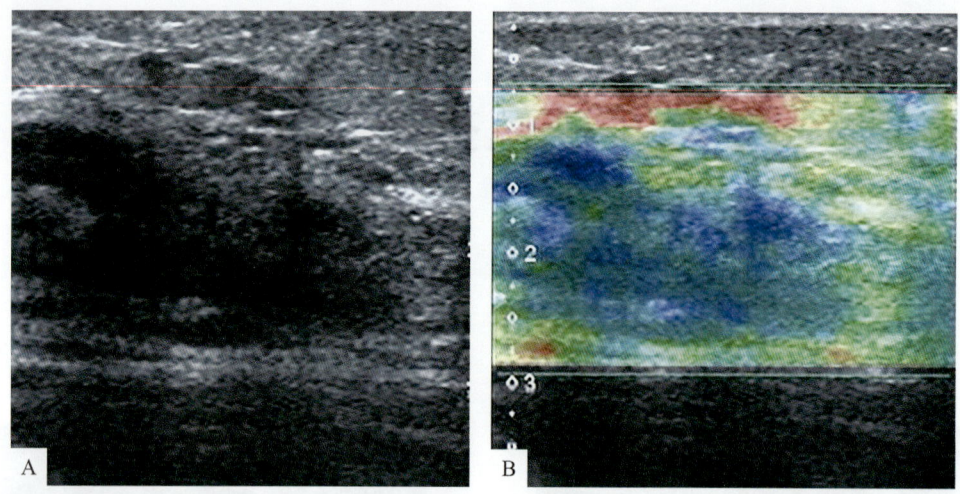

图 3-0-15 弹性成像 62岁,女性,二维图像(A)显示病灶形状不规则;弹性成像(B)显示病灶为蓝色,根据彩色刻度软硬标签可提示该病灶质地硬。病理:浸润性导管癌。

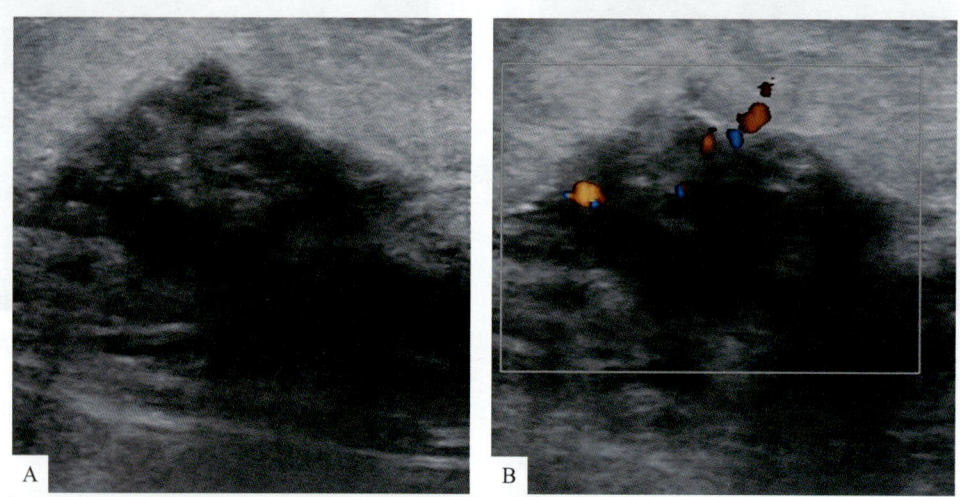

图 5-1-5 特征为边缘模糊的超声声像图 57岁,女性,右侧乳腺12点钟方向纤维腺体组织内见肿块,二维图像(A)显示肿块形状不规则,边缘模糊,也有部分成角。彩色多普勒血流显像检查(B)显示肿块内部及周边可见少许血流信号。组织病理学:浸润性导管癌,Ⅱ级。

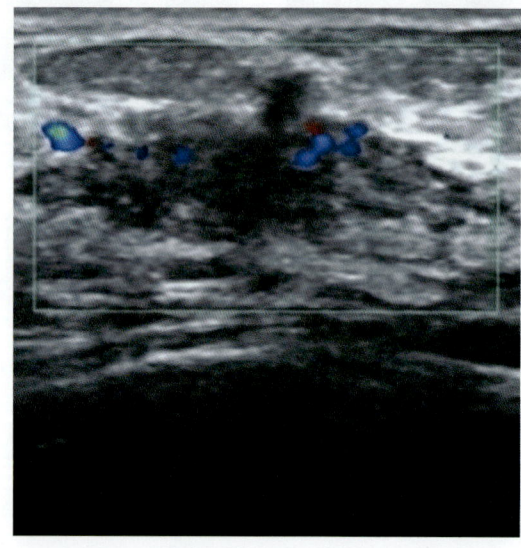

图 5-1-10 特征为边缘毛刺状的超声声像图 41岁,女性,右侧乳腺9点钟方向纤维腺体组织内可见一个与皮肤平行的毛刺状边缘模糊肿块,CDFI检测出肿块内少许血流信号。组织病理学:浸润性导管癌,Ⅱ级。

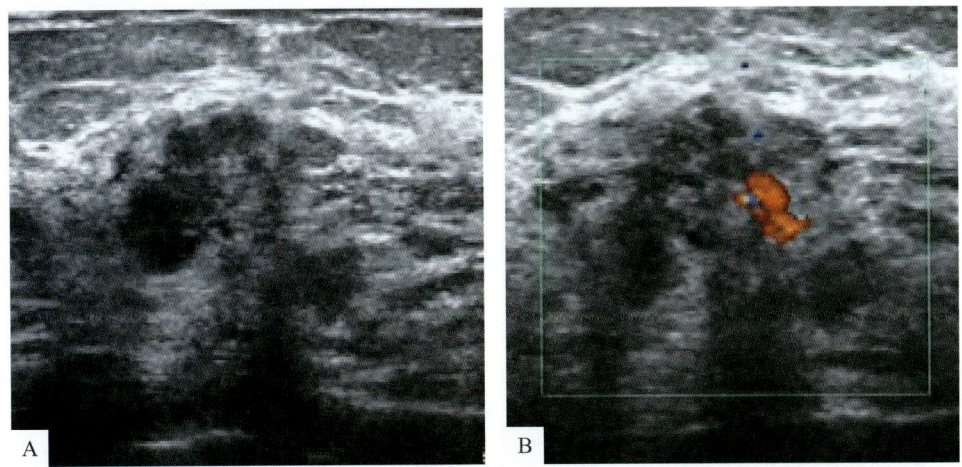

图5-2-2 特征为与皮肤平行的超声声像图 82岁,女性,二维图像(A)显示右乳中上12点钟方向纤维腺体组织内边缘呈分叶状,长轴与皮肤平行肿块影,彩色多普勒图像(B)显示肿块内可检出血流信号。组织病理学:浸润性小叶癌。

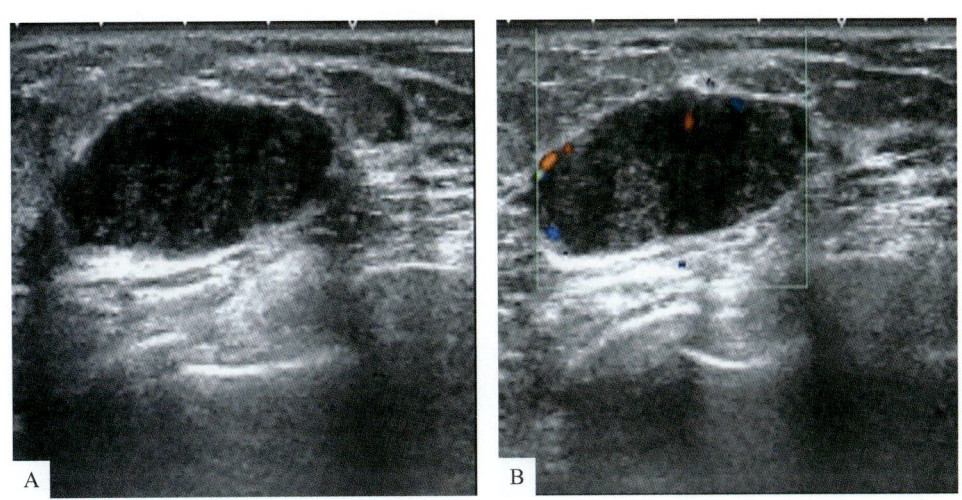

图5-3-2 特征为后方回声增强的超声声像图 63岁,女性,二维超声(A)探及左乳外下侧4点钟方向纤维腺体组织内椭圆形低回声肿块,边缘光整,肿块后方回声显著增强。彩色多普勒(B)可见肿块内点状血流信号。组织病理学:乳腺纤维腺瘤。

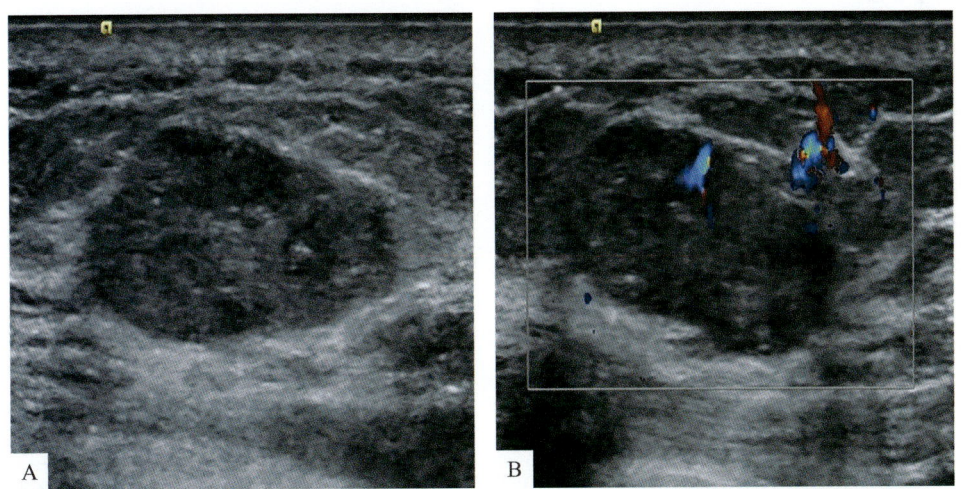

图5-3-3 特征为后方回声增强的超声声像图 49岁,女性,二维超声(A)探及左乳内侧9点钟方向纤维腺体组织内椭圆形肿块,内部表现为低回声,边缘光整,肿块后方回声增强。彩色多普勒(B)可见肿块内少许血流信号。组织病理学:乳腺腺病。

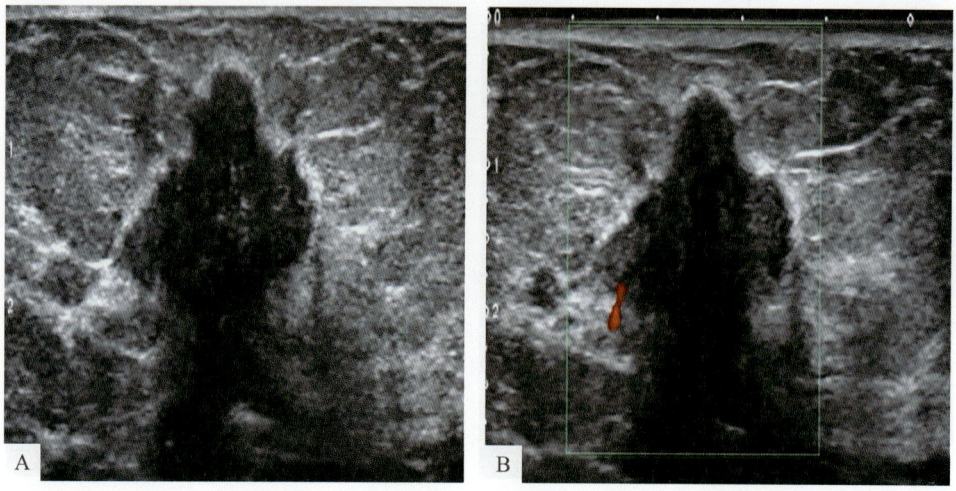

图 5-3-5 特征为后方声影的超声声像图 60岁,女性,二维超声(A)探及右乳内侧3点钟方向纤维腺体组织内不规则低回声肿块,边界模糊,呈分叶状,成角,后方声影明显。彩色多普勒(B)于肿块内见少许血流信号显示。组织病理学:浸润性导管癌。

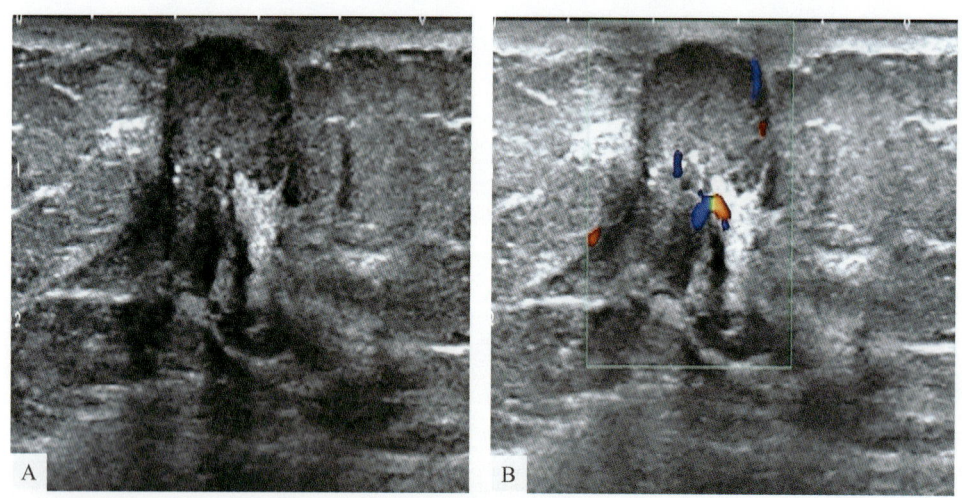

图 5-3-6 特征为后方混合性回声的超声声像图 40岁,女性,二维超声(A)探及右乳乳头后方纤维腺体组织内不规则混合回声肿块,内可见粗大强回声钙化点,肿块后方部分可见衰减及增强,部分回声无改变。彩色多普勒(B)于肿块内见少许散在血流信号显示。组织病理学:浸润性导管癌。

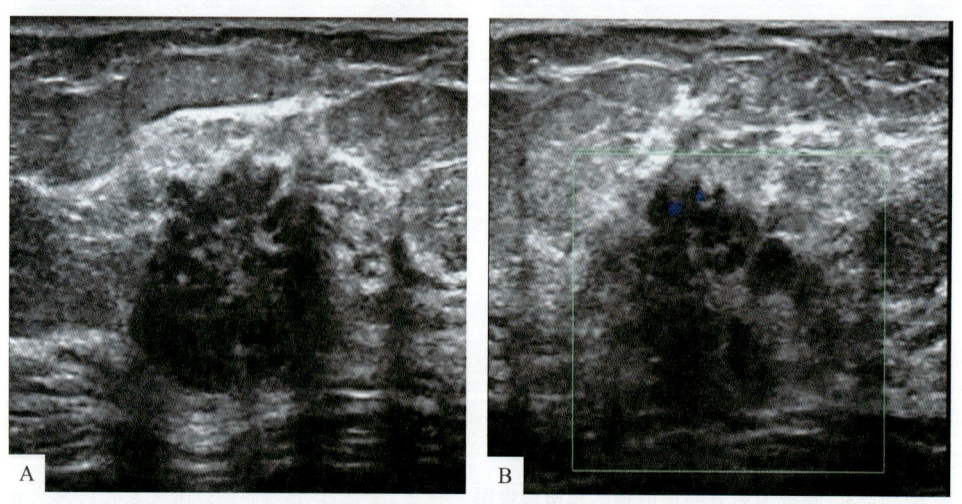

图 5-3-7 特征为后方混合性回声的超声声像图 58岁,女性,二维超声(A)探及左乳内上方10点钟方向纤维腺体组织内不规则肿块,内部为混合回声,边缘欠清晰,肿块后方回声呈混合性改变。彩色多普勒(B)于肿块内见少许点状血流信号显示。组织病理学:浸润性导管癌Ⅱ~Ⅲ级。

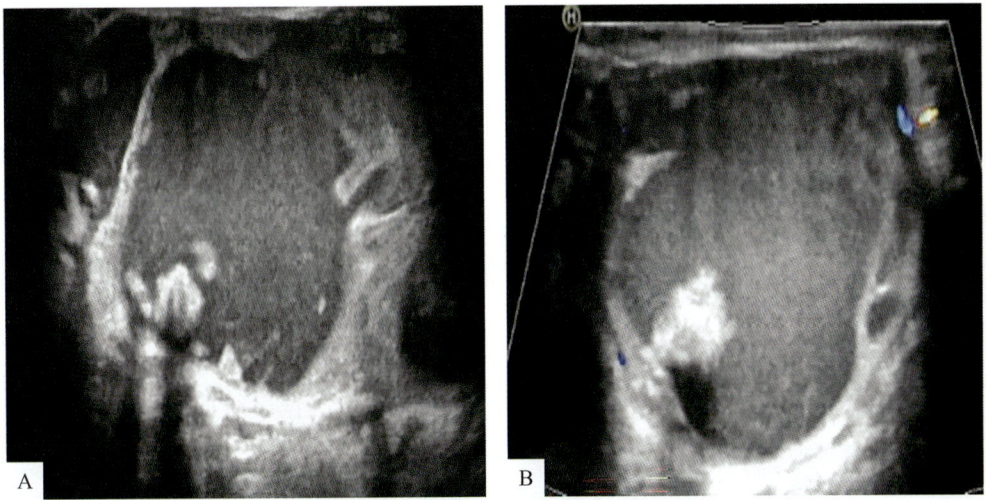

图 5-6-3 复杂囊肿的超声声像图　30岁,女性,二维超声(A)探及右乳外下方7点钟方向乳头旁有明显肿块。囊内表现为低水平回声,内可见复杂内容物,后方回声混杂。彩色多普勒(B)于肿块与周边未检出明显血流信号。

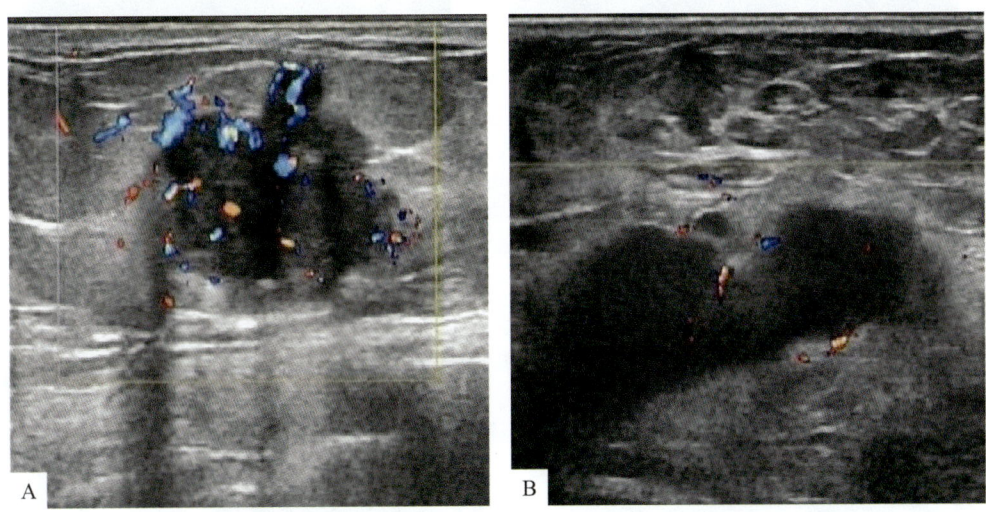

图 5-8-1 右乳浸润性癌伴同侧腋窝淋巴结转移　灰阶超声及CDFI(A)显示右侧乳腺7点低回声肿物,形态不规则,周边毛刺状改变、周边回声增强,内见丰富血流信号;右腋窝超声声像图(B)显示淋巴结呈融合状,大小约44.0mm×16.1mm×32.8mm,皮质增厚,回声减低,内见条形血流信号。

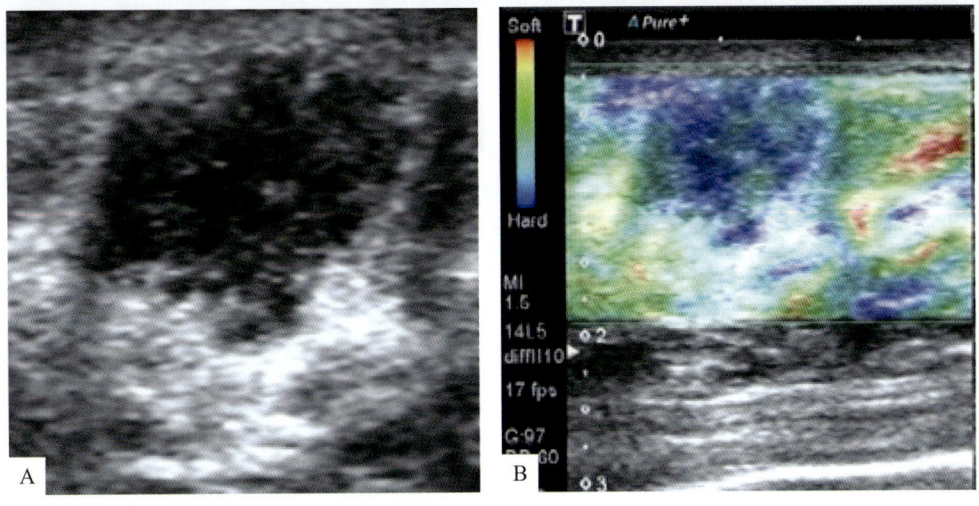

图 5-9-2 超声弹性成像技术　53岁,女性,二维超声图像(A)右乳11点钟见低回声区,形态不规则;弹性成像(B)显示病灶为蓝色,根据彩色刻度软硬标签可提示该病灶质地硬。病理:浸润性导管癌Ⅱ级。

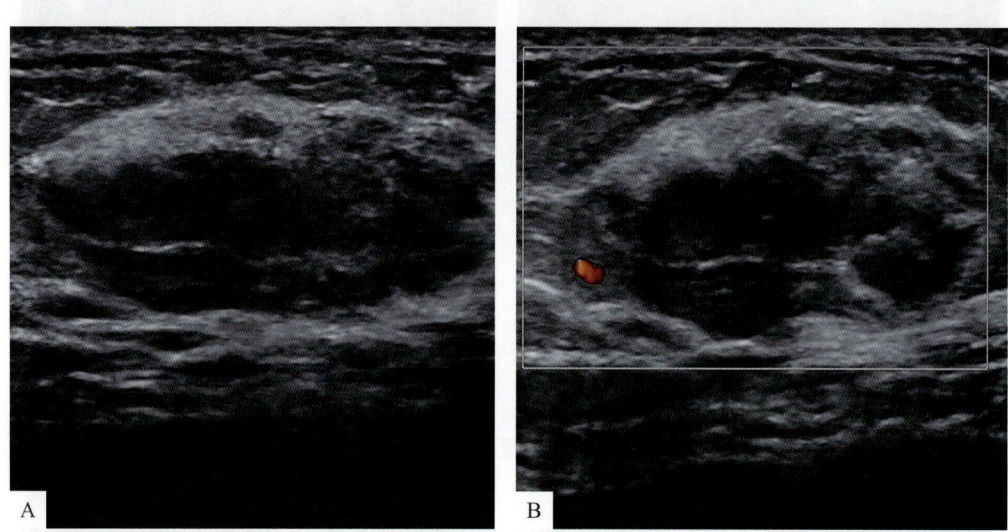

图8-2-5 BI-RADS 4A类 女性,46岁。A.二维超声探查左侧乳腺9点钟方向腺体层内见低回声区,形态尚规则,边界尚清晰。B.彩色多普勒于周边见星点状血流信号显示。病理:腺病伴黏液囊肿,局灶导管上皮非典型增生。

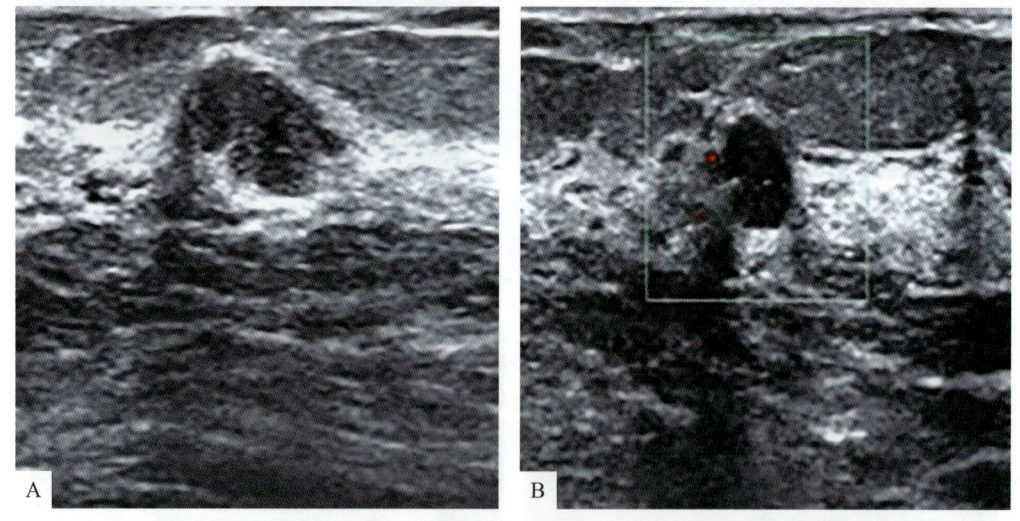

图8-2-6 BI-RADS 4B类 女性,43岁。A.二维超声于左侧乳腺内可见低回声区,形态欠规则,边界尚清晰,边缘回声增强。B.彩色多普勒超声于肿物周边可见血流信号显示。病理提示为增生伴纤维腺瘤,局部大汗腺化生。

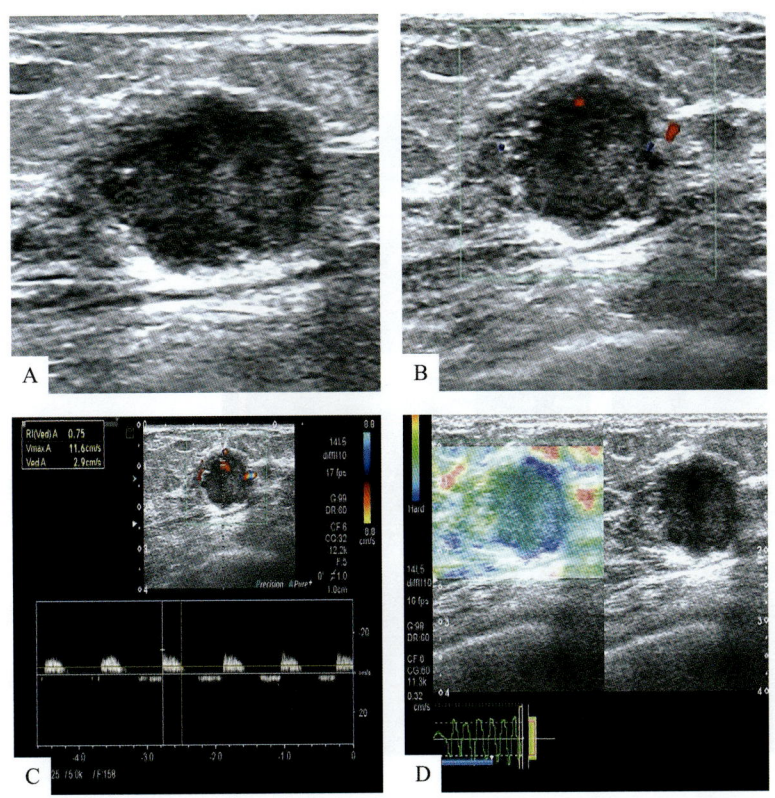

图8-2-7 BI-RADS 4C类 女性,50岁。A.二维超声探查左侧乳腺4点钟方向腺体层内可见低回声病变,形态不规则,边界不清晰。B.彩色多普勒超声于病变内可见血流信号显示。C.测其中一条动脉,RI=0.75。D.弹性成像提示病灶质地硬,后经病理证实为乳腺浸润性导管癌Ⅲ级伴中、高级别导管原位癌。

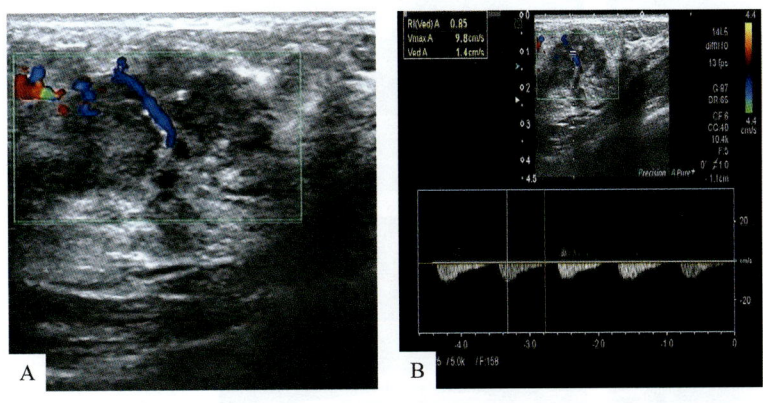

图8-2-8 BI-RADS 5类 女性,61岁。A.超声探查左侧乳腺内下方7点钟方向可见低回声病变,病变形态不规则,边界不清晰,内可见血流信号显示。B.测量其中一条动脉,RI=0.85。病理证实为乳腺浸润性导管癌。

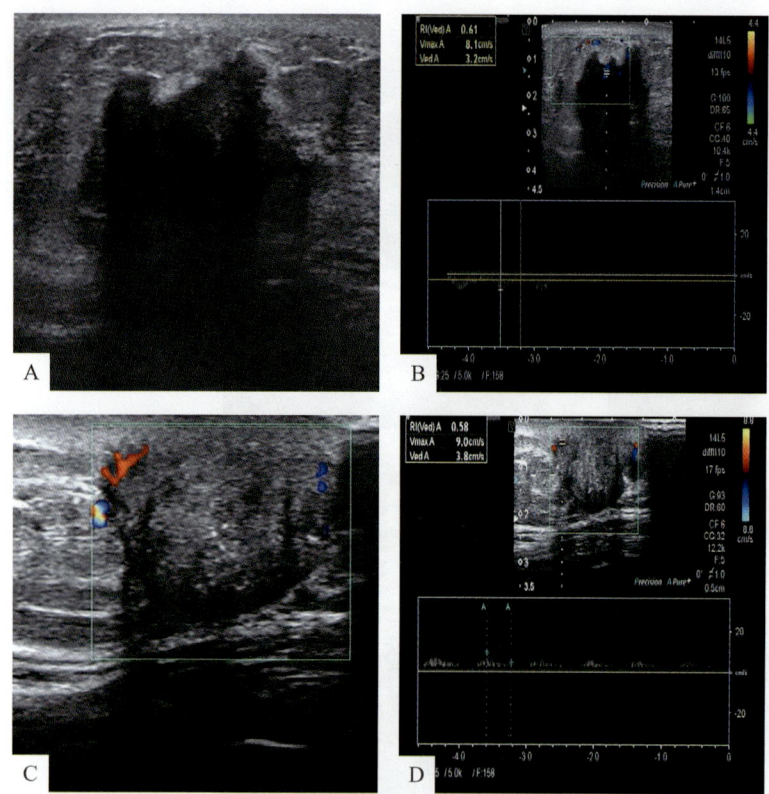

图8-2-9 BI-RADS 6类 女性,40岁,左侧乳腺浸润性导管癌新辅助化疗。A.该患者治疗前,二维超声探查左侧乳腺11点钟方向见低回声区,形态不规则,边界不清晰,可见细小钙化灶。B.彩色多普勒可见血流信号显示,测其中一条动脉,RI值=0.61。C.化疗后,乳腺癌病灶分叶缩小,微小钙化灶减少,浸润范围缩小,血流信号减少。D.测其中一条动脉,RI值降低为0.58。

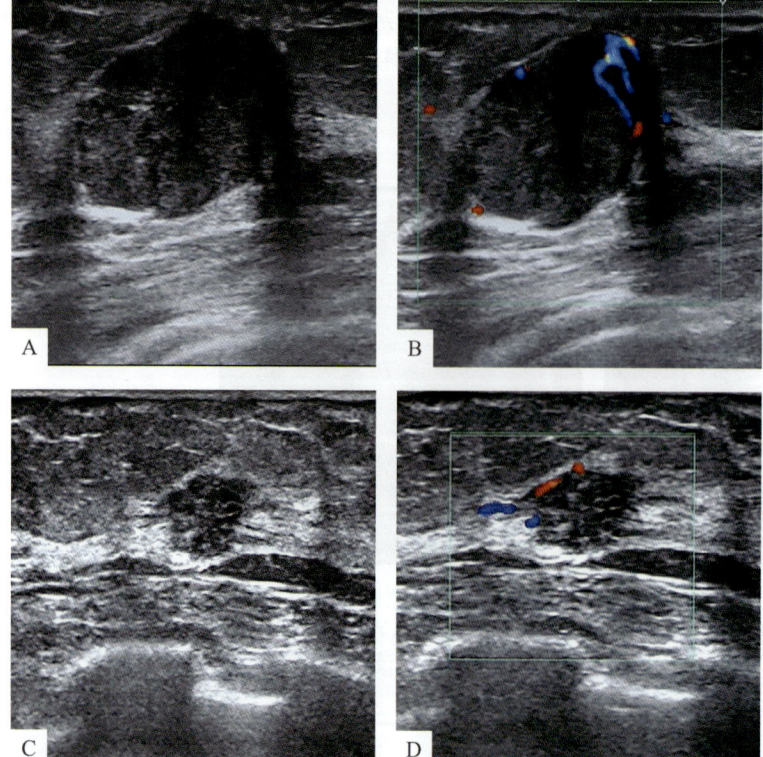

图8-2-10 BI-RADS 6类 31岁,女性,触及肿块。化疗前:A.二维超声探查右侧乳腺10点钟方向见低回声区,肿块体积较大,形态不规则,边界不清晰,肿块内见微小钙化。B.彩色多普勒可见丰富血流信号显示。新辅助化疗后:C.肿块体积呈显著缩小趋势。D.彩色多普勒见血流信号减弱。

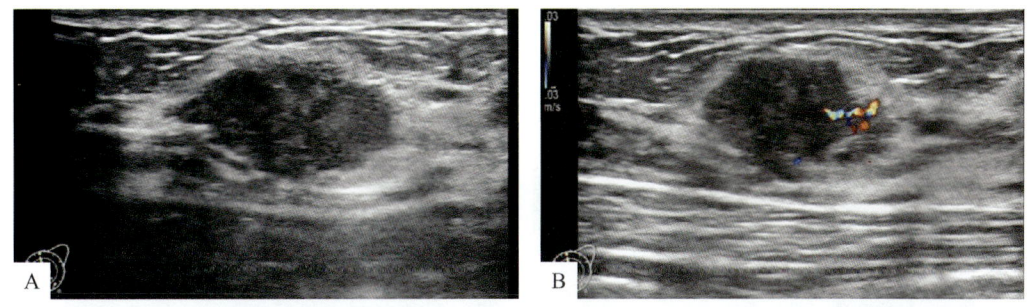

图9-6-3 乳腺硬化性腺病超声表现 A.常规超声图像显示左乳内上象限11点钟方向见不规则肿块,形态欠规整,边界欠清,局部成角,内部为低回声,周围可见高回声晕,分布不均匀,后方回声无变化。B.彩色多普勒成像显示左乳肿块内部可见点状血流信号。

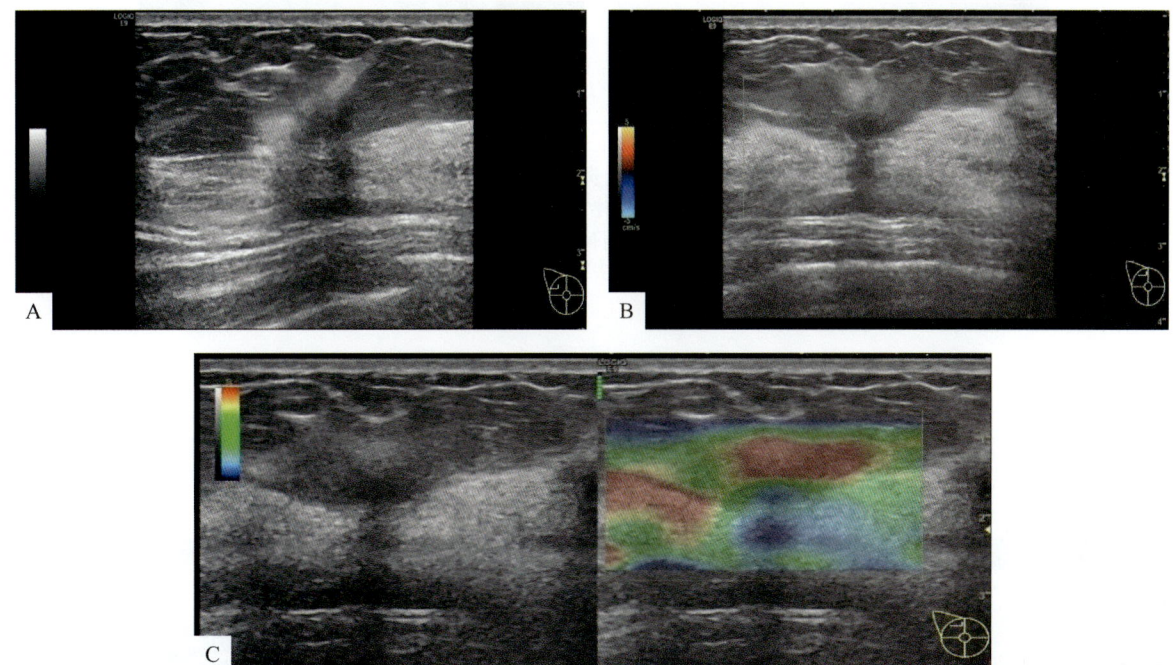

图9-7-4 RS超声图像 A.右乳10~11点钟低回声区、形态不规则、周围结构纠集,边缘部分呈毛刺状,内部回声不均匀,后方回声明显衰减。B.CDFI:低回声区内部和周围未见血流信号。C.弹性成像:低回声区内较周围组织硬。

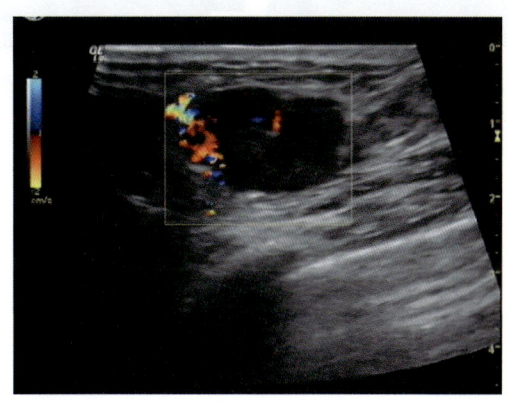

图9-9-1 乳腺管状腺瘤超声表现
45岁,女性,触及右乳肿块1个月余。超声显示右侧乳腺外上象限内可见一大小约2.3 cm×1.4 cm的低回声光团,边界尚清晰,内部回声不均匀。CDFI:右侧乳腺低回声光团可见稍丰富彩色血流信号。

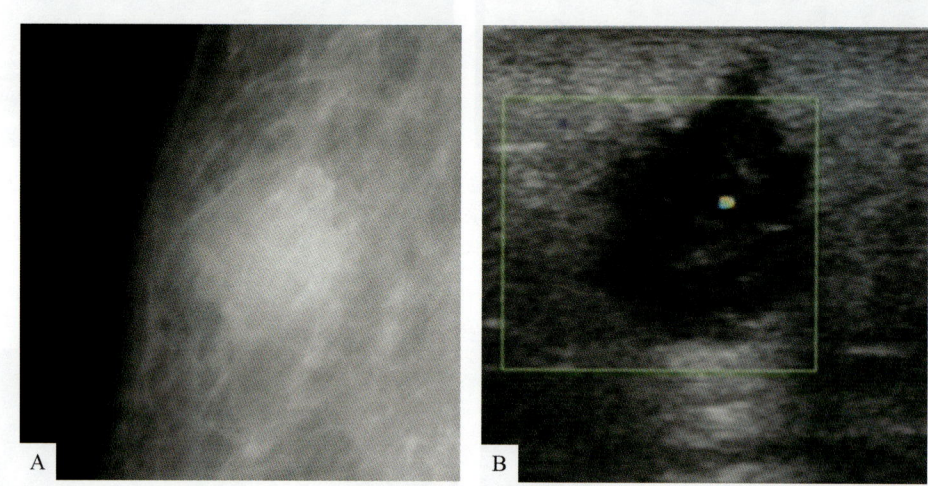

图9-10-1 右乳内上表皮样囊肿伴撕裂及炎症 女,65岁。A. X线摄影病灶局部点片,显示邻近皮下圆形高密度肿块影,边缘模糊伴小分叶,局部皮肤增厚。B. 彩色多普勒超声成像,显示圆形不均质低回声肿块,边缘模糊伴小分叶,内部见一点状血流信号,并见一自肿块延伸至皮肤的管状低回声结构。

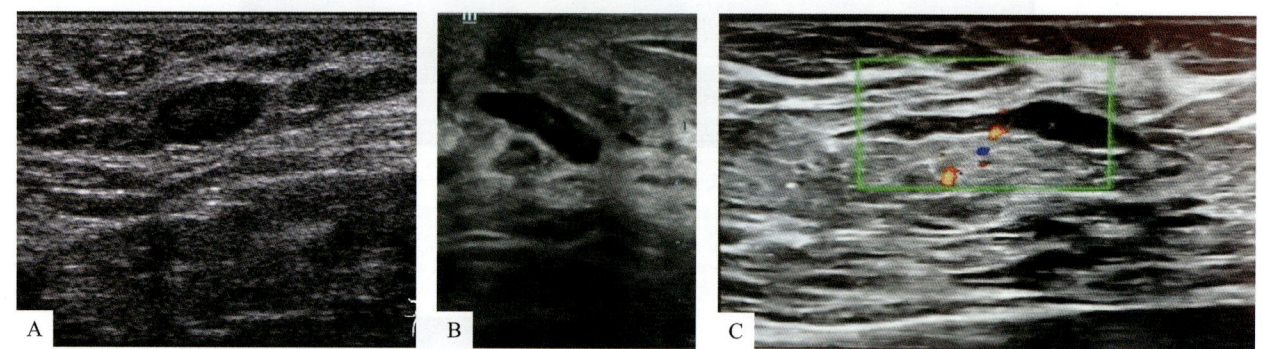

图9-16-2 乳腺导管扩张症超声声像图 A~C.分别显示自乳头呈放射状分布的扩张导管局部呈柱状、囊状,管壁呈强回声,管腔内呈无回声,部分扩张导管内有沉积物,周围有血流信号。

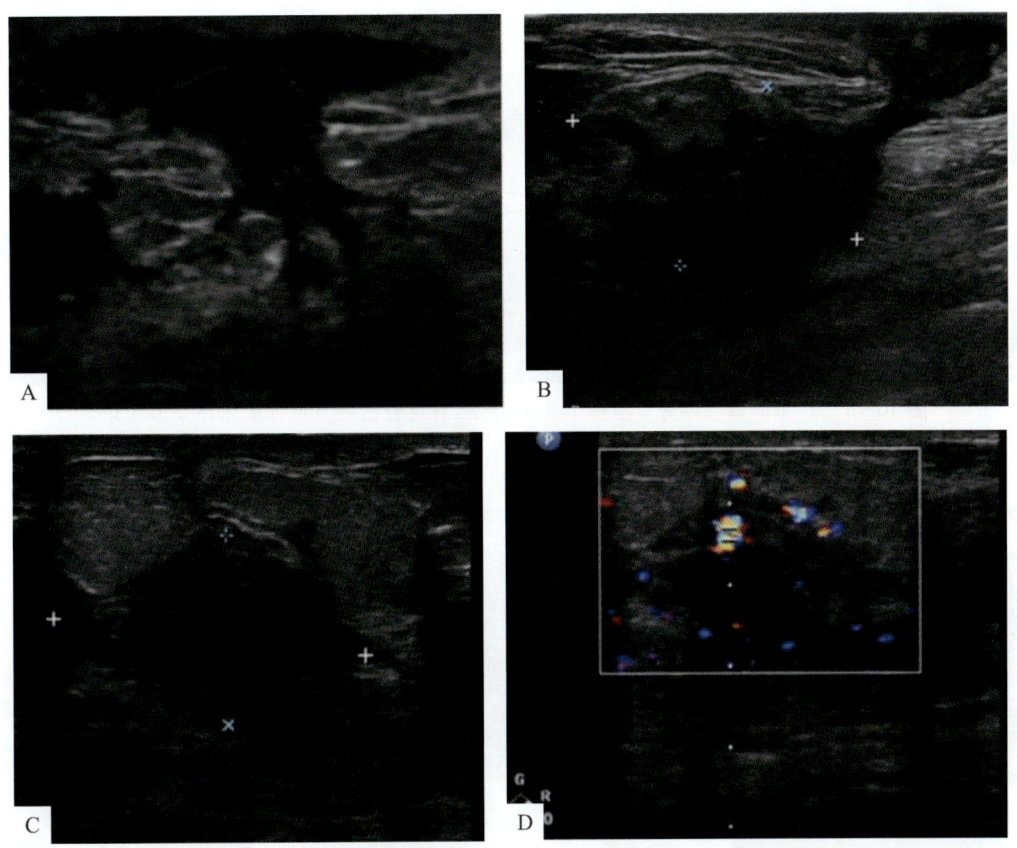

图 9-18-3 肉芽肿性乳腺炎超声表现　A. 显示乳腺内低回声肿块，形态不规则，其内见点状强回声，周边见多发角状突起及小管状结构，周围脂肪层回声增强。B. 显示乳腺内片状低回声，边界尚清，形态不规则，周边见多发角状突起及小管状结构，内见液性无回声区，周围脂肪层回声增强。C、D. 同一患者左乳超声成像，超声显示左乳大片状低回声病灶，形态不规则，无明显边界，病变区域回声明显低于正常腺体组织且无正常腺体，周围脂肪层回声增强，其内及周边可见血流信号。

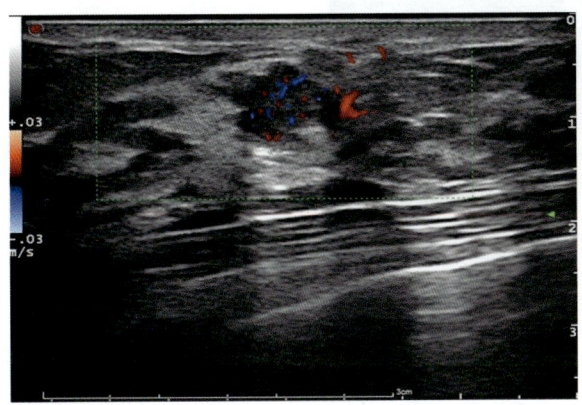

图 10-1-7　IDP　彩色多普勒显示肿块内血流信号较丰富。

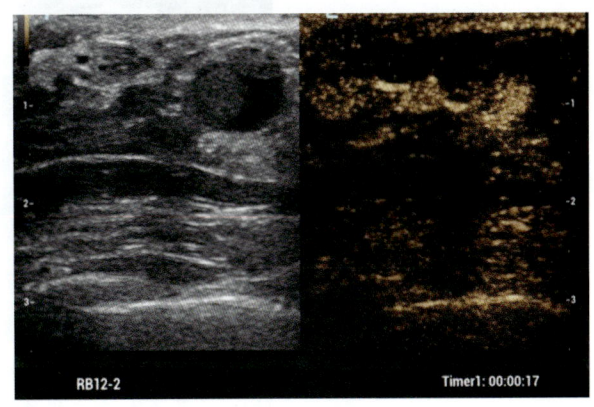

图 10-1-8　IDP　超声造影时肿块内实性部分呈均匀高强度灌注，周边可见长条状增强的导管结构。

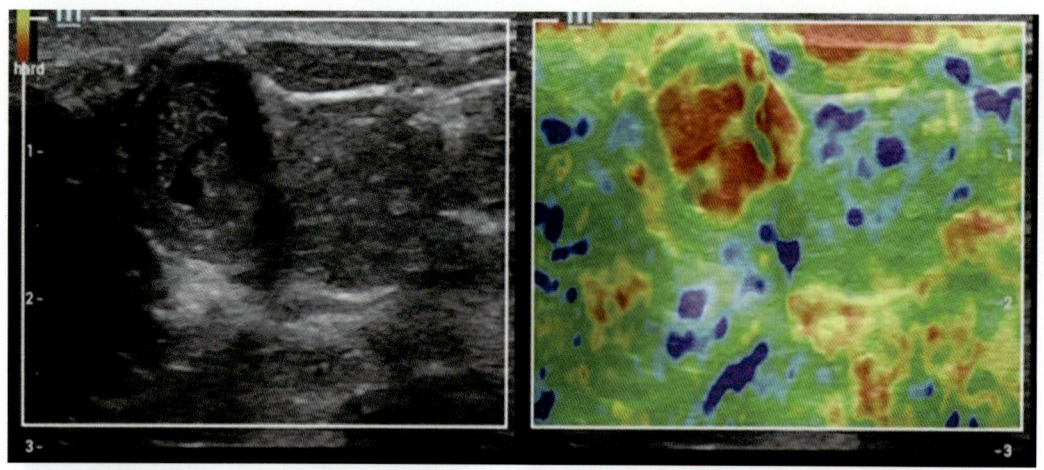

图 10-1-9 IDP 弹性评分　根据 Itoh 评分法，肿块静态超声弹性成像评分为 3 分。

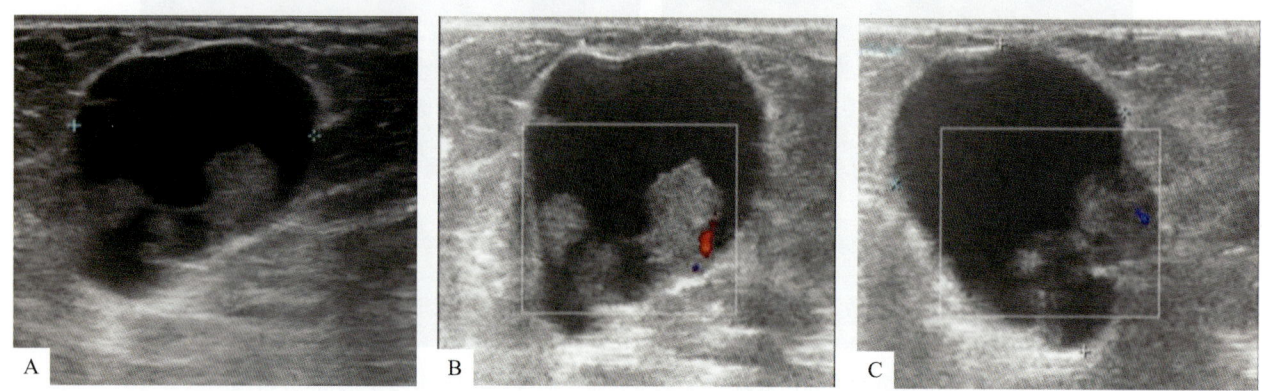

图 10-2-2　导管内乳头状癌超声声像图　A.乳腺扩张导管内囊实性中低回声光团，内含宽基底乳头状肿瘤，伴有后方回声增强。B.瘤体内血流信号丰富。C.实性瘤体部分边缘不规则，呈"蟹足"样。

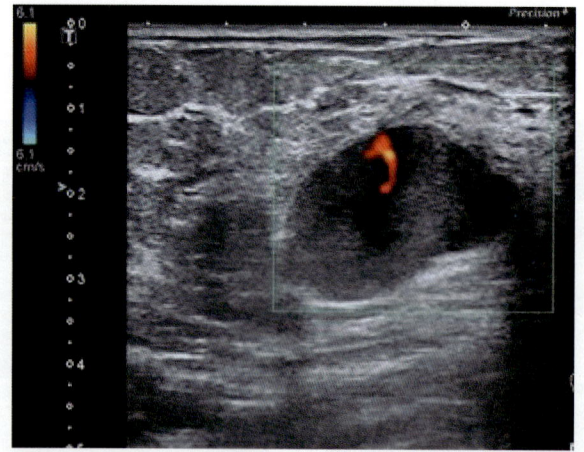

图 10-3-4　EPC 超声图像　超声显示卵圆形稍低回声肿块，边界清楚，形态规整，内部回声不均匀，可见少许不规则液性暗区，病灶内部可见不规则血流信号显示，超声诊断黏液癌。

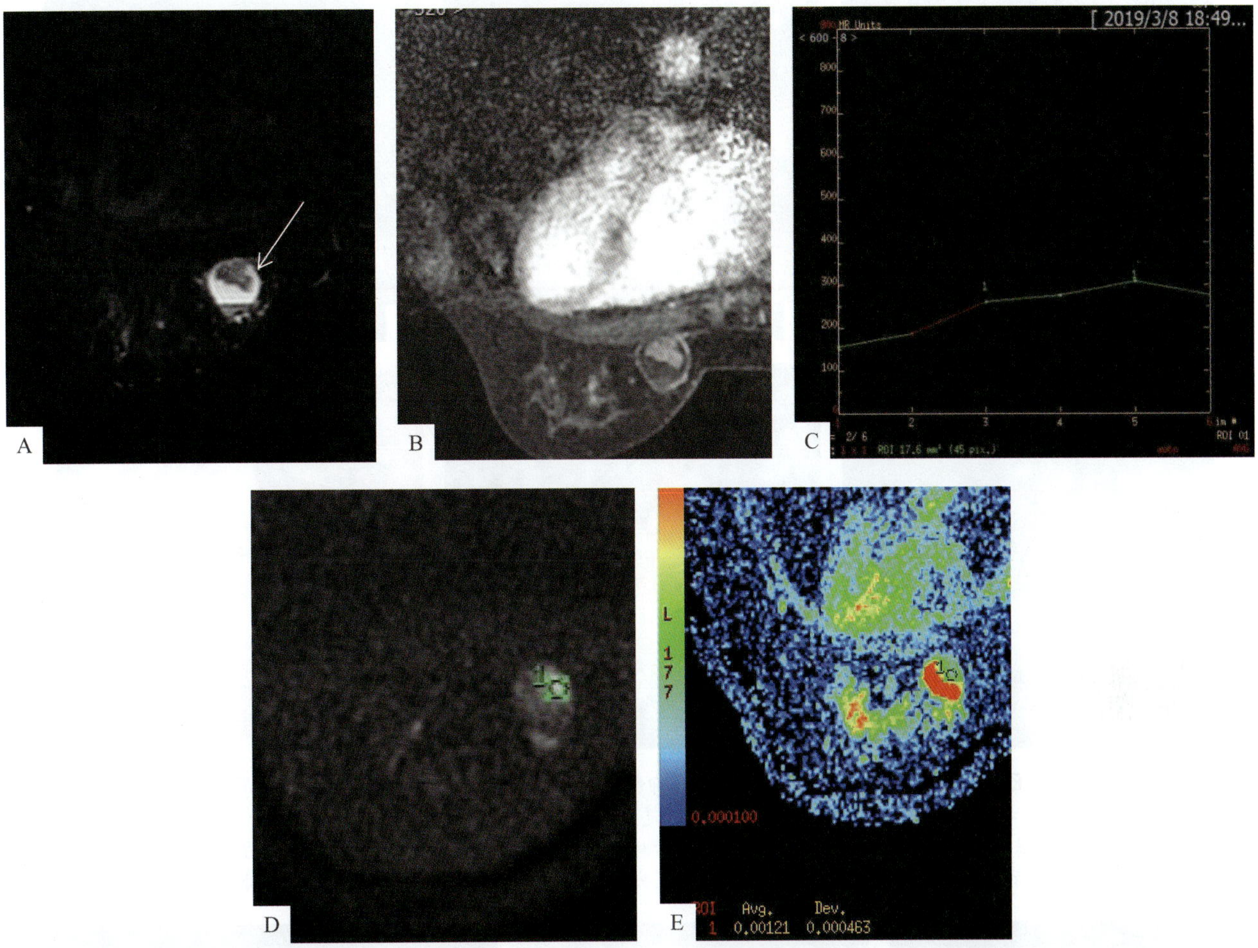

图 10-3-6 右乳 EPC 女,64 岁。A~E.分别为脂肪抑制 T2WI、增强 T1WI、动态增强 TIC、DWI 及 ADC 图。A.显示病灶为类圆形囊实性肿块,边界清楚,病灶内少许出血,可见液-液平面,其内可见等信号不规则实性成分(箭);B.显示增强后实性成分轻度强化,TIC 呈流入型曲线(C);DWI 显示病灶实性成分呈稍高信号(D),ADC 值约 $1.21×10^{-3}$ mm^2/s(E)。

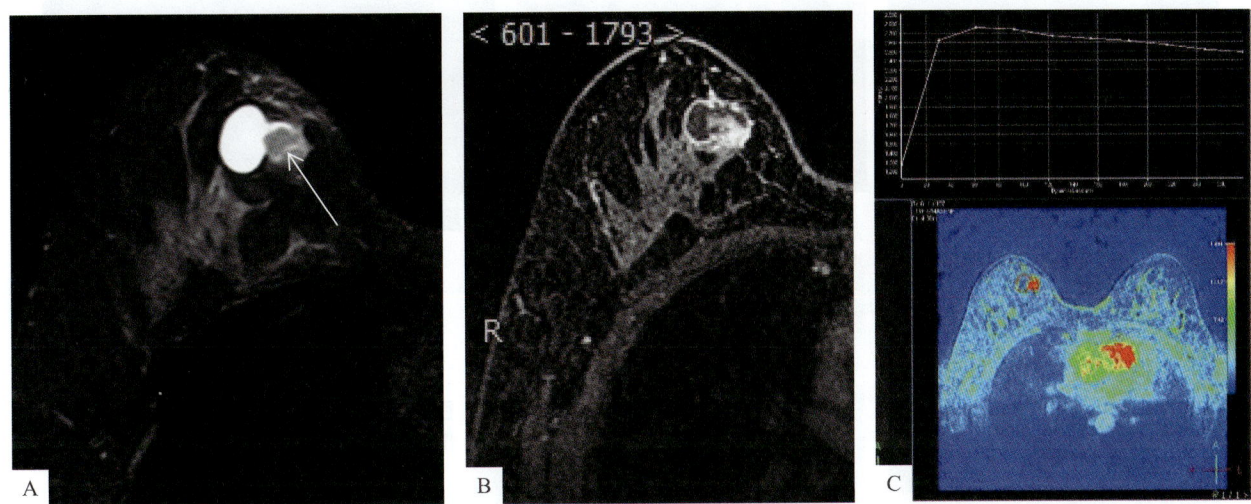

图 10-3-7 EPC 伴局灶浸润 女,48 岁,右乳 EPC 伴局灶浸润,最大浸润灶直径约 0.15 mm。A~C.分别为脂肪抑制 T2WI、增强 T1WI、动态增强 TIC。A.显示病灶为分叶状囊实性肿块,边界清楚,其内可见等信号不规则实性成分;B.显示增强后实性成分及囊壁较明显强化,TIC 呈流出型曲线(C),曲线下方伪彩图显示实性成分及囊壁呈红色(富血供)。

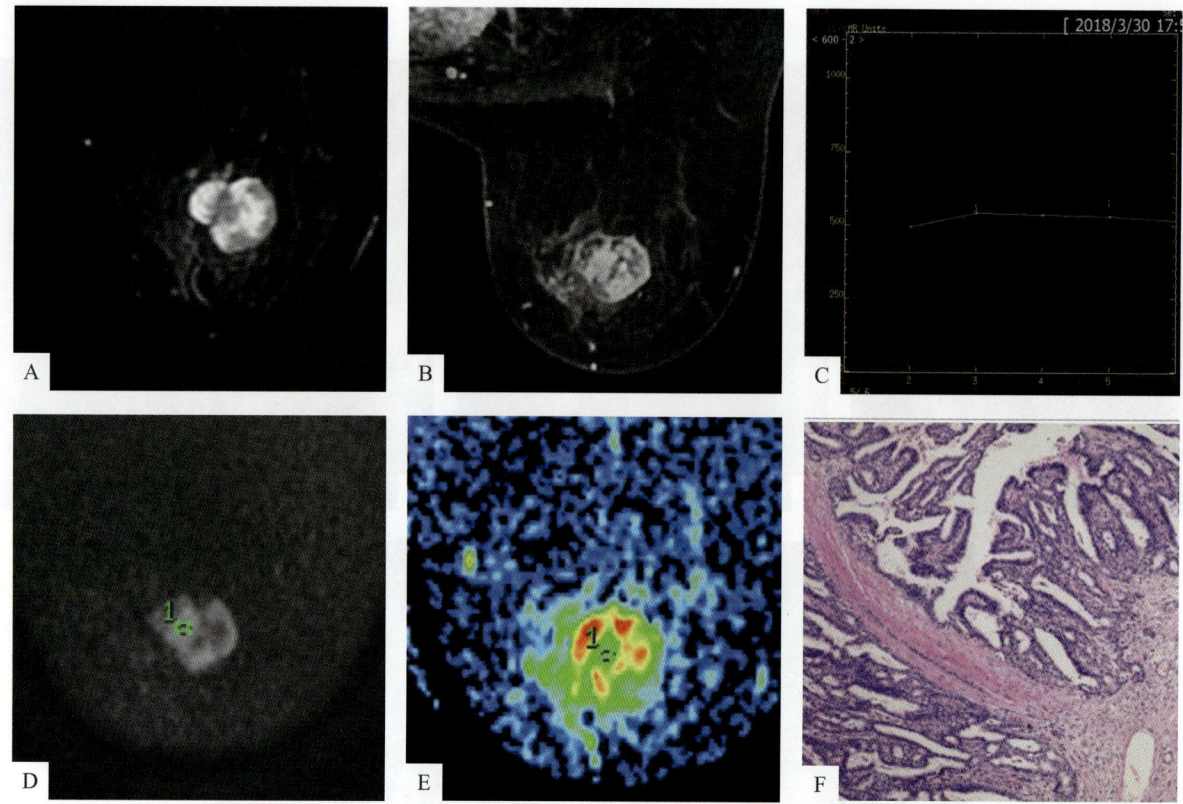

图10-3-8 右乳EPC 女,60岁。A~F.分别为脂肪抑制T2WI、增强T1WI、动态增强TIC、DWI、ADC图及HE染色(×40倍)。A.显示病灶为分叶状囊实性肿块,边界清楚,其内可见多发不规则等信号实性成分;B.显示增强后实性成分及囊壁较明显强化,TIC呈平台型曲线(C);DWI显示病灶实性成分呈稍高信号(D),ADC值约$1.17×10^{-3}$ mm^2/s(E);HE染色(F)显示病灶周围纤维性包膜,肿瘤组织呈乳头状,乳头表面上皮增生,细胞趋于一致,排列呈实性或筛状。

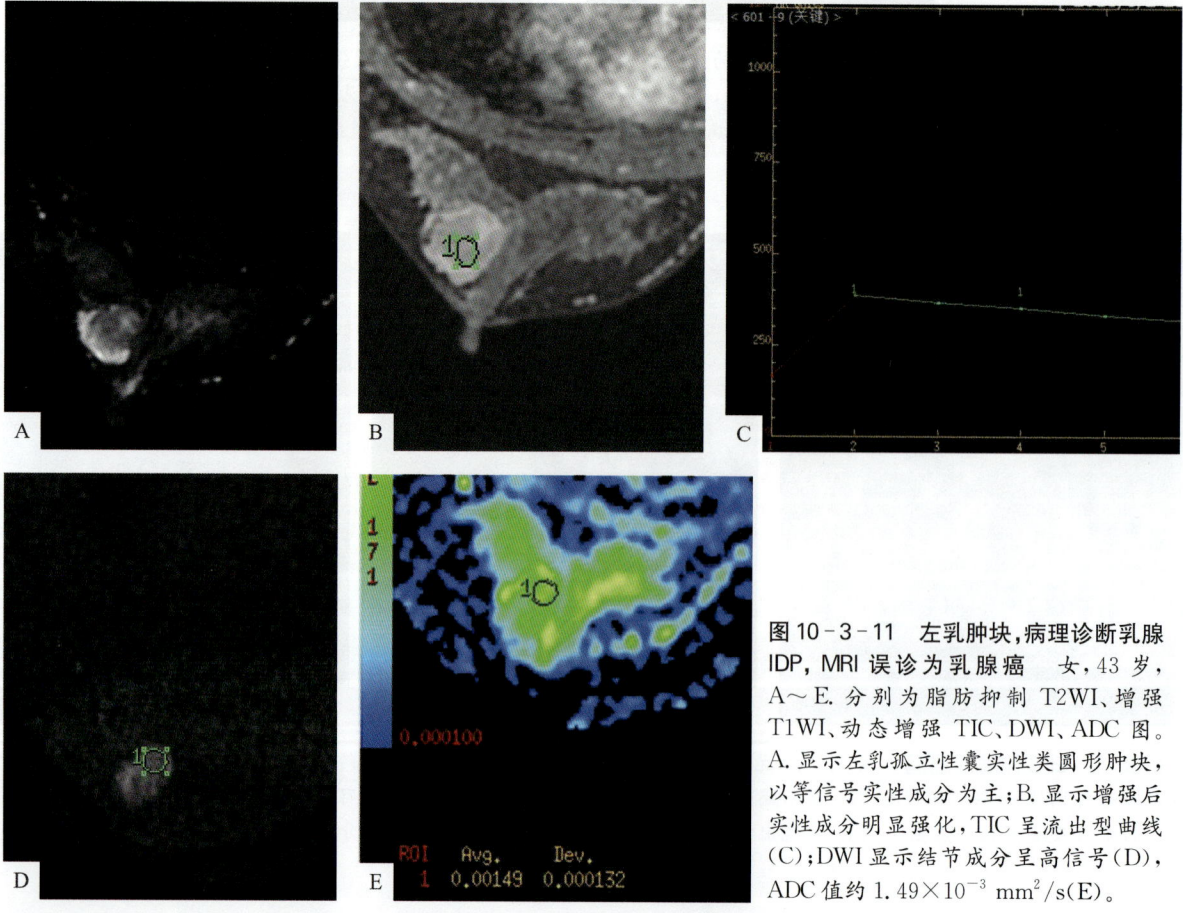

图10-3-11 左乳肿块,病理诊断乳腺IDP,MRI误诊为乳腺癌 女,43岁,A~E.分别为脂肪抑制T2WI、增强T1WI、动态增强TIC、DWI、ADC图。A.显示左乳孤立性囊实性类圆形肿块,以等信号实性成分为主;B.显示增强后实性成分明显强化,TIC呈流出型曲线(C);DWI显示结节成分呈高信号(D),ADC值约$1.49×10^{-3}$ mm^2/s(E)。

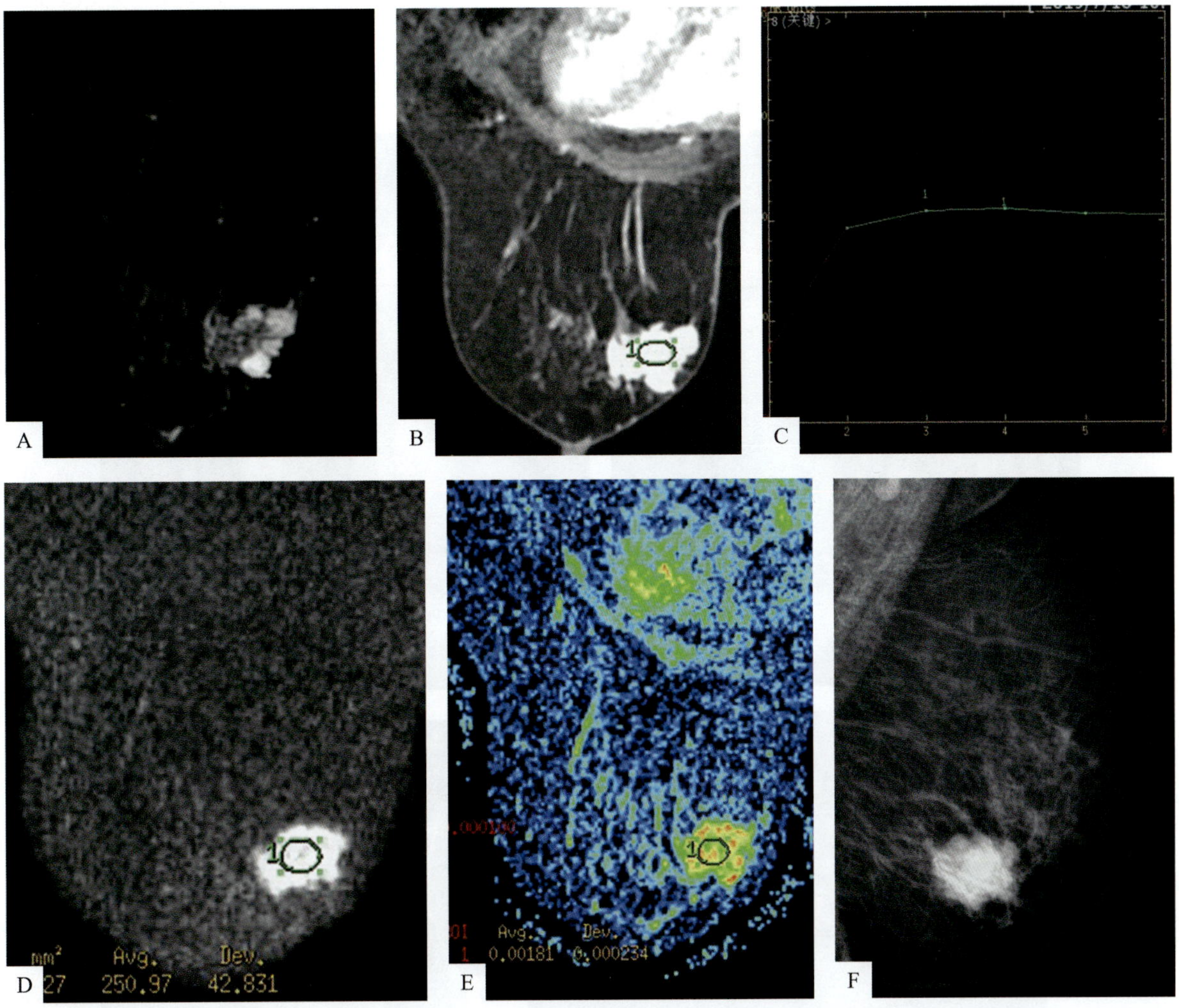

图 10-3-12 左乳黏液癌 女,60岁,A～F.分别为脂肪抑制 T2WI、增强 T1WI、动态增强 TIC、DWI、ADC 图及 X 线 MLO 位。A.显示左乳囊实性肿块,实性部分呈稍低信号,其内并见低信号分隔影(白箭);B.显示增强后实性成分及分隔明显强化,TIC 呈平台型曲线(C);DWI 显示病灶呈高信号(D),ADC 值约 1.81×10^{-3} mm²/s(E);MLO 位显示病灶呈高密度分叶状肿块,边界清楚(F)。

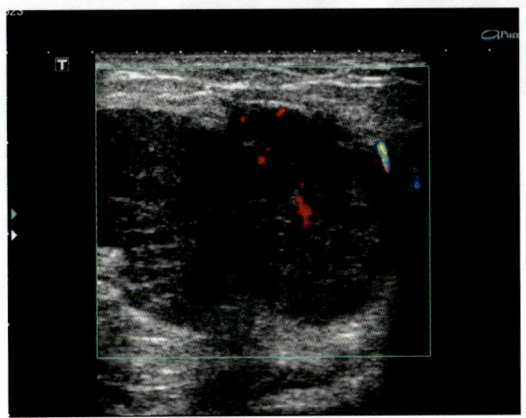

图 10-4-4 实性乳头状癌伴浸润 分叶低回声肿块,内部回声欠均匀,少许小条样血流信号,后方混合回声。病理:实性乳头状癌伴微浸润。

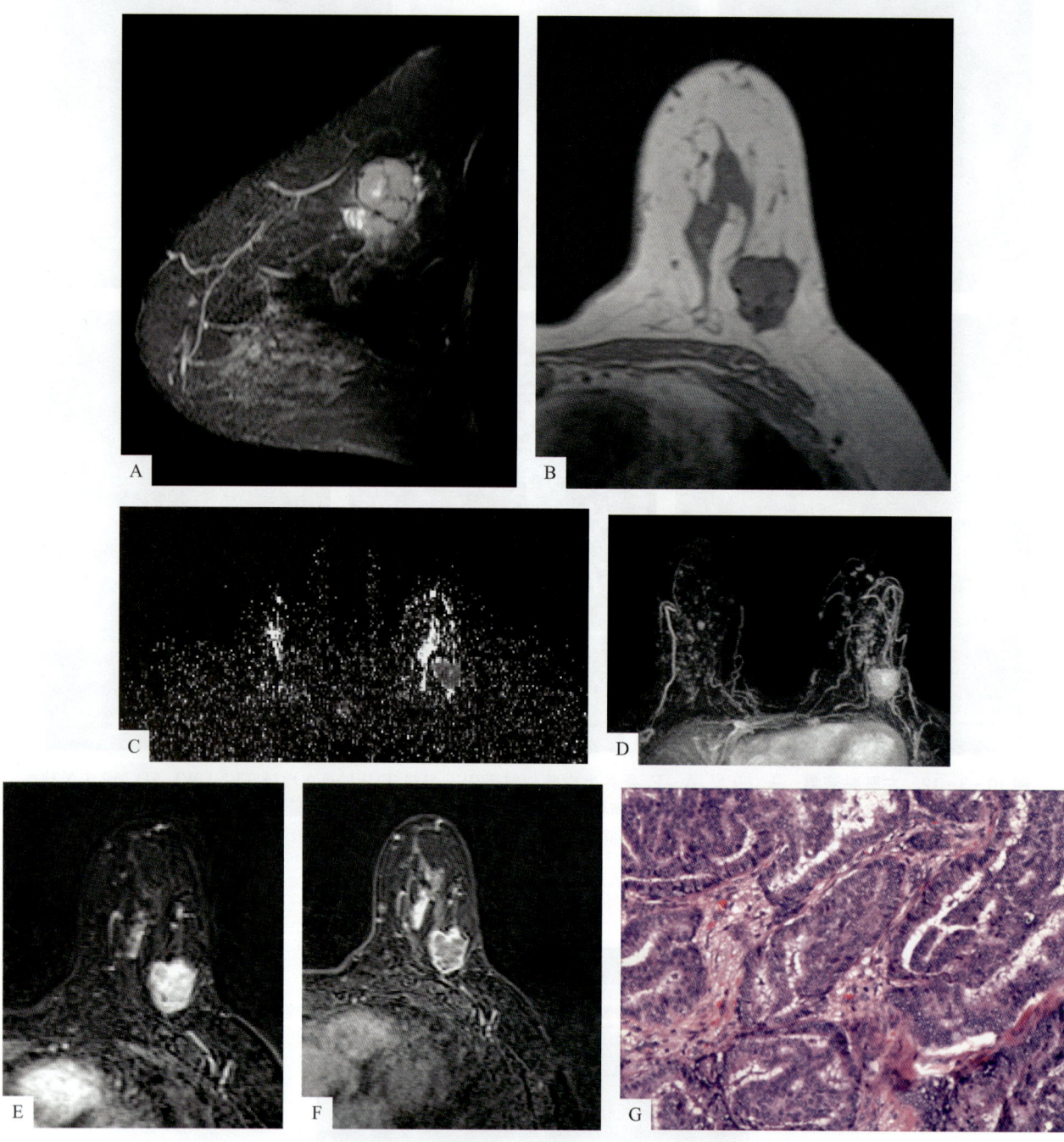

图 10-5-3 左乳浸润性乳头状癌的 MRI 平扫及增强表现　47 岁,女性,A. 矢状位脂肪抑制 T2WI,左乳上象限肿块为不均匀高信号,其内可见低信号分隔。B. 横轴位 T1WI,左乳肿块显示为等信号。C. ADC 图上肿块表现为低信号,对应 ADC 值为 0.442×10^{-3} mm^2/s。D. 最大密度投影(MIP)显示肿块周围血管影较对侧明显增多。E. 增强后第 2 分钟的脂肪抑制 T1WI,显示肿块形态不规则,内部早期明显不均匀强化。F. 增强后第 7 分钟的脂肪抑制 T1WI,显示肿块内部强化不均匀,晚期肿块内早期强化的区域变暗,代表对比剂流出动力学。G. 手术后组织病理诊断(×10):乳腺浸润性乳头状癌。

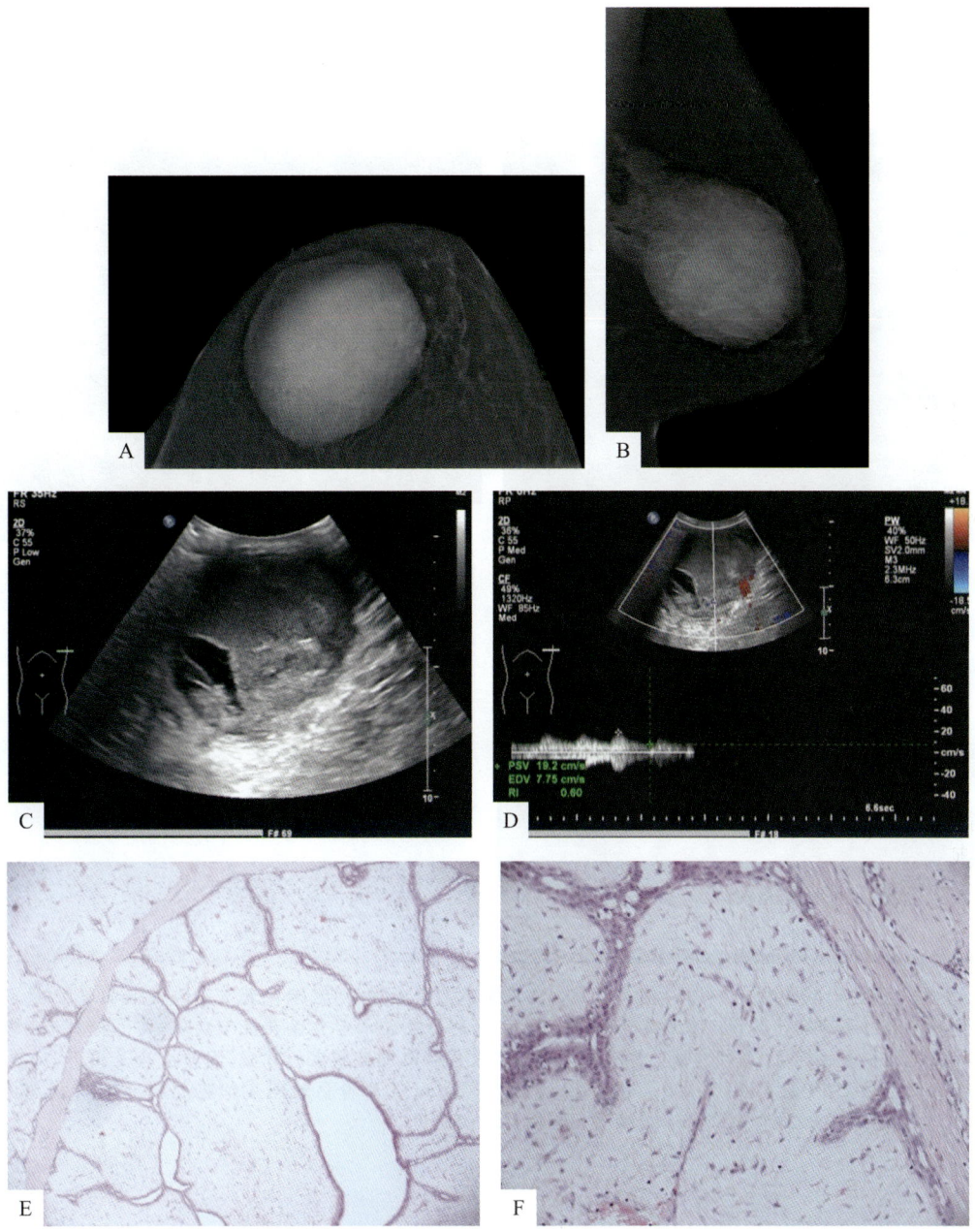

图11-1-1 良性叶状肿瘤 A、B.乳腺X线摄影CC位及MLO位,示左乳较大类圆形稍高密度肿块,边缘光滑锐利,可见晕征。C、D.二维超声及彩色多普勒,示左乳不均质低回声实性肿块,肿块内多发无回声区,边界清晰。多普勒未探及血流。E、F.病理示肿瘤边界清楚,由腺上皮及纤维间质增生形成,腺上皮增生被覆腔上皮-肌上皮双层细胞,形成裂隙样结构;纤维间质增生挤压腺体,形成叶片状结构,但细胞稀疏,基质黏液样变,核分裂象1~4个/2mm²,未见坏死及其他间质成分。

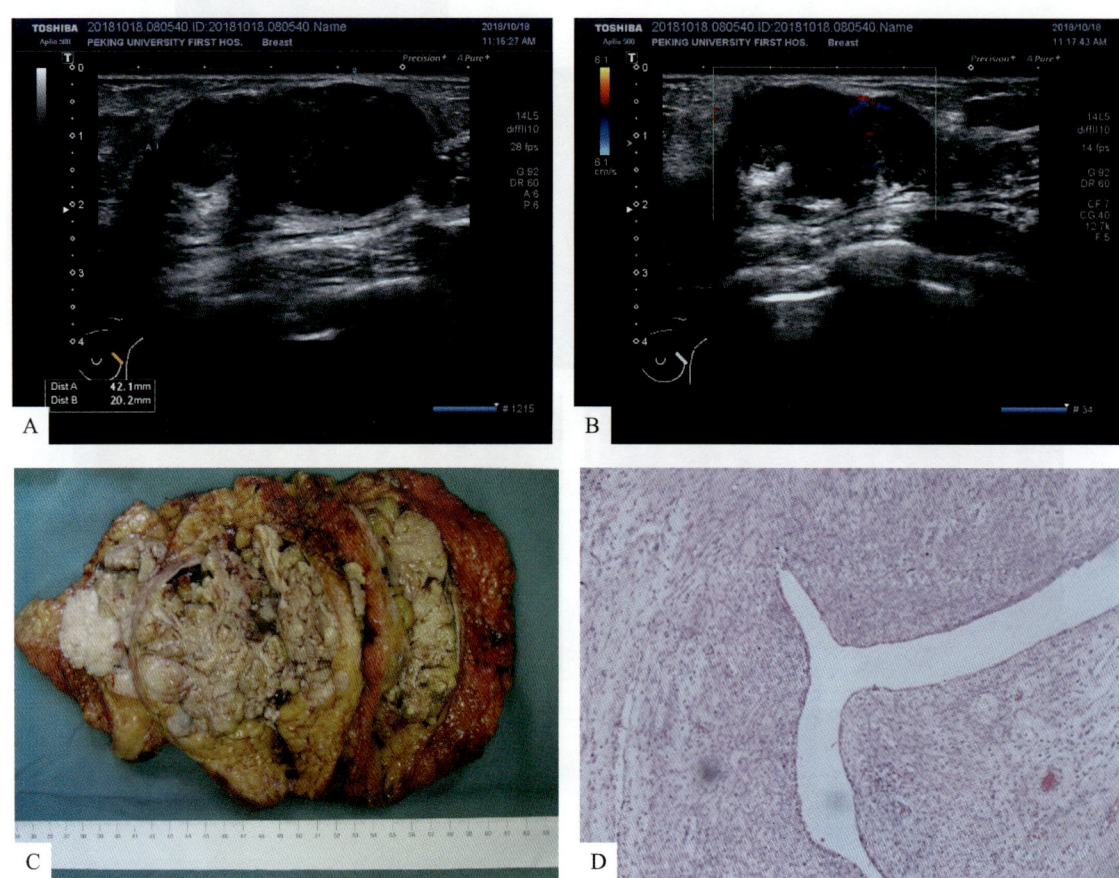

图 11-1-4 恶性叶状肿瘤 A、B. 分别为二维超声及彩色多普勒图像,显示左乳 9 点较大低回声肿块,形态欠规则,边界清晰。多普勒示其内可探及丰富血流。C、D. 分别为左乳术后大体及镜下病理,大体标本示肿块切面边界清楚,呈疏松实性为主,局部囊性。镜下可见由上皮及间叶双相性增生的肿瘤,间质成分呈梭形,细胞丰富、密集排列,细胞核呈中-重度异型,核分裂象多见(达 25 个/2 mm^2),部分区域间质细胞过度生长,未见坏死及异源性成分。肿瘤大部分呈推挤性边界,局部浸润周围乳腺组织。

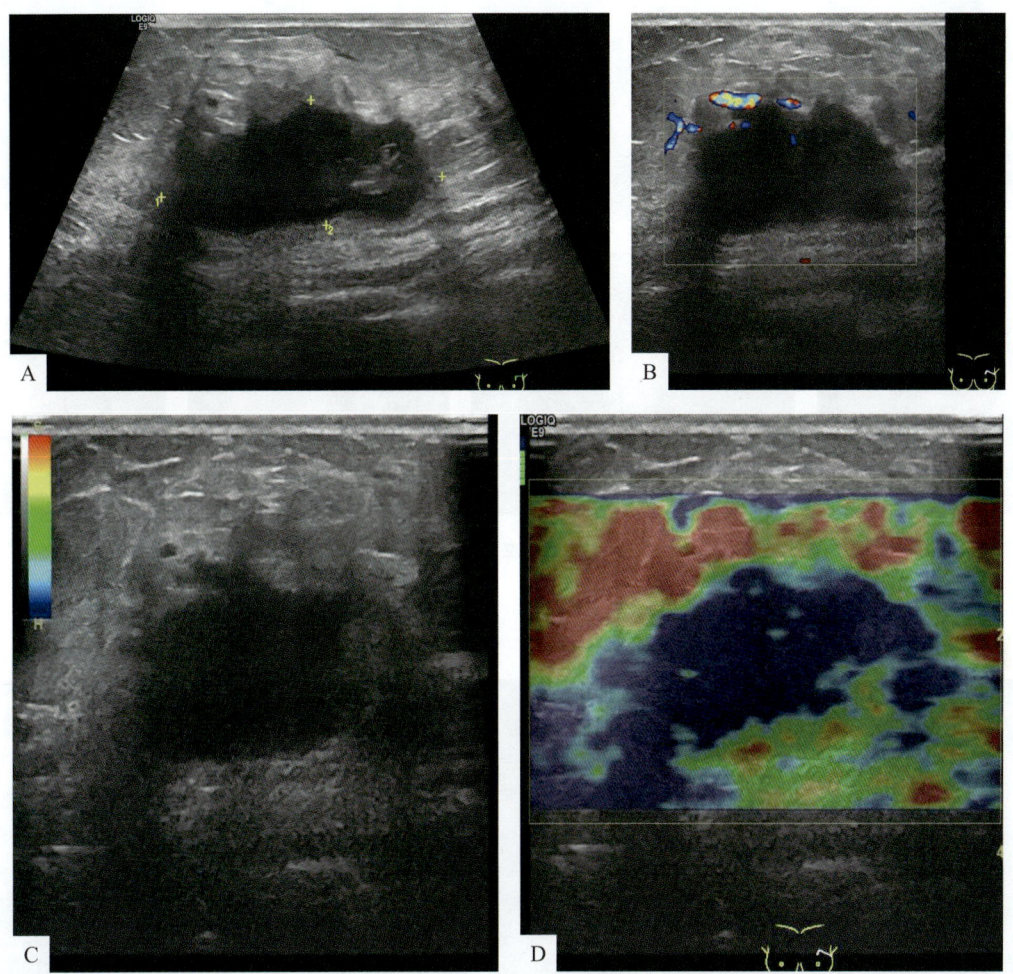

图 12-3-3　左乳腺浸润性导管癌　A.左乳肿物二维灰阶超声图,显示左乳外上方不规则低回声肿物,边缘不光滑,内部回声不均匀。B.左乳肿物彩色多普勒血流图,显示病变血流信号丰富。C、D.左乳肿物超声弹性成像双幅实时显示图,弹性评分4分,提示肿物质地较硬。

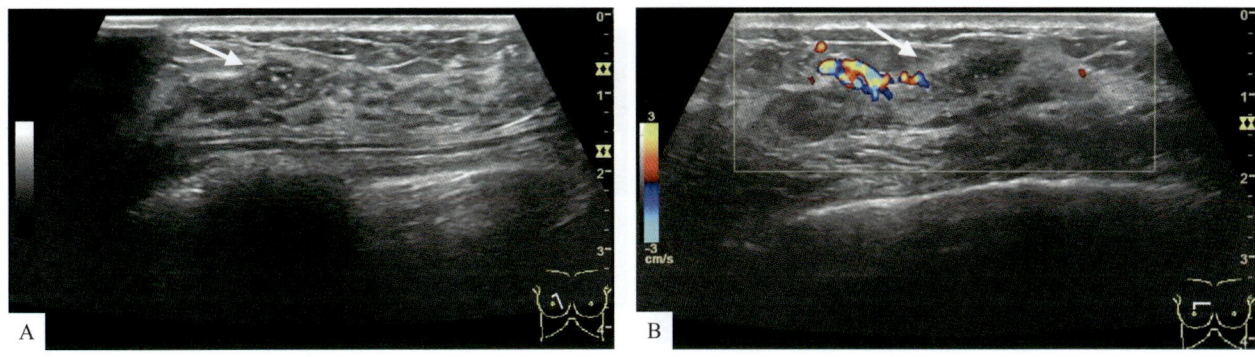

图 12-3-4　右乳腺浸润性导管癌　A.右乳病变二维灰阶超声图,显示右乳内上方较大范围不规则低回声区(白箭),内部回声不均匀,可见多发细小强回声钙化,病变整体呈沿导管走行方向分布。B.彩色多普勒血流图,显示右乳病变血流信号丰富。

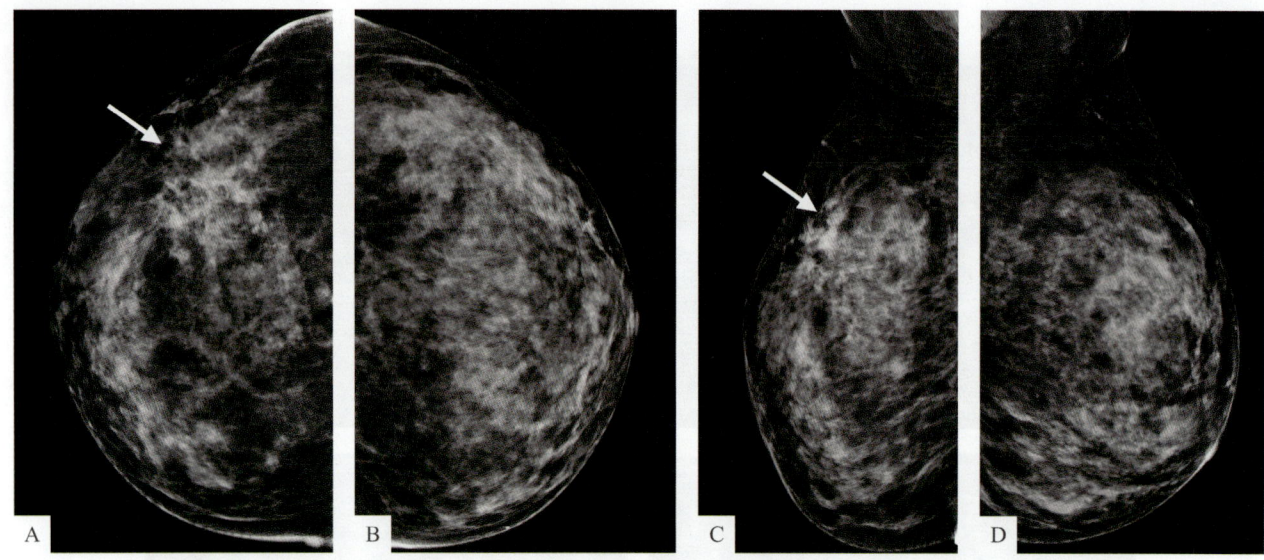

图 12-4-1 右乳腺浸润性小叶癌　A. 右乳 X 线头尾位；B. 左乳 X 线头尾位；C. 右乳 X 线内外斜位；D. 左乳 X 线内外斜位。显示右乳外上方局限致密，结构纠集、紊乱（白箭）。

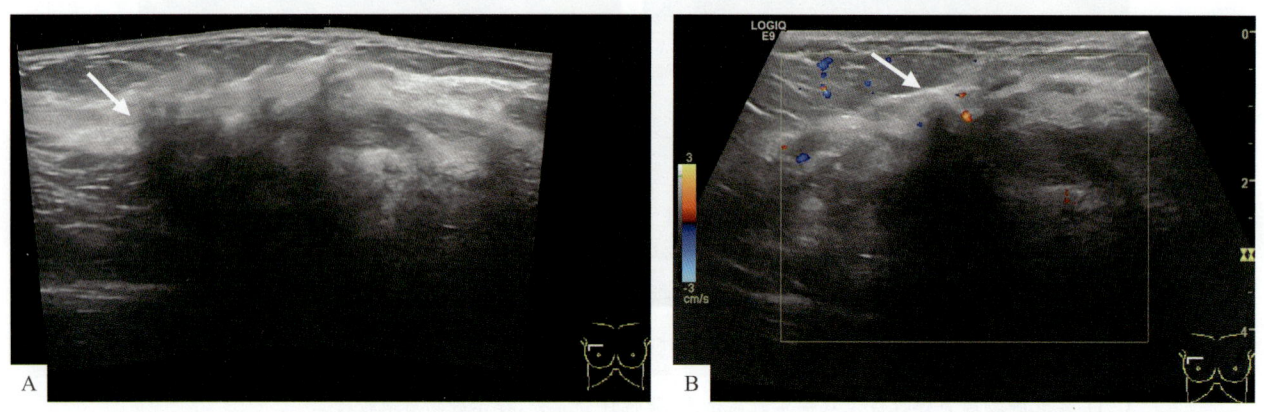

图 12-4-2 右乳腺浸润性小叶癌　A. 右乳肿物二维灰阶超声图；B. 右乳肿物彩色多普勒血流图。显示右乳外上方不规则低回声区（白箭），周围结构纠集紊乱，内部回声不均匀，周围组织回声增强，后方回声衰减明显，CDFI 显示血流信号较丰富。

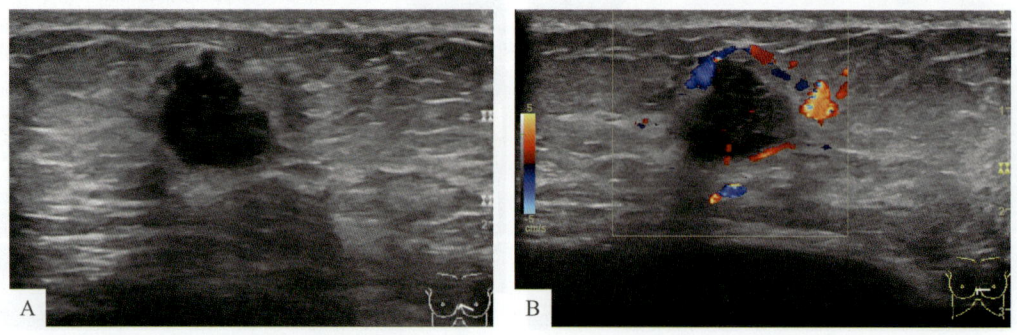

图 12-5-2 左侧乳腺伴髓样特征的癌　A. 左乳肿物二维灰阶超声图；B. 左乳肿物彩色多普勒血流图。显示左乳内下方低回声肿物，形态不规则，边界欠清，边缘见小分叶及成角改变，内部回声不均匀，CDFI 显示肿物周边血流丰富。

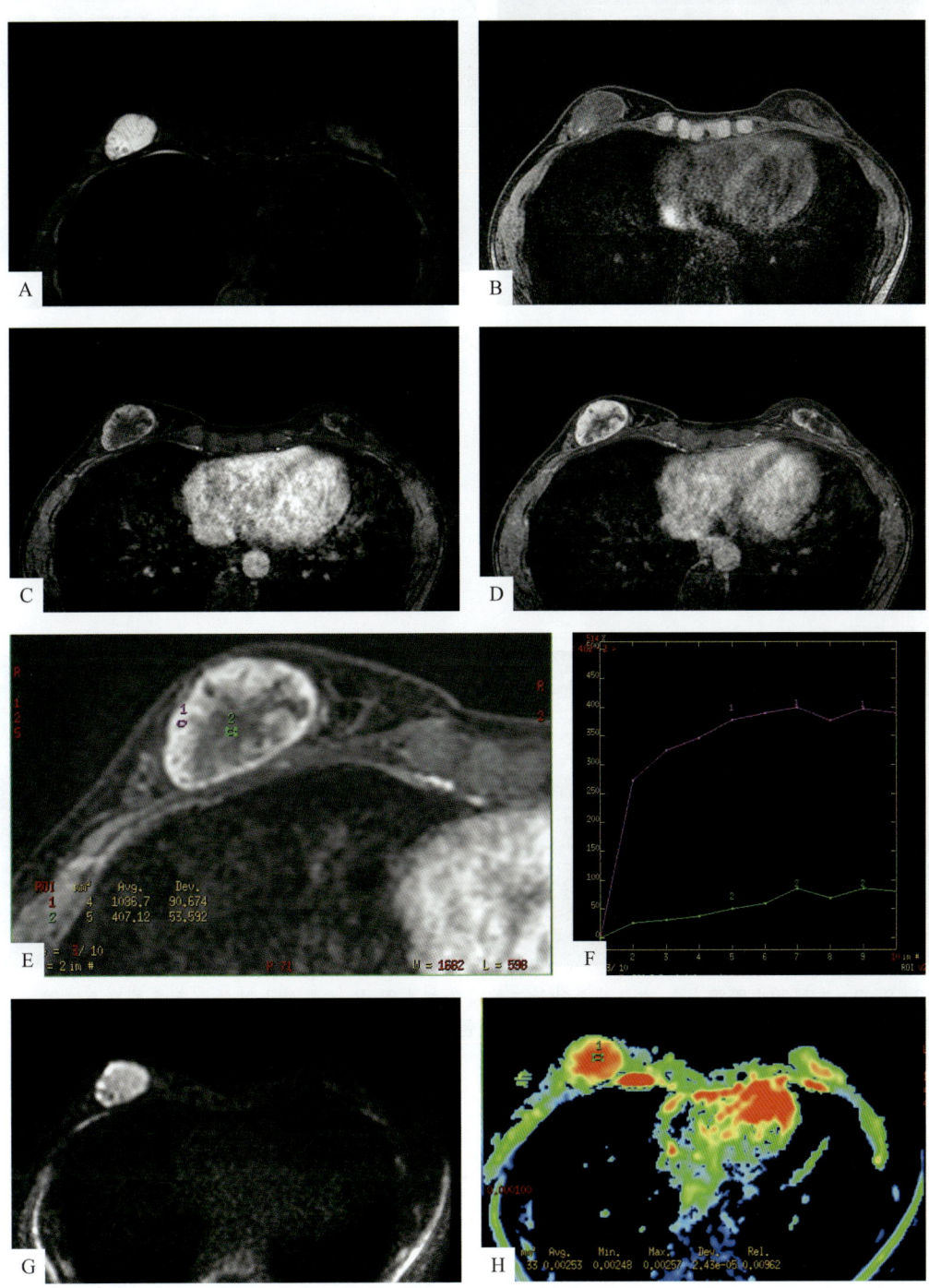

图 12-6-3　右侧乳腺黏液癌　右侧乳腺超声图显示右乳低回声肿物,边界清晰,内部呈不均匀低回声,CDFI 可探及少许血流信号。

图 12-6-5　右侧乳腺黏液癌　A~H 分别为 MRI T2WI/fs、蒙片、增强早期、增强晚期、肿块 ROI 选取图和 TIC、DWI 图、ADC 图,显示右乳肿物,分叶状,边界尚清,T2WI 上呈高亮信号,蒙片呈较低信号,增强早期不均匀边缘强化,延迟期可见自边缘向中心充填式强化,但仍不均匀,TIC 呈流入型曲线。DWI 上呈高信号,ADC 值 2.53×10^{-3} mm^2/s。

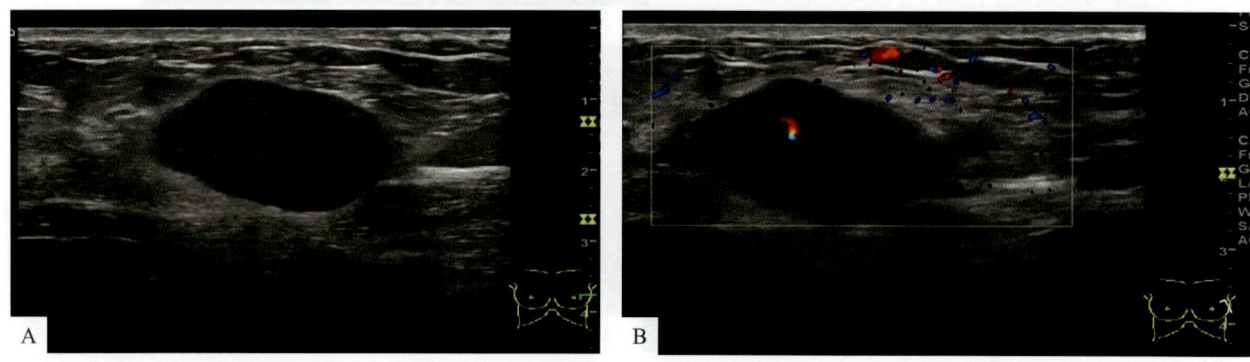

图 12-7-2 **左乳腺浸润性筛状癌** A.左乳肿物二维灰阶超声图;B.左乳肿物彩色多普勒血流图。显示左乳外上方低回声肿物,边界清楚,边缘欠规则,内部回声不均匀,CDFI可见粗大血流信号。

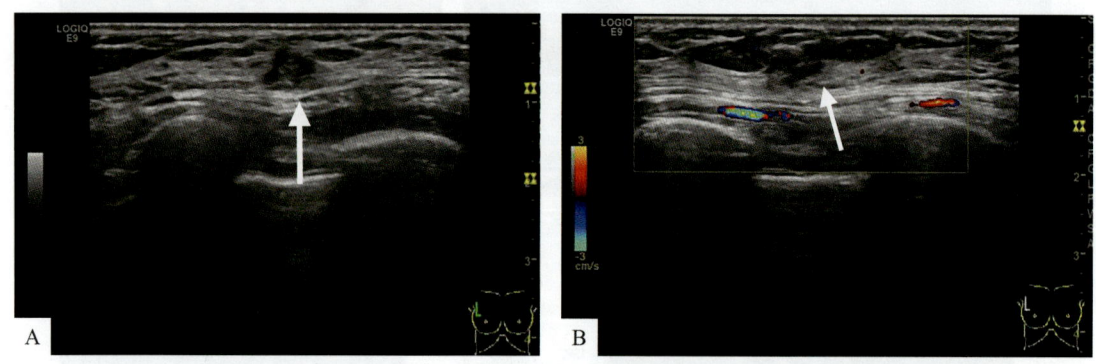

图 12-8-2 **右乳腺小管癌** A.右乳外上肿物二维灰阶超声图;B.右乳外上肿物彩色多普勒血流图。显示右乳外上方1.0cm×0.8cm×0.7cm低回声肿物(白箭),边缘不光整,形态不规则,内部回声不均匀,CDFI未见明显血流信号。

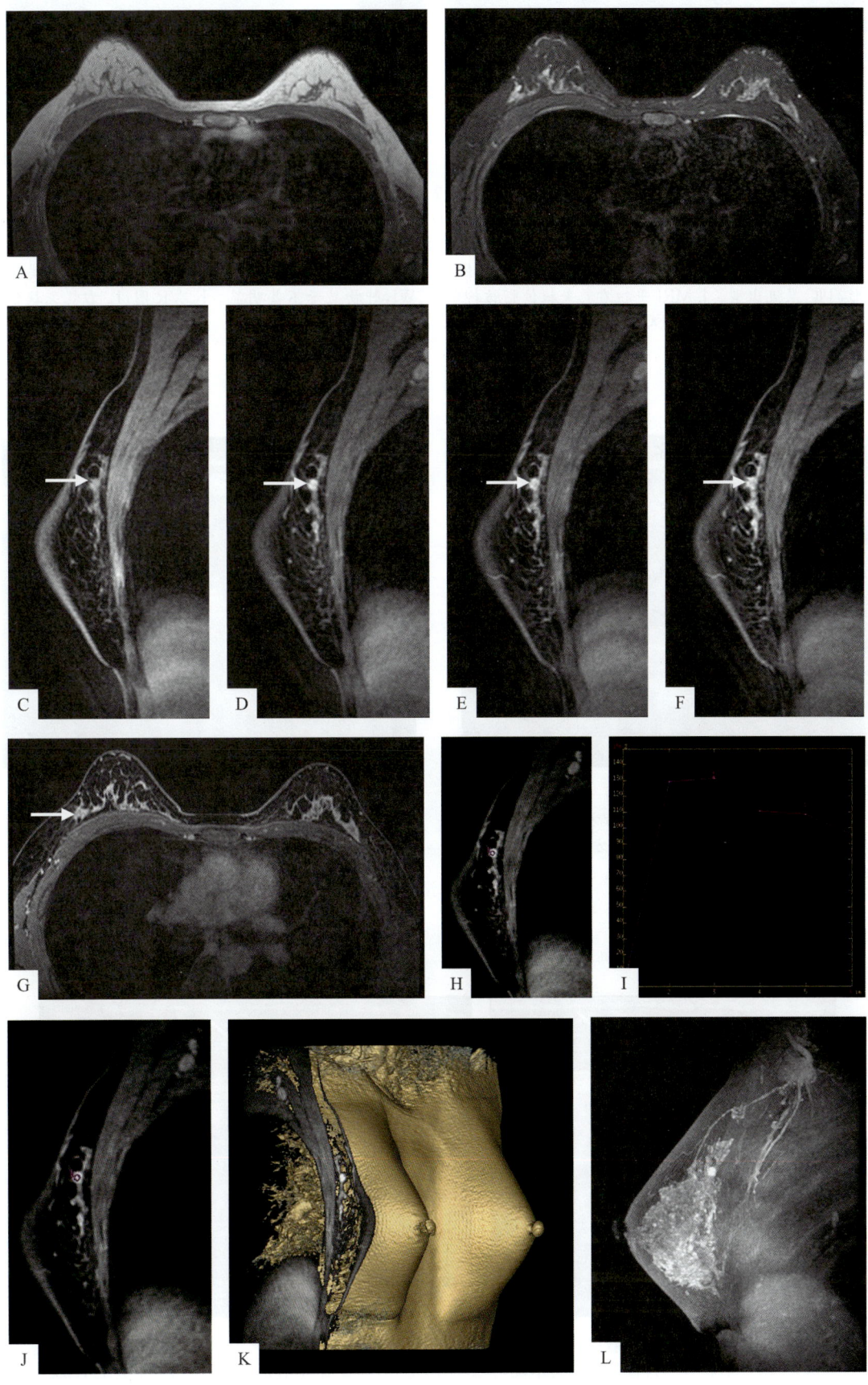

彩色插页 023

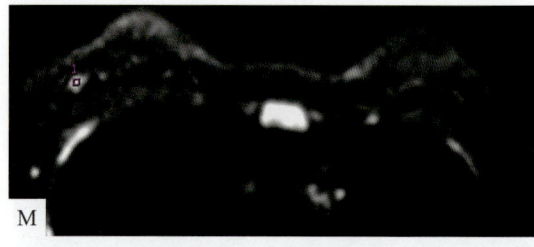 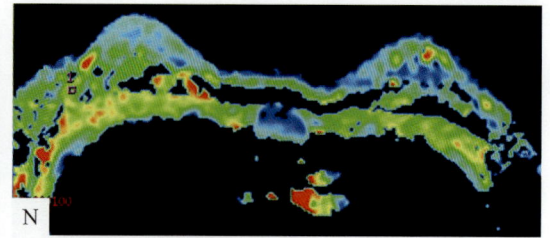

图12-8-3 右乳腺小管癌(与图12-8-1、12-8-2为同一患者) A. MRI平扫横断位T1WI;B. MRI平扫横断位脂肪抑制T2WI,平扫上肿物显示不明显。C～F.分别为右乳矢状位MRI动态增强前和增强后1min、2min、8min;G. MRI动态增强后延迟时相横断位T1WI;H、I.分别为右乳病变感兴趣区(ROI)选取图和TIC。显示动态增强后右乳外上方肿物呈明显强化(白箭),大小约1.0cm×0.8cm×0.8cm,形态呈类圆形,TIC呈流出型。J. MRI平扫右乳矢状位脂肪抑制T2WI,肿物显示不甚明显。K. VR图;L.右乳矢状位MIP图;M. DWI图;N. ADC图。显示肿物DWI上呈较高信号。

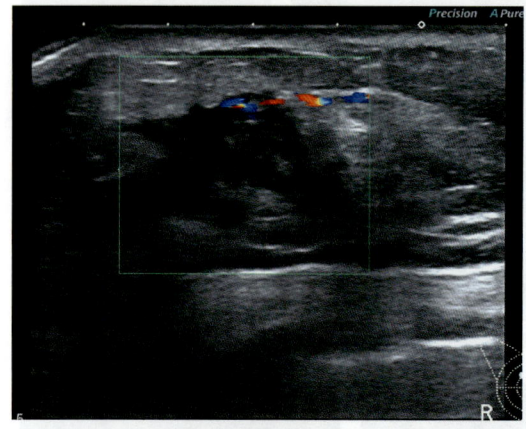 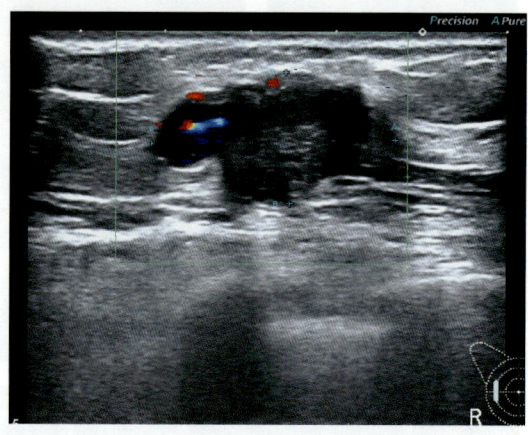

图12-9-4 浸润性微乳头状癌 右乳12点近胸壁位置可见不规则低回声肿块,后方回声衰减,肿块周边可见条样血流信号,病灶后方乳后间隙不清。病理证实局部胸肌筋膜见癌累及。

图12-9-5 浸润性微乳头状癌伴黏液癌 右乳外侧9点位置可见分叶状肿块,内部回声不均匀,后方呈混合性回声,肿块内部见点状和穿支血流信号。

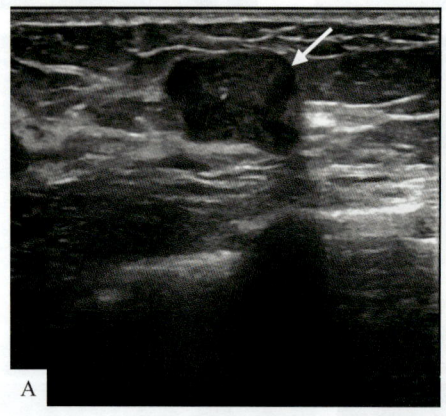 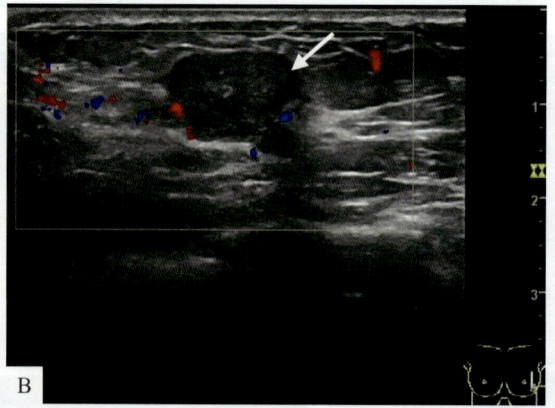

图12-10-2 左乳腺大汗腺癌 A.左乳肿物二维灰阶超声图;B.左乳肿物彩色多普勒血流图。显示左乳中外低回声肿物(白箭),形态不规则,边界尚清楚,部分边缘不光滑,内部回声欠均匀,CDFI显示肿物边缘血流信号丰富。

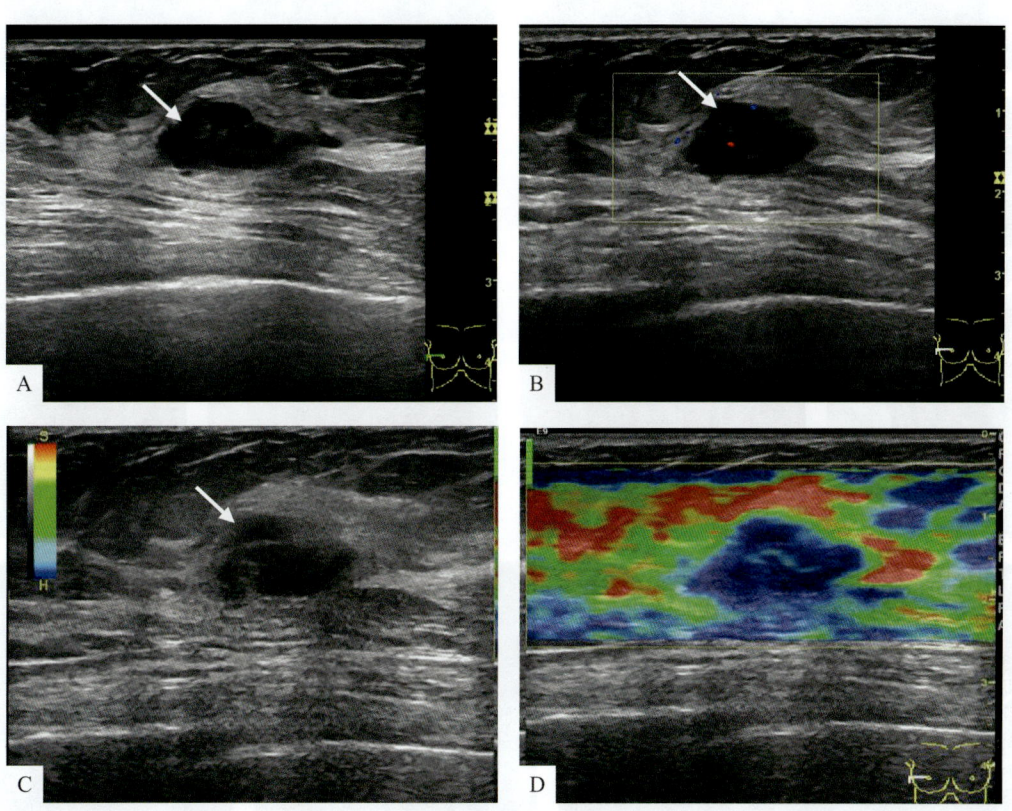

图 12-11-2　右乳腺化生性癌　A. 右乳肿物二维灰阶超声图，右乳外侧稍偏上方形态不规则低回声肿物（白箭），边缘欠光整，内部回声不均匀，后方回声增强。B. 右乳肿物彩色多普勒血流图，可见粗大血流信号。C、D. 右乳肿物超声弹性成像双幅实时显示图，弹性成像提示肿物质地较硬。

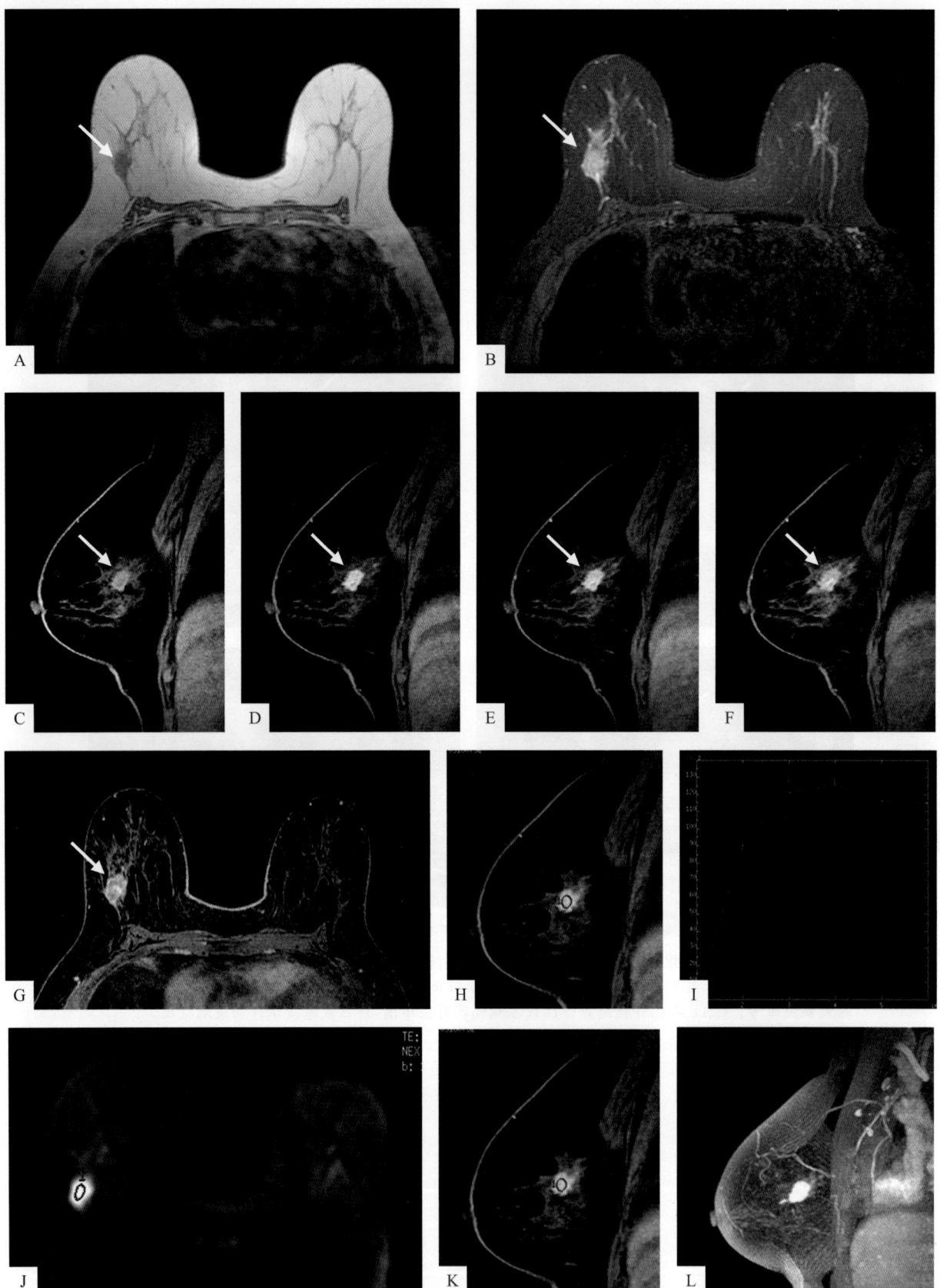

图 12-11-3 右腺乳化生性癌 A、B. 分别为 MRI 平扫横断位 T1WI 及平扫脂肪抑制 T2WI，显示右乳外上方不规则肿物（白箭），边缘毛糙，于平扫 T1WI 上呈稍低信号，脂肪抑制 T2WI 呈较高信号。C~F. 分别为右乳矢状位 MRI 动态增强前和增强后 1 min、2 min、8 min，肿物在动态增强后呈明显强化（白箭）。G. MRI 动态增强后延迟时相横断位 T1WI，肿物延迟时相强化不均匀。H. 右乳病变感兴趣区（ROI）选取图；I. 病变 TIC，显示病变于动态增强早、中期呈明显渐进性强化，中、晚期呈廓清。J. DWI；K. ADC 图。显示右乳肿物于 DWI 上呈高信号，ADC 值较低（b 值为 1 000 s/mm^2，ADC 值为 $0.82×10^{-3}$ mm^2/s）。L. 右乳矢状位 MIP 图。

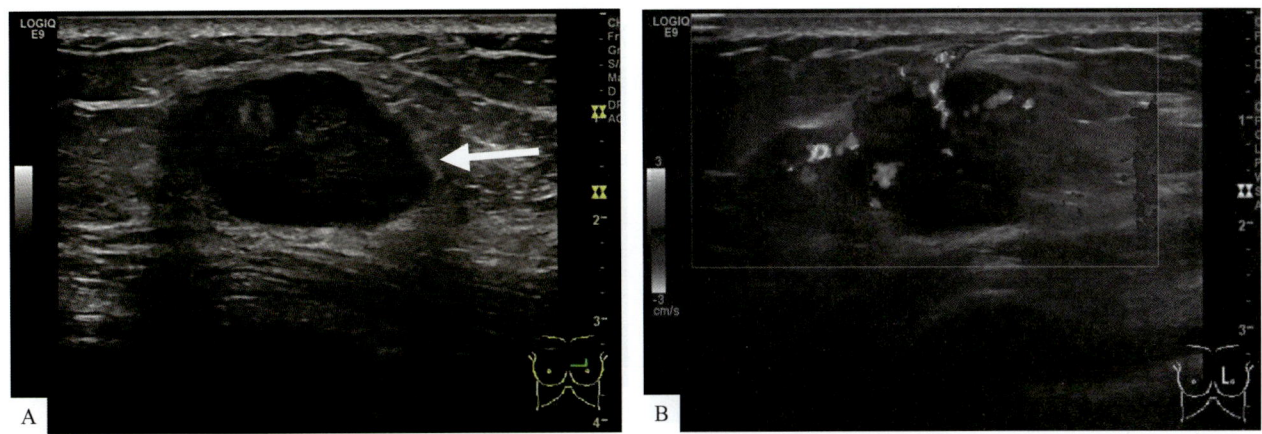

图 12-12-2　左乳腺神经内分泌癌　A. 左乳肿物二维灰阶超声图；B. 左乳肿物彩色多普勒血流图。显示左乳内上方低回声肿物（白箭），边缘欠光整，形态不规则，内部回声欠均匀，CDFI 可见粗大丰富血流信号。

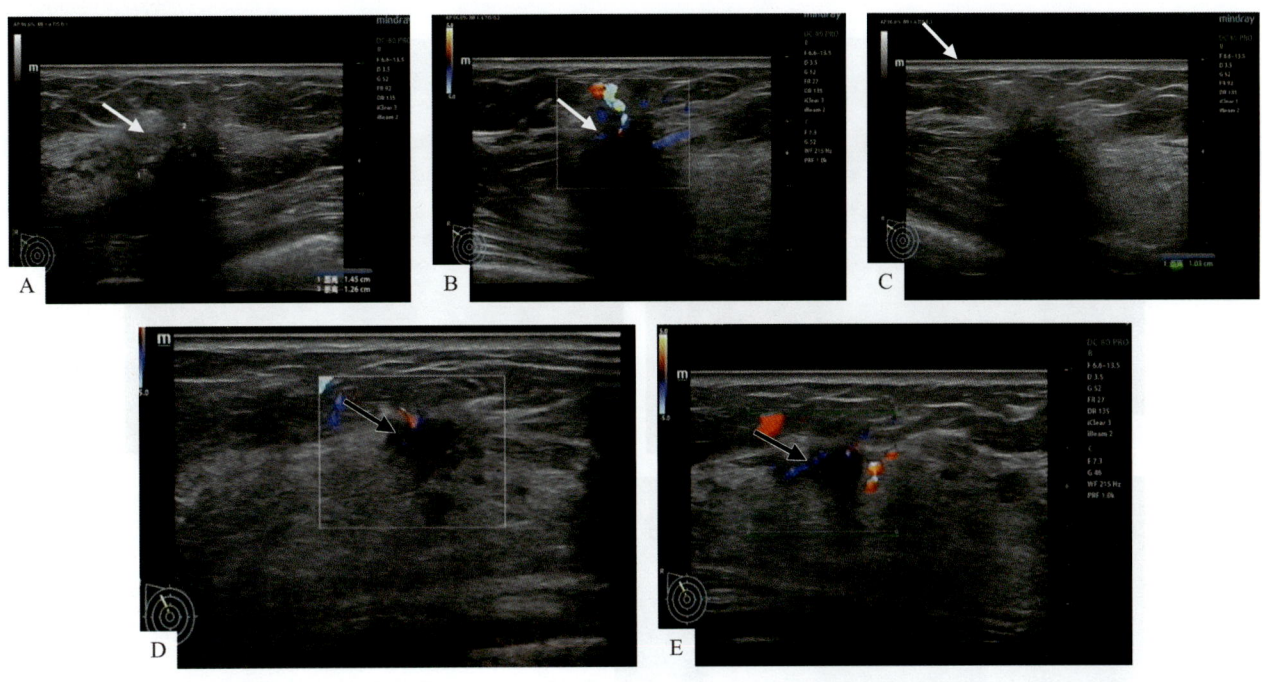

图 12-14-2　多灶性乳腺癌　A~C. 显示右乳 10 点距乳头 7 cm 处肿物，形态不规整，边界模糊，内呈低回声伴少许细小钙化点，CDFI 显示较丰富血流信号（白箭）。D、E. 示右乳 11 点钟距乳头 4.0 cm 处肿物，形态不规整，边界模糊，内呈低回声，CDFI 显示较丰富血流信号（黑箭）。

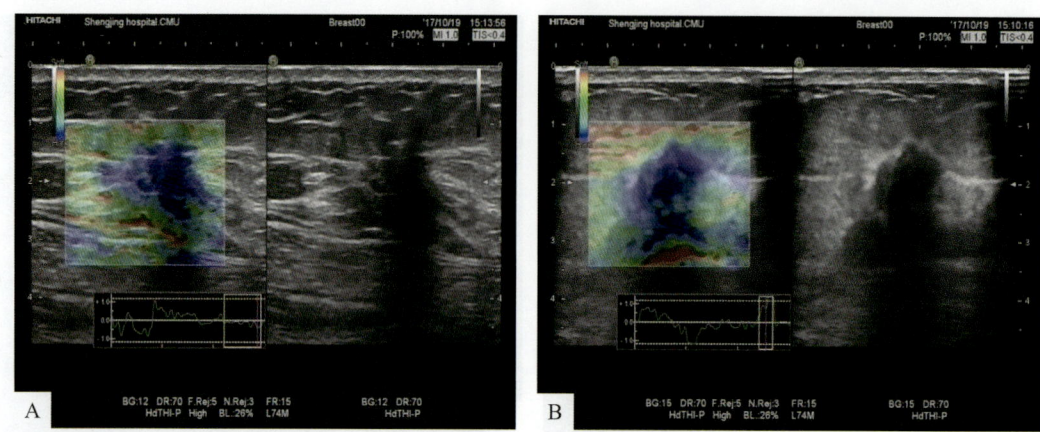

图12-15-2 双侧同时性乳腺癌 右乳超声检查图(A)显示右乳12—1点钟腺体边缘实性肿物,边界模糊,形态不整,内部呈低回声,CDFI可检出血流信号。左乳超声检查图(B)显示左乳11—12点钟腺体边缘实性肿物,边界模糊,形态不整,内部呈低回声,CDFI可检出血流信号。

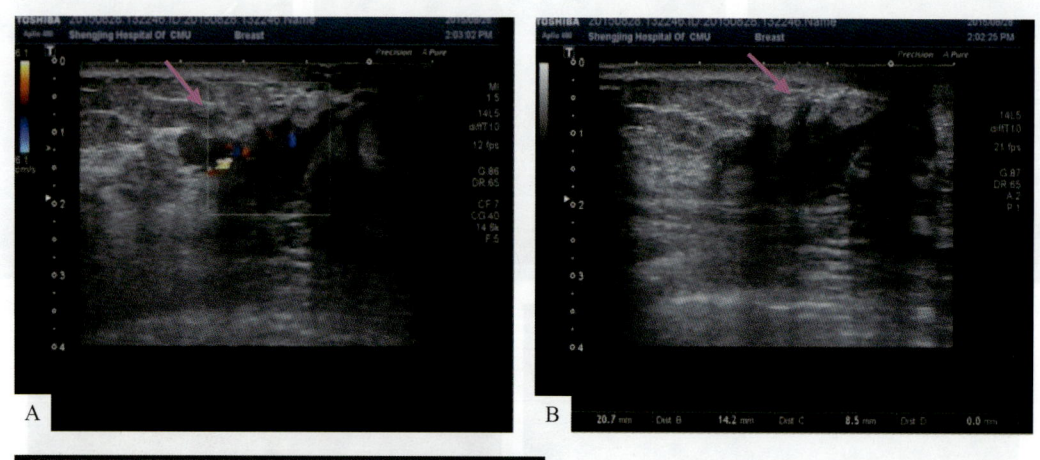

图12-16-2 双侧异时性乳腺癌(与图12-16-1为同一病例) 右乳超声检查(A、B)示右乳腺10点钟肿物,边界模糊,形态不规则,内呈低回声,CDFI可检出血流信号。右乳术后两年半左乳超声检查(C)显示左乳2—3点钟方向边界模糊、形态不规则低回声肿块。双乳间隔两年半发生的双侧乳腺癌(浸润性导管癌)。

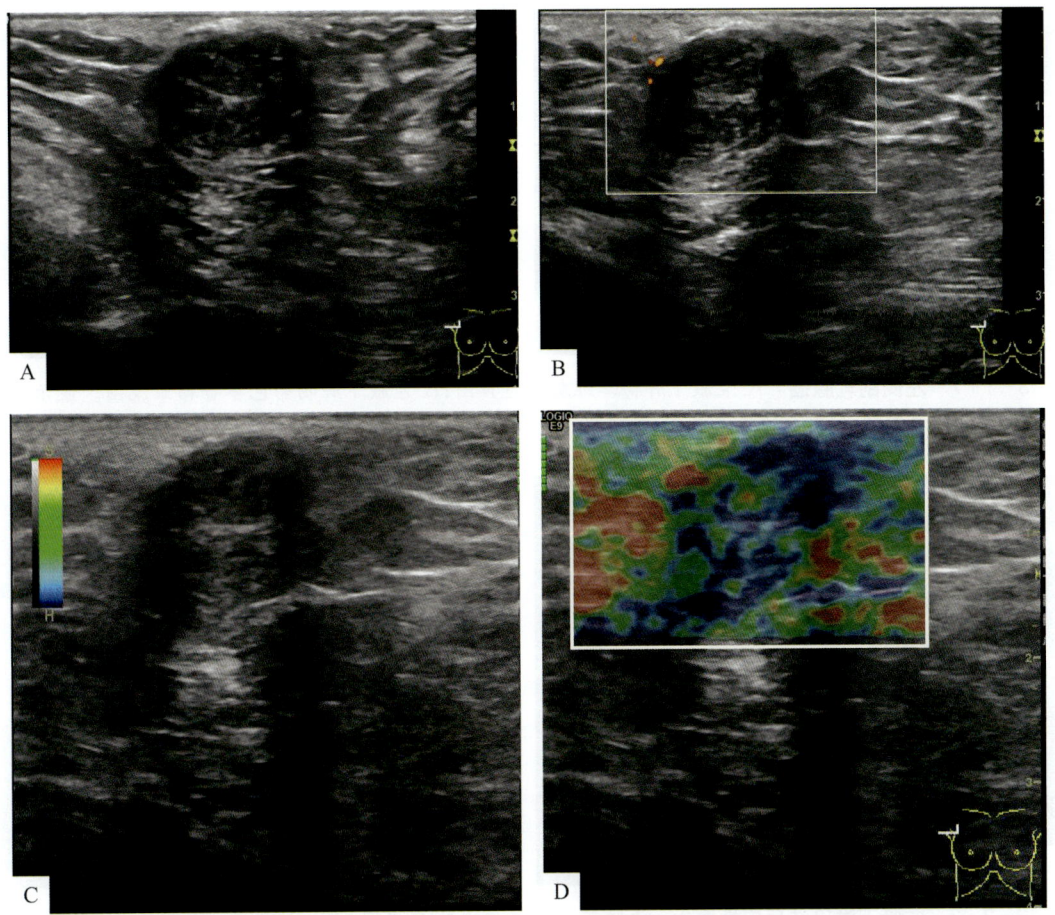

图 13-1-5 右侧副乳腺纤维腺瘤 A.右腋下肿物二维灰阶超声图；B.右腋下肿物彩色多普勒血流图；C、D.右腋下肿物超声弹性成像双幅实时显示图。显示右腋前副乳腺区低回声肿物，形态规则，边界清楚，内部回声欠均匀，后方回声增强，彩色多普勒血流图显示边缘点状血流信号，弹性成像评分：2分。

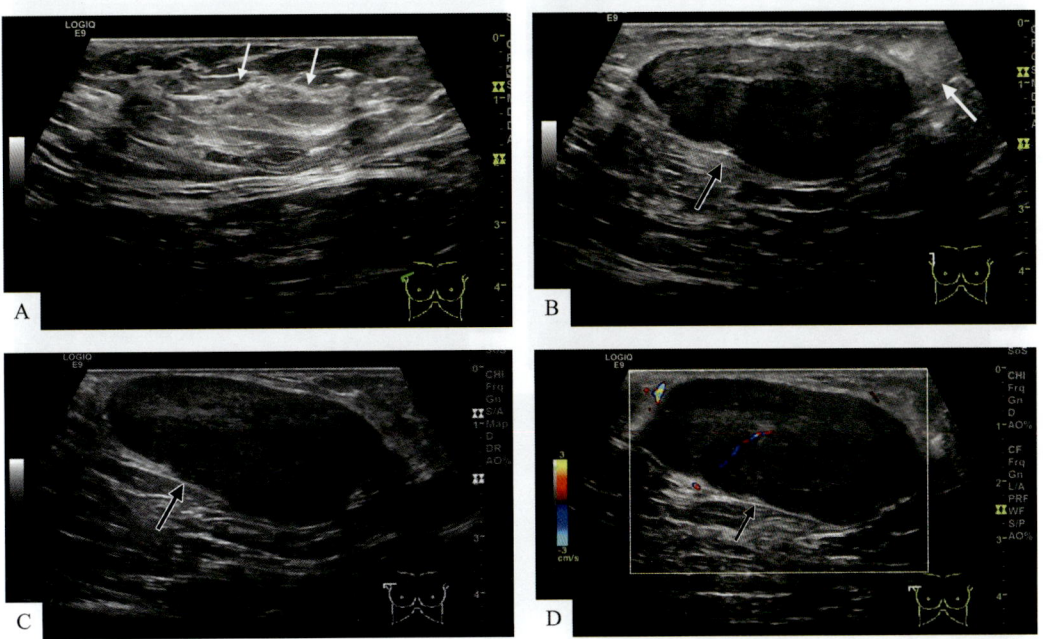

图 13-1-6 右侧副乳腺良性叶状肿瘤 A.右侧副乳腺区二维灰阶超声图；B、C.右侧副乳腺区肿物二维灰阶超声图；D.右侧副乳腺区肿物彩色多普勒血流图。显示右腋下可见纤维腺体组织回声（白箭），并可见一卵圆形低回声肿物（黑箭），边缘清晰光整，彩色多普勒血流图显示病变边缘及内部血流信号。

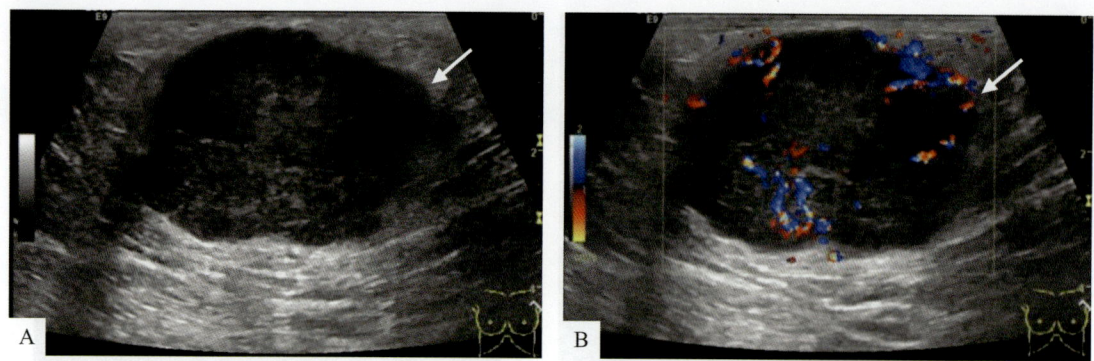

图13-1-7 左侧副乳腺癌 A.左腋下肿物二维灰阶超声图；B.左腋下肿物彩色多普勒血流图。显示左腋下不规则低回声肿物（白箭），边缘不光滑，内部回声不均匀，彩色多普勒血流图显示病变血流信号丰富。

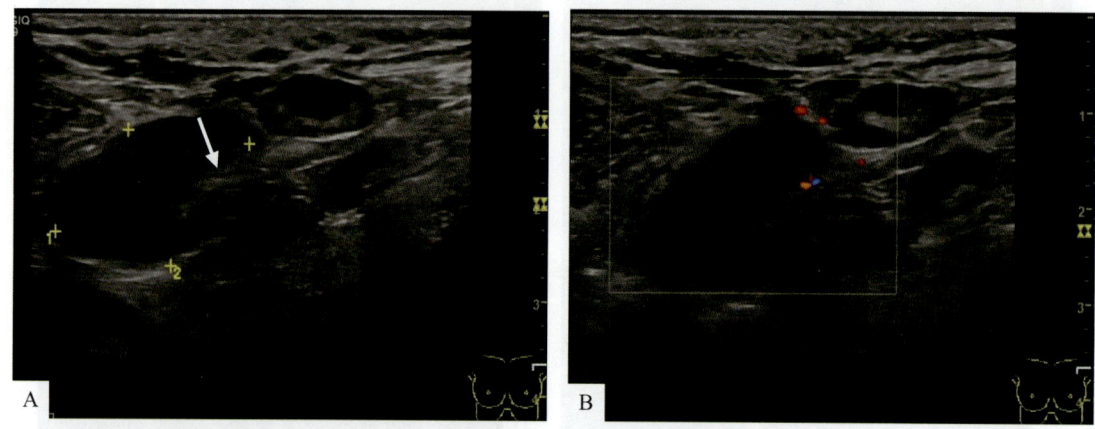

图13-2-2 左腋下淋巴结反应性增生 左腋下病变二维灰阶超声图(A)、左腋下病变彩色多普勒血流图(B)显示左腋下多发肿大淋巴结，形态饱满，界限清楚，皮质厚度增厚且不均匀，尚可见偏心、强回声淋巴结门结构（白箭），最大者2.4cm×1.5cm，彩色多普勒血流图显示淋巴结门区血流信号。

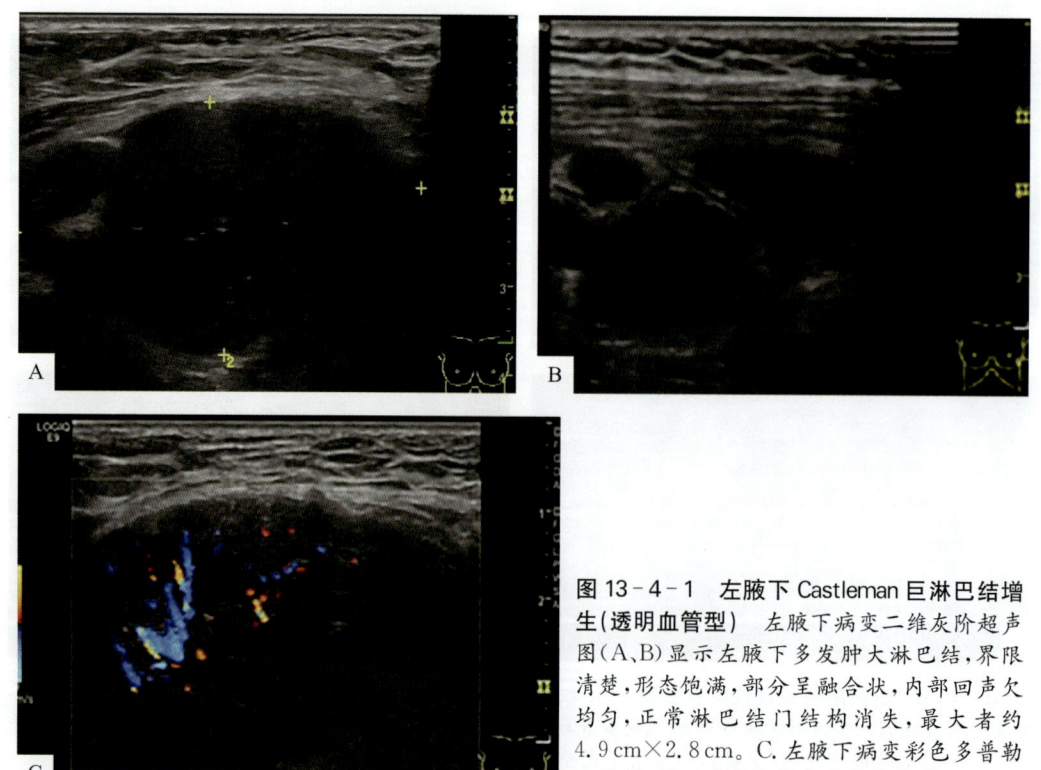

图13-4-1 左腋下Castleman巨淋巴结增生（透明血管型） 左腋下病变二维灰阶超声图(A、B)显示左腋下多发肿大淋巴结，界限清楚，形态饱满，部分呈融合状，内部回声欠均匀，正常淋巴结门结构消失，最大者约4.9cm×2.8cm。C.左腋下病变彩色多普勒血流图，显示病变内部血流信号丰富。

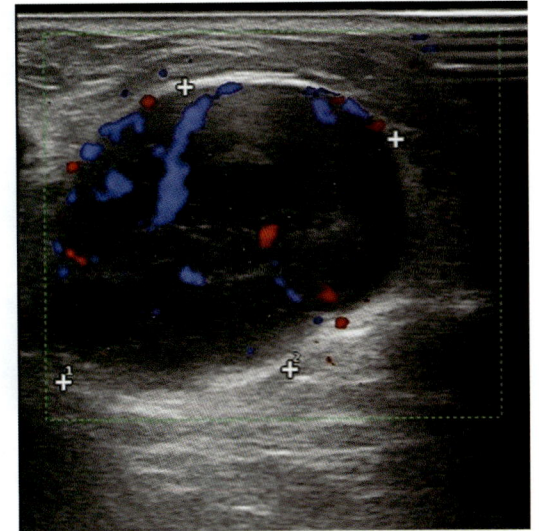

图13-5-3 腋下转移淋巴结超声表现 女性，44岁，无意中发现右腋下肿物，大小约2cm，质地硬，固定，无压痛。超声显示右侧腋下淋巴结肿大，回声减低，淋巴结门结构消失，CDFI示淋巴结周边血流丰富。右腋下淋巴结穿刺：淋巴结转移癌。

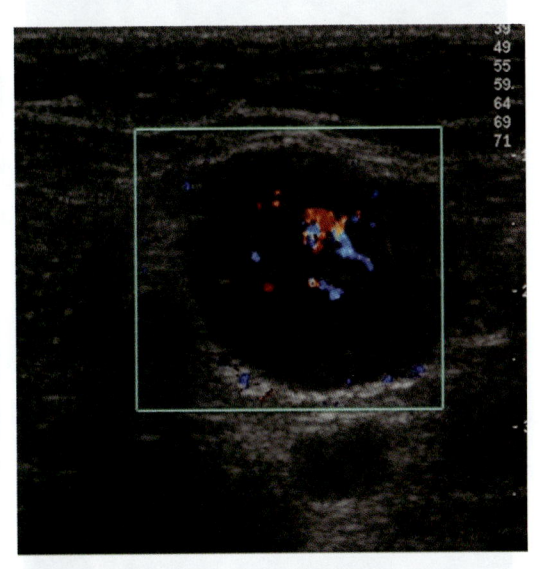

图13-5-4 腋下转移淋巴结超声表现 女性，76岁，无意中发现左腋下肿物。超声显示左腋下多枚淋巴结肿大，长短径之比<2，淋巴结门消失，CDFI示血流丰富。腋窝淋巴结穿刺：转移性低分化癌。

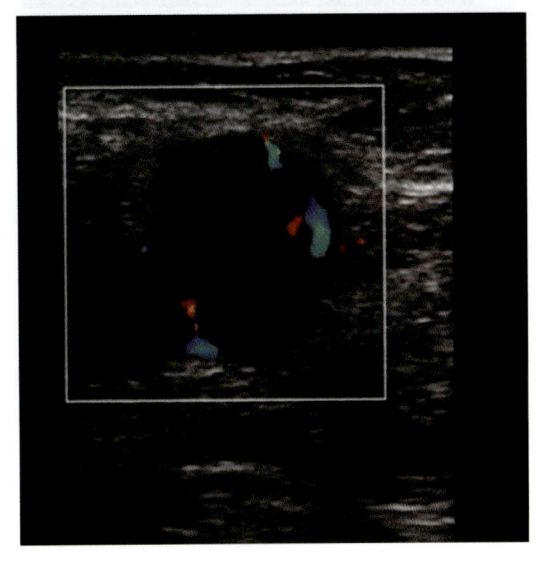

图13-5-5 腋下转移淋巴结超声表现 女性，60岁，无意发现左腋下肿块，偶感疼痛，触诊质硬，边界不清，活动度差。超声显示左腋下见多枚肿大淋巴结，长短径之比<2，淋巴门结构消失，回声减低，CDFI检测见少量血流信号。左腋下穿刺：转移性腺癌。

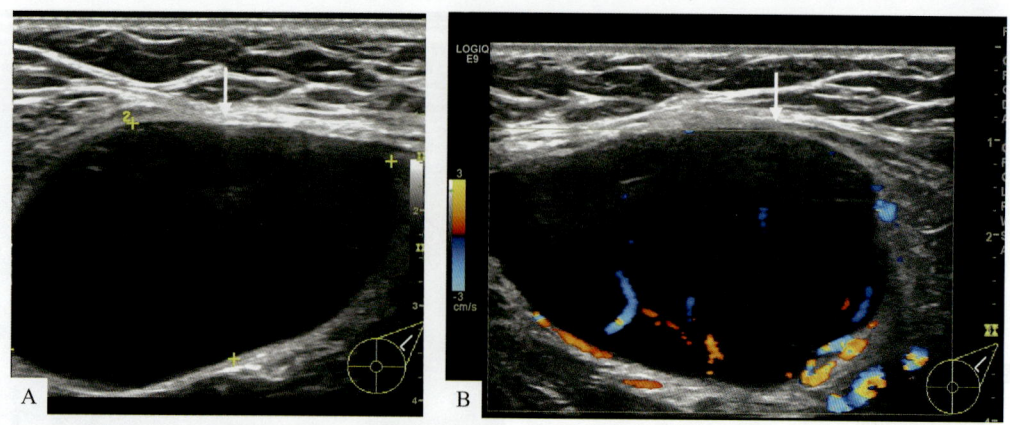

图13-6-2 左腋窝淋巴瘤 A.左腋下肿物二维灰阶超声图,显示左腋下低回声肿物(白箭),边缘清晰,未见明显淋巴结门结构。B.彩色多普勒血流图显示丰富血流信号。

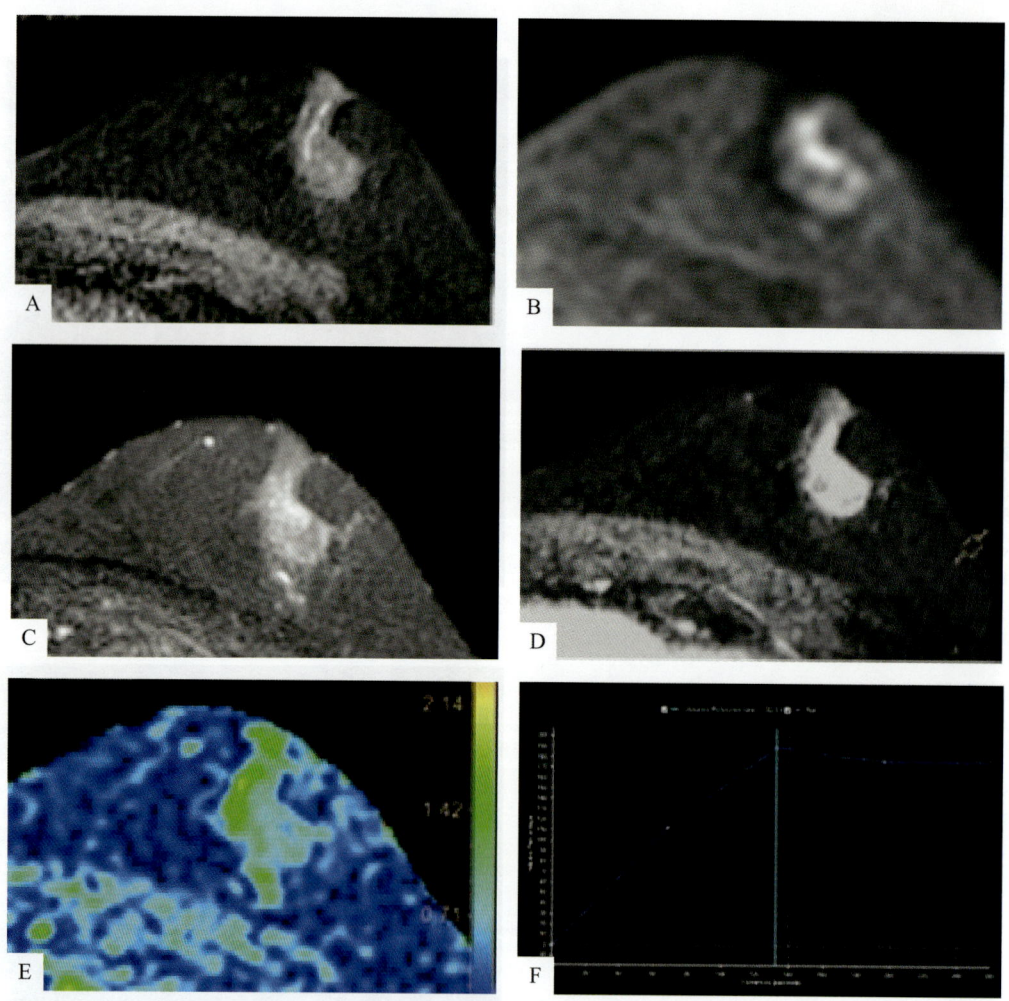

图14-3-2 男性乳腺癌MRI 60岁,男性,左乳触及肿块。A.T1WI,左乳头内陷,左乳头后方扩张导管呈T1WI上线样高信号伴强化。B.DWI、C.T2WI、E.ADC图,左乳头后方偏外侧强化肿块,T2WI上呈等信号,DWI上高信号,ADC值为$(0.63\sim0.71)\times10^{-3}$ mm²/s。T1WI增强(B)显示增强后肿块强化不均匀,内见小片状无强化影。肿块TIC(F)呈快速-平台型。穿刺活检证实为浸润性癌。

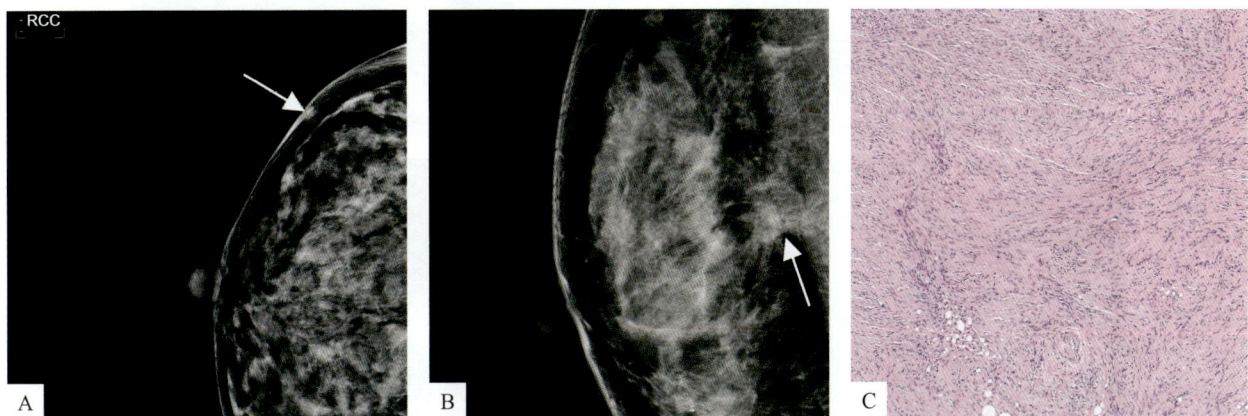

图 15-3-1 乳腺纤维瘤病 A.女性,49岁,发现右乳肿块10 d。无疼痛、皮肤改变以及乳头溢液。右乳外侧象限皮下结节状高密度影(A,白箭),边界欠清(0.8 cm),邻近皮肤略增厚。B.女性,39岁,发现双乳肿块2年,缓慢增大,无肿痛,无乳头凹陷、糜烂及溢液。右乳外上象限后部腺体处见一高密度结节影(0.8 cm×1.0 mm)(B,白箭),周围腺体呈聚集改变,胸大肌受牵拉。术后病理诊断为乳腺纤维瘤病,病理可见梭形细胞及胶原纤维(C)(HE染色,×200)。

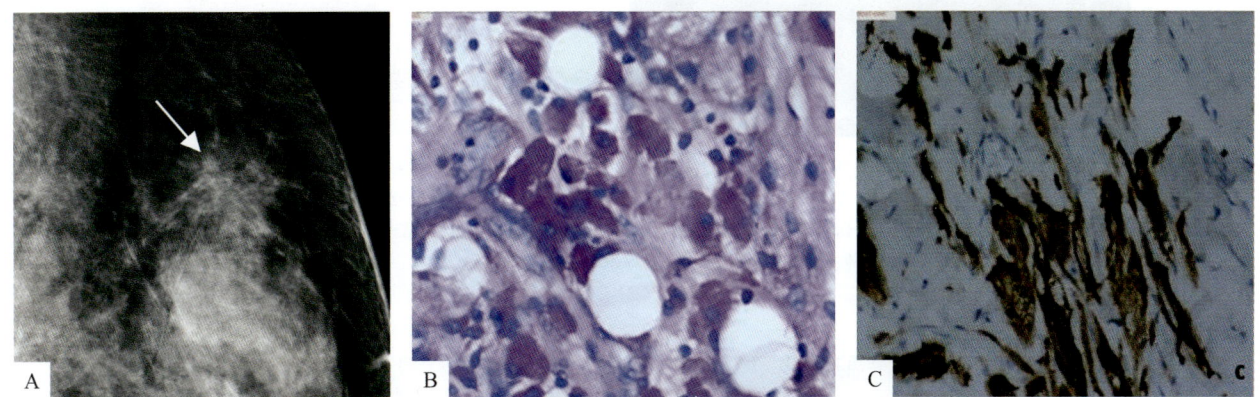

图 15-5-1 乳腺颗粒细胞瘤 女性,41岁,左乳内上象限占位(A,白箭),呈稍高密度,边界不清,伴毛刺,未伴钙化。B.D-PAS染色阳性(D-PAS特殊染色,×100)。C.肿瘤细胞S-100阳性(S-100免疫组化染色,×400)。

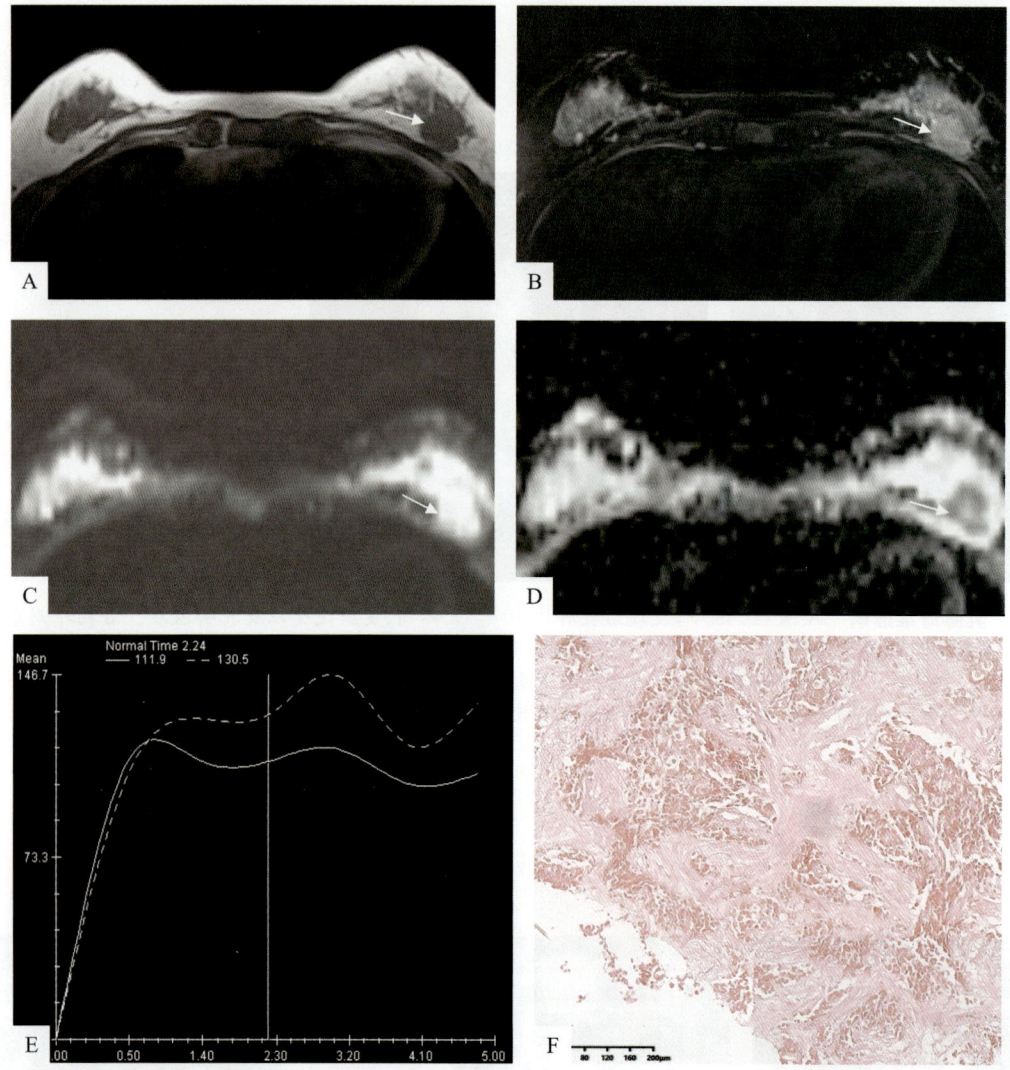

图 15-8-1 小细胞肺癌乳腺转移　患者,女性,42岁,发现左乳肿块6天就诊,既往有肺小细胞肺癌病史。左乳外下象限可见类圆形软组织肿块,大小约 2.0 cm×1.3 cm,横断位 MR T1WI(A)和脂肪抑制 T2WI(B)上呈 T1 等信号、T2 稍高信号,边界不清,DWI(C)上高信号,ADC(D)值低,TIC(E)呈平台型。病理(F)小细胞肺癌转移(HE 染色 10×20)。

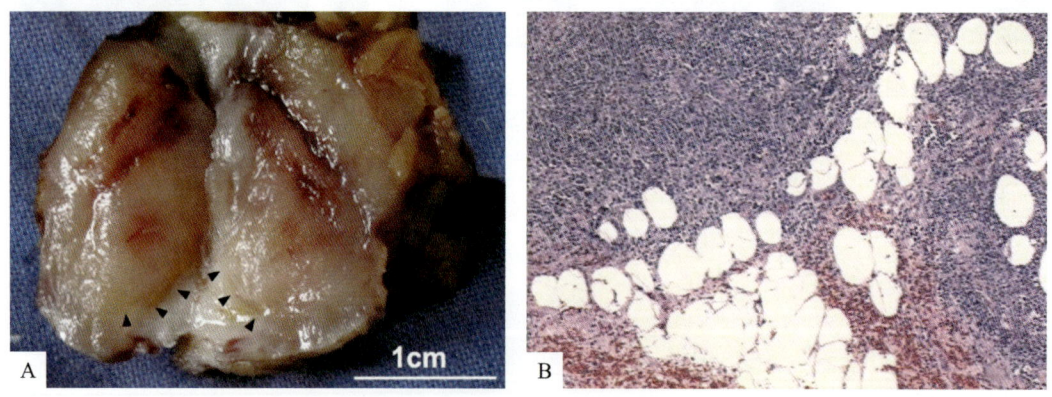

图 15-9-1 乳腺淋巴瘤大体标本及镜下表现　弥漫大 B 细胞淋巴瘤,大体(A)可见乳腺肿块边缘清楚,呈灰白鱼肉状,镜下(B)可见肿瘤边缘不清楚,呈浸润性生长,浸润至边缘的脂肪组织(H&E 染色,×100)。

图 15-11-1　腋窝猫抓病性淋巴结炎　女性,52岁,因发现左肘部肿物两周就诊。触诊有压痛,质软,边缘光滑,局部无红肿。CT平扫横断位(A、B)左侧肘窝、腋窝多发大小不等类圆形软组织肿块,最大者约1.8cm×2.1cm,边缘稍模糊。病理(C)肉芽肿性炎,考虑猫抓病(HE染色,10×10)。追问病史,患者20d前左手掌被猫抓史。

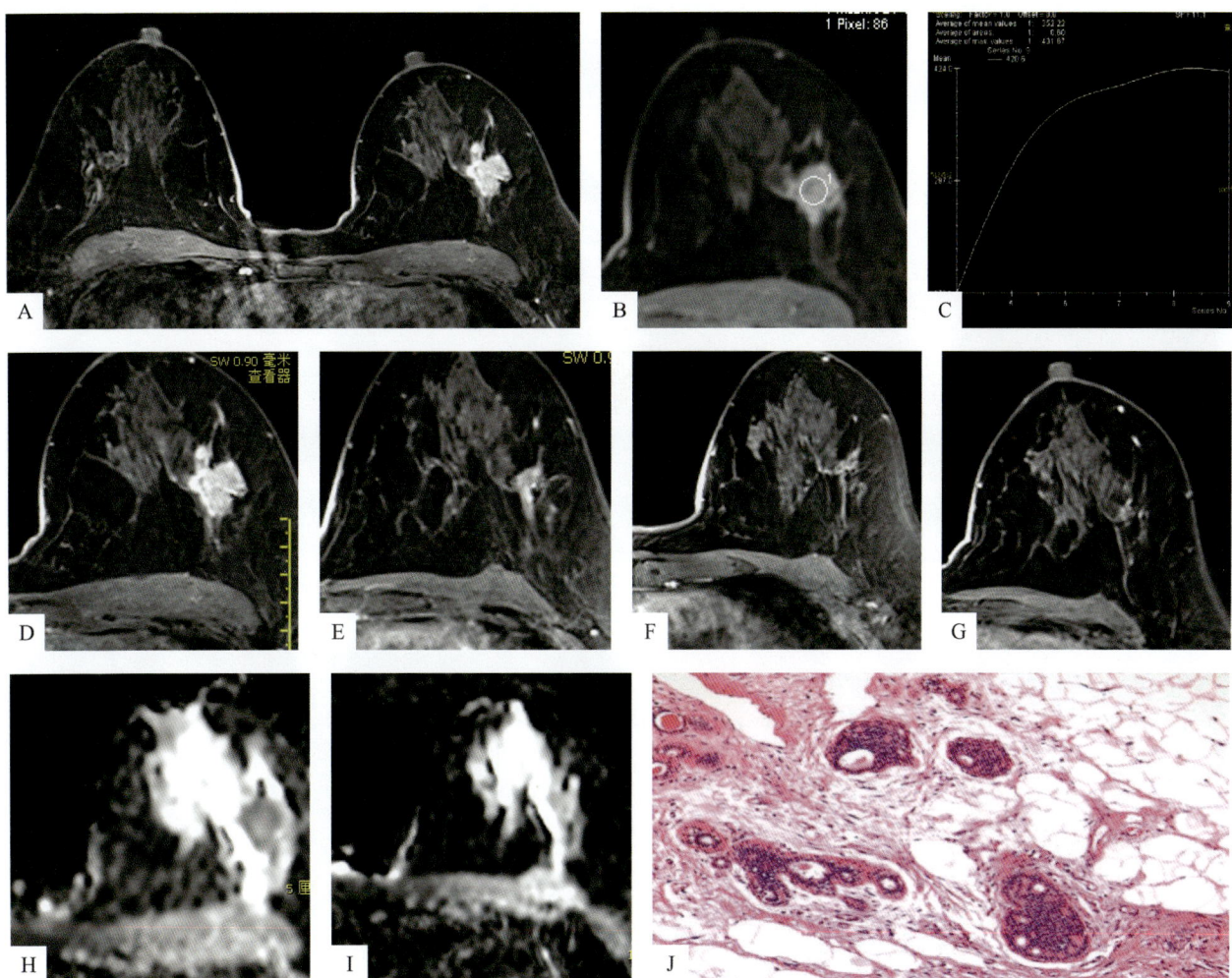

图 17-3-1　左乳肿块 NAC 期间多次对比　女性,46岁,化疗前T1WI增强(A)可见左乳外侧区分叶状显著强化肿块伴毛刺征(1.7cm×1.8cm);病灶TIC(B、C)呈平台型;化疗前(D)、2周期化疗后(E)、4周期化疗后(F)及6周期化疗后(G)的T1WI增强示随着化疗进行,左乳病灶呈向心性退缩,体积逐渐缩小,强化程度减低;化疗前ADC值(H)约0.000867,2周期化疗后ADC值(I)约0.001414,较化疗前回升;化疗后行左乳根治手术,巨检未见明显肿块及质硬区,HE染色(×60)示(J)镜下乳腺组织广泛纤维化伴萎缩,仅单张切片见少量低级别导管原位癌组织,未见明确的浸润癌组织残留;化疗后改变符合新辅助化疗后MP系统的G5。